颅底肿瘤外科学

主　编　万经海　徐震纲
副主编　刘绍严　李学记　王晓雷　傅继弟

人民卫生出版社

图书在版编目（CIP）数据

颅底肿瘤外科学 / 万经海，徐震纲主编 . —北京：人民卫生出
版社，2018

ISBN 978-7-117-27065-6

I.①颅⋯　II.①万⋯②徐⋯　III.①颅内肿瘤 – 外科学
IV.①R739.41

中国版本图书馆 CIP 数据核字（2018）第 169432 号

人卫智网	www.ipmph.com	医学教育、学术、考试、健康， 购书智慧智能综合服务平台
人卫官网	www.pmph.com	人卫官方资讯发布平台

颅底肿瘤外科学

主　　编：万经海　徐震纲

出版发行：人民卫生出版社（中继线 010-59780011）

地　　址：北京市朝阳区潘家园南里 19 号

邮　　编：100021

E - mail：pmph @ pmph.com

购书热线：010-59787592　010-59787584　010-65264830

印　　刷：北京汇林印务有限公司

经　　销：新华书店

开　　本：889×1194　1/16　印张：33

字　　数：1022 千字

版　　次：2018 年 8 月第 1 版　2018 年 8 月第 1 版第 1 次印刷

标准书号：ISBN 978-7-117-27065-6

定　　价：268.00 元

杨本涛　北京同仁医院影像诊断科

吴江平　首都医科大学附属同仁医院神经外科

吴跃煌　中国医学科学院肿瘤医院头颈外科

何　洁　安徽医科大学第二附属医院神经外科

张　晋　中国医学科学院肿瘤医院神经外科

张　烨　中国医学科学院肿瘤医院放射治疗科

张　彬　北京大学肿瘤医院头颈外科

张溪微　中国医学科学院肿瘤医院头颈外科

陈青华　北京同仁医院影像诊断科

罗京伟　中国医学科学院肿瘤医院放射治疗科

罗德红　中国医学科学院肿瘤医院诊断科

周生余　中国医学科学院肿瘤医院肿瘤内科

周先申　安徽省武警总医院神经外科

孟肖利　中国医学科学院肿瘤医院神经外科

赵　兵　安徽医科大学第二附属医院神经外科

赵尚峰　首都医科大学附属同仁医院神经外科

胡　珂　中国医学科学院肿瘤医院神经外科

胡泽勇　中国人民解放军火箭军总医院伽马刀中心

柏　瑞　山西医科大学第一附属医院

姜　滨　北京同仁医院影像诊断科

夏　寅　首都医科大学附属天坛医院耳鼻咽喉头颈外科

钱海鹏　中国医学科学院肿瘤医院神经外科

倪　松　中国医学科学院肿瘤医院头颈外科

徐震纲　中国医学科学院肿瘤医院头颈外科

黄　辉　中国医学科学院肿瘤医院头颈外科

曹才能　浙江省肿瘤医院放射治疗科

梁青壮　北京大学深圳医院

董　浩　首都医科大学附属同仁医院神经外科

程志坚　安徽医科大学第二附属医院神经外科

傅继弟　首都医科大学附属同仁医院神经外科

鄢丹桂　中国医学科学院肿瘤医院头颈外科

蔡洪庆　中国医学科学院肿瘤医院神经外科

主编介绍

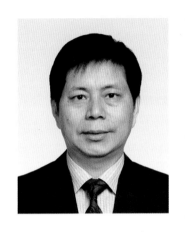

万经海,医学博士,主任医师,教授

北京协和医学院博士研究生导师,国家癌症中心／中国医学科学院肿瘤医院神经外科主任,中国抗癌协会微创治疗专业委员会常委,中国医疗保健国际交流促进会颅底外科分会委员,中国抗癌协会神经肿瘤专业委员会委员,中国医师协会神经内镜专业委员会委员,中国医师协会胶质瘤专业委员会委员,第三届中央保健委员会专家,《中国微侵袭神经外科杂志》《中国耳鼻咽喉颅底外科杂志》《国际肿瘤学杂志》等杂志编委。

长期从事神经系统肿瘤临床和基础研究,主要研究领域为颅底肿瘤外科和微创神经外科,擅长微创外科技术治疗各种颅脑肿瘤、脊髓髓内肿瘤;近10年来,先后在"首都卫生发展科研专项项目""首都临床特色应用研究"、中国癌症基金会等多项课题的资助下在国内率先开展"颅底沟通肿瘤多学科综合治疗"的临床研究,探索颅底肿瘤的多学科综合治疗模式;和头颈外科合作一次手术切除颅底内外沟通肿瘤、颈椎管内外沟通肿瘤,避免二次手术或肿瘤残留,颇具特色。承担国家自然科学基金等各级各类课题20项,主持完成的"前侧方颅底手术入路临床应用研究"获省部级科学技术进步二等奖,主编国内第一部脑膜瘤专著《脑膜瘤》《国家癌症中心肿瘤专家答疑丛书·应对脑瘤专家谈》,参加编写《微创神经外科学》等大型专著10部,以第一作者和通信作者发表有关脑肿瘤、脊髓肿瘤临床研究SCI及核心期刊论文80篇。

主编介绍

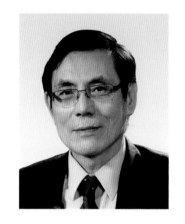

徐震纲，主任医师、教授、硕士研究生导师

国家癌症中心／中国医学科学院肿瘤医院头颈外科主任，中国医师协会外科分会甲状腺外科医师委员会候任主任委员，中国抗癌协会头颈肿瘤专业委员会副主任委员，研究型医院协会甲状腺疾病专业委员会副主任委员，中国抗癌协会甲状腺肿瘤专业委员会副主任委员，北京市抗癌协会副理事长，中国医药教育协会头颈肿瘤专业委员会名誉主委，中国医疗保健国际交流促进会头颈肿瘤专业委员会名誉主委，北京市医师协会甲状腺专业委员会名誉主任委员。

长期从事头颈肿瘤外科临床医疗、教学和科研工作，对头颈部肿瘤的临床特点、诊断、鉴别诊断及治疗方案的选择有较为全面的掌握，尤其是综合治疗方案的应用及头颈肿瘤切除术后缺损的一期修复。擅长头颈外科的各类手术，包括各类肿瘤根治性手术、挽救性手术、功能保留性手术、姑息性手术、各种一期修复手术以及各种复发、疑难、危重病人的非标准化手术。

作为主要完成者研究了声门上型喉癌颈淋巴结转移的特点及治疗原则，结果表明上颈淋巴结清除对声门上型喉癌颈部 N0 期的治疗具有积极和确切的作用。总结了鼻咽癌放疗失败手术挽救的经验，使部分鼻咽癌放疗未控制或复发者得以挽救，突破了以往的手术禁区，5 年生存率近 40%，达到国际先进水平。主要参与完成了中英协作课题口腔癌癌基因研究的中方工作。主持完成或在研多项国家级、省市级临床研究。以第一作者或通讯作者发表论文 40 余篇，参与撰写专著 4 部，在中华系列多部期刊担任编委。

序 一

颅底是介于颅腔与眼、耳、鼻、喉、口腔之间的骨与软组织结构,有 12 对脑神经、颈内动脉、椎动脉和颈内静脉等重要的神经血管穿行其间。颅底肿瘤是一组起源于颅底及其邻近结构的肿瘤,包括来自颅底硬膜的颅内颅底肿瘤、来自耳鼻咽喉头颈部的颅外颅底肿瘤以及来自颅底骨本身的颅底肿瘤,部分颅底肿瘤通过颅底裂孔或破坏颅底骨质后贯通于颅底内外称为颅底沟通肿瘤。颅内颅底肿瘤大多数为良性肿瘤,其治疗以神经外科手术切除为主;侵犯颅底的耳鼻咽喉头颈部肿瘤大多数为恶性肿瘤,不仅手术复杂,术后还需要放射治疗科和肿瘤内科等多学科合作参与进行综合治疗。

迄今为止,没有一部全面、系统地介绍颅底肿瘤的学术专著,为此中国国家癌症中心、中国医学科学院肿瘤医院组织了国内在颅底肿瘤诊治中经验丰富的耳鼻咽喉头颈外科、神经外科放疗科、肿瘤内科以及影像诊断科的专家编写了这部全面、系统地介绍颅底肿瘤的大型专著《颅底肿瘤外科学》。

该书的特点是全面、系统地介绍各种涉及眼、耳鼻咽喉头颈外科、颌面外科、神经外科的颅底肿瘤;集中体现各学科对所涉及的颅底肿瘤诊治的特色,使读者在临床工作中能相互借鉴;展示多学科合作诊治颅底肿瘤尤其是颅底沟通肿瘤的优势和经验。该书介绍基本理论、基本方法条理清楚、简明扼要,介绍肿瘤配有大量图片,易读易懂,能使读者对各种颅底肿瘤,尤其是少见肿瘤的诊断和治疗有一个清晰的认识。它的出版对颅底肿瘤外科的发展有着重要意义。

中国科学院院士
中国国家癌症中心主任
中国医学科学院肿瘤医院院长

2018 年 7 月

序　二

　　颅底是介于头颅与面部和五官（眼、耳、鼻、喉和口腔）之间、有主要神经和血管穿行的、由骨和软组织组成的结构。颅底病变有肿瘤、外伤、炎症、血管和先天畸形等。因此，颅底外科是多学科的专业，涉及五官科、颌面外科、整形外科、头颈外科、血管外科、肿瘤外科、介入外科和神经外科等。虽然在20世纪初，颅底外科已有开展，但是，由于受当时条件和因素的限制，如影像诊断和外科技术的落后，死亡率和并发症发生率高。因此，长期以来颅底外科发展缓慢。自从 CT（1970 年）和 MRI（1980 年）的临床应用，显微外科（1960 年）和微创外科（1990 年）的手术应用，颅底外科发展迅速。许多过去认为不能手术或手术效果不好，现在成为可能和效果好。手术死亡率从 >6% 下降至 <1%~3%，脑脊液漏发生率从 47% 下降到 <2%，术后颅内感染率从 50% 下降到 <4%。

　　国内最早开展颅底外科的先驱，公推蒋大介教授。蒋大介教授是我的启蒙老师，他编写的《实用神经外科手术学》（1988 年）第七章颅底肿瘤和手术治疗，第八章经蝶窦进行蝶鞍斜坡区的手术，有详尽的描述。此后，王正敏教授的《颅底外科学》（1995 年）、本人的《颅底外科：临床与基础》（1997 年）、周定标教授的《颅底肿瘤手术学》、徐启武教授的《颅底手术学》和陈立华教授的《实用颅底显微外科学》（2010 年）等相继出版。可是，上述专著或由神经外科医生，或由五官科医生编写，内容或侧重颅内肿瘤长向颅外，或颅外肿瘤长向颅内。迄今还没有一本由上述各科医生联合编写的颅底肿瘤外科手术学。为此，中国国家癌症中心、中国医学科学院肿瘤医院万经海和徐震纲两位教授，组织国内从事颅底肿瘤诊治的专家，通力合作，编写了本书。参加编写的均是长期从事颅底肿瘤诊治，有丰富临床经验的专家、教授。因此，本书最大亮点是突破学科界限，全面系统地介绍涉及五官、头颈、颌面和神经外科的颅底肿瘤，集中体现各学科诊治的特色，使读者可同时学得有关学科的特色，相互借鉴，扬长避短。

我相信本书的出版，有助于促进我国颅底外科青年人才的成长，推动我国颅底外科的发展。

中国工程院院士
复旦大学华山医院神经外科教授

2018 年 7 月

序 三

　　首先,应该感谢肿瘤医院神经外科的万经海教授和头颈外科的徐震纲教授,组织了有关肿瘤专家,根据自己的经验,完成了这本颅底肿瘤临床专著。

　　颅底,这一特别的解剖部位,有胚胎发生来源的各类组织,解剖上处于眼、鼻腔鼻窦、鼻咽和颅脑组织之间。一旦肿瘤发生,种类繁多,组织来源及解剖功能各异;病人症状表现不一而繁杂;诊断治疗上各有要求。更由于这一部位恶性肿瘤发病率低,国外报告在14/10万左右,网上曾经报道,引用我国各地颅脑及头颈外科医师(9位)经验,在几百、上千病例诊治中只有数例颅底肿瘤,临床经验积累和提高不易。

　　追说历史,恶性肿瘤的治疗,能够有效保证患者生存的,首先是外科医师。19世纪末,美国Johns Hopkins医院外科Halsted治疗乳腺癌,采用肿瘤局部大范围切除,加上引流区淋巴结清扫术,使局部复发率从当时一般外科医师手术后的58%~85%,下降到6%。20世纪上半期,是外科医生对全身各部位肿瘤,按照Halsted原则发展各种根治性手术的历史。到20世纪50年代后,高能射线被应用于临床,放射治疗肿瘤根治率提高。到第二次世界大战末期,在意大利港口运送氮芥的货船被误炸,周围居民因化学药物损伤引发了专家对此的科学研究,发现了化学药物可以治疗肿瘤。20世纪末期,肿瘤外科、放射治疗和化学药物治疗等多种手段配合应用于肿瘤根治方案兴起,以及恶性肿瘤的多学科(multi-disciplinary team, MDT)(以外科、放疗、化疗为主)治疗概念确立。

当前各科医师治疗一般疾病多以单一学科治疗方案为主:如,内科、外科或小儿科。但是,恶性肿瘤治疗不应限制于应用本学科的治疗手段。肿瘤临床的特点在于多学科合作。引用我院头颈肿瘤治疗后的部分病例生存率总结,如表1显示。在肿瘤治疗手段中,以放疗(术前或术后,或并用化疗)和手术协同治疗,效果最好,5年生存率最高(尤其对中晚期患者)。医疗有效与否需要循证手段,特点就在于生存率统计,以治疗后5年生存率(实证)为标准。

表1 中国医学科学院肿瘤医院头颈肿瘤治疗经验(5年生存率)

病种	例数	单纯外科	单纯放疗	放疗 + 外科
上颌骨、下咽、颈段食管癌	917	28%	19%	54%
嗅神经母细胞瘤	44	—	46%	80%

对恶性肿瘤患者的治疗有导致患者生存与死亡的后果,要求肿瘤医师应该重视伦理学修养。要求两点:①对患者,重视患者的意愿;②对同道,要求彼此尊重,协力为患者解除死亡威胁。

中国医学科学院肿瘤医院头颈外科

2018 年 6 月

前　言

颈底属于神经外科、眼科、耳鼻喉科、头颈外科等学科多交界部位,结构复杂,神经血管密集。颈底肿瘤根据起源分为颈内颈底肿瘤、颈底骨肿瘤和颈外颈底肿瘤即侵及颈底的头颈部肿瘤,部分颈底肿瘤贯穿颈底内外生长,称为颈底沟通肿瘤。颈底肿瘤,尤其是颈底沟通肿瘤依靠上述任何单一学科往往难以实现肿瘤的根治性切除;同时还容易损伤重要的神经血管,手术难度极大,风险极高。不仅如此,颈底骨肿瘤和侵犯颈底的头颈部肿瘤大多为恶性,还需要放疗科、肿瘤内科等多学科参与进行综合治疗方能取得理想效果。

中国医学科学院肿瘤医院的头颈外科是传统优势学科,年手术量在国内名列前茅,很多复杂的、累及颈底的头颈部肿瘤患者慕名前来就诊。头颈部肿瘤累及颈底甚至侵入颈内时,没有神经外科参与是很难得到合理的手术切除。在此背景下,2005年底,医院为了完善学科建制和提高颈底肿瘤多学科综合治疗水平,组建神经外科,开展颈脑颈底肿瘤手术;并依托头颈外科、放疗科、肿瘤内科,搭建颈底肿瘤尤其是颈内外沟通肿瘤的多学科综合诊治平台,先后在"首都卫生发展科研专项项目""首都临床特色应用研究"、中国癌症基金会等多项课题的资助下在国内率先开展"颈底沟通肿瘤多学科综合治疗"的临床研究工作,探索颈底肿瘤的多学科综合治疗模式。经过十几年的努力,积累了大量临床资料和丰富经验,我们开始着手编写《颈底肿瘤外科学》。

目前,国内有一些有关颈底肿瘤或颈底外科的学术专著,大多数由神经外科或耳鼻咽喉头颈外科的专家编写,其内容或侧重于颈内颈底肿瘤(神经外科),或侧重于颈外颈底肿瘤(耳鼻咽喉头颈外科、颌面外科)。迄今为止,没有一部全面、系统地介绍颈底肿瘤的学术专著。为此,我们组织国内颈底多学科专家共同编写了这本参考书。

本书包括不同性质颈底肿瘤、不同部位颈底肿瘤以及颈底肿瘤特殊诊疗技术三篇,共43章。第一篇分别介绍涉及眼、耳鼻咽喉头颈外科、颌面外科和神经外科的各种颈底肿瘤的临床特点和诊治原则,侧重于肿瘤学内容;第二篇,基于中国医学科学院肿瘤医院近10年颅底肿瘤手术经验和结果，结合国内外最新进展，介绍了10个颅底区域常见肿瘤的诊断、鉴别诊断和外科治疗方法，侧重于手术学内容；第三篇介绍了影像诊断学、神经导航、放化疗以及额窦颅腔化、面神经重建等颅底肿瘤特殊诊疗技术。

本书特点有：①最全面、最系统地介绍了各种颅底肿瘤，包括一些罕见的颅底肿瘤如淋巴瘤、孤立性纤维瘤的临床特点和诊治原则，一般读者不熟悉的颅底肿瘤几乎都可以在这里查询到；②突破学科界限，详细介绍了各学科诊治颅底肿瘤的特色，使读者在临床工作中能相互借鉴；③集中展示了中国医学科学院肿瘤医院多学科合作诊治颅底肿瘤，尤其是颅底沟通肿瘤的优势和经验，供读者参考；④图文并茂，可读性强。全书配有1578幅图片，能够使读者对少见颅底肿瘤有直观认识，能够加深读者对各种手术方法的理解。全书图片均来自作者治疗并经病理证实的病例，真实可信。

本书主要读者对象为从事神经外科、耳鼻咽喉头颈外科、口腔颌面外科、放射治疗科中青年医生、研究生。

本书编写过程中得到了中国科学院院士、国家癌症中心主任、中国医学科学院肿瘤医院赫捷院长、中国工程院院士、复旦大学附属上海华山医院神经外科周良辅教授和中国医学科学院名医、我国著名头颈外科专家屠规益教授的鼓励和指导；得到了人民卫生出版社的大力支持，在此一并致谢。

由于我们的认识和实践水平有限，又因处于技术飞速发展的时代，本书存在的不足和过时之处，希望读者批评指正。

中国医学科学院肿瘤医院神经外科　万经海
中国医学科学院肿瘤医院头颈外科　徐震纲
2018 年 8 月

目　录

第一篇　不同性质颅底肿瘤

第二篇　不同部位颅底肿瘤

第三篇　特殊诊疗技术

第一篇

不同性质颅底肿瘤

第1章 颅底恶性肿瘤概论

颅底肿瘤包括由颅内颅底肿瘤、颅底骨肿瘤和侵犯颅底的头颈部肿瘤，其中前者大多数为良性，如垂体瘤、颅咽管瘤等，已被神经外科医师熟悉；后两者，多数为恶性，如脊索瘤、鼻腔鼻窦鳞癌等。颅底恶性肿瘤发病率低、病理类型多、位置深、周围解剖关系复杂，手术切除常常涉及神经外科、眼、耳鼻喉头颈外科、颌面外科等学科；其治疗也常需要放疗科及肿瘤内科的参与。因此，颅底恶性肿瘤需要采用多学科综合治疗方能取得理想的效果。本文就国内外有关最新进展进行综述。

一、流行病学与病因学

颅底恶性肿瘤发病率低，目前尚未有明确的总体统计学资料。但英国 Queen Elizabeth 医院耳鼻喉科曾统计颅底恶性肿瘤约占颅底肿瘤的 10%。鼻腔鼻窦恶性肿瘤约为头颈部恶性肿瘤的 3%。颞骨恶性肿瘤约占头颈部恶性肿瘤的 0.7%~1.6%，颅底恶性肿瘤的病因不明确。鼻腔鼻窦恶性肿瘤的发生与职业暴露有密切关系，其中与木材和皮革粉尘、甲醛等最相关，亦有文献报道与感染 HPV 和 EBV 有关，太阳照射与来源于皮肤的肿瘤有关。中耳及耳道鳞癌、恶性纤维组织瘤可由周围组织放疗诱发，常发生于某些颅底原发肿瘤放疗后。肉瘤与基因、射线、化学药物及病毒感染有关。

二、病理类型

颅底恶性肿瘤病理类型多样，来源于上皮组织、间叶组织、神经外胚层等多种组织。

1. 上皮组织来源　好发于鼻腔鼻窦及颞骨。

（1）鳞癌：颅底恶性肿瘤最常见的病理类型，好发于鼻窦，尤其是上颌窦，常呈肿瘤侵袭性生长。

（2）腺样囊性癌：发病率仅次于鳞癌，有沿神经生长及向颅内生长倾向，常牵涉上颌神经、下颌神经及翼管神经。局部淋巴结转移约为 10%~30%，而远处血行转移约为 24%，以肺转移为主。

（3）腺癌：约为鼻腔鼻窦部恶性肿瘤的 15%，分为唾液腺型和非唾液腺型，后者又分为肠型和非肠型。淋巴转移约为 10%，远处转移约为 20%。

（4）基底细胞癌：好发于后颅底，尤其是颞骨部。

（5）未分化癌：发病率较低，进展快，预后很差，治疗后复发率约为 40%。

2. 间叶组织来源　间叶组织来源肿瘤即肉瘤，80% 来源于软组织，20% 来源于骨。其中有恶性纤维组织细胞瘤、骨肉瘤、横纹肌肉瘤、血管肉瘤、脂肪肉瘤、纤维肉瘤及软骨肉瘤等。

3. 神经外胚层来源　神经外胚层来源肿瘤包括：①嗅神经母细胞瘤：起源于嗅神经元或者神经脊细胞，约为鼻腔鼻窦恶性肿瘤的 6%~10%，颈部转移约为 20%~25%；②恶性黑色素瘤：约为鼻腔鼻窦恶性肿瘤的 4%，好发于鼻腔黏膜，50% 患者将会发生远处转移。

4. 脊索瘤　脊索瘤为起源于未分化的脊索残余组织的轴外疾病，好发于斜坡。发病率约为颅底肿瘤的 0.1%~0.2%。

5. 颅底转移瘤　原发灶常位于乳腺、肺、前列腺，分别占 40%、14%、12%，也可见于肾、甲状腺等。男性颅底转移瘤主要来源于前列腺，女性主要来源于乳腺。

6. 淋巴瘤　常见的病理类型是弥漫大 B 细胞淋巴瘤，海绵窦为其好发部位，其次是鼻窦及其他颅底部位。不同部位常见恶性肿瘤病理类型见表 1-1。

表 1-1　颅底恶性肿瘤分布情况

前颅底	中颅底	后颅底
鳞状细胞癌	肉瘤	脊索瘤
肉瘤	鳞状细胞癌	基底细胞癌
嗅神经母细胞瘤	腺样囊性癌	转移瘤
腺癌	转移瘤	
腺样囊性癌	淋巴瘤	
鼻窦未分化癌		
转移瘤		
淋巴瘤		

三、临床表现

颅底恶性肿瘤因压迫、破坏周围组织结构,尤其是对脑神经,产生一系列神经功能障碍表现。肿瘤累及颅底不同部位,引起不同的临床表现:①鼻腔鼻窦部肿瘤:病变早期症状常不明显,当肿物体积较大才有明显临床表现。患侧鼻塞、鼻溢液、鼻出血、头痛、嗅觉减退等。②眼眶肿瘤:额部持续性钝痛,眼球突出,复视,眼球运动障碍及眶内蜂窝织炎症状(结膜及眶周水肿等)。③鞍旁海绵窦肿瘤:通常症状发展较快,包括同侧头痛、球结膜水肿、眼肌麻痹、视神经乳头水肿等。④中颅窝肿瘤:症状发展缓慢,常为三叉神经功能障碍,包括面部感觉异常、麻木及疼痛,偶有电刺样疼痛。⑤斜坡肿瘤:常在疾病的晚期才有明显的症状,包括头痛、眼球活动障碍、视野缺损、复视等。⑥颈静脉孔区肿瘤:主要是舌咽神经、迷走神经及副神经功能障碍,包括同侧枕部及耳后疼痛,进行性吞咽困难和声音嘶哑,同侧胸锁乳突肌和斜方肌无力。⑦枕髁肿瘤:同侧的颈痛和僵硬,舌肌瘫痪导致的构音障碍和吞咽障碍。⑧颞骨肿瘤:耳痛、耳溢液、外耳道肿物,其次为面部疼痛、面神经麻痹和听力下降甚至丧失,可有眩晕和耳鸣等表现。

四、辅助检查与肿瘤分期

1. 辅助检查　头颅 CT 和 MRI 是颅底恶性肿瘤最常用的检查,能够显示肿瘤部位、大小、侵犯的范围、评估分期;能够对部分颅底恶性肿瘤作出初步的定性诊断,如脊索瘤、软骨肉瘤等;还可以判断肿瘤是否适合手术治疗并为选择合适的手术入路提供参考;此外,对预后的评估也有重要作用。CT 扫描时,非颅底骨质来源的恶性肿瘤为形态不规则的软组织肿块,边界不清楚,少数可伴有出血、囊变、钙化,邻近骨质侵蚀、破坏,少数可见骨质增生;颅底骨质来源恶性肿瘤常为局部骨质破坏,钙化明显,呈散在或粗糙的团块状钙化,病变常侵犯邻近结构。同时 CT 血管造影可清晰显示肿瘤、Willis 环的大血管、静脉窦和颅底骨质相互之间的三维空间关系。MRI 上常因肿瘤性质、囊变、出血、坏死、钙化等表现不同的信号,病变常有中等或明显强化。另外 SPECT/CT 对于判断颅底恶性肿瘤是否有远处转移及明确颅底转移瘤的原发灶有重要意义,其检查结果也与临床症状、体征、分期有很好的相关性,因此在颅底恶性肿瘤诊疗过程中越来越受到重视。

2. 颅底恶性肿瘤的分期　TNM 分期是反映恶性肿瘤进展、判断预后的独立指标,亦是决定手术切除范围、手术方式和合理辅助治疗方案的主要依据。T:Tumor(Topography),代表原发肿瘤的范围;N:Lymph Node,代表区域淋巴结转移的存在与否及范围;M:Metastasis,代表远处转移的存在与否。

(1) 原发肿瘤(T):①T_x——原发肿瘤不能确定;X 代表未知。②T_0——无原发肿瘤的证据;0 代表没有。③T_{is}——原位癌;is 代表 in situ 原位。④T_1、T_2、T_3、T_4——原发肿瘤的体积及(或)范围递增,数字越大,肿瘤累及的范围或程度越大。

(2) 区域淋巴结(N):①N_x——区域淋巴结(转移)不明;X 代表未知。②N_0——无区域淋巴结转移;0 代表没有。③N_1、N_2、N_3——区域淋巴结侵犯递增。

(3) 远处转移(M):①M_x——远处转移存在与否不能确定;②M_0——远处转移不存在;③M_1——远处转移存在。

五、治疗

1. 多学科综合评估　颅底恶性肿瘤在治疗前尽可能通过穿刺或者鼻内镜获取肿瘤组织,明确病理诊断,并结合影像学资料进行肿瘤分期。根据病理诊断和分期等信息进行多学科综合评估,共同制定治疗方案,具体包括手术适应证、手术方法、术前诱导放、化疗以及术后辅助治疗方案等,详见表 1-2。

2. 新辅助放化疗　对于某些病理类型的、肿瘤体积较大,周围涉及重要的血管和神经的患者可考虑行新辅助放疗和(或)化疗。新辅助放化疗可减少瘤体的体积、减轻瘤体对周围组织的压迫,提高手术全部切除颅底恶性肿瘤的概率及减少手术并发症。颅底鳞癌、神经内分泌癌及未分化癌通过新辅助化疗有效率约为 90%。

表 1-2　颅底恶性肿瘤治疗方案

手术切除	手术切除 + 术后放疗	新辅助化疗 + 手术切除 + 术后放化疗	放疗和(或)化疗	新辅助放化疗 + 手术 + 术后放射外科
低级别软骨肉瘤	嗅神经母细胞瘤	鳞癌	淋巴瘤	鳞癌
低级别腺癌	腺癌	高级别肉瘤	尤文肉瘤	腺样囊性癌
基底细胞癌	腺样囊性癌	鼻腔鼻窦未分化癌	儿童横纹肌肉瘤	某些高级别肉瘤
其他低级别肉瘤	鳞癌 大多数转移瘤 某些低级别肉瘤	恶性黑色素瘤	重要神经周围的肿瘤	鼻腔鼻窦未分化癌

3. 手术治疗

(1) 手术原则：在切除颅底恶性肿瘤过程中，还要遵循整块切除肿瘤、切缘阴性和避免肿瘤细胞污染周围组织的无瘤原则；因颅底解剖结构包括鼻腔、鼻窦、耳道及颞骨乳突小房等含气腔隙，故颅底恶性肿瘤手术切口常为Ⅱ类切口，因此手术过程中还要严格遵循无菌原则。

(2) 手术方法：根据肿瘤位置和范围选择手术入路，充分利用自然腔隙，确保良好的手术野显露，有利于整块切除和颅底修复重建；同时还要最大程度减少对周围血管和神经的损伤，最大程度保留脑组织和脑神经的功能。目前常用手术入路有颅 - 面联合入路、颅 - 鼻内镜联合入路、上颌骨掀翻入路、颅颈联合入路和经鼻内镜手术等。在肿瘤切除过程中，常常需要多学科合作。侵犯鼻腔鼻窦、颞骨及咽旁间隙的肿瘤需要耳鼻咽喉头颈外科协助切除；侵及口腔及眶内，需要颌面外科和眼科协助。

(3) 修复及重建：目的是颅内外结构之间建立可靠的屏障，避免脑脊液漏及颅内感染，其关键是严密缝合硬脑膜并覆盖带血供的组织瓣。中小型颅底缺损可以选择局部带蒂组织瓣，如额肌骨膜瓣、鼻中隔黏膜瓣和颞肌(筋膜)瓣修复；大型和巨大型缺损可选用带血管游离组织瓣修复。

(4) 手术并发症：手术并发症发生率在 25%~60%。常见的有①感染：包括切口感染和脑膜炎等，是颅底术后最常见的并发症，发生率在 1.3%~27.9%；②脑脊液漏：非感染性脑脊液漏是术后第二常见并发症，发生率在 3%~20%；③气颅、精神症状、神经功能丧失甚至是死亡；④其他：脑血管意外或颅外并发症。

4. 术后辅助放化疗可提高术后生存率、减低局部复发率。颅底恶性肿瘤大多数需要接受放疗，虽不是所有肿瘤都对放疗敏感，但仍有一定的疗效。调强放疗特别是调强质子束放疗，对周围无相关组织损伤很小，能减少并发症、提高局部控制率和总生存率，对于颅底恶性肿瘤的治疗很有意义。因普通放疗对周围正常组织有损伤，且某些颅底恶性肿瘤，如恶性纤维组织细胞瘤、中耳及耳道鳞癌，发病与放疗有关，故放疗过程中应严格控制周围组织接受剂量。放射剂量的选择应考虑肿物的大小、病理类型及肿物周围组织的耐受剂量。对于颅底鳞癌、脊索瘤、神经内分泌癌、未分化癌及肉瘤，可考虑术后辅以化疗。

六、预后

颅底恶性肿瘤的预后与肿瘤的病理类型、肿瘤大小、病灶位置、有无淋巴结及远处转移、切缘是否阳性、治疗方案等有关。其中，鳞癌 5 年生存率为 40%~70%。腺样囊性癌 5 年生存率 80% 以上。高级别腺癌 5 年生存率不超过 20%，但低级别腺癌 5 年生存率可达到 85%。嗅神经母细胞瘤 5 年生存率约为 60%~71%，复发率较高，约为 50%。未分化癌 5 年生存率仅为 6.25%，治疗后复发率约为 40%。恶性黑色素瘤 5 年生存率为 20%~46%，复发率为 37%~54%。肉瘤预后差异较大，恶性纤维组织瘤 5 年生存率 55%，骨肉瘤 3 年存活率 81%，软骨肉瘤 5 年生存率与复发率分别为 70%~80% 和 80%~90%，横纹肌肉瘤成人 5 年生存率约为 30%，纤维肉瘤 5 年生存率 80% 以上。转移瘤因其原发肿瘤情况不同，预后差异较大。

（蔡洪庆　万经海）

参考文献

1. Rainsbury JW，Ginn E，De R，et al. The skull base multidisciplinary team approach：Our experience over the first year in three hundred and seventeen patients. Clin Otolaryngol，2012，37：470-496.

2. Day TA，Beas RA，Schlosser RJ，et al. Management of paranasal sinus malignancy. Curr Treat Options in Oncol，2005，6：3-18.

3. 张彬，屠归益，徐国镇，等．颞骨鳞癌 33 例远期疗效分析．中华耳鼻咽喉科杂志，1998，5：261-264.

4. Haerle SK，Gullane PJ，Witterick IJ，et al. Sinonasal carcinomas epidemiology，pathology，and management. Neurosurg Clin N Am，2013，1：39-49.

5. Lobo D，Llorente JL，Suarez C. Squamous cell carcinoma of the external auditory canal.Skull Base，2008，3：167-172.

6. Myers LL，Nussenbaum B，Bradford CR，et al. Paranasal sinus malignanies：an 18-year single institution experience. Laryngoscope，2002，11：1964-1969.

7. 刘文胜，徐震纲，唐平章．鼻腔腺样囊性癌 42 例临床分析．临床耳鼻咽喉头颈外科杂志，2011，12：548-551.

8. Xu CC，Dziegielewski PT，McGaw WT，et al. Sinonasal undifferentiated carcinoma（SNUC）：the Alberta experience and literature review. J Otolaryngol Head Neck Surg，2013，42：2.

9. Sturgis EM，Potter BO. Sarcomas of the head and neck region. Curr Opin Oncol，2003，3：239-252.

10. Zanation AM，Ferlito A，Rinaldo A，et al. When，how，and why to treat the neck in patients with esthesioneuroblastoma：a review. Eur Arch Otorhinolaryngol，2010，11：1667-1671.

11. Dauer EH，Lewis JE，Rohlinger AL，et al. Sinonasal melanoma：a clinicopathologic review of 61 cases. Otolaryngol Head Neck Surg，2008，3：347-352.

12. Liétin B，Montalban A，Louvrier C，et al. Sinonasal mucosal melanomas. Eur Ann Otorhinolaryngol Head Neck Dis，2010，2：70-76.

13. Roth TN，Gengler C，Huber GF，et al. Outcome of sinonasal melanoma：clinical experience and review of the literature. Head Neck，2010，10：1385-1392.

14. Jahangiri A，Jian B，Miller L，et al.Skull base chordomas clinical features，prognostic factors，and therapeutics. Neurosurg Clin N Am，2013，1：79-88.

15. Fandino M，Yu E，Witterick IJ，et al. Skull Base Metastases. Encyclopedia of Otolaryngology，Head and Neck Surgery，2013，p2474-2483.

16. Laigle-Donadey F，Taillibert F，Martin-Duverneuil N，et al. Skull-base metastases. J Neurooncol，2005，75：63-69.

17. Wang L，Lin S，Zhang J，et al. Primary non-Hodgkin's lymphoma of the skull base：a case report and literature review. Clinical Neurology and Neurosurgery，2013，2：237-240.

18. Gidley PW，DeMonte F. Temporal bone malignancies. Neurosurg Clin N Am，2013，1：97-110.

19. Durden DD，Williams DW. Radiology of skull base neoplasms. Otolaryngol Clin North Am，2001，6：1043-1064.

20. DeMonte F. Management considerations for malignant tumors of the skull base. Neurosurg Clin N Am，2013，1：1-10.

21. 钱海鹏，万经海，李学记，等.Kadish C 期嗅神经母细胞瘤的综合治疗．中华神经外科杂志，2013，8：769-771.

22. 夏良平，陈直华，陈忠平，等．颅面联合进路切除颅底恶性肿瘤 16 例临床总结．中国神经肿瘤杂志，2004，1：62-66.

23. 张圣邦，万经海，吴跃煌，等．经上颌骨翻转入路切除颅底沟通瘤的解剖及临床应用研究．中华神经外科杂志，2009，25：500-503.

24. 张天明，房居高，陈晓红，等．颅鼻眶联合入路切除筛窦恶性肿瘤．中华医学杂志，2007，5：304-307.

25. 张维天，殷善开．内镜下带血管蒂鼻中隔黏骨膜瓣修复颅底缺损．中华耳鼻咽喉头颈外科杂志，2011，6：463-468.

26. 张彬，万经海，张永侠，等．游离组织瓣修复晚期颅底肿瘤术后组织缺损．中华耳鼻咽喉头颈外科杂志，2010，5：406-409.

27. Ganly I，Patel SG，Singh B，et al. Complications of craniofacial resection for malignant tumors of the skull base：report of an International Collaborative Study. Head Neck，2005，6：445-451.

28. Singh A，Germanwala AV. Management of postoperative complications of skull base surgery. Operative Techniques in Otolaryngology，2011，22：237-245.

29. Marta GN，Silva V，de Andrade Carvalho H，et al. Intensity-modulated radiation therapy for head and neck cancer：Systematic review and meta-analysis. Radiother Oncol，2014，1：9-15.

30. O'Neill JP，Bilsky MH，Kraus D. Head and Neck Sarcomas epidemiology，pathology，and management. Neurosurg Clin N Am，2013，1：67-78.

第 2 章

鼻腔鼻窦上皮来源恶性肿瘤（癌）

鼻腔鼻窦包括鼻腔及上颌窦、筛窦、蝶窦、额窦四组鼻旁窦，与颅底、眼眶、鼻咽、口腔等毗邻，鼻腔鼻窦肿瘤常常侵犯上述部位。鼻腔鼻窦恶性肿瘤发病率较低，仅占全身恶性肿瘤的0.7%~2%，占头颈部肿瘤患者的11.9%；此区域的恶性肿瘤病理类型多样，包括鳞状细胞癌、腺癌、嗅神经母细胞瘤、腺样囊性癌、未分化癌、基底细胞癌等，以鳞癌最为常见，约占50%左右。鼻腔鼻窦肿瘤早期症状不明显，发现时多处于晚期，常常累及周围眼眶、颞下窝、颅底、脑等重要结构，尽管利用手术、放疗、化疗等多种治疗手段，治疗效果仍不理想。

第一节 概述

一、流行病学

鼻腔鼻旁窦恶性肿瘤常于40~60岁发病，男女比例约为2：1。鼻腔和鼻旁窦原发肿瘤中，75%以上为恶性，80%以上为上皮源性。其中最常见的病理类型为鳞状细胞癌或其变种，其次为腺癌、腺样囊性癌、黏液表皮样癌及未分化癌等。表2-1为四川大学华西医院1980—1999年收治的1769例恶性鼻腔鼻旁窦肿瘤病理类型。可见在我国，最常见的鼻腔鼻旁窦恶性肿瘤为鳞状细胞癌，其次为恶性淋巴瘤，腺癌紧随其后。这里值得注意的是，早期临床工作中小涎腺来源的恶性肿瘤和真正的腺癌并未分别统计，而是统称为"腺癌"。

上皮源性肿瘤最常见的发病部位为鼻腔，其次为上颌窦。筛窦黏膜原发肿瘤较少，额窦和蝶窦则更少见。由于鼻窦间解剖位置相邻，许多晚期肿瘤的原发部位很难准确判定，往往初诊时肿瘤已侵及多个解剖部位。

鼻腔恶性肿瘤以上皮源性多见，多位于鼻腔外侧壁，少数发生在鼻中隔、鼻前庭及鼻腔底。多为鳞

表2-1 鼻腔鼻窦恶性肿瘤1769例临床分析

病种	例数	%	男：女	平均年龄（岁）
鳞状细胞癌	1176	67.67	2.5：1	45.2
恶性淋巴瘤	250	14.13	2：1	42
腺癌	105	5.94	2：1	48
恶性黑色素瘤	59	3.35	3：1	51
横纹肌肉瘤	25	1.42	1：1	27
嗅神经母细胞瘤	25	1.42	1：1	34
浆细胞瘤	23	1.30	3：1	50
小细胞癌	15	0.85	2：1	38
平滑肌肉瘤	13	0.74	1.6：1	33
乳头状瘤恶变	13	0.74	2：1	59

续表

病种	例数	%	男：女	平均年龄(岁)
纤维肉瘤	12	0.68	1：1.4	34
恶性肉芽肿	8	0.45	7：1	37
恶性混合瘤	7	0.39	6：1	55.5
恶性纤维组织细胞瘤	6	0.34	5：1	45
黏液表皮样癌	6	0.34	5：1	45.8
骨肉瘤	6	0.34	2：1	38.7
恶性血管外皮瘤	4	0.23	1：1	48.5
软骨肉瘤	4	0.23	4：0	28.7
恶性黏液瘤	4	0.23	3：1	54
血液病鼻腔侵及	2	0.11	2：0	31
恶性血管内皮瘤	2	0.11	2：0	50
神经纤维肉瘤	2	0.11	1：1	40
梭形细胞癌	1	0.06	0：1	51
造釉细胞癌	1	0.06	1：0	36
合计	1769	100		42.5

状细胞癌,其他为腺癌、腺样囊性癌、未分化癌、基底细胞癌等。鼻旁窦中上颌窦为最常见发病部位(50%~70%),约50%为鳞状细胞癌,其他各种病理类型恶性肿瘤也逐年增多。患者中男性占优,青少年发病较少。筛窦恶性肿瘤的发病率低于上颌窦,约占鼻腔鼻旁窦恶性肿瘤的4.3%。多发于中年男性,男女比例约为10：1。筛窦原发恶性肿瘤与上颌窦恶性肿瘤不同的是,腺癌多发生于筛窦,约占50%;其他类型有鳞癌、黑色素瘤,内翻性乳头状瘤恶变、嗅神经母细胞瘤、淋巴瘤等。额窦及蝶窦肿瘤其少,恶性肿瘤仅占鼻腔癌的1%,以鳞癌为主。

二、病理学

世界卫生组织将鼻腔鼻旁窦原发恶性肿瘤分为以下5类:恶性上皮源性肿瘤、恶性软组织肿瘤、骨及软骨来源恶性肿瘤、造血淋巴系统肿瘤、神经外胚层肿瘤。鼻腔鼻旁窦的上皮组织可区分为被覆上皮及黏膜内的小涎腺型腺上皮。所以对应的肿瘤也可区分为被覆上皮及涎腺型上皮来源的肿瘤。鼻腔鼻窦鳞状细胞癌起源于鼻腔鼻窦呼吸区的黏膜,由外胚层发育而来,分布于鼻中隔下2/3、鼻侧壁上鼻甲以下和鼻腔底部的黏膜,呈粉红色,为假复层纤毛柱状上皮所覆盖,上皮内常可见鳞状化生小灶,特别是中、下鼻甲及鼻中隔的前部分上皮。

三、临床表现

鼻腔鼻窦恶性肿瘤好发部位依次为上颌窦、鼻腔、筛窦,而蝶窦和额窦鳞癌罕见,局限于窦腔的早期病变多无症状,直至周围结构侵犯后才会出现相应症状。

1. 上颌窦恶性肿瘤　占鼻腔鼻窦恶性肿瘤的50%~70%,早期局限于窦腔内的肿瘤多无症状,或仅有鼻塞、脓血鼻涕等;晚期病变由于侵犯了毗邻结构可出现下述症状:①面颊部隆起:肿瘤侵犯上颌窦的前壁、眶下神经,导致面部麻木、疼痛,局部软组织肿胀隆起;②眼部症状:向上侵犯眶底壁时可出现眼部症状,压迫鼻泪管时出现溢泪,继续向上侵犯时则可能出现眼球移位、运动障碍等,导致复视,侵犯视神经或眶尖部时视力可能下降;③硬腭与牙齿:上颌窦癌向下侵犯破坏底壁,硬腭骨质、牙龈等结构破坏,导致硬腭局部隆起、牙龈肿胀、牙齿松动、脱落等;④侵入翼腭窝:肿瘤破坏后壁、后外壁时侵犯翼腭窝及翼肌时可出现顽固性神经痛、张口困难;⑤颅底侵犯:经颞下窝、翼突根部侵犯前中颅底或颅内,表现为张口困难、内眦处肿物、颞部隆起、头痛、耳鸣等。

Öhngren线是假想一自内眦和下颌角之间的平面,将上颌窦分为内下和外上两部分。这两部分的肿瘤预后差别较大,处于外上部分的肿瘤早期无症状,发现时常常已经侵犯眶内、翼腭窝、颞下窝、颅底等,治疗时难以彻底切除,预后较差;内下部分的肿瘤可经上颌窦底扩散至口腔,经内侧壁至鼻腔,经前壁至颊部软组织或经外侧壁至颞下窝,症状出现早,手术切除可获得良好的局部控制效果。

2. 筛窦恶性肿瘤　占鼻腔鼻窦恶性肿瘤的10%~15%,一般早期表现为鼻塞、鼻涕,由于筛窦多房结构,体积小,周围与眶纸样板、筛板紧邻,晚期病变易出现眶纸样板、眶内侵犯,出现眼球向外、前、上下移位,伴有复视,后组筛窦侵犯球后、眶尖,导致眼球突出、视力下降、眼球固定等。

3. 鼻腔恶性肿瘤　占鼻腔鼻窦恶性肿瘤的20%~30%,最常见起源于鼻腔外侧壁,起源于鼻中隔黏膜、鼻底的较少。早期多有鼻塞、鼻涕等症状,呈持续性,伴有头胀、头痛、嗅觉减退等,晚期出现周围鼻窦、眶内、硬腭侵犯,症状同鼻窦癌一致。

4. 蝶窦额窦恶性肿瘤　蝶窦恶性肿瘤十分少见,早期发现困难,晚期因毗邻海绵窦、前组脑神经、颈内动脉等,可出现单侧或双侧的眼球移位、运动障碍、视力减退。额窦恶性肿瘤罕见,因额窦后壁较薄甚至自然缺损,因此晚期可出现局部疼痛、麻木、头痛,颅内易受侵犯。

5. 颈部淋巴结转移　鼻腔鼻窦恶性肿瘤的淋巴引流经面部、腮腺区淋巴结引流至Ⅰ区和Ⅱ区淋巴结,部分经鼻腔后部、鼻咽的淋巴引流至咽后淋巴结,然后再至Ⅱ区淋巴结,就诊时颈部淋巴结转移率较低,文献报道为4%~16%,因此颈部处理较少选择预防性手术或放疗。但 Scurry 对23篇文献共927例鼻腔鳞癌的颈部复发进行 Meta 分析,发现颈部复发率为18.1%(95%CI:13.4%~22.%),其中有部分患者进行了颈部预防性的放疗,作者认为鼻腔鳞癌的淋巴结复发接近20%,应当考虑进行选择性治疗。

四、影像学检查与分期

鼻腔鼻窦恶性肿瘤的诊断和分期主要依据临床查体、影像学检查、病理活检等结果。

1. 临床查体　一般可见到鼻腔肿物、面部隆起,面部皮肤感觉减退、颈部肿大淋巴结、张口受限等。

2. 影像学检查　鼻腔鼻窦肿瘤主要影像学检查方法为 CT 和 MRI。CT 可以很好地显示肿瘤钙化和周围骨质改变,可以用来评估:①颞下窝有无受累;②翼板、翼腭窝有无骨破坏;③是否累及鼻咽;④眼眶和眶内肌群有无侵犯;⑤筛窦有无骨破坏;⑥颅底有无骨破坏,颅内有无肿瘤;⑦颈部淋巴结有无肿大;⑧术后观察手术残留组织及有无复发;⑨鉴别诊断。

MRI 优势在于软组织分辨率高,能够很好地显示肿瘤组织及其周围黏膜、眶内软组织、颈内动脉、海绵窦、硬脑膜和颅内脑组织的受累情况。MRA 能较好地评价颈内动脉与肿瘤毗邻关系,而无需再行造影等检查。因此,临床上常常需要同时进行 CT、MRI 的检查。

球囊阻断试验(balloon test occlusion,BTO):如肿瘤累及颈动脉需要行颈总或颈内动脉剥离或切除时应先行 BTO,利用 BTO 结合脑部 SPECT/PET 血流灌注显像将大大降低脑神经并发症的发生率。

PET-CT:晚期鼻腔鼻窦恶性肿瘤,特别是恶性黑色素瘤、小细胞癌等容易出现全身转移,应了解全身检查排除远处转移。此外,B 超主要对颈部淋巴结转移进行判断。

3. 病理活检　鼻腔鼻窦恶性肿瘤一般很难通过临床查体和影像学检查确诊,在治疗前尽可能进行病理活检明确诊断,指导合理治疗。鼻腔及鼻窦肿物行活检时应注意:如双侧肿物应双侧分别活检;尽可能多点活检;去除表面脓苔,尽量取深部组织活检;必要时应重复或内镜直视下活检;肿瘤如果在上颌窦腔内可行鼻腔内上颌窦穿刺或经面部尖牙窝穿刺明确。鼻腔病理类型较复杂,制作组织病理切片后建议有经验的病理科医师进行诊断,必要时结合免疫组化结果做出准确诊断。

4. 上颌窦肿瘤分期　目前仍参照 2009 TNM 分期和第七版 UICC/AJCC 分期对上颌窦和鼻腔鼻窦肿瘤进行分期(表2-2~ 表2-5)。

表 2-2　颌窦恶性肿瘤 UICC/AJCC 分期

T_x	原发肿瘤无法评估
T_0	无原发肿瘤证据
T_{is}	原位癌
T_1	肿瘤局限于窦腔黏膜,无骨质破坏
T_2	肿瘤已侵犯部分骨质,包括硬腭和中鼻道骨质破坏,但无上颌窦后壁和翼板骨质破坏
T_3	肿瘤侵犯下述结构:上颌窦后壁骨质、皮下组织、眶底或内侧壁、翼腭窝、筛窦
T_{4a}	肿瘤侵犯眶内容前半部分、颊部皮肤、翼板、颞下窝、筛板、额窦、蝶窦
T_{4b}	肿瘤侵犯下述任一结构:眶尖、硬脑膜、脑组织、中颅底、除三叉神经分支上颌神经外的其他脑神经、鼻咽、斜坡

表 2-3　鼻腔筛窦恶性肿瘤 UICC/AJCC 分期

T_x	原发肿瘤无法评估
T_0	无原发肿瘤证据
T_{is}	原位癌
T_1	肿瘤局限于一个分区*,伴或不伴骨质破坏
T_2	肿瘤侵犯两个分区或侵犯鼻腔筛窦周围结构,伴或不伴有骨质破坏
T_3	肿瘤侵犯下述结构:眶底或内侧壁、上颌窦、硬腭、筛板
T_{4a}	肿瘤侵犯下述任一结构前半部分眶内容物、鼻或颊部皮肤、前颅底局灶侵犯、翼板、额窦、蝶窦
T_{4b}	肿瘤侵犯下述任一结构:眶尖、硬脑膜、脑组织、中颅底、除三叉神经分支上颌神经外的其他脑神经、鼻咽、斜坡

*鼻腔筛窦分区包括:左侧筛窦、右侧筛窦、鼻中隔、鼻底、鼻腔外侧壁、鼻前庭

表 2-4　颈部淋巴结转移 UICC/AJCC 分期

N_0	区域淋巴结无转移
N_1	一侧颈部单个淋巴结转移,淋巴结最大径≤3cm
N_{2a}	一侧颈部单个淋巴结转移,淋巴结最大径 >3cm 但≤6cm
N_{2b}	一侧颈部多个淋巴结转移,淋巴结最大径均≤6cm
N_{2c}	双颈多个淋巴结转移,转移癌最大径≤6cm
N_3	转移淋巴结最大径 >6cm

表 2-5　鼻腔鼻窦恶性肿瘤 UICC/AJCC 分期

Ⅰ期	$T_1N_0M_0$
Ⅱ期	$T_2N_0M_0$
Ⅲ期	$T_3N_0M_0$ 或 $T_{1-3}N_1M_0$
Ⅳ期	T_4 或 $T_{1-3}N_{2-3}$ 或 M_1

五、治疗

1. 多学科综合治疗原则　鼻腔鼻窦恶性肿瘤的治疗需要多学科治疗团队(multi-disciplinary team,MDT)参与制定个体化的治疗方案,除了头颈外科医师外,还需要放疗科、颅脑外科、整形修复科、口腔科、眼科、肿瘤内科等医师的参与。主要的治疗手段有手术、放射治疗、化疗和靶向治疗等,根据不同的情况采用一种或多种治疗方式。常见的治疗方案有:手术 + 术后放疗、术前放疗 / 同步放化疗 + 手术挽救、诱导化疗 + 放疗 / 同步放化疗 ± 挽救手术、放疗+ 靶向治疗等。手术 + 术后放疗仍是世界大多数医

学中心治疗鼻腔鼻窦恶性肿瘤的主要模式。

中国医学科学院肿瘤医院的治疗模式是术前放疗 + 手术。术前放射可以使肿瘤缩小,消灭肿瘤周围的隐性微小病灶,减少手术中肿瘤扩散的可能,从而降低局部复发率。术后放射可以针对肿瘤残留部位放射,放射剂量可以提高,还可以进行近距离放疗、间质内放疗。无论手术前放疗还是术后的治疗效果均明显优于单纯放疗或手术,而放疗在术前或术后则区别不大。由于鼻腔鼻窦癌的发病率较低,治疗方式多样,文献报道中将鼻窦鳞癌和其他病理类型一起报道,加之部分报道将不可手术切除的列入放化疗组,因此对报道的结论应进行深入分析,不能简单对比治疗效果。

在进行治疗之前,应对患者个体状态及肿瘤情况进行全面评价,尤其应注意以下几个方面:①如肿瘤侵犯筛板、颅内,应当行颅面联合手术以获得手术安全切缘;②如肿瘤侵犯眶内,眶内容有可能需要切除,应视综合治疗的情况进行处理;③如肿瘤侵犯硬腭或上牙龈,术前应先行牙托以保证术后即可封闭口鼻腔,除非利用软组织游离瓣进行修复;④肿瘤侵犯蝶窦,当肿瘤累及蝶窦时其周围结构如颈内动脉、海绵窦、视神经等也可能被侵犯,多数不可手术切除;⑤肿瘤向后侵犯卵圆孔或颅中窝结构,可能伴有颅内侵犯,手术应注意;⑥侵犯皮肤,受侵皮肤切除后常难以利用局部皮瓣修复,易在放疗后形成伤口瘘,特别是内眦处,因此大多数患者需要游离瓣进行修复;⑦颈部淋巴结转移:颈部淋巴结转移患者的预后较差,尤其是当原发灶的手术造成较大的手术创伤时应当注意;⑧患者的一般状况:患者耐受长时间手术,尤其是颅脑手术或游离皮瓣重建手术的能力。

2. 鼻腔鼻窦恶性肿瘤的手术　进行鼻腔鼻窦手术前应对患者和病情进行全面评价,了解肿瘤侵犯的确切范围,制定科学的手术入路、切除范围、修复方法和术后治疗方案。手术标本应当尽量整块切除,但实际常常难以实现,根据病变部位的不同可行上颌骨内侧部分切除、上颌骨下半部分切除、上颌骨上半部分切除、全上颌骨切除、扩大上颌骨切除 ± 眶内容物切除 ± 颅底 / 颅内切除,包括翼板、咬肌等。常用的手术入路有鼻侧切开、面中部掀翻,以 Weber-Ferguson 切口为基础,可向上延伸(Lynch 切口)、下睑 / 上睑切口、上唇正中切口等,如需要联合颅脑手术可加发际双冠状切口。

(1)上颌骨部分切除术

1)上颌骨内侧部分切除:适合于来源于鼻腔、

筛窦肿瘤,侵及上颌窦内侧壁而未侵犯鼻底,切除的外侧界为眶下孔垂线,下方为鼻底,内侧为鼻中隔,上界为眶底壁,范围包括从眶下缘到梨状孔的上颌骨内侧部分、鼻骨、纸样板、中下鼻甲、前组筛窦,常采用Weber-Ferguson切口,必要时可向上延伸(Lynch切口)。

2)上颌骨下半部分切除:适合于来源于上牙龈、硬腭的肿瘤局部侵犯上颌骨,未累及筛窦或上颌窦顶壁的,可根据肿瘤的部位选择面中部掀翻或Weber-Ferguson切口 + 上唇切口,切除部分或全部牙龈、上颌骨下半部分,保留眶底壁。口鼻腔缺损可简单用牙托封闭,面颊部的缺损可以利用游离植皮修复,由于植皮造成瘢痕化,也可暴露待其自行上皮化。

3)上颌骨上半部分切除:适合于来源于筛窦侵犯上颌窦内侧部分或上颌窦未侵及底壁的肿瘤,根据眶内受侵情况决定是否行眶内容物切除术。眶底骨膜或内眦韧带如能保留则可对保留的眶内容提供支撑,如两者不能保留则需要其他修复方法,常用的有游离阔筋膜、带蒂的颞肌皮瓣或其他游离皮瓣等。由于这类患者常常需要放疗,因此骨组织瓣并非最佳选择,因为放疗会影响游离骨瓣的血供,而且可能造成伤口延迟愈合和感染。

(2)上颌骨全切除术:上颌骨全切除术适合来源于上颌窦、鼻腔、筛窦的肿瘤侵犯大部或全部上颌骨、鼻腔、筛窦等。常用入路为Weber-Ferguson切口 + 下睑切口,除切除上颌骨外,还包括:筛窦、翼突及翼肌等。上颌骨全切除时常常难以整块下标本,特别是侵犯后壁肿瘤的肿瘤容易造成遗留残骨,是治疗后复发的重要原因。因此术前应当准确评价肿瘤侵犯范围,根据术中探查及术中冰冻,彻底切除肿瘤。上颌骨全切除后遗留的巨大缺损可利用假体或游离皮瓣修复。游离皮瓣能够为眶内容提供支撑、填充术后的上颌窦空腔从而避免冲洗和清理。游离皮瓣可选择股前外侧皮瓣或腹直肌皮瓣,两者均能提供较大的组织量,同时皮岛修复鼻腔面、口腔面。

(3)上颌骨扩大切除术:如肿瘤侵犯眶内容、颅底、硬脑膜等则可切除部分颅面联合手术切除眶内容、颅底骨质及受侵颅内组织等,颅内手术常用入路为双冠状切口。

上颌骨手术的禁忌证包括:远处转移、脑组织或颅内广泛受侵、双侧视神经或视交叉、双侧海绵窦或颈内动脉受侵等。

3. 鼻腔鼻窦恶性肿瘤侵及颅底的手术

(1)开放手术:鼻腔鼻窦恶性肿瘤容易出现前、中颅底的侵犯,传统开放手术方法包括鼻腔入路、上颌骨切除入路、颅鼻联合入路等方法。颅、鼻联合入路治疗鼻腔鼻窦恶性肿瘤侵犯颅底的肿瘤最早在20世纪50年代由Smith报道1例额窦癌侵犯眶内的患者,在普外科和脑外科医师的合作下达到整块切除,之后又有Ketcham、Terz、Shah JP等不断将手术方法完善,使之成为治疗前颅底肿瘤的标准手术方法。20世纪80年代Cheesman和Lund先后报道了英国皇家耳鼻喉医院17年间治疗的209例鼻腔鼻窦癌颅底侵犯患者的结果,均采用经颅、鼻联合入路,术中冰冻确定硬脑膜及眶骨膜是否受侵,必要时切除眶内容物及相应脑组织。209例患者中恶性占82%(167例),而恶性病变中主要为腺癌(42例)、嗅神经母细胞瘤(26例)、鳞癌(25例)、软骨肉瘤(19例)等,病理发现145例(69%)的患者没有眶内容的受侵,41例(20%)患者行眶内容物切除,23例(11%)患者行眶骨膜切除但保留眼球;167例(80%)患者没有硬脑膜或颅内侵犯,29例(14%)患者硬脑膜侵犯,13例(6%)患者有额叶侵犯,腺癌、嗅神经母细胞瘤、鳞癌患者的5年生存率分别为43%、62%和32%,预后多因素分析显示病理类型、硬脑膜及颅内侵犯、眶内及眶骨膜的侵犯是独立影响因素,该研究也表明仅当眶骨膜受侵时保留眶内容物并不降低生存率。Cantu报道了62例上颌窦恶性肿瘤中颅底手术患者的结果,36例硬脑膜受侵,其中9例有颞叶或海绵窦受侵,总的无病生存率为33.9%,初治和复发患者生存率分别为46.4%、23.5%,其中鳞状细胞癌患者(7例)的效果差。2005年Ganly将17家医院的334例患者的资料进行总结,其中鳞癌101例,占30.2%,300例(89.8%)患者经前颅底入路,234例(70%)患者切缘阴性,15例患者围术期死亡(4.5%),全组5年总生存率和无病生存率分别为48.3%和53.3%,其中小涎腺癌、腺癌、鳞癌、恶性黑色素瘤的5年无病生存率分别为70%、52%、44%和0,颅底无侵犯、颅底骨质侵犯、硬脑膜侵犯、脑组织侵犯的5年无病生存率分别为64%、55%、45%、28%,切缘阴性、阳性生存率分别为64%和25%,多因素分析表明病理类型、切缘及颅内侵犯是预后的独立因素。国内吴跃煌、黄德亮等先后报道颅底肿瘤的手术治疗及效果,病例包括鼻腔、中耳等累及前、中及侧颅底的各种类型肿瘤,结果表明采用适当的手术方法并和相关的学科配合综合处理可获得满意的效果。

鼻腔鼻窦恶性肿瘤颅底侵犯是应有耳鼻咽喉头颈外科、神经外科、显微外科的合作切除，单一学科处理由于专业技术的限制常常难以达到相对彻底或最理想的治疗，而切除不净容易复发而且再次手术则很难彻底，大大降低治疗效果，因此提倡多学科的综合处理。

(2) 鼻内镜下颅底手术：鼻内镜治疗鼻窦炎及其他良性病变技术十分成熟，但治疗恶性病变由于内镜的视野和不能整块切除标本，因此尚存在较大争议，但近年来耳鼻咽喉头颈外科对内镜下颅底肿瘤手术探索取得较大进步。1999年Stammberger报道了43例鼻腔鼻窦癌侵犯颅底的患者资料，其中18例鳞癌，结果表明效果至少和开放手术相当，但有更好的外观和更好的生活质量，当肿瘤侵犯眶内容、硬脑膜或脑组织和其他重要组织时受到影响，需要有经验的鼻内镜医师进行处理，同时结合相应的辅助治疗。Lund也报道了49例患者的结果，病理仍然包括腺癌、恶性黑色素瘤等，T_1患者21例(43%)，T_2有16例(33%)，T_3有12例(24%)，术后有37例患者行放疗、14例患者行化疗，中位随访3年后5年生存率为88%。

Nicolai报道了184例鼻腔鼻窦癌可能累及颅底患者的资料，134例在鼻窦内镜下手术，50例行开颅手术，86例患者(46.7%)接受放疗等辅助治疗，虽然患者的病理类型较多，包括37%的腺癌、13.6%的鳞癌、12%的嗅神经母细胞瘤等，结果显示仅鼻内镜手术和开颅手术两组患者的5年疾病特异生存率为91.4%、58.8%($P<0.05$)，虽然两组病例生存率有明显差异，但由于治疗时有明显的选择偏倚，因此作者认为有计划的鼻内镜手术是治疗鼻腔鼻窦癌的另一个选择(Nicolai，2008)。Hanna同样也报道了120例患者资料，同样对比鼻窦内镜或合并开颅手术的结果，单纯鼻窦内镜手术患者的63%为$T_{1/2}$，而开颅患者95%为$T_{3/4}$($P<0.001$)，术后50%患者接受辅助治疗，治疗后两组的局部控制率及生存率均无明显差异，作者认为鼻内镜手术选择合适的患者并结合适当的辅助治疗能够获得较好的肿瘤学效果，保留外观。

目前，对于鼻内镜手术治疗鼻腔鼻窦恶性肿瘤仍存在争议。但总体对于早期病变，特别是局限于鼻腔、筛窦的肿瘤可选择内镜手术，视情况结合相应的辅助治疗也能获得良好的控制，达到开放性手术的疗效，而且获得更好的外观和生活质量。

(3) 术后缺损的修复：鼻腔鼻窦癌累及颅底术后造成颅内外沟通时应进行相应的修复，主要的目的将颅内组织同鼻腔鼻窦、口腔等隔开，避免造成感染，同时对眼眶、鼻腔等进行重建，提高生活质量，否则容易导致脑脊液漏、颅内感染、脑膨出等并发症。

颅底的修复包括硬脑膜和颅底骨质的修复两类。如骨质缺损不大则仅行硬脑膜的修复即可，常用的修复组织包括局部瓣和游离瓣。前者包括颅骨骨膜、帽状腱膜、阔筋膜、头皮瓣和颞肌瓣等，其中颅骨骨膜和帽状腱膜复合瓣修复硬脑膜局部缺损一直是标准方法；后者包括桡侧前臂皮瓣、股前外侧皮瓣、腹直肌皮瓣等，组织量较大的皮瓣同时可以填充鼻窦切除后的上颌骨缺损。利用游离皮瓣修复时需要相应的显微血管技术，另一个不足之处是组织量大的游离瓣修复后不利于术后的随访观察，复发后不易早期发现。

鼻内镜下也可以对颅底缺损进行相应的修复，常用的鼻腔内的黏膜瓣包括鼻中隔瓣、下鼻甲黏膜瓣、鼻底瓣等。这些黏膜瓣均有知名血管为蒂，因此修复相应部位的小缺损可获得良好的效果。颅底骨质缺损的修复存在争议，但对于较大范围的缺损，为避免额叶疝入鼻腔鼻窦，可考虑用锁骨、髂骨等进行重建。也有人认为重建的游离骨质将被吸收而对维持颅底的外形作用有限，因此有作者利用钛网重建大范围的骨质缺损。Hanasono报道了MD Anderson癌症中心近10年的250例颅底修复的患者，局部瓣修复39例，游离皮瓣修复211例，游离瓣修复的患者多有既往手术、放疗、化疗病史，全组并发症发生率为29.6%，两组患者无差异。在其中Ⅰ区缺损36例(14.4%)，24例眶内容物切除，8例前颅底切除，8例眶和上颌骨切除，4例合并开颅手术，31例均采用游离瓣修复，最常用的为股前外侧皮瓣，其次为桡侧前臂皮瓣和腹直肌皮瓣，作者建议对前颅底中央区的小范围利用颅骨骨膜、帽状腱膜修复，大范围的缺损利用股前外侧和腹直肌皮瓣；而外侧的鼻腔鼻窦等小范围的应用颞肌、游离皮瓣，大范围的利用股前外侧和腹直肌皮瓣。国内黄德亮分析了430例颅底手术患者，其中333例(64.8%)需要颅底骨质、硬脑膜等修复，并发症发生率为6.3%，作者对前颅底和中间颅底骨和硬脑膜的缺损根据手术及缺损大小采用不同的修复方法：经鼻进路缺损较小时可用阔筋膜、梨骨或筛骨垂直板修复骨缺损，缺损较大时用阔筋膜修复硬脑膜，髂骨修复骨缺损；上颌骨切除并眶内容物剜除术后利用阔筋膜和前额带蒂皮瓣修复；经腭或经口鼻中隔蝶窦手术用筋膜、肌肉或脂肪填塞窦腔；经额入路是硬脑膜用带蒂肌-帽状腱膜-骨膜瓣修复,由于报道时间较早,因此游离皮瓣修复的例数并不太多。

4. 鼻腔鼻窦恶性肿瘤侵及眶内容的处理 眶内容包括眼球、视神经束、眼肌、眶内脂肪等结构,晚期鼻腔鼻窦癌容易累及眶内容,由于视力对患者的生活、外观、功能极为重要,甚至其是否能够接受手术,以及手术后的生活态度,因此在制定治疗方案时应谨慎考虑。在 20 世纪 50 年代,治疗上颌窦癌累及眶底壁时眶内容是常规切除的,但目前的研究表明这样的切除是不必要的。对于鳞癌,常可以做保留眶底的上颌骨切除,眶骨通常能抵抗肿瘤的生长,在手术前虽然患者同意眶内容的摘除,术中常常只需切除眶骨膜而眶内容仍可保留。外科手术方面出于对保留眶内容以及颅底重要结构的考虑,国内一般以术前放射为多,以控制肿瘤周边。即使已经有顶壁侵犯,在经过术前放射,肿瘤发生退行变性,瘤体缩小,手术时探查上颌窦顶壁,如果顶壁结构可以随同上颌骨切除,而与眶内软组织没有明显粘连,可以保留眶内容。如果肿瘤明显侵犯顶壁并且侵犯眶内软组织,此时应切除眶内容。

吴雪溪等在对术前放射加手术切除的眶内容标本进行病理分析时发现,上颌窦癌对眶内容的侵犯,常常是局限于眶底壁即上颌窦顶壁,占 95% 以上,仅有 5% 左右侵犯到眶内脂肪及视神经。因此,选择性地保留眶内容是有病理依据的,而且眶内容物保留并不降低患者生存率。Carrau 总结了 58 例上颌窦癌患者,保留和不保留眶内容患者的 3 年生存率分别是 59% 和 52%,两者无差异,作者进行文献的 Meta 分析也证明两种方法并无生存差异。因此无论从病理学上和临床肿瘤学的考量,眶内容物的保留都是可行的,术前或术中应着重了解眶内容的受侵的情况,如眶内脂肪、眼外肌、球结膜或角膜、眶尖受侵则无法保留眶内容物。当然,也有激进一些的研究者 Quatela,虽然眶内脂肪和眼外肌受侵也同样保留眼球,剥离眼球周围的 Tennon's 筋膜从而保留无功能的眼球保留外观。Iannetti 将筛窦侵犯眶组织程度分为三型,Ⅰ型仅破坏纸样板,Ⅱ型穿透纸样板侵犯眶内脂肪,Ⅲ型侵犯内直肌、视神经、眼球及皮肤等,作者建议仅Ⅲ型行眶内容物切除术,而Ⅰ型和Ⅱ型可保留,即使术前 MRI 明确显示有受侵,术中也应当行冰冻病理检查明确眶骨膜有无受侵。因此保留眶内容物时应综合考虑,如先行放疗,则在上颌骨切除时观察到肿瘤侵犯眶骨膜时,在有条件的医院应尽可能采用修复手段以恢复眶下壁,从而保

留眼球,否则,眼睛应包括切除在内;如果眶骨膜各部分都是干净地切除,于视神经孔处的后筛部位切取标本送冰冻切片,如果也无肿瘤残留证据,眼睛能被保存;否则应予切除。如果术后眶内容在放疗野内的话,保留的眶内容物有功能的比例可能很低,Stern 报道仅占 17%(3/18),保留眶内容的意义仅仅在于维持外观。如果修复眶底壁的话,86%~91% 的患者可保留有功能的眼球,然而,41%~50% 的患者出现眼部的并发症,最常见的是复视,大多数为暂时性的,其他的并发症包括溢泪、眼睑闭合不良等,上述并发症在放疗后更加普遍。

5. 颈部处理 鼻腔鼻窦癌的颈部淋巴结转移并不常见,如出现转移则提示预后欠佳。

6. 放疗 放疗可以单纯治疗或作为综合治疗方式,单纯放疗主要针对低分化或未分化鳞癌、侵犯范围较广无法手术或不能耐受手术的,因此治疗效果并不理想,5 年局部控制率为 15%~53%,5 年生存率为 0~16%。如果作为综合治疗的一部分,可选择术前放疗或术后放疗。术前放疗适用于肿瘤侵犯广泛尤其是上颌窦后壁侵犯不宜切除干净、肿瘤侵犯眶下壁或眶内容物希望经过放疗保存眶内容物的。术后放疗主要适用于手术切缘不净、局部晚期病变、周围血管 / 神经 / 淋巴结侵犯的。颈部淋巴结引流区的放疗指征包括有颈淋巴结转移或术后多个阳性淋巴结、淋巴结包膜受侵或侵犯软组织;局部晚期鳞状细胞癌应行病变同侧颈部淋巴引流区预防照射。根治性照射剂量为 70Gy/35 次 /7 周,而术前照射剂量:Dt50~60Gy/25~30 次 /5~6 周。侵犯上颌窦后壁和眶下壁者,需照射 Dt60Gy,术后照射剂量:Dt60Gy/30 次 /6 周。如果局部切缘不净,或残存者,需照射 70Gy。

放疗的不良反应主要是周围组织造成急性或慢性视神经、视交叉、额叶的损伤,常规放疗后严重视力损伤的发生率在 16%~66%,视力损伤主要包括严重的角膜炎、白内障、溢泪、视神经萎缩、视力丧失等。单侧视力丧失的报道比例可达 20%~35%,双侧可达 6%~10%,主要发生于筛窦癌放疗后,视力丧失的主要原因是放疗导致的视网膜病变。Parsons 发现患者眼部放疗 65Gy 以上时 100% 会出现视网膜病变,而 45~55Gy 时只有 50%,45Gy 以下时这一比例很低。因此目前认为视网膜能接受的最高剂量为 45Gy,视神经和视交叉为 54Gy。放疗的其他并发症包括脑坏死、骨坏死、听力损伤、垂体功能减退、脑膜炎、马鞍鼻、脑膜炎、复视等。

目前适形放疗(CRT)和调强适形放疗(IMRT)能使靶区得到最大量的同时减少周围组织的照射剂量。Chen 回顾性分析了多个中心 50 年间的 127 例鼻腔鼻窦癌病例,常规放疗、CRT 和 IMRT 后三组的总生存率和局部控制率没有差别,但远期严重并发症的发生率随着放疗技术的进步明显降低。Duprez 报道了 130 例不同病理类型的鼻腔鼻窦癌,放疗剂量 60~70Gy,利用 IMRT 治疗后在可评估的 86 例患者中没有发现放射致盲,远期并发症中 3 级视力损伤有 11 例,大脑坏死及骨坏死分别有 6 例和 1 例,5 年局部控制率和生存率分别为 59%、52%,作者认为 IMRT 在对鼻腔鼻窦区高剂量的同时明显减小视力损伤等近期、远期并发症。Wiegner EA 总结了 52 例鼻腔鼻窦癌术前或单纯 IMRT 治疗的结果,2 年局部控制率及生存率分别是 64% 和 66%,多因素分析中鳞癌、筛板侵犯、术后残留患者预后更差,而仅有 6 例患者发生 3 级以上的视力损伤,包括 1 例视神经损伤(Wiegner,2012)。当然,随着质子加速器的应用,放疗的不良反应也较前明显降低,Weber DC 利用光子 / 质子加速分割放疗治疗 36 例鼻腔鼻窦癌患者,3 年和 5 年的 2 度以上迟发反应率仅有 15.8%±6.7%、20.7%±7.8%。

7. 化疗　化疗对鼻腔鼻窦恶性肿瘤的作用尚不明确,单独应用时多用来姑息治疗复发或转移的晚期病变,联合放疗、手术时化疗有一定的效果,主要方法有动脉灌注化疗、诱导化疗和同步放化疗。1970 年 Sato 等报道利用动脉内灌注化疗治疗上颌窦癌,避免因手术带来的功能和外形的缺失,67% 的患者达到完全缓解。之后特别是日本学者利用新辅助化疗 + 放疗治疗上颌窦癌,取得良好效果。上颌窦癌动脉灌注化疗是利用介入方法经股动脉或颞浅动脉逆行至上颌动脉置管,动脉内给予化疗药物,常用的有顺铂、5-FU、紫杉醇等。该方法的优点是化疗药物直接灌注至上颌窦区,局部给药浓度高,治疗效果较好,常用的顺铂给药浓度为 $100~150mg/m^2$,2~4 个周期。缺点是上颌窦及周围区域药物分布不平衡,同时由于局部大剂量的药物化疗,对颈外动脉的分支造成损伤不利于后期修复重建时的血管选择。

Licitra 报道了 49 例顺铂、5-FU 和亚叶酸诱导化疗 + 手术 + 术后放疗的可切除的鼻腔鼻窦癌患者,诱导化疗有效率为 43%,3 年生存率达 69%,说明诱导化疗在综合治疗中有一定的效果。最近 Okano 等利用多西他赛(泰素帝)、顺铂和 S-1 进行诱导化疗,之后行质子放疗或质子和顺铂的同步放化疗,诱导化疗后 13 例患者中有效率为 38.4%(5/13),而治疗完成后则有 11 例(84.6%)达到完全缓解,但 3/4 度中性粒细胞减少占 76.9%,呕吐 23%,没有患者出现大脑损伤或致盲,作者认为诱导化疗后的质子放疗可以获得很好的疗效。

总之,手术和放疗是上颌窦癌的主要治疗手段,而随着近年化疗药物的不断涌现,化疗在治疗选择上的比例越来越大,但目前尚没有前瞻性的研究证明哪种顺序的综合治疗更加优越,但无论采用哪种方法,前提应当在不降低生存的情况下提高患者的功能和外形美观。

六、预后

鼻腔鼻窦恶性肿瘤由于发病部位隐蔽,患者就诊时多属于晚期,手术及放疗也受到解剖及客观因素限制,因此总体治疗效果并不令人满意。鼻腔、鼻副窦癌成功的治疗有赖于治疗前精确地估计肿瘤范围(临床检查、CT 或 MRI),根据患者的一般情况、年龄、病期和病理类型仔细地制定治疗计划:放射治疗或手术,或放疗加手术综合治疗。目前综合治疗是在保证可接受的美容效果的条件下,治疗效果最好的治疗方法。对于失去手术机会的晚期鼻腔、鼻副窦癌患者,放疗加化疗也可取得相对较好的姑息减症效果。中国医学科学院肿瘤医院早在 1976 年总结上颌窦癌单纯放疗的 5 年生存率为 28.1%(18/64),放疗加手术综合治疗结果是 46.2%(30/65)。放疗加手术加同步化疗多形式的综合报道有更好的治疗效果,5 年生存率达 59%,使上颌窦癌得到良好控制的同时,试图减少上颌骨的破坏性手术,获得较好的效果。Turner 总结了美国癌症监测网(SEER)1973—2006 年 6739 例鼻腔鼻窦恶性肿瘤,其中鳞癌 3474 例,占 51.6%,生存分析显示全组生存率为 54.5%,鳞癌患者为 53.1%,在近 30 年内并未明显改善。Dulguerov 等对最近 40 年鼻腔、鼻副窦癌的临床文献资料,进行了系统的回顾性分析,总结其治疗结果是:5 年生存率 40%,局部控制率 59%。5 年实际生存率和实际局部控制率分别为 63%,57%。与预后相关的因素,5 年生存率分别如下:①组织学:腺癌 78%,鳞状细胞癌 60%,未分化癌 40%;②T 分类:T_1、T_2、T_3 和 T_4 分别为 91%、64%、72% 与 49%;③部位:鼻腔肿瘤 77%,上颌窦肿瘤 62%,筛窦 48%;④治疗:单纯手术 79%,手术、放疗联合 66%,单纯放疗 57%。局部侵及翼腭窝、额窦或蝶窦,侵蚀筛板、硬脑膜是预后差的相关因素。

第二节 鳞状细胞癌

一、流行病学及病因学

1. 流行病学 鼻腔鼻窦鳞状细胞癌占全身恶性肿瘤的 0.2%~0.8%,占上消化道肿瘤的 2%~3%。在美国和欧洲的发病率相对较低,约(0.3~1)/10 万,日本发病率相对较高,约 2.6/10 万。鳞状细胞癌是最常见的病理类型,约占 50% 左右,发病年龄在 60~70 岁,男女比例在(1.5~2):1。

2. 病因学

(1) 职业:鼻腔鼻窦癌的发生与特殊职业有关,在炼镍、伐木、家具及皮草、石油及化工等行业中发生率较普通人群高出 21~100 倍,病理类型也与职业相关,如伐木、家具及皮革工人的腺癌发病率高,而炼镍工人的鳞状细胞癌和未分化癌发生率较高,与鳞癌发生相关的行业还有电工、面包烘烤师、面粉加工者、印染工人、农民和建筑工人等,这一行业可能与接触石棉和甲醛有关。

(2) 癌前病变:内翻性乳头状瘤是鼻腔鼻窦鳞癌的癌前病变。乳头状瘤包括三种类型:内翻性乳头状瘤、柱状细胞乳头状瘤和外翻性乳头状瘤,前两种类型多来源于鼻腔外侧壁和上颌窦黏膜,而外翻乳头状瘤起源于鼻中隔黏膜。与鼻腔鼻窦鳞癌有密切关系的是内翻性乳头状瘤,其病理特点是上皮组织高度增生,上皮团块向皮下间质内呈管状或指状深入从而形成"内翻"的特征性形态,临床报道其恶变概率可高达 53%。在临床上分为同期和后期两种,Mirza 进行文献分析,2297 例患者同期发现内翻乳头状瘤和癌的比例为 7.1%(163 例),2047 例后期发现恶性转变的比例为 3.6%(75 例),总的恶变概率在 10% 左右。从发现内翻性乳头状瘤到恶变的平均时长为 52 个月(6~180 个月)。

(3) 吸烟:吸烟也是导致鼻腔鼻窦鳞癌的原因之一,虽然不如其他上消化道及上呼吸道那么明显。此外,放射性的二氧化钍也是相关因素之一。

二、病理学

鼻腔鼻窦鳞状细胞癌起源于鼻腔鼻窦呼吸区的黏膜,由外胚层发育而来,分布于鼻中隔下 2/3、鼻侧壁上鼻甲以下和鼻腔底部的黏膜,呈粉红色,为假复层纤毛柱状上皮所覆盖,上皮内常可见鳞状化生小灶,特别是中、下鼻甲及鼻中隔的前部分上皮。鳞癌是鼻腔鼻窦区域最常见的病理类型(图 2-1),根据细胞间桥和角化数量的多少,又分为高、中、低和未分化四个级别。其中未分化癌约占 10%~20%,女性患者多见,发展较迅速,常常广泛侵犯上颌窦、鼻腔、筛窦等结构,预后较差。还有其他几种特殊类型的鳞癌:乳头状鳞状细胞癌主要为外生性瘤体,病理形态上表现为纤维血管束包绕的指状突起;疣状鳞状细胞癌,发病较喉部少见得多,生长十分缓慢,不转移,局部侵袭性较低;基底样鳞状细胞癌和鳞状细胞癌生物学行为一样,但主要表现为癌巢中央坏死,间质玻璃样变,基底细胞形态基础上灶状鳞化,发生可能和放射线有关,常呈广泛侵犯,预后不佳;梭性细胞癌包含鳞状细

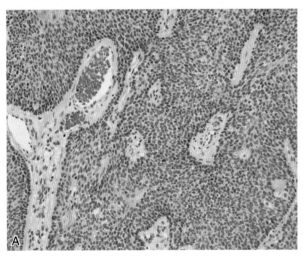
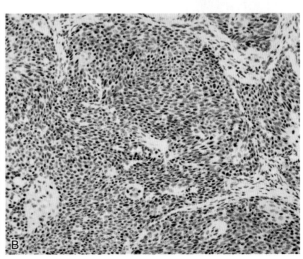

图 2-1 鳞状细胞癌

A. 肿瘤组织呈乳头状排列方式,边界清晰,细胞大小较一致,部分区域可见细胞间桥(HE,200×);B.P40 呈细胞核阳性(Ventana 一步法,200×)

胞癌成分但肿块主体由索性细胞、多形性细胞、畸形核细胞和多核瘤细胞组成,结构似肉瘤,发病罕见。

细胞癌在未出现周围组织侵犯时较难发现,因此晚期病变居多。

三、临床表现

鼻腔鼻窦鳞状细胞癌的临床表现如前述,鼻腔癌由于早期有鼻塞症状可以及时发现,而鼻窦鳞状

四、影像学检查与分期

鼻腔鼻窦鳞癌的主要影像学检查方法为CT和MRI(图2-2,图2-3)。诊断、检查和分期同前述。

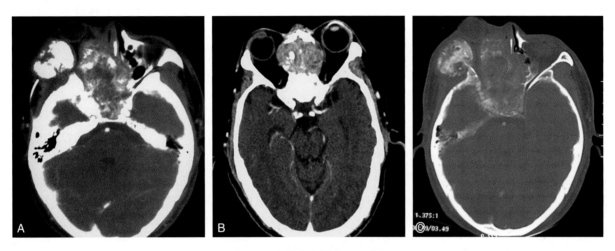

图2-2 鼻腔鼻窦鳞癌CT改变

A. CT平扫示鼻腔鼻窦等、高混杂密度肿瘤,累及右侧眶外壁、内壁、鼻腔蝶窦结构;B.增强CT示肿瘤轻度强化;C. CT骨窗示肿瘤示肿瘤稍高密度

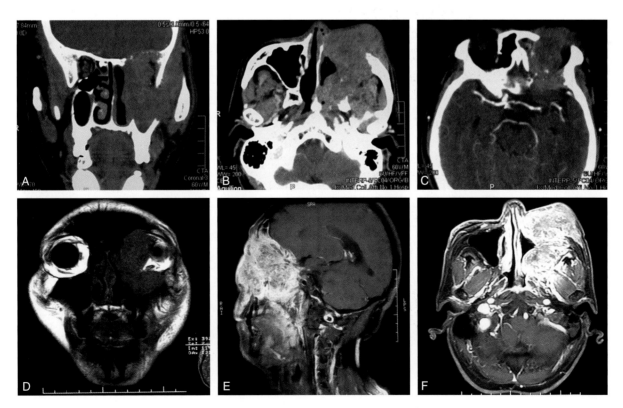

图2-3 左侧鼻腔上颌窦眼眶鳞癌

A、B.冠状位和轴位平扫CT示左侧上颌窦等密度肿瘤,累及眼眶、鼻腔,局部骨质破坏;C.增强CT示肿瘤轻度强化;D.磁共振 T_1 像示肿瘤为等信号;E、F.矢状位和轴位增强磁共振示肿瘤明显强化,累及颅底硬脑膜

五、治疗

鼻腔鼻窦癌治疗需要采用多学科治疗的原则,由于鳞状细胞癌对放疗中度敏感,制定方案时应予以考虑。手术时也根据肿瘤情况采用不同的手术入路及术式,包括鼻内镜下的颅底手术,目前在争议中开展,术后需配合放疗,据文献报道也能取得一定的治疗效果,特别由于内镜设备、导航技术的发展,患者在治疗后能获得良好的外观和生活质量,更适合于对外观要求。放疗是治疗鼻腔鼻窦鳞癌的重要手段,放疗的指征、剂量如前述。化疗单独并不能达到根治效果,主要配合放疗使用,采用形式有诱导化疗、同步放化疗、姑息化疗等,目前的靶向药物也有一定的应用。

鼻腔鼻窦癌淋巴结转移并不常见,颈部 cN_0 时可以考虑随诊观察,淋巴结转移时预后欠佳。Tiwari报道的 43 例上颌窦鳞癌患者中就诊时淋巴结转移的仅占 4%,而 cN_0 的鼻腔鼻窦鳞癌患者如果不处理颈部,则随诊过时发现颈部转移率在 5%~14%,因此多数报道认为颈部 N_0 患者可随访观察。Le 报道 98 例上颌窦癌中鳞癌占 58 例,就诊时仅 9 例(9/58)有淋巴结转移,全组患者 5 年总的颈部淋巴结转移率(包括出诊及随访发现)为 28%,而出现淋巴结转移的患者均为 $T_{3/4}$,最常见的转移部位为 Ⅰ、Ⅱ 区;5 年颈部复发风险为 14%,颈部复发与原发部位的控制无关,但颈部复发患者容易出现远处转移、生存率也明显下降,颈部选择性放疗与未放疗的患者颈部复发率分别为 0、20%,因此建议对 $T_{3/4}$ 的上颌窦癌进行颈部预防放疗。

六、预后

鼻腔鼻窦鳞癌的效果介于腺癌和其他未分化癌之间,综合治疗后的 5 年生存率在 45%~60%。魏明辉等总结了 86 例中国医学科学院肿瘤医院初治的鼻窦鳞癌患者,治疗方法包括单纯放疗、术前或术后放疗,5 年总生存率为 51.8%,而单纯放疗患者的生存率仅为 33.7%,综合治疗的为 59.4%(P=0.02),而如单纯放疗后失败行挽救手术的 5 年生存率仅为 20%,因此晚期鼻腔鼻窦癌应当选择放疗和手术结合的综合治疗。

第三节 腺样囊性癌

一、流行病学

腺样囊性癌是最常见的小涎腺恶性肿瘤,约占 1/3。所有鼻旁窦肿瘤中腺样囊性癌占 1.5% 左右;其中上颌窦及硬腭为最常见肿瘤原发部位,占上颌窦恶性肿瘤排名第二位。鼻腔鼻旁窦腺样囊性癌男女比例不同文献报道有所区别;肿瘤发病年龄范围广,但以 40~60 岁最为多见。

二、病理学

腺样囊性癌大体上临床特征为浸润性生长,因此很难区分肿瘤与正常组织的明确界线。根据 1991 年 WHO 组织学分型,对腺样囊性癌的病理分型有三种,筛状型、腺管型和实质型(图 2-4),而目前

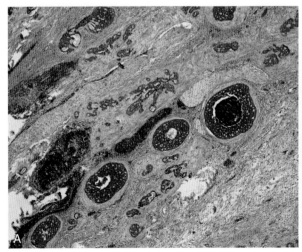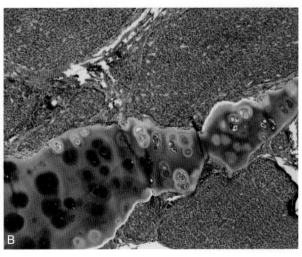

图2-4 前中颅底腺样囊性癌
A.肿瘤呈腺样、筛状结构,可见神经侵犯(HE,40×);B.肿瘤呈实性结构,累及软骨,细胞小,基底样,胞质少(HE,100×)

我国临床工作中尚未进行明确的病理学分型和分级，目前这方面的工作有待进一步完善。我们发现，组织病理类型中实质型的局部复发率明显高于其他类型，生存率亦明显低于其他病理类型。这表明实性型的预后较差，其侵袭性更强。

三、临床表现

腺样囊性癌的临床特征取决于其原发部位。这些病变表现常常是惰性的，在溃疡出现之前无痛，所以病史常追溯至数月甚至数年前；因早期无症状，故就诊时常常为晚期，我院统计的 40 例鼻腔鼻窦腺样囊性癌患者中Ⅲ、Ⅳ期患者就占全部病例的 72.5%。

腺样囊性癌好发于鼻腔上部，主要向眼眶及筛窦扩展，具有亲神经特性，肿瘤可沿着眶下神经、上颌神经、腭大神经和蝶窦孔广泛侵犯，也可以通过嗅神经扩延至颅内或经后部的牙神经进入翼腭间隙，晚期可破坏骨壁而侵入鼻腔及颅底。上颌窦肿瘤可能出现面部肿胀及疼痛，如出现疼痛、针刺感、麻木感常暗示肿瘤已侵犯神经。如前所述，肿瘤沿神经走行可至很远的距离，上颌窦腺样囊性癌可能沿三叉神经第二支（颚大神经、眶下神经）走行至颅内，尤其侵犯半月神经结及海绵窦。筛窦肿瘤很容易沿着嗅神经侵犯前颅窝，穿透硬脑膜，侵犯脑实质。有眶内侵犯的肿瘤，尤其是侵犯眶尖者，可能沿着视神经，第三、四、六对脑神经或三叉神经第一支侵犯颅内。

淋巴结转移极其罕见，我院统计的 40 例鼻腔鼻旁窦腺样囊性癌患者，仅 3 人出现淋巴结转移，本组 cN0 所有病例均未行颈清扫，仅在放疗中颈部行预防性照射，其后均未出现颈部淋巴结复发转移。说明鼻腔鼻窦腺样囊性癌很少发生淋巴结转移，颈部无明显肿大淋巴结者不需行颈清扫。相反，远处转移更为常见，如肺、脑、骨及肝转移。我院数据显示 5 年和 10 年的远处转移率分别为 23.0% 和 51.0%。很多患者远处转移与复发同时发作或在复发后 5 年内出现，约 5% 的患者一旦确诊就出现了远处转移。而对于那些无复发的远处转移，常常出现在治疗后 15~20 年。

四、影像学特征

1. CT 扫描　CT 是鼻旁窦病变的首选检查方法，能很好地显示鼻腔肿块的范围及毗邻关系，显示骨结构的破坏情况，用以鉴别鼻旁窦炎症、良性肿瘤和恶性肿瘤。CT 上，腺样囊性癌表现为肿瘤呈生姜状不规则生长，其中有多数低密度区，邻近骨骼常兼有膨胀性及侵蚀性破坏，显示其生长缓慢、沿神经蔓

延浸润的特性（图 2-5A、B）。

2. 磁共振成像　MRI 可直接多平面成像并具有良好的软组织分辨力，由于直接多平面成像，MRI 能准确显示病变的范围，还可对一些病变做出鉴别，特别是肿瘤和炎症。MRI 特别是可在骨破坏出现之前，根据病变信号的特征提示恶性病变的存在。鼻腔内的肿瘤绝大部分在 T_2 加权像上呈低信号或中等信号，主要是因为这些肿瘤富于细胞，且多为鳞癌，其次为小涎腺来源，尤其是恶性黏液上皮样型涎腺瘤，其 T_2 加权像上的信号越低，侵袭性越强（图 2-5C~F）。

3. 内镜检查与活检　表面麻醉下操作纤维鼻内镜及鼻咽镜，很容易发现下鼻甲、中鼻道及鼻中隔下部的病变，并为组织学诊断提供便利。

鼻腔鼻窦腺样囊性癌的确诊需要活体组织检查。经鼻腔即可观察的病变，可用活检钳咬取肿瘤组织活检，十分方便。但应准备好鼻腔填塞，以防活检后出血。口腔肿瘤很容易经口活检。上颌窦肿瘤可经上颌窦内侧壁穿刺进行活检，而位于鼻腔上部或额窦的肿瘤，活检则较困难，可借助鼻内镜活检。

五、治疗

腺样囊性癌常采取手术加术后放疗的治疗方法。

1. 手术　除了少部分小的硬腭癌患者通过上颌骨部分或次全切除治疗，大部分患者为上颌骨巨大肿瘤，接近或侵犯颞下窝、眼眶、中颅底和（或）前颅底，常需要采取颅面联合切除术；由于缺损巨大，有时还需要皮瓣修复。手术的目的是完整切除肿瘤，并获得阴性切缘。然而，即使再激进的手术也很可能无法根治肿瘤，患者的局部复发和（或）远处转移率极高。我院统计 5 年和 10 年局部复发率分别为 45.0% 和 52.0%，5 年和 10 年的远处转移率分别为 23.0% 和 51.0%。手术的另一大目的在于：通过肿瘤切除，并局部重建，可以改善患者的生活质量。如避免三叉神经浸润性疼痛，避免肿瘤发展出现的溃疡、坏死及出血等。

2. 放射治疗　传统观点认为，腺样囊性癌对放疗不敏感，但近年来越来越多的人认识到放疗在鼻腔鼻旁窦腺样囊性癌治疗中的作用。Kim 等提出，有计划的手术＋放疗的综合治疗可以获得较低的局部复发率（40%）。我们观察到手术＋放疗综合治疗患者 5 年复发率 38.9%，与该结果类似。

腺样囊性癌的单纯放射治疗仍有争议。目前观点认为，传统的兆伏光子和（或）电子束并不能根治肿瘤。一些文献报道：中子束放疗效果可能优于传统放射治疗。就我院资料而言，单纯放疗组同样观

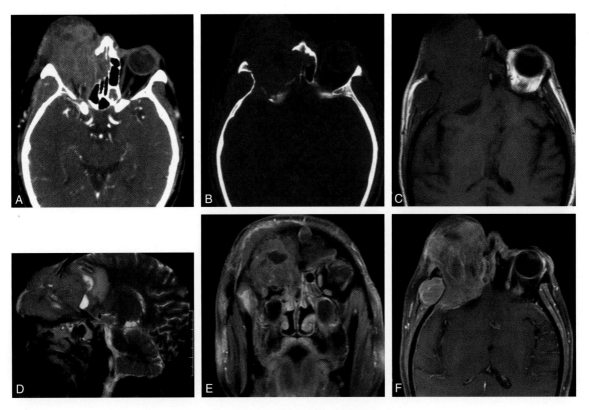

图 2-5　右侧上颌窦眼眶前颅底腺样囊性癌

A. 轴位增强 CT 示右侧上颌窦眼眶前颅底肿瘤轻度强化,累及眼眶、鼻腔和前颅底,局部骨质破坏;B.CT 骨窗示肿瘤为软组织影,局部骨质破坏;C. 磁共振 T_1 像示肿瘤为等信号;D. 矢状位磁共振 T_2 像示肿瘤为等信号;E、F. 冠状位和轴位增强磁共振示肿瘤明显强化,累及眼眶、前颅底和颅内

察到较好的疗效,单独放疗组 6 例患者均为晚期患者,平均随访时间(54.6±46.6)个月,仅 1 例复发,随访期内无死亡病例发生,这和以往的文献报道不同。但因本组病例数较少,有必要进行大样本量的前瞻性研究,以进一步明确放疗在上颌窦腺样囊性癌治疗中的作用。

3. 放疗 + 手术　放疗 + 手术已成为上颌窦鳞癌的标准治疗方案。但在鼻旁窦腺样囊性癌,应该先手术还是先放疗目前还未见明确的文献报道。我们分析了 29 例综合治疗患者,术前放疗患者的远处转移发生率(18.2%)明显低于术后放疗(38.9%),但两者差异无统计学意义,这可能和放疗的剂量及是否在放疗中采取上颌窦开窗等辅助措施等因素有关。我们这里建议进行术前放疗,放疗剂量应达到 60Gy。

4. 药物治疗　药物治疗又叫化疗,化疗仅作为姑息性治疗,用于远处转移及无法手术和放疗的局部复发。

六、预后

由于腺样囊性癌的自然史较长,随访 5 年不足

以反映其最终预后。患者易出现局部复发和(或)血行播散,有时可出现在治疗后 10 年之后。因为基本没有文章报道大样本量的长期随访,因此很难评估原发于鼻腔鼻旁窦侵犯颅底的腺样囊性癌的真实预后。有数据显示,即使采取激进的手术加术后放射治疗,仍有 70% 的患者出现肿瘤复发,而对于术后复发的患者其治愈率更低(表 2-6)。

表 2-6　腺样囊性癌生存率

	局部复发率	远处转移率	治疗失败率	生存率	无瘤生存率
5 年	45.0%	23.0%	55.8%	76.9%	44.2%
10 年	52.0%	51.0%	77.0%	61.6%	23.0%

我们分析的 40 例患者中,死亡 10 例,其中远处转移 6 例,局部复发 3 例,化疗局部未控伴远处转移 1 例,说明远处转移是患者死亡的主要原因,其次为局部复发。Kaplan-Meier 法 Log-rank 检验统计学分析表明有远处转移和无远处转移患者生存率差异有统计学意义。发生远处转移后平均生存时间 27 个

月,中位生存时间13个月。我们在研究中还发现治疗后发生远处转移基本在治疗后1年内或治疗5年以后出现,且晚期(Ⅲ、Ⅳ期)和早期(Ⅰ、Ⅱ期)患者治疗后远处转移的发生率差异无统计学意义($P=0.36$),提示远处转移的发生可能与临床分期无关,是否发生远处转移可能是肿瘤的生物学特性等内在因素所决定(表2-7)。

表2-7　中国医学科学院肿瘤医院腺样囊性癌生存率

	无远处转移者	有远处转移者
5年生存率	92.0%	45.0%
10年生存率	81.0%	30.0%

第四节　腺癌

一、流行病学

腺癌在鼻腔鼻旁窦中发病率排名第二,约占4%~8%,多源发于筛窦。尽管病理学家能够清晰地区分小涎腺恶性肿瘤及真正的腺癌,然而大部分文章均以"腺癌"为统称,故其真实的发病率较难统计。

二、病因学

鼻腔鼻旁窦腺癌常与木材、皮革粉尘接触史相关。这个病因最早由Hadfield于1970年提出,他分析了35例鼻腔鼻旁窦腺癌患者,这些患者均是从事家具工业的木工,而且35例患者肿瘤的原发部位均为筛窦。其后又有数篇文献报道类似病因,研究发现皮革、皮鞋制造业亦会增加工人腺癌的发病。现较为明确的致癌物质有:木头及皮革粉尘、镍铬合金、异丙醇和砷等。一些纺织及建筑工业工作环境致癌作用仍有争议。

大量调查显示,木材粉尘水平在$5mg/m^3$的工作环境最易致癌。意大利Cantu的大样本量研究证实,木屑及皮革粉尘的接触史,可能导致原发于筛窦的肠型腺癌,而与其他部位、病理类型无关。

有趣的是,欧洲及北美因鼻腔鼻旁窦腺癌前颅面入路联合切除术中,腺癌的比例相差巨大。欧洲的比例很高:Roux(法国)74%,Suarez(西班牙)53%,Cantu(意大利)49%,Cheesman(英国)27%。北美手术比例更低:McCutcheon(美国)17%,Bentz(美国)12%,Donald(美国)6%,Irish(加拿大)5%。澳大利亚Bridger报道37%,与欧洲类似。这种差异可能与职业接触习惯、人种差异等相关。

然而在我国,仍没有木屑、皮革粉尘接触史工人出现高鼻腔鼻旁窦腺癌发病率的报道。

三、病理学

鼻腔鼻旁窦腺癌的分类国际上说法不一,传统上分为低度和高度恶性两种。其中低度恶性者容易局部复发,而高度恶性者易出现转移(约1/3出现远处转移)。后来病理学家根据形态学提出了各自的分类,虽然个别的病理学者们仍然存在分歧,但总体的观点认为鼻腔鼻旁窦腺癌分为3种:小肠型(intestinal-type andenocarcinoma,ITAC)、腺样型、实质性。大多数的鼻腔鼻旁窦腺癌为ITAC,而且ITAC的病因学、病理学、自然生长情况有其特异性,故下文重点论述。

肠型腺癌又称为绒毛管状腺癌(villous-tublo adenoma),为腺癌的一种组织类型,常见于消化道;原发于鼻腔及鼻旁窦者,因其组织学形态和结肠腺癌完全相似,故Barnes等因此命名。ITAC可能和鼻腔、鼻旁窦黏膜的肠上皮化生有关,发病年龄以50~60岁中、老年人为多。男性发病率多于女性。部位以鼻腔和上颌窦多见。除散发病例外常见于从事木材或皮革工业的职业工人,研究认为有职业史的ITAC恶性度较低。

鼻腔鼻旁窦ITAC肉眼观肿物息肉状或菜花状,表面灰白或淡粉色,质脆,触之易出血,镜下观肿瘤与结肠腺癌的组织形态相似。临床上首先要排除胃肠道腺癌转移至鼻腔鼻窦后才可确诊。免疫组化的肿瘤标记物的表达并未完全解决分类的难题。Choi等指出:非肠型(浆液黏液性)腺癌可能直接来源于呼气性上皮或浆液黏液腺,呼吸性上皮肠型上皮化生发生于肠型腺癌出现之前,相应的CK7和CK20反应可以帮助区分鼻腔鼻旁窦的腺癌。

四、临床表现

鼻腔鼻旁窦腺癌依据起源部位不同临床特征亦有所差异。原发于上颌窦的腺癌较罕见,其症状与其他病理类型相似。大部分的腺癌原发于筛窦,症状往往是非特异性的、孤立的(图2-6,图2-7)。如单侧鼻塞、鼻涕、鼻衄。少见症状有疼痛、溢泪及其他视觉障碍,并于晚期出现。极少见患者表现为眉间肿块并侵犯额骨。与腺样囊性癌类似,鼻腔鼻旁窦腺癌经常在肿瘤长到很大时才被发现。目前已发表的文献来看,大部分患者为T_3~T_4病变。

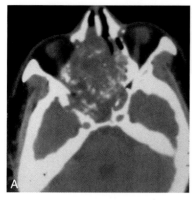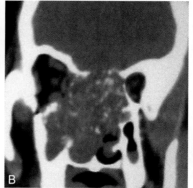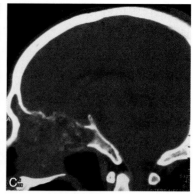

图 2-6　鼻腔鼻窦腺癌

A. 轴位 CT 平扫示肿瘤呈高、等混杂密度,局部正常骨质破坏;B. 冠状位平扫 CT;C. 矢状位骨窗示局部正常骨质破坏和瘤内混杂密度

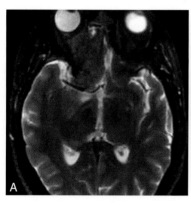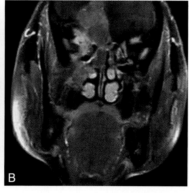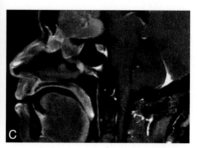

图 2-7　鼻腔鼻窦腺癌

A. MRI 轴位 T$_2$ 示肿瘤呈等稍低信号;B. MRI 冠状位增强示肿瘤中等增强,从鼻腔鼻窦向颅内生长;C. MRI 矢状位增强示鼻腔鼻窦向颅内生长

Cantu 统计的 167 例行颅面联合切除术的筛窦腺癌患者症状出现的顺序为:鼻塞 94 例(56%),鼻衄 48 例(29%),鼻溢液 10 例(6%)。疼痛、嗅觉缺失、突眼、眉间肿胀、视觉障碍均较为罕见。嗅觉缺失是一个有趣的症状,虽然只有 3 人以此为主诉而就诊,但大部分患者在发生鼻塞或鼻衄的数年之前有部分或完全的嗅觉丧失经历。

颈部淋巴结转移相当少见。Cantu 的 167 例筛窦病患中首诊时仅有 2 人有颈部淋巴结转移(1.2%)。随访中发现颈淋巴结转移 5 例,与原发灶复发同时出现,但是无一因此而死亡。上颌窦癌略有区别,Le 等报道上颌窦癌淋巴结转移率可高达 25%。

远处转移亦不常见。Cantu 的患者中只有 3 人出现肺转移,其中 2 例是原发肿瘤复发时出现。

五、治疗

1. 手术　因为筛窦腺癌极为罕见,几乎不可能

通过临床试验比较不同的治疗方案。然而,手术根治性切除是该疾病最常用最重要的治疗手段。因为肿瘤大部分接近或累及筛板,前颅面联合切除术被认定为金标准。一些学者指出前颅面入路联合切除术较传统面部单独入路切除有更好的疾病控制效果。同时内镜手术切除前颅底肿瘤亦引起很多兴趣,尽管大部分文章手术入路用来治疗嗅神经母细胞瘤,但一些学者已经开始尝试内镜下手术切除筛窦腺癌。

我们认为无论手术方式如何,鼻腔鼻旁窦肿瘤必须为根治性切除。因为肠型腺癌是一种广泛性黏膜改变性的职业病,筛窦黏膜化生先于筛窦肠型腺癌的出现,故瘤前病变可能出现在肉眼上肿瘤未累及的黏膜上,故至少应将筛窦完全切除。值得注意的是 ITAC 是一种局部侵犯性较强的疾病,很容易浸润其下方的骨质。而内镜手术的主要特征是骨膜下肿瘤切除,我们质疑如此的手术是否适合这种肿瘤。

我们临床工作中已经见过多例在外院内镜治疗后未切除干净，而术后复发的病人。亦有学者建议内镜联合颅内入路治疗，以避免面部切口。

因为区域淋巴结累及少见，对于 N_0 的患者，不建议行预防性颈清扫。

2. 放疗　很难找到鼻腔鼻旁窦腺癌单用放射治疗的结果。有文献显示，单纯放疗的效果较手术介入的治疗方案效果差。手术 + 放疗被认定为标准治疗，但放疗及手术的合理顺序尚无清楚的资料。尽管大部分的作者建议先手术再放疗，一些人仍选择先放疗再行手术挽救。但这些作者报道了一个高的视觉并发症，20/29(69%)的患者发生至少一只眼睛致盲或者不可修复的视力缺损。

3. 化疗　化疗的作用仍不清楚。Cantu 研究 49 例鼻腔鼻旁窦腺癌表明，化疗联合手术及放疗，可以提高整体的治疗效果。在 3~5 周期的化疗后(四氢叶酸 +5- 氟尿嘧啶 + 顺铂)，42 例患者行前颅面联合切除术 + 术后放疗。8 例(16%)患者完全缓解，他们中位随访 26 个月后均未见复发或残存。受到这一结果的启发，Cantu 尝试通过肿瘤的反应情况寻找生物标记，P53 基因突变被认定为是 ITAC 的一个主要基因标志。研究证实化疗总体反应率为 40%，患者野生型 P53 或功能性 P53 蛋白部分缓解率分别是 83% 和 80%；而突变型 P53 及损伤的 P53 部分缓解率分别是 13% 和 0%。在中位为 55 个月的随访中，所有部分缓解的患者均无病生存，44% 的非反应型患者均有复发。这些结果表明 ITAC 患者中可能有两种基因亚群。P53 突变基因水平或蛋白功能的差异，强烈影响化疗达到完全缓解及预后。

六、结局及预后

由于文献报道的缺乏，很难明确地报道筛窦腺癌结局和预后的明确数据。

在颅面联合切除术之前报道的结果令人失望。因为最为重要的预后指标为局部侵犯，前颅面联合切除术的出现改善了治愈率。由于缺乏临床预后分类，使得不同文章预后比较不能进行。

Heffer 等将他们的病理分为低级腺癌和高级腺癌，前者预后较好，后者较差。Barnes 报道职业性 ITAC 的整体生存率为 40%，较散发型结果好。Choi 等报道肠型腺癌患者局部复发率更高。Abecasis 等收集的资料显示小肠型腺癌较移形细胞癌预后差(表 2-8~ 表 2-10)。

表 2-8　ITAC 整体生存率

	bridger	bentz	orvidas & Howard	Barnes	Suarez
整体生存率	70%	68%	58%	40%	31%

表 2-9　鼻腔鼻旁窦腺癌预后

	Ganly	Howard	Roux	Knegt's	Cantu
5 年生存率	44.8%	58%	51%	87%	43.7%
10 年生存率	—	40%	23%	74%	—

表 2-10　鼻腔鼻旁窦腺癌生存率

	T_2	T_3	T_{4a}	T_{4b}
Roux 等 10 年生存率(改良 TNM 分期)	—	75%	38%	0%
Cantu 等 5 年生存率(INT 分期法)	61%	49%	10%	

（安常明　张溪微　李正江）

参考文献

1. Ali S, Tiwari R, Snow GB, et al. Incidence of squamous cell carcinoma of the head and neck: report of 1,000 cases. The Journal of laryngology and otology, 1986, 100(3): 315-327.

2. Osguthorpe JD. Sinus neoplasia. Archives of otolaryngology—head & neck surgery, 1994, 120(1): 19-25.

3. Muir CS, Nectoux J. Descriptive epidemiology of malignant neoplasms of nose, nasal cavities, middle ear and accessory sinuses. Clinical otolaryngology and allied sciences, 1980, 5(3): 195-211.

4. Robin PE, Powell DJ, Stansbie JM. Carcinoma of the nasal cavity and paranasal sinuses: incidence and presentation of different histological types. Clinical otolaryngology and allied sciences, 1979, 4(6): 431-456.

5. Roush GC. Epidemiology of cancer of the nose and paranasal sinuses: current concepts. Head & neck surgery, 1979, 2(1): 3-11.

6. Luce D, Leclerc A, Morcet JF, et al. Occupational risk factors for sinonasal cancer: a case-control study in France. American journal of industrial medicine, 1992, 21(2): 163-175.

7. Yamaguchi KT, Shapshay SM, Incze JS, et al. Inverted papilloma and squamous cell carcinoma. The Journal of otolaryngology, 1979, 8(2): 171-178.

8. Mirza S, Bradley PJ, Acharya A, et al. Sinonasal inverted papillomas: recurrence, and synchronous and metachronous malignancy. The Journal of laryngology and otology, 2007, 121

(9):857-864.

9. 宗永生,王连唐.耳鼻咽喉肿瘤:病理部分.广州:广东科技出版社,2002.

10. Scurry WC,Jr.,Goldenberg D,et al.Regional recurrence of squamous cell carcinoma of the nasal cavity:a systematic review and meta-analysis. Archives of otolaryngology—head & neck surgery,2007,133(8):796-800.

11. 张小伯,祁永发.耳鼻咽喉-头颈外科主治医师500问.北京:中国协和医科大学出版社,2000.

12. 安常明,张彬.头颈肿瘤患者颈动脉切除可行性的术前评估.中华耳鼻咽喉头颈外科杂志,2006,41(8):633-636.

13. 魏明辉 唐平章,徐震纲,等.鼻窦鳞癌预后因素分析.中国肿瘤临床与康复,2009,16(2):119-122.

14. 屠规益.现代头颈肿瘤外科学.北京:科学出版社,2004.

15. Parsons JT,Bova FJ,Fitzgerald CR,et al.Radiation retinopathy after external-beam irradiation:analysis of time-dose factors. International journal of radiation oncology,biology,physics,1994,30(4):765-773.

16. Parsons JT,Bova FJ,Mendenhall WM,et al.Response of the normal eye to high dose radiotherapy. Oncology(Williston Park)1996,10(6):837-847;discussion 847-838,851-832.

17. Chen AM,Daly ME,Bucci MK,et al.Carcinomas of the paranasal sinuses and nasal cavity treated with radiotherapy at a single institution over five decades:are we making improvement？ International journal of radiation oncology,biology,physics,2007,69(1):141-147.

18. Duprez F,Madani I,Morbee L,et al. IMRT for sinonasal tumors minimizes severe late ocular toxicity and preserves disease control and survival. International journal of radiation oncology,biology,physics,2012,83(1):252-259.

19. Wiegner EA,Daly ME,Murphy JD,et al.Intensity-modulated radiotherapy for tumors of the nasal cavity and paranasal sinuses:clinical outcomes and patterns of failure. International journal of radiation oncology,biology,physics,2012,83(1):243-251.

20. Weber DC,Chan AW,Lessell S,et al.Visual outcome of accelerated fractionated radiation for advanced sinonasal malignancies employing photons/protons. Radiotherapy and oncology:journal of the European Society for Therapeutic Radiology and Oncology,2006,81(3):243-249.

21. Konno A,Ishikawa K,Terada N,et al.Analysis of long-term results of our combination therapy for squamous cell cancer of the maxillary sinus. Acta oto-laryngologica Supplementum,1998,537:57-66.

22. Licitra L,Locati LD,Cavina R,et al.Primary chemotherapy followed by anterior craniofacial resection and radiotherapy for paranasal cancer. Ann Oncol,2003,14(3):367-372.

23. Okano S,Tahara M,Zenda S,et al.Induction chemotherapy with docetaxel,cisplatin and S-1 followed by proton beam therapy concurrent with cisplatin in patients with T4b nasal and sinonasal malignancies. Japanese journal of clinical oncology,2012,42(8):691-696.

24. 吴雪溪,唐平章,祁永发.上颌窦癌根治性眶内容的处理.中华耳鼻喉科杂志,1993,28:344-347.

25. Carrau RL,Segas J,Nuss DW,et al.Squamous cell carcinoma of the sinonasal tract invading the orbit. The Laryngoscope,1999,109(2 Pt 1):230-235.

26. Quatela VC,Futran ND,Boynton JR.Eye banking:techniques for eye preservation in selected neoplasms encroaching on the globe. Otolaryngology—head and neck surgery:official journal of American Academy of Otolaryngology-Head and Neck Surgery,1993,108(6):662-670.

27. Iannetti G,Valentini V,Rinna C,et al.Ethmoido-orbital tumors:our experience. The Journal of craniofacial surgery,2005,16(6):1085-1091.

28. Stern SJ,Goepfert H,Clayman G,et al.Orbital preservation in maxillectomy. Otolaryngology—head and neck surgery:official journal of American Academy of Otolaryngology-Head and Neck Surgery,1993,109(1):111-115.

29. Tiwari R,Hardillo JA,Mehta D,et al.Squamous cell carcinoma of maxillary sinus. Head & neck,2000,22(2):164-169.

30. Le QT,Fu KK,Kaplan MJ,et al.Lymph node metastasis in maxillary sinus carcinoma. International journal of radiation oncology,biology,physics,2000,46(3):541-549.

31. Cheesman AD,Lund VJ,Howard DJ.Craniofacial resection for tumors of the nasal cavity and paranasal sinuses. Head & neck surgery,1986,8(6):429-435.

32. Lund VJ,Howard DJ,Wei WI,et al.Craniofacial resection for tumors of the nasal cavity and paranasal sinuses—a 17-year experience. Head & neck,1998,20(2):97-105.

33. Cantu G,Solero CL,Riccio S,et al.Surgery for malignant maxillary tumors involving the middle cranial fossa. Skull base:official journal of North American Skull Base Society,2010,20(2):55-60.

34. Cantu G,Solero CL,Miceli R,et al.Anterior craniofacial resection for malignant paranasal tumors:a monoinstitutional experience of 366 cases. Head & neck,2012,34(1):78-87.

35. Ganly I,Patel SG,Singh B,et al.Craniofacial resection for malignant paranasal sinus tumors:Report of an International Collaborative Study. Head & neck,2005,27(7):575-584.

36. 吴跃煌,祁永发,唐平章,等.累及颅底肿瘤的手术切除与入路选择.中华耳鼻咽喉科杂志,2002,37(2):95-98.

37. 黄德亮,杨伟炎,韩东一,等.430例颅底病变手术与缺损修复的临床分析.中华耳鼻咽喉杂志,2004,39(9):515-519.

38. 吴跃煌,祁永发,唐平章,等.120例颅底肿瘤临床分析.中国耳鼻咽喉颅底外科杂志,2005,11(5):316-319.

39. Stammberger H,Anderhuber W,Walch C,et al.Possibilities and limitations of endoscopic management of nasal and paranasal sinus malignancies. Acta Otorhinolaryngol Belg,1999,53(3):199-205.

40. Lund V,Howard DJ,Wei WI.Endoscopic resection of

malignant tumors of the nose and sinuses. American journal of rhinology,2007,21(1):89-94.

41. Nicolai P,Battaglia P,Bignami M,et al.Endoscopic surgery for malignant tumors of the sinonasal tract and adjacent skull base:a 10-year experience. American journal of rhinology, 2008,22(3):308-316.

42. Hanna E,DeMonte F,Ibrahim S,et al.Endoscopic resection of sinonasal cancers with and without craniotomy:oncologic results. Archives of otolaryngology—head & neck surgery, 2009,135(12):1219-1224.

43. Hanasono MM,Silva A,Skoracki RJ,et al.Skull base reconstruction:an updated approach. Plastic and reconstructive surgery,2011,128(3):675-686.

44. Turner JH,Reh DD.Incidence and survival in patients with sinonasal cancer:a historical analysis of population-based data. Head & neck,2012,34(6):877-885.

45. Dulguerov P,Jacobsen MS,Allal AS,et al.Nasal and paranasal sinus carcinoma:are we making progress? A series of 220 patients and a systematic review. Cancer,2001,92 (12):3012-3029.

第 3 章

鼻咽癌及其挽救性外科治疗

第一节 鼻咽癌

鼻咽癌(nasopharyngeal carcinoma)指发生于鼻咽部黏膜上皮的鳞癌,是我国常见恶性肿瘤之一。肿瘤原发于鼻咽腔,局部可侵及颅底、咽旁、鼻腔及口咽等;颈淋巴结转移多见,血行转移亦较常见,多转移至骨、肝、肺等组织器官。鼻咽癌临床症候较复杂多变,易误诊或被患者忽略。放疗是目前最有效的治疗手段,5 年生存率在 70%~80%,死亡病例中近半数死于远地转移。放疗后残留或复发病变挽救性外科切除可获得一定的疗效。

一、流行病学与病因学

1. 流行病学　鼻咽癌具有独特的流行特征,包括具有独特的地区聚集性、种族聚集性和家族聚集性等,以及男性发病率偏高。

鼻咽癌发病具有明显的地理性差异。据世界卫生组织国际癌症研究机构(International Agency for Research on Cancer,IARC)的最新资料,2012 年全球鼻咽癌的新发病例为 86 691 人,其中中国新发鼻咽癌 33 198 人,约占 38%。高发区主要集中在南方五省(广东、广西、湖南、福建、江西)。在欧美及大洋洲鼻咽癌较罕见,发病率大多在 1/10 万以下。黄种人鼻咽癌发病率最高,其次为黑种人,白种人最低。鼻咽癌高发地区多属黄种人居住地,如中国华南地区和东南亚地区,北极地区的爱斯基摩人也属于黄种人。高发区的居民迁居到低发区后仍保持着鼻咽癌的高发倾向。鼻咽癌是具有明显家族聚集性的肿瘤,有鼻咽癌家族史的人群患病率会明显高于普通人群。造成鼻咽癌家族聚集性的原因可能由于家族内成员具有相同的遗传易感性,也可能由于家族成员相似的生活环境造成。

2. 病因　鼻咽癌的病因尚不确定,目前较为肯定的致病因素有:遗传易感性、EB 病毒感染和环境因素(饮食和非饮食)等。

中山大学肿瘤防治中心研究发现鼻咽癌易感基因定位在 4p15.1-q12 的 14cm 的区域内,并随后发现 HLA 和其他三个基因(TNFRSF19、MDSI-EVI1 及 CDKN2A/2B)是鼻咽癌的易感基因。1997 年 IARC 认定已有足够证据证明 EBV 为 I 类致癌物质,与鼻咽癌密切相关,证据包括:在鼻咽癌活检的肿瘤细胞中检出 EBV 的 DNA 或 RNA,以及病毒抗原;鼻咽癌患者血清中检测到的 EB 病毒相关抗体(如 VCA-IgA、EA-IgA),抗体阳性率及抗体效价都比正常人和其他肿瘤患者明显增高,且与病变好转或恶化呈正相关高;EBV 呈克隆性附加体的形式,表明此病毒是克隆性增生之前进入肿瘤细胞内的;鼻咽癌周围区域中 EBV 阳性,正常的鼻咽上皮内呈阴性。鼻咽癌发病的地区聚集性反映了同一地理环境和相似生活饮食习惯中某些化学因素致癌的可能性。近年的研究发现以下物质与鼻咽癌的发生有一定的关系:高发区人群嗜食的咸鱼、腌肉、腌菜中亚硝酸盐含量非常高。高浓度挥发性亚硝酸盐被认为是鼻咽癌发展中的假设性致癌物质。其他可能的环境因素包括土壤的镍含量较高、吸烟、饮酒、化学气体、灰尘等。

二、解剖结构

1. 鼻咽部的各壁结构　鼻咽近似于一个立方体,其前界为双侧后鼻孔,上界为蝶骨体,后界为斜坡和第 1、2 颈椎,下界为软腭。大小约 4cm(横径)×2cm(前后径)×4cm(垂直径)。鼻咽顶壁向后下与鼻咽后壁相延续,侧壁和后壁由咽筋膜组成,咽筋膜自枕骨大孔前缘咽结节处起始,向外沿颞骨岩尖下表面向两侧延伸达颈动脉管内侧,向前终止于翼内板的后缘;咽鼓管开口于侧壁,其后部为软骨,并突入鼻咽在咽鼓管圆枕后方形成嵴状突起,称为咽鼓管隆突。咽鼓管隆突与鼻咽顶后壁之间,形成深约1cm的隐窝,称为咽隐窝,是鼻咽癌的好发部位,其距破裂孔仅1cm,故鼻咽癌常可沿此孔浸润扩展(图3-1)。

2. 鼻咽部相关的颅底孔及结构　颅底有很多血管和神经穿行的孔隙,有非常重要的临床意义(表3-1)。

3. 鼻咽部的淋巴引流　鼻咽部淋巴管网丰富,左右交叉,局限于鼻咽一侧的原发癌可有双侧或对侧颈部淋巴结转移。鼻咽淋巴管主要集中于侧壁的前后方,淋巴先汇入咽后壁下纤维组织内的外侧咽后淋巴结,再汇入颈深上淋巴结。鼻咽部淋巴管也可直接汇入颈深淋巴结或副神经淋巴结链。鼻咽癌颈部淋巴结转移遵循由上至下、由近及远的规律,跳跃转移的发生率低。

三、病理类型

鼻咽癌起源于鼻咽黏膜上皮,光镜和电镜下有鳞状分化特征。根据2005年世界卫生组织的组织学分型,将鼻咽癌分为非角化性癌、角化性鳞状细胞癌和基底细胞样鳞状细胞癌三大类型。其中,高发区最常见非角化性癌,角化性鳞状细胞癌在低发区常可见,基底细胞样鳞状细胞癌非常少见。

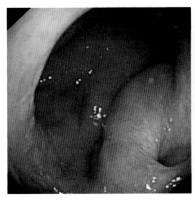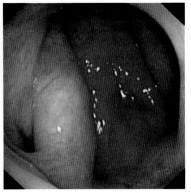

图 3-1　鼻咽部正常解剖结构

正常鼻咽结构咽隐窝、咽鼓管开口以及后鼻孔清晰,黏膜表面光滑呈淡红色,咽后壁的淋巴组织随年龄变化呈现不同程度的萎缩

表 3-1　颅底孔与相关的组织结构

颅底孔	组织结构
筛板	第 I 对脑神经,前组筛板神经
视神经孔	第 II 对脑神经,眼血管
眶上裂	第 III、IV、V1(三叉神经第一支)及第 VI 对脑神经;眼静脉;脑膜中动脉的眼支和泪腺动脉的回旋支,交感神经丛;颈丛的分支
圆孔	第 V2(三叉神经第二支)对脑神经
卵圆孔	第 V3(三叉神经第三支)对脑神经,副脑膜动脉;岩浅小神经
破裂孔	颈内动脉及颈交感丛,第 II 对脑神经,咽升动脉脑膜支
棘孔	脑膜中动、静脉,下颌神经回旋支
内耳道	第 VII、VIII 对脑神经,基底动脉内耳支
颈静脉孔	第 IX、X 及第 XI 对脑神经,横窦,枕动脉和咽升动脉脑膜支
舌下神经孔	第 XII 对脑神经
枕骨大孔	脊髓,椎静脉,前、后脊静脉

非角化型癌可分为两型:分化型及未分化型,两型划分并无临床及预后意义。未分化型非角化性鼻咽癌是最常见的鼻咽癌类型(图3-2A,图3-3)。未分化癌主要由合体状、细胞界限不清的、体积较大的、

核呈空泡状并含一个或几个明显核仁以及胞质呈双染性或嗜酸性的所谓泡状核癌细胞以及非泡状核的圆形或卵圆形或不规则形的癌细胞组成。除了可见少量呈原始鳞状分化的癌细胞外,还有细胞界限清

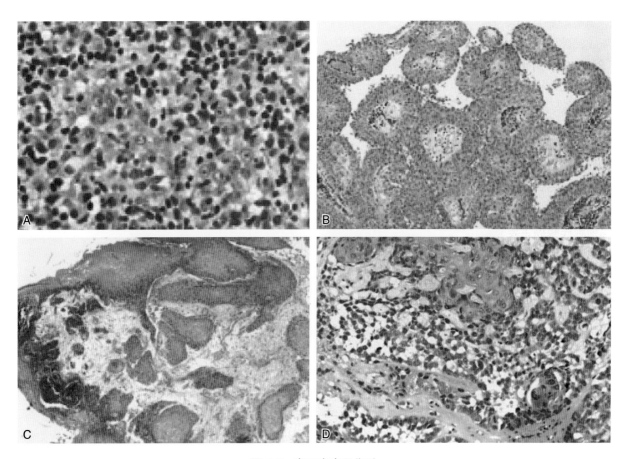

图 3-2　鼻咽癌病理分型
A. 鼻咽非角化性未分化型癌(HE,200×);B. 鼻咽非角化性分化型癌(HE,40×);C. 鼻咽角化型鳞状细胞癌(HE,40×);D. 鼻咽基底细胞样鳞癌(HE,200×)

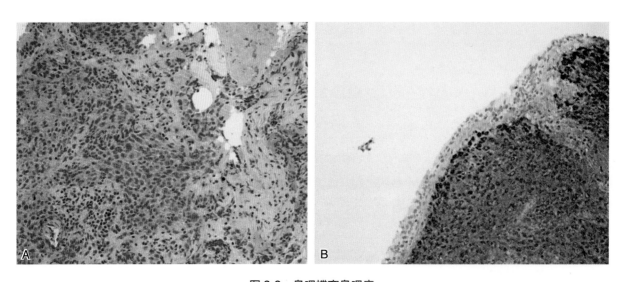

图 3-3　鼻咽蝶窦鼻咽癌
A. 肿瘤细胞巢片状分布,细胞核大,核仁明显(HE,200×);B. EBER 呈细胞核阳性(原位杂交,200×)

楚、胞质较多并呈轻度嗜酸性的有一定程度向鳞状分化的癌细胞。与未分化型非角化性癌比较，分化型非角化性癌细胞一般要小一些，细胞界限较清楚，有时可见模糊的细胞间桥，核质比低，核内可含较丰富的染色质，核仁一般不明显。有时胞质呈棘细胞样的透明细胞。癌细胞排列成分层结构，最外层细胞形成铺路石样，似膀胱移行细胞癌那样的丛状生长(图 3-2B)。角化性鳞状细胞癌在光镜下显示有明显鳞状分化特征，即大部分癌细胞有细胞间桥和(或)角化，其形态学改变与头、颈部其他部位发生者无异。根据鳞状分化程度可分为高、中、低三个级别，以高分化常见，肿瘤主要呈巢状，细胞界限清楚，间桥明显。癌细胞呈多角形或复层，细胞巢中央可见含有嗜酸性胞质形细胞内角化，偶尔有角化珠形成。癌巢周围间质纤维化明显，有多少不一的炎细胞成分(图 3-2C)。基底细胞样鳞癌主要表现出包装样的生长方式，呈鳞状分化的肿瘤细胞间隔出现(图 3-2D)。

鼻咽鳞癌主要发生于鼻咽顶壁和侧壁黏膜，肿瘤可沿鼻咽侧壁黏膜或黏膜下扩展到后鼻孔或口咽。耳咽管是肿瘤扩展的通道。肿瘤向上可通过骨破坏直接扩展到蝶窦、海绵窦，向外沿三叉神经侵及咽旁间隙侵及中颅窝。鼻咽低分化癌颈淋巴结转移率可达 70%，30% 病人有双侧颈淋巴结转移。尽管几乎半数鼻咽癌病人最终发展为肺或骨转移，但在其诊断时远处转移较为少见。低分化癌多数对放疗敏感，而高分化癌颅底浸润多见而且广泛，多数对放疗较抗拒。未分化癌颈淋巴结转移及远地转移均多见，对放疗敏感。

四、临床表现

1. 原发病灶引起的临床表现

(1) 涕中带血：确诊时约 70% 的患者有此症状，常表现为回吸性血涕，由于肿瘤表面的小血管丰富，当用力回吸时，软腭背面与肿瘤表面相摩擦，小血管破裂或肿瘤表面糜烂、溃破所致。轻者表现为涕血，重者可引起鼻咽大出血。

(2) 鼻塞：肿瘤侵入后鼻孔及鼻腔可有明显鼻塞症状，并可进一步累及副鼻窦及眼眶而出现相应症状。鼻塞确诊时约占 50%，鼻咽顶部的肿瘤常向前方生长，从而导致后鼻孔阻塞鼻腔。临床上大多呈单侧性鼻塞且日益加重。

(3) 肿瘤直接蔓延到颅外相邻组织的表现：①肿瘤侵及口咽可有吞咽不适、检查可见口咽后壁或侧壁肿物或黏膜下隆起。②肿瘤通过耳咽管到内耳、

中耳、外耳，可有耳鸣耳聋、眩晕、外耳溢液或溢血、鼓膜穿孔或外耳道肉芽样肿物等，合并感染时可有耳溢脓、头痛、发热。其中，耳鸣与听力下降确诊时占 50%~60%。位于鼻咽侧壁和咽隐窝的肿瘤浸润、压迫咽鼓管，造成鼓室负压，引起分泌性中耳炎所致。听力下降常表现为传导性耳聋，多伴有耳部阻塞感。③肿瘤沿筋膜间隙侵犯咽旁间隙、翼腭窝、颞下窝、眼眶、颈椎等，出现头痛复视、面部麻木、张口困难、三叉神经第二三支及Ⅸ~Ⅻ脑神经麻痹及颈强直等。④肿瘤继发感染可出现恶臭、头痛、发热、脓血涕以及因肿瘤侵及大血管并坏死脱落导致大出血。

(4) 肿瘤侵及颅底颅内的表现：可出现明显头痛和(或)脑神经麻痹甚至颅内高压征。头痛确诊时 50%~70% 的患者伴有头痛，多表现为持续性一侧为重的偏头痛。颅底破坏、脑神经麻痹是预后不良的指征。由于肿瘤侵犯颅底的部位和先后顺序不同，病人可有不同的神经麻痹综合征。眶上裂综合征(superior orbital fissure syndrome)：Ⅲ、Ⅳ、V1、Ⅵ脑神经麻痹，表现为患侧眼球固定、突眼。眶尖综合征(rollet's syndrome)：Ⅲ、Ⅳ、V1、Ⅵ及Ⅱ脑神经麻痹，表现为患侧眼球固定、突眼性眼盲。垂体蝶骨综合征(hypophyseal-sphenoidal syndrome)：Ⅱ→Ⅲ、Ⅳ、Ⅵ、V1脑神经麻痹(即肿瘤由前向后蔓延)。海绵窦综合征(cavernous sinus syndrome)：Ⅵ、Ⅲ、V1、V2、Ⅳ→Ⅱ脑神经麻痹(即肿瘤由后向前蔓延)。后颅窝骨破坏所致的颈静脉孔舌下神经孔症状：Ⅸ、Ⅹ、Ⅺ、Ⅻ脑神经麻痹及霍纳综合征。

2. 颈部淋巴结转移引起的临床表现　鼻咽癌淋巴结转移发生率高，初诊时以颈部肿块 40%~50% 左右。淋巴结转移的部位最多见于Ⅱ区淋巴结，其次是Ⅲ区淋巴结和Ⅴ区淋巴结。颈部淋巴结转移一般无明显症状，若肿块巨大、浸透包膜并与周围软组织粘连固定，则可能出现肿胀，甚至颈内静脉受压症状等。

3. 远处转移的临床表现　确诊时约有 5% 的患者已出现远处转移，40%~60% 的鼻咽癌患者死于远地转移，多发生在放疗后 1~2 年内。远处转移以骨转移最常见，肺和肝转移次之。患者可由于肿瘤转移所致的局部疼痛、咳嗽、血丝痰、胸痛、肝区痛等症状就诊。患者亦可表现为全身性症状如贫血、消瘦等。

五、诊断

凡有鼻塞、涕中带血(包括回吸吐出)、耳鸣、耳

聋、头痛、面麻、复视等症状及颈淋巴结肿大者或普查 EBV 抗体滴度持续增高等均应警惕鼻咽癌的可能，尤其对来自高发地区者。应仔细检查鼻咽部，可以用间接鼻咽镜或纤维导光镜检查，必要时鼻咽咬取活检，并应根据病情进行 CT 或 MRI 检查，以确定肿瘤的部位、范围、有无颅底骨质破坏、周围神经血管受累等。鼻咽癌颈部淋巴结转移的典型部位是：乳突尖前下方，下颌角后方，胸锁乳突肌深面（或二腹肌深面）的颈深上组淋巴结。检查时嘱病人头略偏向被检侧，待胸锁乳突肌放松后，再向深部触摸，以免漏诊。要注意与炎症、结核、恶性淋巴瘤、纤维血管瘤、脊索瘤等鉴别。诊断与鉴别诊断最终常需要病理证实。根据患者的症状和体征、体格检查、实验室检查、纤维鼻咽喉镜检查、影像学检查及活检组织的病理检查可做出诊断。

1. 间接鼻咽镜检查及纤维鼻咽喉镜检查　一般情况下，大多数病人可在间接鼻咽镜下窥视到鼻咽各壁的正常结构，或观察到鼻咽腔内有无肿块，或鼻咽黏膜有无糜烂溃疡、出血坏死等异常改变。纤维鼻咽喉镜检查由于视野开阔、清晰度高、方便快捷，也已经逐渐成为鼻咽部病变的常规检查方法之一，可直视鼻腔及鼻咽腔内病变，尤其是位于咽隐窝深处和咽鼓管咽口处的细微病变（图 3-4）。

2. 原发灶及颈部淋巴结活检病理检查　鼻咽癌患者应尽量取鼻咽原发灶的组织送病理检查，在治疗前必须取得明确的组织学诊断。一般采用经内镜下进行活检取得病理。鼻咽重复活检病理阴性或当患者仅有颈部淋巴结肿大而原发灶无法获得明确病理诊断才考虑颈部淋巴结的活检。

3. 血液学检查　鼻咽癌的发生与 EB 病毒感染密切相关，应用最广泛的是检测血清中 EB 病毒 VCA-IgA 和 EA-IgA。EB 病毒 DNA 分子也是一种良好的鼻咽癌标志物，可以广泛应用于鼻咽癌的早期诊断、预后判断、疗效监测、临床分期等各个方面。除了 EB 病毒相关标记物检测，还包括常规的血常规、生化、病毒指标、凝血功能、甲状腺功能、垂体功能等。

4. 影像学检查　鼻咽 / 颈部增强 MRI/CT 检查可清楚地显示鼻咽腔内病变及其侵犯的部位、浸润的范围以及了解淋巴结转移情况。MRI 较 CT 的软组织分辨率较高，能较早地显示肿瘤对骨髓质的浸润情况，因而 MRI 在鼻咽癌的诊断及明确病变侵犯范围较 CT 更有价值（图 3-5~ 图 3-7）。胸部正侧位 X 线平片是排除肺部及纵隔淋巴结转移的最基本检查方法，但受分辨率等限制，目前临床中建议采用 CT。彩色多普勒超声对颈部转移淋巴结的诊断符合率约为 95% 左右，高于 MRI 和 CT 的结果。腹部超声检查有助于发现腹部有无淋巴结转移及脏器转移。ECT 对鼻咽癌骨转移有较高的诊断价值，其灵敏度较高，一般比 X 线早 3~6 个月发现骨转移。值得注意的是，ECT 缺乏特异性，存在一定的假阳性，因此，骨转移的诊断应综合病史、查体、X 线平片或

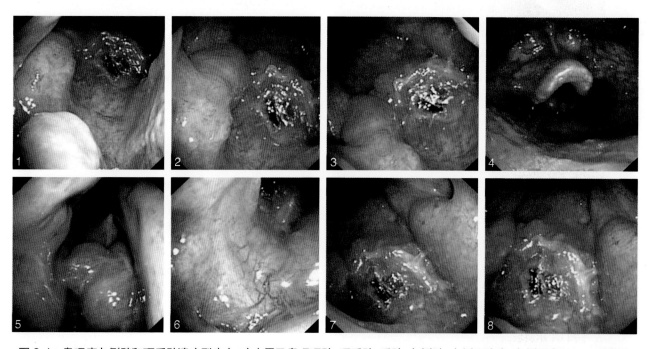

图 3-4　鼻咽癌左侧壁和顶后壁溃疡型病变，病变累及鼻咽顶壁、顶后壁、后壁、左侧壁、右侧咽隐窝、左侧后鼻孔和左侧鼻腔

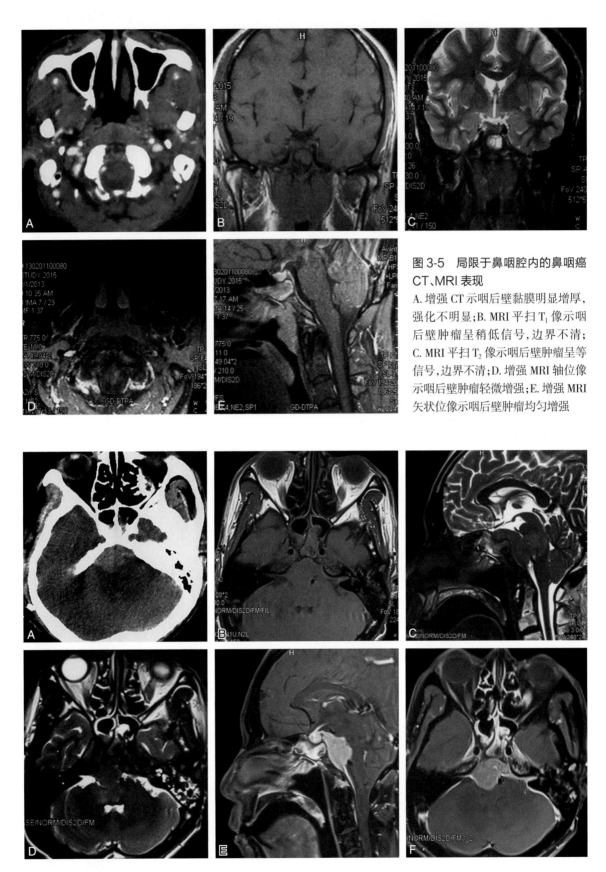

图 3-5　局限于鼻咽腔内的鼻咽癌 CT、MRI 表现

A. 增强 CT 示咽后壁黏膜明显增厚，强化不明显；B. MRI 平扫 T_1 像示咽后壁肿瘤呈稍低信号，边界不清；C. MRI 平扫 T_2 像示咽后壁肿瘤呈等信号，边界不清；D. 增强 MRI 轴位像示咽后壁肿瘤轻微增强；E. 增强 MRI 矢状位像示咽后壁肿瘤均匀增强

图 3-6　鼻咽癌侵犯颅底，颅内的 CT、MRI 表现

A. 平扫 CT 示斜坡高密度病灶，局部骨质破坏；B. MRI 平扫 T_1 像示斜坡肿瘤呈等信号，前方累及蝶窦，后方与脑干分界不清；C、D. MRI T_2 像示斜坡肿瘤呈低信号；E、F. 增强 MRI 矢状位和轴位像示斜坡肿瘤均匀增强

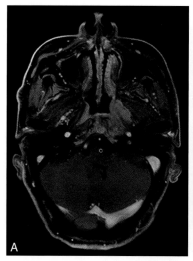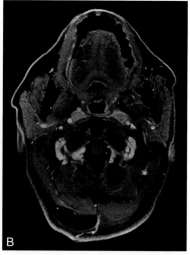

图 3-7 鼻咽癌局部侵犯与颈部转移 MRI 表现

A. 鼻咽左侧壁肿物侵犯左侧头长肌、咽旁和斜坡骨质;B. 鼻咽癌双侧咽后淋巴结转移

CT/MRI 等考虑。PET 是一种功能显像,可提供生物影像的信息,并可与 CT 图像进行融合形成 PET/CT 的图像,有助于发现原发灶、颈转移淋巴结及远处转移灶。有研究报道用 PET 检测 M_0 患者发现隐匿性远处转移发生率很高。临床中对 $N_{2\sim3}$ 患者可考虑进行 PET/CT 检查。

六、临床分期

2018 年开始实行的第 8 版 AJCC 分期见表 3-2,与第 7 版相比,主要把翼内肌、翼外肌侵犯从 T_4 降为 T_2,椎前肌侵犯归为 T_2,以及把颈部Ⅳ-Vb 区淋巴结转移归为 N_3。

表 3-2 鼻咽癌 AJCC 分期(第 8 版)

AJCC 分期(第 8 版)	
T	
T_1	局限于鼻咽,或侵犯口咽和(或)鼻腔,没有咽旁间隙侵犯
T_2	侵犯咽旁间隙,毗邻软组织侵犯(翼内肌,翼外肌,椎前肌)
T_3	侵犯颅底骨质和(或)鼻旁窦
T_4	侵犯颅内、脑神经、喉咽、眼眶或广泛的软组织侵犯(超出翼外肌外侧,腮腺)
N	
N_0	无区域淋巴结转移
N_1	单侧或双侧咽后淋巴结转移,最大径≤6cm;单侧颈淋巴结转移,最大径≤6cm,且淋巴结下界在环状软骨下缘以上

续表

AJCC 分期(第 8 版)	
N_2	双侧颈淋巴结转移,最大径≤6cm,且淋巴结下界在环状软骨下缘以上
N_3	最大径 >6cm,或淋巴结下界在环状软骨下缘以下(不管单侧 / 双侧转移)
M	
M_0	无远处转移
M_1	有远处转移
分期	
Ⅰ	$T_1N_0M_0$
Ⅱ	$T_1N_1M_0$;$T_2N_{0\sim1}M_0$
Ⅲ	$T_{1\sim2}N_2M_0$;$T_3N_{0\sim2}M_0$
Ⅳa	$T_{1\sim3}N_3M_0$;$T_4N_{0\sim2}M_0$
Ⅳb	任何 T、任何 N、M_1

七、鉴别诊断

1. 恶性淋巴瘤 起源于鼻咽及颈部的非霍奇金淋巴瘤。临床表现以鼻咽症状或颈部肿物为主,但与鼻咽癌相比,淋巴瘤发病较为年轻,头部症状与脑神经麻损伤的症状少见。淋巴瘤患者多伴有全身多处淋巴结肿大,如颈部、腋下、腹股沟、纵隔等部位淋巴结肿大,及发热、肝脾肿大等全身症状和体征。鼻咽部肿块常表现为黏膜下球形隆起,光滑,少有溃疡坏死,颈部淋巴结质地较软,或中等硬度呈韧性感,单个或多个融合为分叶状,但活动度较好。

2. 纤维血管瘤 这是鼻咽部最常见的良性肿

瘤。常见的症状为鼻咽反复出血,常无淋巴结肿大,少见头痛和脑神经症状。瘤体由致密结缔组织、大量弹性纤维和血管组成,镜下可见鼻咽部圆形或分叶状肿物,表面光滑而血管丰富,呈暗紫红色,触之质韧,极易出血。CT/MRI 增强扫描或 MRA 可确诊。临床上一旦怀疑为鼻咽纤维血管瘤,钳取活检时应慎重,以免大出血,必要时可在手术室活检或整体肿物切除手术后病理检查确诊。

3. 颅底脊索瘤　脊索瘤是由胚胎发育时残存的脊索发生的肿瘤,位于中线部位。发生于颅底斜坡者约占全部脊索瘤的 1/3。以 30~50 岁多见,男性多于女性。脊索瘤的特点属于低度恶性,生长慢,以局部侵袭性生长为主,可有溶骨性破坏。临床表现以头痛、脑神经损伤及中线部位的颅底骨质破坏为特征。肿瘤向颅内生长,亦可向下侵至鼻咽顶或顶后壁,呈现黏膜下肿物隆起,颈部常无肿大淋巴结。因颅底脊索瘤多有明显的骨质破坏,而且瘤体内可有钙化,因此普通平片可发现异常。结合 CT/MRI 检查有助于诊断,经鼻腔肿物活检或立体定向穿刺活检可明确诊断。

4. 鼻咽慢性炎症增殖性病变　多为鼻咽顶壁、顶后壁单个或多个淋巴滤泡样小结节,无溃疡坏死,黏膜光滑可伴有充血。无头痛和颈部淋巴结肿大,一般经抗炎后可好转。在诊断困难时则依靠病理确证。

5. 鼻咽部腺样体增殖　腺样体在儿童和青少年常见,随着年龄的增长逐渐萎缩。典型的腺样体见于青少年,在鼻咽顶壁有几条纵形脊隆起,两隆起之间呈沟状,表面光滑呈正常黏膜色泽,常易于辨认,无需活检。个别患者需行活检排除鼻咽癌。

八、治疗

(一)无远处转移的初治鼻咽癌患者的治疗

1. 治疗原则　根据 NCCN2017 指南(第 2 版),参考 2010 年《头颈部肿瘤综合治疗专家共识》,以第 7 版 AJCC 分期为基础,根据不同的 T、N 组合,无远处转移的初治鼻咽癌的治疗原则如下:

$T_{1~2}N_0M_0$ 患者:鼻咽根治性放疗和颈部的预防性放疗。$T_{1~2}N_1M_0$ 患者:选择单纯根治性放疗或同期放化疗 ± 诱导 / 辅助化疗。局部晚期 $T_{1~4}N_{2~3}M_0$ 和 $T_{3~4}N_{0~1}M_0$ 患者:推荐同期放化疗 ± 诱导 / 辅助化疗的治疗模式,其中同期放化疗 + 辅助化疗为 ⅡA 类证据,单纯同期放化疗为 ⅡB 类证据,同期放化疗 + 诱导化疗为 Ⅲ 类证据。

调强放射治疗(intensity modulated radiotherapy, IMRT)在剂量学方面较传统二维和三维放射治疗技术更具优势,它能最大限度地将放射剂量集中在靶区内以杀灭肿瘤细胞,并使周围正常组织和器官少受或免受不必要的放射,从而提高放射治疗的增益比,已成为鼻咽癌放射治疗的首选。

2. 放射治疗

(1)放疗目的和疗效:经病理组织学确诊、无远处器官转移以及无放疗禁忌的患者可考虑行根治有远处转移但经过全身治疗等得以控制,原发灶及颈部淋巴结病灶可行高姑息性放射治疗;骨、肺、肝等远处转移病灶出现症状,明显影响生活质量时可考虑姑息性放射治疗。国内外肿瘤中心报道的鼻咽癌 IMRT 的临床结果显示,整体 5 年局部区域控制率大多在 90% 以上,总生存率在 80% 左右,远处转移率在 20%~30%,远处转移成为治疗失败的主要原因。

(2)根治性 / 高姑息性放射治疗靶区的确定与勾画

1)大体肿瘤(gross target volume,GTV):指临床体检或影像学检查可见的大体肿瘤区。GTV 包括原发灶(GTVnx)和转移的区域淋巴结(GTVnd),GTVnx:临床检查发现及影像学检查显示的鼻咽肿瘤及其侵犯范围。GTVnd:临床触及和(或)影像学检查显示的颈部肿大淋巴结。MRI/CT 颈部转移淋巴结诊断标准:横断面图像上淋巴结最小径 ≥10mm;中央坏死,或环形强化;高危区域 ≥3 个淋巴结,其中最大淋巴结的最小径 ≥8mm;淋巴结包膜外侵犯,周围脂肪间隙不清晰;最大横断面的最小径 ≥5mm 咽后淋巴结。

2)临床靶区(clinical target volume,CTV):包括 GTV 及其周围有可能侵犯的亚临床病灶。虽然目前对 CTV 范围达成共识,各家单位对 CTV 的命名原则有所不同,但一般原发灶 CTV 应考虑 GTVnx 外解剖结构的特性,比如肌肉筋膜、骨皮质被认为是肿瘤侵犯的屏障。GTVnx 及其周围 1.0~1.5cm 的区域和整个鼻咽黏膜下的范围亚临床病灶概率极高,另外,斜坡前缘、颅底、咽旁和咽后间隙、翼腭窝、蝶窦、鼻腔和上颌窦后 1/3 等亦为鼻咽癌较易侵犯的部位。在定义 CTV 时,将原发灶周围高危区域以及颈部淋巴结转移危险度高的范围命名为 CTV1(高危区),颈部淋巴结转移危险度低的区域并命名为 CTV2。需要注意的是,如果放射治疗前曾行诱导化疗,在计划 CT 上勾画靶区时应非常慎重,要兼顾考虑化疗前肿瘤侵犯程度。

对于 N_0 期鼻咽癌的颈部预防照射,尽管鼻咽癌的颈部淋巴结转移率高,但基本遵循着沿着颈静脉链自上而下转移的规律,跳跃性现象少见。目前对于 N_0 的患者,予以环状软骨水平以上预防照射和全颈部照射的区域控制率和远处转移率并无显著性差别。因此,对于临床及影像学诊断为 N_0 的患者,仅进行上颈部的预防性照射。

3) 计划靶区(planning target volume,PTV):包括摆位误差及治疗间/治疗中靶区的移动范围。PTV是为了确保 CTV 内的每一点都能真正得到处方剂量的照射。在设定 PTV 边界的时候需要考虑 CTV 的位置、形状、大小等内部因素,以及病人摆位、布野、技术等外部因素。

4) 危及器官(organ at risk,OAR):所有非靶区的正常组织均应该是危及器官,对于 OAR 的定义、勾画及剂量限制标准会随着我们对放射性损伤认识的深入而逐步完善。计划危及区(planning organ at risk volume,PRV):包括摆位误差及治疗间/治疗中危及器官的移动范围。一般认为对串联器官应扩边生成 PRV,尤其是鼻咽癌相关的脊髓、脑干、颞叶、视神经、视交叉。对于体积较小的耳蜗、晶体、垂体等,容易受到勾画误差和摆位误差等不确定因素的影响容易被放大,也应该扩边生成 PRV。

(3) 靶区处方剂量和剂量规定:目前鼻咽癌 IMRT 一般采用同步加量技术,剂量分割方法是每周连续照射 5 天,每天 1 次。根据 RTOG 0615,对于靶区的剂量建议是:PGTVnx(PTV$_{70}$):70Gy/33 次(2.12Gy/次);PGTVnd(PTV$_{63}$、PTV$_{70}$):63~70Gy/33 次(1.9~2.12Gy/次);PTV1(PTV$_{59.4}$):59.4Gy/33 次(1.8Gy/次);PTV2(PTV$_{54}$):54Gy/33 次(1.64Gy/次)。下颈部、锁上区亦可以采用常规前野照射,如无淋巴结转移,给予 50Gy/25 次,如有淋巴结转移,给予 60~70Gy 根治量。处方剂量为 95% 的 PTV 体积所接受的最低吸收剂量,鼻咽癌 IMRT 计划可接受的基本标准以及正常组织限制剂量标准参考 RTOG 0615 研究。

3. 化学治疗

(1) 早期(Ⅰ~Ⅱ期)鼻咽癌:Ⅰ期鼻咽癌患者单纯放疗的 5 年生存率很好,高达 90% 以上,而对于Ⅱ期鼻咽癌患者,在 2013 年《中国头颈部鳞癌综合治疗专家共识》中,对于 $T_{1~2}N_0M_0$ 的病例,建议行单纯放疗;对于 $T_{1~2}N_1M_0$ 是否需要化疗目前存在争议,单纯根治性放疗或同期放化疗 ± 诱导/辅助化疗均可采用,有待进一步 IMRT 治疗年代下的前瞻性临床研究结果。

(2) 局部晚期(Ⅲ~Ⅳa 期)鼻咽癌:法国学者对 19 个随机对照试验,共 4806 例鼻咽癌患者进行了 Meta 分析,发现化疗将 5 年生存获益绝对值提高 6.3%。同时,研究者发现在标准放疗的基础上进行化疗所带来的生存获益主要来自于同期化疗,而在同期放化疗的基础上添加诱导/辅助化疗孰优孰劣仍需进一步探讨。

1) 诱导化疗:指同期放化疗前使用的化疗,与辅助化疗相比,诱导化疗具有以下优点:可提前杀灭潜在的亚临床转移灶;顺应性好,患者更好耐受;减轻放疗前的肿瘤负荷;可增加放疗敏感性;可评估肿瘤对化疗药物反应。目前共有三项关于诱导化疗联合同期放化疗对比同期放化疗的随机对照试验,最有意义的是来自中山大学肿瘤防治中心一项对比诱导化疗联合同期放化疗和同期放化疗的前瞻性多中心Ⅲ期随机对照研究,比较多西他赛 + 顺铂 +5-氟尿嘧啶三药联合诱导化疗方案(TPF 方案)在局部区域晚期鼻咽癌患者中的作用,研究自 2011 年 3 月 ~2013 年 8 月共纳入了 480 名病理确诊为鼻咽癌的 $T_{3~4}N_1M_0/T_xN_{2~3}M_0$ 患者。结果发现,TPF 诱导化疗联合同期放化疗将 3 年无瘤生存率从 72% 提高到 80%(P=0.034),3 年总生存率从 86% 提高到 92%(P=0.029),3 年无远处转移生存率从 83% 提高到 90%(P=0.031)。尽管如此,目前同期放化疗联合诱导化疗所能带来的获益仍有争议,目前 NCCN 2017 指南将诱导化疗 + 同期放化疗作为局部区域晚期鼻咽癌的治疗选择的 3 类证据推荐。

2) 同期放化疗:指在放射治疗的同时使用化疗,它的主要目标是不仅要提高局部控制,而且还要降低远处转移的发生。同期放化疗在提高局部晚期鼻咽癌局控率、无进展生存率及总生存率等方面显示了其增益作用。1998 年,美国西南肿瘤协作组最早报道了局部区域晚期鼻咽癌中同期放化疗联合辅助化疗对比单纯放疗的Ⅲ期临床试验(the intergroup 0099 study)。该试验发现,对比单纯放疗组,同期放化疗联合辅助化疗组的患者 3 年总生存率提高了 31%(78% vs. 47%,P<0.001)。此后,其他高发和低发地区的Ⅲ期临床试验的结果均证实了同期放化疗 ± 辅助化疗对局部区域晚期鼻咽癌的价值。因此,同期放化疗(± 诱导/辅助化疗)目前是局部晚期鼻咽癌的标准治疗模式。

3) 辅助化疗:指在同期放化疗后进行的化疗,Intergroup 0099 Ⅲ期临床研究证实了同期放化疗 + 辅助化疗组的疗效,然而,美国西南肿瘤协作组以及另外 3 个临床试验因为其对照组仅为单纯放疗，因此未能验证额外的辅助化疗的价值。2012 年，来自中山大学肿瘤防治中心的 Chen 等报道了一项Ⅲ期临床研究，通过对比同期放化疗联合辅助化疗与同期放化疗，来评价辅助化疗是否能给局部区域晚期鼻咽癌患者带来获益。其初步结果以及长期随访结果均未发现辅助化疗能在同期放化疗的基础上提高局部区域晚期鼻咽癌的无瘤生存率以及总生存率，而且显著增加毒副反应。基于以上研究，NCCN 2017 指南对于局部区域晚期鼻咽癌患者推荐采用同期放化疗 + 辅助化疗的模式（2A 类证据），或单纯采用同期放化疗（2B 类证据）。在 2013 年《中国头颈部鳞癌综合治疗专家共识》中，也推荐同期放化疗 ± 辅助化疗作为局部区域晚期鼻咽癌的标准治疗方案，是否在同期放化疗的基础上加用辅助化疗可以根据患者的实际情况灵活采用。

4. 局部晚期鼻咽癌的靶向治疗　靶向治疗目前已成为提高癌症患者疗效的新治疗手段，EGFR 单抗在头颈部鳞癌的疗效已得到研究证实。鼻咽癌细胞中 EGFR 表达率高达 80%~90%。一项 EGFR 单抗尼妥珠单抗加放疗同步治疗 137 例晚期鼻咽癌的多中心Ⅱ期临床试验结果显示放疗 + 尼妥珠单抗较单独放疗可提高 3 年总生存率（84.29% vs 77.61%，$P<0.05$），并且药物不良反应轻微。另外，中国 ENCOREⅡ期临床研究初步结果显示在同期放化疗的基础上，联合西妥昔单抗治疗局部晚期鼻咽癌具有较好的近期疗效和耐受性，治疗后 3 个月的局部控制率 100%，中位随访时间为 330 天，无局部区域复发，4 例远处转移。5 例患者死亡，其中 2 例死于肿瘤进展。然而，靶向治疗在鼻咽癌的作用仍需Ⅲ期临床试验的验证。

（二）复发、残留和（或）转移鼻咽癌的治疗

1. 复发 / 残留鼻咽癌的治疗　其治疗原则是：肿瘤的控制和患者的生活质量是复发鼻咽癌治疗必须考虑到的两个重要方面。复发鼻咽肿瘤的体积大小、复发分期、复发部位、首程放疗正常组织的受照剂量损伤程度，及距首程放疗的间隔时间等，均与再放疗的疗效以及晚期并发症的发生率和严重性密切相关。因此，复发鼻咽癌的诊断一经证实，需根据上述因素决定再放化疗和（或）挽救性外科治疗。

2. 转移性鼻咽癌的治疗　对于转移性鼻咽癌，化疗是主要的治疗方法，能够取得较高的客观缓解率，部分患者还可以获得长期生存。鼻咽癌对化疗高度敏感，一线双药方案的有效率可以达到 50%~80%，中位生存时间也仅有 12~20 个月。在转移性鼻咽癌的一线治疗中，推荐采用含铂双药方案。NCCN 2017 年指南建议对于复发或转移性鼻咽癌患者的一线化疗方案包括：顺铂或卡铂 + 多西他赛或紫杉醇；顺铂 +5-FU；吉西他滨 + 顺铂等。中山大学肿瘤防治中心近期发表了一项随机、非盲、多中心Ⅲ期试验，比较吉西他滨 + 顺铂（GP）与 5-FU + 顺铂（PF）作为复发或转移鼻咽癌患者的一线治疗方案的疗效。研究显示，与 PF 相比，GP 作为一线治疗复发或转移鼻咽癌可显著改善患者的 ORR、PFS，并增加患者的生存获益。香港进行的一项Ⅱ期临床研究采用西妥昔单抗 + 卡铂方案作为二线治疗晚期鼻咽癌取得了一定的疗效。

九、并发症

鼻咽癌患者在接受根治性放射治疗后，靶区周围的正常组织将不可避免地出现不同程度的急性和慢性放射性损伤，如口干、黏膜炎、味觉嗅觉改变、乏力、放射性中耳炎、放射性下颌骨骨髓炎、放射性龋齿、放射性垂体功能低下、放射性视神经损伤、放射性脑脊髓损伤、放射性颈部皮肤萎缩与肌肉纤维化等。

（张　烨）

第二节　鼻咽癌的挽救性外科治疗

一、鼻咽癌挽救性外科治疗方案

中国医学科学院肿瘤医院头颈外科从 1965 年开始涉入鼻咽癌的外科解救取得初步经验，多年的实践证明对根治性放射治疗后残存者和复发者，挽救性手术治疗效果明显好于再放疗。相继有文献报道鼻咽癌放疗后失败或复发的外科解救手术是有效可行的。

1. 解救方案　目前认为鼻咽癌挽救性手术（包括原发灶或颈部放疗失败的挽救性手术治疗）是一种有效的治疗方法。经过多年实践经验积累，已经形成了较完善的解救方案，即：

（1）首次放疗失败后行解救手术是最好的时机，二程或多程放射治疗后复发者病变多较广泛，局部及颈部软组织创伤重，常伴有骨坏死，手术难以进行。

（2）鼻咽部宜根据病变不同部位和范围选用不同术式，以尽可能小的手术最大限度地根除肿瘤。

（3）颈部淋巴结在放射治疗结束后3个月内如不消退，应手术切除；单个肿大淋巴结可行局部淋巴结切除术，多个肿大淋巴结则需行颈淋巴结根治性切除术。

（4）解救手术后是否需再次放射治疗，应视具体情况，由放射治疗科医师决定。

2. 适应证

（1）鼻咽癌放疗后原发灶未控或复发者和（或）伴有颈部转移淋巴结未控或复发者（原发灶需经病理证实）。

（2）局部复发者，无颅底骨质破坏、脑神经麻痹。

（3）颈部淋巴结无固定，或虽固定但动脉未受侵。

（4）无全身远处转移。

（5）无全身麻醉手术禁忌证。

3. 禁忌证

（1）有颅底骨质破坏或脑神经麻痹者。

（2）颈部残余癌灶或复发癌灶与颈部深组织或皮肤广泛粘连。

（3）有远处转移者。

（4）年老体弱全身情况欠佳或肝肾功能不全者。

（5）有其他手术禁忌证。

二、鼻咽癌挽救性外科治疗方法

1. 鼻咽原发灶的处理　基本原则：根据病变部位和范围选择不同术式，显露良好，充分切除肿瘤，减少手术创伤，减少术后外形改变和功能损害。随诊外科手术技术的进步和发展，临床常用多种手术入路，其中上颌骨掀翻入路最为经典，也是前中颅底区肿瘤切除较为理想的手术入路之一。

（1）经腭入路（transpalate approach）：主要适用于局限于鼻咽顶的病变。

手术方法：为显露充分，常需经气管切开全身麻醉。沿上腭牙龈缘内侧0.5cm做倒"U"形切口，两侧向后达硬腭后缘腭大孔外侧，切开黏骨膜，翻开硬腭黏骨膜瓣达硬腭后缘。咬除部分腭骨水平板，切开鼻底黏膜即进入鼻咽腔。为显露充分，可去除鼻中隔后份，以扩大术野。沿肿瘤周围切开黏膜直达颅底骨面。沿骨面将肿瘤及周围组织一并切除，局部创面电灼，以便止血并杀灭残存癌细胞。用碘仿纱条做后鼻孔填塞，硬腭黏骨膜复位缝合。位于鼻咽侧壁及咽隐窝的浅表病灶，可将患侧切口线延

长至软腭，结扎切断一侧腭大动脉，凿除翼内板后将鼻咽侧壁切除。该术式简单，出血较少，无面部切口瘢痕；但外科显露不够充分，仅适用于局灶性或浅表病灶。

（2）经鼻侧切开入路（lateral rhinotomy）：主要适用于贴近或累及后鼻孔的鼻咽病灶。

手术方法：经口腔插管全身麻醉。自鼻根与内眦中点，沿鼻旁、鼻翼外侧至鼻小柱切开（图3-8），深达骨面。骨膜下稍分离，暴露梨状孔。切开鼻腔外侧壁黏骨膜，凿断上颌骨额突、部分上颌骨前壁、眶内下壁，然后沿鼻底凿断上颌窦内壁至腭骨垂直板，将鼻腔外侧壁黏膜、鼻甲、部分上颌骨内份切除后，探查鼻咽肿瘤范围。若病灶过中线可以切除鼻中隔后份，以便扩大显露，于瘤外将肿瘤切除。局部电灼后行后鼻孔填塞，关闭面部伤口。该术式显露后鼻孔、鼻咽顶壁及侧壁较充分，也可切除耳咽管及咽隐窝处病灶。但肿瘤已累及咽旁间隙者不适合；术后因骨壁切除、瘢痕收缩易造成鼻旁下陷、鼻翼上翘。

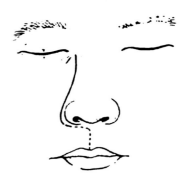

图3-8　鼻侧切开入路

（3）颈侧入路（translateral cervical approach）：主要适用于咽旁间隙受累的病例，病灶尚未侵及颈鞘者。

手术方法：气管切开全身麻醉。患侧颌下至耳后切口（图3-9），颈阔肌下翻瓣，解剖颈总动脉、颈内静脉、迷走神经（为控制出血可结扎颈外动脉）。解剖面神经下颌缘支并保护之。在下颌骨下缘处切开咬肌附丽，连同腮腺尾叶翻起；于乙状切迹下切断下颌骨升支。在茎突前方切除咽旁间隙组织（在此平面操作不会伤及颈内动静脉），凿除翼内外板，进入鼻咽腔，于瘤外将肿瘤及周围组织切除。局部电灼后，咽旁间隙缺损用颞肌筋膜瓣或胸锁乳突肌肌瓣填塞，关闭颈部伤口。该术式显露咽旁间隙较满意，创伤较小，不进入口腔因而术后可经口进食，但显露

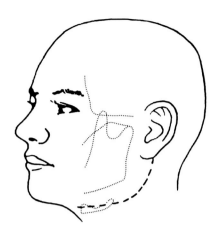

图 3-9　经颈侧切开入路

对侧鼻咽侧壁不理想。

（4）颈颌腭入路（lateral transmandibular approach）：主要适用于软腭和（或）口咽受累的病灶。

手术方法：气管切开全身麻醉。下唇正中沿颌下至耳后切口，颈阔肌下翻瓣，解剖颈鞘以控制出血（图 3-10）。切开下唇，翻开下唇颊瓣，切开咬肌下颌骨附丽，将下颌骨升支切除。切开口咽侧壁及软腭向上解剖至鼻咽顶，将口咽侧壁及软腭甚至上颌骨后份一并切除。局部电灼后，缺损胸大肌肌皮瓣修复，肌肉充填鼻咽腔，皮肤修复软腭。该术式显露充分，允许有较广泛的切除安全界。但下颌骨升支切除后咬合错乱较明显，术后需戴斜面导板矫正错殆。

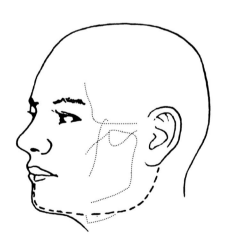

图 3-10　颈颌腭入路

（5）上颌骨掀翻入路（maxillary swing）：该术式是近年来发展起来的新术式。可用于鼻咽顶、后、侧壁及咽旁间隙受累的病例，耳咽管可充分显露，可进行颈内动脉周围解剖，病灶切除较彻底。

手术方法：经口腔插管或气管切开插管全身麻醉。采用改良 Weber-Ferguson 切口，水平切口扩展到颧骨，垂直切口扩展到唇内侧，中切牙之间、硬腭中线达软硬腭交界处，转向侧方直至上颌结节（图3-11）。面部切口切达骨膜，仅在切口线处暴露骨质，可用于骨切开即可。整个操作过程中，颊瓣仍附着于上颌骨前壁。应用骨锯切开上颌骨，先离断颧骨，继而紧邻眶下缘断上颌骨前壁至鼻突，前后方向锯断上颌骨内侧壁至上颌骨后壁。正中切开硬腭黏骨膜，中线处锯断硬腭，用弯凿凿断上颌结节与翼板的连接。此时，将整个上颌骨的骨连接全部离断，使上颌骨可以向侧面掀开，鼻咽黏膜包括顶后壁、侧壁、耳咽管及咽隐窝被充分显露，可以完整切除耳咽管软骨部及鼻咽旁组织。在耳咽管后外可及颈内动脉搏动，允许在颈内动脉周围进行解剖。肿瘤切除后，咽旁间隙缺损可用颞肌筋膜瓣或帽状腱膜瓣修复。上颌骨复位后，用小钛板螺钉固定上颌骨与颧骨、上颌骨与对侧上颌骨的连接。鼻腔填塞，关闭面部上唇伤口，腭部伤口直接关闭。

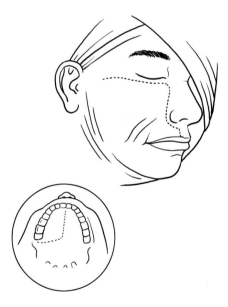

图 3-11　上颌骨掀翻入路

改良上颌骨掀翻入路：上颌骨掀翻术最早报道时，硬腭黏骨膜和骨切开线在同一平面，因而口鼻漏曾经是主要的并发症。随着硬腭切口的改良，硬腭切开线和黏膜切开线不再处于同一平面，制作硬腭黏膜瓣，U 形切口切开硬腭黏骨膜瓣，切开线距离牙龈 5mm，由患侧后磨牙切至对侧尖牙近中侧附近，骨膜剥离子剥离硬腭黏骨膜，充分暴露硬腭，至对侧时避免腭大血管束（图 3-11～图 3-14），目前，

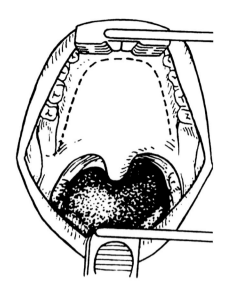

图 3-12　改良腭黏膜切口

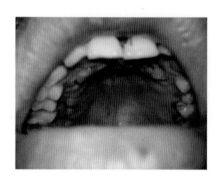

图 3-13　术后 1 周拆线

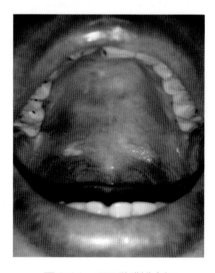

图 3-14　硬腭黏膜瓣合好

绝大多数患者可以避免发生口鼻漏。中国医学科学院肿瘤医院头颈外科 2007 年开始使用改良上颌骨掀翻入路切除鼻咽区肿瘤,口鼻瘘发生率显著降低 1/19。

（6）鼻内镜入路:主要适用于局限性鼻咽病变,不适于鼻咽广泛受侵的患者。

手术方法:先用肾上腺素浸润鼻腔和鼻咽部黏膜,减少出血,然后切除鼻中隔后部,用手术刀和电凝自接近鼻咽顶的蝶骨底开始向下逐步切除鼻咽肿瘤,用电钻磨除部分下方骨质,以进一步清除肿瘤细胞,用游离鼻中隔黏膜覆盖手术创面。该手术无骨切开及广泛的软组织分离,术后康复快,很少发生张口困难。

随着内镜技术的提高,内镜下鼻咽癌挽救性手术切除已经成为可能,可以取得一定的效果,可以避免较大的手术创伤和面部外观破坏。然而,内镜下鼻咽肿瘤切除较局限,尤其是咽旁受侵患者,不易判断颈内动脉位置,需要术者具有较丰富的内镜手术经验,并且严格掌握手术技术的适应证,目前认为主要适用于 rT_1 期、rT_2 期,且疗效尚需临床进一步证实。

2. 颈部转移灶的处理　基本原则:①颈部单个淋巴结肿大,小于 3cm 且活动者,可行局部淋巴结切除术。这样创伤小,功能损害轻微。②颈部多个淋巴结肿大时,需行根治性颈淋巴结清除术。

中国医学科学院肿瘤医院经验为,当颈部复发时,单个淋巴结肿大是采用局部扩大切除,获得一定疗效。但 Wei 报告颈部手术后标本发现有多个分区淋巴结转移的占 73% 病例,Khoo 报告有 50% 病例有多个分区转移。因此,主张对鼻咽癌放疗后颈部复发病例,进行经典性颈淋巴结清扫术。术后并发症主要为切口延期愈合及伤口感染。足量放射治疗对伤口愈合有影响,但只要充分做好术前准备,术中注意消灭死腔,缝合张力适度,切除放射治疗反应重的皮肤,用带血管蒂组织瓣移植修复及合理应用有效的抗生素,可以减少并发症的发生。

三、治疗结果与预后

随着放疗技术的进步,鼻咽癌的治愈率有了较大的提高,根治性放疗后 5 年生存率 70%~80%。放疗后残存或复发再次放疗的 5 年生存率仅为 18%~23%,鼻咽癌初次治疗失败后挽救性手术可取得一定的疗效。中国医学科学院肿瘤医院应用挽救手术治疗鼻咽癌放疗失败的结果:鼻咽部原发灶手术患者术后 5 年生存率为 34%(12/35),颈部淋巴结肿大患者 5 年生存率为 40%(26/65)(其中颈部单个淋巴结肿大与多个淋巴结肿大的 5 年生存率分别为56%（13/25）和33%（13/40）。术后随访5年以上的100例患者中，62例死亡。其中42例死于鼻咽癌相关疾病（8例局部复发、4例颈部复发、30例远处转移）远地转移占48%。关于上颌骨掀翻入路鼻咽癌挽救性手术疗效的分析显示，5年局部控制率可达74%，总体生存率62.1%，无病生存率56%，切缘阳性、肿瘤大小和海绵窦侵犯等是预后不良的因素。可见鼻咽癌初次治疗失败后外科挽救性手术有肯定的价值，尤其是局限性病变，使得部分患者长期生存，上颌骨掀翻入路有独特应用价值。

（黄 辉 徐震纲）

参考文献

1. 全国肿瘤防治研究办公室，全国肿瘤登记中心，卫生部疾病预防控制局．中国肿瘤死亡报告——全国第三次死因回顾抽样调查．北京：人民卫生出版社，2010.

2. IARC：Incidence in Five Continents Vol. X. http://www.iacr.com.fr/

3. 邓伟，黄天壬，陈万青，等．中国 2003—2007 年鼻咽癌发病与死亡分析．肿瘤，2012：189-193.

4. Feng BJ，Huang W，Shugart YY，et al. Genome-wide scan for familial nasopharyngeal carcinoma reveals evidence of linkage to chromosome 4.Nat Genet，2002，31（4）：395-399.

5. Bei JX，Li Y，Zeng YX，et al. A genome-wide association study of nasopharyngeal carcinoma identifies three new susceptibility loci. Nat Genet，2010，42（7）：599-603.

6. Albeck H，Bentzen J，Ockelmann HH，et al.Familial clusters of nasopharyngeal carcinoma and salivary gland carcinomas in Greenland natives. Cancer，1993，72：196-200.

7. Zong YS，Zhang RF，He SY，et al.Histopathologic types and incidence of malignant nasopharyngeal tumors in Zhongshan County. Chin Med J（Engl），1983，96：511-516.

8. 高黎，徐国镇．鼻咽癌．北京：北京大学医学出版社，2007.

9. 中国抗癌协会头颈肿瘤专业委员会，中国抗癌协会放射肿瘤专业委员会．头颈部肿瘤综合治疗专家共识．中华耳鼻咽喉头颈外科杂志，2010，45（7）：535-541.

10. Amin MB.American Joint Committee on Cancer. AJCC cancer staging manual（ed 8th）. New York：Springer，2016.

11. Lee N，Harris J，Garden AS，et al. Intensity-modulated radiation therapy with or without chemotherapy for nasopharyngeal carcinoma：radiation therapy oncology group phase II trial 0225.J Clin Oncol，2009，27（22）：3684-3690.

12. Radiation Therapy Oncology Group Protocol 06-15. Available at：http://www.rtog.org/members/protocols/0615/0615.pdf. Accessed August 26，2008.

13. I.W.Tham，S.W. Hee，R.M. Yeo，et al.Treatment of nasopharyngeal carcinoma using intensity-modulated radiotherapy-the national cancer centre singapore experience. Int J Radiat Oncol Biol Phys，2009，75（5）：1481-1486.

14. M.K.Kam，P.M. Teo，R.M. Chau，et al.Treatment of nasopharyngeal carcinoma with intensity-modulated radiotherapy：the Hong Kong experience. Int J Radiat Oncol Biol Phys，2004，60（5）：1440-1450.

15. 中国鼻咽癌临床分期工作委员会，2010鼻咽癌调强放疗靶区及剂量设计指引专家共识．中华放射肿瘤学杂志，2011，20（4）：267-269.

16. S.Z.Lai，W.F. Li，L. Chen，et al.，How does intensity-modulated radiotherapy versus conventional two-dimensional radiotherapy influence the treatment results in nasopharyngeal carcinoma patients？Int J Radiat Oncol Biol Phys，2011，80（3）：661-668.

17. Gao Y，Zhu G，Lu J，et al. Is elective irradiation to the lower neck necessary for N0 nasopharyngeal carcinoma？Int J Radiat Oncol Biol Phys，2010，77（5）：1397-1402.

18. Tang L，Mao Y，Liu L，et al. The volume to be irradiated during selective neck irradiation in nasopharyngeal carcinoma：analysis of the spread patterns in lymph nodes by magnetic resonance imaging. Cancer，2009，115（3）：680-688.

19. Chao KS，Wippold FJ，Ozyigit G，et al.Determination and delineation of nodal target volumes for head-and-neck cancer based on patterns of failure in patients receiving definitive and postoperative IMRT. Int J Radiat Oncol Biol Phys，2002，53（5）：1174-1184.

20. Blanchard P，Lee A，Marguet S，et al. Chemotherapy and radiotherapy in nasopharyngeal carcinoma：an update of the MAC-NPC meta-analysis. Lancet Oncol，2015，16：645-655.

21. Chan AT，Teo PM，Ngan RK，et al. Concurrent chemotherapy-radiotherapy compared with radiotherapy alone in locoregionally advanced nasopharyngeal carcinoma：progression-free survival analysis of a phase III randomized trial. J Clin Oncol，2002，20（8）：2038-2044.

22. Al-Sarraf M，LeBlanc M，Giri PG，et al. Chemoradiotherapy versus radiotherapy in patients with advanced nasopharyngeal cancer：phase III randomized Intergroup study 0099.J Clin Oncol，1998，16（4）：1310-1317.

23. Wee J，Tan EH，Tai BC，et al. Randomized trial of radiotherapy versus concurrent chemoradiotherapy followed by adjuvant chemotherapy in patients with American Joint Committee on Cancer/International Union against cancer stage III and IV nasopharyngeal cancer of the endemic variety. J Clin Oncol，2005，23（27）：6730-6738.

24. Hui EP，Ma BB，Chan AT，et al. Randomized phase II trial of concurrent cisplatin-radiotherapy with or without neoadjuvant docetaxel and cisplatin in advanced nasopharyngeal carcinoma. J Clin Oncol，2009，27（2）：242-249.

25. Chan AT，Hsu MM，Goh BC，et al. Multicenter，phase II study

of cetuximab in combination with carboplatin in patients with recurrent or metastatic nasopharyngeal carcinoma.J Clin Oncol,2005,23(15):3568-3576.

26. Zhang L,Zhang Y,Huang PY,et al. Phase Ⅱ clinical study of gemcitabine in the treatment of patients with advanced nasopharyngeal carcinoma after the failure of platinum-based chemotherapy.Cancer Chemother Pharmacol,2008,61(1):33-38.

27. Yi JL,Gao L,Huang XD,et al. Nasopharyngeal carcinoma treated by radical radiotherapy alone:Ten-year experience of a single institution.Int J Radiat Oncol Biol Phys,2006,65(1):161-168.

28. Su SF,Han F,Zhao C,et al. Long-term outcomes of early-stage nasopharyngeal carcinoma patients treated with intensity-modulated radiotherapy alone. Int J Radiat Oncol Biol Phys,2012,82(1):327-333.

29. Fountzilas G,Ciuleanu E,Bobos M,et al. Induction chemotherapy followed by concomitant radiotherapy and weekly cisplatin versus the same concomitant chemoradiotherapy in patients with nasopharyngeal carcinoma:a randomized phase II study conducted by the Hellenic Cooperative Oncology Group(HeCOG)with biomarker evaluation. Ann Oncol,2012,23(2):427-435.

30. Tan T,Lim WT,Fong KW,et al.Concurrent chemo-radiation with or without induction gemcitabine,Carboplatin,and Paclitaxel:a randomized,phase 2/3 trial in locally advanced nasopharyngeal carcinoma Int J Radiat Oncol Biol Phys,.2015,91(5):952-960.

31. Sun Y,Li WF,Chen NY,et al. Induction chemotherapy plus concurrent chemoradiotherapy versus concurrent chemoradiotherapy alone in locoregionally advanced nasopharyngeal carcinoma:A phase 3,multicentre,randomised controlled trial[J]. Lancet Oncol,2016,17(11):1509-1520.

32. Chen L,Hu CS,Chen XZ,et al. Concurrent chemoradiotherapy plu adjuvant chemotherapy versus concurrent chemoradiotherapy alone in patients with locoregionally advanced nasopharyngeal carcinoma:a phase 3 multicentre randomised controlled trial. Lancet Oncol,2012,13(2):163-171.

33. Chen L,Hu CS,Chen XZ,et al.Adjuvant chemotherapy in patients with locoregionally advanced nasopharyngeal carcinoma:Long-term results of a phase 3 multicentre randomised controlled trial. Eur J Cancer,2017,75:150-158.

34. Chen MY1,Jiang R,Guo L,et al. Locoregional radiotherapy in patients with distant metastases of nasopharyngeal carcinoma at diagnosis. Chin J Cancer,2013,32(11):604-613.

35. Choa G:Cancer of the Nasopharynx,in cancer of the Head and Neck,Suen JY,Myer EN(eds),Chapter 16,New york,Churchill livingston,1981.

36. Tu GY,Hu YH,Xu GZ,et al. Salvage surgery for nasophatyngeal carcinoma. Arch Otolaryngol Head neck Surg,1988,114:328-329.

37. Wei WI,Lam KH,Ho CM,et al. Effecacy of neck dissection for the control of cervical metastasis after radiotherapy for nasopharyngeal carcinoma. Am J Surg,1990,160:439-442 .

38. Fee WE,GilmerPA, G offnet DR,et al. Surgical management of recurrent nasopharyngeal carcinoma after radiation failure at the primary site. Laryngoscope,1988,98:1220-1226.

39. Fee WE,Roberson JB,Goffinet DR. Long-term suvival after resection for recurrent nasopharyngeal carcinoma after radiation failure.Atch Otolaryngol Head Neck Surg,1991,117:1233-1236.

40. Wei WI,Ho CM,Yuen PW,et al. Maxillary swing approach for resection of tumors in and around the nasopharynx. Arch Otolaryngol Head Neck Surg,1995,121:638-642.

41. 徐震纲,屠规益,唐平章.鼻咽癌放射治疗失败后的手术治疗.中华耳鼻咽喉科杂志,1998,33:103-105.

42. Wei WI,Lam KH,Sham JST. New approach to the nasopharynx:the maxillary swing approach. Head & Neck,1991:200-207.

43. Ng RW,Wei WI. Quality of life of patients with recurrent nasopharyngeal carcinoma treated with nasopharyngectomy using the maxillary swing approach. Arch Otolaryngol Head Neck Surg,2006,132(3):309-316.

44. Ng RW,Wei WI. Elimination of palatal fistula after the maxillary swing procedure. Head Neck,2005,27(7):608-612.

45. Mai HQ,Mo HY,Deng JF,et al. Endoscopic microwave coagulation therapy for early recurrent T1 nasopharyngeal carcinoma. Eur J Cancer,2009,45:1107-1110.

46. Ko JY,Wang CP,Ting LL,et al. Endoscopic nasopharyngectomy with potassium-titanyl-phosphate(KTP)laser for early locally recurrent nasopharyngeal carcinoma. Head Neck,2009,31(10):1309-1315.

47. Wei WI,Ho CM,Wang MP,et al. Pathological basis of surgery in the management of postradiotherapy cervical metastases in nasopharyngeal carcinoma. Arch Otolaryngol Head Neck Surg,1992,118:923-929.

48. Khoo MLC,Soo KC,Lim DTH,et al. The pattern of nodal recurrence following definitive radiotherapy for nasopharyngeal carcinoma. Aust NZ J Surg,1999,69:354-356.

49. 高黎,易俊林,黄晓东,等.鼻咽癌根治性放疗10年经验总结.中华放射肿瘤学杂志,2006,15(4):249-256.

50. 卢泰祥,赵充,吴少雄,等.鼻咽癌单纯常规外照射放疗疗效的分析.中华肿瘤杂志,2005,27(10):620-622.

51. Mesia R,Maños M,Nogués J,et al. Hyperfractionated radiotherapy:improvement of survival in locally advanced nasopharyngeal carcinoma. Ann Otol Rhinol Laryngol,2009,118(6):442-448.

52. Wei WI, Chan JY, Ng RW, et al. Surgical salvage of persistent or recurrent nasopharyngeal carcinoma with maxillary swing approach-Critical appraisal after 2 decades. Head Neck, 2011, 33 (7): 969-975.

53. Chan JY, To VS, Chow VL, et al. Multivariate analysis of prognostic factors for salvage nasopharyngectomy via the maxillary swing approach. Head Neck, 2014, 36 (7): 1013-1017.

第 4 章

鼻腔鼻窦内翻性乳头状瘤

鼻腔 - 鼻窦内翻性乳头状瘤（nasal inverted papilloma, NIP）起源于鼻腔 schneiderian 上皮，是一种少见的鼻腔 - 鼻窦良性肿物，具有局部侵犯，易复发，可恶变的特点。

NIP 较为少见，1854 年及 1855 年，Ward 及 Billroth 首先报道了这种病变。然而，直到 1938 年，Ringertz 等才确定了本病的组织学特性和临床特点。即上皮内翻性生长入间质，但基底膜完整；可为多中心性，并有局部侵犯，术后易复发；与鼻腔 - 鼻窦鳞癌相关。自此，近 60 年间，本病的名称一直没有得到统一。1991 年，世界卫生组织将鼻腔 - 鼻窦乳头状瘤分为三种。即外翻性（everted or exophytic）乳头状瘤，柱状细胞型或嗜酸性细胞型（cylindrical or oncocytic）乳头状瘤，内翻性（inverted）乳头状瘤。

有大宗病例的研究显示，NIP 占全部鼻腔 - 鼻窦肿物的 0.5%~7%，同时，占全部鼻腔 - 鼻窦乳头瘤的 70%。本病多于 40~70 岁起病，中位起病时间约 54 岁，儿童罕见。本病具有明显男性发病倾向（男性发病率：女性发病率 =3：1~5：1），但无明确的种族倾向。

一、病因学

至今，并无明确的致病因素被广泛地确认和接受。长期以来，吸烟、过敏、慢性鼻炎鼻窦炎、空气污染及化学物质等因素均曾被关注，但迄今没有任何研究能认定前述因素能引起 NIP。而作为一种乳头状瘤，本病一直被怀疑与病毒感染相关。多项研究虽未在光镜及电镜下发现肿物细胞内含病毒包涵体，但利用原位杂交和 PCR 等方法已经证实 HPV 的基因组存在于部分病例的肿瘤细胞内，较为多见的是 HPV-6，HPV-11，也曾发现过 HPV-16 及 HPV-

18，但感染率报道差别较大（0~100%）。通过 PCR 法尚可发现 65% 的肿瘤标本中含 EBV DNA，但原位杂交并未显示感染证据，推测可能为肿物中含有部分被 EBV 感染的淋巴细胞所致。

二、病理学

NIP 色泽大体上呈灰白色到粉红色之间，质中到质硬，表面为颗粒样或息肉样。组织学特点是上皮成分为向基质内呈内翻性增生，基底膜完整，瘤组织上皮多为移形细胞或鳞状细胞，少数情况下为呼吸性上皮细胞，镜下见上皮赘生物内翻入其基质界面内，缺乏嗜红细胞，基质黏膜样水肿。研究认为，NIP 复发与否与肿瘤大小、发病部位、鳞状上皮分裂指数等病理参数有关。肿物表面可被覆纤毛柱状上皮，但浆液腺与嗜酸性细胞明显减少。10%~20% 的病例肿物表面可出现局部角化，5%~10% 可见局部异型性，有丝分裂象可见，但小于 2 个 / 高倍视野（图 4-1）。这并非恶性证据，但提示需对肿物进行全面评估。

三、临床表现

NIP 一般表现为单侧鼻腔内见息肉样物，双侧起病者罕见，如为双侧需考虑是否为单侧病变破坏鼻中隔蔓延至对侧。鼻堵是最常见的症状，根据既往的研究，较为常见症状包含流涕，鼻出血，嗅觉丧失，头痛，溢泪。如侵犯至眶内或皮下者可有复视、突眼和面部麻木等症状。

四、影像学检查

在影像学上，鼻腔及鼻窦内翻性乳头状瘤虽无特异 CT 表现，但 CT 影像与手术所见对比显示，

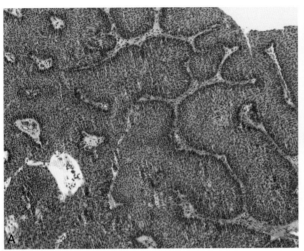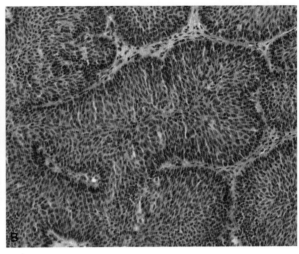

图 4-1　前颅底内翻性乳头状瘤

A. 增生的上皮向间质内呈内生性生长,呈实心性或窦道状(HE,100×);B. 上皮呈多层,基底膜完整。增生的上皮细胞由非角化的鳞状上皮或呼吸上皮构成(HE,200×)

它能较准确判断肿瘤的侵及范围,因此是 NIP 术前必要检查(图 4-2)。肿物可原发于鼻腔 - 鼻窦的任何区域,如鼻外侧壁(82%)、上颌窦(53.9%)、筛窦(31.6%)、鼻中隔(9.9%)、额窦(6.5%)、蝶窦(3.9%)相对少见。其他罕见原发部位尚有中耳乳突、咽、鼻咽、泪囊,并有可能发生于鳃裂囊肿壁上。NIP 的根蒂部位与 CT 中的骨质增生一致性较高,因此可根据骨质破坏或移位间接判断肿瘤来源,并有助于术前评估肿瘤范围。当肿物侵犯范围尚局限时,可见鼻腔和(或)副鼻窦区域软组织密度影,有时难以与鼻息肉甚至附近正常软组织鉴别。当疾病进展,对周围黏膜和骨质产生压迫时,可缓慢地发生周围结构的重塑,尤其是骨质的破坏与吸收,多见于上颌窦内侧壁与纸样板,有时需与鼻腔 - 鼻窦恶性肿物相鉴别。

值得一提的是,由于筛板呈疏松筛状结构,当肿物向上方生长,可经筛板孔道生长入颅内,如伴有筛板骨质的重塑,难与恶性肿物侵犯颅内相鉴别。有研究认为非增强 MRI、静态和动态对比增强 MRI 有利于该肿物与恶性肿瘤的鉴别。

五、治疗

1. 手术治疗　手术切除为本病的首选治疗已成共识。早年间,本病的治疗多是采用鼻内息肉切除术,复发率高达 40%~78%,以现在的观点来看,其本质为切缘不净导致。随着对本病的深入了解,学界意识到只有完整(en bloc)切除肿物才能达到长期控制本病的目的。因为大多数 NIP 起源于鼻外侧壁,因此至少包含整个上颌窦内侧壁切除的手术才

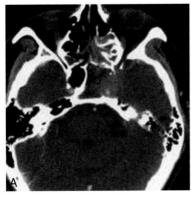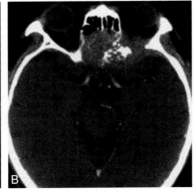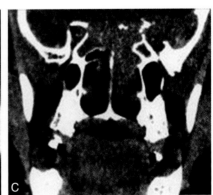

图 4-2　鼻腔内翻乳头状瘤侵犯颅底

A. 轴位增强 CT 见肿瘤位于左侧鼻腔,侵犯左侧海绵窦,不规则强化;B. 轴位增强 CT 见肿瘤呈混杂密度,破坏前颅底骨质;C. 冠状位 CT 平扫示肿瘤从左侧鼻腔向颅内生长,颅底骨质破坏

是合适的。鼻侧切开术能完整暴露鼻侧壁，因手术切口易于调整，即便是对于复杂或侵犯广泛的病例，仍能良好暴露术野。Lawson 等认为鼻侧切术可良好暴露鼻窦、副鼻窦肿物，大多 NIP 应行该术式。面中部脱套入路能达到相同的术野暴露，又能避免面部切口瘢痕，因此也是一个好的选择，但手术相对复杂。对于病变范围大，肿物侵蚀副鼻窦壁，进入翼腭窝或颞下窝的情况，上颌骨掀翻入路也可以保证肿物切除彻底。经上述术式治疗，文献报道的复发率在 10%~14.3% 之间。

1981 年，首次有文献报道经鼻内镜下治疗本病，自此，鼻内镜下治疗 NIP 的研究逐渐展开。随着鼻内镜技术的不断发展，医师对其操作不断熟练，近年文献报道经鼻内镜切除 NIP 的术后复发率达到 12%~14%，与传统鼻侧切等开放式手术比复发率无统计学差异，并且具有创伤小、美观、术后恢复时间短等优点。肿瘤较小，局限于鼻腔、筛窦中后部和蝶窦以及上颌窦窦口周围，采取鼻内镜手术可达到良好的肿物暴露，切除效果明显位于上颌窦内的肿物可鼻内镜经泪前隐窝入路手术处理，也可通过鼻腔外侧壁切开并保留鼻泪管和下鼻甲进入上颌窦，均可达到良好地暴露并取得良好的近期疗效。对于侵犯骨质需要切除上颌骨内侧壁的患者，传统做法是鼻侧切开，但近期有国外学者认为可行鼻内镜下上颌骨部分切除术，明视下以不同角度内镜整块切除上颌窦内侧壁、鼻腔内肿瘤组织、全部或部分筛窦、钩突、下鼻甲、鼻泪管，同样可以达到良好的效果。上述方法的切除范围包括了鼻泪管和下鼻甲，给患者术后的生活质量造成了一定影响。Tsuguhisa Nakayama, M.D. 等设计了梨状孔后缘鼻侧壁的切口，掀翻部分下鼻甲黏膜并固定于鼻中隔的方式，该切口不仅于鼻内镜下完整切除了上颌窦内侧壁，也保留了部分下鼻甲和鼻泪管，使患者术后生活质量有了明显提高。额窦和额隐窝区域狭小，解剖复杂，并且与颅内及眶内容物的关系密切，是鼻腔 - 鼻窦区域具有挑战性的区域。对于额窦的内翻性乳头状瘤，鼻内镜技术的单独使用有一定的限制，传统的治疗方案为骨成形额窦切开术，可以较大范围地暴露肿物，提供良好视野，但会在额面部留下瘢痕影响美观。为了使鼻内镜技术更好地应用于额窦区域肿物，Wolfgang Draf 教授将鼻内镜下额窦的处理方式分为了三种：Draf Ⅰ型，小心将中鼻甲内移，对于泡样中甲或者中鼻甲息肉样变的则可以去除部分中鼻甲，钩突完全切除，开放鼻丘气房，阻塞引流的额隐窝气房

全部切除，如果只有额窦病变，可以保留筛泡，如果还有其他鼻窦病变，可以先进行这些鼻窦的开放，最后再进行 Ⅰ 型额窦开放，保护额窦引流通道的黏膜。Draf Ⅱ 型，又分为 ⅡA 和 ⅡB 型，ⅡA 型适用于开放筛气房后有着一个较大的额窦引流通道，开始步骤为暴露额窦窦口，用刮匙或电钻去除纸样板和中鼻甲之间的额窦底壁，ⅡB 型的手术范围是向内侧扩大到鼻中隔处，保护黏膜。Draf Ⅲ 型，即改良的 Lothrop 术式，在鼻内镜下进行额窦底壁切除，通过完成双侧的 ⅡB 型手术后，去除鼻中隔上部和额窦中隔下部，从而形成一个较大的额窦和鼻腔相连的通道。对于部分累及额窦及其引流通道的 NIP，鼻内镜下应用 Draf Ⅲ 型途径可取得良好的近期疗效。另外，对于复发性额隐窝伴 / 不伴额窦内侵犯 NIP，在技术熟练和严格适应证基础上，结合专用额窦手术器械，经 DrafⅡ、DrafⅢ 型途径，可彻底切除额窦内病灶。鼻内镜下手术操作时，寻找到 NIP 根蒂附着点有利于完整切除肿物，根蒂位于不同部位的比例约：上颌窦（42%），筛窦（18%），鼻腔（15%），中 / 下鼻甲（12%），额窦（10%），蝶窦（1.5%）和筛状板（1.5%）。低温等离子射频消融技术的使用不仅可以控制复发率，而且有利于鼻腔黏膜恢复。de Almeida JR 等学者在鼻内镜下治疗了 10 例 NIP 恶变鳞癌和 17 例原发鼻腔 - 鼻窦鳞癌，其预后结果无统计差异。但也有学者并不完全认同内镜下治疗效果，Pasquini 等曾报道 89 例病例，认为 Krouse 分期下 Ⅰ、Ⅱ 期及部分经选择的 Ⅲ 期病例均可经鼻内镜达到满意的切除，然而，对于 Krouse 分期Ⅳ期或恶变病例内镜下肿物切除效果不佳。

2. 放射治疗　放疗对于良性病变的治疗作用长期以来一直充满争议，Gomez 等认为，对于 NIP 不能彻底切除、多次复发、伴恶变、不适合手术的病人可予放疗。针对 NIP 放疗效果的讨论，目前相关文献包含的病例数虽较少，但尚未观察到放疗诱发恶变，似乎可减少部分学者对放疗有诱发恶变可能的顾虑，Weissler 等报道过复杂良性病变手术加放射治疗可提高控制率。然而，目前尚无大样本研究，放疗对良性病变的作用及能否诱发恶变有待进一步探索。

对于 NIP 恶变的治疗，大多数学者倾向于以手术治疗为主的综合治疗方案。Lewis 等认为综合治疗应以手术治疗为主，吴跃煌、金晶等亦认为鼻腔筛窦癌放疗 + 手术优于单纯放疗或单纯手术，而 Hug EB 等报道单纯的放射治疗应用于 18 例恶变病例

中,其中 15 个患者在 3 年的随访过程中肿物有良好控制。文献报道中,中位剂量一般为 60Gy,常规分割与超分割均可见。根据 NCCN 鼻腔 - 鼻窦恶性肿瘤指南,推荐剂量为原发灶 60~66Gy,2Gy/ 次,周一至周五每日一次。NIP 恶变肿物颈部转移率较低,对颈部转移的患者应行功能性颈清扫并行术后放疗;而对于无颈部转移的患者,则不必行预防性颈清扫。

3. 中西医治疗　对于控制 NIP 术后复发,我国中医学家也提出了积极的治疗方案,其中较大样本的研究显示 NIP 术后服用消瘤汤组比未服用组有明显降低术后复发率;可能是通过改善其细胞免疫功能而起到抑制其复发的作用。另外,有学者对鼻内镜下 NIP 切除的患者术后鼻腔定期涂抹鸦胆子油对比为使用组复发率控制较好。

六、恶变与预后

综合多数报道,NIP 的恶变率为 2%~27%。恶变与良性病灶的关系分为三种:① NIP 中混有小灶恶性成分;②同步肿瘤:癌与 NIP 同时存在,无明确证据表明癌起源于 NIP;③异步肿瘤:在 NIP 切除术后一段时间出现在原肿物附着床上的癌。Barnes 等在一份总结 1390 例本疾病的报道中,共有 150 例恶变,其中,同步肿瘤和良性肿瘤混合小灶癌共占 69%,异步肿瘤占 31%,从 NIP 发生至恶变中位时间约为 63 个月(6~153 个月)。

既往学界认为肿瘤多次术后或复发后易恶变,但至今没有文献指出具体的手术或复发次数与恶变的关系。事实上,迄今没有可靠证据表明某一项临床或病理发现与 NIP 恶变有直接的关系。性别、额窦起源、术式、肿物的侵袭性及环境因素与恶变的关系时有讨论,且有文献指出吸烟可促使肿物恶变,但缺乏足够文献支持。

有研究表明 HPV 感染可导致 NIP 恶变,HPV-DNA 整合到宿主细胞 DNA 中将引起 E6、E7 蛋白高表达,可诱发正常上皮细胞向不典型增生转化,并进一步发展。已知的 HPV 类型约 100 余种,但仅少量类型与其恶变有关。高危型病毒中,Hwang 等认为 HPV-16 感染率为 40%(2/5),Katori 等在其良性 NIP 和恶变后的病例中 HPV-16 和 HPV-18 中感染率为 31%,恶变病例中感染率为 50%,不典型增生及癌变的病例中高达 67%。Beck 等在 NIP 癌变病例中 HPV 的检出率高达 100%(3/3)。这些结论为进一步大样本研究提供了基础。

临床上较多学者希望发现可预测或提示 NIP 进展甚至恶变的指标来指导治疗方案,p16 蛋白状态和 HPV-DNA 状态具有较好的一致性,即 p16 蛋白是 HPV 稳定可靠的替代指标,Lin GC 等认为 p16 表达与 NIP 恶变密切相关,国内学者赵建东等亦认为,p16 蛋白与 NIP 的发生、发展密切相关。另外,H.Katori 等在研究中发现,正常鼻黏膜组、NIP 伴轻度不典型增生组、NIP 伴重度不典型增生组及 NIP 伴恶变组中,通过免疫组化检测 p21 和 p53 蛋白的表达阳性率随疾病进展而增高,该作者认为这两项指标可作为临床上判断 NIP 是否能继续进展的指标。Oncel S 等首次提到 p63 在 NIP 与鼻腔鳞癌中表达较高,可能有一定临床意义。

NIP 恶变的预后各家报道不一,多数倾向于其预后好于原发鼻腔 - 鼻窦鳞癌。但包含大宗病例的研究 40 年来并不多见,大多数研究都不能排除选择偏倚的影响。一项包含 76 例恶性病变的荟萃分析指出,该病中位生存期约为 126 个月,多数死亡病例发生于治疗后 3 年,1 年、2 年、3 年生存率分别为 80%、71%、63%。国内于焕新等对 NIP 恶变病例预后报道为 5 年生存率 72.5%,中位生存时间 62.2 个月,但因例数少,存在较大偏倚,其结论尚需进一步验证。另外,HPV 的感染情况和 P16、P21、P53 等蛋白的表达对本病预后的研究缺乏报道。

鉴于本病较高的恶变潜能,部分学者认为应将 NIP 定义为一交界性病变。同时基于早期发现、早期诊断、早期治疗这一恶性肿瘤的治疗原则,长期随访工作对于本病与其恶变的治疗与改善预后变得尤为重要。一旦发现 NIP 恶变,开放性大范围手术切除则成为首选治疗。

(梁青壮　吴跃煌)

参考文献

1. Ward N.A mirror of the practice of medicine and surgery in the hospitals of London:London hospital .Lancet,1854,35(2):480-482.

2. Billroth T. Ueber dem Bau der,Schleimpolyp.G.Reimer Berlin,1855,80(15):11.

3. Ringertz N.pathplogy of malignant tumours arising in the nasal and paranasal cavities and maxilla.Acta Otolaryngol Suppl,1938,27,(11):31-42. World Health Organization Classification of Tumours:pathology and genetics of Head and Neck Tumours. 2006,85(2):74.

4. Lawson W, Ho BT, Shaari CM, et a1.Inverted papilloma: a report of 112 cases. Laryngoscope, 1995, 105 (3 Pt 1): 228-288.

5. Hyams VJ.Papillomas of the nasal cavity and paranasal sinuses: a clinicopathological study of 315 cases.Ann Otol Rhinol Laryngol, 1971, 80 (2): 192-206.

6. Oikawa K, Furuta Y, Itoh T, et a1.Clinical and pathological analysis of recurrent inverted papilloma. Ann Otol Rhinol Laryngol, 2007, 116 (4): 297-303.

7. Vrabec DP. The inverted Schneiderian papilloma: a 25-year study. Laryngoscope, 1994, 104 (5 Pt 1): 582-605.

8. Moon IJ, Lee DY, Suh MW, et al. Cigarette smoking increases risk of recurrence for sinonasal inverted papilloma. Am J Rhinol Allergy, 2010, 24 (5): 325-329.

9. Som ML, Witchell IS. True papilloma of the nasal cavity. N Y State J Med, 1957, 57 (9): 1634-1636.

10. Barnes L. Schneiderian papillomas and nonsalivary glandular neoplasms of the head and neck. Mod Pathol, 2002, 15 (3): 279-297.

11. 卢山珊, 徐纪为, 黄卡特, 等. 鼻腔鼻窦内翻性乳头状瘤中人乳头状瘤病毒感染与生物学行为的关系. 中华医学杂志, 2007, 87 (19): 1342-1344.

12. Grandis JR, DJ Tweardy. Elevated levels of transforming growth factor alpha and epidermal growth factor receptor messenger RNA are early markers of carcinogenesis in head and neck cancer. Cancer Res, 1993, 53 (15): 3579-3584.

13. Salomone R, Matsuyama C, Giannotti FO, et a1. Bilateral inverted papilloma: case report and literature review. Braz J Otorhinolaryngol, 2008, 74 (2): 293-296.

14. 李健, 文卫平, 杨智云, 等. 鼻腔及鼻窦内翻性乳头状瘤临床分期中 CT 的作用. 中国耳鼻咽喉头颈外科杂志, 2005, 12 (3): 135-137.

15. Krouse JH. Endoscopic treatment of inverted papilloma: safety and efficacy. Am J Otolaryngol, 2001, 22 (2): 87-99.

16. 叶菁, 周文胜, 江红群, 等. CT 中骨质变化对鼻腔鼻窦内翻性乳头状瘤的诊断价值. 中华耳鼻咽喉头颈外科杂志, 2009, 44 (2): 141-144.

17. Yousem DM, Fellows DW, Kennedy DW, et al.Inverted papilloma: evaluation with MR imaging. Radiology, 1992, 185 (2): 501-505.

18. Wang X, Zhang Z, Chen X, et al. Value of magnetic resonance imaging including dynamic contrast-enhanced magnetic resonance imaging in differentiation between inverted papilloma and malignant tumors in the nasal cavity. Chin Med J (Engl), 2014, 127 (9): 1696-1701.

19. Lawson W, Schlecht NF, Brandwein-Gensler M. The role of the human papillomavirus in the pathogenesis of Schneiderian inverted papillomas: an analytic overview of the evidence. Head Neck Pathol, 2008, 2 (2): 49-59.

20. Gu FM, Zhang LS. Clinical outcomes of endoscopic and open resection of recurrent sinonasal inverted papilloma.

J Cranifac Surg, 2014, 25 (3): 1090-1093.

21. Sautter NB, Cannady SB, Citardi MJ, et al.Comparison of open versus endoscopic resection of inverted papilloma. Am J Rhinol, 2007, 21 (3): 320-323.

22. Lawson W, Kaufman MR, Biller HF. Treatment outcomes in the management of inverted papilloma: an analysis of 160 cases.Laryngoscope, 2003, 113 (9): 1548-1556.

23. Mirza S, Bradley PJ, Acharya A, et al. Sinonasal inverted papillomas: recurrence, and synchronous and metachronous malignancy. J Laryngol Otol.England, 2007, 121 (9): 857-864.

24. KIimek T, Atai E, Schubert M, et al. lnverted papilloma of the nasaI caVity and paranasal sinuses: cIjnical data, surgical strategy and recu rrence rates.Acta OtOIaryngOl, 2002, 1 (20): 262-272.

25. 周兵, 韩德民, 崔顺九, 等. 鼻内镜下泪前隐窝入路上颌窦手术. 全围鼻部感染与变态反应专题学术会议资料汇编, 武夷山, 2009. 北京: 中华耳鼻咽喉头颈外科杂志编辑委员会, 2009: 5-7.

26. 周兵, 韩德民, 崔顺九, 等. 鼻内镜下鼻腔外侧壁切开上颌窦手术. 中华耳鼻咽喉头颈外科杂志, 2007, 42 (10): 743-748.

27. Mohanty S, Gopinath M.Endoscopic Medial Maxillectomy Breaking New Frontiers.Indian J Otolaryngol Head Neck Surg, 2013, 65 (1): 26-28.

28. Nakayama T, Asaka D, Okushi T, et al.Endoscopic medial maxillectomy with preservation of inferior turbinate and nasolacrimal duct.American Journal of Rhinology & Allergy, 2012, 26 (5): 405-408.

29. Draf W.Surgical treatment of the inflammatory diseases of the paranasal sinuses. Indication, surgical technique, risks, mismanagement and complications, revision surgery.Arch Otorhinolaryngol, 1982, 235 (1): 133-305.

30. Gotlib T, Krzeski A, Held-Ziolkowska M, et al. Endoscopic transnasal management of inverted papilloma involving frontal sinuses.Wideochir Inne Tech Malo Inwazyjne, 2012, 7 (4): 299-303.

31. 周兵, 张罗, 刘华超, 等. 复发性额隐窝内翻性乳头状瘤经鼻内镜手术.中国耳鼻咽喉头颈外科杂志, 2006, 13 (9): 590-595.

32. Schneyer M S, Milam B M, Payne S C.Sites of attachment of Schneiderian papilloma: a retrospective analysis.Int Forum Allergy Rhinol, 2011, 1 (4): 324-328.

33. Zhang Q, She C, Song W, et al. Nasal mucosa recovery after endoscopic surgery using the plasma radiofrequency ablation at low temperature for treatment of nasal inverted papilloma. Lin Chung Er Bi Yan Hou Tou Jing Wai Ke Za Zhi, 2014, 28 (8): 520-522.

34. Almeida Y, Koutourousiou M.Endonasal endoscopic surgery for squamous cell carcinoma of the sinonasal cavities and skull base: Oncologic outcomes based on treatment strategy

and tumor etiology. HEAD & NECK, 2014, 11 (25): 136-138.

35. Pasquini E, Sciarretta V, Farneti G, et al. Inverted papilloma: report of 89 cases. Am J Otolaryngol, 2004, 25 (3): 178-185.

36. Gomez JA, Mendenhall WM, Tannehill SP, et al. Radiation therapy in inverted papillomas of the nasal cavity and paranasal sinuses. Am J Otolaryngol, 2000, 21 (3): 174-178.

37. Weissler MC, Montgomery WW, Turner PA, et al. Inverted papilloma. Ann Otol Rhinol Laryngol, 1986, 95 (3 Pt 1): 215-221.

38. Lewis JS, Castro EB. Cancer of the nasal cavity and paranasal sinuses. Laryngol Otol, 1972, 86 (3): 255-262.

39. Hug E B, Wang C C, Montgomery W W, et al. Management of inverted papilloma of the nasal cavity and paranasal sinuses: importance of radiation therapy. Int J Radiat Oncol Biol Phys, 1993, 26 (1): 67-72.

40. NCCN guideline for head and neck carcinoma, 2012.

41. 孙伟元, 赵娜, 翟瑞华, 等. 鼻内翻性乳头状瘤恶变的内镜或内镜辅助下手术. 中华耳鼻咽喉头颈外科杂志, 2011, 46 (12): 1036-1039.

42. 关亚峰, 臧朝平, 张重华. 消瘤汤治疗鼻内翻性乳头状瘤的临床疗效观察及其作用机理研究. 中国中西医结合耳鼻咽喉科杂志, 2007, 15 (3): 196-199.

43. Hong SL, Kim BH, Lee JH, et al. Smoking and malignancy in sinonasal inverted papilloma. Laryngoscope, 2013, 123 (5): 1087-1091.

44. Scheffner M, Romanczuk H, muger K, et al. Functions of human papillomavirus proteins. Curr Top Microbiol Immunol, 1994. 186 (5): 83-99.

45. Lukas J, Muller H, Bartkova J, et al. DNA tumor virus oncoproteins and retinoblastoma gene mutations share the ability to relieve the cell's requirement for cyclin D1 function in G1. J Cell Biol, 1994, 1 25 (3): 625-638.

46. Hwang CS, Yang HS, Hong MK, et al. Detection of human papillomavirus (HPV) in sinonasal inverted papillomas using polymerase chain reaction (PCR). Am J Rhinol, 1998, 12 (5): 363-366.

47. Katori H, A Nozawa, M Tsukuda, et al. Markers of malignant transformation of sinonasal inverted papilloma. Eur J Surg Oncol, 2005, 31 (8): 905-911.

48. Beck JC, McClatchcy KD, Lesperance MM, et al. Human papillomavims types important in progression of inverted papilloma. Otolaryngol Head Neck Surg, 1995, 113 (5): 558-563.

49. Lin GC, Scheel A, Akkina S, et al. Epidermal growth factor receptor, p16, cyclin D1, and p53 staining patterns for inverted papilloma. Int Forum Allergy Rhinol, 2013, 3 (11): 885-889.

50. Zhao J, Y Wang, W Kong. The expression of PTEN and P16 protein in nasal inverted papilloma. Lin Chung Er Bi Yan Hou Tou Jing Wai Ke Za Zhi, 2009, 23 (5): 197-200.

51. Katori H, A Nozawat, M Tsukuda. Relationship between p21 and p53 expression, human papilloma virus infection and malignant transformation in sinonasal-inverted papilloma. Clin Oncol (R Coll Radiol), 2006, 18 (4): 300-305.

52. Oncel S, Cosgul T, Calli A, et al. Evaluation of p53, p63, p21, p27, ki-67 in paranasal sinus squamous cell carcinoma and inverted papilloma. Indian J Otolaryngol Head Neck Surg, 2011, 63 (2): 172-177.

53. Tanvetyanon T, Qin D, Padhya T, et al. Survival outcomes of squamous cell carcinoma arising from sinonasal inverted papilloma: report of 6 cases with systematic review and pooled analysis. Am J Otolaryngol, 2009, 30 (1): 38-43.

54. 于焕新, 刘钢. 鼻内翻乳头状瘤恶变 32 例临床分析. 中华耳鼻咽喉头颈外科杂志, 2013, 48 (12): 1002-1005.

第 5 章　嗅神经母细胞瘤

嗅神经母细胞瘤（esthesioneuroblastoma，ENB）起源于鼻腔顶部的嗅神经上皮，属于神经外胚层恶性肿瘤。1924 年 Berger 等首次以嗅感觉性神经上皮瘤（olfactory esthesioneuroepithelioma）报告此病，由于发病率低，病例数量少，在相当长的时期中，出现了各种描述该疾病的术语，如成嗅神经母细胞瘤、嗅神经上皮瘤、鼻内神经母细胞瘤等。一般认为嗅神经母细胞瘤占所有鼻腔恶性肿瘤的 1%~5%，可发生于任何年龄，其中有两个发病高峰：10~30 岁、50~70 岁，男性的发病率略高于女性，无遗传及种族之间的差异。尽管有文献发现，无论肠道内、外给予亚硝基化合物均可导致啮齿类动物出现嗅神经母细胞瘤，但目前并无详细的病因学报道。

一、组织病理学

嗅神经母细胞瘤作为一种恶性神经外胚叶组织肿瘤，可能起源于嗅膜的神经上皮成分或嗅基板的神经外胚叶成分，但由于其多向分化特性，确切细胞起源一直有争议。目前大多数观点支持嗅神经母细胞瘤起源于嗅神经上皮的基底细胞。

1. 病理形态特征

（1）大体特征：肿瘤组织呈灰红色，富含血管，呈息肉状，质地较软、脆，触之易出血。

（2）镜下特征：细胞形态学上兼具有神经上皮瘤和神经母细胞瘤的特征，且彼此之间可移行分布。多数肿瘤细胞大小形态一致，呈小圆形或小梭形，胞质稀少，核膜不清，具有显著的纤维状和网状背景，与其他神经源性肿瘤相似，可见 Homer-Wright 假菊形团或 Flexner-Wintersteiner 真菊形团（图 5-1）。

（3）免疫组化：神经元特异性烯醇化酶（NSE）阳性是本瘤的主要特征，阳性率可达 100%，但其特异性不强；S-100 蛋白通常在癌巢周边阳性，嗜铬素 A

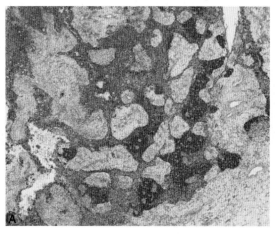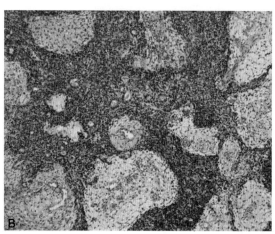

图 5-1　前颅底嗅神经母细胞瘤
A. 肿瘤细胞大小、形态一致，被纤维血管性间质分隔（HE，40×）；B. 肿瘤细胞呈小圆形或短梭形，胞质稀少，核膜不清，可见菊形团结构。间质血管增生明显（HE，100×）

（CgA）、突触素（Syn）和神经丝蛋白（NF）等具有支持诊断的价值，但阳性表达率普遍较低。因此，有人认为解剖学定位和形态学特征仍然是嗅神经母细胞瘤诊断的基础，当组织学上可疑而免疫组化高度提示神经母细胞分化时，则可确立病理诊断。

2. 病理分型与分级

（1）病理分型：Berger 将嗅神经母细胞瘤分为嗅感觉神经上皮瘤型（由真正的玫瑰花状结构和神经元细胞、神经元纤维组成）、嗅感觉细胞瘤型（无真正的玫瑰花状结构）、嗅神经母细胞瘤型（有假玫瑰花状结构及神经母细胞）；Mendeloff 将嗅神经母细胞瘤分为嗅感觉神经细胞瘤（结缔组织及未分化细胞排列呈片状或条索状，偶见假玫瑰花状，相当于 Berger2、3 型，此型有远处转移）、嗅感觉神经上皮瘤型（相当于 Bergerl 型，较少见，虽有复发，但无转移，属于相对良性的肿瘤）。

（2）病理分级：Hyams 分级系统，将嗅神经母细胞瘤分为 4 级：Ⅰ级，小叶细胞结构、分裂指数为零、无核多形性、纤维基质明显、有 Homer-Right 菊形团。没有坏死；Ⅱ级，小叶细胞结构、分裂指数低、核多形性少见、纤维基质明显、有 Ho 嘴 r-Right 菊形团、没有坏死；Ⅲ级，部分小叶细胞结构、分裂指数中等、核多形性中等、纤维基质稀少、有 Flexner 菊形团、有坏死；Ⅳ级，部分小叶细胞结构、分裂指数高、核多形性明显、无纤维基质、无菊形团、坏死区大。Ⅰ级分化最好，Ⅳ级分化最差，该分级更符合临床，对治疗和预后也具有更好的指导意义。

二、临床解剖与分期

嗅神经由上鼻甲上部和鼻中隔上部黏膜内的嗅细胞中枢突聚集成 20 多条嗅丝（即嗅神经），穿筛孔入颅，进入嗅球传导嗅觉。嗅球系端脑的一部分。与嗅神经相关的解剖结构包括上鼻甲和对应的鼻中隔部分、筛窦、筛板和前颅窝。筛窦的外侧壁即为眶内侧壁，仅为一很薄的骨板，又称纸样板。筛窦的顶壁为筛板，与前颅窝相隔，嗅丝由筛板上的筛孔进入颅内。上鼻甲和鼻中隔上部向后与鼻咽顶相连。

1976 年 Kadish 首次对该病分期，后来有些学者将该分期进行了改进，将有颈部淋巴结转移或远处转移的患者定位 D 期，即改良 Kadish 分期，但尽管如此，这两种分期仍不能很好地与预后相结合。Dulguerov 分期可能更为详细，但目前应用较多的仍为 Kadish 分期。

1. Kadish 分期

A 期：肿瘤局限于鼻腔。

B 期：肿瘤局限于鼻腔和副鼻窦。

C 期：肿瘤超出鼻腔和副鼻窦范围，包括筛板、颅底、眼眶、颅内受侵，以及颈部淋巴结转移和远处转移。

2. 改良 Kadish 分期

A 期：肿瘤局限于鼻腔。

B 期：肿瘤局限于鼻腔和副鼻窦。

C 期：肿瘤超出鼻腔和副鼻窦范围，包括筛板、颅底、眼眶、颅内受侵。

D 期：肿瘤发生颈部淋巴结转移或远处转移。

3. Dulguerov 分期

T_1：肿瘤侵及鼻腔和（或）副鼻窦，但筛窦上方和蝶窦未受侵。

T_2：肿瘤侵及蝶窦和（或）筛板。

T_3：肿瘤侵及眼眶或前颅窝，但未侵犯硬脑膜。

T_4：肿瘤累及颅内。

N_0：无区域淋巴结转移。

N_1：有淋巴结转移。

M_0：无远处转移。

M_1：有远处转移。

三、临床表现

嗅神经母细胞瘤起始于鼻腔顶部的嗅神经上皮细胞，发病隐匿，无特异性症状和体征，不易早期发现。因此，该病在诊断时，大多数已属晚期，而且常常已经侵犯邻近器官如鼻腔鼻窦、眼眶、颅底等，引起相关症状。肿瘤侵犯鼻腔可引起鼻腔症状，最为常见的为鼻塞、鼻衄；侵犯眼眶及眶内，可出现眼部症状，如眼痛、溢泪、眼球移位、复视等；侵犯前颅底和颅内，可发生颅内肿瘤相关症状，如头痛、头昏、恶心呕吐等；部分患者可直接出现眼部和颅内病变症状而无鼻腔症状。尽管该肿瘤发生于嗅神经，但嗅觉减退的症状并不是早期和最常见的症状，仅约 20% 伴嗅觉减退。极少数病例出现内分泌异常，主要为抗利尿激素分泌增加和库欣综合征。

嗅神经母细胞瘤的生物学行为可表现为惰性生长，也有高侵袭性生长。因此其病程发展也有较大不同，有些患者肿瘤生长慢，可长时间处于稳定状态；有些则生长迅速，症状发展快。

鼻内镜检查可见位于鼻顶、上鼻甲或鼻中隔后上方息肉样肿物，部分肿物呈结节状，质地偏脆，触之易出血。病变筛窦，并可侵犯上颌窦、眼眶、视神经、颅底及颅内脑组织。

颈部淋巴结转移较多见，就诊时 10%~15% 的病人伴有颈部淋巴结转移，累积颈淋巴结转移率 20%~33%。早期病例一般不超过 10%，但病变至晚期如 Kadish C 期颈部淋巴结转移可高达 30% 以上。累积远地转移率可高达 30%~40%,最常见部位为骨、腹腔内脏器、肺等,少数病人可发生脑、腮腺、前列腺等部位的转移。

四、诊断

1. 影像学检查　所有患者术前均需要影像学检查,MRI 和 CT 可确定肿瘤的大小、侵犯范围以及与周围血管或神经的关系。对于早期前颅底骨质侵犯的诊断,CT 冠状位是目前最准确的方法,而增强扫描及 MRI 检查可显示颅内及眼眶的侵犯范围。由于该病的淋巴结转移和远处转移率高,颈部 B 超或 CT、腹部 B 超、胸部正侧位 X 线片、骨扫描等应作为常规检查。PET-CT 可作为晚期患者的检查手段。

(1) CT 特征:早期表现为鼻腔上部的软组织块影。肿瘤增大可侵犯筛窦、中鼻甲产生骨质破坏,增强扫描后肿瘤强化明显;晚期肿瘤可侵犯蝶窦、上颌窦或对侧鼻腔和筛窦以及颅底和颅内。少数肿瘤所致骨质改变可以不是破坏,而是轻度骨质增生,可能与肿瘤生长缓慢有关。大多数颅外肿瘤密度均匀,有明显均匀强化,少见有坏死、液化、出血、钙化等表现;颅内部分肿块密度欠均匀,增强扫描多有明显不规则的强化(图 5-2)。

(2) MRI 表现:嗅神经母细胞瘤的信号强度无特异性,T_1 加权像信号均匀或不均匀,稍低信号或等信号,与肌肉信号相近,但其信号强度不如肌肉和感染性黏膜病变那样均匀一致,其内可见囊变、钙化及血管流空信号;T_2 或 T_2 加脂肪抑制序列肿瘤表现为稍高信号或等信号,其信号强度高于肌肉而低于炎性病变,其内囊变呈更高信号,钙化呈无信号。注射 Gd-DTPA 造影剂后,肿瘤表现为中等或明显均匀或不均匀强化,囊变及钙化区不强化(图 5-3)。

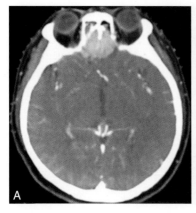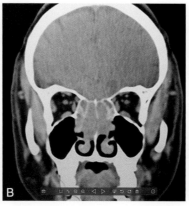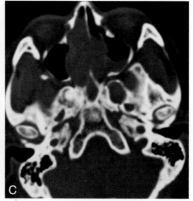

图 5-2　鼻腔前颅底嗅神经母细胞瘤
A. 轴位增强 CT 示肿瘤均匀强化;B. 冠状位平扫 CT 示肿瘤从鼻腔侵犯前颅底;C. 轴位 CT 骨窗位示鼻腔骨质改变

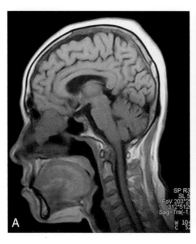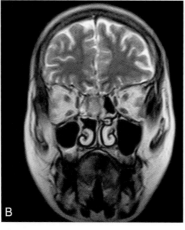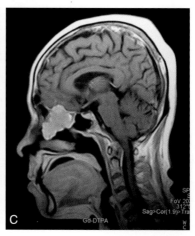

图 5-3　鼻腔前颅底嗅神经母细胞瘤
A. 矢状位 MRI 平扫 T_1 像示肿瘤为等信号,从鼻腔突破前颅底向颅内生长;B. 冠状位 MRI 示肿瘤稍长信号;C. 矢状位 MRI 增强示肿瘤均匀强化鼻腔骨质改变

2. 诊断与鉴别诊断　患者有鼻塞、鼻出血病史,影像学检查见以鼻腔筛窦为中心的位于前颅底的颅内外沟通的肿瘤,应考虑该病的存在。同时需要与鼻腔息肉、内翻乳头状瘤、鼻腔纤维血管瘤、嗅沟脑膜瘤、软骨肉瘤以及鼻腔鼻窦癌相鉴别。其中,鼻息肉病灶小且呈膨胀性生长;鼻咽纤维血管瘤多发生于后鼻孔区、翼腭窝、颞下窝,边界清楚;嗅沟脑膜瘤肿瘤圆形或椭圆形,以广基与颅底相连,边界清晰,注射造影剂后均匀明显强化,少有骨质破坏;软骨肉瘤常有钙化或肿瘤骨形成;鼻腔鼻窦癌为侵犯前颅底的最常见的恶性肿瘤,其中腺样囊性癌沿神经血管束扩散,酷似嗅神经母细胞瘤,但大多数肿瘤中心位于上颌窦,不规则强化伴中央坏死,肿瘤钙化罕见。当然,最终明确诊断依靠组织学检查。

3. 组织活检　随着肿瘤综合治疗的发展,治疗前的确诊是必要的。对于该肿瘤的确诊,需要活体组织检查。鼻内镜下活检是简便有效的确诊方式。活检时应注意以下几点:①取材深度:肿瘤位于上鼻腔和筛窦,取材时应注意上鼻甲的干扰,咬取有效的肿瘤组织;②组织量:该肿瘤血供较丰富,所取组织量以可供诊断即可,不宜过多切除,既达不到根治目的,又增加不必要的创伤和出血,甚至增加扩散的风险。

五、治疗

嗅神经母细胞瘤是一种少见的肿瘤,对该肿瘤的理想治疗方式仍处于探索阶段。大多数作者主张手术及手术后放疗;Skolnik 认为手术后复发及不能手术者可以放疗;Elkon 及 Milion 认为 A/B 期,手术或放疗均可,C 期应手术结合放疗;Urdaneta 及 Wade 认为手术及术后放疗为最好的治疗选择。中国医学科学院肿瘤医院主张,肿瘤较小、手术可以安全切除者可以先手术,术后放疗;肿瘤较大、累及颅内者可以先放疗,肿瘤显著缩小后再行手术。

1. 外科手术　包括经鼻腔内镜下手术、鼻侧壁切口、经额开颅手术和颅面联合手术。

(1) 经鼻腔内镜下手术:适用于局限于鼻腔和副鼻窦的病变。创伤小,术后恢复快。如肿瘤侵及或已接近筛板,应切除筛板。

(2) 鼻侧壁切口肿瘤切除术:适用于 A 期、B 期和颅内少许侵犯的 C 期患者。优点是在直视下手术,手术安全界较明确,对于少许颅内侵犯的肿瘤,颅内切除的效果与颅面联合手术相当,但创伤较小。

(3) 颅面联合手术:适应于有颅内侵犯的 C 期患者。术野显露好,做到整块切除肿瘤并能获得足够的切缘,手术的根治性好。

(4) 经额开颅手术:适用于肿瘤主体位于颅内的肿瘤。

对于伴有颈部淋巴结转移的患者,应同期行颈淋巴结清扫术,但不主张做预防性的颈部淋巴结治疗。

单纯应用外科手术有较高的复发率,但在嗅神经母细胞瘤的综合治疗中,含手术治疗的方案明显好于不含手术的方案,说明手术治疗在 ENB 的治疗中占有重要的地位。

2. 放射治疗　嗅神经母细胞瘤对放疗有较好的敏感性,但考虑该肿瘤的解剖位置,周围邻近脑组织、视交叉、眼球等重要组织器官,应严格控制放疗范围和剂量。适形调强放疗对保护周围正常组织有优势。单纯高剂量根治性放疗(DT60-70Gy)可获得达到 66.7% 的较好局部控制率,但高剂量放疗导致的远期不良反应严重降低了患者的生活质量,如失明、脑软化、副鼻窦炎等。挽救手术的并发症也会严重影响患者的生活质量,如面部伤口不愈合等。因该病在 20 岁左右是一个高发期,年轻患者的高剂量放疗对患者的远期影响更大,应在该病的治疗中予以重视。

3. 化学治疗　嗅神经母细胞瘤对化疗也有较好的敏感性,主要用于姑息性治疗,也有尝试新辅助化疗和同步放化疗等。主要药物包括铂类、环磷酰胺、依托泊苷等,疗效可达到 PR,少数 CR,但缓解期短,能否提高患者的生存率和生存期还有待探讨。

4. 综合治疗　单纯手术有较高的复发率,需要结合放疗。对于早期病变,外科手术在不造成较大创伤可完全切除肿瘤的,可以先手术,术后放疗,放疗剂量 60GY,对患者生活质量影响相对小。对于肿瘤较大的患者,因放疗可使肿瘤显著缩小,建议采用术前放疗,剂量 50~60GY,再行手术。术前放疗可以减小手术创伤,提高患者生活质量。如果术前放疗后肿瘤缩小至仅局限于鼻腔或已无明显肿瘤,仍建议结合手术,如鼻侧切开鼻侧壁及筛窦切除或内镜下手术,疗效优于高剂量根治性放疗,且对患者造成的远期损伤小。

高黎、罗京伟等报道中国医学科学院肿瘤医院 1979—2014 年的 112 例嗅神经母细胞瘤综合治疗结果,5 年总生存率及无进展生存率略优于国外早年较大样本回顾分析;不同治疗方式中,单纯化疗效果最差,综合治疗疗效最好,在综合治疗中术前放疗 +

手术的 5 年总生存率、无进展生存率(91%,82%)比手术 + 术后放疗(80%,66%)高。推荐嗅神经母细胞瘤治疗模式为放疗 + 手术方案。

六、预后

嗅神经母细胞瘤的发病率低,文献报道的病例数量均不多,且治疗方法不统一,因此预后分析仍需讨论。早期患者(A+B)的预后好,5 年生存率可达90%,但晚期(C)预后差,5 年生存率 30%~40%;年龄为影响预后的因素,年轻患者易发生转移,预后较差,考虑存在肿瘤分化的问题。局部复发和远处转移是该病的主要死亡原因,尽管淋巴结转移被认为是影响预后的因素,但很少成为直接致死原因。

治疗方式直接影响预后。颅面联合入路改善了手术切除的彻底性,提高了生存率。单一方法治疗的复发率高,综合治疗被越来越重视。手术加术后放疗获得了很好的疗效,但术前放疗在提高局部控制率的同时,还减小了手术创伤。

（刘文胜）

参考文献

1. Berger L,Luc R,Richard D. L'Esthesioneuroepitheliome olfactif. Bull Assoc Fr Etude Cancer,1924,13:410-421.

2. Broich G,Pagliari A,Ottaviani F. Esthesioneuroblastoma:a general review of the cases published since the discovery of the tumour in 1924. Anticancer Res,1997,17:2683-2706.

3. Simon JH,Zhen W,McCulloch TM,et al. Esthesioneuroblastoma:the University of Iowa experience 1978-1998. Laryngoscope,2001,111:488-493.

4. Dulguerov P,Allal AS,Calcaterra TC. Esthesioneuroblastoma:a meta-analysis and review. Lancet Oncol,2001,2(11):683-690.

5. Carney ME,O'Reilly RC,Sholevar B,et al. Expression of the human Achaete-scute 1 gene in olfactoryneuroblastoma(esthesioneuroblastoma). J Neurooncol,1995,26(1):35-43.

6. 黄文亭,杨琳,薛新华,等.嗅神经母细胞瘤的临床病理学特征及其与小细胞癌的鉴别诊断.临床与实验病理学杂志,2008,24(4):391-394.

7. Mahooti S,Wakely PE. Cytopathologic features of olfactory neuroblastoma. Cancer,2006,108:86-92.

8. 刘复生,刘彤华.肿瘤病理学.北京:北京医科大学、中国协和医科大学联合出版社,1997:322-325.

9. Hyams VJ,Batsakis JG,Michaels L(US)AFIOP.Tumors of the upper respiratory tract and ear.Armed Forces Institute of Pathology,1988.

10. Miyamoto RC,Gleich LL,Biddinger PW,et al. Esthesioneuroblastoma and sinonasal undifferentiated carcinoma:impact of histological grading and clinical staging on survival and prognosis. Laryngoscope,2000,110:1262-1265.

11. Bradley PJ,Jones NS,Robertson I,et al. Diagnosis and management of esthesioneuroblastoma. Curr Opin Otolaryngol Head Neck Surg,2003,11:112-118.

12. Iezzoni JC,Mills SE. "Undifferentiated" small round cell tumors of the sinonasal tract:differential diagnosis update. Am J Clin Pathol,2005,124(Suppl):S110-121.

13. Faragalla H,Weinreb I. Olfactory neuroblastoma:a review and update. Adv Anat Pathol,2009,16(5):322-331.

14. Kadish S,Goodman M,Wang CC. Olfactory neuroblastoma. A clinical analysis of 17 cases. Cancer,1976,37(3):1571-1576.

15. Morita A,Ebersold MJ,Olsen KD,et al. Esthesioneuroblastoma:prognosis and management. Neurosurgery,1993,32(5):706-714[discussion:14-15].

16. Dulguerov P,Calcaterra T. Esthesioneuroblastoma:the UCLA experience 1970-1990. Laryngoscope,1992,102(8):843-849.

17. McLean JN,Nunley SR,Klass C,et al. Combined modality therapy of esthesioneuroblastoma. Otolaryngol Head Neck Surg,2007,136:998-1002.

18. Diaz EM,Johnigan RH,Pero C,et al. Olfactory neuroblastoma:the 22-year experience at one comprehensive cancer center. Head Neck,2005,27:138-149.

19. Bachar G,Goldstein DP,Shah M,et al. Esthesioneuroblastoma:The Princess Margaret Hospital experience. Head Neck,2008,30(12):1607-1614.

20. 刘文胜,唐平章,徐国镇.嗅神经母细胞瘤 34 例临床治疗经验.中华耳鼻咽喉科杂志,2004,39:328-332.

21. Plasencia Y L,Cortes M B,Arencibia D M,et al. Esthesioneuroblastoma recurrence presenting as a syndrome of inappropriate antidiuretic hormone secretion.Head Neck,2006,28(12):1142-1146.

22. Kanuo K,Morokuma Y,Tateno T,et al.Olfactory neuroblastoma causing ectopic ACTH syndrome.Endocr J,2005,52(6):675-681.

23. 钱海鹏,万经海,李学记,等.Kadish C 期嗅神经母细胞瘤的综合治疗.中华神经外科杂志,2013,29(8):769-773.

24. Mahooti S,Wakely PE. Cytopathologic features of olfactory neuroblastoma. Cancer,2006,108:86-92.

25. Davis RE,Weissler MC. Esthesioneuroblastoma and neck metastasis. Head Neck,1992,14:477-482.

26. 赵路军,高黎,徐国镇,等.嗅神经母细胞瘤的预后因素和治疗结果分析.中华肿瘤杂志,2005,27:561-564.

27. Loevner LA,Sonners AI. Imaging of neoplasms of the paranasal sinuses. Magn Reson Imaging Clin N Am,2002,10:467-493.

28. Kim DW,Jo YH,Kim JH,et al. Neoadjuvant etoposide,

ifosfamide, and cisplatin for the treatment of olfactory neuroblastoma. Cancer, 2004, 101 (10): 2257-2260.

29. Sohrabi S, Drabick JJ, Crist H, et al. Neoadjuvant concurrent chemoradiation for advanced esthesioneuroblastoma: a case series and review of the literature. J Clin Oncol, 2011, 29 (13): e358-361.

30. Silva EG, Butler JJ, Mackay B, et al. Neuroblastoma and neuroendocrine carcinoma of the nasal cavity: a proposed new classification. Cancer, 1982, 50: 2388-2405.

31. WardPD, HethJA, ThompsonBG, et al. Esthesioneuroblastoma: results and outcomes of a single Institution's experience. Skull Base, 2009, 19 (2): 133-140.

32. 尹珍珍, 高黎, 罗京伟, 等. 嗅神经母细胞瘤综合治疗疗效及失败模式分析. 中华放射肿瘤学杂志, 2015, 24 (5): 534-539.

第6章 头颈颅底肉瘤

肉瘤是一类相对少见,解剖和组织学多种多样的肿瘤。它们都是间叶组织来源的肿瘤。尽管人体软组织占体重的75%,软组织肉瘤却少见。肉瘤仅占成人恶性肿瘤的1%,儿童的15%。头颈颅底肉瘤约占全部肉瘤的2%~15%,约占头颈部恶性肿瘤的1%。免疫组化及肿瘤分子标志物的使用进一步提高了我们对肉瘤更细分类的能力,但有一些仍无法分类。

恶性纤维组织细胞瘤、骨肉瘤、横纹肌肉瘤、血管肉瘤、滑膜肉瘤和尤文肉瘤都被认为是高级别肿瘤。而隆突性皮肤纤维肉瘤、非典型脂肪瘤和硬纤维瘤大部分都是低级别肿瘤。软骨肉瘤、脂肪肉瘤、平滑肌肉瘤、神经源性肉瘤需根据具体情况分级。已经表明,肿瘤的分级、深度和大小是决定预后的重要因素。

第一节 概述

一、病因

遗传和环境因素有助于肉瘤的发生发展。几种遗传性疾病与患肉瘤的概率增加相关联,Li-Fraumeni综合征是涉及p53抑癌基因突变的常染色体显性遗传病,患者可能患乳腺癌,软组织肉瘤,中枢神经系统的恶性肿瘤,白血病,或肾上腺皮质癌。Rb1是一个抑癌基因,其突变会导致具有遗传性的视网膜母细胞瘤病,还可导致软组织肉瘤。神经纤维瘤病Ⅰ型与小儿横纹肌肉瘤、脂肪肉瘤、纤维肉瘤的发病率上升有关。其他遗传性疾病,包括Gardner综合征,痣样基底细胞癌综合征和Werner综合征,也被认为与肉瘤有关。除此之外,一些环境因素导致肉瘤发展。几个大样本的研究表明,头颈部的放疗可能诱导肉瘤的产生。台湾一个研究对鼻咽癌患者进行放疗后随访,患者放疗后可能出现恶性纤维组织细胞瘤,15年的恶性纤维组织细胞瘤累积发病率为2.2%。环境和遗传因素之间的相互作用可能导致头颈颅底肉瘤的发生。

放疗引起的肉瘤倾向发生在放射区域边缘,确定放疗导致的肉瘤需要以下条件:首先必须有头颈部放疗史,新出现的肿瘤位于原放疗部位,原发病灶和继发肿瘤的病理必须不同,且新肿瘤产生一般需5年或更长时间。据估计,头颈部放射治疗后,存活超过5年的病人中放疗诱导肉瘤的发病率为0.03%~2.2%。放疗诱导肉瘤的阈剂量不详,风险的增加似乎与放疗剂量的增加有关。放疗诱导的肉瘤5年总生存率为10%~30%。

二、临床表现

大多数头颈颅底肉瘤的症状和体征没有明显特异性,主要表现为无痛性肿块。肿瘤部位不同,患者的症状也不相同。肿瘤在鼻窦鼻道和前颅底可能会出现鼻塞、鼻出血、眼球突出、复视;肿瘤位于耳部和侧颅底时可表现为听力下降、眩晕、耳鸣或面瘫;肿瘤位于颌骨可出现牙齿疼痛、牙齿松动等;颈部的肿瘤可引起吞咽困难、声音嘶哑、呼吸困难等。肿瘤累及颅内可有头痛、头晕、恶心、呕吐等症状;若发生肺部、颅内等处的转移,可产生相应症状。体格检查通常显示头颈部皮下或呼吸道黏膜下的包块,可能导致相邻结构的变形或破坏。肿瘤位于皮肤还是在黏膜下,可作为临床上头颈部肉瘤与鳞状细胞癌区分的一个方法。

三、检查与诊断

大部分头颈颅底肉瘤影像学检查具有软组织肿

瘤的一般影像学表现,缺乏特异性。CT 和 MRI 是常用的检查方法,CT 能清楚、准确地展示肿瘤有无钙化及周围骨性结构的改变。MRI 对骨质和骨膜的显示远不如 CT,但 MRI 提供了更好的软组织的分辨率,显示神经周围侵犯情况,硬脑膜、脑组织受累等情况,MRI 也是监测肿瘤复发的重要影像检查方法。必要时行全脑血管造影或 MRV 了解肿瘤血供及周围血管情况。PET-CT 检查已被用于临床肿瘤分期、治疗监测和评估预后,它被发现在评估较常见头颈部肿瘤方面例如鳞状细胞癌、淋巴瘤和唾液腺癌优于常规影像检查,PET-CT 检查为头颈部复杂肿瘤如黑色素瘤、基底细胞癌、嗅神经母细胞瘤和肉瘤分级也可能优于常规检查。

头颈颅底肉瘤治疗前应先活检以明确诊断和分期,确诊需病理诊断。在头部和颈部的肉瘤,经黏膜活检适合病变在鼻窦和上呼吸消化道。使用内镜也可以从这些部位获得组织,注意活检时不要污染周围的区域组织。肉瘤确诊之后,应检查有无远处转移。高危肉瘤患者为:肿瘤高度恶性,位置深在,肿瘤较大,局部复发或切缘阳性。肉瘤最常转移到肺部,高危患者应行胸部 CT 除外肺部转移。

四、手术治疗

手术治疗是原发性肉瘤主要的治疗手段,手术可能涉及神经外科、耳鼻咽喉头颈外科、眼科、口腔科等多个学科;同时,肉瘤为恶性肿瘤,多需辅以放、化疗等,因此头颈颅底肉瘤应采取多学科综合治疗。我们主张在治疗前应行多学科评估,重点明确术前是否需放化疗和制定手术及术后综合治疗方案。当肿瘤较大、侵及关键部位(海绵窦、视交叉、颈内动脉等)或术后可能迅速复发,可考虑术前放化疗,以期缩小肿瘤体积再行手术。手术治疗应多学科合作一期根治性切除肿瘤,遵循无瘤原则,尽量做到切缘阴性。术后根据病理、切除情况等决定是否辅助放化疗。

手术治疗上要求尽可能全切,并切除穿刺活检的隧道,但很少需要淋巴结清扫术。肿瘤外科手术的原则是尽量完整游离、切除肿瘤,避免肿瘤暴露及破裂,否则增加术后局部复发风险。对于四肢的软组织肉瘤,手术原则是将肿瘤连同周围 1~2cm 正常组织完整切除并获得切缘阴性,而头颈颅底肉瘤,当涉及重要血管、神经,周围切除范围可适当减小。切除方法:根据肿瘤的位置选择相应的手术入路,充分显露肿瘤。若肿瘤侵犯硬脑膜、颅内,要在肿瘤周围约 0.3~0.5cm 处切除肿瘤,然后向外切除硬脑膜边

缘(切缘),将切缘送术中冰冻病理检查,确保冰冻病理结果为无肿瘤细胞浸润后,再缝合硬脑膜,若某处冰冻结果提示有肿瘤细胞,则沿边缘扩大切除后,再取边缘硬脑膜送冰冻病理,直到切缘无肿瘤时再修补硬脑膜。用同样的方法处理鼻腔、面部切缘。颅底骨质无法行冰冻病理检查,因此应尽量扩大切除范围,可距肿瘤 0.5cm 磨开颅底骨质。肿瘤的广泛切除达到切缘阴性是肉瘤的主要治疗手段,但头颈颅底解剖结构复杂,涉及眼球、视神经、颈内动脉、海绵窦等重要组织结构会影响手术全切。在肿瘤累及颈内动脉的情况下,可行颈内动脉的球囊阻塞试验,必要时进行术中脑神经电生理监测。这些重要结构如有损伤可能导致严重并发症甚至危及生命,故应尽量避免损伤此类结构。

涉及颅底的手术可能导致颅底缺损,应根据缺损的部位、大小等情况妥善修复颅底。经鼻腔或经面部入路切除肿瘤,颅底缺损一般较小,可用脂肪填塞、鼻中隔黏膜瓣覆盖外加碘仿纱条填塞支撑;开颅手术切除肿瘤颅底缺损往往较大,一般选取颞肌筋膜或腿部阔筋膜修补缺损的硬脑膜,做到脑脊液不能流出。外面用带蒂额部骨膜瓣覆盖,再经鼻腔填塞碘仿纱条支撑,妥善固定。当大型复杂颅底缺损,局部组织瓣缺失,邻近组织瓣不合适(如长度受限)时,或需三维重建口鼻腔及面部外观时,先修补硬脑膜,然后可用游离带蒂组织瓣修复面部缺损。局部复发仍然是巨大的问题,头颈部所有肉瘤的局部复发率为 14%~48%,使得如何进行综合治疗方案至关重要。

侵犯颅底颅内的肉瘤术后脑神经功能障碍较为常见,因此术中应该避免对可能损伤的神经、脑组织过度牵拉,对难以避免的损伤术后早期治疗。大部分神经功能障碍术后可自行缓慢恢复。如果出现脑脊液漏的症状,及时给予抗生素治疗,腰椎穿刺 - 腰大池置管引流是治疗脑脊液漏有效的手段。眼睑闭合不全者需将眼睑闭合固定,并适当滴眼药水。对于有严重吞咽功能障碍的患者,应该禁止经口饮食,置胃管鼻饲营养。如有明显的咳痰无力症状,考虑行气管切开术,这样有利于气道护理,减少肺部感染。

五、放疗

合理地应用放射治疗可减少肿瘤的局部复发。NCCN 指南推荐对高度恶性,或者低度恶性但肿瘤 >5cm,或切缘阳性者进行辅助放疗。初次手术不规范或术后出现复发者也应该进行辅助放疗。术后放疗可能出现迟发的并发症,如淋巴水肿、纤维化和瘢

痕形成。头颈部肉瘤放疗有效的证据要比四肢肉瘤的少，加利福尼亚大学的 Tran 等人报道，头颈部肉瘤单纯手术的局部控制率为 52%，相比之下手术联合放疗的局部控制率为 90%。另一项研究显示头颈部肉瘤患者手术切缘阴性或有肿瘤残余，再加上辅助放疗后的局部复发率类似，分别为 26% 和 30%。

高级别肉瘤患者，或仅能部分切除的患者，可以考虑术前放疗（新辅助放疗）。它的优点是可以缩小或控制肿瘤体积；在手术难以切除或达到的区域，特别是在颅底，放疗范围和剂量比术后放疗更小；另外可以减少对重要组织结构的损伤，如眼球、视神经、视交叉、脑干等。术前放疗也可使放疗科医生和外科医生合作讨论整体治疗方案，最大限度地提高疗效。然而，术前放疗也可能破坏原有正常组织、结构的功能、性质，导致术中易出血、肿瘤粘连，术后切口不易愈合甚至颅底脑脊液漏等。因此，术前放疗应个体化、综合考虑。

六、化疗

由于缺乏化疗能改善总生存的一类证据，化疗在肉瘤中的作用一直存在争议。在已有转移或不可切除的肉瘤中，化疗可使部分患者获益。横纹肌肉瘤、尤文肉瘤、滑膜肉瘤、血管肉瘤等，对化疗相对敏感。新辅助化疗近年来越来越得到重视，通过术前的化疗来减小或控制肿瘤体积，以利于手术，但可能导致局部手术并发症的增多，甚至出现肿瘤进展而延误手术时机。最常用的化疗药是异环磷酰胺和阿霉素。肿瘤恶性程度高且无法全切的病人预后最差，目前认为

治疗上建议辅助单独放疗或联合化疗。当患者有转移的高风险及肿瘤切缘阳性时，也建议辅助化疗。

第二节 常见头颈颅底肉瘤

一、恶性纤维组织细胞瘤

恶性纤维组织细胞瘤（malignant fibrous histiocytoma，简称恶纤组）是目前头颈部最常见的软组织肉瘤之一。其特征是肿瘤细胞呈席纹状（storiform）或车轮状（cartulieed）排列形式，主要发生在四肢和腹膜后，为未分化的高级别多形性肉瘤。恶纤组的组织病理学分类主要包括：多形性恶性纤维组织细胞瘤 / 未分化高级别多形性肉瘤、巨细胞恶性纤维组织细胞瘤 / 伴有巨细胞的未分化多形性肉瘤、炎症性恶性纤维组织细胞瘤 / 伴有明显炎症反应的未分化多形性肉瘤（图 6-1）。

3%~10% 的恶纤组位于头颈部，主要分布在鼻腔鼻窦。主要发病年龄在 50~70 岁，占头颈部所有肉瘤的 40%，男女比例为 2：1，女性发病年龄一般较男性早将近 10 岁。恶纤组是放疗诱发的最常见的肉瘤之一，约占总体放疗诱发肉瘤的 50%，其影像学表现缺乏特异性。MRI 显示软组织肿块更为清楚，大多呈分叶状，边界不清（图 6-2，图 6-3）。

手术是恶纤组的主要治疗方法，辅助治疗有化疗和放疗。恶纤组的特点是局部复发，很少转移至局部淋巴结。手术治疗上要求尽量做到切缘阴性，当然有时由于头颈部重要解剖结构的限制，难以做

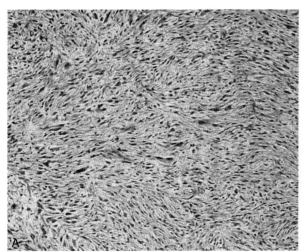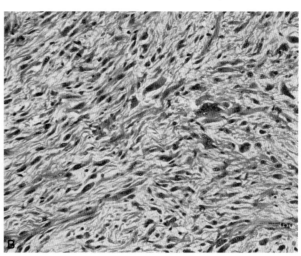

图 6-1　左颞窝恶性纤维组织细胞瘤
A. 梭形肿瘤细胞呈车辐状排列，大小、形状不等，异型性明显（HE，100×）；B. 图中示瘤巨细胞及核分裂像（HE，200×）

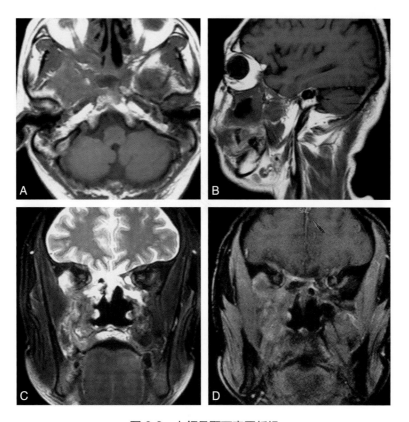

图 6-2 上颌骨颞下窝恶纤组

A、B.肿瘤呈等及长 T_1 信号,边界不清;C.稍长及混杂 T_2 信号,信号不均匀;D.轻度较均匀强化

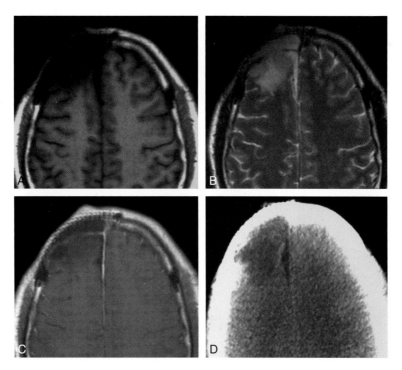

图 6-3 右侧额部皮下恶纤组,既往有右侧额叶星形细胞瘤术后放疗后 6 年病史

A.肿瘤位于右侧额部近中线皮下及钛网下,硬膜外,长 T_1 信号;B.稍长 T_2 信号,边界尚清;C.增强扫描后无强化;D.CT 上肿瘤为等信号

到,但术前制定好手术方案是肿瘤根治和手术部位缺损重建所必需的。

若手术切缘阳性,局部复发和远处转移风险增加,提示了化疗的必要性。但鉴于这种疾病少见,尚没有一种最佳的化疗方案。1/3 的病人出现远处转移,主要为肺、淋巴结、肝和骨骼。恶纤组的 5 年总生存率为 55%,主要的不良预后影响因素有切缘阳性,肿瘤位置较深,肿瘤大小超过 5cm,以及肿瘤恶性程度高。

二、脂肪肉瘤

脂肪肉瘤占软组织肉瘤的 17%~30%,但在头颈部少见,大约 2%~9% 出现在头颈部,其他发病部位主要在四肢软组织和腹膜后。其特征是瘤细胞向脂肪母细胞分化,瘤内存在不同分化阶段的非典型性脂肪母细胞。男性发病比例更高,病因包括 NF-1 基因改变,创伤和辐射等。病理包括高分化型、去分化型、黏液型、多形性和混合型脂肪肉瘤(图 6-4)。

脂肪肉瘤影像学上表现无明显特异性,主要为边界不清、大小不一、信号强度不均的软组织肿块。

治疗上以手术为主。头颈颅底肉瘤因重要组织结构限制,肿瘤位置深,不易全切,易出现局部复发,术后可辅助放疗、化疗。放疗可改善局部复发,但它可能对总生存期无影响。辅助放疗可应用于高级别肿瘤,肿瘤较大和切缘阳性时。

预后由肿瘤类型、级别、大小和解剖位置等决定。已经较明确的是位于头颈部的脂肪肉瘤较其他部位预后好,可能的原因有头颈部的脂肪肉瘤恶性程度较低,发病年龄较年轻,更能耐受全面的综合治

疗等。伦敦皇家马斯医院的一项包含 76 例患者的研究结果显示预后主要决定因素是病理分级,五年生存率分化良好的为 100%,黏液型为 73%,多形性为 42%,混合型为 0%。混合型和多形性脂肪肉瘤可能转移到肺部,建议每年进行肺部检查。

三、横纹肌肉瘤

横纹肌肉瘤(rhabdomyosarcoma)是小儿常见恶性肿瘤,占小儿实体瘤的 8%~10%,超过 50% 的患者年龄小于 10 岁。肿瘤恶性程度较高,发展快,临床表现为很强的局部浸润性生长,早期经血液和淋巴转移,预后差。

横纹肌肉瘤分为胚胎性横纹肌肉瘤、腺泡状横纹肌肉瘤和多形性横纹肌肉瘤,HE 染色在光学显微镜下观察横纹肌肉瘤细胞,有时可因细胞分化低及横纹未形成等原因而难以确诊,免疫组织化学染色方法是确诊横纹肌肉症状瘤的可靠方法。免疫组织化学检查中 Myoglobin 呈阳性(图 6-5)。

根据肿瘤部位不同症状也有所区别。最常见于脑膜旁,侵犯脑神经者多为面神经和舌下神经受累。其次为眼眶,表现为眼眶周围生长迅速的无痛性肿块,可引起眼球突出、视力下降、复视等。若发生于中耳者常出现耳漏、外耳道肿瘤和传导性聋,有时伴面瘫。发生于鼻咽、鼻窦处可有鼻塞、流涕及眼球突出等症状。

横纹肌肉瘤影像学无明显特异性,CT、MRI 可显示病灶位置、大小及其侵犯的范围(图 6-6),确诊则依靠病理诊断,故对于临床疑似病例应及早进行病理活检。

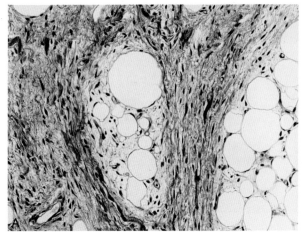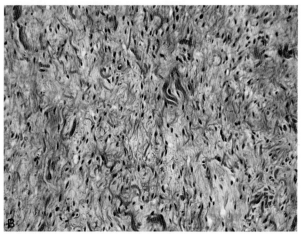

图 6-4　脂肪肉瘤

A. 肿瘤内部分区域可见梭形细胞成分,细胞轻度异型(HE,200×);B. 肿瘤内部分可见纤细的血管网及黏液样基质,脂肪细胞大小不等,其中见散在分布的脂肪母细胞(HE,200×)

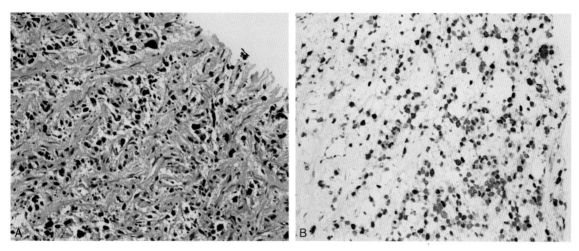

图 6-5　左颞下窝横纹肌肉瘤

A. 瘤细胞被不规则形纤维隔分隔成腺泡状,细胞大小不一,胞浆少而境界不清(HE,200×);B. Myo D1 染色,呈细胞核强阳性着色(Ventana 一步法,200×)

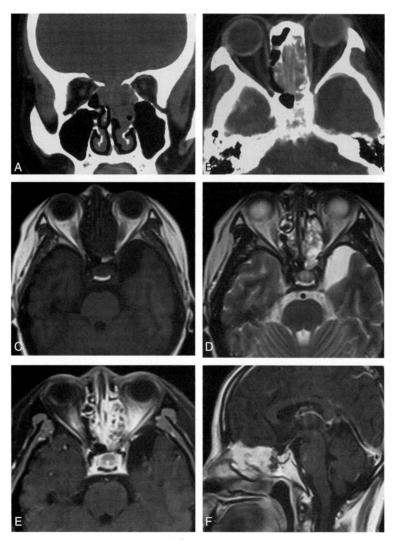

图 6-6　筛窦、前颅底横纹肌肉瘤

A. 术前平扫 CT 示肿瘤等密度,周围骨质破坏;B. 增强 CT 示明显不均匀强化;C. 磁共振 T_1 像为低信号;D. 磁共振 T_2 像为高低混杂信号;E、F. 增强磁共振显示肿瘤不均匀强化,边界欠清

对于不能手术的横纹肌肉瘤患者其预后极差，因此治疗上强调在手术治疗的基础上辅助合理的综合治疗。横纹肌肉瘤早期诊断和临床分期非常重要，直接关系到临床治疗方案的制订及治疗效果。通常采用美国横纹肌肉瘤研究协作组（Intergrou Rhabdomyosarcoma Study）临床分期法：Ⅰ期：肿瘤局限，完全切除，区域淋巴结未累及。Ⅱ期：肿瘤局限，肉眼下完全切除，有或无镜下残留。Ⅲ期：未完全切除或仅行活检，原发灶或区域淋巴结有镜下残留。Ⅳ期：诊断时已有远处转移。治疗上Ⅰ、Ⅱ期患者应尽量全切肿瘤，做到手术切缘阴性。Ⅲ期患者应先行放疗后手术切除，再辅以全身化疗。Ⅳ期患者应以化疗和放疗为主，若肿瘤伴有颈部淋巴结转移，应行肿瘤切除及颈淋巴结清扫术。横纹肌肉瘤是所有软组织肉瘤中化疗最敏感的，其生存率的提高与化

疗方案的选择有关。横纹肌肉瘤对放疗敏感，应根据年龄、部位及分期选择放疗方案。放疗后肿瘤可缩小或消失，但极易复发，因此应定期复查。

成人横纹肌肉瘤患者预后差，5 年生存率约为30%。女性可能在治疗效果和总生存期上稍佳。

四、纤维肉瘤

纤维肉瘤是由成纤维细胞和胶原纤维形成的恶性肿瘤，是较常见的软组织肉瘤。可发生在损伤，烧伤瘢痕，骨髓炎瘘管、窦道，或放射治疗后，10% 的患者有放射暴露史。纤维肉瘤发病年龄为 40~60 岁，肿瘤生长缓慢，最常见的表现为无痛性肿块。

纤维肉瘤显微镜下主要为束状排列的梭形细胞，大小形状较一致，胞质量少，胞膜界限不清，被平行排列的胶原纤维所分隔（图 6-7）。

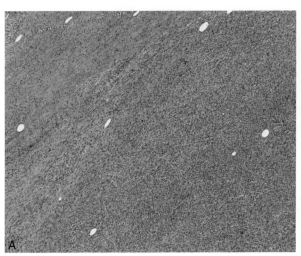 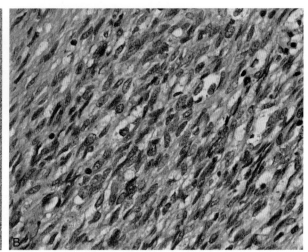

图 6-7　右颈静脉孔纤维肉瘤

A. 肿瘤细胞丰富，排列呈束状，并交叉排列成鲱鱼骨样结构（HE，40×）；B. 肿瘤细胞异型明显，核大深染，染色质粗糙（HE，400×）

颅底纤维肉瘤在影像学上无明显特异性，MRI 上提示 T_1WI 或 T_2WI 信号均匀或不均匀，CT 示实性肿物（图 6-8，图 6-9）。

治疗上以手术切除为主。当患者的肿瘤恶性程度低和足够大的手术切缘时，单纯手术是足够的。通常认为纤维肉瘤对放疗、化疗不敏感。当肿瘤为高级别或手术切缘阳性时可考虑接受辅助放疗。肿瘤可能复发和转移，一般转移的部位为肺、骨骼、肝脏等，因此建议性胸腹部 CT 及骨扫描检查。

肿瘤分级是最重要的预后因素，其次是肿瘤大小和手术切缘情况。现在纤维肉瘤预后比其他肉瘤有所改善，5 年生存率最高可达 82%。

五、血管肉瘤

血管肉瘤也称恶性血管内皮瘤，是由血管内皮细胞或向血管内皮细胞方向分化的间叶细胞发生的高度恶性肿瘤，是头颈部癌症治疗上最具挑战性的肿瘤之一，主要出现在老年患者（85% 的患者大于60 岁），男性为女性的两倍。临床症状主要为皮下包块，其他有发痒、出血和疼痛等。

血管肉瘤在显微镜下显示有大量不规则的肿瘤性血管组成，血管管腔大小不一，相互吻合成血管网络。与正常血管不同的是，这些血管形状不规则，通过血窦结构相互连通，并破坏浸润周围组织（图 6-10）。

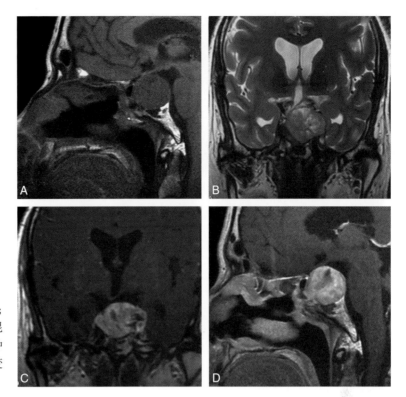

图 6-8　鞍区纤维肉瘤
A. 磁共振 T_1 序列上肿瘤呈等信号；
B. 磁共振 T_2 序列肿瘤呈高、等混杂信号；C、D. 磁共振增强扫描后肿瘤明显强化，其内可见低信号囊变坏死

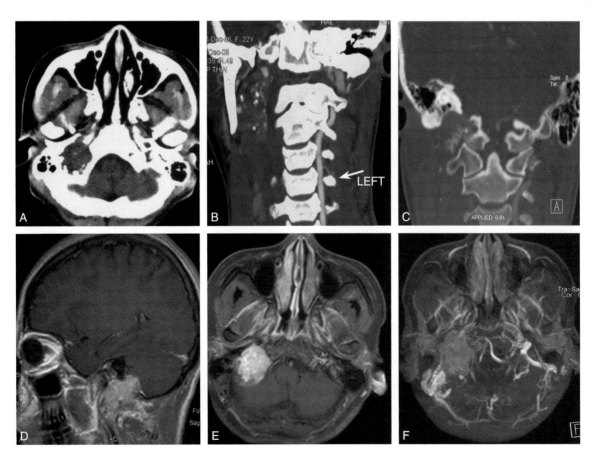

图 6-9　右侧颈静脉孔区纤维肉瘤
A~C. CT 平扫示右侧颈静脉孔区等密度肿瘤，颈静脉孔扩大，骨质破坏，肿瘤内部可见点状高密度；D~F. 增强磁共振扫描后肿瘤明显强化

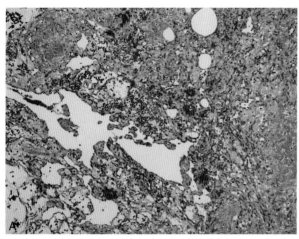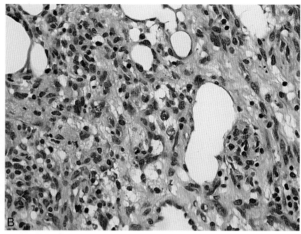

图 6-10　下咽血管肉瘤

A. 肿瘤性的血管形态不规则，浸润破坏周围组织，内皮细胞形成突起或乳头（HE，100×）；B. 肿瘤性内皮细胞增生，异型性明显，细胞较大，核深染，可见核分裂象（HE，400×）

影像学表现缺乏特异性，CT 上主要表现为不均匀密度肿物，增强扫描后明显强化，边界清楚。

头颈颅底血管肉瘤罕见，建议治疗上采用手术为主，辅助放、化疗等综合治疗及个体化治疗。手术是最常见的治疗方法，辅助放射治疗可改善局部控制和提高总体生存率。然而，肿瘤的侵袭性往往影响手术切除满意，早期易发生血行及淋巴转移，治疗效果及预后差，强调了全身化疗的重要性，但其作用在文献中有争议。一些研究显示化疗有益，使用的化疗药有异环磷酰胺，环磷酰胺，氮烯唑胺，紫杉醇，干扰素和白介素 -2。而另一些研究并没有发现化疗有效。对于年轻患者，术前及术后均应给予化疗，以控制血行转移。

血管肉瘤主要预后影响因素是肿瘤大小（>5cm），病理级别和肿瘤的部位。血管肉瘤容易误诊，治疗后可能出现复发和转移，20%~45% 的患者在有症状时已有远处转移。5 年生存率为 10%，预后不佳。

六、软骨肉瘤（见"颅底骨肿瘤"）

七、骨肉瘤（见"颅底骨肿瘤"）

（倪　松　刘绍严　胡　珂　万经海）

参考文献

1. Zahm SH, Fraumeni JF, Jr. The epidemiology of soft tissue sarcoma. Seminars in oncology, 1997, 24 (5): 504-514.

2. Weber RS, Benjamin RS, Peters LJ, et al. Soft tissue sarcomas of the head and neck in adolescents and adults. American journal of surgery, 1986, 152 (4): 386-392.

3. McKenna WG, Barnes MM, Kinsella TJ, et al. Combined modality treatment of adult soft tissue sarcomas of the head and neck. International journal of radiation oncology, biology, physics, 1987, 13 (8): 1127-1133.

4. Farhood AI, Hajdu SI, Shiu MH, et al. Soft tissue sarcomas of the head and neck in adults. American journal of surgery, 1990, 160 (4): 365-369.

5. Tran LM, Mark R, Meier R, et al. Sarcomas of the head and neck. Prognostic factors and treatment strategies. Cancer, 1992, 70 (1): 169-177.

6. Le Vay J, O'Sullivan B, Catton C, et al. An assessment of prognostic factors in soft-tissue sarcoma of the head and neck. Archives of otolaryngology—head & neck surgery, 1994, 120 (9): 981-986.

7. Golledge J, Fisher C, Rhys-Evans PH. Head and neck liposarcoma. Cancer, 1995, 76 (6): 1051-1058.

8. Fernandes R, Nikitakis NG, Pazoki A, et al. Osteogenic sarcoma of the jaw: a 10-year experience. J Oral Maxillofac Surg, 2007, 65 (7): 1286-1291.

9. Guadagnolo BA, Zagars GK, Raymond AK, et al. Osteosarcoma of the jaw/craniofacial region: outcomes after multimodality treatment. Cancer, 2009, 115 (14): 3262-3270.

10. Patel AJ, Rao VY, Fox BD, et al. Radiation-induced osteosarcomas of the calvarium and skull base. Cancer, 2011, 117 (10): 2120-2126.

11. Smith RB, Apostolakis LW, Karnell LH, et al. National Cancer Data Base report on osteosarcoma of the head and neck. Cancer, 2003, 98 (8): 1670-1680.

12. Smeele LE, Kostense PJ, van der Waal I, et al. Effect of chemotherapy on survival of craniofacial osteosarcoma: a systematic review of 201 patients. J Clin Oncol, 1997, 15 (1):

363-367.

13. Kassir RR, Rassekh CH, Kinsella JB, et al. Osteosarcoma of the head and neck: meta-analysis of nonrandomized studies. Laryngoscope, 1997, 107 (1): 56-61.

14. 胡珂, 万经海, 倪松, 等. 颅底骨肉瘤的临床特点及治疗方法. 中华肿瘤杂志, 2015 (5): 383-386.

15. Esnaola NF, Rubin BP, Baldini EH, et al. Response to chemotherapy and predictors of survival in adult rhabdomyosarcoma. Annals of surgery, 2001, 234 (2): 215-223.

16. Mark RJ, Sercarz JA, Tran L, et al. Fibrosarcoma of the head and neck. The UCLA experience. Archives of otolaryngology—head & neck surgery, 1991, 117 (4): 396-401.

17. Mark RJ, Poen JC, Tran LM, et al. Angiosarcoma. A report of 67 patients and a review of the literature. Cancer, 1996, 77 (11): 2400-2406.

18. Guadagnolo BA, Zagars GK, Araujo D, et al. Outcomes after definitive treatment for cutaneous angiosarcoma of the face and scalp. Head & neck, 2011, 33 (5): 661-667.

19. Adjuvant chemotherapy for localised resectable soft-tissue sarcoma of adults: meta-analysis of individual data. Sarcoma Meta-analysis Collaboration. Lancet, 1997, 350 (9092): 1647-1654.

20. Naka N, Ohsawa M, Tomita Y, et al. Angiosarcoma in Japan. A review of 99 cases. Cancer, 1995, 75 (4): 989-996.

21. Abraham JA, Hornicek FJ, Kaufman AM, et al. Treatment and outcome of 82 patients with angiosarcoma. Annals of surgical oncology, 2007, 14 (6): 1953-1967.

22. 只达石. 实用临床神经外科学. 北京: 科学技术文献出版社, 2009.

23. 王忠诚. 神经外科学. 武汉: 湖北科学技术出版社, 2005.

24. Crockard HA, Cheeseman A, Steel T, et al. A multidisciplinary team approach to skull base chondrosarcomas. J Neurosurg, 2001, 95: 184-189.

25. Rosenberg AE, Nielsen GP, Keel SB, et al. Chondrosarcoma of the base of the skull: A clinicopathologic study of 200 cases with emphasis on its distinction from chordoma. Am J Surg Pathol, 1999, 23: 1370-1378.

26. Sze G, Uichanco LS 3rd, Brant-Zawadzki MN, et al. Chordomas: MR imaging. Radiology, 1988, 166 (1 Pt 1): 187-191.

27. 彭泽峰, 夏宇, 陈风华, 等. 颅底软骨肉瘤 CT, MRI 与病理表现. 中国医学影像技术, 2006, 22 (3): 398-400.

28. 彭泽峰, 袁贤瑞, 姜维喜, 等. 颅底软骨肉瘤(附七例报告). 中华神经外科杂志, 2007, 23 (4): 272-274.

29. Schulz-Ertner D, Nikoghosyan A, Hof H, et al. Carbon ion radiotherapy of skull base chondrosarcomas. Int J Radiat Oncol Biol Phys, 2007, 67 (1): 171-177.

30. Pritchard DJ, Lunke RJ, Taylor WF, et al. Chondrosarcoma: A clinicopathologic and statistical analysis. Cancer, 1980, 45: 149-157.

第 7 章　颅底黑色素瘤

黑色素瘤是来源于外胚层黑色素细胞的恶性肿瘤,可发生于皮肤、眼、口腔、中枢神经系统等各个部位,其中以皮肤病变最为常见。2007 年 WHO 分类将原发性黑色素细胞病变(primary melanocytic lesions) 分为弥漫性黑色素细胞增生症(diffuse melanocytosis)、黑色素细胞瘤(melanocytoma)、恶性黑色素瘤(malignant melanoma)和脑膜黑色素瘤病(meningeal melanomatosis),其中弥漫性黑色素细胞增生症属 0 级病变,黑色素细胞瘤属 I 级病变,恶性黑色素瘤和脑膜黑色素瘤病同属Ⅲ级病变。在命名方面,通常意义上,黑色素瘤(melanoma)与恶性黑色素瘤(malignant melanoma)意义相同,同属高分级的恶性黑色素细胞病变。

黑色素瘤按发生部位不同可分为皮肤黑色素瘤(cutaneous melanoma)和非皮肤黑色素瘤(noncutaneous melanoma),皮肤黑色素瘤约占 90%,而非皮肤来源的黑色素瘤仅占十分之一,在非皮肤来源的黑色素瘤中,约有一半来源于眼的脉络膜,而与颅底相关的黑色素瘤多为非皮肤黑色素瘤,最常见的发生部位是鼻腔和副鼻窦,少数原发于脑膜、蛛网膜的黑色素细胞。

一、发病率和流行病学

皮肤黑色素瘤的发病率近年来呈快速上升的趋势,以西方国家更为显著,在美国其发病率每年以 4%~6% 的速度增长,目前已成为皮肤癌中的主要致死疾病。当前普遍的观点认为,皮肤黑色素瘤发病率快速增长的主要原因与紫外线的暴露有关,其他危险因素包括遗传史、不典型增生及变化的黑痣等(表 7-1)。与皮肤病变不同,非皮肤黑色素瘤的发病率并无明显变化,这可能与其有特殊的致病

表 7-1　黑色素瘤危险因素分级

高度危险	变化的痣,家族型黑色素瘤史,>50 个痣,不典型增生的痣,≥2mm
中度危险	有一个家族成员患黑色素瘤,有黑色素瘤前期不典型增生性痣表现
低度危险	免疫抑制,光敏感,严重晒伤与光暴露

机制有关。一项依据美国国家癌症数据库进行的 1985—1994 年 19 年间黑色素瘤的病例分析表明,全部 84 836 例病例中,仅有 1074 例来源于黏膜,这其中一半来源于头颈部。而在 Ganly 等总结的 1307 例颅底的恶性肿瘤中,鼻腔和副鼻窦来源的黑色素瘤约占 4%。中国医学科学院肿瘤医院自 1980—2010 年 30 年间共收治头颈部黑色素瘤患者 230 例,其中原发于鼻腔鼻窦病变 68 例。

二、病理学

黑色素瘤来源于黑色素细胞,而黑色素细胞广泛存在于皮肤、黏膜等组织中。皮肤黑色素瘤大体生长特点包括浅表扩散型、结节型、雀斑恶性黑色素瘤和促纤维增生性恶性黑色素瘤四种。浅表扩散性黑色素瘤最为常见,约占全部皮肤黑色素瘤的 70%,通常肿瘤与周围正常皮肤平齐或略凹陷,边界不清;结节性黑色素瘤占 15%~30%,病变呈结节状改变,其侵袭性更高,早期出现深面浸润,预后较浅表型差;雀斑恶性黑色素瘤通常病史较长,病变面积大但极少发生转移;促纤维增生性恶性黑色素瘤较少见,仅占 1% 左右,有侵袭神经的倾向,局部复发率高但区域淋巴结转移率低。

上呼吸道黏膜来源的黑色素瘤通常瘤体较大,多带蒂,组织学上,肿瘤细胞具有各种各样的特点,

例如小细胞、皮质层细胞、上皮细胞等,但最具诊断价值的特点是细胞产生黑色素以及交界活动现象的确认。

对于低分化、无色素性和小细胞性难以诊断的黑色素瘤可应用免疫组化方法辅助诊断,较常用的指标包括S100、HMB-45、MEL-5、Melan-A等,其中几乎所有黑色素瘤均有S100的表达,但肉瘤、神经鞘瘤以及部分癌也可表达S-100,而HMB-45则特异性地表达于黑色素瘤,其中促纤维增生性及梭形细胞黑色素瘤可能不表达,因此免疫组化结果需结合组织学检查综合考虑(图7-1)。

对于黑色素瘤的活检往往有更为严格的要求,尽量采用全层活检,避免刮除,小面积且边缘较窄的病变行切除活检,留出充分的安全切缘,大面积的病变在病变最厚的部位进行咬除或切除活检,并尽量缩短活检和治疗的时间。

三、临床表现和检查手段

颅底或鼻腔鼻旁窦黑色素瘤的临床表现通常不具有特异性,与其他类型的恶性肿瘤类似,早期可出现鼻塞、头痛、神经麻痹、鼻腔出血等症状,而其他临床表现可能与肿瘤的部位有关。可疑该疾病的患者需完整地采集病史和详细地进行体格检查,包括鼻腔、眼部、脑神经功能和颈部淋巴结的触诊及影像学检查。

四、影像学检查与分期

1. 影像学检查 鼻腔纤维镜及鼻窦CT或MRI是必须的辅助检查项目。通过鼻腔镜可进行活检从而明确病理诊断,而鼻窦CT或MRI可评估病变范围,判断脑神经、颅底骨质及脑组织受侵与否,从而为制定治疗方案提供依据。

颈部淋巴结的判断可依靠超声、CT或MRI(图7-2),可疑淋巴结亦可进行超声引导下穿刺明确诊断,虽然前哨淋巴结活检在皮肤黑色素瘤的诊治中已广泛应用,但在鼻腔鼻窦黑色素瘤中极少使用。胸部X线需作为常规检查以除外肺转移,如可疑肺部转移,可应用胸部CT进一步确定,腹部超声、全身骨扫描及PET-CT可在需要时应用。

2. 分期 黑色素瘤的分期系统较为复杂,且无针对黏膜黑色素瘤的分期。2010年AJCC对黑色素瘤的分期进行完善(表7-2),将其分为局部病变(Ⅰ、Ⅱ级),区域性病变(Ⅲ级)以及转移性病变(Ⅳ级)。

表7-2 2010年AJCC黑色素瘤分期

0期	原位癌
ⅠA期	厚度≤1mm,无溃疡形成,浸润率<1/mm²,无淋巴结转移或远处转移
ⅠB期	厚度≤1mm,伴溃疡形成,或浸润率≥1/mm²,无淋巴结转移或远处转移
Ⅱ期	厚度>1mm,无淋巴结转移或远处转移
Ⅲ期	区域淋巴结转移
Ⅳ期	远处转移

最初针对头颈部黏膜黑色素瘤的分期由Ballantyne制定,Ⅰ期表示肿瘤局限于原发部位,Ⅱ期指有淋巴结转移的病例,Ⅲ期指存在远处转移。这

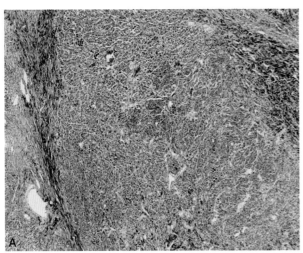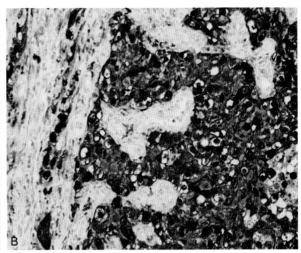

图7-1 前颅底恶性黑色素瘤

A.肿瘤在纤维组织中呈巢片状生长,瘤细胞上皮样形态,散在黑色素沉着(HE,40×);B.S100呈细胞核/质强阳性表达(Ventana一步法,200×)

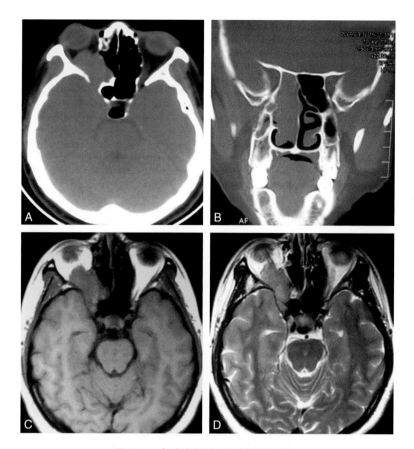

图 7-2 鼻腔右侧球后恶性黑色素瘤
A、B. 轴位和冠状位平扫 CT 示右侧鼻腔等密度软组织肿块,骨质无明显破
坏;C、D. 分别示轴位等 T_1 和等 T_2 信号右侧鼻腔肿物累及右侧眼眶

一分期系统较为简单,未考虑肿瘤大小和浸润范围等因素,2003 年 Thompson 等改进了上述分期系统,将 I 期局限病变分为累及 1 个解剖区域的 T_1 病变和累及 2 个及以上解剖区域的 T_2 病变,但仍无法细致准确地反映局限期黏膜黑色素瘤的预后,因此,对鼻腔鼻窦黑色素瘤预后的判断可参考鳞癌的 T 分期系统,累及颅底的病变需按局部晚期对待。

五、治疗

目前对于鼻腔鼻窦来源的黑色素瘤,手术仍然为首选方法,术后辅助治疗的选择仍存在争议。

1. 手术治疗 手术治疗是无远处转移的黑色素瘤患者的首选方法,颅底黑色素瘤手术切除范围与相应解剖部位的其他类型的恶性肿瘤相似。由于黑色素瘤有较高的局部复发率,且鼻腔鼻窦黏膜来源黑色素瘤常见多发病灶,需尽可能获得足够的切缘,但这一点在鼻腔颅底肿瘤的切除中往往难以做到,因此我院在此类病例治疗中,常规应用术后放疗以增加病变的局部控制率。

手术方式取决于肿瘤的侵犯范围,在鼻腔鼻窦黑色素瘤中,与来源于鼻腔侧壁或鼻窦的鳞癌不同,来源于鼻中隔的黑色素瘤占较高比例,应引起注意。因为在肿瘤充满鼻腔时往往难以判断肿瘤初始的发生部位,从而忽略鼻中隔的切除导致肿瘤残存。我院收治的 68 例鼻腔鼻窦黑色素瘤中,32 例原发于鼻中隔,而有的病例术前拟行鼻腔侧壁切除,术中发现肿瘤的蒂部位于鼻中隔黏膜,从而增加鼻中隔切除。对于鼻中隔较小的病变,采用鼻侧切开入路,扩大切除病变及邻近的鼻中隔软骨即可达到理想切除,但多数病变需要行鼻侧壁切除以获得充分的暴露,对筛窦及颅底受侵的病例可以此术腔进一步开放筛窦和暴露颅底的解剖结构。

2. 前哨淋巴结活检 前哨淋巴结活检最早应用于黑色素瘤的治疗中,原理是前哨淋巴结是原发肿瘤引流淋巴区域最早累及的淋巴结,通过对前哨淋巴结活检可以反映引流区域其他淋巴结的受累情况,从而对临床淋巴结阴性的患者是否行区域淋巴结清扫进行准确的判断。目前在皮肤黑色素瘤及乳腺癌的治疗中,前哨淋巴结检测已经成为常规。在黑色素瘤中的应用中发现,应用前哨淋巴结检测可早期发现淋巴结转移而及时行淋巴结清扫有利于患者生存时间的延长。除黑色素瘤及乳腺癌外，前哨淋巴结检测技术已在头颈部多个肿瘤中已有探索性的应用。但由于淋巴结引流的特殊性，前哨淋巴结检测较少在鼻腔鼻窦黑色素瘤中应用。鼻腔鼻窦黑色素瘤极少发生颈部淋巴结转移，颈清扫仅在临床考虑有颈部淋巴结转移时进行，前哨淋巴结活检在此部位的黑色素瘤中并不常规应用，对于临床阴性的颈部不需进行手术处理，但术后放疗靶区常规包括上颈。

3. 术后辅助治疗　局部区域病变的辅助治疗以放射治疗为主，对于因其他系统疾病不适宜手术或病变广泛无法手术切除的病例可首选放疗。但由于黑色素瘤对放射治疗并不敏感，单纯放疗局部控制的效果往往不佳。基础研究发现黑色素瘤细胞具有修复细胞损伤的能力，因此导致放疗抗拒。目前对于术后辅助放疗的作用仍存在争议，多数回顾性研究表明，与单纯手术相比，术后辅助放疗可增加高危黑色素瘤患者的区域局部控制率，但对总体生存率的影响目前尚不明确。Raben 等对 10 例黑色素瘤患者应用术后大剂量分割放疗，报告了高达 70% 的局部控制率，但总体生存率并未提高。同样的，对于黏膜黑色素瘤，Patel 等的研究表明，术后放疗较单纯手术并未体现在治疗效果方面的优势，但 Ganly 对于颅底黑色素瘤的多因素分析表明，术后放疗是改善总体生存率及无瘤生存率的独立愈合因素，表明对于颅底等结构复杂、切缘难以保证的区域，术后放疗的局部控制作用更加显著。我院的术后辅助放疗的选择上，亦较多考虑手术切除的充分性，对于切缘不充分或有区域淋巴结转移的皮肤黑色素瘤考虑行术后放疗，口腔黏膜的黑色素瘤与皮肤黑色素瘤的原则类似，但对于鼻腔颅底病变，因其往往难以达到大范围切成，故常规行术后放疗。

4. 化疗和生物治疗　化疗在黑色素瘤的治疗中存在争议，达卡巴嗪烷化剂有效率在 10%~20%，卡莫司汀，顺铂，紫杉醇等常用单药疗效欠佳，联合化疗同样未有满意疗效，化疗对总体生存率未见明显提高。LAK 细胞治疗是于 20 世纪 80 年代兴起的肿瘤免疫治疗手段，主要应用于黑色素瘤、淋巴瘤和肾细胞癌中，但目前效果仍然有效，且由于 LAK 细胞必须于白介素 -2 存在下才有作用，因此存在治疗花费高、周期长、副作用较大等缺点，其在黑色素瘤治疗中的作用还需进一步确认。

干扰素对黑色素瘤的治疗作用早已得到确认，但一般认为需高剂量才可产生作用，低剂量的干扰素对黑色素瘤无明细的治疗作用。1996 年 ECOG1684 临床试验对厚度 >4mm 或 N_1 的 280 例患者进行研究，应用干扰素与对照组相比，中期生存率从 2.8 年提高到 3.8 年，5 年无瘤生存率提高（36%vs27%）。2000 年 ECOG1690 将病例数扩充到 642 例，结果较前相似，但高剂量组无瘤生存率有所提高，总体生存率并无明显改善。总体上应用高剂量干扰素对高危黑色素瘤患者有益，但同时其也具有明显的毒性反应，如高热、寒战、流感样症状、疲劳感、骨髓抑制、肝毒性及神经毒性等，78% 的患者具有 3 级或更高的毒性反应，50% 需要推迟治疗或下调剂量，23% 患者需中断治疗，因此时至今日，干扰素治疗是否作为黑色素瘤的常规术后辅助治疗仍存在争议。

六、预后

在全部黑色素瘤中，黏膜黑色素瘤预后明显较皮肤病变差（32% vs 80%），且在黏膜黑色素瘤中，鼻旁窦黑色素瘤预后最差，尽管治疗理念不断更新，总体生存率并无明显改善，仍停留在 50% 以下。尽量做到充分切除和综合治疗是改善鼻腔鼻窦黑色素瘤生存率的有效手段，一项多中心的病例分析表明，对于侵犯颅底的黑色素瘤，采用颅面联合切除后 3 年的无病生存率达 28%。局部复发是鼻腔鼻窦黑色素瘤病人死亡的主要原因，同时有相当比例的局部复发的病例会发生远处转移，Stern 等报告 89% 的局部复发病例会发生远处转移。远处转移最常见的部位是肺和脑，发现远处病灶到死亡的中位时间是 7.1 个月。

（刘　杰）

参考文献

1. Chang AE，Karnell LH，Menck HR. The National Cancer Data Base report on cutaneous and noncutaneous melanoma：a summary of 84,836 cases from the past decade. The American College of Surgeons Commission on Cancer and the American Cancer Society.Cancer，1998，83（8）：1664-1678.

2. Albu S，St Florian I，Szabo I，et al. Craniofacialresection for malignant tumors of the paranasal sinuses.Chirurgia（Bucur），2011，106（2）：219-225.

3. Ganly I，Patel SG，Singh B，et al. Craniofacialresection for malignant melanoma of the skull base：report of an

international collaborative study.Arch Otolaryngol Head Neck Surg,2006,132(1):73-78.

4. Conley JJ. Melanoma of the Head and Neck. 1ˢᵗ ed. New York, NY:Georg Thiem Verlag,1990:154-178.

5. Thompson LD,Wieneke JA,Miettinen M. Sinonasal tract and nasopharyngeal melanomas:a clinicopathologic study of 115 cases with a proposed staging system.Am J Surg Pathol,2003, 27(5):594-611.

6. Raben A,Zelefsky M,Harrison LB. High dose per fractionation,short course irradiation for mucosal melanoma of the head and neck. Presented at the 4ᵗʰ international Head and Neck Society Meeting. Toronto,Canada,1996.

7. Kanetaka S,Tsukuda M,Takahashi M,et al. Mucosal melanoma of the head and neck. Exp Ther Med,2011,2(5): 907-910.

8. Samra S,Sawh-Martinez R,Tom L,et al. A targeted approach to sentinel lymph node biopsies in the parotid region for head and neck melanomas.Ann Plast Surg,2012,69(4):415-417.

9. De Giorgi V,Rossari S,Gori A,et al. The prognostic impact of the anatomical sites in the 'head and neck melanoma':scalp versus face and neck. Melanoma Res,2012,22(5):402-405.

10. Gutman H,Ben-Ami E,Shapira-Frommer R,et al. Multidisciplinary management of very advanced stage Ⅲ and Ⅳ melanoma:Proof-of-principle.Oncol Lett,2012,4(2):307-310.

11. American Joint Committee on Cancer. Melanoma. 7ᵗʰ ed. New York,NY:Springer,2002:17-87.

12. Shah J. Nasal cavity and paranasal sinuses. In:Mosbey, ed. Head and Neck Surgery and Oncology. New York,NY: Elsevier,2003:57-93.

13. Stern SJ,Guillamondegui OM. Mucosal melanoma of the head and neck. Head Neck. 1991,12(1):22-27.

14. Kirkwood JM,Strawderman MH,Ernstoff MS,et al. Interferon alfa-2b in high-risk resected cutaneous melanoma:The Eastern Cooperative Oncology Group Trial EST 1684. J Clin Oncol,1996,14(1):7-17.

15. Patel SG,Singh B,Polluri A,et al. Craniofacial surgery for malignant skull base tumors:report of an international collaborative study. Cancer,2003,98(6):1179-1187.

16. Patel SG,Prasad ML,Escrig M,et al. Primary mucosal malignant melanoma of the head and neck. Head Neck, 2002,24(3):247-257.

17. Albu S,St Florian I,Szabo I,et al. Craniofacial resection for malignanttumors of the paranasal sinuses.Chirurgia(Bucur), 2011(2):219-225.

18. Penel N,Mallet Y,Mirabel X,et al. Primary mucosal melanoma of head and neck:prognostic value of clear margins. Laryngoscope,2006,116:993-995.

19. Moreno MA,Roberts DB,Kupferman ME,et al. Mucosal melanoma of the nose and paranasal sinuses,a contemporary experience from the M. D. Anderson Cancer Center. Cancer, 2010,116:2215-2223.

20. Mizoe JE,Tsujii H,Kamada T,et al. Dose escalation study of carbon ion radiotherapy for locally advanced head-and-neck cancer. Int J Radiat Oncol Biol Phys,2004,60:358-364.

21. Temam S,Mamelle G,Marandas P,et al. Postoperative radiotherapy for primary mucosal melanoma of the head and neck. Cancer,2005,103:313-319.

22. Trotti A,Peters LJ. Role of radiotherapy in the primary management of mucosal melanoma of the head and neck. Semin Surg Oncol,1993,9:246-250.

第 8 章　颅底骨肿瘤

第一节　概论

颅底骨肿瘤在颅底肿瘤中占有很重要的比例，颅底骨肿瘤为颅内少见肿瘤，分类复杂。单个病种的发病率低，但是其种类多。如果将颅底各种骨肿瘤看作一个整体，其总的发病率在颅底疾病中占有相当高的比例。《WHO 骨肿瘤分类》从第 3 版更新到第 4 版历经 11 年，后者体现了骨肿瘤领域的最新进展，相应的颅底骨肿瘤的病种分类也随之更加完善，某些骨肿瘤的生物学行为更加明确，尤其是肿瘤细胞遗传学异常、免疫表型和预后的更新对临床诊治工作有了更进一步的指导意义。本文依据最新版的《WHO 骨肿瘤分类》，并结合相关研究文献，对颅底骨肿瘤的分类及相关研究的最新进展进行综述。

一、分类

1. 2013 年版颅底骨肿瘤分类　最新版的颅底骨肿瘤分类依据为 2013 年 WHO 发布的第 4 版骨肿瘤分类。为了更好地认识颅底骨肿瘤的分类，首先回顾一下肿瘤生物学行为编码:/0 为良性肿瘤,/1 为交界性或生物学行为未定的肿瘤,/2 为原位癌或上皮内肿瘤Ⅲ级,/3 为恶性肿瘤。在最新的分类中，颅底骨肿瘤的生物学行为无 /2 表现。

新分类依据第 4 版骨肿瘤分类，明确将骨肿瘤分为良性、局部侵袭中间型、偶有转移中间型和恶性共 4 组;也可以理解为分良性、中间性和恶性 3 组,而将局部侵袭型和偶见转移型视为中间性的不同表型。可见于颅底的骨肿瘤分类见表 8-1,包括:①良性的有:骨软骨瘤、软骨瘤、骨软骨黏液瘤、骨

表 8-1　颅底骨肿瘤最新分类

肿瘤类别	肿瘤性质	肿瘤名称 / 生物学行为
软骨源性肿瘤（chondrogenic tumor）	良性（benign）	骨软骨瘤（osteochondroma）/0
		软骨瘤（chondroma）/0
		内生软骨瘤（enchondroma）/0
		骨膜软骨瘤（periosteal chondroma）/0
		骨软骨黏液瘤（osteochondromyxoma）/0
	中间型［局部侵袭性］（intermediate［locally aggressive］）	软骨黏液样纤维瘤（chondromyxiod fibroma）/0
		非典型软骨样肿瘤 / 软骨肉瘤（Ⅰ级）（atypical cartilaginous tumor / chondrosarcoma, grade I）/1
	中间型［偶见转移型］（intermediate［rarely metastasizing］）	软骨母细胞瘤（chondroblastoma）/1
	恶性（malignant）	软骨肉瘤（Ⅱ级,Ⅲ级）（chondrosarcoma, grade Ⅱ, grade Ⅲ）/3
		透明细胞软骨肉瘤（clear cell chondrosarcoma）/3

续表

肿瘤类别	肿瘤性质	肿瘤名称 / 生物学行为
骨源性肿瘤（osteogenic tumor）	良性（benign）	骨瘤（osteoma）/0
		骨样骨瘤（osteoid osteoma）/0
	恶性（malignant）	各种类型骨肉瘤（osteosarcoma）/3
造血系统肿瘤（haematopoietic neoplasm）	恶性（malignant）	浆细胞骨髓瘤（plasma cell myeloma）/3
		（骨的）孤立性浆细胞瘤（solitary plasmacytoma of bone）/3
		（骨的）原发性非霍奇金淋巴瘤（primary non-Hodgkin lymphoma of bone）/3
富于巨细胞的破骨细胞肿瘤（osteoclastic giant cell-rich tumor）	中间型［局部侵袭性，偶见转移型］（intermediate［locally aggressive, rarely metastasizing］）	（骨的）巨细胞肿瘤（giant cell tumor of bone）/1
脊索样肿瘤（notochordal tumor）	良性（benign）	良性脊索样细胞瘤（benign notochordal cell tumor）/0
	恶性（malignant）	脊索瘤（chordoma）/3
血管性肿瘤（vascular tumor）	良性（benign）	血管瘤（haemangioma）/0
未明确肿瘤性质的肿瘤（tumor of undefined neoplastic nature）	良性（benign）	单纯性骨囊肿（simple bone cyst）
		纤维结构不良［纤维异常增殖症］（fibrous dysplasia）/0
		骨性纤维结构不良（osteofibrous dysplasia）
		Rosai-Dorfman 病（Rosai-Dorfman disease）
	中间型［局部侵袭性］（intermediate［locally aggressive］）	动脉瘤样骨囊肿（aneurysmal bone cyst）/0
		朗格汉斯细胞组织细胞增多症（Langerhans cell histiocytosis）/1
		单骨型（monostotic）
		多骨型（polystotic）
		Erdheim-Chester 病（Erdheim-Chester disease）/1
杂类肿瘤（miscellaneous tumor）	恶性（malignant）	尤文肉瘤（ewing sarcoma）/3
		釉质瘤（adamantinoma）/3
		（骨的）未分化高级别多形性肉瘤（undifferentiated highgrade pleomorphic sarcoma of bone）/3

瘤、骨样骨瘤、良性脊索样细胞瘤、血管瘤、纤维结构不良（纤维异常增殖症）、骨性纤维结构不良、Rosai-Dorfman 病等；②中间性的有：软骨黏液样纤维瘤、非典型软骨样肿瘤/软骨肉瘤（Ⅰ级）、软骨母细胞瘤、骨巨细胞瘤、动脉瘤样骨囊肿、朗格汉斯细胞组织细胞增多症、Erdheim-Chester 病等；③恶性的有：软骨肉瘤（Ⅱ级，Ⅲ级，透明细胞型）、各种骨肉瘤、尤文肉瘤、浆细胞骨髓瘤、骨的孤立性浆细胞瘤、骨的原发性非霍奇金淋巴瘤、脊索瘤等；④肿瘤综合征有：家族性巨颌症、Li-Fraumeni 综合征、McCune-Albright 综合征、神经纤维瘤病 1 型、Ollier 病和 Maffucci 综合征、视网膜母细胞瘤综合征等。

2. 最新分类的变化

（1）肿瘤性质及生物学行为分类变化：颅底骨肿瘤生物学行为差异很大，组织学分级的目的是预测其预后。依据组织学分级可基本确定性质，与第 3 版骨肿瘤分类中对肿瘤性质的划分相比，第 4 版在"良性"和"恶性"的基础上重新提出了"中间性"的概念，并将其进一步划分为局部侵袭型和偶见转移型两种亚型：①中间性（局部侵袭型）：切除后局部常复发，并呈浸润性、破坏性生长的一类骨肿瘤。没有证据表明这类肿瘤有转移的潜在可能，但通常要求广泛切除，切除边缘需包括部分周边正常组织，有时要求局部辅助治疗。可见于颅底的有软骨肉瘤Ⅰ级、软骨黏液样纤维瘤、骨的促结缔组织增生性纤维瘤、动脉瘤样骨囊肿、朗格汉斯组织细胞增生症和 Erdheim-Chester 病等。②中间性（偶见转移型）：除了具有局部侵袭性生长特性外，偶尔发生远处转移的一类骨肿瘤。远处转移的比例不超过 2%，通常转移到肺，但无法通过组织病理学特征预测。该类肿瘤特性在原发于颅底的骨肿瘤中罕见,有骨巨细胞瘤和软骨母细胞瘤。

(2) 肿瘤类别、病种及名称变更:最新的骨肿瘤分类中增加了 12 个病种,包括 7 个肿瘤、3 个瘤样变和 2 个伴发骨肿瘤的肿瘤综合征,与颅底相关的有:骨软骨黏液瘤、骨瘤、骨的孤立性浆细胞瘤、良性脊索样细胞瘤、Rosai-Dorfman 病、家族性巨颌症和 Li-Fraumeni 综合征。

新版删除了杂类肿瘤中累及骨的转移性肿瘤,删除其他病变这一大类,增加未明确肿瘤性质的肿瘤这一大类,并将旧版杂类肿瘤中的单纯性骨囊肿、纤维结构不良、骨性纤维结构不良及 Rosai-Dorfman 病归类于该类中的良性,将动脉瘤样骨囊肿、朗格汉斯组织细胞增生症和 Erdheim-Chester 病归类于中间性(局部侵袭型)。这一调整的重要意义在于,将这些曾被认为是瘤样病变的疾病明确定义为肿瘤,对这些疾病的临床诊治及随访策略转变有指导意义。

新版将软骨源性肿瘤由 "cartilage tumours" 改为 "chondrogenic tumor",这种转变有新意,因为一般认为肿瘤起源于干细胞,软骨类肿瘤同样由能形成肿瘤性软骨的肿瘤干细胞产生,而非正常软骨组织恶变而来。旧版中恶性淋巴瘤在新版中名称已换成骨的原发性非霍奇金淋巴瘤,旧版中恶性纤维组织细胞瘤证实更名为(骨的)未分化高级别多形性肉瘤,并纳入杂类肿瘤范畴,同样被纳入杂类肿瘤中的还有尤文肉瘤。

二、病因及发病机制

各种颅底骨肿瘤综合看起来,在整个颅底肿瘤中占有相当大的比重,但单看某种类型的颅底骨肿瘤,由于一些特殊骨肿瘤在颅底发病率低、专门研究少,对其认识也就只能通过发生在其他部位的骨肿瘤来体会。

软骨肉瘤是起源于颅底蝶骨、颞骨岩部、枕骨的软骨结合处的软骨生成细胞、软骨细胞生长的恶性肿瘤,也有认为其源于原始间叶细胞或源于胚胎期的软骨残留或硬膜成纤维细胞化生,临床上较为罕见,约占颅底肿瘤的 6%。软骨肉瘤的基因和分子研究多见于外周及骨骼外病变,目前在低级别软骨肉瘤中常见的基因突变有 12q13 基因区域的扩增和 9p21 基因区域的缺失,12q13 基因区域包含 p53 基因的负调节基因 MDM2,9p21 基因区域包含两个细胞周期调节基因——CDKN21/p16/INK4A 和 INK4A-p14,而 CDKN21/p16/INK4A 基因的不表达仅限于高级别软骨肉瘤,这提示了这些基因可能参与软骨肉瘤的发病。有研究指出颅底软骨肉瘤发病无明显性别差异,好发年龄为 30~50 岁。

头颈部原发的骨肉瘤约占全身骨肉瘤的 6%~13%,占头颈部恶性肿瘤的 1.7%~5%,男女患病概率相当,常见于 40 岁以上人群,原发于颅底的骨肉瘤更是罕见,自 1945 年以来相关文献报道病例总共不超过 150 例。颅底骨肉瘤来源于间叶组织,发病原因不是很明确,可能包括遗传因素、病毒感染、外伤、放疗及骨发育不良等。

骨瘤是可见于全身各处致密骨和松质骨的良性肿瘤,颅底骨瘤的发病率约为 3%,男性比女性多见,男女患病比例在 1.3 : 1.0~1.5 : 1.0 之间,常见于 40~60 岁人群,平均患病年龄约 50 岁,主要有 3 种原因引起发病:发育性、外伤性和感染性。

骨样骨瘤常见于长骨,国外文献报道其发病率约占良性骨肿瘤的 10%,而国内报道仅占良性骨肿瘤的 1.81%,好发于儿童及青少年,九成以上的患者年龄为 10~30 岁,男女比例约 2 : 1~3 : 1。发生在颅骨及颅底的骨样骨瘤罕见,仅见于极少数病例报道。本组 2 例骨样骨瘤患者均为女性,发病年龄分别为 43 岁和 53 岁。

纤维结构不良发病率在骨肿瘤中约占 2.5%,在非恶性骨肿瘤中约占 7.0%,可见于全身任何骨组织,亦见于颅底,好发于青少年,本病发病原因尚不明确,目前普遍认为其发生与 G 蛋白的 α 亚基(Gsa)基因激活性突变关系密切。

骨巨细胞瘤多发生于长骨的干后端,病因不明,占所有骨肿瘤约 5%,颅底骨巨细胞瘤非常罕见,只有不到 1% 的骨巨细胞瘤原发于颅骨,主要位于蝶骨和颞骨,多见于 20~40 岁的成人,儿童发病罕见。所有的经活检确诊为良性的骨肿瘤病例中,约有 20% 是骨巨细胞瘤,随着人们对该疾病认识的深入,研究发现颅底的骨巨细胞瘤有局部侵袭的特性,目前已不认为它是良性肿瘤。

朗格汉斯细胞组织细胞增多症,顾名思义是一种与朗格汉斯细胞异常增生有关的疾病,朗格汉斯细胞是一种见于真皮的巨噬细胞,本身就罕见,在颅底发病就更加罕见,常是全身疾病的一种特殊症状。

软骨黏液样纤维瘤约占所有骨肿瘤的不到 0.5%,会有约 5.4% 的软骨黏液样纤维瘤发生在颅面骨,常认为其源于软骨组织或胚胎期的软骨残留,可见于所有年龄段人群,主要发生在 20~50 岁中青年,男性发病率稍高。

三、临床表现

颅底骨肿瘤的临床表现与肿瘤的所处解剖位置和肿瘤累及范围密切相关,少有特异性症状和体征,多以头疼、局部肿块或脑神经受损为首发症状:①大多数良性肿瘤早期生长缓慢,起病多隐匿,无特殊不适。随着肿瘤进展,逐渐累及脑神经,常见有视神经、听神经和面神经受累,导致视力、听力下降及面瘫等症状。随着肿瘤进一步进展,可同时累及多组脑神经,症状进一步加重,甚至在头颈部出现明显的局部肿块或面容不对称等症状。颅面骨广泛受累的纤维结构不良会引起严重的面容改变,甚至有的呈"狮子面"样容变。整个病程中可伴头痛、呕吐,部分患者还会出现有肢体乏力、步态不稳等症状。②中间性肿瘤的病程和症状与良性类似,但恶性肿瘤的病程中往往会有一个迅速恶化的过程。③此外,累及鞍区的颅底骨肿瘤会压迫或侵犯垂体,导致内分泌功能障碍症状;累及斜坡的颅底骨肿瘤会有呼吸不畅、吞咽障碍等症状;还有一些同时会有全身症状,如颅底软骨肉瘤是 Ollier 病和 Maffucci 综合征中的一个表现;再如纤维结构不良是 McCune-Albright 综合征中的一个表现。

四、诊断

影像学检查是颅底骨肿瘤诊断的重要手段。颅底骨肿瘤影像学检查主要为 CT 及 MRI,能对肿瘤进行准确定位,当肿瘤的影像学表现十分典型,也可做出定性诊断,但影像学表现复杂的肿瘤定性十分困难。①颅底骨肿瘤有两个常见的 CT 特点:骨质破坏和异常钙化。不同类型的颅底骨肿瘤,骨质破坏程度不同,有的良性颅底骨肿瘤不会引起太大程度的骨质破坏,仅为膨胀性改变,而恶性和一些中间性颅底骨肿瘤往往会明显破坏所在解剖位置附近的骨质;不同类型的颅底骨肿瘤钙化程度也同样不尽相同,异常钙化还能提示肿瘤的分化程度,钙化成分越多,表明肿瘤分化越成熟,反之则分化较差。CT 是颅底骨肿瘤必不可少的检查方法。②颅底骨肿瘤的 MRI 表现更是复杂,基本上颅底骨肿瘤的信号多不规则,不同类型的颅底骨肿瘤 MRI 信号可以表现不一,且同种类型间也多有差异。MRI 在辨识肿瘤与周围重要组织、神经及血管之间的关系上有着重要作用。③此外,CTA 及 DSA 在观察肿瘤与血管的关系上有着不可替代的作用;发射型计算机断层扫描仪(emission computed tomography,ECT)和正电子发射断层显像/计算机断层成像仪(positron emission tomography/ computed tomography,PET/CT)可以帮助早期发现转移的骨肿瘤,对肿瘤的临床分期和治疗有着指导意义。

颅底骨肿瘤的临床诊断较困难,隐匿起病时,常规体检难以发现,故早期诊断困难;有临床症状时,因缺乏特异性的临床表现,在无 CT 及 MRI 等相关辅助检查的支持下,亦难以做出相对准确的定性诊断。所以,一旦出现头痛、恶心、呕吐、脑神经受损如视听力下降、颅面颈部局部包块或面容不对称、鼻塞或反复鼻出血、内分泌功能障碍等症状时,应及时就医。颅底骨肿瘤是发生在颅底骨的病变,可检查外周血的血清碱性磷酸酶水平,有时能反映肿瘤活动情况。当病变性质不明时,可以行局部穿刺活检。总之,颅底骨肿瘤的诊断需要紧密结合临床特点及影像学检查结果,但最终需病理验证,病理诊断才是颅底骨肿瘤诊断的"金标准"。

颅底骨肿瘤的鉴别诊断可从肿瘤造成的临床症状和所在解剖位置入手,与能在同样位置并可引起相同症状的肿瘤开始鉴别,如鞍区肿瘤引起视力下降时,除需与同样可以发生在此位置的不同类型骨肿瘤鉴别外,还需与垂体瘤、鞍结节脑膜瘤、海绵状血管瘤、颅咽管瘤、脊索瘤等相鉴别;发生在颈静脉孔区肿瘤,还需与神经鞘瘤、颈静脉球瘤、腺样囊性癌等鉴别。

五、治疗与预后

文献报道颅底骨肿瘤的治疗手段多样,有手术、放疗和化疗及其他药物治疗等,但已出现明显临床症状的颅底骨肿瘤以外科手术治疗为主,手术方式的选择因肿瘤所在位置而异。颅底骨肿瘤预后也因治疗效果和具体的病理类型而异,总体来说,良性预后最好,中间性次之,恶性最差。国内有文献报道软骨肉瘤的外科手术治疗方法的选择和肿瘤所在位置密切相关,手术治疗后也往往需配合放射治疗,亦有研究证实用伽马刀治疗软骨肉瘤安全有效;国外有研究在 77 例软骨肉瘤患者中应用锐向束质子治疗(pencil beam scanning proton therapy)并对其长期随访,结果提示该治疗手段是安全有效的,同时还指出预后与肿瘤体积、脑干/视路受累范围、年龄等密切相关。颅底骨肉瘤的治疗亦是以手术为主的综合治疗,国内有研究建议在手术治疗颅底骨肉瘤时应辅以放化疗,对已接受放疗的患者,建议化疗;亦有文献指出质子治疗在颅底骨肉瘤治疗中发挥着重要作用;颅底骨肉瘤预后差,国内文献报道 5 年生存率为 36%,低于国外相关研究。目前关于颅底良性及中间性骨肿瘤多以手术治疗为主,未见有综合治疗的研究报道,有研究还提示,随着生存期的延长,头颈部肿瘤放疗后,可能引起原放疗部位出现骨肉瘤;还有报道同样称放疗可能会引起恶变,进一步加重了大家对颅底良性及中间性骨肿瘤行放疗的担忧。越来越多的研究报道了颅底内镜技术在各种类型颅底骨肿瘤中的应用,与传统手术入路相比,内镜手术优势在于无外观创伤、显露更精细、视野更广、无脑组织牵拉损伤。

第二节　颅底骨巨细胞瘤

骨巨细胞瘤于 1818 年由 Cooper 最早进行描述。一般认为骨巨细胞瘤起源于非成骨性骨髓间质细胞,是一种潜在恶性或介于良和恶之间溶骨性肿瘤,约占所有原发骨肿瘤的 5%。一般多发生于长骨骨骺部,其次为椎骨、肋骨、盆骨,而原发于颅底的骨巨细胞瘤极为罕见,约占所有骨巨细胞瘤的 1%,占同期颅内肿瘤的 0.1%。发病年龄一般集中在 30~40 岁,此时人体的骨骼发育基本已经完善,极少病人在骨骺未闭合前发病。尽管原因不明,但女性一般较男性多发。

一、病理特点

骨巨细胞瘤的来源,目前尚有不同的看法。有学者认为骨巨细胞瘤起源于中胚叶组织的破骨细胞、成纤维细胞、血管内皮细胞;也有部分学者认为它不是真正的肿瘤而是炎症、出血、外伤等刺激招致破骨细胞增生。由于本肿瘤含有多核巨细胞及瘤样病变,因而被称为骨巨细胞瘤或破骨细胞瘤(图 8-1)。目前一般认为它是来源于骨髓内非成骨性结缔组织的间胚叶细胞,由单核间质细胞和散在的多核巨细胞组成。肿瘤位于硬脑膜外,无包膜,外观呈暗红色或灰红色,质软如肉样、脆而易碎,少数较硬,可发生出血坏死,有时形成囊肿,可含有血性或浆液性液体。显微镜下所见的肿瘤组织,可在梭形或椭圆形基质成纤维细胞之间见有散在的多核巨细胞,巨细胞的数量不等而且分布不均。Jaffe 等根据非成骨性基质细胞的组织学结构特点,将其分为Ⅲ级:肿瘤中单核基质细胞数量少而排列疏松,形态大小较一致,异形性不明显,多核巨细胞数量较多者为Ⅰ级,属良性;肿瘤中单核基质细胞数量增多而致密,出现异形性,且呈囊状或漩涡状排列,核分裂增多,多核巨细胞体积缩小者,为Ⅱ级,属低度恶性;肿瘤中单核基质细胞分化不良,异形性明显,核分裂多见,且呈纤维肉瘤样表现,多核巨细胞量小而体积小者,为Ⅲ级,属于恶性。

二、临床表现

颅底骨巨细胞瘤的临床症状通常取决于病变部位。本病好发于颞骨、蝶骨、额骨及枕骨。头痛是最常见的症状,其次是脑神经损害症状,因肿瘤发生部位不同而出现相应脑神经损害症状,颅底骨巨细胞瘤侵入颅内可引起颅压高症状。当肿瘤位于颞骨时,

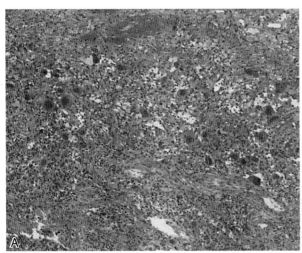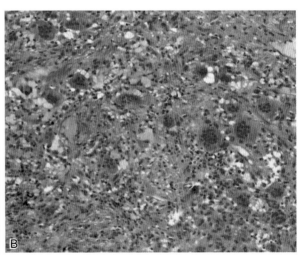

图 8-1　前颅底骨巨细胞瘤

A. 肿瘤主要由两种细胞构成:单核基质细胞和多核巨细胞(HE,100×);B. 圆形、短梭形的单核细胞和均匀分布其间的破骨细胞样巨细胞(HE,200×)

因局部骨质破坏,而呈膨胀性生长,随肿瘤增大,出现局部皮肤肿胀并有压痛,当肿瘤侵入外板后头部可触及骨性肿物,有压痛,与头皮无粘连。当肿瘤位于蝶骨及中颅窝时,可出现动眼神经、三叉神经、展神经、面听神经的不全麻痹,肿瘤侵犯耳道可引起中耳感染,听力下降。当肿瘤发生于筛骨和眶壁时,可出现鼻塞、鼻衄和眼球突出等症状。肿瘤发生于蝶鞍及附近则可出现双眼视力下降,视盘原发萎缩,多饮多尿,闭经等。

三、影像学表现

骨巨细胞瘤在长骨的典型 X 线摄片特征为:①骨内圆形或椭圆形偏心性囊性骨破坏区;②皂泡状阴影:是由于肿瘤内残存着未被侵蚀破坏的骨性间隔相互交错形成;③骨包壳,表现为扩张性的单层或多层骨包壳,骨包壳并非原来的骨皮质,而是肿瘤破坏骨皮质时,刺激骨膜形成的反应性新生骨。但与四肢长骨骨巨细胞瘤相比,颅底及颌面部骨巨细胞瘤很少出现皂泡样改变等相关特征,且由于发病率极低,也难以总结出特征性的 X 线表现。通常 CT 和 MRI 对此有更多的帮助。

有学者提出颅底骨巨细胞瘤最常见的 CT 典型特征性征象为交界角征,其特征是在肿瘤与正常颅骨交界处呈现高密度的角状区,其边缘超出正常颅骨范围,角度在 180° 以下。颅底骨巨细胞瘤最常见位于颞骨和中颅窝,肿块为软组织密度,使颅骨呈膨胀性改变,CT 扫描肿瘤表现为混杂密度肿块,其间有更高密度的间隔和点、片状钙化和残留骨质,形状为多房状不规则,边缘锐利。肿块边缘区可见反应性增生的高密度带,肿瘤外周多有骨性包壳存在,向邻近结构内突入,颅底骨巨细胞瘤极易侵入颅内,表现为由颅骨病灶蔓延而来的软组织肿块(图 8-2A、B)。肿瘤囊变少见,囊变区域则呈现为多少不等、大小不一的低密度区。MRI 检查有助于对周围软组织、病灶与周围血管、神经关系的显示。表现为大小不等边界清晰的异常信号区。肿瘤信号不具有特征性,T_1WI 上肿瘤呈低信号,T_2WI 上肿瘤为低至中等信号,肿块信号强度不均匀(图 8-2C~E)。

四、诊断与鉴别诊断

与四肢长骨骨巨细胞瘤相比,颅底骨巨细胞瘤很少出现膨胀及皂泡样改变,影像学诊断较困难。有学者总结出以下特点以帮助诊断:①病变多位于中颅窝底,常可占据整个中颅窝,并有向内外扩展的趋势。②溶骨性破坏明显。③伴有脑神经损害症状。④CT 的"交界角征",MRI 在 T_1 及 T_2 像上为混杂信号,多伴有囊性变。颅底骨巨细胞瘤需要与其他颅底骨源性肿瘤鉴别。软骨瘤的钙化较粗大,占肿瘤的绝大部分,提示病变为良性;软骨肉瘤类似于软骨瘤,但软组织成分较多,有时出现囊变;脊索瘤好发于蝶枕联合交界,以斜坡为中心软组织肿块以及显示正常高信号的消失,加上位置的特殊性,结合骨破坏留下的碎屑样改变诊断不难;动脉瘤样骨肿有时在颅底也会出现长骨那样的蛋壳样钙化,强化明显,延迟扫描强化仍明显,类似血管瘤,此为其特征之一;转移瘤表现为均匀强化,诊断要靠原发病史;颅底骨化性纤维瘤的影像学表现多样化,无特征性,诊断只能依靠病理检查。另外还需与颅骨结核、胆脂瘤、嗜酸性肉芽肿、表皮样囊肿、三叉神经瘤以及鼻咽癌颅底侵犯相鉴别。

五、治疗

尽管骨巨细胞瘤常被认为属于良性病变,但在临床上它往往具有局部侵袭性生长的特点,且偶有患者出现远处转移,因此仍需积极治疗。

通常颅底骨巨细胞瘤的首选治疗方案仍然是外科扩大切除。但由于肿瘤病变往往侵袭范围广,边界不清,加之颅底重要结构密集,故从技术而言要完全切净肿瘤是难以完成的(图 8-2F~H)。此外骨巨细胞瘤血供极其丰富,肿瘤血管脆性大、弹性差,电凝止血困难。且肿瘤质地较韧,其间含有骨渣样物质,吸引器难以吸除,有时需要用电刀或剪刀帮助切除。

人们对于放疗在骨巨细胞瘤治疗中的作用存有争议。一方面,有学者认为骨巨细胞瘤对于放疗并不敏感,另一方面,人们怀疑放疗后远期可导致局部恶变,但事实上要想分辨局部恶变这一现象是骨巨细胞瘤的自然进程还是放疗导致的,却是非常困难的。近 20 年来由于科技的进步,放疗设备获得了大幅度改进,放疗用于骨巨细胞瘤的治疗也获得了相当的疗效。部分学者也报道了通过术后补充放疗,对于局部残存的肿瘤可以获得极好的控制。

对于骨巨细胞瘤目前还没有一个标准的化疗方案。对于传统的治疗方法(手术和放疗)未能控制的患者,可以进行化疗。通常选用甲氨蝶呤,阿霉素,

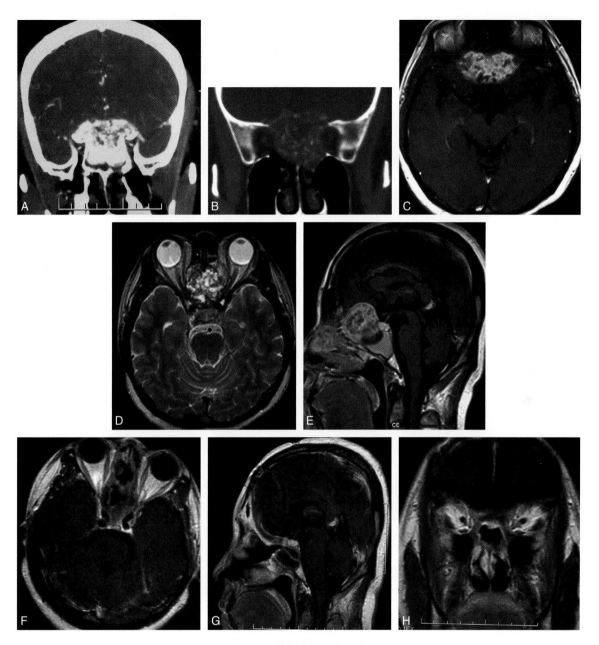

图 8-2　前颅底骨巨细胞瘤

A. 增强 CT 显示前颅底高密度肿瘤；B. CT 骨窗显示肿瘤为骨性高密度成分，破坏前颅底正常骨质；C. 磁共振 T_2 示肿瘤高低混杂信号；D、E. 轴位和矢状位增强磁共振示肿瘤不均匀强化；F、G、H. 经 Derome 入路切除肿瘤后增强磁共振，显示肿瘤已经切除

环磷酰胺等药物，这些药物常用于肉瘤的化疗且具有一定疗效。Bertoni 等报道了通过加用化疗，可使得 85% 的骨巨细胞瘤伴随肺转移的患者生存期超过 5 年。此外 Kaiser 等还报道了对于传统化疗药物无效的患者，通过应用重组 α- 干扰素，也能获得不错的疗效。

总的来说，外科治疗仍然是颅底骨巨细胞瘤的首选方案，对于难以切净的患者，可以考虑应用放化疗，以获得最佳的疗效。

第三节　颅底软骨肉瘤

软骨肉瘤（chondroscarcoma）是中枢神经系统少见肿瘤，是一种生长缓慢及局部浸润性肿瘤，发生部位和颅内软骨瘤相似。组织学上软骨肉瘤分 3 种亚型：经典型软骨肉瘤（Ⅰ~Ⅲ级）、黏液样软骨肉瘤和间质性软骨肉瘤。

1. 流行病学　软骨肉瘤约占颅内肿瘤的 0.15%，

发病无性别差异,发病年龄从 3 个月到 76 岁不等,平均 37 岁。其中间质性软骨肉瘤发病年龄较轻,大多数在 20~30 岁;经典型软骨肉瘤发病年龄较大,60~70 岁为发病高峰;黏液样软骨肉瘤介入二者之间。

2. 病因和发病机制　和软骨瘤一样,软骨肉瘤的病因和发病机制也不清楚。目前普遍认为多数软骨肉瘤由软骨瘤恶变而来。因此,其发生部位和软骨瘤一致。软骨肉瘤也可以直接由间质细胞发展而成,即间质性软骨肉瘤。还有人发现软骨肉瘤可以继发于颅底肿瘤放疗后,认为放射治疗可以诱发颅底软骨肉瘤。

3. 组织病理学　软骨肉瘤主要由具有恶性特征的软骨细胞及软骨基质构成。软骨肉瘤可分为4 个亚型:去分化型,间叶型,透明细胞型,传统型(实际为黏液样型或玻璃样型,或两者兼有之)。在组织学上,据软骨肉瘤的细胞组成和异型性,又可分为高、中、低分化,相应病理为 1、2、3 三级,瘤细胞丰富,核肥大浓染,为其共有特征。超过 90% 的软骨肉瘤为传统型。其中约 90% 为 1~2 级,生长缓慢,很少转移,只有 5%~10% 为 3 级,高度恶性,容易发生远处转移。与其他肿瘤(尤其是脊索瘤)鉴别困难时,应行免疫组化染色检查,特征为具有S100(+)、Vim(+) 和 EMA 的原始软骨细胞,脊索瘤免疫组化染色特征为 S100、Vim 和 EMA 或 CK 均为阳性(图 8-3)。

4. 临床表现　颅底软骨肉瘤的临床表现,主要取决于肿瘤所在的部位、大小及生长速度,而出现相应的症状和体征。病程为 1~144 个月,平均 15 个月。由于肿瘤位于颅底,生长缓慢,患者颅内压增高症状常不明显。最常见的首发症状为动眼神经麻痹,可能和病变大多数位于鞍旁和岩骨尖区有关。其次是有不同程度的头晕、视力下降、面部麻木、咀嚼无力等症状。此外,可见面听神经受损症状。

5. 检查　X 线平片:能清楚地显示病变部位的骨质破坏和肿瘤钙化。CT:软骨肉瘤的 CT 改变和软骨瘤相似。病变好发于颅底岩、枕部软骨联合处,常常累及斜坡。CT 显示分叶状不规则低、等密度肿块,多伴有囊变、出血和钙化,肿瘤钙化和局部颅骨破坏为特征性改变。瘤周脑水肿少见。增强后肿瘤呈不均匀强化。MRI:在 T_1WI 呈低、等信号,在 T_2WI 上为明显高信号,当中央有混杂低信号,增强后肿瘤呈不均匀强化,较一般脑实质肿瘤的强化显著。T_2WI 上低信号处不强化(图 8-4,图 8-5)。和 CT 相比,MRI 能更好地显示肿瘤边界和硬脑膜受累情况,特别是能显示颈内动脉和视神经等主要神经、血管和肿瘤的关系。但不能像 CT 那样清楚地显示肿瘤钙化和邻近骨质受侵犯情况。

6. 诊断和鉴别诊断　对于病程相对较长、难以解释的脑神经麻痹及相关症状患者,有典型的 CT、MRI 表现者应考虑到颅底软骨肉瘤的可能。本病应与颅底脊索瘤和脑膜瘤相鉴别。

(1) 脊索瘤:颅底脊索瘤多起源于蝶枕联合处,且主要位于中线,瘤内钙化发生率明显较软骨瘤低。斜坡脊索瘤常常向后下方向生长,导致颈静脉孔和枕骨大孔骨质受累,可伴有寰椎和其他颈椎的骨侵

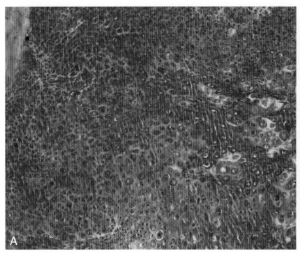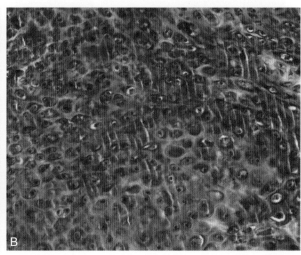

图 8-3　右颈静脉孔软骨肉瘤

A. 肿瘤细胞较密集,细胞、形态不一(HE,100×);B.肿瘤细胞染色质丰富深染,细胞核异型性,核肥大畸形,易见双核瘤细胞(HE,200×)

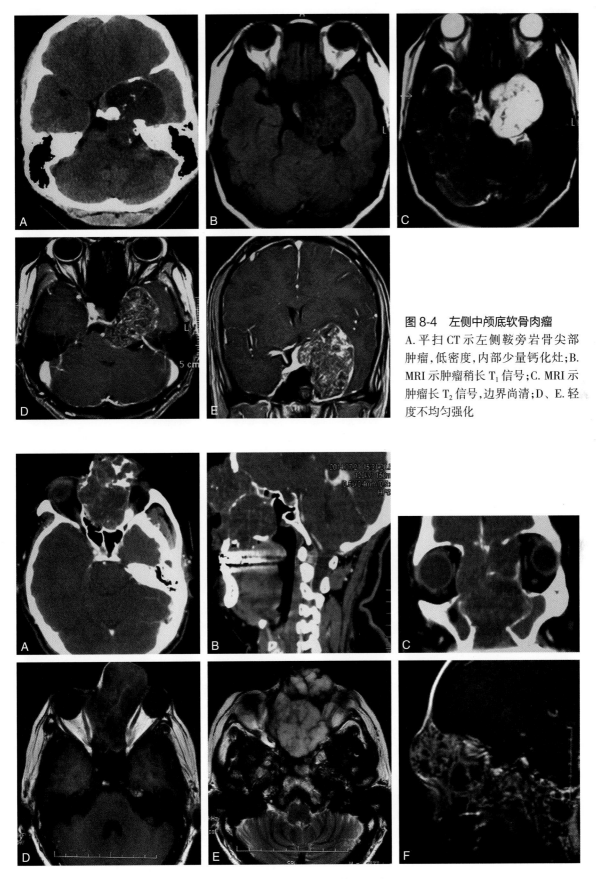

图 8-4　左侧中颅底软骨肉瘤

A. 平扫 CT 示左侧鞍旁岩骨尖部肿瘤, 低密度, 内部少量钙化灶; B. MRI 示肿瘤稍长 T_1 信号; C. MRI 示肿瘤长 T_2 信号, 边界尚清; D、E. 轻度不均匀强化

图 8-5　前颅底沟通复发软骨肉瘤

A、B、C. 增强 CT 示鼻腔、筛窦、前颅底肿瘤, 强化不明显, 密度不均匀, 颅底骨质破坏, 内部可见斑片状高密度钙化;
D、E、F. MRI 示肿瘤长 T_1 信号, 混杂长 T_2 信号, 不均匀强化

蚀。T_1WI 增强扫描时和 T_2WI 平扫时脊索瘤多呈低信号的小叶分隔将高信号肿瘤基质分隔。由于脊索瘤缺乏血管,细胞和细胞之间的黏液蛋白具有吸附 Gd-DTPA 分子的特性,因此缓慢、持续强化是其特征。另外,免疫组化检查能鉴别诊断。脊索瘤为神经外胚层来源,上皮细胞抗原及角蛋白往往呈阳性,而软骨肉瘤为中胚层来源,上述指标呈阴性,相反,S100 和 Vimentin 均为阳性表达。

(2) 脑膜瘤:脑膜瘤常有基底附着于硬脑膜,增强 CT 和 MRI 可见硬脑膜"尾征",质地均匀,钙化发生率明显较软骨肉瘤低。钙化常呈沙砾状,邻近骨质呈增生性改变,很少造成广泛性骨质破坏。

(3) 转移瘤:钙化少见,血供丰富,生长快,往往具有原发病史。

7. 治疗原则

(1) 手术治疗:是本病的主要手段,彻底切除肿瘤是减少复发的关键。肿瘤大多数位于颅底硬膜外,手术可首选颅底外科硬膜外入路。尤其适合于中颅底 - 海绵窦区的软骨肉瘤的切除。但若肿瘤长穿硬膜,常需同时或分期结合硬膜下入路切除肿瘤。此外,由于肿瘤对脑神经多为推移、压迫,而对颅底的局部骨质为破坏性损害,为避免加重损害脑神经,彭泽峰等指出可先行瘤内减压,再分离肿瘤的周边,同时术中应用神经电生理监测三叉神经及面神经。对于鞍旁较小的病灶,取翼点侧裂入路,利于暴露病变。切除病灶后,局部应用生物胶,防止脑脊液漏。肿瘤累及颈内动脉时,颈内动脉往往有垂直的病理血管直接供血,病变血供极其丰富,术中只能适可而止,不强求全切。

(2) 放射治疗:由于颅底位置的特殊性,要完全切除肿瘤往往有极大的难度。对于临床上无法手术或无法完全切除的患者,行高剂量放疗是另一个可行的选择。Schulz-Ertner D 等总结了几位学者的文献(表 8-2),提出高剂量放疗对于颅底软骨肉瘤有相当高的局部控制率。肿瘤的分级对于预后有明显的影响。文献报道 1 级和 2 级的颅底软骨肉瘤其 10 年生存率分别为 77% 和 59%,二者有显著差异。

8. 预后　软骨肉瘤肉眼全切除率 56%~67%,20%~44% 病例手术后接受放射治疗。影响肿瘤全切除的主要原因是肿瘤累及重要神经和血管。平均随诊 32 个月,有 53% 病例复发。间质性软骨肉瘤恶性程度高,硬脑膜和脑组织受侵犯发生率也高。远处转移率,Ⅱ级为 10%,Ⅲ级为 71%。低级别软骨

表 8-2　中低度恶性颅底软骨肉瘤放疗结果

作者	病例数	治疗模式	剂量(CGE)	局部控制率
Rosenberg, 1999	200	质子放疗	71.2	99%/5 年
Noel, 2003	18	质子+光子放疗	67	85%/3 年
Hug, 1999	25	质子放疗	70.7	92%/3 年
Weber, 2005	11	质子放疗	68	100%/3 年
Castro, 1994	27	氦氖离子	65	78%/5 年
Schulz-Ertner, 2003	23	碳离子	60	87%/3 年

肉瘤预后较好,Gay 和 Sekhar 报告 60 例低级别颅底软骨肉瘤(其中 50% 曾在他处接受治疗),均予手术切除,全切除和次全切除占 67%,20% 患者术后接受放射治疗,5 年无复发率为 65%。最主要并发症为脑脊液漏,占 30%。随访中有 2 例死于放射治疗并发症,3 例死于全身性并发症。病残率为 6%~13%,主要是视力和听力损害。

第四节　颅底骨肉瘤

骨肉瘤来源于间叶组织,特点是肿瘤细胞产生骨样基质。头颈部骨肉瘤发病率较低,约占全身骨肉瘤的 10%,占头颈部恶性肿瘤的 1%;头颈部骨肉瘤患者的平均发病年龄为 30~40 岁,远处转移较少。颅底骨肉瘤为颅底或累及颅底骨质、软组织的骨肉瘤,仅见少数病例报道,全切除率低,局部复发率较高。

骨肉瘤的发病原因可能包括遗传因素、病毒感染、外伤、放疗及骨发育不良等。MD. Anderson 中心的研究显示放疗后可能引起头颈部骨肉瘤。骨肉瘤显微镜下显示肿瘤细胞呈梭形、三角形、圆形、多边形等,异型性明显,易见病理性核分裂象。骨肉瘤特征性病理诊断为镜下可见灶状肿瘤性骨样基质(图 8-6)。

颅底骨肉瘤影像学主要表现为成骨或破骨改变,有时二者并存,肿瘤的边界常不规则。肿瘤骨为颅底骨肉瘤最特异的影像学表现,CT 能清楚显示肿瘤骨的位置、形态、数量和肿瘤的钙化程度及周围骨质的破坏情况;MRI 通常能较好地显示肿瘤病变范围及其对颅内外结构的侵犯情况,对神经、血管、软组织等的显示优于 CT,也是监测肿瘤复发的重要方

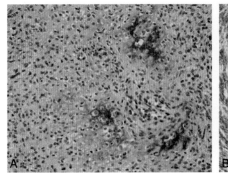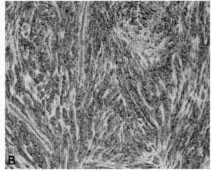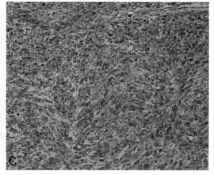

图 8-6 骨肉瘤病理

A. 肿瘤细胞异型性显著,可见较多核分裂象,其间见骨样基质形成,局部伴钙化(HE,200×);B. 肿瘤细胞弥漫强阳性(CD99 染色,100×);C. 肿瘤细胞弥漫强阳性(Vimentin 染色,200×)

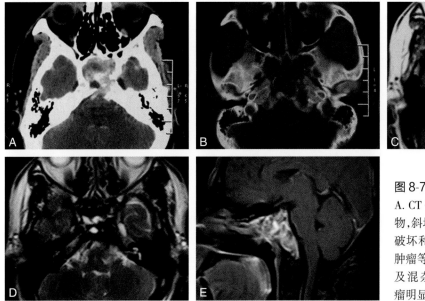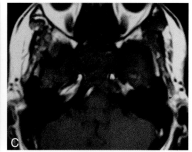

图 8-7 斜坡区骨肉瘤

A. CT 平扫示斜坡不均匀高密度肿物,斜坡骨质破坏;B. 骨窗可见骨质破坏和散在肿瘤骨;C. MRI 平扫示肿瘤等及稍长 T_1 信号;D. 示肿瘤等及混杂 T_2 信号;E. 增强 MRI 示肿瘤明显不均匀强化

法(图 8-7,图 8-8)。头颈颅底骨肉瘤的早期发现及早期诊断十分重要。

手术治疗依然是主要治疗手段。Smit 等报道,在接受手术治疗的 94 例头颈部骨肉瘤患者中,切缘阴性患者 5 年生存率为 75%,而切缘阳性患者的 5 年生存率仅为 32%。术中如果肿瘤侵及关键部位而不能做到安全切除,则尽量保护重要结构,减少并发症。

通常认为骨肉瘤对放疗的敏感度不高。而 Guadagnolo 等研究显示,当头颈部骨肉瘤手术切缘阳性或可疑时,放疗(55~60Gy)可提高局部控制率、疾病特异性生存率以及总生存率。化疗在治疗长骨骨肉瘤中有着重要的作用,化疗药物包括大剂量甲氨蝶呤、阿霉素、顺铂、异环磷酰胺和环磷酰胺。然而,在治疗头颈部骨肉瘤方面,化疗是否有效,仍然

有不少争议。总之,治疗上应采取手术为主,辅助放、化疗等综合治疗手段。

2005 年 1 月~2013 年 11 月间,中国医学科学院肿瘤医院收治的原发于或侵及颅底的骨肉瘤共 18 例,其中侵及前颅底 7 例(上颌骨),中颅底 8 例(下颌骨 4 例,筛窦 3 例,颞骨 1 例),后颅底 3 例(咽旁 2 例,斜坡 1 例)。18 例患者中位生存期 27.0 个月,1 年生存率为 82.4%,2 年生存率为 61.8%,5 年生存率为 36.0%。

头颈颅底骨肉瘤预后不佳。局部复发是导致患者死亡的最主要原因,原发性头颈部骨肉瘤的复发率为 22%。而当肿瘤涉及颅底重要神经血管,全切率较低,多仅能做到肉眼下全切,颅底骨质无法做术中冰冻病理检查,确认切缘阴性,则复发率更高。约为 17%~21% 的头颈部骨肉瘤患者发生远处转移,

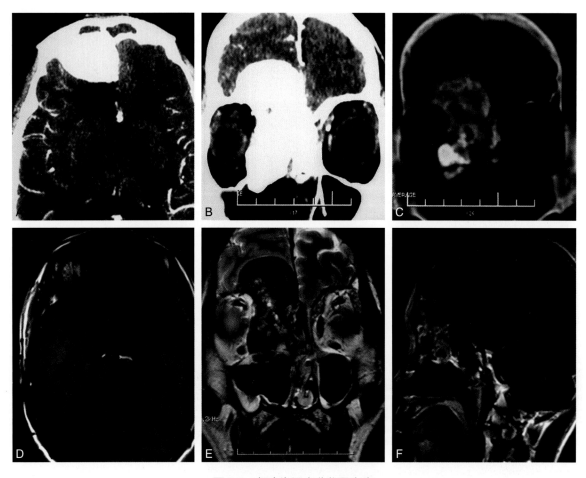

图 8-8　颅底沟通高分化骨肉瘤

A、B.术前增强 CT 示鼻腔、右侧前颅底高密度肿瘤；C.骨窗示含大量肿瘤骨；D.磁共振 T_1 像上，肿瘤呈低信号；E.磁共振 T_2 像上，肿瘤呈高、低混杂 T_2 信号；F.增强磁共振显示肿瘤不均匀强化，边界尚清

多发生在肺部和骨骼。

第五节　颅底骨纤维结构不良

骨纤维结构不良（fibrous dysplasia of bone，FDB），亦称骨纤维异常增殖症，在最新的骨肿瘤分类中归于未明确肿瘤性质的肿瘤，是一种良性的、骨髓和（或）网状骨被纤维结缔组织及不规则病变所替代的骨纤维性疾病，在骨肿瘤中占 2.5%，在非恶性骨肿瘤中占 7.0%。无临床症状的骨纤维结构不良可以观察随访，有症状者需要手术治疗。骨纤维结构不良可以恶变成其他肿瘤，恶变率为 0.25%~0.50%；骨肉瘤、纤维肉瘤、软骨肉瘤和恶性纤维组织细胞瘤是其常见的恶变类型，恶变后按相应肿瘤治疗。此外，还有侵袭性骨纤维结构不良的文献报道。侵袭性骨纤维结构不良不同于典型骨纤维结构不良的局限性膨胀生长，常常突破骨性边界、向邻近软组织浸润性生长，进展快，与骨源性恶性肿瘤难以鉴别，需经活

检或手术后病理才能明确诊断。术后容易复发，但复发后病理多提示为典型的骨纤维结构不良。侵袭性骨纤维结构不良对放疗、化疗不敏感，其治疗以手术切除为主，但术后有复发倾向。

中国医学科学院肿瘤医院报道 1 例颅底巨大侵袭性骨纤维结构不良。患者，男，初诊时 29 岁。因进行性鼻塞伴嗅觉减退 1 年、双眼视物模糊 4 月余入院。入院查体：双鼻嗅觉丧失；右眼球稍突出，双眼视物模糊，双眼视力 0.3，双眼颞侧视野轻度缺损；鼻腔可见肿物占据双侧鼻道，张口呼吸。头颅增强 CT、MRI 检查显示如图 8-9A~F 所示。术后 1 个月首次复查头颅 MRI（图 8-9G~I）未见肿瘤残余。术后 1 年患者出现右眼视力进行性下降，复查头颅 CT 及 MRI（图 8-9J~L）发现右侧眶尖及颞下窝病变明显压迫视神经，再次入院，经右侧中颅底硬膜外入路切除病变（图 8-9M~O）。术后病理为侵袭性骨纤维结构不良（图 8-9P~R）。此后，随访 4 年未再复发。侵袭性骨纤维结构不良的治疗尚无统一方案，对其归

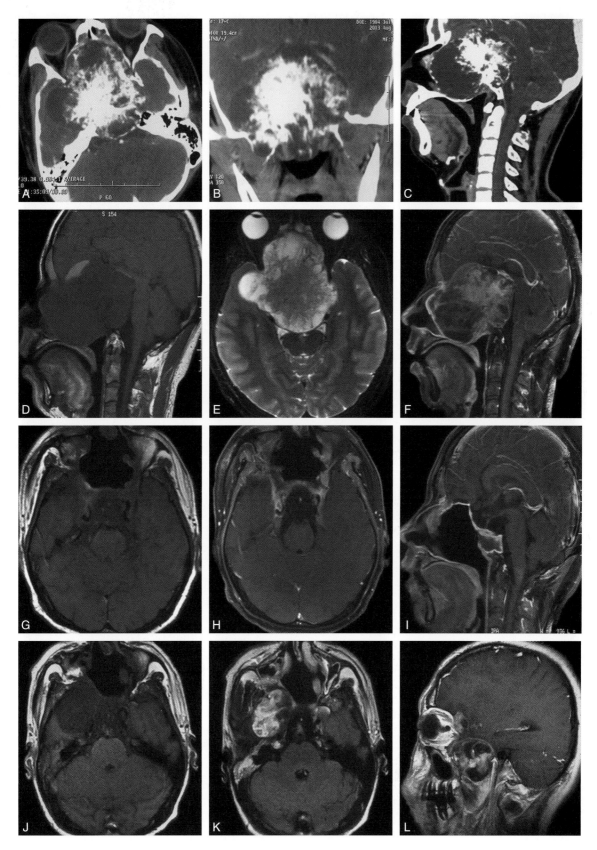

图 8-9　颅底巨大骨纤维结构不良

A~C. 术前 CT 示前中后颅底巨大不规则肿物,以蝶骨为中心向颅内外生长,占据筛窦、鼻腔、蝶鞍、蝶窦、中上斜坡、双侧岩尖等,相应部位正常结构消失;密度不均匀,中央可见大片致密放射状高密度影,周围边界清楚,注射增强造影剂后呈不规则强化;D~F. 术前 MRI 示前中后颅底巨大不规则肿物大小约 9.7cm×8.8cm×7.9cm,边界尚清,信号不均匀,呈长 T_1、混杂 T_2 信号,注射对比剂后可见中心区明显不均匀强化,外周可见囊变区,左上缘可见出血区;G~I. 术后 3 个月复查 MRI 病灶已经切除;J~L. 术后 1 年复查 MRI 发现右侧眶尖及颞下窝病变复发;

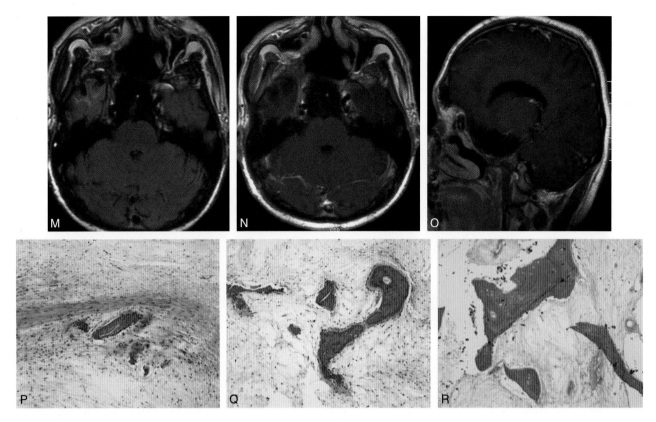

图 8-9(续)

M~O.第二次手术术后 2 年半复查 MRI 未见肿瘤残留或复发；P~R.石蜡切片病理显示：纤维黏液样基质中散在不规则弯曲的编织骨小梁结构，局部骨小梁周围有骨母细胞样细胞，考虑为纤维结构不良，伴间质广泛黏液变性，局灶细胞密集，增生稍活跃，病变呈侵袭性生长，最终诊断：颅底侵袭性骨纤维结构不良

类及认识也未达成共识。作者认为，有临床症状、影像学无法定性时应尽量选择合适的手术入路一期手术切除肿瘤，不建议行放疗及其他药物治疗；术后应密切随访，警惕复发及恶变。

（计 晓 万经海 刘绍严）

参考文献

1. Fletcher CDM，Bridge JA，Hogendoorn PCW，et al. WHO classification of tumours of soft tissue and bone. Lyon，France：IARC Press，2013：239-393.

2. 王朝夫，朱雄增. WHO 骨肿瘤分类解读(第 4 版). 中华病理学杂志，2013，42(10)：652-654.

3. Fletcher CDM，Unni KK，Mertens F. World Health Organization classification of tumours：pathology and genetics of tumours of soft tissue and bone. Lyon，France：IARC Press，2002：225-367.

4. 张景峰，王跃. WHO 骨肿瘤分类第四版：解读与比较. 中华骨科杂志，2015，35(9)：975-979.

5. 方三高，周晓军. 解读新版 WHO(2013)骨肿瘤分类. 临床与实验病理学杂志，2014，30(2)：119-122.

6. 曹晓昱，张俊廷，张力，等. 颅内软骨肉瘤的诊疗和预后分析. 中华神经外科杂志，2012，28(9)：923-926.

7. 高德智，罗斌，孙时斌，等. 伽玛刀治疗颅底软骨肉瘤. 中华神经外科杂志，2014，30(12)：1205-1208.

8. Awad M，Gogos AJ，Kaye AH. Skull base chondrosarcoma. J Clin Neurosci，2016，24(2)：1-5.

9. Ahrari A，Labib M，Gravel D，et al. Primary osteosarcoma of the skull base treated with endoscopic endonasal approach：a case report and literature review. J Neurol Surg Rep，2015，72(2)：e270-274.

10. 胡珂，万经海，倪松，等. 颅底骨肉瘤的临床特点及治疗方法. 中华肿瘤杂志，2015，37(5)：383-386.

11. Georgalas C，Goudakos J，Fokkens WJ. Osteoma of the skull base and sinuses. Otolaryngol Clin North Am，2011，44(4)：875-890.

12. 孟悛非，肖利华，陈应明，等. 骨样骨瘤的影像学诊断. 中华放射学杂志，2003，37(7)：615-619.

13. 王涛，张清，牛晓辉，等. 计算机导航辅助骨样骨瘤的外科治疗. 中华外科杂志，2011，49(9)：808-811.

14. Layadi F，Aniba K，Lmejjati M，et al. Giant osteoid osteoma of the posterior skull base. a case report and literature review. Neurochirurgie，2006，52(2-3)：128-132.

15. Qu N, Yao W, Cui X, et al. Malignant transformation in monostotic fibrous dysplasia: clinical features, imaging features, outcomes in 10 patients, and review. Medicine (Baltimore), 2015, 94(3): e369.

16. Unal Erzurumlu Z, Celenk P, Bulut E, et al. CT Imaging of craniofacial fibrous dysplasia. Case Rep Dent, 2015, 134123.

17. 戚继, 郭社卫, 张玉琪, 等. 儿童罕见颅底骨巨细胞瘤一例并文献复习. 中华神经外科杂志, 2012, 28(7): 701-703.

18. Prasad SC, Piccirillo E, Nuseir A, et al. Giant cell tumors of the skull base: case series and current concepts. Audiol Neurootol, 2014, 19(1): 12-21.

19. Sobti A, Agrawal P, Agarwala S, et al. Giant cell tumor of bone-an overview. Arch Bone Jt Surg, 2016, 4(1): 2-9.

20. Ginat DT, Johnson DN, Cipriani NA. Langerhans cell histiocytosis of the temporal bone. Head Neck Pathol, 2015: [Epub ahead of print].

21. Wang H, Shu H, Tian X, et al. Chondromyxoid fibroma of the frontal bone mimicking meningioma. J Craniofac Surg, 2015, 26(2): e179-e181.

22. 张明山, 张力伟. 颅底骨肿瘤. 中华神经外科杂志, 2007, 23(9): 716-718.

23. Weber DC, Badiyan S, Malyapa R, et al. Long-term outcomes and prognostic factors of skull-base chondrosarcoma patients treated with pencil-beam scanning proton therapy at the Paul Scherrer Institute. Neuro Oncol, 2016, 18(2): 236-243.

24. Keole S, Ashman JB, Daniels TB. Proton therapy for sarcomas. Cancer J, 2014, 20(6): 409-414.

25. Patel AJ, Rao VY, Fox BD, et al. Radiation-induced osteosarcomas of the calvarium and skull base. Cancer, 2011, 117(10): 2120-2126.

26. Yildirim AE, Divanlioglu D, Cetinalp NE, et al. Endoscopic endonasal treatment of a large clival giant cell tumor invading the cavernous sinus and temporal lobe. J Craniofac Surg, 2014, 25(2): 446-448.

27. Ahrari A, Labib M, Gravel D, et al. Primary Osteosarcoma of the Skull Base Treated with Endoscopic Endonasal Approach: A Case Report and Literature Review. J Neurol Surg Rep, 2015, 76(2): e270-e274.

28. Vellutini Ede A, Balsalobre L, Hermann DR, et al. The endoscopic endonasal approach for extradural and intradural clivus lesions. World Neurosurg, 2014, 82(6 Suppl): S106-S115.

29. Sharma RR, Mahapatra AK, Pawar SJ, et al. Craniospinal giant cell tumors: clinicoradiological analysis in a series of 11 cases. J Clin Neurosci, 2002 9(1): 41-50.

30. 姜卫国, 杨喜林, 周韬. 颅骨巨细胞瘤的 CT 诊断. 中国医学影像技术, 1998, 14(9): 651-652.

31. 张涛, 唐晓平, 余定庸, 等, 侵犯颅底及颌面部骨巨细胞瘤(附 3 例报道). 中华神经医学杂志, 2010, 9(1), 51-53.

32. Bitoh S, Takimoto N, Nakagawa H, et al. Giant cell tumors of the skull. Surg Neurol, 1978, 9: 185-188.

33. Watkins LD, Uttley D, Archer DJ, et al. Giant cell tumors of the sphenoid bone. Neurosurgery, 1992, 30: 576-581.

34. 计晓, 万经海, 吴跃煌, 等. 颅底侵袭性骨纤维性结构不良 1 例报道并文献复习. 中华解剖与临床杂志, 2016, 21(4): 350-353.

35. Bertoni F, Present D, Enneking WF. Giant-cell tumor of bone with pulmonary metastases. J Bone Joint Surg, 1985, 67: 890-900.

36. Kaiser U, Neumann K, Havemann K. Generalised. giant-cell tumour of bone: successful treatment of pulmonary metastases with interferon a, a case report. J Cancer Res Clin Oncol, 1993, 119: 301-303.

37. Guo Z, Hu K, Zhao B, et al. Osteosarcoma of the skull base: An analysis of 19 cases and literature review. J Clin Neurosci, 2017, 6: 44.

38. Ruggieri P, Sim FH, Bond JR, et al. Malignancies in fibrousdysphia. Cancer, 1994, 73: 1411-1424.

39. Hoshi M, Matsumoto S, Manabe J, et al. Malignant change secondary to fibrous dysplasia. Int J Clin Oncol, 2006, 11: 229-235.

40. 赵红叶, 张惠箴, 蒋智铭. 骨的纤维结构不良临床病理学和分子遗传学研究进展. 临床与实验病理学杂志, 2008, 24(3): 358-361.

第 9 章　颅底脊索瘤

Luska 在 1856 年、Virchow 在 1857 年首先报道了在尸检过程中发现脊索瘤；Virchow 认为这类肿瘤是软骨起源，将其命名为"软骨瘤"。1858 年，Muller 最早提出这类肿瘤与脊索有关。1864 年，Klebs 第一次描述了有症状的病例。1894 年，Ribbet 发现髓核内的这类肿瘤，并正确总结了它们的脊索起源，命名为"脊索瘤"。脊索瘤是一类起源于胚胎脊索残留组织的肿瘤，虽然组织学上属良性肿瘤，却具有恶性肿瘤特征，如局部侵犯、复发和转移等。脊索瘤可以发生于中轴骨的任何部位，但最常见于骶尾骨（50%）和斜坡（35%）。通常生长缓慢，逐步扩展并破坏骨骼。

脊索瘤通常起源于硬膜外，但肿瘤生长后期可以破坏和侵犯硬膜而至硬膜下；也可以因手术硬膜切开而扩展至硬膜下。原发性颅内硬膜下脊索瘤报道较少，约 10%~20% 的病人在疾病晚期可能发生明显转移；尸检中，在 40% 的病人中可以发现转移。病人通常因局部病变造成的并发症而死亡，而非转移灶。近年来，脊索瘤的治疗有了很大的进步。首先，经鼻内镜技术的推广应用大大提高了肿瘤的切除程度和降低了手术创伤；其次，肿瘤基因学研究进展，让人们看到了脊索瘤靶向治疗的曙光。

一、发病率和流行病学

脊索瘤是最常见的硬膜外斜坡骨肿瘤，发病率低于 0.1/10 万，患病率低于 1/10 万，约占颅内肿瘤的 0.15%，男性、女性发病率近似。脊索瘤可以发生在任何年龄，发病高峰年龄在 30~40 岁。脊索瘤的发生与放疗、环境致癌因素等没有明确的相关性；通常单独发病，没有相关的系统性综合征。虽然一组家族性脊索病例的发生可能与染色体 7q33 有关，但尚未证实脊索瘤有特定的基因突变。

颅底脊索瘤最常起源于中线蝶枕软骨结合部下方的斜坡下 1/3，可以自脊索起源向各个方向生长扩展：起源于脊索头端的肿瘤常常扩展至鞍背，表现为鞍区、鞍上或海绵窦肿瘤，压迫垂体、视神经、视交叉和中脑；肿瘤自斜坡向腹侧扩展，表现为鼻咽部肿物，导致鼻腔堵塞或语言障碍；肿瘤向背侧生长，可以压迫脑桥和延髓。

二、病理学

脊索瘤呈分叶状，多呈灰褐色或蓝白色，与周围软组织对比鲜明。质地上，从硬韧到胶状，差异较大，可能有局灶性出血或钙化。体积上，大小不一。肿瘤通常侵犯骨髓腔，膨胀性推挤扩张骨皮质形成边界清楚的肿物；肿瘤也可能穿透骨皮质，侵犯邻近软组织。

脊索瘤由小叶状或巢状聚集的大上皮样细胞和纤维束间隔构成。肿瘤细胞呈片状、带状或单独分布于黏液样基质中，富含粉红色细胞质；细胞核中等大小，呈轻、中度异型性；数量不等的细胞有明显空泡，使细胞质呈现"多泡样"改变。瘤内有丝分裂比较局限，而坏死灶常见。肿瘤细胞含有过碘酸 - 希夫淀粉酶敏感的糖原。免疫组化染色中，脊索瘤的 S100 和上皮标记物如角蛋白和上皮细胞膜抗原阳性（图 9-1）。

脊索瘤全球共识会议根据世界卫生组织（WHO）第四版软组织和骨肿瘤病理学分类标准（2013 年出版），将脊索瘤分为四种亚型：经典型、软骨型、去分化型和肉瘤样脊索瘤。经典型最为常见；软骨型以细胞基质类似于透明软骨为特点；去分化型除含有经典肿瘤成分外，还包含未分化的纺锤形细胞或类

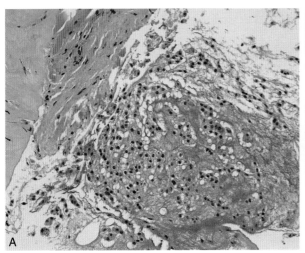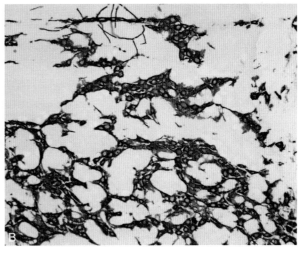

图 9-1　颅底脊索瘤病理

A. 富于黏液的间质中见条索状排列的立方细胞及空泡状细胞（HE，200×）；B. 肿瘤细胞 AE1/AE3 阳性（Ventana 一步法，200×）

骨肉瘤样细胞，两种成分界限清晰；肉瘤样脊索瘤中，上皮样细胞被纺锤形细胞替代。Brachyury 染色是脊索组织分化过程中重要的转录因子，是目前公认的脊索瘤特征性鉴别诊断指标；去分化型的肉瘤样成分中不表达 brachyury，而其经典成分仍呈（+）；而其他 3 种亚型均表达 brachyury。

三、临床表现

脊索瘤的临床表现多样，受肿瘤位置和患者年龄的影响明显，与神经组织受压或受侵有关。头痛见于 50% 以上患者，是颅底脊索瘤最常见的症状；约 50% 的患者表现为视力下降或复视，多数继发于视神经或视交叉压迫和展神经麻痹；其次是Ⅶ～Ⅻ脑神经有一个或多个麻痹；部分可出现鼻腔受累症状；此外，可能出现垂体功能障碍、癫痫发作和三叉神经麻痹等。

呕吐（75%）和头痛（58%）是儿童颅底脊索瘤最常见的症状，其次是后组脑神经功能障碍。

四、影像学

影像学对脊索瘤的诊断和临床监测非常重要。在 CT 上，脊索瘤通常呈等或稍低密度，增强后轻或中度强化，肿瘤扩张、侵蚀周围颅骨（图 9-2）；在 MRI 上，T_1 像呈等信号、T_2 像呈高信号，增强后通常明显强化（图 9-3）；肿瘤坏死、出血可能改变其信号特征。

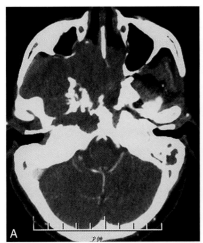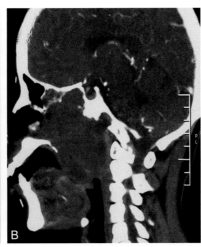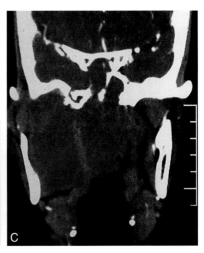

图 9-2　颅底脊索瘤 CT 图像（A 轴位，B 矢状位，C 冠状位）显示斜坡右侧颞下窝巨大肿瘤，呈等高混杂密度，增强后轻度强化；肿瘤广泛破坏颅底骨质，侵犯颅底软组织

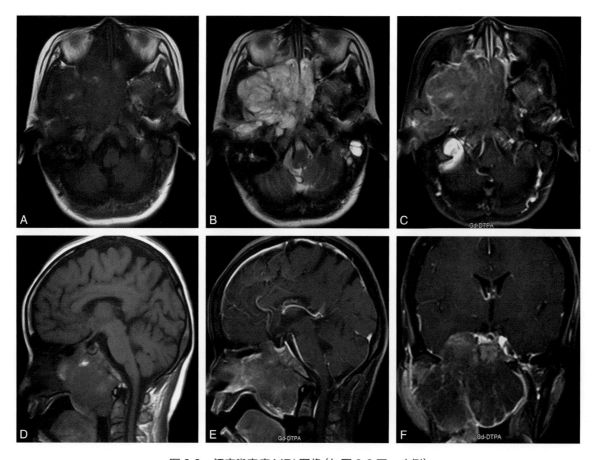

图 9-3 颅底脊索瘤 MRI 图像（与图 9-2 同一病例）

A、D 为轴位磁共振 T_1 像；B. T_2 像，显示肿瘤呈等 T_1、长 T_2 信号；C、E、F. 增强磁共振显示肿瘤轻度不均匀强化

五、诊断与鉴别诊断

依据头痛、脑神经损害症状和典型的影像学检查结果可以初步确定颅底脊索瘤的诊断。颅底脊索瘤需要与其他颅底常见肿瘤鉴别，如软骨瘤、颅咽管瘤、嗜酸性肉芽肿、纤维异常增殖症、巨细胞肿瘤、淋巴瘤、脑膜瘤、转移瘤、成骨细胞瘤、垂体瘤、浆细胞瘤 / 多发性骨髓瘤、软骨肉瘤等。

软骨瘤是由成熟透明软骨构成的良性肿瘤，通常在青少年时生长并出现症状。浆细胞瘤和多发性骨髓瘤是生长于骨骼内的恶性浆细胞肿瘤。垂体腺瘤发生于蝶鞍内，通常导致蝶鞍扩大。淋巴瘤更倾向于侵犯相邻软组织。骨纤维异常增殖症通常出现在儿童晚期或青少年期，病变部位正常的骨基质被含胶原蛋白和成纤维细胞的异常钙化组织所替代。颅底中线部位的脑膜瘤可能起源于斜坡、蝶鞍、海绵窦、岩尖或枕骨大孔的硬脑膜，女性更常见。嗜酸性肉芽肿通常发生在儿童期，表现为增大的颅骨软组织肿块、X 线平片或 CT 上的无硬化边缘的溶骨性改变。嗜酸性肉芽肿很少影响到颅底，但侵犯颅底可

能导致耳漏和脑神经麻痹。骨瘤和骨母细胞瘤很少发生于颅底；骨瘤比骨母细胞瘤要小，表现为阿司匹林可以缓解的疼痛；骨母细胞瘤表现为夜间发作性疼痛。骨转移瘤较常见，常见原发于乳腺癌、肺癌和前列腺癌的转移病灶。

六、治疗

对颅底脊索瘤的治疗包括临床和影像学观察、活检 + 观察、活检 + 放疗、手术切除、手术 + 放疗。除此之外，也可进行化疗。由于这类肿瘤主要位于硬膜外，标准的立体定向活检技术无法开展，活检通常经由鼻或口完成。

1. 手术 手术是脊索瘤的主要治疗方式。手术可以明确病理诊断，对重要结构减压而改善神经功能，延长肿瘤复发时间和患者的生存期，为术后放疗优化空间关系和肿瘤的几何形状。手术切除的目标有肿瘤整块切除、分块肿瘤根治性切除和大部切除；手术目标的确定应该考虑到肿瘤大小、起源部位、生长方向、与脑神经和动脉的关系、肿瘤侵犯范围、患者健康状况、医生对不同手术方法的熟悉程度

和以前的治疗情况。大多数学者认为，手术切除应该以最大限度切除肿瘤、同时保护神经功能和提高患者生活质量为目的。术前颈内动脉球囊阻塞试验可以为术中能否阻断颈内动脉提供参考；术中神经电生理监测、超声多普勒和神经导航的应用可以提高手术安全性和肿瘤全切除率。

肿瘤切除程度是影响预后的最重要因素，广泛的肿瘤切除和高剂量放射治疗对肿瘤控制和病人生存期具有重要价值。在美国癌症联合委员会/国际抗癌联盟（AJCC/UICC）对残留肿瘤分级的基础上，脊索瘤全球共识会议提出了脊索瘤切除边缘的三级标准：R0，显微镜下见≥1mm 的瘤周组织内无肿瘤；R1，仅显微镜下见瘤周 1mm 范围内有肿瘤残留，但肉眼无肿瘤残留；R2，肉眼可见术区内肿瘤残留或肿瘤超出术区范围。整块的 R0 级切除作为首先推荐方式，其预期 5 年无复发生存率 >50%；但达到 R0 级切除往往难度极大。当 R0 级切除难以实现时，R1 级切除应该是所有病人手术切除的目标。对于术后早期 MRI 发现的位于易手术切除部位的残留肿瘤，是否进行再次手术仍有争议。

大多数脊索瘤主要位于硬膜外，通常首选硬膜外入路。具体手术入路可以分为两大类，即前方入路和侧方入路。前方入路包括扩大前颅底硬膜外入路、上颌骨掀翻入路、经鼻和经口入路，主要适合中线区域的脊索瘤；扩大前颅底硬膜外入路现已少用，上颌骨掀翻入路因其术野开阔、显露充分，尤其适合切除广泛侵及颅底的巨大型脊索瘤。随着颅底内镜技术的发展，内镜经鼻蝶或经口手术已成为颅底脊索瘤切除的重要手段。侧方入路包括颞下前岩骨入路、乙状窦前入路和远外侧入路，适合切除向侧方生长的颅底脊索瘤。为了获得满意的肿瘤暴露，尤其对巨大肿瘤，可能需要多种入路联合。

脊索瘤起源于斜坡骨质，起源部位以外的瘤体常常有假包膜。尽量围绕假包膜游离切除肿瘤能一定程度减少出血和避免包膜残留。脊索瘤通常有两种混合成分：膨胀骨皮质或硬膜包裹的柔软的胶冻状成分，侵犯硬膜或颅外软组织的坚韧成分。胶冻状部分通过吸引、轻柔地分离和搔刮很容易切除，通常增厚的蛛网膜可以保护脑神经、脑干和血管；但如果是再手术时，由于这种保护屏障已被破坏，肿瘤可能会包裹脑神经、生长到脑干动脉和软脑膜之间；过度切除可能造成脑神经损伤、穿支动脉损伤导致脑干梗死等。坚韧的肿瘤成分需要更多的锐性分离；其与周围软组织间的界面往往模糊不清；在可能的

情况下，可能受侵的硬脑膜和颅外软组织需要切除。

硬脑膜和硬膜内肿瘤切除后，术区边缘残留的受侵颅骨应该扩大切除。由此而导致的硬膜和颅骨巨大瘘口必须修复，以防止脑脊液漏。原则上，硬膜缺损应尽量用自体筋膜严密缝合，外面覆盖带蒂组织瓣提供血供，以利愈合。如果无法缝合，可以用腹壁脂肪片封堵，再经鼻腔用碘仿纱条支撑 2 周；中国医学科学院肿瘤医院的动物试验和临床应用表明，这是安全有效的颅底修复方法之一，适合用于无法获取带蒂黏膜组织瓣处的颅底缺损修复。对于较大的且修复不佳的缺损，需要脑室穿刺或腰大池引流脑脊液。对于钛网颅底重建，因其可能对术后放疗产生影响，术前应该充分评估。如采用钛网进行颅底重建，在肿瘤复发后可能使切除更加困难，故内镜下中线入路切除后一般采用自体材料或可吸收材料进行重建。

在颅颈交界区，肿瘤侵蚀和手术切除受累骨质可能导致不稳定，需要进行融合。由于多数病人需要进行的放疗会延缓骨融合，往往需要器械融合。

2. 放疗　几乎所有脊索瘤都无法达到根治性的完全切除，因此术后需要辅助放疗。对于无法手术的活检病例，放疗是主要治疗方式。放疗前应复查 MRI\CT 充分评估肿瘤的侵犯和扩展情况。还需要进行一系列基线检查，包括脑神经功能、视力、视野、听力及垂体功能检查，以评估放疗可能导致的不良反应。

脊索瘤对放射治疗不是很敏感，只有高剂量的照射才可以延迟或防止这种复发。放疗效果是高度剂量依赖的，55~70Gy 能得到满意效果；45~60Gy 放疗的无进展生存率和总生存率较差。颅底脊索瘤的最佳放射剂量尚不明确。报道称，传统放疗的脊索瘤复发率为 50%~100%；接受 66~83CGE 混合光子-质子束放疗后，脊索瘤 5 年、10 年的局部无复发生存率分别为 64% 和 42%。现在的目标是以高度适形的方式进行剂量投射，以避免邻近的放射敏感组织受照超过其耐受剂量。例如，在 55~60CGE 排除视神经/视交叉可保护视力，在 50CGE 排除垂体可以防止内分泌病变。常用的技术包括：质子束、调强放疗和立体定向放射外科。

由于质子穿越组织产生能量沉积的布拉格峰效应，使得质子束照射能够达到很高的适形性。质子穿越组织产生的能量沉积具有较低的入口剂量（其峰值深度可调节），而没有出口剂量；这使得高剂量肿瘤照射和周边迅速衰减的治疗计划得以实现。这

种高度适形性对颅底的脊索瘤等不规则形状的肿瘤很重要。在一项研究中,90% 的脊索瘤患者接受 65~79CGE 单纯质子束治疗:5 年的局部控制率为 59%、总生存率为 79%。除了质子外的其他粒子,如氦、氖、碳和中子,也被用于治疗脊索瘤。一系列报道表明,粒子治疗较传统放疗能获得更好的局部控制和生存率。

调强放疗通过调节照射剂量强度以适应肿瘤形状的方式达到相同的效果。通过详细的三维 CT 成像和计算机化剂量计算制定治疗计划。几个不同照射方向的强度调制场的组合产生一个合适的放射剂量,以达到最大限度地提高肿瘤照射剂量的同时,尽量减少邻近正常组织辐射暴露。

立体定向放射外科将来自于直线加速器(LINAC 或射波刀)的高剂量 X 射线或来自于多个钴源(伽马刀)的 γ 射线投射到肿瘤,来自多个方向的低强度的射线在肿瘤内相交,在高剂量肿瘤照射的同时保护周围组织。其精确性使得与重要结构非常接近(2~3mm)的肿瘤也能够进行治疗。鉴于照射区内损伤风险增加,立体定向放射外科通常限定肿瘤体积小于 10ml。尤其对于难以切除的复发的脊索瘤,立体定向放射外科可能更加有效。

上述三种治疗方式都有损伤邻近神经导致功能障碍的风险,如迟发性视觉损伤、垂体功能低下和听力丧失;使用低剂量射线可能会避免此类损伤。使用辐射增敏剂如雷佐生,也可能改善风险收益比。

间质放疗采用了不同的策略,需要在肿瘤内或沿肿瘤切缘永久性放置如 ^{125}I 等放射性粒子,金箔植入物用来屏蔽脑干等重要结构。^{125}I 的半衰期为 60.2 天,几乎所有的剂量在 4 个半衰期内递送,边缘剂量通常为至少 50Gy。理论上,持续低剂量照射能够作用于更多在细胞周期中由放疗抵抗转化为放疗敏感的细胞。此外,低剂量能够允许正常组织修复由亚致死剂量辐射导致的损伤。

3. 化疗　治疗改善了脊索瘤的局部控制后,有效的治疗转移性病变就越来越重要。大约 30%~40% 的脊索瘤患者会出现转移,最常转移到肺、肝、骨。对手术无法切除、放疗后局部复发和转移性肿瘤,可以考虑化疗。从既往经验来看,化疗效果不佳;而且尚无任何药物获准用于复发进展后的脊索瘤,目前临床使用的药物多为试验阶段或尝试性使用;如伊马替尼可能会使疗效有所改善。

4. 靶向治疗　靶向治疗基于肿瘤基因学研究结果。研究表明,影响脊索瘤治疗效果的最主要因素是肿瘤细胞表面的酪氨酸激酶受体(RTKs)。RTKs 可以被不同的配体激活,尤其是生长因子 PDGF、EGF、TGF 等。激活后的 RTKs 可以活化不同的信号通路,比较重要的有 PI3K、ATK、mTOR、肾素-血管紧张素系统等,从而促进细胞生长和增生。目前,临床上用于脊索瘤治疗的靶向药物有 PDGF 受体抑制剂伊马替尼、EGF 受体抑制剂西妥昔单抗、吉非替尼、厄洛替尼以及 mTOR 抑制剂西罗莫司。对于表皮生长因子阳性的脊索瘤可应用拉帕替尼。体外实验表明,brachyury 抑制剂具有良好的抑瘤效果。尽管靶向治疗的效果有限,但未来有可能成为脊索瘤的重要辅助治疗方法。

七、结果和预后

颅底脊索瘤的自然病程不佳,不接受治疗病人只能存活 18 个月左右。即使治疗,5 年生存率为 51%~79%,10 年生存率为 35%~69%。通常,治疗包括尝试性根治切除和放射治疗。在一项研究中,患者接受根治性或全部肿瘤切除而未进行术后放疗,其 5 年生存率为 100%;因此特别强调首次手术切除程度的重要性。

总的手术死亡率约为 1.9%~5%。复发肿瘤手术面临更大的神经功能损伤和死亡风险。手术相关并发症包括脑神经麻痹、脑干损伤导致的卒中、脑脊液漏和脑膜炎等。

术后放疗几乎是必需的。次全切除的患者进行术后传统放疗,5 年生存率可达 65%。接受术后质子束治疗的患者,5 年生存率为 79%。针对次全切除后立体定向放射外科治疗患者的初步研究结果令人振奋:2 年生存率为 97%~100%,5 年生存率为 82%。

复发预后更差。脊索瘤患者手术和放疗后局部复发,3 年和 5 年生存率分别为 44% 和 5%。预后不良相关的其他因素包括肿瘤体积($>70cm^3$)和高龄。在一项研究中,年轻患者的 5 年和 10 年生存率分别为 75% 和 63%,而年老患者为 30% 和 11%。

(孟肖利)

参考文献

1. Stacchiotti S,Sommer J,Chordoma Global Consensus G. Building a global consensus approach to chordoma:A position paper from the medical and patient community[J]. The

Lancet Oncology, 2015, 16(2): e71-83.

2. McMaster ML, Goldstein AM, Bromley CM, et al. Chordoma: Incidence and survival patterns in the united states, 1973-1995[J]. Cancer causes & control: CCC, 2001, 12(1): 1-11.

3. O'Connell JX, Renard LG, Liebsch NJ, et al. Base of skull chordoma. A correlative study of histologic and clinical features of 62 cases[J]. Cancer, 1994, 74(8): 2261-2267.

4. Forsyth PA, Cascino TL, Shaw EG, et al. Intracranial chordomas: A clinicopathological and prognostic study of 51 cases[J]. Journal of neurosurgery, 1993, 78(5): 741-747.

5. 周定标, 余新光, 许百男, 等. 颅底脊索瘤的分型、诊断与手术[J]. 中华神经外科杂志, 2005, 21(3): 156-159.

6. 桂松柏, 宗绪毅, 王新生, 等. 颅底脊索瘤的内镜经鼻手术治疗分型及入路[J]. 中华神经外科杂志, 2013, 29(7): 651-654.

7. Yang X, Beerman M, Bergen AW, et al. Corroboration of a familial chordoma locus on chromosome 7q and evidence of genetic heterogeneity using single nucleotide polymorphisms (snps)[J]. International journal of cancer Journal international du cancer, 2005, 116(3): 487-491.

8. 白吉伟, 王帅, 沈宓, 等. 脊索瘤全球专家共识(颅底部分)的解读与探讨[J]. 中华神经外科杂志, 2015, 31(11): 1173-1175.

9. 栾世海, 孙琳琳, 鲍伟民, 等. 儿童及青少年颅底脊索瘤的临床特征及治疗方案[J]. 中国临床神经科学, 2012, 20(4): 361-366.

10. 刘松龄, 张云亭. 脊索瘤的病理和影像学表现[J]. 国外医学(临床放射学分册), 2001, 24(4): 224-228.

11. Crockard HA, Steel T, Plowman N, et al. A multidisciplinary team approach to skull base chordomas[J]. Journal of neurosurgery, 2001, 95(2): 175-183.

12. 张俊廷, 吴震, 贾桂军, 等. 颅底脊索瘤的显微外科治疗[J]. 中华神经外科杂志, 2006, 22(1): 29-31.

13. Frank G, Sciarretta V, Calbucci F, et al. The endoscopic transnasal transsphenoidal approach for the treatment of cranial base chordomas and chondrosarcomas[J]. Neurosurgery, 2006, 59(1 Suppl 1): ONS50-57; discussion ONS50-57.

14. 张亚卓, 王忠诚, 宗绪毅, 等. 神经内镜在颅底脊索瘤外科治疗中的应用[J]. 中华医学杂志, 2011, 91(25): 1734-1738.

15. 刘文胜, 祁永发, 唐平章, 等. 带有真皮下血管网脂肪片一期重建颅底缺损[J]. 中国耳鼻咽喉头颈外科, 2011, 18(6): 281-283.

16. Pai HH, Thornton A, Katznelson L, et al. Hypothalamic/pituitary function following high-dose conformal radiotherapy to the base of skull: Demonstration of a dose-effect relationship using dose-volume histogram analysis[J]. International journal of radiation oncology, biology, physics, 2001, 49(4): 1079-1092.

17. Hug EB. Review of skull base chordomas: Prognostic factors and long-term results of proton-beam radiotherapy[J]. Neurosurgical focus, 2001, 10(3): E11.

18. Hug EB, Slater JD. Proton radiation therapy for chordomas and chondrosarcomas of the skull base[J]. Neurosurgery clinics of North America, 2000, 11(4): 627-638.

19. Schulz-Ertner D, Nikoghosyan A, Didinger B, et al. Carbon ion radiation therapy for chordomas and low grade chondrosarcomas—current status of the clinical trials at gsi[J]. Radiotherapy and oncology: journal of the European Society for Therapeutic Radiology and Oncology, 2004, 73 Suppl 2(S53-56).

20. Uhl M, Mattke M, Welzel T, et al. Highly effective treatment of skull base chordoma with carbon ion irradiation using a raster scan technique in 155 patients: First long-term results[J]. Cancer, 2014, 120(21): 3410-3417.

21. Bugoci DM, Girvigian MR, Chen JC, et al. Photon-based fractionated stereotactic radiotherapy for postoperative treatment of skull base chordomas[J]. American journal of clinical oncology, 2013, 36(4): 404-410.

22. Stacchiotti S, Longhi A, Ferraresi V, et al. Phase ii study of imatinib in advanced chordoma[J]. Journal of clinical oncology: official journal of the American Society of Clinical Oncology, 2012, 30(9): 914-920.

23. George B, Bresson D, Herman P, et al. Chordomas: A review[J]. Neurosurgery clinics of North America, 2015, 26(3): 437-452.

和身体其他部位的骨骼一样,颅骨也是肿瘤转移的部位之一。早在 1889 年 Paget 等报道了在 60 例接受尸检的乳腺癌患者中,36 例发生了颅骨转移。而从目前情况看,发生于颅盖的转移比较容易发现,但当转移灶发生于颅底,如筛骨和蝶骨,以及额骨,颞骨及枕骨的基底部分,则往往容易遗漏,即便是进行尸检也经常难以发现。在发生颅底转移的恶性肿瘤中,其中最常见的是乳腺癌,其次是肺癌,此外前列腺癌,甲状腺癌,肾癌及黑色素瘤也相对多见。Greenberg 等回顾分析了 43 例颅底转移的患者,其中源于乳腺癌,肺癌和前列腺癌的比例分别是 40%,14% 和 12%。而 Donadey 汇总了自 1963—2003 年用英语和法语发表的相关文献中的 279 例颅底转移的患者,源于前列腺癌,乳腺癌,淋巴瘤及肺癌的比例分别为 38.5%,20.5%,8% 和 6%。颅底转移往往是恶性肿瘤自然发展过程中的一个晚期事件,患者此时往往已经出现其他部位的骨转移。但即便如此,也有学者报道了一组数据,有 28% 的患者其首发症状是颅底转移引起的。

一、病理生理学

对绝大多数的颅底转移癌来说,肿瘤的血行转移是其形成的主要原因,特别是对于已经出现肺转移的患者来说更是如此。在前列腺癌颅底转移中有学者提到另一个可能的机制,即通过无瓣膜的 Batson 静脉丛逆行种植而引起颅底转移。其原理为:当腹腔内或胸腔内压力增加时,血流可从无瓣膜的椎静脉、椎前静脉及硬膜外静脉到达基底静脉丛,并与颅底静脉丛相连,从而无须经过肺血管。

二、临床表现

颅底转移癌可以是无症状的,但当肿瘤逐渐

增大时,则可出现疼痛及部分脑神经麻痹的症状。Greenberg 等通过回顾性分析了 43 例颅底转移癌的临床表现后提出颅底转移癌的 5 个综合征:①眶尖综合征(7%);②鞍旁综合征(16%);③中颅窝底综合征(35%);④颈静脉孔综合征(16 %);⑤枕骨髁综合征(21%)。

1. 眶尖综合征　眼眶并非是全身肿瘤的常见转移部位,大约占颅底转移的 2%~10%,单纯的眶尖综合征并不多见。Laigle-Donadey 等报道在出现眼眶转移的患者中,各原发肿瘤的比例分别为:前列腺癌占 56%,淋巴瘤占 23%,乳腺癌占 15%。眶尖综合征的前额部位疼痛是其特征之一,通常为受累眼睛上方部位逐步进展的钝性连续疼痛,此外,红眼,眼眶旁隆起及压痛,眼球突出,复视(通常出现在双眼视物模糊之前)。除疼痛外,突眼伴不同程度的眼肌麻痹是眶尖综合征最为常见的症状。眶部出现可触及的肿瘤在临床上很容易发现,此外,三叉神经眼支支配区域的感觉缺失也容易出现。而视力下降,视野缺失及视盘水肿则往往发生在疾病的较晚期。还有文献报道了乳腺癌患者颅底转移后才出现眼球内陷。

2. 鞍旁综合征　鞍旁及海绵窦转移并不多见,文献报道其发生概率为 7%~29%,Roessmann 等对 60 例肿瘤病患进行尸检发现 16 例(27%)出现鞍旁的病灶,其中 9 例原发肿瘤为乳腺癌。全身性淋巴瘤则似乎更偏向于转移至海绵窦,因此海绵窦综合征并伴随视野缺失有时可以作为全身性淋巴瘤的首发症状。鞍旁综合征通常是由于病灶转移至与海绵窦相近的岩尖及蝶鞍而导致,一般多为单侧,但也有海绵窦双侧受累的报道。受累的脑神经主要为Ⅲ、Ⅳ、Ⅴ,因此症状包括眼肌麻痹,及因为三叉神经一支或几支受累后导致的面部疼痛,感觉减退及感觉异常。在这些患者中,约 83% 早期出现头痛的症状。

3. 中颅窝底综合征(半月神经节综合征)　中颅窝底综合征的主要特点为三叉神经支配区域的感觉减退,感觉异常及疼痛,疼痛常被患者描述为"闪电式"的,与原发三叉神经痛非常类似。大约有 23% 的患者出现头痛,这个比例要明显低于鞍旁综合征。有 20% 左右的患者可出现复视,原因在于多勒洛管受压导致展神经麻痹。当肿瘤较大侵至鞍旁时,还可导致动眼神经麻痹。此外当肿瘤侵犯到岩骨后方时,可压迫面神经。一般乳腺癌颅底转移最易表现为中颅窝底综合征。

4. 颈静脉孔综合征　这一综合征通常表现为声音嘶哑,吞咽困难及枕部及咽部的钝性或锐性的疼痛。临床检查提示 9、10、11 脑神经麻痹,从而影响软腭、声带、胸锁乳突肌和斜方肌的上部。当舌下神经受累时,可出现同侧舌活动障碍及舌肌萎缩,有时也可合并有霍纳综合征。在极罕见的情况下,因为颈静脉或横窦受压可导致舌咽神经痛及晕厥。

5. 枕骨髁综合征　枕骨髁综合征常表现为同侧枕部的疼痛,且在数周后出现 12 脑神经的麻痹。疼痛往往是严重且持续的,当头部向对侧活动时,疼痛加剧。随疾病进展,因为舌活动受限,患者通常会出现构音困难及进食困难。临床查体可发现同侧枕部压痛,舌活动受限,舌肌萎缩及舌肌束震颤。通常女性的乳腺癌及男性前列腺癌的颅底转移容易出现枕骨髁综合征。

三、影像学诊断

在静脉注射钆前后行 MRI 检查是目前发现颅底转移癌的最好的方法,联合抑脂技术可以获得更好的效果(图 10-1~图 10-3)。骨转移的特点之一为未加强的 T_1 加权序列中原先高信号的位置被病变的低信号所替代。而静脉注射钆后,T_1 抑脂相则表现为不同程度的信号强化。MRI 对于显示病变侵犯海绵窦也极其有效,可以清楚显示海绵窦壁的加宽或加厚。

在检查颅底转移时,CT 扫描和放射性骨扫描也经常使用。CT 扫描的骨窗显示是证实骨破坏的最好方法,其特征为骨溶解现象。此外,成骨现象

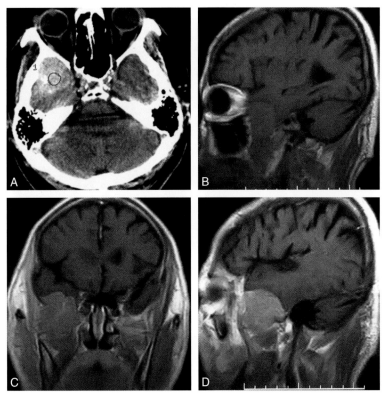

图 10-1　男性,70 岁,前列腺癌术后 3 年
A. 平扫 CT 示右侧颞窝稍高密度肿块;B. 磁共振 T_1 成像示颞窝颞下窝等信号病灶;增强磁共振成像冠状位;C. 矢状位;D. 示颞窝颞下窝病灶中等程度均匀强化

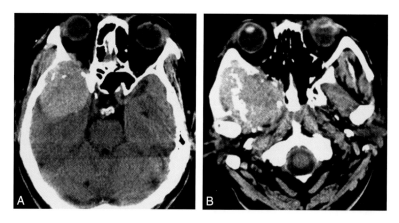

图 10-2　与图 10-1 同一病例,5 个月后 CT 示肿瘤明显增大,破坏右侧眼眶外侧壁骨质,术后病理证实为前列腺癌颅底转移

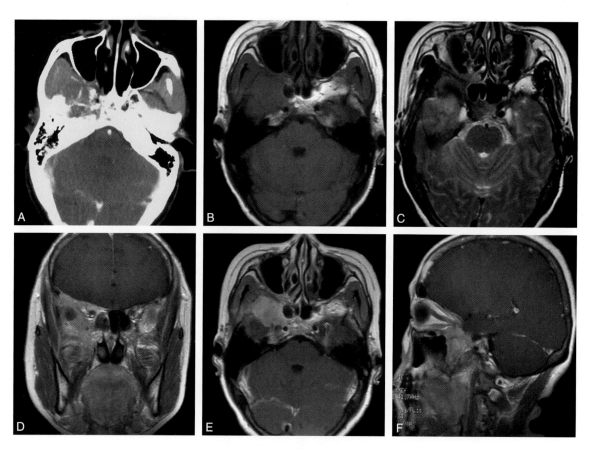

图 10-3　乳腺癌颅底转移

A. 增强 CT 示右侧颞下窝高等混杂密度肿块,局部骨质破坏;B. 磁共振 T_1 成像示颞窝颞下窝等信号病灶;C. 磁共振 T_2 成像示颞窝颞下窝等信号病灶;D、E、F. 增强磁共振成像显示肿瘤中等程度均匀强化

或成骨与破骨相混合也是颅底转移的常见表现,尤其在前列腺癌中表现得更多。正因如此,眶部转移往往成骨的情况更多,因为这是前列腺癌的好转移部位。

放射性骨扫描对于显示骨转移有很高的敏感性。Brillman 等曾提出对于放射性骨扫描已证实为颅底骨转移的患者,约 30%~50% 在其他影像学检查中结果可能为阴性。但放射性骨扫描对于显示单纯骨破坏的病例方面往往仍有不足,而 PET 则往往对此有很好的效果。此外 SPECT 扫描也有一定效果,特别是当发现颅底有异常的 ^{99}mTc-HMDP 摄取时,结合临床往往可以获得明确诊断。

四、治疗

颅底转移的治疗包括外科手术,放疗及化疗,后两者是治疗的主体。外科治疗仅仅适用于转移灶是孤立的,且患者没有活跃的颅外病变,因此适合外科手术者往往并不多。对于颅底原发病变的外科手术的进步使得切除孤立的颅底转移灶成为可能。通常发生于蝶鞍或鞍旁的转移灶更适合外科手术,入路包括直接开颅或经蝶入路。Jia 等报道了 15 例颅底转移的外科治疗情况,有 7 例患者为前颅底转移。其中 13 例获得完全切除,2 例获得次全切除,主要并发症为脑脊液漏。Hanbali 则报道了 1992—2002 年间 12 例颅底转移的外科治疗情况,占同期颅底手术的 2.7%(12/439),其中有 4 例患者为肾癌。6 例患者平均复发时间仅为术后 4.3 个月,另 6 例则达到 14.3 个月。作者发现恶性上皮源性的肿瘤如肾癌及黑色素瘤往往效果很差,而甲状腺滤泡癌则效果较好,这也归功于甲状腺癌术后可以行 ^{131}I 同位素治疗及甲状腺素抑制治疗,因此可以获得较好疗效。

放射治疗是颅底转移癌的标准治疗手段。通过放疗,患者可以明显减轻疼痛,并且改善神经症状。而神经症状的改善比例主要取决于发现症状后接受放疗的时间。Vikram 等报道当患者出现症状 1 个月后接受放疗,有 87% 的患者神经症状获得改善,而如果是症状出现 3 个月或更长时间后进行治疗,则比例下降到 25%。目前对于采用传统的 10 次 30Gy 的放疗还是高剂量的 36Gy 仍然有争议,这主要也是由于转移癌的来源不同,放疗获得的效果也并不相同。通常淋巴瘤或乳腺癌颅底转移的患者对小剂量放疗的疗效更好,而肺癌和前列腺癌则要差一些。

化疗及激素治疗常需和放疗结合使用,以获得更好的临床疗效,有时可以使得乳腺癌及前列腺癌颅底转移的患者达到 2 年甚至更长的生存期。

五、预后

颅底转移癌的预后很大程度上取决于原发病变的性质、全身控制情况、转移部位及肿瘤大小。脑神经受累往往提示预后不佳,其平均生存期为 5 个月。Long-Donadey 等总结了一组颅底转移癌患者的治疗情况,其平均生存期为 31 个月,其中乳腺癌患者预后要好于其他肿瘤。

(倪　松　刘绍严)

参考文献

1. Greenberg HS, Deck MD, Vikram B, et al. Metastasis to the base of the skull: clinical findings in 43 patients. Neurology, 1981, 31 (5): 530-537.
2. Laigle-Donadey F, Taillibert S, Martin-Duverneuil N, et al. Skull base metastases. J Neurooncol, 2005, 75 (1): 63-69.
3. DeMonte F, Hanbali F. and Ballo M.T. Skull base metastasis. In: Berger M.S., Prados M.D., ed. Textbook of Neuro-Oncology. 1st ed. Philadelphia: Elsevier Saunders, 2005: 466-475.
4. Font RL, Ferry AP. Carcinoma metastatic to the eye and orbit III. A clinicopathologic study of 28 cases metastatic to the orbit. Cancer, 1976, 38 (3): 1326-1335.
5. Roessmann U, Kaufman B, Friede RL. Metastatic lesions in the sella turcica and pituitary gland. Cancer, 1970, 25 (2): 478-480.
6. Hirota N, Fujimoto T, Takahashi M, et al. Isolated trigeminal nerve metastases from breast cancer: an unusual cause of trigeminal mono-neuropathy. Surg Neurol, 1998, 49 (5): 558-561.
7. Graus F, Slatkin NE. Papilledema in the metastatic jugular foramen syndrome. Arch Neurol, 1983, 40 (13): 816-818.
8. Capobianco DJ, Brazis PW, Rubino FA, et al. Occipital condyle syndrome. Headache, 2002, 42 (2): 142-146.
9. Glenn LW. Innovations in neuroimaging of skull base pathology. Otolaryngol Clin North Am, 2005, 38 (4): 613-629.
10. Franca C, Levin-Plotnik D, Sehgal V, et al. Use of threedimensional spiral computed tomography imaging for staging and surgical planning of head and neck cancer. J Digit Imaging, 2000, 13 (2 Suppl 1): 24-32.
11. Brillman J, Valeriano J, Adatepe MH. The diagnosis of skull base metastases by radionuclide bone scan. Cancer, 1987, 59: 1887-1891.
12. 贾桂军, 张俊廷, 吴震, 等. 颅底转移癌 15 例临床分析. 中华医学杂志, 1998, 78 (10): 761-762.
13. Hanbali F, DeMonte F. Metastatic tumors of the skull base. In: Sawaya R, eds. Intracranial Metastases: Current Management Strategies. Elmsford, NY: Blackwell/Futura, 2004.
14. Vikram B, Chu FC. Radiation therapy for metastases to the base of the skull. Radiology, 1979, 130 (2): 465-468.
15. Ransom DT, Dinapoli RP, Richardson RL. Cranial nerve lesions due to base of the skull metastases in prostate carcinoma. Cancer, 1990, 65 (3): 586-589.

第 11 章　颅底神经鞘膜肿瘤

第一节　总论

周围神经鞘膜肿瘤是源于周围神经鞘膜细胞的肿瘤。神经鞘瘤、神经纤维瘤和恶性周围神经鞘瘤（MPNSTs）是三种主要的周围神经鞘膜肿瘤。几乎所有的脑神经鞘膜肿瘤和大多数椎管内的周围神经鞘膜肿瘤都是神经鞘瘤，这三种神经鞘膜肿瘤都与神经纤维瘤病（NF）有关。已报道的全身神经鞘瘤中约有 25%~45% 发生于头颈部，而且肿瘤多起源于脑神经，其中相当大比例会累及颅底。因此神经外科、耳鼻喉科及其他颅底相关专业的医生都会在临床上遇到神经鞘瘤。

尽管颅底神经鞘瘤一般为良性，但肿瘤可能会造成神经功能障碍，也可能因其常合并的神经纤维瘤病其他疾病而影响生活质量。肿瘤也会因为接近或侵犯神经血管结构和气道而危及生命。治疗颅底神经鞘瘤要深刻理解其发生、生长模式、临床特征和治疗选择，同时临床决策时应综合考虑疾病的自然史以及治疗可能造成的损害。

一、发生率和流行病学

神经鞘膜肿瘤占所有颅内轴外肿瘤的 8%~10%，其中多数是神经鞘瘤。虽然本章讨论颅底神经鞘瘤，但应该注意神经鞘瘤可发生在头颈部许多部位（如面部、皮肤、眶、唇、上颌骨、下颌骨、口腔、鼻窦、腮腺、鼻咽和喉等）。

虽然神经鞘瘤也发生于运动神经，但更常见于感觉神经。它们最常出现在（按降序排列）前庭神经（>90%）、三叉神经的感觉支、面神经和颈静脉孔神经（脑神经Ⅸ，Ⅹ和Ⅺ）。神经鞘瘤偶有累及舌下神经和眼外肌的运动神经。

颅内神经鞘瘤影响女性较男性多，比例约为 3∶2~2∶1。神经鞘瘤可以发生在任何年龄，但 75% 发生在 30~40 岁之间。没有种族差异。

二、神经纤维瘤病

现在至少有三种主要类型（和八种以上亚型）的神经纤维瘤病综合征：1 型（NF1）、2 型（NF2）以及最近定义的神经鞘膜瘤病。NF1 综合征远比 NF2 更常见。不分种族和性别，NF1 的全球发病率约为 1∶4000，NF2 的发生率约为 1∶25 000。神经鞘膜瘤病的发病率与 NF2 接近。

1. NF1　NF1 为常染色体显性遗传病，为 NF1 肿瘤抑制基因的缺陷所致。NF1 基因位于第 17 号染色体长臂 17q11.2，编码分子量为 220kDa 的胞浆蛋白——神经纤维素蛋白（neurofibromin），该蛋白的部分作用为负向调控 Ras 原癌基因。神经纤维素蛋白功能的缺失使得 Ras 失抑制，进而造成细胞生长的调控障碍，造成脑神经和周围神经纤维瘤（更为常见，常发生于皮肤）。1882 年 Frederich von Recklinghausen 首次描述了 NF1，1987 年 NIH 发表了正式的诊断标准。下列标准符合两条或两条以上即可诊断 NF1：①6 个或以上的牛奶咖啡斑，青春期前最大直径 5mm 以上，青春期后最大直径 15mm 以上；②2 个或以上任何类型的神经纤维瘤或 1 个丛状神经纤维瘤；③多个腋窝或腹股沟褐色雀斑；④视神经胶质瘤；⑤裂隙灯或生物显微镜检查发现 2 个及以上虹膜错构瘤（Lisch 结节）；⑥特征性的骨骼病变：如蝶骨发育不良、长骨皮质菲薄、伴或不伴有假关节形成；⑦一级亲属（如父母，兄弟姐妹，子女）中有确诊 NF1 的患者。

2. NF2　NF2 是由 22 号染色体上的 merlin 或 schwannomin 基因缺陷引起的。Schwannomin(神经鞘瘤蛋白)是一种膜 / 细胞骨架蛋白,参与细胞运动和增殖,但也会影响 Ras/Rac 活性。NF2 病人的特征性表现是双侧前庭神经鞘瘤,病人也可能发生外周神经鞘瘤和脑膜瘤。总体来看,NF2 比 NF1 更严重。下列标准符合 1 项即可诊断 NF2:①双侧前庭神经鞘瘤;②有 NF2 家族史(一级亲属中有 NF2 患者,如父母,兄弟姐妹,子女),30 岁之前患单侧前庭神经鞘瘤;③或以下病变中的任何两个:脑膜瘤、胶质瘤、神经鞘瘤、青少年后囊下晶状体浑浊(青少年皮质性白内障)。

3. 神经鞘膜瘤病　神经鞘膜瘤病是第三类遗传性周围神经肿瘤综合征,临床症状为多发的除前庭神经鞘瘤外非真皮内的神经鞘瘤。其发生涉及到至少两种不同的肿瘤抑制基因的突变,并且常常由 SMARCB1、LZTR1 和 NF2 基因所在的染色体 22q 大部分的杂合性丧失而介导。神经鞘膜瘤病不具有家族性特点。神经鞘膜瘤病患者可在身体的多个部位发生肿瘤,如椎管内、椎旁、臂丛、股神经、坐骨神经、小腿、前臂、腹膜后和中颅窝 / 颞下窝等。常见症状有感觉异常、可触及的肿块,疼痛或无力等。其中,疼痛是主要的临床问题,需要手术切除肿瘤。Huang 等报道了六例神经鞘瘤病患者,认为有症状的肿瘤需要手术,而无症状的肿瘤应保守随访,并建议进行定期检查和基因检测。

对于神经鞘瘤、神经纤维瘤及其相关的 NF 综合征,应该强调的是患有这些临床综合征的病人比正常人更易发生肿瘤及非肿瘤等严重疾病。相关的常见肿瘤包括视神经胶质瘤、星形细胞瘤、脑膜瘤、髓内胶质瘤、室管膜瘤、软组织肉瘤和青少年髓性白血病等。还有一些人神经纤维瘤病的智力低于平均水平;25%~40% 有学习障碍(如注意缺陷多动障碍 /ADHD,神经运动功能障碍,视觉空间加工障碍);5%~10% 有精神发育迟滞。某些内分泌疾病也可能与 NF 有关,如身材矮小、生长激素缺乏、性早熟和嗜铬细胞瘤更易发生于 NF 患者。因此,对于神经纤维瘤病患者的治疗需要高度重视、多学科合作。

三、病理学

1. 神经鞘瘤

(1) 大体病理:肿瘤多呈圆形或分叶状,界限清楚,包膜完整,与其所发生的神经粘连在一起。切面灰白色或灰黄色,有时可见出血、囊性变。

(2) 镜下病理:一般可见两种组织构象:①束状型(Antoni A 型),细胞呈梭形,边界不清,核呈梭形或卵圆形,相互紧密平行排列呈栅栏状或不完全的旋涡状,后者称 Verocay 小体;②网状型(Antoni B 型),细胞稀少,排列呈稀疏的网状结构,细胞间有较多的液体,常有小囊腔形成。以上两种结构往往同时存在于同一肿瘤中,其间有过渡形式,但多数以其中一型为主(图 11-1A、B)。一般颅内的神经鞘瘤较多出现 Antoni B 型结构,椎管内的神经鞘瘤多以 Antoni A 型结构为主。神经鞘瘤富于血管,易发生退变,这些变性的特点有时会造成肿瘤的异质性,从而将肿瘤误判为恶性。而恶性神经鞘瘤(图 11-1C、D)极为罕见,必须谨慎评估。

(3) 免疫组织化学:神经鞘瘤 S-100 蛋白的免疫组织化学染色呈强阳性。这有助于诊断神经鞘瘤但并无特异性,S-100 染色阳性的其他细胞类型包括胶质细胞、黑色素细胞、软骨细胞、脂肪细胞、肌上皮细胞、巨噬细胞、朗格汉斯细胞、树突状细胞和角质细胞,这些都起源于神经外胚层。Trichrome 和 Alcian 蓝染色可以显示神经纤维瘤的胶原和黏液样基质。

2. 神经纤维瘤

(1) 大体病理:皮肤或皮下单发性神经纤维瘤呈结节状或息肉状,境界清楚,无包膜,常不能找到其发源的神经,也可弥漫侵及皮肤和皮下。切面灰白、质实,可见旋涡状纤维,也可呈胶冻状,很少发生出血、囊性变。

(2) 镜下病理:肿瘤组织由增生的施万细胞、神经束膜样细胞和成纤维细胞构成,交织排列,呈小束并分散在神经纤维之间,伴大量网状纤维和胶原纤维及疏松的黏液样基质(图 11-2)。若细胞密度增大,核异型并见核分裂象,提示恶变可能。

(3) 免疫组织化学:神经纤维瘤对波形蛋白具有免疫反应性,但 S-100 染色呈斑点状,反映出施万细胞在瘤内散乱分布。

3. 恶性周围神经鞘瘤　约占软组织肉瘤的 5%,多数起源于外周型神经纤维瘤(尤其是神经纤维瘤病 1 型),也可自发产生或见于放射治疗后。发生于颅内者多见于三叉神经。TP53 的突变和 CDKN2A 的纯合性缺失与神经纤维瘤转变为恶性周围神经鞘瘤有关,提示 p53 或 pRb 调节通路可能在这个恶性转化中起作用。肿瘤往往生长迅速并产生疼痛症状。

(1) 大体病理:恶性周围神经鞘瘤侵入和扩张神经干,产生梭形肿胀,并可能侵入周围的软组织,导致边界不清。瘤内可能含有坏死和出血。

(2) 镜下病理:典型的模式呈束状和层状。核质

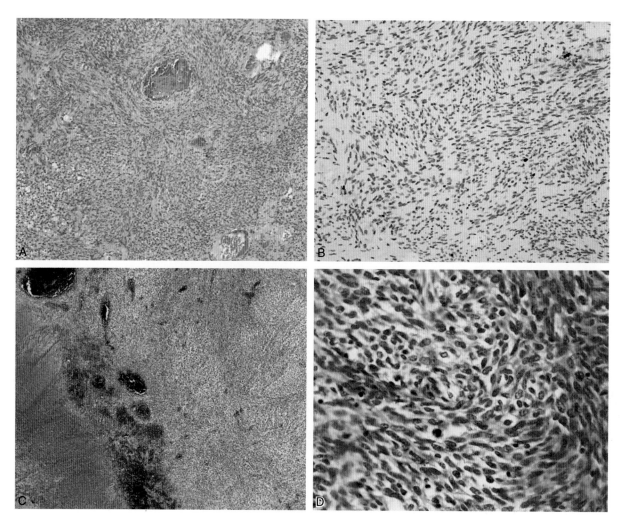

图 11-1　桥脑小脑角神经鞘瘤

A. 双相性结构,细胞密集伴核栅栏状排列的 Antoni A 区和细胞稀疏的 Antoni B 区,血管厚壁伴透明变(HE,100×);B. 肿瘤细胞 Ki-67 指数 2%(Ventana 一步法,200×);C. 颈静脉孔恶性外周神经鞘膜瘤,瘤细胞以梭形为主,相互以锐角交叉成束,如鲱鱼骨样(HE,40×);D. 与 C 同一病例,瘤细胞内可见核分裂象(HE,400×)

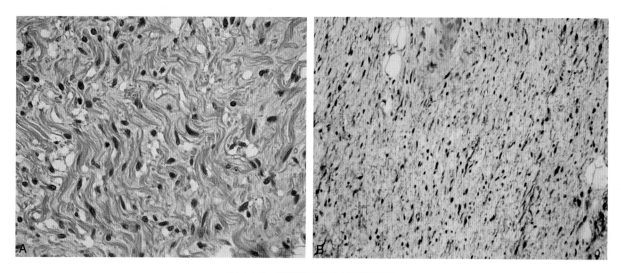

图 11-2　颅颈交界区神经纤维瘤

A. 增生的施万细胞、神经束膜样细胞和成纤维细胞交织排列,呈小束并分散在神经纤维之间,伴大量网状纤维和胶原纤维及疏松的黏液样基质(HE,400×);B.S-100 染色呈斑点状(200×)

比高,核分裂像多见。细胞核的栅栏状排列不常见,坏死灶多明显,可见细胞核呈波纹状。约 10% 的恶性周围神经鞘瘤显示分化的异质性。可见不同程度的分化/细胞恶变,间质组织如骨骼肌(恶性蝾螈瘤)、骨和软骨等也可能出现(图 11-3)。

(3) 免疫组织化学:30%~50% 的恶性周围神经鞘瘤 S-100 染色阴性,部分肿瘤 S-100 染色呈斑点状。偶有 GFAP 或神经微丝蛋白的阳性染色。

四、临床表现

颅底神经鞘瘤的症状和体征差异极大。一些肿瘤基本上无症状,另一些肿瘤因其起源神经产生局部症状,还有一些肿瘤是由于周围结构受压迫产生症状,而其所起源的神经可能并没有任何明显的症状。

决定肿瘤临床表现的一个主要因素在于肿瘤主体是位于颅内、还是颅外,或是两者的组合。而症状更可能与肿瘤的生长模式有关,而非其起源的神经。一般而言,当肿瘤主体位于颅内时,患者更有可能出现全身症状或中枢神经系统症状;当肿瘤主体位于颅外时,更可能出现特异性颅神经损害的症状。许多神经鞘瘤同时出现颅内和颅外的症状。因此,分析神经鞘瘤的临床表现不仅与其起源的神经有关,还与其生长的部位有关。

五、影像学特征

颅底神经鞘瘤 CT 表现为低到中等密度,伴有不同程度的增强。神经鞘瘤在 MR 成像上具有特征性表现(图 11-4)。在 T_1 加权图像上肿瘤呈低或中等信号强度,注射对比剂后明显强化伴或不伴有不强化的囊变区。在 T_2 加权像,神经鞘瘤呈不均匀高信号。这是由于致密排列的细胞区域(Antoni A 型)与疏松分布的细胞(Antoni B 型)区域混合,具有不同的细胞性和含水量。较大的病变一般具有不均匀增强、囊变以及由于内部出血引起的含铁血黄素积聚。有瘤内出血时梯度回波和磁敏感加权成像可能有磁敏感性伪影。颅底神经鞘瘤常可见瘤内微小出血灶,而瘤内大的出血则很少见。MR 和 CT 图像均可显示神经鞘瘤生长缓慢的证据,包括神经孔的平滑扩张、骨重塑和(或)相邻脑组织的变形、与病变大小不成比例的轻度水肿。在颈部,这些病变会使相邻结构移位而非侵入,如迷走神经鞘瘤在颈动脉鞘内会将颈内动脉和颈内静脉推开,而不致血管狭窄或闭塞。同时还可以发现脑神经终末器官损害的表现,如肌肉去神经萎缩或感觉障碍可能有助于确定神经鞘瘤的起源神经。

颅底神经鞘瘤的影像学表现总结见表 11-1。

六、治疗原则

颅底神经鞘瘤的治疗应综合采取显微外科手术、立体定向放射外科、随访观察等策略。本节主要介绍立体定向放射外科治疗在颅底神经鞘瘤中的应用。

2006 年,Flickinger 和 Barker 回顾了放射外科治疗脑神经神经鞘瘤的资料。他们分析了已发表的文献,涉及世界范围内数千病人,重点研究肿瘤控制

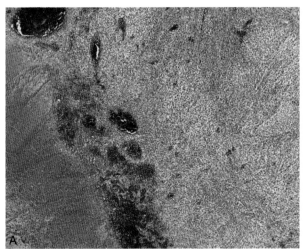
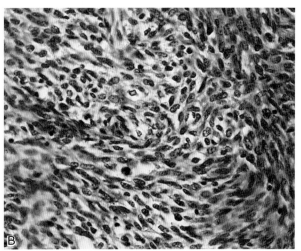

图 11-3　颈静脉孔恶性外周神经鞘膜瘤

A.瘤细胞以梭形为主,相互以锐角交叉成束,如鲭鱼骨样(HE,40×);B.瘤细胞内可见核分裂象(HE,400×)

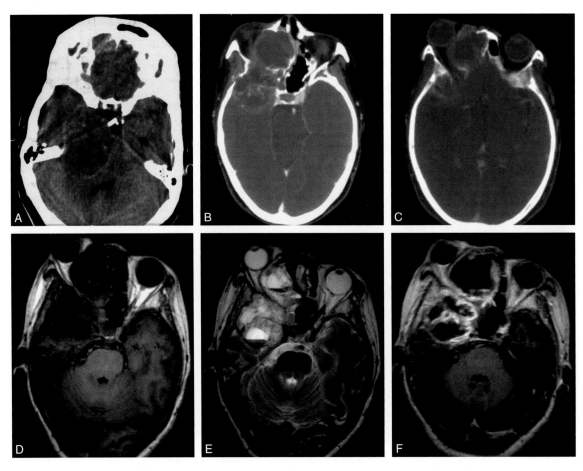

图 11-4 神经鞘瘤影像学表现

A. MP 型三叉神经鞘瘤 CT 平扫示骑跨中后颅窝的低密度病变；B. ME1 型三叉神经鞘瘤 CT 增强扫描示肿瘤不均匀明显强化；C. ME1 型三叉神经鞘瘤骨窗相示周围骨质呈推挤改变；D. M 型三叉神经鞘瘤 T_1WI 轴位平扫示肿瘤呈低信号；E. M 型三叉神经鞘瘤 T_2WI 轴位扫描示肿瘤呈不均匀高信号；F. M 型三叉神经鞘瘤 T_1WI 轴位增强扫描示囊实性肿瘤的实体部分明显强化

表 11-1 神经鞘瘤影像学表现

影像学检查方法	影像学表现
T_1WI 平扫	低到中等信号强度
T_1WI 增强	明显增强伴或不伴不增强的囊变区
T_2WI	不均匀高信号强度
CT 平扫	低到中等密度
CT 增强	不同程度的增强
缓慢生长	邻近脑组织受压变形，和病灶大小不成比例的水肿，扩大的神经孔边缘光滑，邻近的血管移位，无变窄或闭塞
终末器官损害： 　肌肉去神经改变	肌肉水肿，T_2WI 高信号，肌肉萎缩，被脂肪组织替代，T_1WI 高信号，肌肉体积的减少
声带麻痹（X）	声带内移、萎缩

率、剂量和相邻脑神经损伤的发生率。虽然这项研究主要涉及前庭神经鞘瘤病人，脑神经的功能结果数据对于相似的肿瘤来说是相关的。作者总结出"低发病率和高的长期肿瘤控制率与放射治疗已经使它成为许多中小脑神经神经鞘瘤病人进行积极治疗的的选择"。

Pollock 等人回顾了 1992-2000 年间在梅奥医学中心接受放射外科治疗的 23 例非前庭颅底神经鞘瘤病人，包括三叉神经（n=10），颈静脉孔组（n=10），舌下神经（n=2）和滑车神经（n=1）。其中 9 例之前经历过手术。中位随访 43 个月，23 个肿瘤中有 22 个缩小（n=12）或尺寸不变（n=10）。唯一没有反应的病例是其中的一个"恶性神经鞘瘤"。4 例（17%）病人出现了照射相关疾病，包括 3 例三叉神经鞘瘤产生新的或恶化的三叉神经功能障碍。1 名舌下神经鞘瘤病人治疗后发生咽鼓管功能障碍。然而，值得注意的是，没有发现后组脑神经神经鞘瘤的病人任何治疗相关的听力损失、面瘫或吞咽困难。作者指出前庭神经鞘瘤报告的高肿瘤控制率可以预期适用于非前庭神经鞘瘤病人,并断言与之前的手术对照组相比,放射外科治疗相关的发病率似乎稍低,特别是后组脑神经肿瘤。作者比较了几组已报道的手术病例,总结了显微手术切除非前庭神经鞘瘤后的结果,并得出放射外科治疗相关的发病率和肿瘤控制率比手术治疗更有优势的结论。此外,他们认为颈静脉孔神经鞘瘤病人接受放射外科治疗后脑神经功能障碍的发生率更低,因此比手术切除更好。但是,他们也认为,对于有明显占位效应或主要为囊性的肿瘤,手术切除应成为首选。

不论是初次治疗还是辅助治疗,立体定向放射外科显然能够在颅底非前庭神经鞘瘤的治疗中发挥作用。然而,这一作用的细节仍然存在争议。在许多病人可以实现高肿瘤控制率和明显的症状缓解。挑战在于确定谁将在治疗中获益,也许最重要的是,谁可能会在治疗中受到伤害。

治疗这些具有挑战性的肿瘤,立体定向放射外科和任何治疗方法一样,并发症可能是毁灭性的。与手术相比,接受照射治疗病人出现严重并发症的风险会持续很久。迟发性脑干水肿、面瘫等脑神经功能障碍、囊性变和进行性纤维化都有报道。放射外科照射诱发肿瘤恶变的风险低,但长期结果难以准确预测。脑组织和颅骨放射性坏死的发生率预期较低,但是长期效应需要几年到几十年时间才能确定。目前还无法确定哪些病人会出现这些长期问题,但需要慎重分析,特别是考虑为年轻病人进行放射外科治疗时。关于照射相关的脑神经麻痹,已知这些现象是剂量依赖性的。为了有效地控制肿瘤,治疗方案常常使用处方剂量或所谓的边缘肿瘤剂量,在 12~13Gy 的范围内。

第二节 听神经瘤

听神经瘤是主要起源于内听道前庭神经鞘膜施万细胞的良性肿瘤,又称前庭神经鞘瘤,占颅内肿瘤的 6%~9%,占桥小脑角肿瘤的 80%~90%。因其位于内听道及桥小脑角区域,随着肿瘤生长逐渐压迫周围重要组织,可出现严重症状,甚至威胁病人生命,需要采取合理的处理策略。

一、临床表现

听神经瘤在瘤体增大过程中逐渐压迫周围重要结构,包括听神经、面神经、三叉神经、展神经、后组脑神经、小脑、脑干等,从而产生相应症状。

1. 脑神经症状

(1)听力下降:是听神经瘤最常见的临床表现,约占 95%,为蜗神经受压损伤或耳蜗供血受累所致,主要表现为单侧或非对称性渐进性听力下降,多先累及高频,但也可表现为突发性听力下降,其原因可能为肿瘤累及内耳滋养血管。

(2)耳鸣:约占 70%,以高频音为主,顽固性耳鸣在听力完全丧失后仍可存在。

(3)眩晕:可反复发作,大多非真性旋转性眩晕,而以行走不稳和平衡失调为主。多出现在听神经瘤生长的早期,为前庭神经或迷路血供受累所致,症状可随前庭功能代偿而逐渐减轻或消失。

(4)面部疼痛或感觉减退:为肿瘤生长压迫三叉神经所致,体检时可发现角膜反射减弱或消失,面部痛触觉减退。

(5)面神经麻痹:听神经瘤病人较少出现面神经麻痹,特殊情况下因肿瘤推移、压迫面神经而出现不同程度的周围性面神经麻痹及同侧舌前 2/3 味觉减退或消失。少数听神经瘤,由于内听道口相对狭窄,可在早期出现面神经麻痹,偶伴面肌痉挛。

(6)声音嘶哑、吞咽困难、饮水呛咳:为后组脑神经受累所致,可出现在肿瘤生长晚期,体检可发现同侧舌后 1/3 味觉减退或消失、软腭麻痹、同侧咽反射消失及声带麻痹。

2. 小脑脑干症状

(1)步态不稳、共济失调、辨距不良:为小脑脚及小脑半球受压所致,通常出现在较大听神经瘤病人中。

(2)偏瘫、躯体感觉减退:不常见。若肿瘤增大向内侧直接挤压脑干,可起脑干内传导束功能障碍,出现对侧肢体不同程度的偏瘫、浅感觉减退;若肿瘤推挤脑干使之受压于对侧天幕裂孔边缘,则可出现患侧或双侧偏瘫、感觉减退。

3. 颅高压表现 肿瘤生长可导致脑脊液循环通路闭塞,引起脑室系统扩张,产生头痛、恶心呕吐、视乳头水肿等颅内压增高表现。

二、辅助检查与分级

1. 听力学检查 包括纯音测听(PTA)、听性脑干反应(ABR)、言语识别率(SRS)、畸变产物耳声发射(DPOAE)等。

2. 面神经功能检查 面神经功能检查有两大

类：肌电学检查和非肌电学检查。目前常用的面神经功能试验主要是其肌电学检查部分。在肿瘤源性面瘫，可见肌电图有纤颤电位和多相电位，表示有变性和再生同时发生。当肿瘤生长相当缓慢时，肌纤维有足够时间被神经再生新芽重新支配，其速度与失神经支配的速度差不多一样快，所以可不出现纤颤电位，而且运动单元会很大，随意运动受干扰不明显。患侧肌电图试验应与健侧对比，以发现患侧的微小差异。

3. 前庭功能检查　眼震电图常见向健侧的自发性眼震，冷热试验及前庭诱发肌源性电位（vestibular evoked myogenic potential，VEMP）有助于判断听神经瘤的起源神经。

4. 影像学检查　由于后颅窝 CT 检查有较明显的伪影，有时会影响到桥小脑角区的观察，故推荐 MRI 为首选的方法，包括平扫和增强检查。

（1）MR 检查：MR 平扫检查包括 T_1WI、T_2WI 以及 Flair 序列，通常包括矢状面、横断面检查；增强检查应包括矢状面、横断面和冠状面检查，其中建议横断面增强检查为脂肪抑制序列。MRI 可显示内听道内的微小听神经瘤，肿瘤位于内听道及桥小脑角，在 T_1 加权像呈低信号或等信号，在 T_2 加权像呈不均匀高信号，增强后呈不均匀的明显强化。听神经瘤出现囊变及坏死区较常见。如有占位效应，可见脑干和小脑受压、具有和肿瘤大小不成比例的少量水肿以及脑积水等表现（图 11-5）。

（2）CT 检查：听神经瘤的 CT 表现为桥小脑角区域等密度或低密度团块影。瘤体内一般无钙化，形态大多为圆形、椭圆形，少数形态不规则。骨窗可显示内听道正常或不对称性扩大，双侧内听道宽度相差超过 2mm 以上时具有诊断价值。增强后肿瘤实体部分明显强化，而囊性部分无明显强化（图 11-6）。

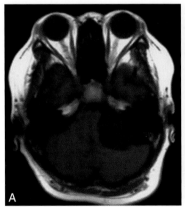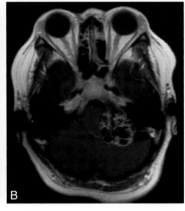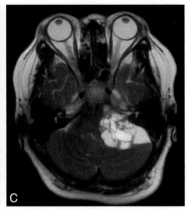

图 11-5　听神经瘤 MR 表现

A. 磁共振 T_1WI 轴位平扫示左侧桥小脑角区低信号占位性病变；B. 磁共振 T_1WI 轴位增强扫描示肿瘤不均匀明显强化；C. 磁共振 T_2WI 轴位扫描示肿瘤呈不均匀高信号，同侧内听道扩大

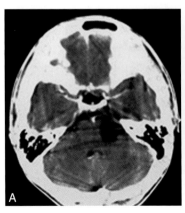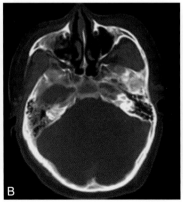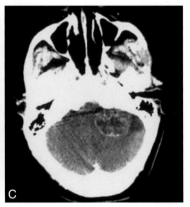

图 11-6　听神经瘤 CT 表现

A. CT 轴位平扫示左侧桥小脑角区低密度占位性病变；B. CT 轴位骨窗示左侧内听道扩大；C. CT 轴位增强扫描示肿瘤不均匀明显强化

（3）分级：按肿瘤侵袭范围分级，推荐 Koos 分级（表 11-2）以及 2001 年日本听神经瘤多学科共识会议提出的分级方式（表 11-3）。

表 11-2　Koos 分级

分级	肿瘤直径与位置特点
1	肿瘤局限于内听道
2	肿瘤侵犯桥小脑角，直径≤2cm
3	肿瘤占据桥小脑角池，不伴有脑干移位，直径≤3cm
4	巨大肿瘤，直径 >3cm，伴有脑干移位

表 11-3　2001 年日本分级

分级	肿瘤范围
0	完全局限于内听道内
1	内听道以外 1~10mm
2	内听道以外 11~20mm
3	内听道以外 21~30mm
4	内听道以外 31~40mm
5	内听道以外 >40mm

三、诊断和鉴别诊断

1. 诊断　按照上述典型的临床表现及病程发展，结合各种听力测试、前庭和面神经功能试验及影像学检查，听神经瘤的诊断并不困难。但此时肿瘤多已偏大，神经功能的保留较困难，手术危险性也较大。故应致力于前庭神经瘤的早期诊断，只要临床医师有高度的警惕性，对成年人不明原因的耳鸣、进行性的听力下降及时进行各种检查，尤其是 CT 和 MRI 等检查，详细的听力检查证明为神经性耳聋且无复聪现象，伴前庭功能减退或消失，则 BAEP、ABR、CT 内听道摄片及 MRI 检查均具有早期诊断价值，且 MRI 检查可明确病灶大小、部位以及与邻近结构的关系，有利于治疗方法的选择。

2. 鉴别诊断

（1）与其他原因所致的前庭神经和耳蜗神经损害的鉴别：早期前庭神经瘤应与内耳性眩晕病、前庭神经元炎、迷路炎及各种药物性前庭神经损害鉴别，并与耳硬化症、药物性耳聋鉴别。要点为前庭神经瘤有进行性耳聋、无复聪现象，都同时有邻近的脑神经如三叉神经、面神经的症状和体征，伴内听道扩大、脑脊液蛋白质增高，CT 及 MRI 检查均有相应表现。

（2）与桥小脑角其他肿瘤鉴别

1）脑膜瘤：多以颅内压增高为主要表现，可伴有患侧面部感觉减退和听力下降，常不以前庭神经损害为首发症状，CT 和 MRI 检查可见肿瘤边界清，肿瘤多呈均匀强化，沿岩骨嵴的肿瘤基底较宽，可有邻近硬膜强化的"尾征"，可见岩骨嵴及岩尖骨质吸收。

2）上皮样囊肿：病程较长，多以三叉神经刺激症状为首发症状，且多为累及第三支，面、听神经的损害多不明显，无骨质变化，CT 扫描呈无明显强化的低密度影，MRI 检查可见 T_1 为低或高信号，T_2 为高信号，DWI（弥散加权）为高信号，与听神经瘤有显著不同。

3）胶质瘤：与前庭神经瘤不易鉴别的胶质瘤多来源于脑干或小脑，长向桥小脑角，一般以颅内压增高及脑干和小脑症状为首发。病变发展快，骨质无变化，内听道不扩大，CT 扫描和 MRI 检查可见肿瘤内侧面与脑干和小脑多无明显边界。

（3）与桥小脑角内的其他病变鉴别：桥小脑角内的血管畸形、动脉瘤、蛛网膜囊肿、粘连性蛛网膜炎、脑脓肿等均较罕见，其病史、临床表现各有其特殊性，且与听神经瘤有明显不同，CT、MRI 及 DSA 均有其特征性的影像学表现应能鉴别。

四、治疗原则

随着诊断技术的不断发展，听神经瘤早期检出率大幅提高。听神经瘤治疗目标已从单纯切除肿瘤、降低死亡率和致残率逐渐向保留神经功能、提高生活质量等方向发展。治疗方法综合了显微外科手术、立体定向放射外科、随访观察等多种手段，处理策略也倾向于个体化和多学科协作。同时，还应充分利用各种基于电生理和影像的检测技术，提高听神经瘤的诊断准确性、重要解剖结构的可辨识性、神经功能的准确评估，从而实现个体化手术方式的制定。

1. 分级治疗策略　参照 Koos 分级，建议做如下治疗：

Ⅰ级：以随访为主，每 6 个月行 MRI 增强扫描，如随访过程中出现肿瘤生长，且病人存在有效听力，可考虑采取保留听力的手术治疗，如病人已无有效听力，首选手术治疗，但对于 70 岁以上、全身条件差无法耐受手术的病人，首选立体定向放射外科治疗。

Ⅱ~Ⅲ级：如病人存在有效听力，可以考虑采取保留听力的手术入路或立体定向放射外科治疗；若病人已无有效听力，首选手术治疗，立体定向放射外科治疗可以作为备选。对于体积不大又无生长的Ⅱ~Ⅲ级听神经瘤,可先行保守观察,如肿瘤增大,可以考虑采取保留听力的手术入路或立体定向放射外科治疗。

Ⅳ级:首选手术治疗,如病人不能耐受手术或拒绝手术时,可以尝试立体定向放射外科治疗。

听神经瘤的立体定向放射外科治疗(SRS)可通过伽马刀、射波刀、改良的直线加速器(LINACs)和质子束实现。SRS 治疗后的病人均需做神经影像(MRI 或 CT)的连续定期随访,建议治疗后 6 个月、1 年、2 年及逐年或隔年随诊。保留有用听力的病人在复查影像的同时,应做测听试验。

听神经瘤的残留和复发病例处理原则同原发性肿瘤。立体定向放射外科治疗后肿瘤再生长病例,手术风险大,再手术的面听神经保存率低。

2. 常用手术入路　包括乙状窦后入路、迷路入路、耳囊入路、颅中窝入路等。

(1)乙状窦后入路:经乙状窦后缘、横窦下缘进入桥小脑角。

1)适应证:适用于任意大小肿瘤。

2)优势:能够保留听力,可以处理肿瘤与脑干的粘连。暴露肿瘤所需时间较短。

3)不足:术后颅内血肿、梗死发生率高于经迷路入路。

(2)迷路入路:以骨性外耳道后壁和面神经垂直段为前界、颅中窝底硬脑膜为上界、乙状窦为后界、颈静脉球为下界、切除乳突及部分迷路,进入内听道和桥小脑角。

1)适应证:适用于任意大小、不考虑保存听力的听神经瘤。

2)优势:手术入路较为直接,脑组织牵拉小。术后面瘫发生率低于乙状窦后入路。

3)不足:术后手术侧听力丧失,手术操作时间相对较长。

(3)耳囊入路:切除范围除迷路的范围外,还包括外耳道、鼓室内容物及耳蜗,面神经以骨桥形式保留在原位,能充分暴露岩尖及桥小脑角前部,适用于大听神经瘤,尤其是侵犯耳蜗、岩尖及桥小脑角前方扩展较多的肿瘤。

(4)颅中窝入路:于颞骨鳞部开骨窗,经颅中窝底、内听道顶壁进入内听道,可暴露内听道所有内容及部分桥小脑角。

1)适应证:适合于切除内听道或桥小脑角部分直径不超过 10mm 的肿瘤,是可能保留听力的入路。

2)优势:无需牺牲听力就能充分暴露内听道的3 个侧壁的方法。

3)不足:面神经损伤风险相对较大,暴露空间及角度有限,颞叶损伤等。

3. 手术主要并发症

(1)颅内出血:颅内出血为术后严重并发症,以意识、瞳孔、生命体征改变为特征。术后必须密切观察病人生命体征,若出现意识障碍,如淡漠、嗜睡甚至昏迷,应尽快行急诊 CT 检查,明确是否为桥小脑角出血。若出血量少、脑干压迫移位不明显、病人生命体征稳定,可保守观察,否则应尽快手清除血肿并止血。若病人生命体征变化比较快,出现呼吸功能障碍,应在床边迅速拆开伤口减压,立即送手术室。

(2)脑脊液漏:听神经瘤术后常见并发症为脑脊液漏,术后脑脊液漏分切口漏、鼻漏和耳漏,以鼻漏最为多见,易导致颅内感染。脑脊液漏可以是缝合的硬膜未愈合,脑脊液经开颅时没有封闭好的乳突气房和咽鼓管流出所致;也可以是经磨除内听道后唇开放的气房流出所致。前者引起的脑脊液漏常常发生在术后早期拔除硬膜外引流后,经保守治疗,如脱水、腰大池引流后慢慢愈合;后者引起的脑脊液漏发生较晚,一旦出现保守治疗效果差,常常需要手术探查修补。预防和治疗磨除内听道后唇引起的脑脊液漏措施有:①术前查薄层 CT 了解岩骨气房情况;②用骨蜡封闭磨开的骨面;③用开颅时预留的小肌肉片覆盖骨面加生物蛋白胶固定。

(3)面神经麻痹:术中发现面神经离断,可行面神经重建。术后面神经麻痹的非手术治疗措施包括注意眼部护理,预防角膜炎;对于泪液分泌减少的病人可给予人工泪液、湿房眼镜、睡眠时眼膏保护;采用胶布缩短睑裂、保护性的角膜接触镜片等。建议术后 2 周开始进行面肌功能训练,延缓表情萎缩、促进神经功能恢复。如面神经功能Ⅳ级并在术后 1 年内无明显恢复,可考虑行面 - 舌下神经吻合、舌下神经转位术、咬肌神经 - 面神经吻合等技术。对于眼睑闭合不全的病人,可以采用局部神经转位手术、跨面神经移植手术、下睑退缩或外翻治疗,以及上睑Muller 肌切除手术、金片植入手术等方式。对于超过 2 年的晚期面瘫病人,还可考虑行颞肌筋膜瓣修复术或行血管神经化的游离肌肉移植。术后面神经麻痹的处理较为复杂,不同医疗机构需结合实际情况选择治疗方式,必要时可由整形科医生参与面神经的修复。

(4)听力丧失:听力能否保留主要与肿瘤大小、

位置、生长方式和术前的听力状况等有关。保存耳蜗结构、保留耳蜗神经、避免刺激内听动脉等才可能保留听力。对于肿瘤<3cm、耳蜗神经结构正常、听力丧失的病人，可采用人工耳蜗植入重建听力；未能保留耳蜗神经者可考虑植入骨锚式助听器。

五、治疗结果和预后

由于手术入路的不断改进和显微外科技术的普遍应用，听神经瘤的手术效果显著提高，手术全切除率可达 99.4%，死亡率已降至 0.3%，面神经解剖保留率可达 97.7%，功能保留率在 85.1%。听力保留率 61.6%。

第三节 三叉神经鞘瘤

三叉神经是发病率仅次于前庭神经的颅底神经鞘瘤，在所有的颅内肿瘤中占 0.07%~0.36%，而在颅内神经鞘瘤中占 0.8%~8%。病人一般在中年发病，发病高峰在 40~50 岁之间，最高发病率在 38~40 岁之间，女性比男性略多。

一、临床表现

三叉神经鞘瘤可以沿着三叉神经的行程发展，包括神经根、神经节及其周围支。大多数三叉神经鞘瘤起源于三叉神经节，它们由 Meckel 腔逐渐增大，最初只累及中颅窝。随着进一步增大，它们可以延伸到后颅窝，因肿瘤在中、后颅窝的部分大小不同而呈现为哑铃形。这种肿瘤常伴有岩尖侵蚀，而内耳道常保持完整，这有助于区分三叉神经鞘瘤和前庭神经鞘瘤。三叉神经鞘瘤也可以直接从邻近脑干的三叉神经根发生。当肿瘤仅位于后颅窝时，症状可能类似桥小脑角肿瘤，如听力损失，眩晕，耳鸣和面部无力，以及三叉神经功能障碍，但在这种情况下，三叉神经功能障碍通常较其他症状明显。

三叉神经鞘瘤的症状因肿瘤起源部位不同而表现多样，反映出三叉神经行程长、分布广的特点。三叉神经鞘瘤病人常伴有三叉神经相关功能障碍，包括面部疼痛、头痛和受累神经分布区的麻木等。症状差别很大。在一些病人中，疼痛是主要症状，并且可以是锐痛或钝痛，间歇性或持续性。有些病人，感觉障碍则是其主要症状。病人经常描述一种麻木、烧灼、蚁行、针刺或其他模糊的感觉迟钝。最初症状可能是局限于某个分支，但是随着肿瘤生长，可能出现全部三个分支的症状。

三叉神经鞘瘤可以发生于三叉神经远端，甚至可能完全位于颅外。在这种情况下，症状呈现出部位特异性。例如，眼支肿瘤可能在海绵窦或在眶内，引起复视、突眼和角膜反射消失等症状；上颌支肿瘤会引起面中部或上腭部麻木、疼痛和感觉迟钝，少数人可能因流泪减少而出现干眼症；下颌支肿瘤可造成面部下份及下颌麻木、疼痛和感觉迟钝以及咀嚼问题、咬合不良和咬肌萎缩。在出现症状时，下颌支肿瘤可能相当大，因为颞下窝有充足的空间让其缓慢生长。远端三叉神经鞘瘤也可位于额窦、筛窦、蝶窦或上颌窦中、翼腭窝、或甚至皮下或黏膜下组织中，常常缓慢生长，一些病人出现症状时体积已经非常巨大。三叉神经鞘瘤累及范围很少超过两个腔隙，通常是同时累及中颅窝、后颅窝和颞下窝。

二、辅助检查

1. MRI 检查　MRI 是本病主要检查方法。肿瘤呈边界清楚的类圆形占位病灶，位于中颅窝底和（或）后颅窝，常常出现囊变。T_1 加权图像为等信号或略低信号，T_2 加权图像为高信号，注射造影剂后肿瘤呈均匀或不均匀强化。也可见肿瘤呈哑铃状骑跨于中、后颅窝。囊变的肿瘤不少见，其在 T_1 加权图像为低信号，T_2 加权图像为高信号，造影后呈环状增强。MRI 检查还可显示肿瘤生长方向、与周围神经和血管的关系，利于手术入路的选择。

2. CT 扫描　CT 平扫肿瘤呈均匀的等密度或略低密度，少数为低密度或略高密度，也可为混合密度，增强后大多数肿瘤表现为均匀或不均匀强化，肿瘤完全囊变时可见肿瘤周边环状强化。较大的肿瘤可见中线结构的移位和梗阻性脑积水。骨窗位可见中颅窝或岩骨骨质的破坏吸收，圆孔、卵圆孔扩大或破坏（图 11-7）。

三、分型

Jeong 等根据三叉神经鞘瘤的起源及其扩展方式进行分类：M 型位于中颅窝，起源于海绵窦侧壁的三叉神经节或外周分支；P 型位于后颅窝，起源于三叉神经根；MP 型同时累及中后窝；E 型位于颅外。E1、E2 和 E3 分别表示三叉神经的 V1、V2 和 V3 分支；ME 型是哑铃型的，同时累及中颅窝和颞下窝。小字母代表与肿瘤扩展所累及的部位；Mp 型为肿瘤主要位于中颅窝，累及后颅窝；Pm 型为肿瘤主要位于后颅窝，累及中颅窝；Me1、Me2 和 Me3 分别为中颅窝肿瘤累及颅外 V1、V2 和 V3 分支（图

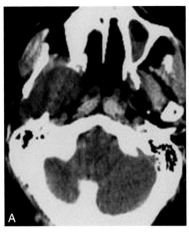
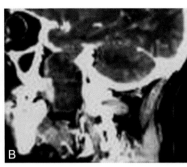
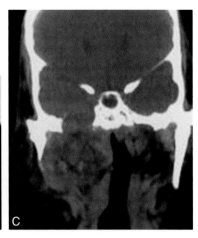

图 11-7 ME 型三叉神经鞘瘤 CT 改变

A. CT 平扫示右侧颞下窝稍低密度占位病变,周围骨质呈推挤改变;B. CT 增强扫描时肿瘤轻度强化;C. 冠状位 CT 示颅底骨质推挤改变

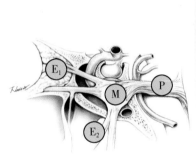
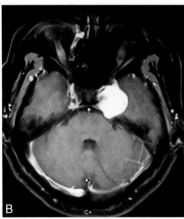
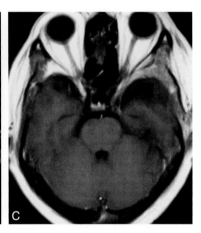

图 11-8 三叉神经鞘瘤分型

A. 三叉神经分型示意图;B. M 型三叉神经鞘瘤术前增强 MRI 示左侧海绵窦内均匀强化;C. 经中颅底硬膜外入路术后 MRI 示肿瘤已切除

11-8~ 图 11-13)。

四、诊断与鉴别诊断

1. 诊断 主要依据三叉神经损害的症状和影像学的改变。典型病例首发症状多为三叉神经痛,以及三叉神经分布区内的感觉和运动障碍。由于肿瘤起源的部位、发展方向和大小的不同,临床表现可有较大的差异,诊断应注意首发症状。根据临床症状及影像学表现,尤其是 MRI 的应用,三叉神经瘤的诊断应不困难。

2. 鉴别诊断 三叉神经瘤主要应与中颅窝和桥小脑角的其他肿瘤鉴别。在中颅窝应与中颅窝底的脑膜瘤、海绵状血管瘤、胆脂瘤等鉴别,根据临床表现和 CT 及 MRI 等影像学特点较易区别;在后颅窝与伴有三叉神经功能障碍的听神经瘤鉴别有一定困难,因后颅窝的三叉神经瘤早期可伴有听力减退(28%),常有后颅窝型三叉神经瘤术前误诊为前庭神经瘤。应根据典型的三叉神经感觉和运动障碍、X线片和 CT 扫描岩尖骨质的破坏吸收而内听道正常,以及 MRI 表现加以鉴别。与桥小脑角的其他肿瘤较易区别。

五、治疗原则

三叉神经鞘瘤的主要治疗手段是手术切除,因为许多病人最初的症状由肿瘤压迫重要结构引起。放射外科治疗的报道日益增多,详见"治疗结果和预后"部分。对于某些巨大的肿瘤最好用分期手术,而且治疗必须个性化。

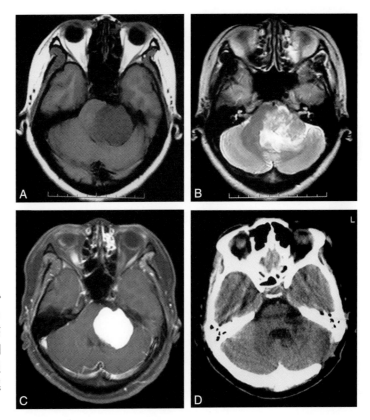

图 11-9 P 型三叉神经鞘瘤

A. 磁共振 T_1 像示左侧脑桥小脑角低信号肿瘤,边界尚清楚; B. 磁共振 T_2 显示肿瘤为混杂高信号,同侧内听道无扩大,双侧面听神经对称;C. 增强磁共振显示肿瘤均匀明显强化,无脑膜尾征;D. 术后 CT 示肿瘤已切除

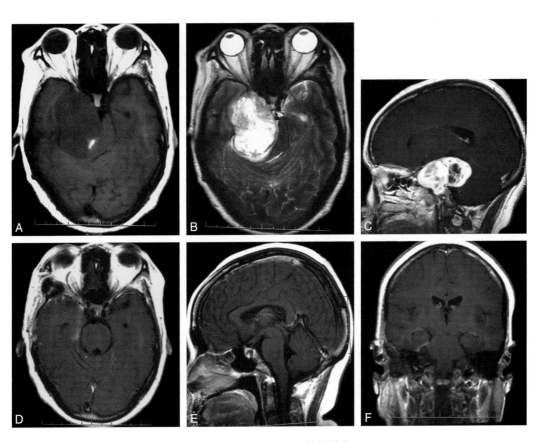

图 11-10 MP 型三叉神经鞘瘤

术前 MRI 轴位 T_1(A)、轴位 T_2(B) 和矢状位增强成像(C)显示右侧中后颅底哑铃型肿瘤,T_1 像为低信号,T_2 像为高信号,注射造影剂后明显强化;经中颅底硬膜外入路术后增强 MRI(D、E、F)示肿瘤已切除,无脑挫伤

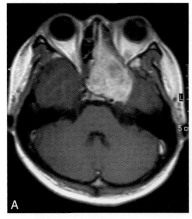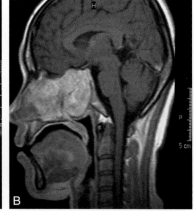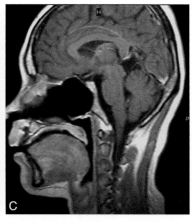

图 11-11　ME1 型三叉神经鞘瘤
A、B. 术前增强 MRI 示肿瘤均匀强化;C. 经上颌骨翻转入路术后示肿瘤已经切除

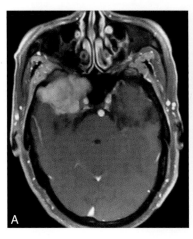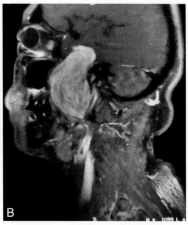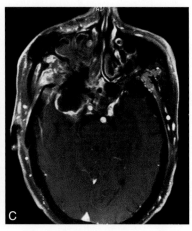

图 11-12　ME2 型三叉神经鞘瘤
A、B. 术前增强 MRI 示右侧中颅窝、颞下窝均匀强化肿瘤;C. 术后增强 MRI 示肿瘤切除

手术入路应根据肿瘤的部位和范围而定。对于 M 型及 MP 型,主要选择中颅底硬膜外入路切除,对颞叶损伤小、能保留回流静脉、减轻颞叶水肿;对于肿瘤主要位于后颅窝者,选择枕下乙状窦后入路切除;对于 ME 型,采用神经内镜下经上颌窦入路或上颌骨翻转入路切除。并可针对其主体所在部位的 E 型肿瘤,如翼腭窝、眶或鼻旁窦,采用经面部入路、经鼻内镜、经眶或联合入路切除。扩大经鼻内镜手术适用于肿瘤主要位于中颅窝伴或不伴有颅外扩展,同时后颅窝累及较少者。

六、治疗结果和预后

由于显微外科技术的应用和手术入路的不断改进., 三叉神经鞘瘤的手术全切除率有了显著提高,一组 105 例的报道中全切或近全切除 86 例(81.9%),次全切除 18 例(17.1%)。术后神经功能损害为 9%,

死亡率为 0~1%,长期随访肿瘤复发率为 0~3%。故手术全切除仍是提高治疗效果的关键。

Sheehan 等发表了从 1989-2005 年用放射外科治疗的 26 例三叉神经鞘瘤的经验。中位随访 48.5 个月。临床症状方面,18 例改善(72%),4 例稳定(16%),3 例加重(12%)。影像学检查显示肿瘤缩小 12 例(48%),10 例无变化(40%),3 例肿瘤生长(12%)。他们总结对于三叉神经鞘瘤病人,放射外科手术的风险 / 受益比更优,但评估长期结果需要更大的病例研究。Hasegawa 等也总结了放射外科治疗 37 例三叉神经鞘瘤,平均随访 54 个月后的结果。临床上,40% 的病人症状改善,但 1 例虽然影像学肿瘤控制良好但是症状加重。影像学检查发现 20 例病人(54%)显示肿瘤消退,8(22%)显示稳定,5 例病人(14%)肿瘤增大或出现难以控制的面部疼痛并伴有照射引起的水肿,需要手术治疗。Pollock 等认为,

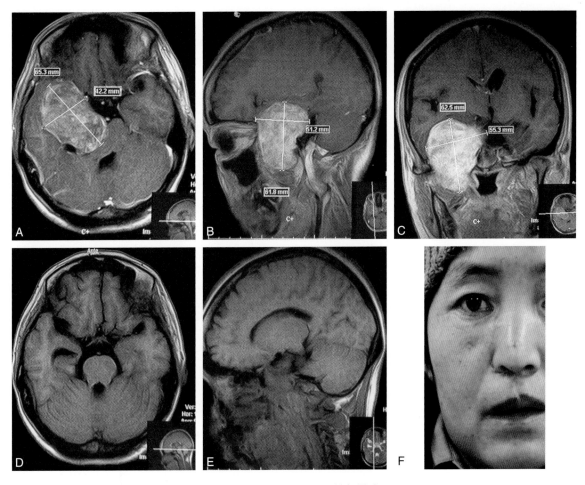

图 11-13　MEP 型三叉神经鞘瘤

A~C. 术前增强 MRI 示右侧颞窝颞下窝均匀强化肿瘤向后颅窝生长;D、E. 经上颌骨翻转入路术后增强 MRI 示肿瘤切除,无颞叶脑挫伤;F. 术后 3 个月面部瘢痕可以接受

正确选择病例进行伽马刀治疗是安全、有效的;但对于体积巨大、囊性、压迫脑干或第四脑室的肿瘤,应该首选手术治疗。Huang 等评估了伽马刀放射外科治疗 16 例三叉神经鞘瘤病人的结果,6 例之前接受过手术治疗,10 例为首次治疗,平均随访 44 个月。5 例临床症状改善,11 例稳定。从影像学上看,肿瘤控制率为 100%,9 例缩小,7 例稳定。值得注意的是,治疗后没有出现任何新的脑神经功能障碍。作者认为,放射外科是显微外科的一个合理替代,可作为主要或辅助治疗,能够"控制肿瘤增长,没有造成新的功能障碍,并且症状常能改善"。Pan 等总结了放射外科治疗 56 例三叉神经鞘瘤的长期结果。14 例之前接受过手术治疗,42 例为首次治疗。临床上,14 例症状完全缓解(麻木或复视),25 例症状得到了改善,13 例症状没有改变或者稍微加重,4 例肿瘤增大伴有症状加重。从影像学上看,7 例肿瘤消失,41 例肿瘤缩小,4 例无变化。 4 例病人肿瘤增大,其

中 1 例在治疗 36 个月后死亡。整体肿瘤生长控制率为 93%(52/56)。作者认为,立体定向放射外科对中小体积的三叉神经鞘瘤肿瘤有效,体积较大的肿瘤应手术切除或减压,特别是紧邻脑干时。Peker 等人研究伽马刀治疗 15 例三叉神经鞘瘤,随访时间平均 61 个月。和其他报道一样,队列包括首次治疗以及辅助治疗的病人。和 Huang 组病例一样,获得了 100% 的影像学控制率,13 例缩小,2 例无变化。1 例发生暂时的面部麻木和复视。作者得出结论,放射外科手术肿瘤控制好和副作用风险小。

与所有形式的放疗一样,立体定向放射外科也有并发症,上述几组病例已做描述。 Akiyama 等报告了少见的并发症,伽马刀治疗 15 个月后,肿瘤快速生长、形成大的囊腔、脑干受压严重需要紧急手术。在再次手术时,三叉神经必须牺牲,因为放射外科治疗后形成了致密的假包膜。否则,病人会遭受长期面部疼痛。作者认为,放射外科可以引起纤维

化或退行性变,这使以后的手术变得复杂。

第四节　面神经鞘瘤

一、概述

面神经鞘瘤(facial nerve schwannomas,FNS)发病率位于三叉神经鞘瘤之后,可以发生在面神经走行的任何部位,症状取决于肿瘤的起源部位和累及范围,但最终都会出现面瘫。Lipkin 总结了 238 例面神经鞘瘤,平均确诊年龄是 39 岁,无性别差异。像三叉神经一样,面神经走行长、分布复杂。Dort 和 Fisch 将面神经鞘瘤分为颅内、颞骨内型与颞骨外型,每一类型症状均不同。颅内型(即位于桥小脑角和内耳道内)通常引起神经性耳聋、耳鸣和前庭症状,系第八脑神经受压所致。颞骨内型因肿瘤扩大至中耳常表现为面瘫和传导性耳聋。颞骨外型主要表现为腮腺或下颌后肿物。

Schaitkin 以及 O'Donaghue 和 Wiggins 发现,大多数面神经鞘瘤起源于面神经膝状神经节附近(高达83%),其次是面神经迷路和鼓室段(两者共 54%)。CT 检查发现接近 30% 的面神经鞘瘤侵犯耳囊。与前庭神经鞘瘤不同,面神经鞘瘤几乎没有起源于桥小脑角段面神经,但如果肿瘤发生于桥小脑角,临床和影像学检查就难以和前庭神经鞘瘤区分。Schaitkin 观察到确诊时肿瘤就常常累及面神经的多个节段了,很可能是因为面神经鞘瘤肿瘤生长缓慢,往往体积已经很大了才引起症状。很多面神经鞘瘤终身没有症状,只是在尸检时才得以发现。

二、临床表现

1. 面瘫　面神经鞘瘤的最常见的临床表现是缓慢进行性加重的面瘫,之前可能有面部颤动、痉挛、抽动或疼痛,这种病程与经典的贝尔麻痹相反。经典的贝尔麻痹表现为突然发作和快速进展的面瘫。少数病人表现为突然的完全性面瘫(14%~21%)或反复的同侧面瘫(高达 10%)。因此,医生必须认识到这种可能性,进行全面检查和随访。

2. 耳科症状　耳科症状包括听力下降、耳鸣,一些病人主要表现为平衡障碍。Lipkin 发现,通常首先出现面神经症状,但有 13% 的病人最初表现为耳鸣。McMenomy 发现 12 例面神经鞘瘤病人中 100% 有听力下降,50% 有耳鸣,但没有面神经症状,在症状上无法和前庭神经鞘瘤进行区分。Kubota 等报告了两例

面神经鞘瘤,肿瘤体积都很大,同时累及中、后颅窝,但是都没有引起面瘫,唯一的症状是耳科症状。

3. 面部肿块　颞骨外型面神经鞘瘤大多数仅表现为腮腺部位的面部肿块,定性诊断非常困难,极少能够在术前确诊。由于肿瘤细胞成分少或异型性,细针穿刺活检常常难以明确诊断。也没有明确的影像诊断标准来区分面神经鞘瘤和腮腺其他常见的肿瘤。Shimizu 等发现在磁共振 T_2 相上瘤周呈现高信号,他们称之为"靶征"并认为这提示神经鞘瘤。但是这个征象的诊断价值尚未确定。大多数颞骨外型神经鞘瘤术前难以明确。Caughey 建议,如果在术中没有发现面神经或者发现肿瘤与面神经相连,就应当考虑面神经鞘瘤。

4. 其他症状　面神经鞘瘤的其他局部表现包括 11% 出现耳内或耳旁的疼痛,13% 在外耳道内可见肿块(由发生于垂直段的肿瘤引起),6% 出现脑脊液耳漏。偶有病人自诉味觉和唾液分泌异常,这是因为肿瘤累及了鼓索。

三、辅助检查

面神经鞘瘤具有和其他部位神经鞘瘤相似的影像学特征。和三叉神经和颈静脉孔区神经鞘瘤一样,必须进行高分辨率的 CT 和 MRI 薄层、三维的平扫和增强扫描检查。

典型的影像学表现包括面神经的任一节段的梭形膨胀,膝状神经节、耳囊或面神经其他节段周围的膨胀性骨质破坏和中耳、桥小脑角或腮腺的软组织肿块。通常,当肿瘤累及颞骨内面神经垂直段(有时是水平段)时腮腺内面神经鞘瘤是连续的,并伴有乳突中的面神经管增宽(图 11-14~ 图 11-16)。

电生理监测可以为诊断面神经鞘瘤提供线索。Schaitkin 推荐了用面部 EMG 和诱发 EMG(EEMG)评估面瘫的方法。他认为如果①EEMG 上传导潜伏期延长,即使振幅正常;②病人具有不完全面部病变,EMG 正常但 EEMG 振幅小于 10%,③虽然 EEMG 和 EMG 只有神经失用的表现,但是面瘫呈现慢性进行性加重的特点。

四、分型

Liter 等通过融合 CT-MR 的方法进行面神经鞘瘤分型,指导治疗方案的制定。

Ⅰ型:肿瘤局限于膝状神经节。

Ⅱ型:肿瘤呈哑铃形,位于膝状神经节、迷路段、内听道和桥小脑角池。

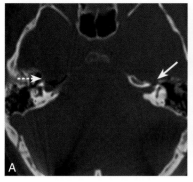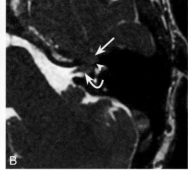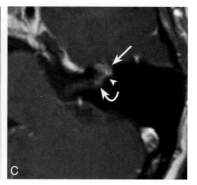

图 11-14　面神经鞘瘤

A. 颅底 CT 示右侧面神经迷路段(箭头)和膝状神经节窝(虚线箭头)的解剖结构,左侧膝状神经节窝(实线箭头)扩大;B. 稳态采集的轴位快速成像 MR 示肿瘤使得远端面神经管扩张(弯箭头),肿瘤累及面神经迷路段(箭头)和膝状神经节窝(直箭头);C. 增强磁共振示面神经管段(弯箭头)、迷路段(短箭头)和膝状神经节段(直箭头)的面神经相应增强

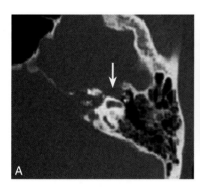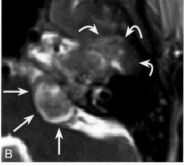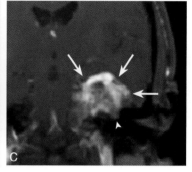

图 11-15　面神经鞘瘤

A. 轴位颞骨 CT 示内听道、CN Ⅶ迷路段、膝状神经节窝(箭头)和近端鼓室段的扩张,无骨质破坏;B. 轴位磁共振 T₂WI 示一个大的分叶状信号不均的肿瘤从桥小脑角池(直箭头)通过迷路段和膝状神经节段膨胀凸入到中颅底(弯箭头)。邻近的脑组织没有水肿,这表明肿瘤生长缓慢;C. 冠位压脂增强磁共振示神经鞘瘤的不均匀强化,向上凸入中颅窝(箭头),向下凸入中耳鼓室段(短箭头)

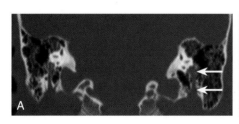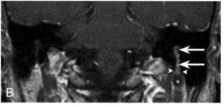

图 11-16　面神经乳突段神经鞘瘤

A. 冠状位颞骨 CT 示左侧面神经乳突段(箭头)的不对称增宽;B. 增强磁共振示扩张的左侧乳突段(箭头)中强化的神经鞘瘤,其中有不强化的囊变部分从茎乳孔(短箭头)凸出

Ⅲ型:肿瘤位于面神经鼓室段和(或)垂直段。

Ⅳ型:肿瘤位于内耳道或桥小脑角,未累及咽鼓管或膝状神经节。

五、诊断和鉴别诊断

1. 诊断　面神经鞘瘤主要是根据临床表现和影像学检查来作出初步诊断。其临床表现如上所述,而进行性周围性面瘫则是面神经鞘瘤的特征性表现。颞骨 CT 表现为骨质膨胀性改变;面神经鞘瘤在 MRI 上表现为 T₁ 一般为等信号、T₂ 一般为等或高信号、T₁ 增强一般为均匀强化,多数面神经鞘瘤 MRI 显示为"哑铃"状。

2. 鉴别诊断　面神经鞘瘤的鉴别诊断包括发生于这个部位的其他各种常见和罕见肿瘤。

（1）颅内型：需要与前庭神经鞘瘤、脑膜瘤鉴别。颅内型可能无法与前庭神经鞘瘤区分，CT扫描见面神经管扩大，术中电生理监测可与面神经鞘瘤鉴别；脑膜瘤通常会呈现出硬膜"尾征"，虽然这个特征已被证实偶尔也并不可靠。

（2）颞骨内型：需要与胆脂瘤、颗粒细胞肿瘤等鉴别。岩骨尖胆脂瘤可以引起相似的骨质破坏和面瘫；颗粒细胞肿瘤和骨血管瘤常见于膝状神经节部位，前者通常造成骨质的不规则破坏，这和面神经鞘瘤正相反；后者在CT上具有特征性的"盐和胡椒"密度以及新骨形成的骨缘。此外，既往的慢性中耳炎或颞骨损伤后形成的创伤性神经瘤与面神经鞘瘤很相似，需要鉴别。颞骨的转移瘤也应考虑，但是骨质破坏通常不是膨胀性的。

（3）颞骨外型：需要和腮腺肿瘤鉴别。腮腺肿瘤引起面瘫的机会要少。

六、治疗原则

在制定治疗策略方面应将面神经功能保护放在第一位，在肿瘤不威胁生命或不引起其他症状影响生活的情况下，尽可能延长面神经功能完好的时间。充分评估病情及选择正确的治疗策略对面神经功能的保护起到关键作用。

对于面神经鞘瘤患者，如有面瘫，临床上一般观察随访至面神经功能HBⅢ级，可考虑行手术治疗；如无面瘫，可观察随访，如肿瘤进一步增大压迫脑干，可考虑行手术治疗；如果怀疑为面神经血管瘤应尽早手术。对于行手术治疗的患者，如术前面瘫时间较短，可考虑肿瘤切除后行一期面神经重建；如术前面瘫时间较长，术后可考虑行面部相关微整形手术。放射外科一般用于年龄比较大且不能耐受手术的患者。

面神经鞘瘤的手术入路主要包括颅中窝入路、迷路入路与经乳突入路，其中颅中窝入路主要用于有实用听力、肿瘤累及膝状神经节及内听道；迷路入路主要用于无实用听力、肿瘤范围较大，侵犯膝状神经节、内听道及桥小脑角等处；如肿瘤未侵犯颅内，可以经乳突入路切除肿瘤，临床上会根据肿瘤位置大小以及患者情况具体制定手术方案，可以灵活结合以上各种手术入路。

面神经鞘瘤的手术方式选择主要包括肿瘤全切除与瘤体减压，其中肿瘤全切优点为肿瘤无残留、复发概率低，缺点为牺牲面神经功能；而瘤体减压优点为保留面神经完整性，可以部分保留面神经功能，缺点为肿瘤仍在，术后需要影像学密切随访。对于

面瘫不明显、术后复发或残留的病例可以考虑行立体定向放射外科做治疗或观察、定期随访。

七、治疗和预后

和三叉神经鞘瘤一样，面神经鞘瘤以往也是接受手术治疗。通常，完全切除肿瘤需要切除肿瘤的起源神经。积极全切肿瘤必要时一并切除神经的依据是当肿瘤生长时，会出现进行性加重的轴突变性和胶原沉积，这些最后都降低了保留良好神经功能的可能性。因此，在理论上早期治疗有可能获得更好的效果。

Kida等回顾了立体定向放射外科治疗的14例面神经鞘瘤，其中11例出现面部麻痹，9例表现为听力丧失。平均随访31.4个月，面神经功能改善5例，稳定8例，加重1例，没有病人出现新的听力损失。1例加重病例在治疗后立即出现了面瘫，后来恢复到House-Brackmann3级。影像学观察，10例肿瘤缩小，4例稳定（100%控制率）。没有肿瘤增大。作者认为放射外科应该是"面神经鞘瘤的首选治疗"。Liter等人介绍了他们治疗11例面神经鞘瘤的经验。平均随访39个月，3例面部无力得到改善，没有发生新的面瘫或以前的面瘫出现加重。在影像学上，10例稳定或缩小，但1例病人因为形成了囊肿需要显微手术。作者将面神经鞘瘤分为四种解剖亚型，并根据不同的临床表现和手术难度分层。他们认为伽马刀放射外科可成为中小型面神经鞘瘤的"首选治疗"。

第五节　颈静脉孔区神经鞘瘤

一、概述

颈静脉孔区神经鞘瘤常来源于第Ⅸ、Ⅹ和Ⅺ脑神经鞘膜的施万细胞，占颅内肿瘤的0.17%~0.72%，多数为单发良性病变，多发及恶性病变少见。颈静脉孔区神经鞘瘤起病缓慢，常为患者忽视，从出现首发症状到就诊往往经过多年，部分肿瘤往往直到体积巨大、颅内外沟通时才被患者重视。

二、临床表现

颈静脉孔区神经鞘瘤的临床表现主要是肿瘤占位引起的神经受累症状。症状出现和肿瘤起源及扩展方向关系密切。早期多表现为非特异性的头晕、头痛及颈枕区疼痛等症状；肿瘤侵犯中耳或前庭蜗神经后可造成患侧的耳鸣、听力下降；肿瘤较大向颅内扩展可以引起后组脑神经功能障碍，表现为声音嘶哑、饮水呛

咳、吞咽困难等,典型者表现为颈静脉孔综合征(Jugular foramen syndrome)。此外,面神经受累引起的周围性面瘫也较常见。肿瘤向颈部扩展可以表现为颈部及咽旁肿物,包绕颈内动脉还可出现霍纳综合征。

三、影像学检查

1. 头颅 X 线平片 早期可无明显改变,晚期常可见颈静脉孔扩大,部分病例可见周围骨质改变。

2. 颅脑 CT 平扫可以显示肿瘤部位、形状及扩展方向,薄层颅底 CT 可以很好地显示颈静脉孔周围骨质被推挤的改变。增强扫描可见肿瘤呈不同程度强化(图 11-17)。

3. MRI 可以较清晰地显示肿瘤的部位、形状及扩展方向,可以良好地显示肿瘤本身的信号特征,血供情况、扩展方向以及肿瘤与邻近神经血管结构的解剖关系。

4. MRV 用于显示颅内静脉血管的形态和血流信号,尤其是肿瘤和乙状窦、颈静脉球及颈内静脉的关系。

四、分型

根据肿瘤不同生长方向结合手术入路的分型方式最为常用。Kaye 等早在 1984 年就根据肿瘤位置和扩展方向将神经鞘瘤分为 3 型:A 型,颈静脉孔内;B 型,向颅内扩展到后颅凹;C 型,向颅外扩展。1995 年 Samii 等根据肿瘤的起源和扩展方向不同,将其分为 4 型:A 型,肿瘤原发并大部分位于颅内,伴颈静脉孔扩大;B 型,原发于颈静脉孔,向颅内扩展;C 型,原发于颅外,扩展入颈静脉孔;D 型,哑铃形肿瘤,颅内外侵犯。2008 年 Bulsara 等结合手术入路的选择将其简化为 3 型:A 型,肿瘤位于颅内;B 型,哑铃形肿瘤;C 型,哑铃形肿瘤伴有颈部扩展(图 11-18~ 图 11-21)。

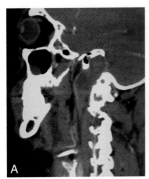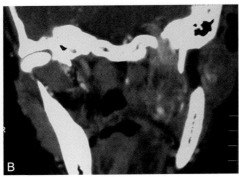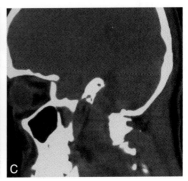

图 11-17 颈静脉孔区神经鞘瘤 CT 改变

A. 增强 CT 示颈静脉孔明显扩大,呈推挤改变;B. 增强 CT 示颈静脉孔扩大,肿瘤不均匀强化;C. 平扫 CT 示肿瘤呈等密度,颈静脉孔明显推挤扩大

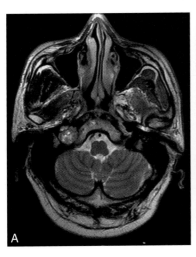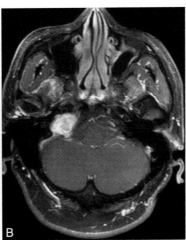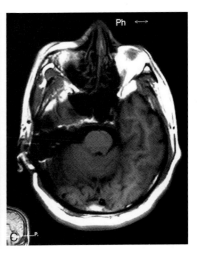

图 11-18 颈静脉孔内神经鞘瘤

A. 磁共振 T_2 示右侧颈静脉孔明显扩大,为类圆形高信号软组织肿块充填;B. 增强 MRI 示肿瘤均匀强化;C. 术后 MRI 示肿瘤已切除

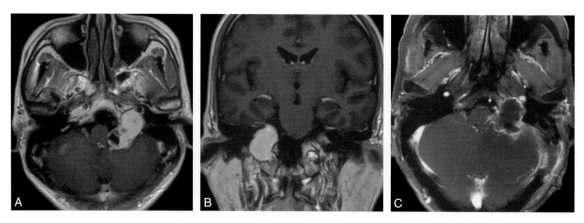

图 11-19　颈静脉孔神经鞘瘤向颅内生长

A、B. 术前增强 MRI 示左侧颈静脉孔区肿瘤明显强化伴囊变；C. 术后增强 MRI 示肿瘤已经切除

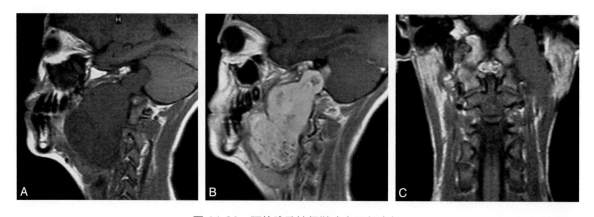

图 11-20　颈静脉孔神经鞘瘤向颈部生长

A、B. 分别示颈静脉孔区巨大肿瘤向颈部生长，T_1 为低信号，注射对比剂后明显强化；C. 冠状位磁共振显示示颈静脉孔扩大，肿瘤未向颅内扩展

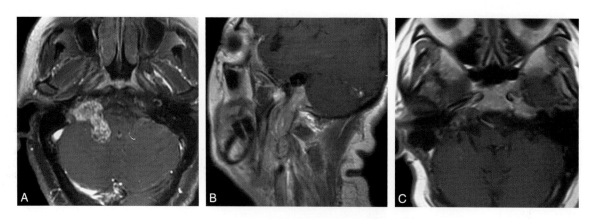

图 11-21　颈静脉孔哑铃型神经鞘瘤向颈部扩展

A. 术前轴位增强 MRI 示右侧颈静脉孔明显扩大，肿瘤呈哑铃型向颅内生长；B. 术前矢状位增强 MRI 示哑铃型肿瘤向颈部扩展并将颈内动脉向前推移；C. 经颅颈联合入路术后增强 MRI 示肿瘤已经切除

五、诊断和鉴别诊断

颈静脉孔区神经鞘瘤早期以受累及的神经功能损害为主，如舌咽神经鞘瘤表现为同侧咽反射减弱或消失等，可伴有听力减退；迷走神经鞘瘤则表现为颈静脉孔综合征；副神经鞘瘤表现为斜方肌痛、胸锁乳突肌萎缩、感觉迟钝。在肿瘤增大时，多伴有脑干受压症状。

颈静脉孔区神经鞘瘤多有完整的包膜边界清楚，增强扫描多为轻至中度强化，但瘤内易发生坏死囊变。薄层颅底 CT 可以看到颈静脉孔扩大，常表现为同侧颈静脉孔的扩大（正常情况下双侧颈静脉孔约有 95% 相差 12mm 以下，两侧相差 >20mm，则有诊断意义），而且边缘骨质连续，无骨质破坏，可与颈静脉球瘤相鉴别。颈静脉孔区神经鞘瘤多起源于后组脑神经，故内听道多不扩大，可与听神经瘤相鉴别。恶性神经鞘瘤较为少见，仅凭影像学检查和良性神经鞘瘤较难鉴别，但肿瘤边界不清，分叶状生长，局部骨质侵蚀性破坏有助于鉴别。

六、治疗原则

颈静脉孔区神经鞘瘤的治疗方案包括肿瘤切除、立体定向放射外科治疗和观察。一般而言，颈静脉孔区神经鞘瘤的外科治疗对于年轻、症状进展、可以耐受手术的病人来说是较理想的治疗；对于那些有症状但属于老年、身体虚弱或不能耐受手术的病人，最好的治疗选择可能就是放射外科治疗；对于肿瘤体积小、症状轻微或无症状的颈静脉孔区神经鞘瘤病人，可以定期进行影像和临床检查来随访观察。

颈静脉孔区肿瘤的手术入路选择应根据肿瘤位置、大小和扩展范围，以及颈内动脉、颈内静脉、乙状窦和脑神经的受累程度进行综合考虑、个体化选择。对于颅底内外沟通的颈静脉孔区肿瘤（Bulsara C 型）目前则提倡多学科合作的颅底团队采取联合入路一期全切除肿瘤，常用的手术方式为颅颈联合入路，即改良扩大的乙状窦后入路联合颈部入路。随着神经内镜技术的发展，越来越多的学者开始尝试使用神经内镜辅助完成颈静脉孔区肿瘤的手术治疗。

七、治疗结果和预后

一组 81 例颈静脉孔区神经鞘瘤接受手术治疗的病人中有 6 例（8.9%）复发，肿瘤行次全切除术辅以立体定向放射治疗病人复发的风险似有增加。根据切除程度不同，复发率约在 32%~53% 之间，但并

发症发生率则明显下降，作者认为应用此策略术后神经功能并发症的降低使病人获益。后组脑神经功能障碍发生率约 15%~22.2%，如果术中不移位面神经，则病人术后面瘫风险大为降低。

Martin 等总结了放射外科治疗 34 例病人的 35 个颈静脉孔区神经鞘瘤的结果（1 例病人有双侧肿瘤）。22 例病人之前接受过手术，治疗前都有神经功能障碍。中位随访时间 83 个月。在放射外科治疗后，20% 脑神经功能障碍有所改善，77% 稳定，1 例恶化，未出现新的脑神经功能障碍。影像学检查发现 17 例病人肿瘤缩小，16 例稳定，2 例增大。作者认为放射外科可以长期控制肿瘤生长和保存或改善脑神经功能。

第六节　颅底其他部位的神经鞘瘤

一、嗅神经和视神经的神经鞘瘤

嗅神经和视神经能否发生神经鞘瘤仍存在争议。一般认为，视神经和嗅神经没有施万细胞髓鞘，因此也不应该发生神经鞘瘤。但的确有累及视神经和嗅神经的神经鞘瘤的报道。这种情况有可能用最近发现的、称为"嗅鞘细胞"的胶质细胞（也可能存在视神经成髓鞘细胞）的特征来解释。这些细胞具有许多与施万细胞相同的特征，包括神经嵴起源以及许多分子标记。当这些细胞不断生长时，它们可能与施万细胞无法区分，并且产生嗅觉减退和视物模糊等临床表现。

二、眼球运动神经的神经鞘瘤

眶内神经鞘瘤最常见于三叉神经，但罕见的动眼神经、滑车神经和展神经鞘瘤也有报道。这些肿瘤可能出现在神经所走行的任何部位，可以是脑池内（引起脑干症状）、海绵窦内（引起复视）、眶内（引起复视和突眼），或者可以占据多个部位。

三、舌下神经的神经鞘瘤

舌下神经是发生神经鞘瘤的另一支罕见神经，可引起严重后果。目前只有 26 例硬膜内外沟通（哑铃形）舌下神经鞘瘤的报道，舌下神经鞘瘤主要表现为舌肌萎缩，也可伴有其他相邻的神经功能损害的症状。典型症状是构音困难、吞咽困难和脑干受压的症状，其治疗与其他颈静脉孔区病变一样具有挑

战性。常常需要经颅颈联合入路切除肿瘤,解除脑干压迫。肿瘤不能完全切除者采用立体定向放射外科辅助治疗。

四、其他罕见的颅底神经鞘瘤

如前所述,神经鞘瘤可能发生在头颈部几乎任何神经上。Halefoglu 等报道了 1 例严重的 NF2 病人,此例病人发现多发性神经鞘瘤包括两侧舌下神经、两侧前庭神经、右侧三叉神经、左侧动眼神经和右侧展神经鞘瘤。Cheong 等观察到双侧翼管神经鞘瘤,伴有面瘫,经鼻切除肿瘤后症状好转。有报道神经鞘瘤也可以起源于岩浅大神经、Jacobson 神经和颈内动脉海绵窦段的交感神经丛。

(孔建新　万经海)

参考文献

1. Hanna, E. Y., & DeMonte, F. Comprehensive management of skull base tumors. (2008).CRC Press.
2. Hirbe, A. C., & Gutmann, D. H. Neurofibromatosis type 1: a multidisciplinary approach to care. The Lancet Neurology, 2014,13(8):834-843.
3. Raza, S. M., Amine, M. A., Anand, V., et al.Endoscopic endonasal resection of trigeminal schwannomas. Neurosurgery Clinics of North America, 2015, 26(3):473-479.
4. Skolnik, A. D., Loevner, L. A., Sampathu, D. M., et al.Cranial nerve schwannomas: diagnostic imaging approach. Radiographics, 2016, 36(5):1463-1477.
5. Thomas, A. J., Wiggins, R. H., & Gurgel, R. K. Nonparaganglioma jugular foramen tumors. Otolaryngologic Clinics of North America, 2015, 48(2):343-359.
6. Wanibuchi, M., Fukushima, T., Zomordi, A.R., et al. Trigeminal schwannomas: skull base approaches and operative results in 105 patients. Operative Neurosurgery, 2011, 70(suppl-1): ons132-ons144.
7. Zhang, Z., Nguyen, Y., De Seta, D.et al.. Surgical treatment of sporadic vestibular schwannoma in a series of 1006 patients. Acta Otorhinolaryngologica Italica, 2016, 36(5):408.
8. 何洁,万经海,吴跃煌,等.伴颈部扩展的颈静脉孔区肿瘤的外科治疗.中华神经外科杂志,2015,31(3):233-236.
9. 听神经瘤多学科协作诊疗中国专家共识.中华医学杂志,2016,96(9):676-680.
10. He J, Wan J, Zhao B, et al. Dumbbell-Shaped Jugular Foramen Tumors Extending to the Neck: Surgical Considerations Based on Imaging Findings. World Neurosurg. 2017, 104:14-23. doi:10.1016/j.wneu.2017.04.175. Epub 2017.
11. Wan JH, Wu YH, Li XJ, et al. Triple dumbbell-shaped jugular foramen schwannomas, Journal of Cranio-maxillo-facial Surgery, 2012, 40(4):354-361.

第 12 章 　颅底脑膜瘤

脑膜瘤（meningioma）起源于脑膜及脑膜间隙的衍生物（derivative），属于良性肿瘤。它们大部分来自蛛网膜细胞，也可能来自硬膜成纤维细胞和软脑膜细胞，可以发生在任何含有蛛网膜成分的地方，如脑室内脑膜瘤来自于脑室内的脉络丛组织。颅底脑膜瘤是一组发生在不同颅底部位的脑膜瘤。由于颅底被脑组织覆盖、神经血管密集，颅底脑膜瘤的临床表现各异，手术全切除更加困难。本章在简单介绍脑膜瘤的基础上，重点介绍颅底脑膜瘤的诊断与治疗原则。

第一节　脑膜瘤概述

一、发病率和流行病学

脑膜瘤约占原发于颅内肿瘤的 30 %，发病率仅次于胶质瘤（40.49%），居第二位。其中女性多于男性，约为 2∶1。一般随着年龄增长而发病率有所增加。儿童发病率低于 0.3/10 万，成人则可高达 8.4/10 万。随着计算机体层摄影术（CT）及磁共振成像（MRI）技术的应用，脑膜瘤的发病率有明显增高，尤其是老年人，许多无症状的脑膜瘤常为偶然发现。其中多发性脑膜瘤占 1%~2%。

二、病理学

2016 年 WHO 在中枢神经系统肿瘤分类上对脑膜瘤进行了修改，在原分类的基础上明确脑侵犯为非典型脑膜瘤的诊断标准，出现脑侵犯的 WHO-Ⅰ级脑膜瘤与 WHO-Ⅱ级脑膜瘤存在相似的复发和死亡率。肿瘤侵犯脑组织以及镜下大于 4 个核分裂像/10HPF，满足这两个标准即可诊断 WHO-Ⅱ级非典型

性脑膜瘤。WHO Ⅰ 级脑膜瘤包括：脑膜上皮型脑膜瘤，纤维型脑膜瘤，过渡型脑膜瘤，砂砾型脑膜瘤，血管瘤型脑膜瘤，微囊型脑膜瘤，分泌型脑膜瘤，淋巴浆细胞丰富型脑膜瘤，化生型脑膜瘤（图 12-1）；WHO Ⅱ 级脑膜瘤包括：脊索瘤样型脑膜瘤，透明细胞型脑膜瘤，不典型脑膜瘤；WHO Ⅲ 级脑膜瘤包括：间变型脑膜瘤，横纹肌型脑膜瘤，乳头型脑膜瘤（图 12-2）。

三、临床表现

1. 局灶性症状　因肿瘤呈膨胀性生长，病人往往以头疼和癫痫为首发症状。根据肿瘤部位不同，还可以出现视力、视野、嗅觉或听觉障碍等及肢体运动障碍等。在老年病人，尤以癫痫发作为首发症状多见。

2. 颅内压增高症状　症状多不明显，尤其在高龄病人。许多患者仅有轻微的头痛。因肿瘤生长缓慢，所以肿瘤往往长得很大，而临床症状还不严重。有时病人眼底视盘水肿已很严重，甚至出现继发视神经萎缩，而头痛并不剧烈，没有呕吐。当肿瘤长得很大，而脑组织已无法代偿时，病人才出现明显颅内压增高的表现，病情会突然恶化，甚至会在短期内出现脑疝。

3. 颅骨改变　邻近颅骨的脑膜瘤常可造成骨质的变化，可表现为骨板受压变薄，或骨板被破坏，甚至穿破骨板侵蚀至帽状腱膜下，头皮局部可见隆起，也可使骨内板增厚，增厚的颅骨内可含肿瘤组织。

四、检查手段

结合患者的临床表现及影像学检查可以做出诊断。其中影像学检查为主要诊断依据，包括头颅 X

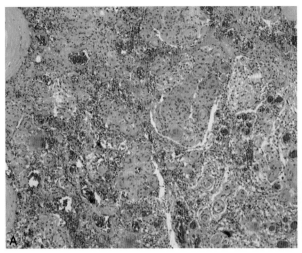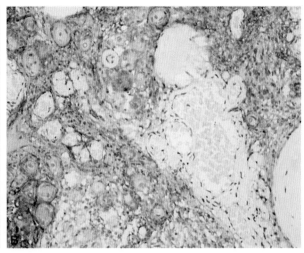

图 12-1　海绵窦旁脑膜瘤

A. 过渡型脑膜瘤可见大量同心圆洋葱球样结构（HE，100×）；B. 肿瘤细胞呈 EMA 细胞浆阳性表达（Ventana 一步法，200×）

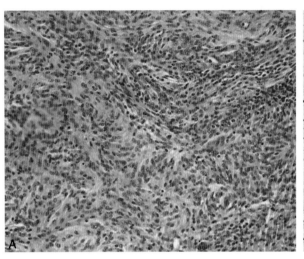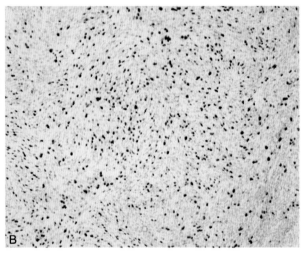

图 12-2　非典型脑膜瘤

A. 旋涡状排列的肿瘤细胞，细胞密度高，核浆比例增高（HE，200×）；B. Ki-67（+，30%）（Ventana 一步法，100×）

线平片，头颅 CT，头颅 MRI，脑血管造影等。

1. 头颅 X 线平片　由于脑膜瘤解剖上与颅骨的密切关系，且有共同的供血途径，极易引起颅骨的各种改变，头颅平片的定位征出现率可达 30%~60%。主要表现有：

（1）局限性骨质改变：可出现内板增厚，骨板弥漫增生，外板骨质增生呈针样放射状。无论有无肿瘤细胞侵入，颅骨增生部位都提示为肿瘤的中心位置。脑膜瘤引起局部骨板变薄和破坏的发生率为 10% 左右。

（2）肿瘤钙化：见于 3%~18% 肿瘤，钙化可呈现点状或片状钙化，明显者为雪团样，颇具特征。

（3）血管压迹改变：显示脑膜动脉压迹增宽，最常见于脑膜中动脉，内板呈放射状血管压迹或棘孔扩大。

（4）板障静脉增粗、增多：系肿瘤血液经板障静脉回流所致。

2. 脑血管造影　通常脑膜瘤在脑血管造影像上的表现如下：

（1）脑膜血管一般表现粗细均匀，排列整齐的小动脉网，动脉管腔纤细，轮廓清楚呈包绕状。

（2）肿瘤同时接受来自颈外动脉、颈内动脉或椎动脉系统的双重供血。位于前颅窝的脑膜瘤可接受眼动脉、筛动脉和大脑前动脉分支供血。位于中颅窝的脑膜瘤可接受脑膜中动脉、咽升动脉供血。后颅窝脑膜瘤可由枕动脉、椎动脉脑膜前支、脑膜后动脉供血。

（3）肿瘤的循环速度比脑血流速度慢,造影剂常在肿瘤中滞留。在造影的静脉期,甚至窦期仍可见肿瘤染色,即迟发染色(delayed blush)。

（4）脑膜瘤周围脑血管呈包绕状移位。

上述特点在脑膜瘤的脑血管造影中可同时出现,亦可能部分出现。

3. 头颅CT扫描 脑膜瘤CT扫描和增强扫描的发现率分别为85%和95%。其CT表现与病理学分类密切相关。

（1）肿瘤本身的表现:CT平扫,肿瘤边界清楚,宽基底附着于硬脑膜表面,与硬脑膜呈钝角。60%~75%呈均匀高密度,25%~30%为均匀等密度,极少数为低密度,少数混有大小不等的低密度区,代表瘤内坏死囊变。15%~20%的脑膜瘤可见瘤内钙化,钙化灶大小不等、形态各异,可呈斑点状或弧线形。也可表现为整个瘤体均匀钙化,多见于瘤组织内多量钙化砂粒体肿瘤。出血罕见,3%~14%的脑膜瘤可出现中央坏死。如果增强扫描,注射对比剂后,90%明显均匀强化,10%呈轻度强化或环状强化,瘤体钙化者可不增强。

（2）邻近结构改变:第一,肿瘤周围可见低密度环,主要原因:①瘤周水肿;②扩大的蛛网膜下腔,局部脑脊液潴留;③白质脱髓鞘;④局部脑软化。第二,白质塌陷征,由于肿瘤位于脑外,可造成灰白质移位而形成。第三,邻近脑沟、脑池改变,表现为肿瘤邻近部位的脑沟,脑池扩大,而肿瘤部位脑沟、脑池闭塞。第四,骨质改变,发生率为15%~20%,可表现为弥散性或局限性骨质增生,也可出现局部骨质破坏或侵蚀。

4. 头颅MRI成像 绝大多数脑膜瘤具有脑外肿瘤的特征,即灰白质界面塌陷向内移位,脑实质与肿瘤之间有一清楚的脑-瘤界面。该界面为含有脑脊液的间隙或血管组成。T_1W1上,多数肿瘤呈等信号,少数为低信号;T_2W1上,信号较为复杂,可呈等信号、高信号或低信号,其信号改变与肿瘤组织学亚型间有一定关系。瘤体内血管表现为点线状无信号影,对钙化的显示MRI不及CT,可表现为斑点状低信号或无信号区,也可不显示;囊变则呈T_1低信号,T_2高信号。

MRI增强检查同CT一样,脑膜瘤有明显强化,通常呈相对均匀的强化,囊变坏死区不强化。40%~60%的脑膜瘤显示肿瘤邻近硬脑膜强化,此即硬脑膜尾征(dural tail)。该征出现可提高脑膜瘤诊

断的特异性。

某些脑膜瘤MRI较难发现:①小的无症状的脑膜瘤不合并水肿和占位效应,尤其是在靠近顶部者;②多发脑膜瘤中小的肿瘤易被遗漏;③复发脑膜瘤。

五、诊断与鉴别诊断

典型脑膜瘤诊断多较容易,不典型者需与相应部位其他肿瘤鉴别。在CT上,脑膜瘤大多具有典型的表现,平扫呈圆形、类圆形,密度稍高或高,瘤内可见钙化或囊变,瘤周常伴水肿;增强扫描绝大多数明显强化;此外,还可见硬脑膜征和局部骨质改变。少数脑膜瘤因瘤组织大片坏死或脂肪变性可使表现不典型,此时因部位不同需与相应的肿瘤鉴别:

（1）胶质瘤:幕上脑膜瘤表现不典型者,容易与胶质瘤混淆,胶质瘤CT上密度较低且常不均匀,强化程度不如脑膜瘤明显。

（2）垂体腺瘤:常需与鞍区脑膜瘤鉴别,垂体腺瘤平扫大多呈等、低密度,亦可见囊性变,钙化罕见,强化程度低于脑膜瘤;脑膜瘤蝶鞍大小正常,MR可见高信号的正常垂体受压征象。

（3）听神经瘤:常需与桥脑小脑角区脑膜瘤鉴别,听神经瘤无钙化,囊性变常见,密度不均匀,常有内听道骨质破坏改变。

（4）脉络丛乳头瘤:脑室内脑膜瘤需与脉络丛乳头瘤鉴别,后者常致交通性脑积水,并好发于青少年。

（5）转移瘤:颅内转移瘤并不少见,大多呈多发,且肿瘤周围可见明显水肿,一般鉴别较容易。

（6）血管瘤:原发于颅骨的血管瘤是常见的良性肿瘤,本病可在头皮下触及肿块,病变常位于颅骨板,且可见骨质破坏或浸润,可根据这些特点做出诊断。

（7）松果体区生殖细胞瘤:该部位生殖细胞瘤较脑膜瘤多见,发病年龄较小,病变亦较小,常呈均匀信号,结合临床一般可作出鉴别。

六、治疗原则

目前对于脑膜瘤主要有手术治疗,放射治疗和其他治疗方法。

1. 手术治疗 和其他颅内肿瘤一样,手术切除肿瘤是最有效的首选治疗方法。

（1）手术原则及注意事项:①体位:根据肿瘤的部位,侧卧位、仰卧位、俯卧位都是常使用的体位,为了减少术中出血,上述各体位头部应略抬高。②切

口:切口设计的关键是,使肿瘤恰位于骨窗的中心,除非为了达到脑膜瘤的 Simpson0 级切除,过多地暴露脑膜瘤四周的正常脑组织是没有必要的。③翻开骨瓣:钻孔后以铣刀或线锯锯开颅骨,骨瓣翻向连接肌肉一侧或完全游离骨瓣开颅,翻转时需先彻底剥离骨瓣内板与肿瘤的粘连。④硬脑膜切口:可采用"U"形或"+"形切口,注意勿损伤静脉窦及回流静脉。如硬脑膜已被肿瘤侵蚀,应切除被破坏的硬膜,关颅时以人工硬膜或帽状腱膜修补。硬脑膜的切口不可超出肿瘤边界过大,以防脑膨出。⑤手术显微镜的应用:手术显微镜下分离肿瘤,使操作更细致,能最大限度地保护脑组织及重要的神经血管。术中止血确切,操作准确。对于体积较大的肿瘤,单纯沿肿瘤四周分离,有时较困难,一味地追求完整全切,会造成对瘤体四周脑组织过多的牵拉损伤,因此,应先在瘤内反复分块切除,待瘤体缩小后再分离四周。⑥术前栓塞供应动脉或术中结扎供应肿瘤的血管。对于富于血供的肿瘤,术前脑血管造影时可将供应肿瘤的颈外动脉系统的分支栓塞,或术中先行颈外动脉颅外段结扎然后再开颅切除肿瘤,这样做可减少术中出血。以双极电凝止血时,电凝点应尽量靠近肿瘤侧。在电灼动脉前,一定要辨认该动脉是否确实是穿入肿瘤的供应动脉,抑或只是被肿瘤挤压移了正常位置的动脉,对前者可以电凝后切断,对后者应予保护。⑦对受肿瘤侵蚀的硬脑膜、颅骨应一并切除,以防术后复发,尽量做到 Simpson0 级切除,以筋膜或人工材料修补硬脑膜和颅骨。为了防止术后硬膜外血肿(这通常是硬膜上静脉渗血造成的),可以在骨瓣上钻 2~4 对小孔,以丝线悬吊硬膜并固定在每对小孔中,从而使硬膜紧贴颅骨内板,不留残腔,对防止术后血肿有一定作用。

(2) 术后处理:①术后尽量放入"重症监护病房"。②控制颅内压。脑膜瘤切除术后都会出现不同程度的脑水肿,术后给予甘露醇有助于控制脑水肿。③抗癫痫治疗。对术前有癫痫发作的病人,术后应及时给予抗癫痫药,如苯巴比妥,丙戊酸钠等。④脑脊液耳、鼻漏。前颅窝底或中颅窝脑膜瘤术中彻底切除肿瘤,往往会造成颅腔与鼻旁窦相通,术后脑脊液鼻漏或耳漏,继发气颅和颅内感染,如有发生,需给予抗生素。不能自行停止的脑脊液鼻(耳)漏,需二期手术行硬脑膜修补术。⑤硬膜外引流一般在术后 24~48 小时内拔除。幕上切口缝线 5~7 天拆除,幕下者 8~10 天拆除。糖尿病患者及营养不良者应适当推迟拆线。

(3) 手术死亡率:颅内脑膜瘤的手术死亡率为 7%~14.3%,死亡率不仅取决于病人年龄、术前状态、术后并发症率,更主要取决于肿瘤位置。

2. 放射治疗 手术切除脑膜瘤效果较好,但因其生长位置,少部分肿瘤做不到全切,需要在手术切除后进行放射治疗。手术未能彻底切除的脑膜瘤术后辅以放疗,对延长肿瘤的复发时间是有效的。伽马刀(gamma knife)是一个具有 201 个 60Cr 放射源,可同时集中在一个靶点上照射的放疗仪。它可使靶点在短时间内获得大剂量的伽马射线,从而达到破坏瘤细胞的作用,适用于直径小于 3cm 的脑膜瘤。

3. 其他治疗 药物治疗对减慢脑膜瘤的生长是否有效尚不能肯定,对复发的脑膜瘤是否有临床效果尚待进一步研究,目前用于脑膜瘤治疗药物主要有他莫昔芬、美雄烷、米非司酮、孕三烯酮、羟基脲、干扰素 α-2B、曲匹地尔等。

七、治疗结果与预后

大多数脑膜瘤患者长期预后良好,脑膜瘤的术后 10 年生存率为 43%~78%。死亡原因主要是未能全切肿瘤而致肿瘤复发、术前患者全身状况差伴多器官功能不全以及肿瘤恶变。

第二节 常见颅底脑膜瘤

一、前颅底脑膜瘤

前颅底脑膜瘤(anterior fossa meningioma)是前颅底最常见的良性肿瘤,好发于前颅底中线部位的筛板和蝶鞍周围,分别包括嗅沟脑膜瘤、鞍上(鞍结节及鞍膈)脑膜瘤、蝶骨平台脑膜瘤、海绵窦壁脑膜瘤。约占颅内脑膜瘤的 40%。因其与视神经、颈内动脉及其分支、下丘脑、垂体柄等重要结构关系密切,特别是肿瘤体积巨大者,手术难度较高。

1. 临床表现 前颅窝脑膜瘤生长速度较慢,且前颅窝代偿空间较大,因此多数患者病程较长,临床上由于其起源部位不同,可以表现为不同的首发症状。如起源于嗅沟的脑膜瘤,局限于一侧嗅沟的脑膜瘤早期症状往往不明显,当肿瘤体积巨大并侵袭双侧嗅神经时,则会出现嗅觉丧失的症状,后期还会有颅高压症状及视力下降等。而起源于鞍结节的脑膜瘤,其上方与视神经或视交叉紧密相邻,则多以视力下降起病,且症状出现较早,若肿瘤起源于或侵袭海绵窦,累及海绵窦内的神经,会出现海绵窦综合征。此外,靠近鞍结节或鞍膈部位的脑膜瘤由于肿瘤后极邻近垂体柄,不少患者还会伴有垂体功能的改变,如 PRL 升高等,而较少有尿崩或发热等临床表现。

2. 影像学检查

(1) X 线平片:约一半病人有阳性发现,前颅底及其附近骨质的增生或吸收。鞍结节脑膜瘤及其附近的蝶骨平台骨质增生,呈结节增生特征,有时还可见鞍背骨质吸收,少数出现局部骨质破坏。蝶鞍一般不扩大。

(2) 脑血管造影术:中等以上大小肿瘤可有大脑前动脉第一段及前交通动脉向上、向后移位,动脉管腔变细,少数可引起动脉闭塞。通常眼动脉段增粗并有分支向鞍结节脑膜瘤供血,有时可见以鞍结节为起点向周围呈放射状的异常血管。并能与动脉瘤鉴别,尤其鞍区动脉瘤。

(3) 头颅 CT:前颅窝底的 CT 扫描可发现前颅底肿瘤可见等密度或高密度的占位病变,注射造影剂后肿瘤明显增强(图 12-3)。同时能见到是否侵及筛窦或蝶窦,有无骨质破坏及增生等,以利于明确诊断,制定手术入路及术中安全操作。

(4) 头颅 MRI:对前颅底脑膜瘤的诊断意义最大,不仅可以提示肿瘤的起源,还能够显示其与视神经、颈内动脉、大脑前动脉及其分支、垂体柄、下丘脑等重要结构的关系,对于手术入路的选择及术中操作均具有指导作用。此外,MRI 还可以对肿瘤的质地、血供情况进行初步评估(图 12-4),T_2 像呈等或低信号,提示肿瘤质地较硬,手术切除难度大;T_2 呈高信号,则提示肿瘤质地较软,手术切除相对容易;若瘤内血管流空较多,多提示肿瘤血管丰富,术中应注意减少失血。

3. 诊断与鉴别诊断　因为脑膜瘤良性的生物学特性,一般生长较为缓慢,病变早期常无特殊临床表现。生长较大后可压迫邻近重要的脑组织、神经、

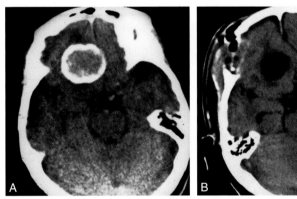
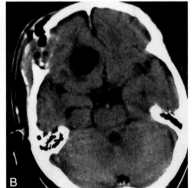

图 12-3　右侧前颅底脑膜瘤

A. 平扫 CT 示类圆形占位,环状高密度钙化,中央等密度;B. 经右侧颞部小骨窗开颅手术切除肿瘤术后 CT

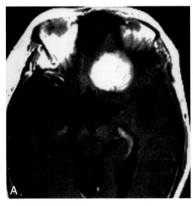
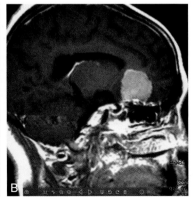

图 12-4　左侧前颅底脑膜瘤

A. 轴位增强磁共振;B. 矢状位增强磁共振成像示肿瘤均匀明显强化,基底附着于颅底硬脑膜

血管出现一系列表现,常有不同程度的嗅觉减退,视力、视野障碍、头痛、精神障碍(如嗜睡、记忆力减退、焦虑等,与压迫额叶底部有关),可有癫痫发作、嗅觉异常、内分泌障碍等。如有上述症状可考虑前颅底脑膜瘤可能,结合典型的影像学改变可以诊断,但需要与下列疾病鉴别:

(1)嗅沟脑膜瘤:主要与嗅神经母细胞瘤鉴别:详见嗅沟脑膜瘤的鉴别诊断。

(2)鞍上脑膜瘤:主要需与如下疾病鉴别:①垂体腺瘤:以垂体内分泌障碍为主要表现,大腺瘤伴有视力、视野障碍。颅骨 X 线平片表现为蝶鞍扩大、变形或骨质破坏。CT/MRI 检查显示为鞍内肿瘤。②颅咽管瘤:儿童多见,以尿崩症、肥胖、发育迟缓等丘脑下部受累为主要症状,可伴有视力、视野缺损。影像学检查可发现鞍上和(或)鞍内有蛋壳样钙化,多为囊性肿瘤,环状强化。③视交叉部蛛网膜炎:视力减退迟缓,常有症状缓解期,视野改变很不规则。影像学检查蝶鞍正常,鞍结节无骨质增生及破坏,鞍区无占位性病变。④球后视神经炎:发病急,以双侧视力丧失为主要表现,无内分泌症状,多为向心性视野缩小,非手术治疗效果明显,影像学检查蝶鞍正常,鞍区无占位性病变。⑤异位松果体瘤:以 7~20 岁多见,多以尿崩症为首发症状,并伴有其他内分泌症状,可有原发性视神经萎缩,肿瘤钙化不常见。

4. 治疗

(1)手术治疗:前颅底脑膜瘤手术入路的选择应当根据肿瘤体积的大小、起源的具体部位、与邻近重要结构的关系等具体情况而个体化制定,如单纯嗅沟脑膜瘤,可以经翼点入路、单侧额下入路、翼点结合额下入路、纵裂入路、眉弓锁孔入路、双侧额下入路等,其中常用的手术入路是经翼点和翼点结合额下入路,此入路可以充分显示前颅底诸结构。对体积较小的嗅沟脑膜瘤可以选择经眉弓锁孔入路。而对于体积较大,已侵袭两侧前颅底者,可以行扩大翼点或双侧额下入路。

不管采取何种手术入路,前颅底脑膜瘤大多需要分块切除,特别是肿瘤体积巨大者,此时如果完整切除肿瘤,势必会造成术中额叶的过度牵拉,术后出现额叶水肿加重或出血。切除鞍结节脑膜瘤时若肿瘤将颈内动脉或其分支包绕在内,切除时要格外小心,切忌将颈内动脉或其分支一并切除,否则将产生严重后果,甚至导致患者死亡。

(2)立体定向放射外科治疗:对于年龄较大,全身情况差,不能耐受手术者;肿瘤直径小于 3cm,且

不伴有颅内压增高者;肿瘤术后有残留者。针对如上患者,尤其鞍上脑膜瘤,可考虑给予立体定向放射外科治疗,部分患者症状得到缓解。

并发症:嗅沟脑膜瘤常见并发症:①嗅觉丧失:双侧嗅觉术后多数会出现丧失,但不会引起严重障碍。②大脑前动脉供血障碍:手术过程中损失大脑前动脉而出现额叶术后脑水肿、脑肿胀甚至缺血坏死。③丘脑下部损伤:患者术后出现持续昏迷和中枢性高热。④视神经、大脑前动脉及其分支损伤。⑤脑脊液鼻漏:肿瘤侵蚀或手术操作致颅底骨质和硬膜缺损,可能出现脑脊液漏、感染等并发症。鞍结节脑膜瘤常见并发症:①视神经、视交叉损伤:这是鞍结节脑膜瘤最常见并发症。除直接损伤外,供应视路的血管损伤也是术后视力减退甚至失明的原因,术中应注意保护;②颈内动脉及其分支损伤;③动眼神经损伤;④垂体柄及丘脑下部损伤:术后出现暂时或永久性尿崩或其他内分泌紊乱。

5. 治疗结果与预后 对有手术指征的前颅底脑膜瘤患者,应积极选择显微外科手术治疗,肿瘤较小,预后效果较好。肿瘤较大,尤其明显侵犯包绕重要神经血管结构者,预后相对稍差。

二、嗅沟脑膜瘤

嗅沟脑膜瘤(olfactory groove meningioma)属于前颅底脑膜瘤,占脑膜瘤的 4%~10%,以内皮型最常见,多来自前颅窝底中线筛板部位的硬脑膜,且多发生于一侧,左右两侧发病率相近,沿前颅窝生长,向上压迫额叶底面,通常发现时体积较大,后极达鞍上区,并向对侧生长,两侧常不对称,15% 的肿瘤可侵入筛窦,肿瘤多呈球形,供血主要来自筛前动脉与脑膜前动脉,也可来自大脑前动脉、大脑中动脉发出的分支,由肿瘤基底向肿瘤供血。

1. 临床表现 嗅沟脑膜瘤早期症状即有嗅觉丧失,肿瘤位于单侧时,则嗅觉丧失属单侧性,对定位诊断有意义。但如为双侧时,常与鼻炎混淆。但由于单侧的嗅觉障碍可被对侧补偿,患者不易察觉,以致部分患者不能早期发现病变,在临床确诊时,肿瘤大多数已长得较大,肿瘤的占位效应可影响额叶功能,引起精神症状,如兴奋、幻觉及妄想等,也有患者表现为反应迟钝和精神淡漠。同时可出现头痛、恶心呕吐及视盘水肿等颅内压增高症状,长期的颅高压导致视盘水肿而引起视神经萎缩、视力减退。此外,肿瘤亦可向后生长直接压迫视神经,个别患者可出现双颞或单颞偏盲。部分患者肿瘤晚期会压迫

内囊或基底节区以致出现锥体束征或肢体震颤等症状。

2. 影像学检查

(1) 头颅平片：常显示前颅底包括筛板、眶顶骨质吸收变薄或消蚀而轮廓模糊。也可以为筛板和眶顶顶骨骨质增生。瘤内广泛砂粒体钙化出现均匀密度增高块影覆盖于骨质销蚀的前颅底上。

(2) 头颅 CT 和 MRI：显示前颅窝一侧或双侧近中线处圆形或类圆形肿瘤影像，边界清楚，平扫 CT 即可见等或高密度影，肿瘤的后方可使脑室额角受压，增强后表现为均匀明显强化。在 MRI 影像上，可见边界清楚的圆形或类圆形肿瘤，多数边缘有一条低信号边，呈弧形或环形，增强后呈均匀状，明显强化，可以显示肿瘤是否挤压或包绕双侧大脑前动脉、颈内动脉(图 12-5)。

(3) 脑血管造影：侧位相大脑前动脉垂直段弧形向后移位，大部分病侧眼动脉增粗，远端分支增多或呈栅栏状向前颅底供血。同时，个别病例还可有脑膜中动脉向肿瘤供血。

3. 诊断与鉴别诊断　患者出现典型症状，如嗅觉丧失合并高颅压症状、视力下降等结合典型的影像学改变可以诊断嗅沟脑膜瘤。嗅沟脑膜瘤主要与侵犯前颅底的视神经母细胞瘤鉴别，后者多发生在 5 岁以下儿童，可单眼、双眼先后或同时患病，易发生颅内及远处转移，是婴幼儿眼病中预后最差的一种恶性肿瘤，发生于视网膜核层，具有家族遗传倾向，在侵犯颅底前常先有眼部症状，X 线检查可见钙化点，或视神经孔扩大，CT 检查常提示眼内高密度肿块伴钙化斑，侵犯前颅底后的头颅 MRI 通常呈长 T_1 长 T_2 信号，明显强化。

4. 治疗　手术是治疗嗅沟脑膜瘤的唯一有效方法，尤其是巨大嗅沟脑膜瘤。将肿瘤及其侵蚀的组织彻底切除是预防肿瘤复发的根本措施，避免损伤视神经、下丘脑和颈内动脉以及颅底重建是降低术后死亡率和并发症的关键。鉴于嗅沟脑膜瘤一般较大，不要试图完全暴露肿瘤后再切除，肿瘤内分块切除是处理这类肿瘤的手术原则。

(1) 手术方法：嗅沟脑膜瘤的手术入路较成熟。手术入路的选择取决于肿瘤的位置和大小及生长方向，医师对相应手术方式的熟练程度也是决定因素。

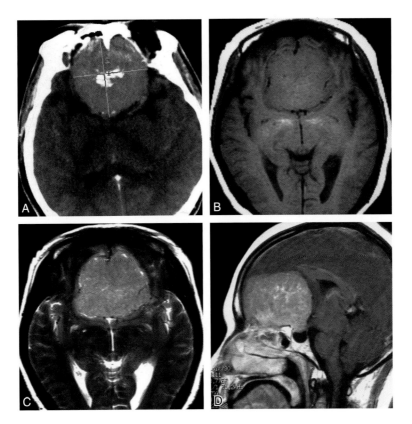

图 12-5　嗅沟脑膜瘤

A. CT 平扫示巨大嗅沟脑膜瘤伴钙化；B. 轴位磁共振 T_1 示肿瘤为等信号病灶，轴位有血管流空影；C. 轴位磁共振 T_2 示肿瘤为高信号病灶；D. 矢状位增强磁共振成像示肿瘤均匀明显强化，基底附着于颅底硬脑膜经典手术入路主要有两种经额下入路和经翼点入路。Durante 于 1885 年首先切除嗅沟脑膜瘤获得成功，术后患者存活 12 年。而后，Cushing 使用的单侧额部开颅，以及 Dandy 双侧额部开颅两种方法一直沿用至今。当前由于嗅沟脑膜瘤全切率高，并发症的发生率较低，因此采用微创的经额下入路逐渐成为嗅沟脑膜瘤手术的发展趋势。①经单侧额下入路可由前外侧靠近肿瘤瘤体基底部。由于眶上缘几乎与额骨的眶部平齐，比嗅沟筛板位置稍高，因此可以充分暴露嗅沟筛板区，有利于术者阻断前颅底的肿瘤血供，且在经额下入路由前外侧向后内侧解剖时，在达蝶骨平台前都没有需要分离保护的血管神经，因此可以鞍区进行电凝切割，加快手术进度，减少出血。主要适用于生长不对称的单侧肿瘤，此入路的缺点是不能在切除肿瘤前暴露需要保护的重要神经血管区域，造成了损伤该区域的可能性。②经双侧额部入路手术创伤较大，无效脑暴露多，容易造成较多的额叶脑挫伤，主要适用于双侧对称性生长的巨大型肿瘤。③当前，针对较大的双侧嗅沟脑膜瘤亦可采用经单侧纵裂入路切除，尤其适用于向上发展的肿瘤效果较好。④肿瘤较小且位置特别靠后或累及鞍结节时可采用翼点入路。

（2）并发症：①嗅觉丧失：多数患者术后会出现双侧嗅觉丧失，但一般不会引起严重障碍。②大脑前动脉供血障碍：手术过程中损失大脑前动脉而出现额叶术后脑水肿、脑肿胀甚至缺血坏死。③丘脑下部损伤：患者术后出现持续昏迷和中枢性高热。④视神经、大脑前动脉及其分支损伤：仅见于肿瘤体积较大，后极延至鞍上者，仔细分离肿瘤后极当可避免。⑤脑脊液鼻漏：由于部分患者肿瘤已侵蚀颅底颅骨和硬膜，作 Simpson I 级切除后可合并颅底缺损，同时可能导致脑脊液漏、感染及脑膨出等并发症的出现。因此，Schller 等学者认为颅底骨缺损超过 15~60mm 需要颅底重建，以预防脑脊液漏和颅内感染。

5. 治疗结果与预后　影响手术预后的主要原因是：肿瘤较大，术中损伤大脑前动脉，造成额叶脑梗死。嗅沟脑膜瘤全切率达到 85%~100%，且使用显微镜手术可使手术死亡率明显降低。因此，绝大多数嗅沟脑膜瘤预后较好。

三、鞍膈脑膜瘤

鞍膈脑膜瘤（diaphragma sellae meningiomas）发生于鞍膈及其附近硬脑膜的脑膜瘤，在颅内脑膜瘤中发病率较低。常常向视交叉后方生长，将两侧视神经向外上推移，并压迫下丘脑引起垂体功能低下症状。一般分为 3 种类型：A 型，肿瘤起源于鞍膈上面，位于垂体柄的前方；B 型，肿瘤起源于鞍膈的上方，位于垂体柄的后方；C 型，肿瘤起源于鞍膈的下面，垂体柄因受到挤压而不易辨认。

1. 临床表现

（1）一侧视力障碍和视野缺损：多数病人以此为首发症状，多见于颞侧偏盲，严重者有单眼失明，少数为急性视力障碍或症状有波动；双侧视力下降和双颞侧视野缺损，视野缺损主要表现为双颞偏盲。

（2）垂体功能低下。

（3）疼痛：表现为双颞部及眶周疼痛，较为常见，且逐渐加重；少数病人中有头痛表现，但无颅内压增高表现。

（4）其他症状：少数病人有多饮多尿或记忆力减退，部分女性病人合并有月经紊乱或闭经。

2. 影像学检查　主要包括头颅 X 线，头颅 CT，头颅 MRI 等。所有病人均应做以上影像学检查，确定肿瘤鞍内生长情况。

（1）头颅 X 线平片及蝶鞍正侧位片：可观察有无蝶鞍扩大、骨质变薄及鞍底破坏等，对诊断有一定帮助。

（2）头颅 CT：表现为鞍内或鞍上稍高密度肿块影，注射造影剂后肿瘤明显强化，边界清楚。

（3）头颅 MRI：表现为等 T_1、等或稍长 T_2 信号块影，注射造影剂后病灶明显均匀强化，但缺乏硬脑膜尾征，被认为是鞍膈脑膜瘤特征性改变。

3. 诊断与鉴别诊断　根据一侧视力下降、内分泌功能障碍轻和典型的影像学改变可以诊断鞍膈脑膜瘤，但需要与下列肿瘤鉴别：①鞍结节脑膜瘤：在 MRI 上常出现硬脑膜尾征，而鞍膈脑膜瘤一般缺乏硬脑膜尾征，可以借此鉴别；②垂体腺瘤：病灶均匀强化者以鞍膈脑膜瘤可能性较大，在 MRI 上如果能见到被压扁的正常垂体则支持鞍膈脑膜瘤的诊断。

4. 治疗　手术治疗是目前主要的治疗方法。目前手术入路常用两种：①眶上入路（supraorbital approach）：一般选择右侧开颅，除非肿瘤明显向左侧生长，或左侧视神经受损才选择左侧开颅。眶上入路是在额下入路的基础上切除眉弓和前 1/3 眶顶，即骨瓣包括上外侧眶缘、眶顶前部及邻近的额颞骨质，使骨窗更加接近前颅底，扩大手术视角，减少额叶脑牵拉损伤。切开硬脑膜后，用脑自动牵开器牵开额叶，即可以显露肿瘤。②眶上翼点入路

(supraorbital pterional approach)：患者体位同眶上入路，但头转向对侧 45°。做右侧 3/4 冠状头皮切口，右侧切口至耳前 1cm 颧弓水平。皮瓣颞肌瓣同翼点入路。在眶上入路颅骨钻孔的基础上于颧弓水平的颞窝钻第 5 孔，用同样的方法锯下额颞眶骨瓣，切除蝶骨嵴外侧，如肿瘤长入视神经管须做眶 - 视神经管骨切除（orbito-optic osteotomy）。经脱水、释放脑脊液，脑压降低后牵开额叶即显露肿瘤。

手术时需要注意事项：①直径大于 2cm 的肿瘤，采用翼点入路。②充分降低脑压，避免脑牵拉伤。③显露肿瘤后先穿刺排除血管性病变。④在开始分离肿瘤附着前，应在显微镜下寻找辨认垂体柄（B 型鞍膈脑膜瘤），避免损伤。⑤在分离肿瘤基底、阻断血供时除特别注意保护垂体柄外，更要注意保护颈内动脉及其分支、视神经、视交叉以及下丘脑等重要结构。⑥剥离眶骨膜尽量避免损伤，以免球后脂肪疝出而影响操作。⑦肿瘤附着部分离后，作囊内分块切除，并适当切除一部分瘤壁，直至肿瘤从基底部分离，全部切除为止。⑧显露的脑动脉干用棉片覆盖，防止痉挛。⑨肿瘤全部切除后，应能清楚地看到淡红色条状的垂体柄。⑩为了美观，前额部骨孔尽量钻得小些，并且在手术结束时用骨屑封填。此外，使用高速磨钻时要不断冲水，避免热损伤。

术后并发症及处理：①术后肺栓塞及栓塞性静脉炎。手术时间长、术后长时间不能下床活动是主要原因。因此，可以预防性皮下注射肝素，并鼓励病人早期下床活动。②肢体偏瘫。少数病人有一过性对侧肢体偏瘫，大多数能治愈。③其他并发症包括：尿崩、高热等，可术后对症及时处理。

5. 治疗结果与预后　如术中不损伤重要解剖结构，能全切除鞍膈脑膜瘤，则患者预后较好。

四、蝶骨嵴脑膜瘤

蝶骨嵴脑膜瘤（sphenoid rigde meningiomas）也称为蝶骨翼脑膜瘤（sphenoid wing meningiomas），起源于蝶骨大、小翼上的脑膜瘤，内始自前床突，外抵翼点。分为内侧型和外侧型两类。蝶骨嵴脑膜瘤发病率占全部颅内脑膜瘤的 12%~23%，居第 3 位。其中女性多于男性，内侧型多于外侧型。

1. 临床表现　临床症状取决于肿瘤的部位，内侧型通常表现为缓慢进行性发展的单侧视力下降，约 1/3 病人失明。当肿瘤增大，侵犯眶上裂、眶侧壁可引起眼球突出和眶上裂综合征；如果肿瘤累及海绵窦可出现海绵窦综合征，出现诸如瞳孔散大、光反

射消失、眼球运动障碍等症状。此外，还可以有头痛、癫痫发作、精神症状、Foster-Kennedy 综合征等。外侧型蝶骨嵴脑膜瘤症状出现较晚，主要表现为头痛、抽搐。约有 24% 的病人早期出现癫痫发作，主要为颞叶癫痫发作。翼点型肿瘤常侵犯颞骨而出现额颞部骨质隆起。内侧型和外侧型肿瘤生长较大时，均会引起颅内压增高和对侧肢体肌力减退。扁平型蝶骨嵴脑膜瘤的典型表现是：中年女性出现缓慢发展的单侧突眼，最终出现视力损害以及额颞部可被摸及的骨性隆起。当增生骨质累及眶上裂时，还可出现眼外肌运动障碍和前额及颊部麻木感。

2. 诊断　结合患者的临床表现及影像学检查可以做出诊断。其中影像学检查包括头颅 CT，头颅 MRI，脑血管造影等。

（1）头颅 CT：CT 表现很清楚，以蝶骨嵴为中心的球形生长的等密度或高密度占位病变。其密度均匀一致，边界清楚，经对比加强后肿瘤影明显增强。如果肿瘤生长缓慢，水肿可能很轻，甚至没有水肿；如果肿瘤压迫侧裂静脉，脑水肿较为明显（图 12-6）。

（2）头颅 MRI：MRI 对诊断本病有相当大的意义。MRI 可以显示肿瘤与蝶骨翼和眼眶的关系，骨质破坏情况等。尤其是对内侧的蝶骨嵴脑膜瘤，MRI 还可以提供肿瘤与颈内动脉的关系，有时肿瘤将颈内动脉包裹在内，或肿瘤附着在海绵窦上，这些情况对手术切除肿瘤均有重要的意义。增强后的 MRI 图像会更加清晰。

（3）脑血管造影：脑血管造影用以定位诊断的目的已经被 CT 及 MRI 所取代，但它可以提供肿瘤的供血动脉，肿瘤与主要血管的毗邻关系。内侧型蝶骨嵴脑膜瘤的供血动脉主要来自眼动脉的分支，如肿瘤向前颅窝发展可见筛前动脉供血。同时可见颈内动脉虹吸弯张开，有时颈内动脉受肿瘤直接侵犯，表现为管壁不规则。外侧型蝶骨嵴脑膜瘤的血液供应主要来自颈外动脉的分支，如脑膜中动脉，出现典型的放射状肿瘤血管，肿瘤染色在静脉期比动脉期更明显。因肿瘤压迫，侧位像可见大脑中动脉一般被抬高。在脑血管造影同时，见到颈外动脉供血者，可同时行血管栓塞，使手术出血减少。

3. 治疗　目前主要的治疗方法是手术治疗，术后可考虑辅助放射治疗。

（1）手术治疗：手术切除肿瘤是最有效的治疗手段。无论是内侧型还是外侧型，目前多采用以翼点为中心的额颞入路。具体方法如下：

病人取仰卧位，上身抬高 15°，头后仰并转向对

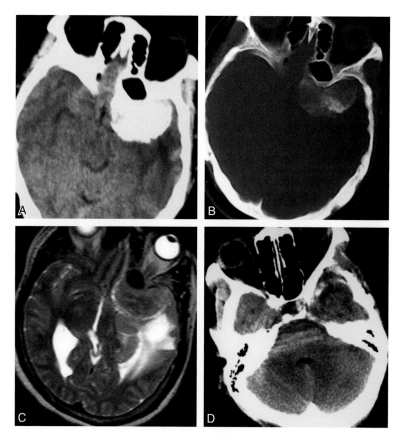

图 12-6 左侧蝶骨嵴脑膜瘤

A. CT 平扫示左侧蝶骨嵴脑膜瘤伴钙化,呈明显高密度;B. CT 骨窗位示高密度肿瘤影像;C. 轴位磁共振 T_2 示肿瘤为等、稍低信号病灶,肿瘤后缘明显高信号脑水肿影像;D. 术后 CT 示肿瘤已经切除

侧 30°~45°,头架固定。皮肤切口起自耳屏前 1cm 颞弓水平,向上酌情后弯,再向前止于与眼眶中点或内眦相对的发际内。自颞浅筋膜深面翻起皮瓣,避免损伤面神经额支。从颞鳞骨膜下逆行翻起颞肌瓣,并距颞上线 1cm 切断颞肌,在骨瓣上留一颞肌蒂,以便在手术结束时复位缝合颞肌,减少颞肌萎缩的机会。颞肌牵向后方,以翼点为中心作游离骨瓣。在额骨颧突后方、颞窝、翼点后方及额骨上各钻孔一个,锯下骨瓣。电灼脑膜中动脉可以阻断外侧型蝶骨嵴脑膜瘤血液供应,减少术中出血。用磨钻切除蝶骨嵴外侧 1/2~2/3,达眶上裂,使骨窗最大限度地接近中颅底。绕蝶骨嵴弧形切开硬脑膜,并悬吊在周围软组织上。经腰穿引流脑脊液或脱水等处理,脑压下降后切开外侧裂蛛网膜,切断回流至蝶顶窦的桥静脉,牵开额叶、颞叶即可以看到肿瘤。首先尽可能贴近颅底硬脑膜用双极电凝器烧灼、分离肿瘤附着、阻断肿瘤供血,然后用吸引器、取瘤钳等从包膜内切除肿瘤,作瘤内减压,最后沿肿瘤周围蛛网膜界面将肿瘤包膜牵离周围结构,分块切除。术毕彻

底止血,修补缝合硬脑膜。骨瓣、颞肌复位缝合固定,分层缝合切口,硬脑膜外引流 24~48 小时。

(2) 术中应注意事项:①切除蝶骨翼脑膜瘤的骨窗要低,暴露要充分,尽可能暴露肿瘤附着基底,以便及早铲除肿瘤附着,阻断供血,减少出血和减轻对脑组织的牵拉损伤。②眶骨瓣形成时,要在完全切开眶顶和眶外侧壁骨质后再翻起眶骨瓣,否则会引起前颅底骨折。③抬起颞底硬脑膜,烧灼脑膜中动脉及其分支可以减少手术中出血。④切除接近眶上裂的眶顶骨质时要注意避免损伤行经眶上裂的神经。通常在硬脑膜外切除受累的前床突,但如果前床突明显增厚最好经硬脑膜下切除。⑤术中避免过度引流脑脊液,因脑脊液有利于脑池里肿瘤的解剖分离。⑥切除肿瘤,特别是深部脑膜瘤要按照铲除血供、瘤内减压、切除包膜的顺序进行,切勿追求完整切除肿瘤或盲目用手指分离、剜出肿瘤,这样不但容易挫伤正常脑皮质,而且还容易损伤颅底大血管,造成术中大出血和术后偏瘫、失语等严重后果。⑦视交叉下表面交叉纤维只接受来自颈内动脉的小血管供

血,这些小血管应尽量保留。

(3) 术后并发症及处理:①面神经额支损伤:面神经额支支配额肌,行走在颞浅筋膜浅层表面的脂肪层内,从颞浅筋膜深层下面翻起皮瓣可以避免损伤面神经额支。②颞肌肉萎缩:距颞肌筋膜在颞骨上附着点 1cm 锐性切断颞肌,在颅骨上留下颞肌筋膜蒂。手术结束时将颞肌缝合到颞肌筋膜蒂上,尽可能恢复颞肌解剖上的完整性,可以减少颞肌萎缩的机会。③脑脊液漏:重视硬脑膜的严密缝合,重建硬脑膜的完整性;重视开放的额窦、筛窦、上颌窦的处理,用带蒂额骨骨膜瓣铺设颅底,可以减少脑脊液漏的机会。④失明和眼球活动障碍:常系术中误伤视神经和动眼、滑车、展神经所致,细致的显微操作可以减少或避免发生。

(4) 放射治疗:手术未能彻底切除的脑膜瘤术后辅以放疗,对延长部分肿瘤的复发时间是有效的。

4. 治疗结果与预后 外侧型蝶骨嵴脑膜瘤一般能全切,术后复发和神经功能损害较少见。内侧型脑膜瘤全切困难较大,术后可遗留部分脑神经功能损害。术后患者 10 年生存率为 43%~78%。

五、中颅底和鞍旁脑膜瘤

中颅底和鞍旁脑膜瘤(middle fossa meningiomas and parasellar meningioma)位于中颅窝的脑膜瘤,约占颅内脑膜瘤的 6%。男性与女性发病相差不大,约 1∶1.6,平均年龄为 44 岁。按肿瘤与脑膜的附着部位分为四种:

(1) 鞍旁脑膜瘤:位于中颅窝的内侧部,影响海绵窦内结构,与床突型蝶骨嵴脑膜瘤的症状相似。

(2) 眶上裂脑膜瘤:位于中颅窝内侧,影响眶上裂结构,与小翼型蝶骨嵴脑膜瘤的症状相似。

(3) 岩尖脑膜瘤:位于中颅窝后内部,在三叉神经半月节窝附近。肿瘤来自半月节包膜,也称半月节脑膜瘤。

(4) 中颅窝外侧脑膜瘤:前三种合称鞍旁脑膜瘤,而把后一种单独称为中颅底脑膜瘤。

1. 临床表现 因为经中颅窝出颅的脑神经较多,故中颅窝和鞍旁脑膜瘤往往早期临床表现即很明显,且有定位意义。①三叉神经的二三支经卵圆孔和圆孔出颅,典型的中颅底和鞍旁脑膜瘤早期多发生三叉神经痛,可高达 38%。除表现为三叉神经痛外,也可表现为一侧面部痛觉减退和麻木,随后可有嚼肌群萎缩。②早期可有一侧动眼神经麻痹。③肿瘤生长较大时,可向前发展影响海绵窦或眶上裂,病人可

出现眼球活动障碍,眼睑下垂、复视;向中颅窝前部生长,可见患侧视力下降;肿瘤向后发展,可导致第 7、第 8 脑神经损害,表现为听力下降和中枢性面瘫。④肿瘤压迫视束可以出现同向性偏盲。⑤肿瘤侵犯颞叶内侧面,可出现颞叶癫痫。⑥若肿瘤 >3cm 或小脑幕切迹旁影响脑脊液循环者,会出现颅内压增高的表现。⑦当肿瘤侵入后颅窝时,可引起桥小脑角、小脑和脑干症状。

2. 诊断与鉴别诊断 结合患者的临床表现及影像学检查可以做出诊断。其中影像学检查为主要诊断依据,包括头颅平片,头颅 CT,头颅 MRI,脑血管造影等。

(1) 头颅平片:颅底像对诊断本病有一定的价值。可见中颅窝底骨质破坏,表现为密度减低。圆孔和棘孔扩大模糊不清,岩骨尖骨质被破坏,肿瘤钙化呈散在斑片状或密度较均匀的条块。

(2) 头颅 CT 和头颅 MRI:中颅窝底脑膜瘤在 CT 的表现为边界清楚的较高密度影像,注药对比后明显增强。少部分病人表现为混杂密度区,如肿瘤有钙化,CT 显著为极高密度。MRI 均见长 T_1 短 T_2 信号,肿瘤边界清楚(图 12-7~ 图 12-9)。

(3) 脑血管造影:表现为颞部占位征。如颈内动脉被肿瘤压迫,颅内血管常充盈不良。由颈内动脉海绵窦前发出的脑膜支增粗显影为本病的特征,但比较少见。因此,使用一般的血管造影技术,多数病例肿瘤染色不明显,数字减影脑血管造影有助于弄清肿瘤内的血管。

(4) 鉴别诊断:60%~80% 的垂体瘤患者会因为肿瘤压迫视通路不同部位,出现不同程度的视力功能障碍,多为双颞侧偏盲,临床上需要注意与之鉴别。垂体瘤 CT 平扫大多呈等、低密度,囊变常见,钙化罕见,强化程度低于鞍旁脑膜瘤。结合垂体瘤较为典型的内分泌功能紊乱的临床症状,可以鉴别。

3. 治疗 手术切除肿瘤仍然是目前最有效的治疗手段,其他治疗方法有放射治疗等。

手术入路可根据肿瘤位置采取翼点入路或颞部入路。术中切口均应足够低,以充分暴露中颅窝底部。翻开骨片后,电灼或结扎脑膜中动脉,对减少手术出血是有帮助的。切开硬脑膜后,部分肿瘤可能被颞叶覆盖,如牵拉颞叶仍不能充分暴露肿瘤,可将颞下回切除一部分即可暴露肿瘤。见到肿瘤后首先尽可能贴近颅底硬脑膜用双极电凝器烧灼、分离肿瘤附着、阻断肿瘤供血,然后用吸引器、取瘤钳等从包膜内切除肿瘤,作瘤内减压,最后沿肿瘤周围蛛网

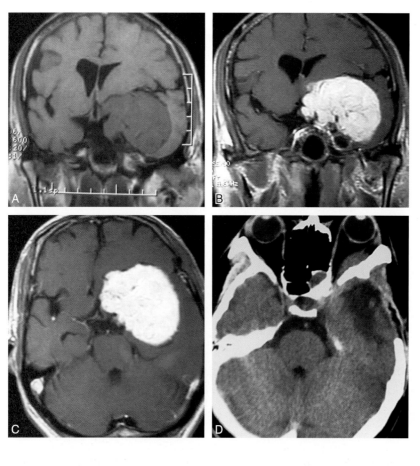

图 12-7　左侧鞍旁型脑膜瘤

A. 冠状位磁共振 T_1 像示左侧鞍旁巨大稍低信号肿瘤,边界清楚;B. 磁共振冠状位增强成像;C. 磁共振轴位增强成像示肿瘤明显均匀强化,肿瘤内可见血管流空影;D. 术后 CT 示肿瘤已经切除

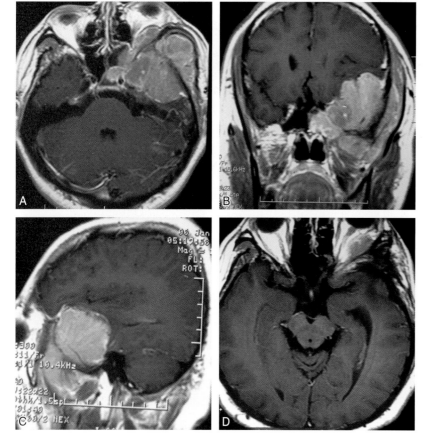

图 12-8　左侧眶上裂型脑膜瘤

A. 轴位增强磁共振示左侧鞍旁眶上裂蝶骨大小翼肿瘤,均匀强化,边界清楚;B. 磁共振冠状位增强成像;C. 磁共振矢状位增强成像示肿瘤明显均匀强化并向颅外生长;D. 术后 MRI 示肿瘤已经切除

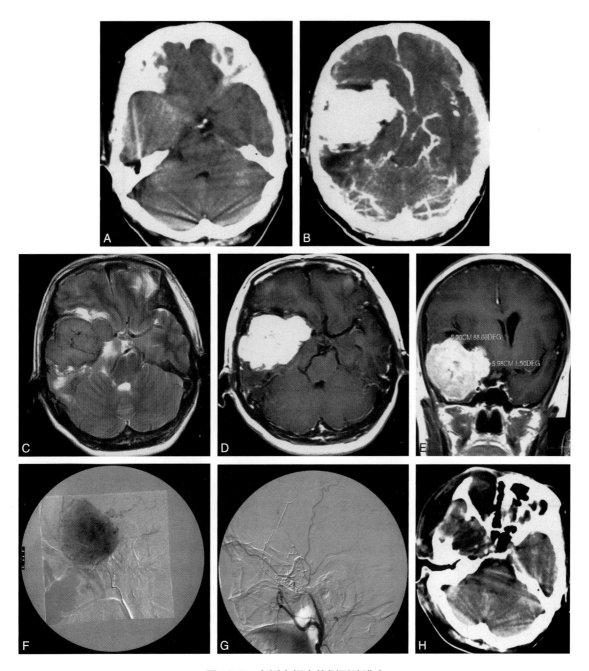

图 12-9 右侧中颅底外侧型脑膜瘤

A. 平扫 CT 示右侧中颅底稍高密度肿瘤；B. 增强 CT 示肿瘤明显强化；C. 磁共振轴位 T_2 像示肿瘤呈等信号伴血管流空影；D、E. 轴位和冠状位增强磁共振成像示肿瘤明显均匀强化；F.DSA 静脉期示肿瘤染色；G. 栓塞术后肿瘤染色消失；H. 术后 CT 示已经切除

膜界面将肿瘤包膜牵离周围结构，分块切除。术毕彻底止血，修补缝合硬脑膜。骨瓣、颞肌复位缝合固定，分层缝合切口，硬脑膜外引流 24~48 小时。

术中应注意事项：①对于 Labbe 静脉应注意保护，特别是在优势半球，以防止术后脑水肿和失语的发生。②如肿瘤位于硬脑膜外可行硬脑膜外探查剥离肿瘤和颅底间的粘连，可减少出血。③如肿瘤侵犯中颅窝底硬脑膜或中颅窝底骨质也应一并切除，

并行颅底重建术。④术中分离肿瘤时应尽量保护可以见到的三叉神经分支。⑤对球形生长的中颅底脑膜瘤多能手术全切。部分脑膜瘤与硬脑膜粘连面积较大，且常与中颅窝内侧结构粘连，全切较困难。如果全切肿瘤较困难，切勿追求完整切除肿瘤或盲目用手指分离、剜出肿瘤，这样不但容易挫伤正常脑皮质，而且还容易损伤颅底大血管及周围神经等，造成严重后果。

4. 治疗结果与预后　对于手术未能彻底切除的脑膜瘤术后辅以放射治疗或伽马刀治疗，对延长部分肿瘤的复发时间是有效的。手术中全切中颅底脑膜瘤均能取得较好的疗效，5 年内复发率较低。随着颅底外科和显微手术的发展，手术的死亡率已很低。

六、岩斜脑膜瘤

岩斜脑膜瘤（clivus meningiomas）：岩斜脑膜瘤通常是指起源于斜坡上 2/3 和起于岩骨斜坡连接处的三叉神经内侧的脑膜瘤。解剖学上认为岩骨斜坡区是指由蝶骨、颞骨和枕骨所围成的区域，这些骨构成颅底的中、后颅凹。发生于此区的脑膜瘤，不同的作者又将其细分为海绵窦脑膜瘤、中颅凹脑膜瘤、脑桥小脑角脑膜瘤、岩骨尖脑膜瘤、斜坡脑膜瘤、枕大孔区脑膜瘤等。而位于后颅凹上 2/3 斜坡和内听道以内岩骨嵴的肿瘤，由于其位置深在，常累及多条脑神经及血管结构，手术难度大。

1. 流行病学　后颅凹脑膜瘤占全部颅内脑膜瘤的 10%。在后颅凹脑膜瘤中，岩骨 - 斜坡脑膜瘤占 50% 左右。女性多于男性，女：男大约为 2：1。发病年龄多在中年以上。

2. 临床表现　大多数病人可有头痛，但往往不引起注意。颅内压增高多不明显，一般直到晚期才出现轻度或中度的颅内压增高症状。神经系统损害症状根据肿瘤的发生部位、生长方向不同而有所不同。因此，有学者根据肿瘤的发生部位、生长方向、临床表现和手术入路的不同将该区肿瘤分成三型：

（1）斜坡型：由岩骨斜坡裂硬膜内集居的蛛网膜细胞群长出，向中线发展至对侧，瘤体主要位于中上斜坡，将中脑、桥脑向后压迫。主要表现为双侧外展、滑车神经麻痹和双侧锥体束征，无颅内压增高。脑血管造影显示基底动脉向后明显移位，但无偏侧移位。脑膜垂体干、脑膜中动脉脑膜支、椎动脉斜坡支参加供血。

（2）岩斜型：肿瘤由岩骨斜坡裂长出向一侧扩延，瘤体主要位于中斜坡及小脑桥脑角，临床表现为一侧第 Ⅴ、Ⅵ、Ⅶ、Ⅷ、Ⅸ、Ⅹ 脑神经损害，同侧小脑体征及颅内脏增高，肿瘤主要由脑膜垂体干、椎动脉枕支和斜坡支、枕动脉岩骨主供血。

（3）蝶岩斜坡型：肿瘤由蝶骨斜坡裂长出，向外侧延伸至蝶鞍旁、中颅凹、岩骨尖，经小脑幕裂孔向鞍背发展。临床表现为一侧 Ⅲ、Ⅳ、Ⅴ、Ⅵ 脑神经损害，对侧锥体束征、颅内压增高及智力减退。脑血管造

影显示脑膜垂体干、脑膜中动脉脑膜支、咽升动脉斜坡支参加供血。

3. 影像学检查　CT 和 MRI 是诊断该区脑膜瘤最有效的手段。在检查中均要做注药对比强化扫描，否则有误诊的可能。CT 平扫上展示大多数脑膜瘤为分叶状或卵圆形均一高或等密度，以广基与颅底紧密相连，受累部位颅骨可见骨增生或骨破坏。注药后肿瘤呈明显均一强化。此外 CT 还可显示乳突气化的程度和骨迷路的位置，有利于指导手术。MRI 以三维立体方式清楚地显示肿瘤的位置、大小，肿瘤的侵犯方向，有无基底动脉及分支受累。更重要的是在 T_2 加权像上，可观察肿瘤周围蛛网膜界面是否存在，有无脑干软膜侵犯，有无脑干水肿，这对疾病的术前评估是十分重要的（图 12-10~ 图 12-12）。

脑血管造影由于肿瘤供血十分丰富，因此，术前行选择性脑血管造影对于指导手术是十分必要的。它能明确肿瘤的供血动脉及基底动脉与肿瘤的关系。头颅 X 线平片能够帮助了解颅骨的增生或损害程度。

4. 诊断和鉴别诊断　根据上述特征性的临床表现及相应的辅助检查，即可作出诊断。但本病变需与以下疾病相鉴别。

（1）脊索瘤：本病从临床表现上与脑膜瘤无明显差异，但颅骨平片示脑膜瘤钙化甚少，而脊索瘤半数以上有斑点或小片状钙化，对骨质的破坏严重。CT 显示肿瘤为不规则略高密度、边界清，其中有多发散在点、片状钙化，斜坡、蝶鞍有广泛骨质破坏，偶见肿瘤突入鼻咽腔，多数不出现强化。MRI T_1 像为低信号，其间夹杂多个斑点状高信号。T_2 像呈不均匀的高信号，可有中等度对比强化。

（2）神经鞘瘤：与脑膜瘤无明显临床表现不同。但 CT 表现为等或低密度病灶，或呈囊性，可呈均一或环状强化，窗位观察可显示岩骨尖破坏。肿瘤周围无水肿，可呈哑铃型骑跨中后颅凹生长。MRI T_1 像呈低信号，T_2 像呈高信号或混杂信号，可有较明显的对比增强，但较脑膜瘤弱。

（3）胆脂瘤：胆脂瘤常表现为一侧三叉神经痛或面肌抽搐，面部麻木、听力减退等特点。CT 示低密度不规则占位，不出现强化 MRI 呈长 T，长 T_1 长 T_2 信号，DWI 为高信号，边界不规则，内有间隔，不发生对比增强。

（4）其他：还需与向颅底侵犯的鼻咽癌、脑干肿瘤等鉴别。

5. 治疗　本病的治疗主要以手术治疗为主。

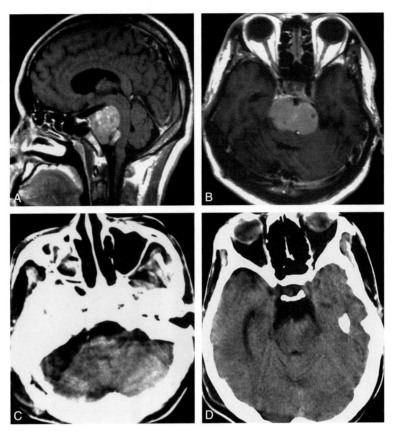

图 12-10　斜坡型脑膜瘤

增强磁共振矢状位(A)、轴位(B)成像示斜坡肿瘤,基底附着于斜坡硬脑膜,部分包裹基底动脉;C、D. 术后 CT 示肿瘤已经切除

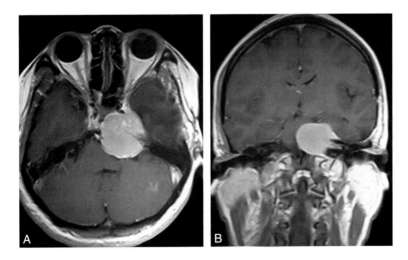

图 12-11　岩斜型脑膜瘤

增强磁共振轴位(A)、冠状位(B)成像示左侧岩斜型脑膜瘤,以岩尖为中心生长,累及斜坡、岩骨后面和中颅底,肿瘤均匀强化

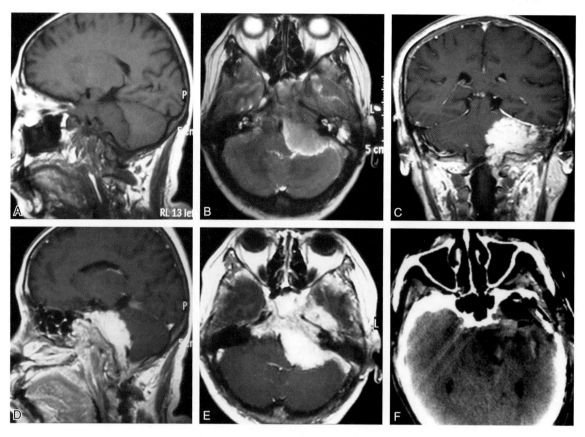

图 12-12 蝶岩斜脑膜瘤

A. 磁共振 T_1 成像示左侧中颅底、蝶窦、岩尖、斜坡区巨大肿瘤，呈等信号；B. 磁共振 T_2 成像肿瘤呈稍长信号，有宽基底附着于岩骨后表面；增强磁共振冠状位（C）、矢状位（D）和轴位（E）成像示肿瘤明显强化；F. 乙状窦前入路切除肿瘤术后 CT 示肿瘤已经切除

其他治疗包括放疗、化疗，一般作为辅助治疗。对于岩骨斜坡区脑膜瘤的手术方式是由病变所在部位、生长方式、供血来源以及与周围结构的毗邻关系来决定的。通常有以下几种手术入路。

（1）幕上、下经岩骨乙状窦前入路：曾经是切除岩骨-斜坡区脑膜瘤最有效的手术入路，目前已为越来越少采用，因为创伤较大，渐渐为 Kawase 入路和改良 Kawase（硬膜下）入路替代（详见"中央颅底肿瘤"章节）。但是，它能提供到达岩骨斜坡区的宽阔视野，缩短到达该区的距离，能够较清晰暴露同侧Ⅲ~Ⅻ脑神经和后循环的主要动脉，避免了对颞叶的过分牵拉和保留 Labbe 静脉。此入路适合于中、后颅凹病变的手术，特别适用于上 2/3 斜坡-岩骨区的巨大脑膜瘤的切除。但对下斜坡的暴露效果不好。

（2）枕下乙状窦后入路：适用于对脑桥小脑角区、下斜坡区的病变手术，并能较清楚显露一侧Ⅴ、Ⅶ、Ⅸ、Ⅹ、Ⅺ、Ⅻ脑神经和后循环的主要动脉。但此入路对岩骨尖、上斜坡和小脑幕切迹等部位显露不佳。

（3）颞下-耳前颞下窝入路：亦即为额颞翼点开颅加断颧弓联合入路。该入路可提供更大范围切除中颅凹外侧部的条件，更广泛地暴露鞍旁海绵窦区，减少术中对颞叶的牵拉。但对脑桥小脑角区和枕大孔区暴露不好。

（4）颞下经岩骨前部入路：又同颞枕经小脑幕入路，适用于中、上斜坡及岩骨尖等部位病变的手术。

（5）其他：尚有耳后经颞入路；扩大枕下入路；幕上、下联合入路等。

6. 治疗结果与预后 随着显微技术的发展，该区域脑膜瘤手术的死亡率和并发症在逐年下降。最近的大宗病例统计结果表明：手术全切率为 69%，复发率为 13%。术后死亡率为 3.7%，脑神经损伤率为 33%。

七、异位脑膜瘤

异位脑膜瘤（ectopic meningioma）是指正常情况下没有脑膜覆盖的组织器官中发生的或发生在没有蛛网膜内皮细胞的解剖部位、与正常位置脑膜瘤无关且具有脑膜瘤形态结构特点的肿瘤。此病由 Winkler 在 1904 年首先描述，既往文献中多以"颅外脑膜瘤、头皮脑膜瘤、颅骨脑膜瘤、板障脑膜瘤"等命名方式报道，但目前越来越多的学者倾向于将命名统一为原发于神经系统外脑膜瘤（primary extraneuraxial meningioma，PEM），其主要来源于胚胎时期残存于异位组织中的蛛网膜上皮成分。肿瘤位置几乎遍及颅内外各个部位，其中以眶内最多见，其次多见于颅骨、鼻腔及鼻窦、中耳、皮肤、纵隔、胸腔和肾上腺等，恶变者极为罕见。

1. 临床表现　异位脑膜瘤发病率低，发病部位无规律及无特异性临床症状，临床上容易误诊，确诊依赖病理诊断。异位脑膜瘤可见于任何年龄，多见于成年人，中年较多，女性多于男性，临床上常以缓慢生长的局部包块为主要表现可合并有压迫邻近组织器官的症状和体征，一般无明显触痛，眼眶内脑膜瘤占全部异位脑膜瘤的 24%，其中双侧占 4.8%，以突眼、眼球活动障碍、复视、视力下降为主要表现；颅骨脑膜瘤常以缓慢增大的头部肿物为主要表现；鼻窦内脑膜瘤常表现为鼻塞、鼻腔内肿物、头痛等症状；中耳脑膜瘤早期可仅表现为耳部流脓、耳闷、耳鸣等症状，后期可侵及周围结构出现阵发性眩晕及听力下降；肺部脑膜瘤常以胸闷咳嗽为主要表现，纵隔脑膜瘤常无明显临床症状，多由体检发现。

2. 影像学检查　异位脑膜瘤在影像学上缺乏特异性，和原发于神经系统内脑膜瘤（primary neuraxial meningioma，PNM）相比缺乏肿瘤邻近结构受累的间接征象，如典型的脑膜尾征、骨质增生等。CT 在异位脑膜瘤中诊断的价值主要在于可以明确显示病灶的钙化特点，可以直接显示肿瘤引起的相关骨改变；MRI 的优势在于有良好的软组织分辨率，可以多方位显示肿瘤，更好地展示病变范围与周围组织结构的解剖关系。CT、MRI 等影像学检查可以显示病变的部位、范围、生长方式及其与邻近组织的关系，具有一定的诊断价值，对手术入路的选择有一定的参考作用，但常常不能对肿瘤做进一步的定性诊断，确诊最终依赖病理学检查。

3. 诊断与鉴别诊断　异位脑膜瘤诊断需要符合下列条件：①具有典型脑膜瘤的组织学结构；②发生在没有蛛网膜内皮细胞的解剖部位或无脑膜覆盖的组织器官；③无相关的正常位置的颅内或椎管内脑膜瘤，即不是颅内脑膜瘤的颅外生长或颅外转移；④起源于硬脑膜外层或肿瘤由颅外向颅内生长，若无硬膜下结构受累，即使硬膜全层受累也属此类；⑤不包括脑室内及松果体区的脑膜瘤。

异位脑膜瘤几乎遍及颅内外各个部位，鉴别诊断主要和相应部位肿瘤相鉴别。鼻腔鼻窦的异位脑膜瘤应与该部位各种良恶性肿瘤鉴别，包括腺样囊性癌、神经源性肿瘤、黑色素瘤、嗅神经母细胞瘤、血管纤维瘤、侵袭性砂粒样骨化纤维瘤等相鉴别。中耳脑膜瘤主要和神经节细胞瘤、颈静脉球瘤、神经鞘瘤、中耳胆脂瘤等相鉴别。颅骨脑膜瘤根据其影像学特点不同需要与以下疾病鉴别：颅骨膨胀性改变者需要与动脉瘤样骨囊肿、皮样囊肿及表皮样囊肿鉴别；颅骨溶骨性改变者需要与嗜酸性肉芽肿、骨髓瘤及转移瘤鉴别；表现为骨质增生者需要与颅骨骨瘤、骨软骨瘤及骨纤维异常增殖症鉴别。

4. 治疗　异位脑膜瘤的治疗目前主要是以手术治疗为主的综合治疗，手术治疗可以达到诊断与治疗的双重目的。手术过程中应在保证安全的前提下尽可能将肿瘤及其受累的周围组织全部切除，然后对缺损组织进行修复重建。鼻旁窦、鼻腔和中耳的脑膜瘤由于侵犯广泛、周围解剖结构复杂，几乎不可能达到全切除。如果术前考虑为恶性脑膜瘤，有学者主张应扩大切除至正常范围外 1cm。如果肿瘤过大、深在或与重要结构毗邻未能全切除者，术后均应对残留部分行伽马刀治疗、放疗或抗孕激素治疗。对于已经全切除的非典型或恶性异位脑膜瘤，术后是否需要放疗仍然存在争议。

异位脑膜瘤由于发生位置各异，故手术入路多种多样，部分肿瘤由于同时涉及颅内颅外区域，往往需要神经外科和头颈外科、眼科等多学科合作共同手术。眶内异位脑膜瘤手术目的主要是保存视力，控制肿瘤生长和改善容貌，不可勉强追求肿瘤完整切除者，可采用肿瘤分块切除，以便保护眶内重要组织结构，无视力者可将视神经和肿瘤切除，保留眼球，通常可采取眶内入路、眶外侧入路、额眶入路等；头颈部异位脑膜瘤常可采取颅面联合入路、颅颈联合入路、颞窝、颞下窝入路、乙状窦后入路等。

5. 并发症　①视力丧失：眶内脑膜瘤多累及视神经，手术过程中可能会损伤视神经导致视力障碍；②脑神经损伤：由于肿瘤多累及颅底重要结构和神经，为了全切肿瘤减少复发往往容易损伤邻近脑神经，中耳异位脑膜瘤往往多伴有面听神经损伤，颈静脉孔区异位脑膜瘤常合并后组脑神经损伤；③脑脊液漏:多数头面部异位脑膜瘤往往均已侵蚀颅底和硬膜,全切除肿瘤后多合并颅底缺损,容易出现脑脊液漏,因此术中应注意同时行颅底重建尽可能减少脑脊液漏的风险。

6. 治疗结果与预后　综合文献报道,异位脑膜瘤复发率与死亡率分别为22.4%和17.1%,34.5%的良性肿瘤死亡与肿瘤复发有关,而所有的恶性病例中死亡均与肿瘤复发和转移有关。几乎所有良性异位脑膜瘤的复发均与手术未能全切有关。不同位置的异位脑膜瘤的复发率、死亡率具有明显的差异。头皮脑膜瘤因恶性比例较高故死亡率较高。Rushing等报道耳和颞骨、鼻旁窦、头皮等不同部位的异位脑膜瘤的5年生存率分别为88.4%、93.8%和93.1%,良性、非典型与恶性异位脑膜瘤的5年生存率分别为92.4%、88.9%和50.0%。

(赵　兵　何　洁)

第三节　颅底非典型与恶性脑膜瘤

一、概述

正如本章第一节所述,脑膜瘤是颅内最常见的原发肿瘤之一,约占颅内原发肿瘤的30%。基于WHO中枢神经系统肿瘤分类,脑膜瘤可分为三类:WHO-Ⅰ级脑膜瘤(良性脑膜瘤 benign meningioma,约占总数的90%)、WHO-Ⅱ级脑膜瘤(非典型脑膜瘤 atypical meningioma,AM,约占4.7%~7.2%)和WHO-Ⅲ级脑膜瘤(恶性脑膜瘤,malignant meningioma,MM,约占1.0%~2.8%)。2016年WHO中枢神经系统肿瘤分类修订版在原分类基础上明确脑实质侵犯为非典型脑膜瘤的诊断标准,因此最近两年的非典型脑膜瘤诊断率明显增加,据文献报道可以达到新诊断脑膜瘤的20%~35%。WHO-Ⅱ级和Ⅲ级脑膜瘤可以是原发的,也可以是由低级别脑膜瘤进展而来,有学者发现高达28.5%的良性脑膜瘤复发是以非典型或间变型的病理类型出现的。良性脑膜瘤在女性中更为多见,男女发病比例为1:3~1:2,然而非典型脑膜瘤和恶性脑膜瘤则更高发于男性,男性的患病风险约为女性2倍。和良性脑膜瘤一样,非典型脑膜瘤和恶性脑膜瘤可发生于颅内任何部位,如大脑凸面、矢状窦或大脑镰旁、颅底、脑室内等,最多见于大脑凸面。位于颅底的脑膜瘤良性居多,但是由于邻近重要的血管和神经结构,手术难度相对较大,并发

症发生率相对较高。由于非典型脑膜瘤和恶性脑膜瘤易侵蚀破坏颅骨和颅底多自然孔道的解剖特点,发生于颅底的非典型脑膜瘤和恶性脑膜瘤容易出现颅外结构侵犯,增加了肿瘤一次性彻底切除的难度,往往需要多学科联合治疗。根据中国医学科学院肿瘤医院神经外科病例资料统计,近十年诊治的30例颅底内外沟通脑膜瘤中,WHO-Ⅱ和Ⅲ级脑膜瘤有10例(33.3%)。

脑膜瘤的发病原因尚有争议,目前多数学者普遍接受的一个危险因素是颅脑电离辐射。放射诱导性脑膜瘤往往为高级别脑膜瘤,特别在年轻病人中更为多见,此病例的最早报道为1953年一名因胶质瘤接受放疗的儿童出现了高级别脑膜瘤。此外,也有学者报道在激素治疗、妊娠、肥胖、激素依赖性疾病如乳腺癌的人群中,脑膜瘤发生率较高。由于总的发病率较低,关于非典型和恶性脑膜瘤的文献有限,前瞻性随机对照试验则更少。

二、病理学

WHO中枢神经系统肿瘤分类中,WHO-Ⅱ级脑膜瘤包括:脊索样型脑膜瘤、透明细胞型脑膜瘤、非典型性脑膜瘤;WHO-Ⅲ级脑膜瘤包括:乳头状脑膜瘤、横纹肌样型脑膜瘤、间变型脑膜瘤。

1. 2007年WHO脑膜瘤分类标准

(1) 非典型脑膜瘤诊断标准:符合下列一项或以上。

1) 镜下4~19个核分裂象/10HPF。

2) 满足下列五项中三项及以上:①卷轴状生长(螺旋或束状结构消失);②显著的核仁;③丰富的细胞;④小细胞(肿瘤细胞簇中很高的核浆比);⑤自发性或地图样坏死。

3) 脑实质侵犯。

4) 出现脊索样细胞或透明细胞形态(大于50%肿瘤体积)。

(2) 恶性脑膜瘤诊断标准:符合下列一项或以上。

1) 镜下大于或等于20个核分裂象/10HPF。

2) 细胞学形态类似癌、黑色素瘤或高级别肉瘤。

3) 出现乳头状或横纹肌样细胞形态(大于50%肿瘤体积)。

2. 2016年WHO脑膜瘤分类标准　2016年WHO在中枢神经系统肿瘤分类上对脑膜瘤进行了修改,在原分类的基础上明确了脑侵犯在非典型脑膜瘤诊断中的地位,出现脑侵犯的WHO-Ⅰ级脑膜瘤

与 WHO-Ⅱ级脑膜瘤存在相似的复发和死亡率。早在 20 世纪 90 年代,基于对大样本量的分析,美国梅奥诊所提出在缺乏明确的细胞间变证据时,脑实质侵犯对于预测复发风险具有重要价值。肿瘤侵犯脑组织及镜下大于 4 个核分裂象 /10HPF,满足这两个标准即可诊断 WHO-Ⅱ级脑膜瘤。免疫组化标志物可能有助于评估脑膜瘤细胞的增殖能力,尽管 MIB-1 染色没有被纳入 WHO 分级系统,但是多数文献报道其有重要的评估预后价值。因此,有些学者建议将 MIB-1 指数 >5% 纳入 WHO-Ⅱ级脑膜瘤的病理诊断标准中。

三、遗传学与分子标志物

在 40%~70% 良性脑膜瘤中发现,最常见的染色体变异是单体型 22 号染色体。随着脑膜瘤恶性程度的增加,染色体的不稳定性也随之提高。在 WHO-Ⅱ、Ⅲ级脑膜瘤中常出现染色体 1p、6q、10q、14q、18q 的缺失及染色体 1q、9q、12q、15q、17q、20q 的扩增。在接近 50% 的Ⅱ级脑膜瘤和几乎所有的Ⅲ级脑膜瘤中,可发现染色体 1p 、10q 、14q 的缺失。研究发现染色体 1p 的缺失是脑膜瘤恶性进展的重要特征,并且可提示较高的复发率。Dan 等发现染色体 1p 和 14q 的缺失与不良的预后相关。在超过 1/3 的非典型脑膜瘤中出现染色体 10q 杂合性的缺失,而抑癌基因 PTEN 位于染色体 10q23.3,由此可推测 PTEN 基因突变可能与肿瘤恶性进展相关。其他在恶性脑膜瘤中发现的基因组不稳定位于 9q、12q、15q、17q 和 20q。

恶性脑膜瘤以高侵袭性、高复发率及高有丝分裂指数为突出特征,研究表明 Ki-67(MIB-1)指数能提示脑膜瘤的恶性程度。血小板源性生长因子(PDGF)的表达水平与脑膜瘤高侵袭性密切相关。研究发现,脑膜瘤在女性中的发病率较高。在Ⅲ级脑膜瘤中,相较于 ER 低表达或不表达的患者,雌激素受体(ER)阳性的患者预后较差。ARID4B 能招募组蛋白脱乙酰基酶增强细胞代谢,其表达水平与脑膜瘤的病理分级显著相关。CD44 在Ⅱ、Ⅲ级脑膜瘤中显著表达,并与高 Ki-67 增殖指数正相关。研究发现 β-catenin 和半乳糖凝集素 -3(galectin-3)在高侵袭的恶性脑膜瘤中表达升高,可作为提示预后的标记物。MMP-9 与孕激素受体(PR)的显著升高可用于评估散发性脑膜瘤复发风险。生长激素的表达与脑膜瘤的病理分级相关,并且可作为脑膜瘤复发的标志物。另外,反转录端粒酶 TERT 启动子突变及甲基化水平能够预测继发性非典型脑膜瘤的复发风险。

四、临床表现

颅底非典型脑膜瘤和恶性脑膜瘤的临床表现与良性脑膜瘤相似,常见症状包括头痛、呕吐、视盘水肿等颅高压症状及与肿瘤定位相关的局灶性神经症状,由于本章前两节已对颅底各常见部位脑膜瘤临床表现做出详细叙述,本节不再赘述。若非典型脑膜瘤和恶性脑膜瘤已侵犯颅外结构,除了颅内症状外,还可根据侵犯部位不同(眼眶、鼻腔鼻窦、颞窝颞下窝、颈部等),出现视力下降、突眼、鼻腔流液、额面部或颈部肿块等症状。

五、影像学检查

由于本章第一节已提及脑膜瘤的影像学特点,故本节重点在于阐述 WHO-Ⅱ、Ⅲ级脑膜瘤在影像学上较为特异的方面。非典型脑膜瘤和恶性脑膜瘤具有恶性生长行为,此部分脑膜瘤术后复发率明显高于良性脑膜瘤,因而术前对其进行影像学分析对选择手术方法和制定治疗计划具有重要意义。CT 和 MRI 在诊断非典型脑膜瘤和恶性脑膜瘤方面各有其优越性,能互相弥补不足,CT 在诊断脑膜瘤是否有钙化、骨质结构破坏及破坏范围方面有优越性;而 MRI 组织分辨率更高,且能多方位、多序列成像,可更好地了解肿瘤特性及与周边结构的解剖关系(图 12-13)。

1. 头颅 X 线平片　X 线平片对于诊断脑膜瘤价值有限,仅能粗略显示局部颅骨骨质改变、有无钙化和血管压迹改变等。

2. 头颅 CT 扫描　非典型脑膜瘤和恶性脑膜瘤在 CT 上除了具有脑膜瘤的一般特性外,由于其组织学的特殊性,可出现以下几个特征:①肿瘤呈混杂密度,强化不均匀。②肿瘤呈分叶状或不规则形。③瘤周水肿明显而本身无或仅有轻微钙化,可能和肿瘤生长过快有关。④边界不清、毛糙。⑤多伴有囊变、坏死发生。⑥骨侵袭,颅骨呈不规则侵蚀性破坏,甚至可穿破颅底骨质进入眼眶、鼻腔、颞窝颞下窝等部位,形成颅内外沟通性肿瘤。

3. 头颅 MRI

(1)常规 MRI:对于绝大多数非典型脑膜瘤和恶性脑膜瘤,其 MRI 表现具有良性脑膜瘤的基本特征:即为脑外肿瘤,具有特定的好发部位,大体形态呈圆形,强化后呈明显强化等。但是我们认为非典型脑

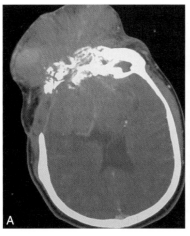
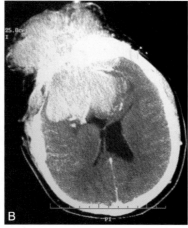
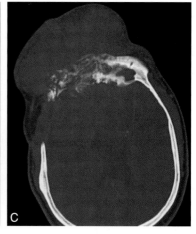

图 12-13 颅底复发性非典型脑膜瘤 CT 表现

A. CT 平扫示前颅底内外沟通性、稍高密度的巨大肿瘤,双侧侧脑室明显受压变形;B. 增强 CT 示肿瘤明显强化,结节状形态;C. CT 骨窗示颅底骨质吸收破坏,肿瘤跨越颅底骨生长

膜瘤和恶性脑膜瘤具有以下几个 MRI 特征:①肿瘤形态多呈分叶状、蕈伞状、扁平状或不规则形。由于恶性脑膜瘤生长较迅速,其向各个方向生长不均匀,且呈侵袭性生长,故其常显示为不同程度分叶或不规则。②肿瘤边缘模糊或部分边界与脑组织界线不清,说明肿瘤无明显包膜、包膜不完整或提示有肿瘤浸润脑组织。③T$_2$WI 混杂高信号,增强扫描呈不均匀强化,有时邻近脑组织异常强化。主要是由于肿瘤生长迅速,易发生瘤内局灶性出血、坏死和囊变。④颅骨改变多以破坏为主,甚至出现跨颅板内外生长。⑤瘤周伴有中、重度脑水肿。瘤周水肿与肿瘤良恶性的关系争论较大。LaKshmi 和 Glastonbury 认为瘤周水肿在一定程度上和肿瘤恶性程度有关。但是也有一些学者的报道与之相反(Smith 等,1981;Pharham 等,1994)。⑥短粗不规则脑膜尾征。良、恶性脑膜瘤都可以出现"脑膜尾征","脑膜尾征"不仅出现在脑膜瘤中,其他肿瘤也可以出现,但"脑膜尾征"在脑膜瘤中出现频率较高,是脑膜瘤较为特异的征象。恶性脑膜瘤的脑膜尾征多呈短粗、不规则形,而良性多为光滑细长状(图 12-14~ 图 12-16)。

(2)特殊序列 MRI:头颅 MRI 除了平扫和增强以外还有其他的序列有助于诊断非典型脑膜瘤和恶性脑膜瘤,包括 MR 扩散加权成像 DWI、MR 灌注加权成像 PWI、磁共振波谱成像 MRS。

① DWI:DWI 的信号对比度基于水分子布朗运动,利用表观扩散系数(apparent diffusion coefficient,ADC)和 DWI 信号强度来反映扩散运动的快慢。近年来 DWI 已开始被用于非典型脑膜瘤 / 恶性脑膜瘤

和良性脑膜瘤的鉴别诊断中,国内外多位学者均证实扩散受限(较低的 ADC 值或较高的 DWI 信号)与脑膜瘤的恶性程度有关。

② MRS:能对特定原子核及其化合物的含量进行定量分析,以显示组织代谢和生化改变。根据文献报道,在非典型脑膜瘤 / 恶性脑膜瘤中发现脂质(lipid)、乳酸(Lac)、丙氨酸、胆碱(Cho)/ 肌酸(Cr)升高。Lee A.Tan 等的多因素回归分析中证实在非典型脑膜瘤 / 恶性脑膜瘤组中,更可能出现扩散受限(P=0.02)和更高的 Cho/Cr 比值(P=0.03)。

③ PWI:是利用快速扫描和静脉团注对比剂的方法,根据对比剂所致组织磁化率改变引起 MRI 信号变化来评价脑组织及肿瘤组织的血流动力学情况,可计算出脑血流量(CBF)、脑血容量(CBV)、平均通过时间(MTT)、达峰时间(TTP)等参数。目前多数研究认为可将定量参数如 rCBV 和 CBF 作为肿瘤组织学分级、治疗效果和预后的参考指标。Xin J.Qiao 等在脑膜瘤的动脉自旋标记(ASL)MR 灌注成像中将 CBF 图划分为模式 1(均匀高灌注)、模式 2(不均匀高灌注)和模式 3(无实质高灌注)。在单因素和多因素回归分析中,均发现模式 1 与良性脑膜瘤相关(P<0.0001),模式 2、3 可预测非典型脑膜瘤及恶性脑膜瘤(P<0.0001)。

④ 其他:目前国外尚有个别文献报道一些 MRI 的特殊序列有助于诊断非典型脑膜瘤和恶性脑膜瘤,如氨基质子转移成像(amide proton transfer imaging)和扩散峰度成像(diffusion kurtosis imaging)等。但是由于样本量不足的限制,其价值有待更多的随机对照试验去证实。

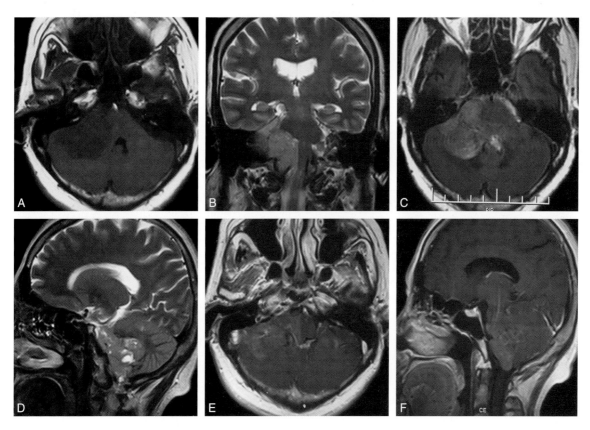

图 12-14　右侧桥小脑角恶性脑膜瘤 MRI 表现

A. 轴位磁共振 T$_1$ 成像示右侧桥小脑角肿瘤,呈低信号;B. 冠状位磁共振 T$_2$ 成像肿瘤呈高信号,脑外病变,有宽基底附着于岩骨后表面;C. 轴位 Flair 像示肿瘤呈高信号,边界不清;D. 矢状位磁共振 T$_2$ 成像肿瘤呈高信号,部分瘤 - 脑界面尚清楚;E、F. 增强磁共振示肿瘤轻度强化,瘤 - 脑界面不清楚

图 12-15　左侧颅眶沟通非典型脑膜瘤

A. 轴位磁共振 T$_1$ 成像示左侧眼眶 - 中颅底沟通性巨大肿瘤,呈等信号,累及同侧海绵窦,包裹颈内动脉;B. 矢状位增强磁共振成像肿瘤呈明显均匀强化;C、D. 冠状位增强磁共振示肿瘤明显强化,有宽基底附着于颅底硬脑膜伴脑膜尾征

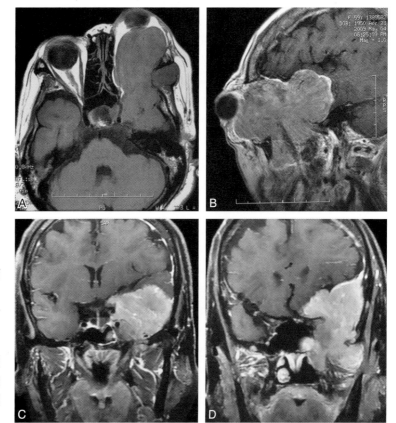

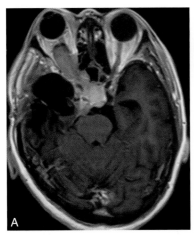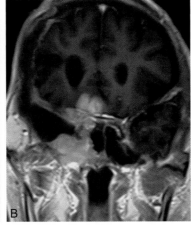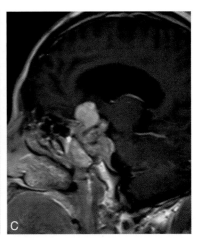

图 12-16 右侧蝶 - 颅眶沟通性复发性非典型脑膜瘤

增强磁共振成像轴位（A）、冠状位（B）和矢状位（C）示右侧蝶 - 颅眶沟通性均匀强化肿瘤，侵犯右侧眼眶、海绵窦和蝶窦，包裹海绵窦内颈内动脉，向斜坡方向见脑膜尾征

六、治疗

WHO-Ⅱ、Ⅲ级脑膜瘤的诊疗往往需要多学科合作，包括神经外科、放射治疗科、肿瘤内科、神经病理科和影像科等。基于国内外相关文献和多个中心的数据，我们推荐一个对于非典型脑膜瘤（图 12-17）和恶性脑膜瘤（图 12-18）较为合理的治疗策略。综上所述，EBM 证据级别 3，1C 级推荐有以下几条：①对于非典型脑膜瘤和恶性脑膜瘤采取最大安全范围切除的策略；②非典型脑膜瘤在 GTR 后密切随访复查；③非典型脑膜瘤在 STR 后加用辅助放疗；④恶性脑膜瘤在外科切除后加用辅助放疗。EBM 证据级别 3，2C 级推荐有：①根据非典型脑膜瘤有无组织学坏死，采取选择性放疗的策略；②非典型脑膜瘤在 STR 后小的残余病灶可选择辅助性 SRS。

（一）非典型脑膜瘤

1. 手术治疗 对于体积小的、无症状的脑膜瘤，在不确定组织学分级的情况下，可以采用影像学密切随访。对于需要干预的所有类型的脑膜瘤，手术切除是最主要的治疗方式。手术可以明确诊断、减轻肿块占位效应并且缓解症状和体征。手术原则、目的及手术技术与良性脑膜瘤相同。在尽可能安全的情况下，尝试做到 Simpson1 级切除，即完全切除肿物及受累硬膜至正常边缘，如果邻近骨质受侵犯，也要一并切除。最近几年的一系列回顾性分析证实了完全切除（GTR）或 Simpson1~3 级切除对于非典型脑膜瘤的预后有重要意义。在这些研究中，GTR相比于次全切除（STR）或 Simpson4 级切除可以明显延长非典型脑膜瘤的无进展生存期（PFS）（循证医

学 EBM 证据级别 3，1C 级推荐）。但是位于颅底的非典型脑膜瘤和恶性脑膜瘤做到 GTR 难度比较大，主要是由于手术技术的限制、颅底重要的血管神经结构较多以及高级别脑膜瘤往往与脑实质粘连紧密等。因此，考虑到某些特殊部位（如海绵窦）手术带来的风险，"最大安全范围切除"往往较 GTR 更为合适。目前对于非典型脑膜瘤，Simpson1 级切除相比于 2~3 级切除的获益尚不明确，仍有争论。

2. 放射治疗

（1）GTR 和辅助 EBRT：对于非典型脑膜瘤，在 GTR 后是否使用辅助外照射放疗（EBRT）一直有争论。最近几年有三个回顾性研究（Aghi 等、Komotar等、Aizer 等）提倡在 GTR 后采用辅助 EBRT，这些研究认为，相比于单独 GTR，GTR+EBRT 可以提高肿瘤局部控制率（LC）或有提高 LC 的趋势（P=0.04，P=0.09，P=0.01）。另一方面，有 10 个回顾性研究认为在 GTR 后不需要常规做 EBRT，只需积极随访即可。这 10 个回顾性研究中有 8 个发现辅助性 EBRT并不能明显提高 PFS，另外 2 个则认为不能明显改善 LC。尽管以上 13 个研究都存在一些缺陷，如受限于回顾性分析的性质、样本量大小、非随机对照等，但是就目前的文献来看，大部分不支持在 GTR后常规行辅助 EBRT。

一部分侵袭性较高的非典型脑膜瘤可能会得益于辅助性 EBRT。非典型脑膜瘤切除后复发时间的独立预后因素包括：较高的有丝分裂指数和 Ki-67指数、脑实质侵犯、细胞连接成片和出现组织学坏死。支持辅助性 EBRT 的研究中，其研究对象可能是这些高侵袭性非典型脑膜瘤，这就能够解释为什

么 GTR 后的高复发率(27%~32%)和辅助 EBRT 有改善 LC 的趋势。Ayal A. 等发现常见的染色体畸变拷贝数与非典型脑膜瘤在 GTR 后的复发风险有着很强的相关性,并提倡采用细胞遗传评分系统(CSS)来指导非典型脑膜瘤在 GTR 后是否需要选择辅助放疗。

根据目前一系列研究的结果(总共 617 例对象),笔者支持非典型脑膜瘤在 GTR 后仅需密切随访,定期复查影像学即可(EBM 证据级别 3,1C 级推荐)。

(2) STR 和辅助 EBRT:非典型脑膜瘤在次全切除(STR)后行辅助 EBRT 相较于 GTR 来说已被大多数专家、学者所接受。但是 WHO-Ⅱ级脑膜瘤是一组异质性比较大的肿瘤,并不是所有病人都可以从辅助放疗中获益,尤其是组织学坏死已被公认为是放射性抵抗的一个较强的预测因素。因此在出现组织学坏死的非典型脑膜瘤中,辅助性 EBRT 的作用可能会有所受限(EBM 证据级别 3,2C 级推荐)。总体来说,STR 后行辅助 EBRT 已基本成为共识(EBM 证据级别 3,1C 级推荐)。

(3) 立体定向放射外科(SRS):目前已有大量的证据表明,对于体积小的新诊断良性脑膜瘤或术后复发、残留的肿瘤,SRS 可以有效地代替外科手术。然而在非典型脑膜瘤的治疗中,SRS 的作用尚不明确。最近有些文献认为 SRS 对于非典型脑膜瘤有一定的效果,在 STR 后辅助 SRS 与辅助 EBRT 有着相似的远期肿瘤控制率(EBM 证据级别 3,2C 级推荐)。SRS 也可以作为补救治疗用于手术与 EBRT 失败的非典型脑膜瘤。目前尚无证据支持非典型脑膜瘤在 GTR 后使用辅助 SRS。总之,EBRT 和 SRS 都是非典型脑膜瘤在 STR 或复发后的补充治疗,至于选择何种治疗方式需要综合考虑多方面因素,尤其是复发或残余肿瘤的体积。

3. 化学治疗　近十年来,非典型脑膜瘤的化学治疗一直是一个研究的热门话题,但是大多数缺乏随机对照数据,而且很少有学者将 WHO-Ⅱ级和Ⅲ级脑膜瘤分开统计预后。据文献报道,对于手术及放疗难治性非典型脑膜瘤和恶性脑膜瘤,采取化学治疗的平均 6 个月无进展生存率(6-PFS)为 26%(95%CI19.3%~32.7%),中位总生存时间只有 6~33 个月。对于难治性非典型脑膜瘤和恶性脑膜瘤具有一定疗效的药物,根据作用机制大致可分为三类:①细胞毒性药物,如替莫唑胺、环磷酰胺、阿霉素、羟基脲等。②血管生成抑制剂,如吉非替尼、伊马替尼、舒尼替尼、贝伐单抗等。③抗激素制剂,如他莫昔芬、米非司酮、生长抑素类似物等。

目前文献报道较多的化疗药物是血管生成抑制剂。多项研究发现酪氨酸激酶抑制剂(吉非替尼、厄洛替尼、伊马替尼)对于非典型脑膜瘤和恶性脑膜瘤的效果较为肯定,其作用靶点位于血小板源性生长因子受体(PDGFR)和表皮生长因子受体(EGFR)。最近几年里,血管内皮生长因子受体(VEGFR)制剂在多项二期临床试验中取得了成功。瓦他拉尼(Vatalanib)是一种口服酪氨酸激酶抑制剂,具有抗 VEGFR1-3 的活性,其用于非典型脑膜瘤和恶性脑膜瘤时 6-PFS 分别为 64% 和 38%。舒尼替尼作为具有抗 VEGFR、PDGFR 和 KIT 活性的酪氨酸激酶抑制剂,用于非典型脑膜瘤和恶性脑膜瘤时 6-PFS 可达 42%。总体来说,抗 VEGFR 和 VEGF 制剂(包括酪氨酸激酶抑制剂和贝伐单抗)治疗非典型脑膜瘤和恶性脑膜瘤时 6-PFS 为 42%~64%。

虽然这些化疗药物在临床试验中取得了一定的成功,但是仍受限于较高的并发症发生率和较低的中位总生存率。因此,化学治疗仍仅作为难治性高级别脑膜瘤的补救治疗措施。

4. 其他治疗　肿瘤术前栓塞可以作为手术的辅助治疗措施,其使用聚乙烯醇、明胶海绵和弹簧圈等栓塞剂来栓塞脑膜瘤的供血动脉,以达到减少肿瘤血供、缩小肿瘤体积从而降低术中出血的目的。一般认为由颈内动脉分支供血的脑膜瘤不适合做术前栓塞,因为脑梗死的风险较高。然而术前栓塞也有其风险,主要包括血管内操作本身的风险和误栓正常血管的风险。因此,神经外科医师需要在术前仔细权衡利弊,选择最合适的治疗方式。

许多中心在围术期常规使用抗癫痫治疗,以防止术后癫痫所带来的灾难性后果。然而,在一项包括 19 项研究,698 名脑膜瘤受试者(多数为良性)的 meta 分析中发现,常规使用抗癫痫药物并不能明显预防术后早晚期癫痫的发生。我们认为,在术前或随访期内出现癫痫的患者才需要长期的抗癫痫治疗。

非典型脑膜瘤治疗策略总结见图 12-17。

(二)恶性脑膜瘤

1. 手术治疗　在采用了 WHO2000/2007 分级标准后,关于 WHO-Ⅲ级脑膜瘤的文献数量较为有限。Sughrue 等回顾了 34 例经手术和 EBRT 治疗的 WHO-Ⅲ级脑膜瘤病例,在平均 6.9 年的随访时间内有 47% 的患者出现肿瘤复发,初次手术后的 2 年、5 年和 10 年 PFS 率分别为 80%、57% 和 40%。作

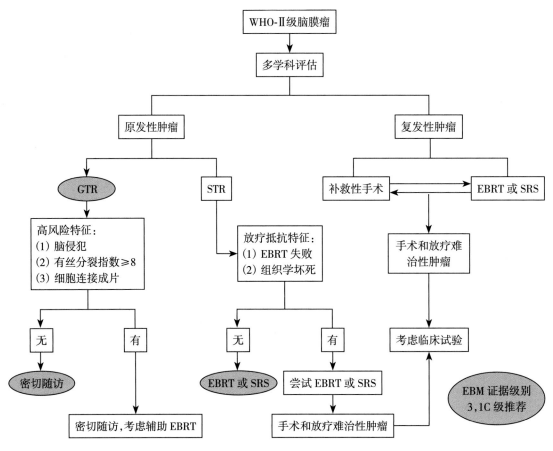

图 12-17 非典型脑膜瘤治疗策略
椭圆框内治疗选择为 EBM 证据级别 3,1C 级推荐

者在复发病例中分析对比了是否再次手术对预后的影响,得出结论:对于复发性恶性脑膜瘤,再次手术组相比不手术组有明显的生存获益(EBM 证据级别 3,1C 级推荐)。Durand 等和 Adeberg 等分别证实了在恶性脑膜瘤中,切除范围(EOR)和预后没有明显的相关性。恶性脑膜瘤通常会出现脑实质侵犯,所以很难在不损伤的情况下将肿瘤在邻近脑实质表面完全切除干净。Sughrue 等建议对于初次和再次手术中,近全切除(near-total resection,NTR)可能要比 GTR 带来的获益更大。综合考虑下,尽管 GTR 本身带来的生存受益很明显,关于恶性脑膜瘤的回顾性研究数据均推荐最大但是谨慎的切除策略以及复发后再次行手术切除。

2. 放射治疗 目前很少有回顾性研究去对比辅助放疗和仅做手术切除对于恶性脑膜瘤预后的的影响。Durand 等在文献中报道辅助放疗可以提高恶性脑膜瘤的总生存时间(OS),Zhao 等认为辅助放疗可以同时提高恶性脑膜瘤的 PFS 和 OS。尽管多数的专家学者均支持在恶性脑膜瘤中常规加用放射治疗,但是仍没有相关的随机对照试验去证实这一结

论。Hug 等回顾了 16 例恶性脑膜瘤并发现大剂量的适形放疗可以明显改善其局部控制和生存率。综合相关文献,有充分的证据支持在 WHO-Ⅲ级脑膜瘤中使用辅助性放射治疗(EBM 证据级别 3,1C 级推荐)。

3. 化学治疗 正如上文所述,目前很少有文献单独研究恶性脑膜瘤的化学治疗,大多是与非典型脑膜瘤合并在一起讨论。因此关于恶性脑膜瘤的化疗药物与非典型脑膜瘤基本相同,如羟基脲、生长抑素类似物、血管生成抑制剂等。有相关研究支持血管生成抑制剂用于复发或难治性恶性脑膜瘤的补救性治疗(EBM 证据级别 3,2B 级推荐)。

恶性脑膜瘤治疗策略总结见图 12-18。

七、预后

WHO-Ⅱ、Ⅲ级脑膜瘤相较于良性脑膜瘤发生率低,但是由于其高侵袭性,因此术后复发率高且预后较差。WHO-Ⅱ级脑膜瘤在 GTR 后 5 年 PFS 率为 59%~90%,STR 后 5 年 PFS 率只有 30%~70%。WHO-Ⅲ级脑膜瘤手术加辅助放疗后的 5 年 PFS 率

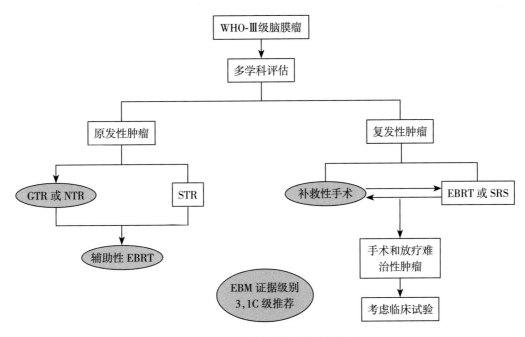

图 12-18　恶性脑膜瘤治疗策略
椭圆框内治疗选择为 EBM 证据级别 3,1C 级推荐

为 8%~57%,5 年总生存率为 47%~61%。目前研究认为年龄(<50 岁)、肿瘤大小、术前 KPS 评分、辅助放疗、GTR 和 MIB-1 指数可作为临床预后较为可靠的预测因素。

（刘厚杰　万经海）

参考文献

1. 万经海,李长元,江澄川. 脑膜瘤. 上海:复旦大学出版社, 2002.

2. H. Richard Winn. 尤曼斯神经外科学. 第 5 版. 王任直, 译. 北京:人民卫生出版社,2009.

3. 王忠诚. 神经外科学. 武汉:湖北科学技术出版社,2005.

4. 周良辅. 现代神经外科学. 上海:复旦大学出版社,2001.

5. 史玉泉. 实用神经外科学. 第 2 版. 上海:上海科学技术出版社,1994.

6. 薛庆澄. 神经外科学. 天津:天津科学技术出版社,1991.

7. 孙钢,王晨光,肖越勇,等. 脑膜瘤瘤周水肿的 CT 与手术病理对照观察. 中华放射学杂志,1996,30:753.

8. 沈天真,陈星荣. 神经影像学. 上海:上海科学技术出版社,2004:735-762.

9. 余永强,李松年,刘庚年,等. 良性脑膜瘤的 MRI 与病理对照研究. 中华放射学杂志,1996,30:757.

10. 傅相平,吴鸿勋,梁军潮,等. 伽玛刀治疗脑膜瘤 148 例临床分析. 中国微侵袭神经外科杂志,2000,5:142.

11. McCarthy BJ,Davis FG,Freels S,et al. Factors associated with survival in patients with meningiomas. J Neurosurg, 1998,88:831.

12. Niiro M,Yatsushiro K,Nakamura K,et al. Natural history of elderly patients with asymptomatic meningiomas. J Neurol Neurosurg Psychiatry,2000,68:25.

13. Olivero CW,Lister R,Elwood P. The natural history and growth rate of asymoptomatic meningiomas:a review of 60 patients. J Neurosurg,1995,83:222.

14. Ray C,Nijensohn E.CT,MRI and angiographic of a highly aggressive malignant meningiomas. Clin Imag,1993,17:59.

15. Yue Q,Isobe T,Shibata Y,et al. Absolute choline concentration measured by quantitative proton MR spectroscopy correlates with cell density in meningioma. Neuroradiology,2009,51(1):61-67.

16. Levine ZT,Buchanan RI,Sekhar LN,et al. proposed grading system to predict the extent of resection and outcomes for cranial base meningiomas. Neurosurger,199,45:221.

17. Simpson D. The recurrence of intracranial meningiomas after surgical treatment. J Neurol Neurosurg Psychiatry,1957,20:22.

18. Akagami R,Naplllitano M,Sekhar LN. Patient-evaluated outcome after sugery for basal meningiomas. Neurosurger,2002,50(5):941-949.

19. Carrizo A,Basso A. Current surgical treatment for sphcnoorbital meningiomas. Surg Neurol,1998,50:574.

20. McDermott MW,Durity FA,Rootman J,et al. Combined frontotemporal-orbitozygomatic approach for the sphenoid wing and orbit. Neurosurgery,1990,26:107.

21. Richter HP,Schachermayr W. Preoperative embolization of intracranial meningiomas. Neurosurgory,1983,13(3):261-268.

22. Stafford SL, Pollock BE, Foote RL, et al. Meningioma radiosurgery tumor control outcomes and complications among 190 consecutive patients, Neurosurge, 2001, 49 (5): 1029-1038.

23. Honeybul S, Neil-Dwyer G, Lang DA, et al. Sphenoid wing meningioma en plaque: a clinical review. Acta Neurochir (wien), 2001, 143 (8): 749-758.

24. 程阳泉, 林庭凯. 颅中窝底脑膜瘤 33 例临床分析. 中华神经外科杂志, 1994, 10: 322.

25. 郭智霖, 丁美修, 丁德武. 鞍旁巨大脑膜瘤的手术治疗. 中国临床神经外科杂志, 2004, 9 (1): 11-13.

26. Klink DF, Sampath P, Miller NR, et al. Long-term visual outcome after nonradical microsurgery in patients with parasellar and cavemous sinus meningiomas. Neurosurgery, 2000, 47: 24.

27. Honegger J, Fahlbusch R, Buchfelder M, et al. The role of sellar and parasellar meningioma. Surg Neurol, 1993, 39: 18-24.

28. Cushing H. Meningiomas arising from olfaxtory groove and their removal by aid of electrosurgery. Lancet, 1927, 1: 1329-1339.

29. Gazzeri R, Galarza M, Gazzeri G. Giant olfaxtory groove meningioma: ophthalmological and cognitive outcome after bifrontal microsurgical approach. Acta Neyrochir, 2008, 150: 1117-1125.

30. El Ginidi S. Olfactory groove meningioma: surgical techniques and pitfalls. Surg Neurol, 2000, 54 (6): 415-417.

31. Spektor S, Valarezo J, Fliss DM, et al. Olfactory groove meningiomas from neurosurgical and ear, nose, and throat perspectives: approaches, techniques, and outcomes. Neurosurgery, 2005, 57 (4): 268-280.

32. Mayfrank L, Gisbach JM. Intehemispheric for microsurgical removal of olfactory groove meningiomas. Br J Neuroesurg, 1996, 10 (6): 541-545.

33. Turazzi S, Cristofori L, Gambin R, et al. The perional approach for the microsurgical removal of olfactory groove meningiomas. Neurosurgery, 1999, 45 (4): 821-825.

34. Colli BO, Carloni CG Jr, Assirali JA Jr, et al. Olfaxtory groove meningioma: surgical techniques and follow-up review. Arq Neuropsiquiatr, 2007, 65 (3B): 795-799.

35. El-Bahy K. Validity of the frontolateral approach as a minimally invasive corridor for olfactory groove meningiomas. Acta Neurochir (wien), 2009, 150 (10): 1197-1205.

36. Hentschel SJ, DeMonte F. Olfactory groove meningioma. Neurosurg Focus, 2003, 14 (6): e4.

37. Nakamura M, Struck M, Roser F, et al. Olfactory groove meningiomas: clinical outcome and recurrence rates after tumor removal through the frontolateral and bifrontal approach. Neurosurgery, 2008, 62 (3): 1224-1232.

38. Kano T, Kawase T, Horiguchi T, et al. Meningiomas of the ventral foramen magnum and lower clivus: factors influencing surgical morbidity, the extent of tumour resection, and tumour recurrence. Acta Neurochirurgica, 2010, 152 (1): 79-86.

39. Pirotte B, David P, Noterman J, et al. Lower clivus and foramen magnum anterolateral meningiomas: surgical strategy. Neurol Res, 1998, 20 (7): 577-584.

40. Sekhar LN, Swamy NK, Jaiswal V, et al. Surgical excision of meningiomas involving the clivus: preoperative and intraoperative features as predictors of postoperative functional deterioration. J Neurosurg, 1994, 81 (6): 860-868.

41. Vertosick FT, Jr. Meningiomas involving the clivus: a six-year experience with 41 patients. Neurosurgery, 1993, 33 (2): 341-342.

42. Sekhar LN, Jannetta PJ, Burkhart LE, et al. Meningiomas involving the clivus: a six-year experience with 41 patients. Neurosurgery, 1990, 27 (5): 764-781; discussion 781.

43. Nishimura S, Hakuba A, Jang BJ, et al. Clivus and apicopetroclivus meningiomas—report of 24 cases. Neurol Med Chir (Tokyo), 1989, 29 (11): 1004-1011.

44. Mayberg MR, Symon L. Meningiomas of the clivus and apical petrous bone. Report of 35 cases. J Neurosurg, 1986, 65 (2): 160-167.

45. Hakuba A, Nishimura S. Total removal of clivus meningiomas and the operative results. Neurol Med Chir (Tokyo), 1981, 21 (1): 59-73.

46. 沈建康, 殷玉华, 周玉淮, 等. 远外侧入路临床应用的初步经验. 中华外科杂志, 2001, 39: 209.

47. 沈建康, 刘承基. 经岩骨四种联合入路临床应用的初步经验. 中华神经外科杂志, 1994, 10: 202.

48. 刘玉光, 毛一群, 朱树干, 等. 异位脑膜瘤的临床特点与治疗. 中华外科杂志, 2010, 48 (3): 235-236.

49. Kumar G, Basu S, Sen P, et al. Ectopic meningioma: a case report with a literature review. Eur Arch Otorhinolaryngol, 2006, 263 (5): 426-429.

50. 刘玉光, 张泽立, 王宏伟. 头部原发性硬膜外脑膜瘤的临床特点. 中华医学杂志, 2014, 94 (9): 692-694.

51. Yuguang L, Zeli Z, Hongwei W. Clinical characteristics of primary extradural meningiomas in head. Natl Med J China, 2014, 94 (9): 692-694.

52. Bassiouni H, Asgari S, Hübschen U, et al. Dural involvement in primary extradural meningiomas of the cranial vault. J Neurosurg, 2006, 105 (1): 51-59.

53. 漆松涛, 刘忆. 有关脑膜瘤起源、生长方式和命名. 中华神经外科杂志, 2014, 30 (3): 256.

54. Lang FF, Macdonald OK, Fuller GN, et al. Primary extradural meningiomas: a report on nine cases and review of the literature from the era of computerized tomography scanning. J Neurosurg, 2000, 93 (6): 940-950.

55. 黄参南, 宋黎涛, 朱苗进, 等. 纵隔内异位脑膜瘤 1 例. 实用放射学杂志, 2012, 28 (1): 165-166.

56. 王文娟, 闫庆娜, 战忠利. 肺原发性巨大脑膜瘤 1 例. 临床与实验病理学杂志, 2015, (4): 475-475, 476.

57. 刘晓燕,孙雪峰,姚生.原发性中耳脑膜瘤 1 例.临床耳鼻咽喉头颈外科杂志,2007,21(7):332.

58. 汪秀玲,马喜娟,权强,等.颅骨脑膜瘤及其鉴别诊断.中国 CT 和 MRI 杂志,2010,8(2):2-3,16.

59. Rushing EJ,Bouffard JP,McCall S,et al. Primary extracranial meningiomas:an analysis of 146 cases. Head Neck Pathol, 2009,3(2):116-130.

60. 吴宇平,吕扬成,刘劲松,等.头面部颅外脑膜瘤 11 例分析.中国耳鼻咽喉颅底外科杂志,2007,13(2):108-110.

61. Mattox A,Hughes B,Oleson J,et al. Treatment recommendations for primary extradural meningiomas [J]. Cancer,2011,117 (1):24-38.

62. Tendler I,Belinsky I,Abramson DH,et al. Primary Extradural Ectopic Orbital Meningioma. Ophthal Plast Reconstr Surg,2015.

63. Pushker N,Shrey D,Kashyap S,et al. Ectopic meningioma of the orbit. Int Ophthalmol,2013,33(6):707-710.

64. Ayal A.Aizer,Malak Abedalthagafi,Wenya Linda Bi.A prognostic scoring system to guide the adjuvant management of patient with atypical meningioma.Neuro-Oncology,2016, 18(2):269-274.

65. Sam Q.Sun,BS,et al.An evidence-based treatment algorithm for the management of WHO Grade Ⅱ and Ⅲ meningiomas. Neurosurg Focus,2015,38(3):E3.

66. Aghi MK,Carter BS,Cosgrove GR,et al.Long-term recurrence rates of atypical meningiomas after gross total resection with or without postoperative adjuvant radiation. Neurosurgery,2009,64:56-60.

67. Aizer AA,Arvold ND,Catalano P,et al.Adjuvant radiation therapy,local recurrence,and the need for salvage therapy in atypical meningioma.Neuro Oncol,2014,16:1547-1553.

68. Komotar RJ,Iorgulescu JB,Raper DM,et al.The role of radiotherapy following gross-total resection of atypical meningiomas.J Neurosurg,2012,117:679-686.

69. Sughrue ME,Sanai N,Shangari G,et al.Outcome and survival following primaryand repeat surgery for World Health Organization Grade Ⅲ meningiomas.J Neurosurg,2010,113:

202-209.

70. Durand A,Labrousse F,Jouvet A,et al.WHO grade Ⅱ and Ⅲ meningiomas:a study of prognostic factors.J Neurooncol, 2009,95:367-375.

71. Zhao P,Hu M,Zhao M,et al.Prognostic factors for patients with atypical or malignant meningiomas treated at a single center.Neurosurg Rev,2015,38:101-107.

72. Hug EB,Devries A,Thornton AF,et al.Management of atypical and malignant meningiomas:role of high-dose, 3D-conformal radiation therapy.J Neurooncol,2000,48:151-160.

73. Ari J.Kane,B.A,Michael E,et al.Anatomic Location is a Risk Factor for Atypical and malignant Meningiomas. Cancer, 2011,117(6):1272-1278.

74. Ashok Modha,Philip H.Gutin.Diagnosis and treatment of atypical and anaplastic meningiomas:a review.neurosurgery, 2005,57:538-550.

75. Simon Buttrick,MD,Ashish H.Shah,MD,ricardo J.Komotar, et al.Management of Atypical and Anaplastic Meningiomas. Neursurg Clin N Am,2016,27:239-247.

76. Messerer M.Recent advances in the management of atypical meningiomas.Neurochirurgie,2016.

77. Bio Joo.Amide proton transfer imaging for differentiation of beingn and atypical meningiomas.Eur Radiol,2018,28:331-339.

78. Qing-Wu Wu.Magnetic Resonance Image Manifestations of the Atypical Meningioma.Asian Pac Cancer Prev,2013,14 (11):6337-6340.

79. 张明.非典型性和恶性脑膜瘤的 CT、MRI 诊断.中国实用神经疾病杂志,2012,15(22):30-31.

80. 马洪兵,高峰.恶性脑膜瘤的 MRI 影像表现分析.医学影像学杂志,2016,26(3):385-388.

81. Dan XC,RumaBanerjee,Scheithauer BW,et al.Chromosome 1p and 14q FISH Analysis in Clinicopathologic Subsets of Meningioma:Diagnostic and prognostic Implications.J Neuropathol Exp Neurol,2001,60(6):628-636.

第13章　垂体腺瘤

垂体腺体是双叶复合的神经内分泌组织。由腺垂体和神经垂体组成,两者在形态学上、胚胎学上和功能上都有明显区别。每一部分都可能发生肿瘤,但绝大多数垂体腺瘤起源于腺垂体,在组织学上是良性肿瘤。垂体腺瘤是腺垂体细胞来源的颅内常见良性肿瘤,约占神经系统肿瘤的10%。垂体腺瘤可以发生于任何年龄,但以30~50岁者居多。垂体腺瘤的主要临床表现有头痛、视力视野障碍和相应功能性垂体腺瘤症状体征。诊断可依据相应临床表现、内分泌学检查和影像学检查。治疗上以手术治疗为主,术后可辅以放疗。泌乳素腺瘤等类型可首选药物治疗。由于垂体腺瘤复发率较高,患者需长期定时复查,观察临床症状、监测垂体功能和行影像学检查以进行疗效评价。

一、发生率与病因学

垂体腺瘤发生于脑垂体的前叶,占颅内肿瘤的10%~15%。无症状性垂体腺瘤,在尸检时发现率为1.5%~27%,在正常成年志愿者MRI扫描时发现率为10%。相比之下,有症状垂体腺瘤的发生率要低得多。

有关垂体腺瘤基因学研究颇多。多发性内分泌肿瘤1型(MEN1)患者易患垂体腺瘤、甲状旁腺和胰岛肿瘤。30%MEN1患者会发生垂体前叶肿瘤,最常见的类型是泌乳素瘤,但也有无功能腺瘤和生长激素(GH)腺瘤和ACTH腺瘤。在散发垂体腺瘤中,MEN1基因突变并不常见;然而,被在垂体腺瘤中突变发生比例很高的基因是编码GTP结合蛋白Gs的α亚基。这个基因的突变导致环磷酸腺苷通路的组成性激活。此基因的突变形式被称为GSP,见于10%~40%的GH腺瘤。

二、病理学

垂体腺瘤曾经是根据它们的染色特性(嗜碱性,嗜酸性粒细胞和嫌色细胞)进行分类;而现在是根据它们分泌的激素进行分类,包括功能性垂体腺瘤,如泌乳素腺瘤(PRL腺瘤)、生长激素腺瘤(GH腺瘤)、促甲状腺激素腺瘤(TSH腺瘤)、促肾上腺皮质激素腺瘤(ACTH腺瘤)、促性腺激素腺瘤、混合性腺瘤和无功能性腺瘤(图13-1)。在一组手术治疗684例垂体腺瘤的报道中,泌乳素瘤最常见(43%),其次是无分泌功能腺瘤(30%),和其他报道相似,促甲状腺激素腺瘤罕见(2/684)。

三、分类与分级

1. 病理学分类(见病理学)
2. 影像学分级

(1)非侵袭性垂体腺瘤:垂体腺瘤呈膨胀性生长,有假包膜限制,存在一定的边界,在影像学上诊断标准为:①肿瘤与海绵窦之间间隔有正常垂体组织;②内侧静脉丛间隙完好无损;③海绵窦内ICA被肿瘤包裹的百分率低于25%;④肿瘤未越过ICA C2和C4内侧壁切线。

(2)侵袭性垂体腺瘤:侵袭性垂体腺瘤(invasive pituitary adenoma,IPA)的概念最早在1940年由Jefferson提出,其定义为"生长突破其包膜并侵犯硬脑膜、视神经、骨质等毗邻结构的垂体腺瘤"。在细胞学形态上大部分侵袭性腺瘤与非侵袭性腺瘤无法区别,前者可局部侵袭性生长,侵犯鞍膈、硬脑膜、邻近血管等结构,造成手术中肿瘤难以全切除及术后肿瘤复发。在影像学上诊断标准为:①海绵窦内ICA被肿瘤包裹的百分率高于45%;②3个或3个以

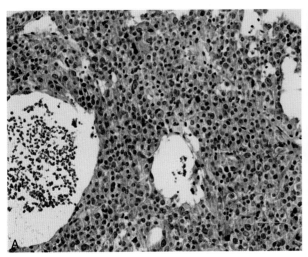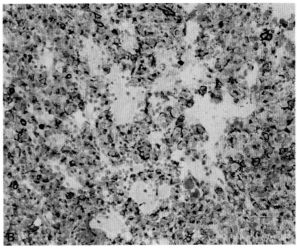

图 13-1　垂体腺瘤

A. 肿瘤巢片状分布,细胞多角形,胞浆丰富(HE,200×);B.CgA 呈细胞浆阳性(Ventana 一步法,200×)

上海绵窦静脉丛间隙消失;③海绵窦外侧静脉丛间隙消失。有以下情况者海绵窦很可能被侵犯:①下方静脉丛间隙消失;②肿瘤越过 ICA C2 和 C4 外侧壁切线;③发现有海绵窦外侧壁膨胀,并认为上述影像学标准在手术前预知患者术后需要辅助治疗非常有用,因为侵袭性垂体腺瘤单纯手术治疗很难获得内分泌缓解。手术前依靠 MRI 明确垂体腺瘤侵袭

海绵窦的诊断意义重大。

侵袭性垂体腺瘤影像学诊断常用 Wilson 改良 Hardy 分型分级标准(表 13-1)和 Knosp 五级分类法。Knosp 垂体腺瘤五级分类法是采用测量海绵窦冠状位 MRI 上垂体腺瘤与颈内动脉海绵窦段(C4)及床突上段(C2)血管管径的连线,来判断垂体腺瘤与海绵窦的关系(图 13-2)。

表 13-1　垂体瘤的分型分级标准

分级	影像学与临床表现
(1) 局限型(endclose tpye)	
Ⅰ级(微腺瘤)	
Ⅰa 级	肿瘤直径 4~5mm,蝶鞍大小正常(正常前后径 7~16mm,深径 7~14mm,横径 8~23mm),蝶鞍面积(正常 <208mm^2)及蝶鞍体积(正常 147~1176mm^3)均在正常范围,鞍结节角 110°。CT 难以发现异常,MR 亦较难显示
Ⅰb 级	肿瘤直径 <10mm,蝶鞍大小正常,鞍结节角减少(<110°),鞍底有局限性轻微骨质变薄,凸出,双鞍底,病侧鞍底倾斜,CT 和 MRI 可以发现肿瘤。此型肿瘤临床仅有内分泌障碍表现
Ⅱ级(鞍内型)	肿瘤直径 >10mm,位于鞍内或轻度向鞍上生长,蝶鞍扩大,不对称,鞍结节呈锐角(<90°),鞍底有局限性改变(与Ⅰb 型相似但较明显)。CT 和 MRI 可见鞍内有肿瘤阴影或长到鞍上池前部。临床有内分泌功能障得,多无视力及神野改变
(2) 侵袭型(invasive type)	
Ⅲ级(局限侵蚀型)	肿瘤直径 >2cm,可向鞍上生长,蝶鞍扩大较著,蝶底有局限性侵蚀、破坏,鞍结节 <90°。CT 和 MRI 示肿瘤长向视交叉池,第三脑室前下方可有轻度抬高。临床除内分泌功能障碍外,有或无明显的视力、视野障碍
Ⅳ级(弥漫侵蚀性)	肿瘤直径达 4cm,向鞍上生长,或向蝶窦内生长,有时突入鼻腔,蝶鞍显著扩大,鞍壁广泛破坏,呈幻影蝶鞍形态,鞍结节角 <90°。CT 和 MRI 示第三脑室前下部明显变形抬高。有明显视力、视野改变及内分泌功能障碍,或伴有下丘脑症状
Ⅴ 型(巨型腺瘤)	肿瘤直径 >4cm,肿瘤可向鞍上、鞍旁(颅前、中、后窝)、蝶窦内生长,或沿硬膜外长入海绵窦等处,第三脑室室间孔阻塞,有脑积水。临床除有视神经受压症状及内分泌症状外,可有相应鞍外症状及颅内压增高症

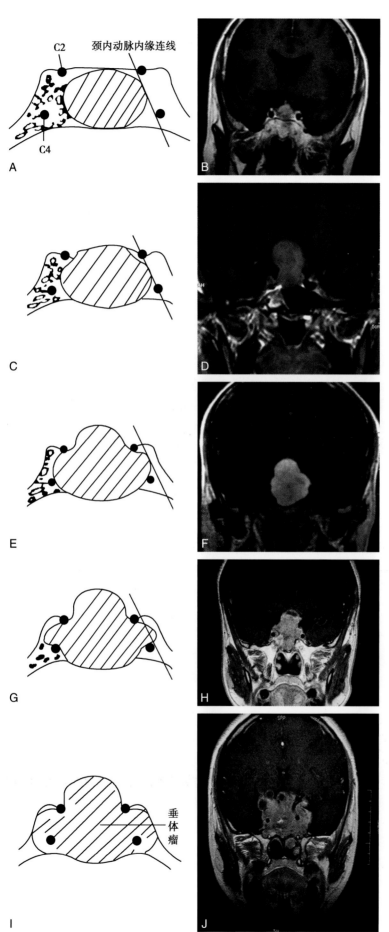

图 13-2　Knosp 垂体腺瘤五级分类法（海绵窦中段冠状位 MRI 图）

A、B. 0 级（正常型）：海绵窦形态正常，有海绵窦静脉丛的强化，肿瘤未超过 C2~C4 血管管径的内切连线。C、D. 1 级：肿瘤超过 C2~C4 血管管径的内切连线，但没有超过 C2~C4 血管管径的中心连线，海绵窦内侧部静脉丛消失。E、F. 2 级：肿瘤超过 C2~C4 血管管径的中心连线，但没有超过 C2~C4 血管管径的外切连线，可到海绵窦上部或下部静脉丛消失。G、H. 3 级：肿瘤超过 C2~C4 血管管径的外切连线，海绵窦内侧、上部和（或）下部静脉丛消失，其外侧静脉丛也可消失。I、J. 4 级：海绵窦段颈内动脉被完全包裹，导致内径狭窄，各部静脉丛消失，海绵窦的上壁和外壁呈球形向外扩展突出

3. 生物学分类

(1) 良性垂体腺瘤:绝大多数垂体腺瘤都属于良性肿瘤,预后良好。

(2) 难治性垂体腺瘤(refractory pituitary adenoma):首次由中国学者提出难治性垂体腺瘤的特殊类型。诊断标准为:①肿瘤细胞分裂增殖能力很强,Ki-67标记指数大于 3%;② P53 免疫反应呈强阳性;③经手术、药物治疗及放射治疗难以控制肿瘤生长,反复、快速复发;④无脑脊液和(或)全身转移;⑤预后极差。除手术切除和放射治疗外,替莫唑胺单药或联合卡培他滨、卡麦角林有一定效果;针对 PI3K 和(或)mTOR 信号通路抑制剂处于探索阶段。

(3) 垂体腺癌(pituitary carcinoma):罕见。分原发性垂体腺癌和转移性垂体腺癌。原发性垂体腺癌单纯从瘤细胞形态很难区别腺瘤和腺癌。一般认为明显侵犯脑组织或通过脑脊液脑内播散转移,或通过血道颅外转移者,不论其细胞形态如何均可诊断为垂体腺癌。Ki-67 标记指数增高、P53 免疫反应阳性;几乎都伴有 GH 或 ACTH 升高,部分病例伴有 PRL 升高。对有以下特征的患者应该高度怀疑垂体腺癌可能:①病程短、进展快、早期出现多组脑神经损害的垂体腺瘤患者;②有血行、脑脊液转移或远处转移灶;③在影像学上,瘤体巨大,侵犯周围神经血管、破坏骨质。原发性垂体腺癌手术前很难明确诊断,如果术中怀疑可以做冰冻病理检查,尽可能全切除肿瘤;术后给予放疗或化疗,以提高病人生存率和生活质量,但效果很差,预后不佳。

转移性垂体腺癌大多数伴有尿崩症,有原发癌病史。原发癌以乳腺癌居多,其次是肺癌和前列腺癌。

四、临床表现

垂体腺瘤的临床表现通常主要表现为内分泌功能障碍、头痛、视力视野障碍及其他症状。

1. 内分泌功能障碍 在初期微腺瘤阶段,即可出现相应类型内分泌细胞功能亢进。当腺瘤进一步增大,压迫周围垂体、垂体柄或下丘脑时,常出现垂体内分泌功能低下。不同的垂体内分泌轴对慢性压迫表现出不同的耐受性。促性腺细胞最敏感,首先受累。此后依次为促甲状腺细胞、促生长激素细胞和促肾上腺皮质细胞。约70%的垂体腺瘤是有内分泌活性的,激素高分泌状态是最常见的表现形式。按内分泌功能不同,分为:

(1) 泌乳素瘤(PRL 腺瘤):约占垂体腺瘤的40%~60%,多为微腺瘤,症状较少。常见于年轻女性,主要因泌乳素升高,雌激素降低而表现为停经、泌乳和不育(Forbis-Albright 综合征)。绝经期妇女和男性常因肿瘤增大产生压迫症状而发现。严重者表现为头痛、视力视野障碍、乏力嗜睡、性功能障碍、精神异常等。90% 的男性患者会因慢性高泌乳素血症导致性欲减退和阳痿,溢乳少见,发生率为 10%~20%;不育、性功能障碍和节律性促性腺激素分泌受抑制有关。

(2) 生长激素腺瘤(GH 腺瘤):约占功能性垂体腺瘤的 20%~30%。生长激素腺瘤常缓慢生长,早期瘤体微小,症状不明显,在青春期前起病者表现为巨人症。而随着肿瘤增大,典型的临床表现为肢端肥大,即面容宽大,眉弓、颧骨、下颌突出,鼻宽唇厚,手足肥厚,指趾粗大,声音粗沉,全身关节粗大,内脏肥大。晚期出现内分泌功能减退,常首先表现为性腺功能减退。

(3) 促肾上腺皮质激素腺瘤(ACTH 腺瘤):约占垂体腺瘤的 5%~15%。主要表现为库欣综合征(Cushing's syndrome),是由于垂体腺瘤细胞分泌过多 ACTH,引起肾上腺皮质醇增多症,进而出现一系列物质代谢紊乱症状。表现有:脂肪代谢和分布紊乱,体重指数超标,呈向心性肥胖;蛋白质分解大于合成,皮肤毛细血管扩张,呈多血质,皮肤出现紫纹、瘀斑等;骨质疏松,易骨折;糖代谢紊乱,多数出现糖耐量减低和胰岛素抵抗;电解质紊乱,可出现高钠、低钾、低氯,严重出现低钾碱中毒。

(4) 促性腺激素腺瘤(LH/FSH 腺瘤):少见,血清 FSH、LH 及睾酮升高。病程早期常无性功能障碍,肿瘤增大破坏垂体产生继发性肾上腺皮质功能减退等症状,此时血浆睾酮浓度仍正常或增高,但可出现性功能减退症状。

(5) 促甲状腺激素腺瘤(TSH 腺瘤):罕见,常常被误诊为原发性甲亢,特别是误诊为毒性弥漫性甲状腺肿(Graves 病),以血清游离甲状腺激素(FT4、FT3)水平增高、血清 TSH 水平不被抑制并伴有不同程度甲状腺毒症表现和甲状腺肿为临床特征,包括心悸、多汗、大便次数增加、体质量下降、易激惹、失眠及甲状腺不同程度肿大并伴有结节等。

(6) 混合型腺瘤:随各种肿瘤所分泌不同的多种过多激素而产生相应不同的内分泌亢进症状。

(7) 无功能性腺瘤:约占垂体腺瘤 20%~35%,因血浆垂体激素水平基本正常而无明显临床症状,并且生长缓慢,常因瘤体增大产生压迫症状,如头痛、视力减退、垂体功能低下而发现。

2. 头痛 头痛是最常见的早期症状，主要是因为肿瘤生长对鞍膈的牵拉所致，而鞍膈的支配神经为三叉神经第一支。是否存在头痛以及头痛的严重程度都与肿瘤体积没有必然联系。

3. 视力视野障碍 垂体腺瘤最常见的体征是视力视野障碍，这是肿瘤向蝶鞍上生长对前视觉通路压迫的结果。尽管也会出现其他形式的视觉障碍，但双颞侧偏盲是最常见的症状。颞侧上象限通常最先受累，其次为颞侧下象限。可以出现交叉盲、单眼盲、视敏度受损、中心性瞳孔盲、视盘水肿、视神经萎缩及全盲等。视觉受损的原因可能为机械压迫或肿瘤引起的局部缺血。

4. 其他症状 肿瘤持续向蝶鞍上生长时可能影响下丘脑，导致一系列自主神经功能紊乱症状，如睡眠、易激性、饮食、行为、情感方面的障碍。下丘脑中部受累时可能损害下丘脑促垂体区神经核团，影响下丘脑促垂体激素的释放，在下丘脑水平导致垂体功能低下。

部分垂体腺瘤向第三脑室生长，如果阻塞室间孔可以导致脑积水，向侧方生长侵袭海绵窦者在垂体腺瘤中并不常见。出现上睑下垂、面部疼痛、复视等症状体征时提示海绵窦内相应的脑神经受累。肿瘤在颅内侧向生长时可压迫和刺激中央颞叶，导致癫痫发作。一些垂体腺瘤可无限生长侵犯颅内的很大部分，包括颅前、颅中、颅后窝，产生相应的神经症状和体征。

五、辅助检查

1. 内分泌检查 内分泌诊断通过测定垂体及其靶腺在基础和刺激（抑制）状态下的分泌功能进行。这些测定是垂体功能是否处于错乱的病理状态的敏感指示剂，通常可以提示是否存在分泌性垂体腺瘤。基本的内分泌检查项目，应包括泌乳素、生长激素、促肾上腺皮质激素、黄体生成素、卵泡刺激素、促甲状腺激素、α-亚基、甲状腺素、皮质醇、胰岛素样生长因子-1（IGF-1）、睾酮及雌二醇等。通过明确激素分泌是相对过多还是缺乏，可以提供各垂体－靶腺轴是否完整的基本信息。此后，进一步的刺激、动态及特殊的垂体激素化验来精确判定特定内分泌病变的程度。

2. 影像学检查与分类

（1）影像学检查：以前应用头颅平片，后来使用头颅 CT 检查，现在则通过高分辨率的增强 MRI 来进行。这种检查方法可发现 70% 的微腺瘤，包括那些小到直径仅为 3mm 的肿瘤。对于大腺瘤来说，MRI 的高诊断敏感度并不重要，它的优势在于能够确定肿瘤与周围神经血管结构的重要关系。颈动脉的位置、视交叉的形态，肿瘤向鞍上、鞍旁的延伸程度对制定手术方案都具有重要意义，这些在 MRI 上都可以展现出来。

（2）影像学分类：根据肿瘤大小可分为：微腺瘤（直径 <1cm）、大腺瘤（直径 1~3cm）和巨大腺瘤（直径 >3cm）。

六、诊断与鉴别诊断

1. 诊断依据

（1）相应的临床表现：内分泌功能障碍、视力视野障碍、头痛等。

（2）内分泌学检查结果：①催乳素腺瘤：催乳素 >150μg/L 并排除其他特殊原因引起的高催乳素血症。血清催乳素 <150μg/L，须结合具体情况谨慎诊断。②生长激素腺瘤：不建议用单纯随机生长激素水平诊断，应行葡萄糖生长激素抑制试验。如果负荷后血清生长激素谷值 <1.0μg/L，可以排除垂体生长激素腺瘤。同时需要测定血清类胰岛素因子（IGF-1）。当患者血清 IGF-1 水平高于与年龄和性别相匹配的正常值范围时，判断为异常。③库欣病：血皮质醇昼夜节律消失、促肾上腺皮质激素（ACTH）正常或轻度升高、24 小时尿游离皮质醇（UFC）升高。库欣病患者经典小剂量地塞米松抑制试验不能被抑制，大剂量地塞米松抑制试验能被抑制。有条件的医院进行岩下静脉窦取血测定 ACTH 水平有助于提高库欣病和异位 ACTH 综合征的鉴别诊断。④促甲状腺激素腺瘤：血浆甲状腺素水平升高，TSH 水平多增高，少数在正常范围。

（3）影像学表现：首选磁共振，可以清晰地了解肿瘤与海绵窦、颈内动脉、视交叉等周围结构的关系及压迫侵犯程度。肿瘤常表现为 T_1 低信号、T_2 高信号，部分库欣病患者 MRI 可能阴性。

2. 鉴别诊断

（1）与其他蝶鞍区肿瘤鉴别

① 颅咽管瘤：多发生在儿童或青春前期，主要表现为垂体内分泌功能低下，发育停滞，约 50% 呈侏儒症或矮小症。约 30% 患者有尿崩症。肿瘤多发生在鞍内，常向三脑室、鞍后和鞍旁生长。蝶鞍可正常或增大，可伴有周围骨质破坏。约 70% 患者鞍上鞍内呈现钙化斑块，肿瘤多呈囊性，囊壁可钙化呈

蛋壳形。CT 上表现为均匀高密度,边界清楚,圆形、卵圆形或分叶状。囊壁呈壳样钙化。增强显示肿瘤均匀增强,囊性肿瘤呈囊壁环形增强。MRI 上表现为鞍内囊性肿物,由于囊液中胆固醇含量不同,可呈低信号、等信号或高信号。成人颅咽管瘤多为实性,临床表现有内分泌功能障碍、视力视野障碍等,不易与垂体腺瘤相鉴别。往往需病理结果明确诊断。

② 鞍区脑膜瘤:多见于成人。颅底脑膜瘤发生于鞍结节、鞍旁、海绵窦、蝶骨嵴或鞍膈处,肿瘤多不规则。内分泌症状多不明显,病程较长者出现视力视野障碍。CT 上表现为均匀高密度,很少有囊性。MRI 上呈等 T_1 信号,等或长 T_2 信号。

③ 异位松果体瘤:异位松果体瘤可发生于鞍上、垂体柄或下丘脑处,多发生于儿童及青春期,表现为垂体前叶及后叶功能障碍,特别是后叶症状较为突出,尿崩症常为首发及长期的唯一症状。青春期前患者可发育停滞,多出现颞侧偏盲及视神经原发性萎缩。垂体内分泌功能正常或低下。CT 上表现为鞍区圆形高密度影,边界清楚,内有散在钙化点。MRI 上呈长 T_1 长 T_2 信号。

④ 脊索瘤:起源于胚胎脊髓结构残余组织,好发于斜坡中线部位,可向前生长至鞍旁或鞍上;向下突入鼻腔或咽后壁;也可向后颅窝生长。病程较长,主要表现为头痛。鞍区脊索瘤可引起垂体功能低下,视神经受压产生视神经萎缩、视力视野障碍。头颅 X 线片可见广泛骨质破坏,肿瘤钙化及软组织影。CT 上表现为低密度影和结节状钙化。MRI 上呈等 T_1 长 T_2 信号。

⑤ 视神经或视交叉胶质瘤:少见,多发于儿童。视神经胶质瘤主要症状是病侧眼球突出,视力障碍及视神经乳头水肿。视交叉胶质瘤主要症状是头痛、内分泌障碍症状、视力视野障碍。

⑥ 上皮样囊肿:为非炎性胆脂瘤,多生长在颅底或鞍旁,可有不同程度的第Ⅲ、第Ⅳ、第Ⅵ脑神经或第Ⅴ脑神经侵犯症状,垂体内分泌功能多正常,X 线可见颅底骨质破坏,CT 上呈低密度影。

⑦ 神经鞘瘤:侵犯鞍区常见为三叉神经鞘瘤。有三叉神经鞘瘤始发症状,如疼痛、感觉麻木、迟钝等。

(2) 与其他非肿瘤疾病鉴别

① 空泡蝶鞍综合征:分为先天性和继发性两类。先天性为鞍膈先天性缺损或形成不全,多为中年经产妇,与妊娠分娩的生理性垂体体积增大有关。继发性为垂体手术和放射治疗后所致。一般无症状,

CT 扫描为蝶鞍内低密度区,诊断为脑池造影发现造影剂进入蝶鞍的蛛网膜下腔。

② Rathke 裂囊肿:正常人垂体前后叶间约 13%~22% 存在直径 1~5mm 的小囊肿,一般认为系来自颅咽管又名 RATHKE 袋或裂的残留组织。当囊肿增大可引起垂体功能减退、蝶鞍扩大、视交叉受压等症状。与鞍内型颅咽管瘤或无功能垂体腺瘤难以鉴别。活检可确诊。

③ 交通性脑积水:交通性脑积水可致脑室普遍增大,第三脑室前部扩张伸至蝶鞍内引起蝶鞍扩大,视力视野可有障碍,少数也出现垂体内分泌功能障碍。CT 扫描可帮助诊断。

七、治疗

(一) 外科治疗

手术切除是治疗垂体腺瘤的主要方法。手术可以有效解除肿瘤占位压迫导致的视力视野障碍、纠正内分泌功能障碍、明确病理诊断。目前国内外主要采用经蝶入路切除,对于向鞍旁或中颅窝发展的垂体腺瘤,仍需要开颅手术。

1. 手术适应证与禁忌证

(1) 手术指征:①肿瘤占位产生压迫症状者;②经药物治疗无效或不能耐受药物治疗的催乳素腺瘤和其他高功能腺瘤;③术前不能判断性质需治疗的,需手术明确病理;④因鼻腔感染等因素致不能经蝶入路者可开颅手术;⑤瘤体巨大向鞍上、鞍旁发展,呈"哑铃"状,单一术式难以彻底切除的可以采用联合入路。

(2) 手术禁忌:①垂体内分泌功能严重紊乱导致全身状况不佳者,需术前积极改善全身症状再行手术;②颅内感染或蝶窦炎症、鼻腔感染者;③残余或复发肿瘤无症状难以全切者;④一般状况差不能耐受手术者。

2. 手术入路

(1) 经蝶窦入路手术:约 95% 的病人可以通过此入路完成手术,是目前最常用的手术方式。与经颅入路手术相比,经蝶窦入路手术除了可以彻底切除肿瘤外,还明显降低了术中对脑组织、脑神经和血管的损伤,耗时短、不影响外貌,患者容易接受以及并发症少,死亡率低等优点。对于向鞍外侵袭性生长的肿瘤来说可以采用改良和扩大经蝶窦入路方法切除,效果颇佳。但是,经蝶入路经过鼻腔黏膜、蝶窦黏膜,属于污染性手术,潜在一定感染概率;对于向鞍上,甚至前、中颅窝,斜坡发展的,或蝶鞍正常,

或鞍膈狭窄处 <1cm 的,均难以切除鞍上部分肿瘤。近年来发展的内镜下经蝶窦切除垂体腺瘤具有手术视野良好、微创、并发症少、病人恢复快等优点,相较传统显微镜经蝶入路,内镜下经蝶入路可以有效切除向鞍上生长的肿瘤。

(2)经颅入路手术:常用的是经额下入路和经翼点入路。优点是肿瘤及周围结构显露清楚,缺点是完全切除肿瘤困难,而且手术并发症及死亡率相对较高。对于那些肿瘤质地坚硬、血供丰富或呈哑铃状生长的肿瘤以及鞍外扩展明显的巨大肿瘤常常需要经颅入路手术治疗。

(3)联合入路的手术方法:以上各种入路联合内镜或显微镜经鼻蝶手术。

3. 术中特殊情况处理

(1)术中出血

1)海绵间窦出血:术中遇到海绵间窦出血,可选用止血材料进行止血。如出血难以控制,可考虑使用经蝶窦手术专用枪状钛夹钳夹闭止血。

2)海绵窦出血:吸引器充分吸引保持术野清晰,尽快切除肿瘤后,局部填塞适量止血材料及棉片压迫止血,但需避免损伤窦内神经及血栓形成。

3)鞍上出血:如垂体大腺瘤向鞍上侵袭,与Willis 动脉环粘连,术中牵拉、刮除肿瘤时可能会造成出血,严重者需压迫后转介入或开颅手术治疗。

4)颈内动脉及其分支出血:因颈内动脉解剖变异或肿瘤包绕颈内动脉生长,手术中可能会造成颈内动脉损伤,引起术中大出血,甚至危及患者生命。此时,应立即更换粗吸引器,保持术野清晰,迅速找到出血点,如破口不大,可用止血材料、人工脑膜及棉片等进行压迫止血,如破口较大则局部填塞压迫止血后转介入治疗。这类患者术后均需血管造影检查以排除假性动脉瘤。

5)脑内血肿:开颅手术时由于脑压板过度牵拉、损伤额叶可出现脑内血肿;巨大垂体腺瘤只能部分切除时易发生残瘤卒中,故术后应注意观察患者神志瞳孔变化,一旦病情恶化立即行 CT 检查,及时发现血肿及时处理,必要时再次开颅清除血肿和减压。此外,开颅手术时提倡开展无脑压板手术治疗。术中止血方法及材料的选择。对于垂体腺瘤手术来说,术中止血非常关键,止血不彻底可以影响患者功能,甚至生命。术中静脉出血时,可以采用棉片压迫止血及双极电凝电灼止血的方法。如果海绵间窦或海绵窦出血难以彻底止血时,可以选用止血材料止血,如明胶海绵、流体明胶、再生氧化纤维素(速即纱)

等。如果是瘤腔内动脉出血,除压迫止血外,需同时行数字减影脑血管造影(DSA),明确出血动脉和部位,必要时通过介入治疗的方法止血。

(2)术中脑脊液漏

1)术中鞍隔破裂的原因:①受肿瘤的压迫,鞍隔往往菲薄透明,仅存一层蛛网膜,刮除上部肿瘤时,极易造成鞍隔的破裂;②肿瘤刮除过程中,鞍隔下降不均匀,出现皱褶,在刮除皱褶中的肿瘤时容易破裂;③在试图切除周边肿瘤时容易损伤鞍隔的颅底附着点;④鞍隔前部的附着点较低,鞍隔塌陷后,该部位容易出现脑脊液的渗漏或鞍底硬膜切口过高,切开鞍底时直接将鞍隔切开;⑤伴有空蝶鞍的垂体腺瘤患者有时鞍隔菲薄甚至缺如。

2)术中减少脑脊液漏发生的注意要点:①术中要注意鞍底开窗位置不宜过高,鞍底硬膜切口上缘应距离鞍隔附着缘有一定距离;②搔刮肿瘤时应尽量轻柔,特别是刮除鞍上和鞍膈皱褶内的残留肿瘤时;③术中注意发现鞍上蛛网膜及其深部呈灰蓝色的鞍上池。

3)脑脊液漏修补方法:①对破口小、术中仅见脑脊液渗出者,用明胶海绵填塞鞍内,然后用干燥人工硬膜或明胶海绵加纤维蛋白黏合剂封闭鞍底硬膜;②破口大者需要用自体筋膜或肌肉填塞漏口,再用干燥人工硬膜加纤维蛋白黏合剂封闭鞍底硬膜,术毕常规行腰大池置管引流。术中脑脊液漏修补成功的判断标准:以纤维蛋白黏合剂封闭鞍底前在高倍显微镜或内镜下未发现有明确的脑脊液渗出为标准。

(3)额叶挫伤:常发生在开颅额下入路手术,由于脑压板过度牵拉额底所致。术后应注意观察患者神志瞳孔变化,一旦病情恶化立即行 CT 检查,及时发现血肿和挫伤灶,及时处理,必要时开颅清除血肿和减压。

(4)视神经及颈内动脉损伤:开颅手术在视交叉、视神经间隙中切除肿瘤、经蝶窦入路手术凿除鞍底损伤视神经管或用刮匙、吸引器切除鞍上部分肿瘤时可能损伤视神经,特别是术前视力微弱的患者,术后会出现视力下降甚至失明。预防只能靠娴熟的显微技术和轻柔的手术操作,治疗上不需再次手术,可用神经营养药、血管扩张药和高压氧治疗。颈内动脉损伤处理见上文。

4. 术后并发症的处理

(1)术后出血:表现为术后数小时内出现头痛伴视力急剧下降,甚至意识障碍、高热、**尿崩症**等下丘脑紊乱症状。应立即复查 CT,若发现鞍区或脑内出血,要采取积极的方式,必要时再次经蝶或开颅手术清除血肿。

(2)术后视力下降:常见原因是术区出血;鞍内填塞物过紧;急性空泡蝶鞍;视神经血管痉挛导致性视神经缺血等原因也可以致视力下降。术后密切观察病情,一旦出现视功能障碍应尽早复查 CT,发现出血应尽早手术治疗。

(3)术后感染:多继发于脑脊液漏患者。常见临床表现包括:体温超过 38℃ 或低于 36℃。有明确的脑膜刺激征、相关的颅内压增高症状或临床影像学证据。腰椎穿刺脑脊液检查可见白细胞总数 $>500\times10^6/L$ 甚至 $1000\times10^6/L$,多核 >0.80,糖 $<2.8\sim4.5mmol/L$(或者 $<2/3$ 血糖水平),蛋白 $>0.45g/L$,细菌涂片阳性发现,脑脊液细菌学培养阳性。同时酌情增加真菌、肿瘤、结核及病毒的检查以利于鉴别诊断。经验性用药选择能通过血脑屏障的抗生素。根据病原学及药敏结果,及时调整治疗方案。治疗尽可能采用静脉途径,一般不推荐腰穿鞘内注射给药,必需时可增加脑室内途径。合并多重细菌感染或者合并多系统感染时可联合用药。一般建议使用能够耐受的药物说明中最大药物剂量以及长程治疗(2~8 周或更长)。

(4)中枢性尿崩症:如果截至出院时未发生尿崩症,应在术后第 7 天复查血钠水平。如出院时尿崩情况仍未缓解,可选用适当药物治疗至症状消失。

(5)垂体功能低下:术后第 12 周行内分泌学评估,如果发现任何垂体 - 靶腺功能不足,都应给予内分泌替代治疗。

(二)药物治疗

1. 泌乳素瘤　尽管手术切除和放射治疗泌乳素瘤有效,但目前这些肿瘤的主要治疗方式是内科治疗。因为现有药物可以抑制催乳素分泌并能使肿瘤缩小,少数泌乳素腺瘤药物治疗效果不佳或患者不能耐受药物的副作用仍然选择手术切除和放射治疗。

垂体前叶催乳素细胞分泌催乳素受下丘脑产生的多巴胺负向调节,多巴胺受体激动剂如溴隐亭和卡麦角林能抑制催乳素细胞分泌催乳激素。溴隐亭一直是治疗泌乳素腺瘤的常规用药,但近年来已经越来越多地被卡麦角林取代。因为,与溴隐亭相比,卡麦角林的疗效相似,但病人的耐受性更好,使用更方便。多巴胺受体激动剂能使 70%~90% 肿瘤缩小、催乳素水平恢复正常。多巴胺受体激动剂还能以相

似的比率恢复排卵、月经和改善视野。肿瘤缩小和催乳素水平降低需要的时间从数天数月不等。但多巴胺激动剂的作用是可逆的;停药后肿瘤会继续生长,催乳素水平再次升高。因此,需要终身服药,许多患者不能忍受长期治疗。卡麦角林和溴隐亭都可以预防怀孕期间的肿瘤增大,其中溴隐亭更好一些。然而,高达 20% 的病人服用溴隐亭会出现各种不良反应,如恶心、呕吐、头晕、体位性低血压和头痛。服用溴隐亭有毒副作用或效果不佳者有可能从其他更新的多巴胺激动剂如麦角乙脲,甲磺酸培高利特,或特麦角脲的临床试验中获益。

2. 生长激素腺瘤(GH 腺瘤)　除了药物治疗催乳素腺瘤外,目前还有一些药物可以用来治疗其他分泌功能亢进的垂体腺瘤。生长抑素类似物,例如奥曲肽和兰瑞肽可以用来治疗 GH 腺瘤,90% 以上的患者 GH 水平降低,其中几乎半数能恢复正常。多巴胺激动剂如溴隐亭或卡麦角林,也可以单独使用或作为生长抑素类似物辅助药物治疗 GH 腺瘤。培维索孟是一种生长激素受体拮抗剂,可以降低 GH 水平和缓解大多数病人的症状。总的来说,手术仍然是 GH- 腺瘤的一线治疗方式;手术不能治愈者还可以选择这些药物治疗。

3. 促甲状腺激素腺瘤　这种分泌型腺瘤通常都非常大,手术全切除很困难。因为这些肿瘤表达生长抑素受体,所以奥曲肽和兰瑞肽也可降低肿瘤体积,减少 TSH 分泌。

(三)放射治疗

放射治疗能有效控制垂体腺瘤生长,但目前很少单独用来治疗新诊断的垂体腺瘤。和手术相比,放射治疗不能使神经系统症状和体征立即好转,也不能是激素水平迅速下降。放射治疗垂体腺瘤可以选择立体定向放射外科技术(SRS),也可以选择常规分割放射技术。SRS 更好一些,因为它和常规分割放射技术同样有效,但对患者更方便。肿瘤靠近对辐射敏感的正常组织如视交叉时应选择分次辐射治疗。

(1)放射治疗适应证:①无功能性垂体腺瘤放疗适应证包括不能手术、手术后肿瘤复发或进展和手术无法切除的垂体腺瘤。②功能垂体腺瘤放疗适应证有:手术最大限度切除和药物治疗后激素未能控制者,肿瘤继续生长又不能再手术者,肿瘤复发或手术无法切除者。

(2)放射治疗剂量:通常,无功能性垂体腺瘤分次放射治疗推荐剂量是 45~50.4Gy,每天 1.8Gy 分

次照射;功能性垂体腺瘤分次放射治疗推荐剂量是50.4~54Gy,每天1.8Gy分次照射。放射治疗很少用于治疗催乳素瘤,因为多巴胺激动剂药物治疗同样有效。有人认为治疗垂体腺瘤的激素抑制药物如促生长素抑制素类似物和多巴胺受体激动剂可能有抗辐射效应,因此,在放疗前往往要停用这些药物。但是,支持这一观点的数据不多。

(3)放射治疗结果:大宗病例回顾性分析报道显示,垂体腺瘤放射治疗的10年总控制率约为85%~95%。海德堡大学报道138例垂体腺瘤患者初次治疗或复发后接受放射治疗,平均随访时间为6年,局部总控制率为95%。同样地,佛罗里达大学报道10年局部总控制率为93%,他们的中位随访时间为9.2年;其中90例患者初始治疗为手术加放疗,10年局部控制率为95%。这个比率和23例新诊断垂体腺瘤单纯放疗的90%局部控制率相仿,但比20例初次手术后复发接受放射线治疗的80%局部控制率要好(P=0.03)。在提高局部控制率方面,Princess Margaret医院报道了160例无功能垂体腺瘤治疗结果,比较手术加放疗和手术后复发再放疗的局部控制率,他们也有类似的发现,即前者局部控制率好于后者。垂体腺瘤可发生在儿童人群,但远没有成人常见。有人报道11例≤19岁的儿童垂体腺瘤,治疗包括手术加放疗或单独放疗,中位随访时间为15.6年,只有2例治疗无效。

上述研究中,局部控制是指在临床和影像学上没有疾病进展。但是,很多患者一开始就有激素升高,放射治疗后并没有完全正常。海德堡大学报道68例功能性垂体腺瘤,52%的患者激素水平有所下降,但只有38%完全正常。此外,放射治疗显效往往需要多年,有些病例长达9年。Princess Margaret医院的一项研究专门分析了放射治疗145例功能性垂体腺瘤的数据。10年无进展生存率为96%,但实际上远期生化缓解率仅为40%。放射治疗控制垂体腺瘤生长非常有效,但在降低激素水平上远远没有那么有效。

(4)垂体辐照后期不良反应:在上述海德堡大学病例里,平均剂量从45~50Gy;而且,进行剂量-效应关系统计学分析发现放射剂量≤45Gy更好。较高的总剂量有可能引起令人担忧的、潜在的后期放射性视神经病。一些报道认为,少数人在放疗后出现视力障碍可能是视神经损害的结果,但这种并发症是罕见的,发生率从0.7%~2%不等。视神经/视交叉损伤风险同时取决于总剂量和分次剂量。通

常用于治疗垂体腺瘤的总剂量(45~50Gy)和标准分次剂量(1.8~2Gy/d)诱发视神经病的风险是很低的。当总剂量为45~50Gy、分次剂量小于2.0Gy时,视力恶化的概率小于1%。垂体腺接受45~50Gy剂量的照射出现垂体功能减退的风险相当大。前面报道显示,治疗开始时没有激素分泌不足患者放疗后出现特定激素分泌不足的风险为10%~30%之间。半数接受放射剂量为45~50Gy治疗的患者很可能在放疗5年后至少出现一种垂体激素的分泌不足。因为在放疗后,这种风险是持续的,可能在很多年后发生,患者要一直警惕这种并发症的发生。生长激素往往对放射损伤最敏感;不同内分泌轴(促黄体激素,促卵泡激素,促肾上腺皮质激素和促甲状腺激素)对放疗的敏感性与许多因素有关,包括总剂量、分次剂量、年龄和性别。放疗后5年内有5%~10%的患者出现全垂体功能减退。放疗前手术操作也会增加下丘脑-垂体轴功能障碍的风险。

放射诱发恶性肿瘤一直总是接受过放疗并有望长期生存者关注的问题。有报道,334例垂体腺瘤患者在英国皇家马斯登医院手术和放射治疗(中位剂量45Gy),此后有5人发生继发性脑肿瘤(2例星形细胞瘤,2例脑膜瘤,1例脑膜肉瘤),10年精算风险为1.3%,20年为1.9%。和正常人群相比,放疗后发生继发性肿瘤的相对危险度为9.3。玛嘉烈医院也报告了类似的结论。还有一组报道显示,306例垂体腺瘤患者放疗后4人发生脑胶质瘤,潜伏期为8~15年。与正常人群相比,相对危险度为16,10年精算风险为1.7%,15年为2.7%。

(5)垂体腺瘤立体定向放射治疗:采用SRS治疗的单次剂量为10~27Gy。文献报道,SRS治疗的局部控制率已经超过90%,但随访时间太短还不能得出明确的结论。和常规分割放疗相比,SRS单次大剂量治疗优势是激素水平恢复正常的时间间隔短。Yoon等报道,13例泌乳素腺瘤患者中11例泌乳素在一年内降至正常水平。Mitsumori等发现,SRS治疗激素正常化的平均时间为8.5个月,而FSRT(45Gy在1.8Gy/d)治疗需要18个月。Pouratian等报道了23例泌乳素腺瘤药物和手术治疗效果不佳,然后采用伽马刀治疗。结果26%患者激素达到正常水平,平均正常化时间为24.5个月。缓解与患者放疗前未服用多巴胺激动剂显著相关。

八、疗效评价与随诊

垂体腺瘤手术治疗效果良好,60%~90%患者可

以完全切除肿瘤。但垂体腺瘤复发率较高,资料报道复发率为 7%~35%。因此,垂体腺瘤患者需定期随诊,观察临床症状、监测垂体功能和行影像学检查以进行疗效评价。

1. 治愈标准

(1) 生长激素腺瘤:随机生长激素和 IGF-1 水平降至与性别、年龄相匹配正常范围为治愈标准。

(2) PRL 腺瘤:没有多巴胺受体激动剂等治疗情况下,女性 PRL<20μg/L,男性 PRL<15μg/L,术后第 1 天 PRL<10μg/L 提示预后良好。

(3) ACTH 腺瘤:术后 2 天内血皮质醇 <20μg/L,24 小时尿游离皮质醇和 ACTH 水平在正常范围或低于正常水平(UFC)。术后 3~6 个月内血皮质醇、24 小时尿游离皮质醇和 ACTH 在正常范围或低于正常水平,临床症状消失或缓解。

(4) TSH 腺瘤:术后 2 天内 TSH、游离 T3 和游离 T4 水平降至正常。

(5) 促性腺激素腺瘤:术后 2 天内 FSH 和 LH 水平降至正常。

(6) 无功能腺瘤:术后 3~6 个月 MRI 检查无肿瘤残留。

2. 随诊 术后第 1 天及出院时行垂体激素检测及其他相关检查,如视力、视野等,详细记录患者症状、体征变化。推荐早期(术后 1 周内)行垂体增强 MRI 检查。患者出院时,强调健康教育,嘱咐长期随访对其病情控制及提高生存质量的重要性,并给予随访卡,告知随访流程。患者每年将接受随访问卷调查,若有地址、电话变动时,及时告知随访医师。术后第 6~12 周进行垂体激素及相关检测,以评估垂体及各靶腺功能。对于有垂体功能紊乱的患者给予相应的激素替代治疗,对于有并发症的患者随诊相应的检查项目。术后 3 个月复查垂体 MRI,评估术后影像学变化,同时记录患者症状体征变化。对于垂体功能紊乱,需激素替代治疗的患者,应每月随访其症状、体征变化及激素水平,记录其变化,及时调整替代治疗。患者病情平稳后,可每 3 个月评估垂体及各靶腺功能,根据随诊结果,调整激素替代治疗。有些患者需要终身激素替代治疗。根据术后 3 个月随访结果,在术后 6 个月选择性复查垂体激素水平和垂体 MRI 等相关检查。对于控制良好的患者,术后每年复查垂体激素及相关检查,根据患者病情控制程度复查垂体 MRI;对有并发症的患者应每年进行 1 次并发症的评估。术后 5 年适当延长随访间隔时间,推荐终身随诊。

(周先申　万经海)

参考文献

1. 王任直,姚勇.垂体腺瘤的微创治疗.中国微侵袭神经外科杂志,2008,13(3):97-99.

2. Lee E J,Alan J Y,Nob T,et al. Tumor tissue identification in the pseudocapsule of pituitary adenoma:should the pseudocapsule be removed for total resection of pituitary adenoma? Neurosurgery,2009,64(3 Suppl):62-69,69-70.

3. 马四海,姚勇,代从新,等.替莫唑胺治疗难治性垂体腺瘤一例报告并文献复习.中华神经外科杂志,2011,27(5):584-588.

4. 施秀华,何新尧,陈晓,孙青芳,等.垂体腺癌的临诊应对.中华内分泌代谢杂志,2012,28(7):593-595.

5. Syro L V,Ortiz L D,Scheithauer B W,et al.Treatment of pituitary neoplasms with temozolomide:a review.Cancer,2011,117(3):454-462.

6. Thearle MS,Freda PU,Bruce JN,et al.Temozolomide(Temodar(R))and capecitabine(Xeloda(R))treatment of an aggressive corticotroph pituitary tumor.Pituitary,2009,12(2):123-128.

7. Li-Ng M,Sharma M.Invasive pituitary adenoma.J Clin Endoerinol Metab,2008,93(9):3284-3285.

8. Zada G,Woodmansee W W,Ramkissoon S,et al.Atypical pituitary adenomas:incidence,clinical characteristics,and implications.J Neurosurg,2011,114(2):336-344.

9. Aghi M K.Management of recurrent and refractory Cushing disease.Nat Clin Pract Endocrinol Metab,2008,4(10):560-568.

10. 张威,王海军,杨超,等.鞍底硬脑膜取检对垂体腺瘤侵袭性诊断的意义.中国微侵袭神经外科杂志,2005,10(8):358-359.

11. 王守森,章翔.鞍区的显微解剖与手术.北京:人民军医出版社,2005:282-284.

12. Vieira JO Jr,CukiertA,Liberman B,et al. Evaluation of magnetic resonance imaging criteria for cavernous sinus invasion in patients with pituitary adenomas:logistic regression analysis and correlation with surgiCaJ findings.Surgical Neurology,2006,65(2):130-135.

13. 王任直.垂体腺瘤的规范化诊断和治疗.中华神经外科杂志,2006,22(6):325-326.

第14章　颅咽管瘤

颅咽管瘤(craniopharyngioma)又称拉克(Rathke)囊瘤、垂体管瘤(tumor of hyphophysis duct)、垂体造釉细胞瘤(pituitary adamantinoma)、鞍上囊肿(suprasellar cyst)等,是由外胚叶形成的颅咽管残余的上皮细胞发展起来的一种常见的胚胎残余组织肿瘤,为颅内最常见的先天性肿瘤。颅咽管瘤约在颅内肿瘤的 4%~6%,发病年龄高峰为 7~14 岁、20~25 岁和 40~65 岁,但 70% 是发生在 15 岁以下的儿童之中,是儿童最常见的先天性肿瘤。一般发生在与 Rathke 囊有关的垂体前叶、垂体柄、漏斗、乳头体、灰结节、视交叉及第三脑室前部等部位。主要临床特点有下丘脑-垂体功能紊乱、颅内压增高、视力及视野障碍,尿崩症以及神经和精神症状,CT、MRI 检查可明确诊断。治疗主要为手术切除肿瘤。

一、病因学及发病机制

(1) 起源:目前关于颅咽管瘤的起源,较为统一的意见认为是与 Rathke 囊相关。Rathke 囊是胚胎第 2 周左右原始口腔顶上出现的向上突起,位于脊索前端。Rathke 囊与原始口腔相连部分逐渐变细形成的管道称为颅咽管。正常情况下颅咽管一般在胚胎 7~8 周左右逐渐退化,Rathke 囊在 8 周左右由简单的表皮结构迅速增殖形成垂体腺部,包括前叶和结节部,漏斗形成垂体神经部及后叶。正常人的垂体,尤其是结节部,有残余的鳞状表皮细胞,目前多数意见认为颅咽管瘤起源于此。

(2) 发病机制:有关颅咽管瘤的组织发生,目前有两种学说比较普遍被人们接受。

1) 先天性剩余学说:这是被人们比较广泛接受的组织发生学说。Erdheim 最早观察到正常垂体的结节部有残存的鳞状上皮细胞,认为颅咽管瘤起源于这些残余的上皮细胞。在胚胎时期的第 2 周,原始的口腔顶向上突起形成一个深的盲袋,称为 Rathke 袋,随着进一步发育,Rathke 袋的下方变窄而呈细管状,即称之为颅咽管或垂体管。在正常情况下,胚胎 7~8 周颅咽管即逐渐消失,在发育过程中常有上皮细胞小巢遗留,即成为颅咽管瘤的组织来源。

2) 鳞状上皮化生学说:1955 年 Luse 和 Kernohan 观察了 1364 例尸检的垂体腺,结果发现仅 24% 有鳞状上皮细胞巢,其出现率随年龄的增长而增高,20 岁以下者鳞状上皮细胞巢出现率很低,因此,他们认为鳞状上皮细胞巢是垂体细胞化生的产物,而不是胚胎残留。另外,还有人观察到垂体腺细胞和鳞状上皮细胞的混合,并且见到二者之间有过渡,这一发现也支持化生学说。

二、病理学

1. 肉眼观　颅咽管瘤体积一般较大,肿瘤表面光滑,形态常呈球形、不规则形,或结节状扩张生长,无明显包膜,界限清楚。90% 以上儿童颅咽管瘤为囊性多房状或部分囊性,少数为实质性,只含少数小囊腔。瘤体灰红色,囊液可为黄色、棕色、褐色或无色。如囊肿破裂,囊液溢出,可引起脑膜炎和蛛网膜炎。囊性者多位于鞍上,囊性部分常处于实质部的上方,囊壁表面光滑,厚薄不等,薄者可如半透明状,上有多处灰白色或黄褐色钙化点或钙化斑,并可骨化呈蛋壳样,囊内容为退变液化的上皮细胞碎屑(角蛋白样物),囊液呈机油状或金黄色液体,内含闪烁漂浮的胆固醇结晶。肿瘤实质部常位于后下方,呈结节状,内含钙化灶,小的钙化灶可以融合成大的团块样钙化灶,其内有活的瘤细胞生存。钙化灶致密坚硬,常与颅内重要血管、垂体柄、视路及第三脑室前部等粘连较紧并压迫上述结构。肿瘤亦可引起脑组织的胶质反应带形成假包膜,有时可呈乳头状突入丘脑下部,手术牵拉肿瘤时可能造成丘脑下部损伤。实质性肿瘤多位于鞍内或第三脑室内,体积较囊性者为小。

2. 镜下观　肿瘤组织形态可分为牙釉质型和鳞状乳头型两种。儿童颅咽管瘤几乎都是釉质型,囊变多见;成人颅咽管瘤约2/3为釉质型,1/3为乳头鳞状上皮型,多为实性瘤体,可有小的囊变,但少有钙化。

(1) 牙釉质型:此型最外层为柱状上皮细胞,向中心逐渐移行为外层呈栅栏状,内层细胞排列疏松的星状细胞。瘤组织常有退行性变、角化及小囊肿,囊内脱落细胞吸收钙后形成很多散在钙化灶为颅咽管瘤的显著特征,几乎所有颅咽管瘤在镜下都可见到钙化灶,大多数病例在放射检查时可发现钙化灶。颅咽管瘤常伸出乳头状突起进入邻近脑组织(特别是下丘脑),使得肿瘤与这些脑组织紧密相连,故手术时常不易完全剥去。

(2) 鳞状乳头型:由分化良好的扁平上皮细胞组成,其中隔有丰富的纤维血管基质,细胞被膜自然裂开或由于病变裂开而形成突出的假乳头状,一般无釉质型的角化珠、钙化、炎性反应及胆固醇沉积,此型多为实体性肿瘤。偶有报道颅咽管瘤生长迅速,呈侵袭性复发,但多数学者并不认为是恶性变,一些电镜下有间变表现的肿瘤,在组织培养中虽有成囊的倾向,但几乎无有丝分裂的活性(图14-1)。

三、分型

根据肿瘤的解剖位置以及手术方式,国内外对于颅咽管瘤多种分型方法,常用的分型方法分别是:

1. Yasargil 分类法　根据颅咽管瘤生长部位分为3个腔室,6种类型。

(1) 肿瘤位于蝶鞍内或者鞍膈下腔隙(A 型)。

(2) 肿瘤位于鞍上池腔隙(C 型)。

(3) 肿瘤位于脑室内腔隙(F 型)。

(4) 肿瘤从鞍上侵入鞍内(B 型)。

(5) 肿瘤位于鞍上但侵入第三脑室(D 型)。

(6) 肿瘤从鞍上向鞍旁生长(E 型)。

2. Samii 分类法

(1) 根据颅咽管瘤的垂直面生长程度共分为5级。

Ⅰ级:肿瘤仅限于鞍内或者鞍膈下。

Ⅱ级:肿瘤位于鞍上池,但是未侵入鞍内。

Ⅲ级:肿瘤位于鞍上池,向上长入三脑室,但不超过1/2。

Ⅳ级:肿瘤从鞍上池入三脑室内1/2以上。

Ⅴ级:肿瘤顶部达透明隔或进入侧脑室。

(2) 根据颅咽管瘤在水平面和矢状面的生长方向分为:

鞍型(S 型):肿瘤向鞍底生长,进入蝶窦。

外侧型(L 型):肿瘤向外侧扩展,侵入额底或从侧脑室旁入颞叶。

后位型(P 型):肿瘤向后扩展,累及或压迫中脑,

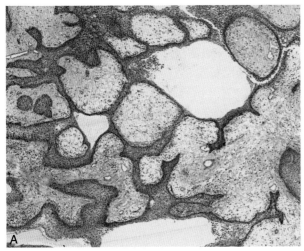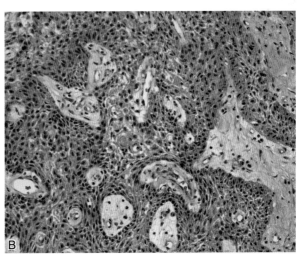

图 14-1　成人鞍区颅咽管瘤

A. 乳头型颅咽管瘤基本成分是鳞状上皮乳头结构,未见钙化(HE,40×);B.片状鳞状上皮构成,上皮围绕纤维血管形成乳头状结构(HE,200×)

直达颅后窝。

前位型（A 型）:肿瘤扩展进入纵裂,或者累及额叶向前生长。

3. 天坛医院分类法

(1) 鞍内型:肿瘤主要位于鞍内,鞍膈下方,多见于成人,肿瘤大多为实性。

(2) 鞍上型:肿瘤主要位于漏斗前面(视交叉前型),肿瘤与垂体柄及灰结节关系密切,向视交叉前方生长,肿瘤位于漏斗后部可向视交叉后生长(视交叉后型)。

(3) 三脑室前型:肿瘤主要位于三脑室前部,多见于儿童,肿瘤大部分为囊性,可阻塞双侧室间孔导致脑积水。

(4) 复杂型:主要发生在儿童,大部分为囊性肿瘤,起源于鞍区,可向斜坡、CPA、额叶底部、侧脑室内方向生长。

4. 漆松涛颅咽管瘤 QST 分类法(图 14-2)

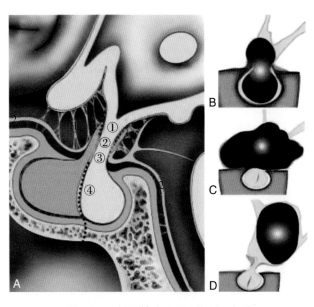

图 14-2　颅咽管瘤 QST 分型示意图

A.垂体柄分段:①蛛网膜袖套内(疏松)段,红色;②蛛网膜袖套间段,绿色;③蛛网膜袖套外 - 鞍膈上段,青色;④鞍膈下段,蓝色。颅咽管瘤分型:Q 型(亦称鞍膈下型,蓝色虚线),S 型,(亦称鞍上 - 蛛网膜腔型,绿色及青色虚线),T 型,(亦称结节漏斗型,红色虚线)。蛛网膜:1,内层蛛网膜;2,外层蛛网膜(紫线:室管膜;绿线:蛛网膜;黄线:软膜;浅蓝色线:硬膜)。B.Q 型颅咽管瘤的生长模式图。C.S 型颅咽管瘤的生长模式图。D.T 型颅咽管瘤的生长模式图(绿线:蛛网膜,褐色线:硬膜,黑色部分为肿瘤)

(1) Q 型(因肿瘤形态类似字母 Q 而命名为 Q 型):肿瘤起源于鞍膈下的垂体中间叶或垂体柄鞍膈下段,当通过鞍膈孔凸向鞍上时,可有雪人症。肿瘤

主体多位于鞍内,可见蝶鞍扩大,甚至凸向海绵窦,鞍膈或部分鞍膈向上膨隆。即使肿瘤较大,周边仍可见鞍膈孔及基底蛛网膜形成的环形结构,垂体柄中上段完整保留。

(2) S 型(sub-arachnoidal type):肿瘤起源于鞍膈上垂体柄袖套外及袖套间段,位于鞍膈上,有部分外层蛛网膜和内层蛛网膜与结节漏斗部相隔。肿瘤在蛛网膜腔内生长,可将鞍膈向下推移或不变,垂体清晰可见,第三脑室底部向上推移,矢状正中位多可见结节漏斗部和垂体柄。可分为累及多个脑池的肿瘤和仅累及单个脑池的肿瘤。当鞍膈孔较大时,肿瘤可部分凸入鞍内生长,但蝶鞍并未被扩大,鞍内的神经垂体和腺垂体多清晰可见,鞍膈和基底蛛网膜大部分完整,位于肿瘤下方。

(3) T 型(tubero-infundibulum type):肿瘤起源于垂体柄疏松部袖套内段,与结节漏斗有广泛粘连,肿瘤通过第三脑室底卷向第三脑室底内或蛛网膜内生长,结节漏斗部正中结构被推挤变形,难以辨认,第三脑室内膜延续于肿瘤上方,第三脑室底内层蛛网膜及 liliequest 膜的间脑叶将肿瘤与脚间池相隔。当 liliequest 膜稀疏或呈网状时,可凸入脚间池生长。垂体柄中下段多存在,当肿瘤穿垂体柄生长时,垂体柄呈喇叭样扩张。由于个体间相关蛛网膜结构的差异,肿瘤的生长方式和影像学表现多样,但肿瘤下极与神经血管间存在着多量的内层蛛网膜及完整的基底蛛网膜。

根据 QST 分型选择手术入路:Q 型肿瘤通过经前纵裂入路、翼点入路和鼻蝶入路进行切除;S 型肿瘤通过经翼点入路、前纵裂入路及额下入路进行切除;T 型肿瘤通过经前纵裂入路和翼点入路进行切除。

5. Kassam 内镜手术分类法　基于肿瘤与漏斗关系对颅咽管瘤进行分型:

Ⅰ型:漏斗前型。

Ⅱ型:穿漏斗型。

Ⅲ型:漏斗后型(a 亚型:突入三脑室;b 亚型:突入脚间窝)。

Ⅳ型:三脑室型(非内镜适应证)。

四、临床表现

颅咽管瘤是良性肿瘤,生长速度缓慢。临床表现与肿瘤压迫垂体下丘脑、视神经视交叉以及堵塞室间孔引起脑积水有关,主要表现为以下几方面。

1. 内分泌功能紊乱　肿瘤压迫垂体和下丘脑

可引起多种内分泌代谢紊乱和下丘脑功能障碍。

(1) 尿崩症:肿瘤破坏视上核或神经垂体,可引起尿崩症,其发生率约20%。表现为尿量增多,每天可达数千毫升甚至10 000ml以上,因而大量饮水,儿童夜间易溺床。尿崩症原因为肿瘤损伤视上核、室旁核、下丘脑-垂体束或神经垂体引起抗利尿激素(ADH)分泌减少或缺乏,但多尿与ACTH的正常分泌有关,如垂体前叶同时受损,ACTH分泌减少,则不致产生尿崩。有时因下丘脑渴感中枢同时破坏,则可产生尿崩症伴渴感减退综合征,病人虽有尿崩、血浆高渗透状态,但无口渴感。在禁饮时尿渗透压不上升或上升轻微,血容量减少,高钠血症。病人可产生头痛、心动过速、烦躁、神志模糊、谵妄甚至昏迷等,有时可产生发作性低血压。

(2) 垂体功能低下症状:腺垂体功能减退常见,尤以LH/FSH和GH缺乏较多见。儿童患者约50%有生长延迟,约10%的患儿出现明显的矮小症伴性发育不全,表现为体格发育迟缓、身体矮小、瘦弱、易乏力怠倦、活动减少、皮肤光滑苍白、面色发黄,并有皱纹,貌似老年。牙齿及骨骼停止发育,骨骼不联合或推迟联合,性器官呈婴儿型,无第二性征,亦有表现为类无睾症者。少数人有怕冷、轻度黏液水肿、血压偏低,甚至呈Simmond恶病质者。成人女性有月经失调或停经、不育和早衰现象。男性出现性欲减退、毛发脱落、血压偏低、新陈代谢低下(可达到35%)等。TSH不足引起的继发性甲状腺功能减退约见于1/4的病人,ACTH不足引起的继发性肾上腺皮质功能减退亦不少见。

(3) 肥胖性生殖无能综合征:下丘脑的结节部管理性功能及生殖活动,并通过垂体前叶的促性腺素来完成;漏斗部及灰结节一带又与脂肪代谢有关。上述部位的受压和破坏,临床可产生肥胖、儿童性器官不发育、成人性欲消失、妇女停经、泌乳障碍、第二性征消失等。

(4) 体温调节失常:下丘脑后部体温调节中枢受损临床多表现为体温较低(35℃~36℃),少数病人可有寒战现象;下丘脑前部受影响可致中枢性高热(39℃~40℃)。

(5) 贪食或拒食症:下丘脑腹内侧核的饱食中枢破坏可有贪食症(病人肥胖),腹外侧核中的嗜食中枢破坏可有厌食或拒食症(病人消瘦)。临床较少见到。

2. 视力视野改变

(1) 视野缺损:鞍上型肿瘤因其生长方向无一定规律致压迫部位不同,使视野缺损变异很大,可为象限性缺损、偏盲、暗点等。肿瘤压迫视交叉可引起视野缺损,常见的为两颞侧偏盲,如见双颞侧下象限性偏盲,提示压迫由上向下,两侧受损程度可不一致。如肿瘤只压迫一侧视束,则产生同向偏盲。

(2) 视力减退:视力减退与视神经、视交叉压迫有关,有时可因视交叉处出血梗死、血循环障碍而致突然失明;也可能与视神经、视乳头萎缩有关,如果肿瘤严重压迫视交叉,可引起原发性视神经萎缩;如肿瘤侵入第三脑室,引起脑积水和颅内压增高,则可产生继发性视神经萎缩。儿童对早期视野缺损多不引起注意,直至视力严重障碍时才被发觉。

3. 颅内压增高症状 颅内压增高大多数因肿瘤阻塞室间孔引起脑积水所致,也可以因瘤体巨大、直接通过占位效应所致。颅内压增高症状在儿童多见,表现为头痛、恶心呕吐、视乳头水肿等症状,部分可能出现一侧或者双侧展神经麻痹,晚期可以出现嗜睡或者昏迷。最常见的表现为头痛,可轻可重,多于清晨发生,伴有呕吐、耳鸣、眩晕、畏光、视盘水肿、展神经麻痹等,也可有发热、颜面潮红、出汗等自主神经功能紊乱的表现。头痛多位于眶后,也可为弥漫性并向后颈、背部放射。在儿童骨缝未闭前可见骨缝分开、头围增大,叩击呈破罐声,头皮静脉怒张等。偶尔瘤内囊肿破裂,囊液溢出渗入蛛网膜下腔,可引起化学性脑膜炎和蛛网膜炎,表现为突然出现的剧烈头痛、呕吐,伴脑膜刺激症状,如颈项抵抗、克氏征阳性,脑脊液中白细胞增多,有发热等。

4. 邻近结构受损症状

(1) 下丘脑-边缘系统或下丘脑额叶联系损伤症状:如健忘、注意力不集中、虚构等,表现为记忆力减退甚至丧失、情感淡漠,严重者神志模糊或痴呆。成人较多见。

(2) 颞叶症状:肿瘤侵入颞叶,可引起颞叶癫痫、幻嗅、幻味及精神症状。

(3) 海绵窦综合征:向鞍旁生长者可产生海绵窦综合征,引起第Ⅲ、Ⅳ、Ⅵ对脑神经障碍等,表现为眼球运动障碍、复视等。

(4) 其他:肿瘤向下扩展,侵及脑脚,可产生痉挛性偏瘫,甚至出现去大脑强直状态。少数病人因肿瘤长到颅后窝引起小脑症状等。

五、辅助检查

1. 颅骨X线平片 80%~90%的病人头颅X线平片有异常改变。儿童头颅平片有异常改变的占

94%，成人占 60%。主要异常表现为以下三个方面。

（1）肿瘤钙化：颅咽管瘤的钙化有各种形态，为颅咽管瘤的显著特征，鞍上型和鞍内型肿瘤均有钙化，而其他鞍部病变极少出现钙化（钙化发生率多在 1% 以下）。钙化在儿童中比成人中常见，儿童颅咽管瘤钙化发生率 70%~85%，2 岁以下者占 20%，2 岁以上儿童钙化者占 80%，15 岁以上者占 50%，成人约 35% 左右。儿童鞍内钙化时，应高度考虑为颅咽管瘤。钙化灶可大可小，可分散，也可集中在一起，有时可呈弯曲细线状。钙化常出现在中线区，偶尔较大的病变可以只限于周围部分钙化。60%~81% 的病人出现肿瘤钙化斑，呈单个或散在状，亦可融合成蛋壳状。

（2）蝶鞍改变：儿童患者因 TSH 和 GH 缺乏，骨 X 线片可显示骨龄减小。绝大多数颅咽管瘤位于蝶鞍的上部，可向下压迫蝶鞍，故在头颅平片上可发现蝶鞍变扁平，床突受损。少数颅咽管瘤位于鞍内，在头颅平片上可见蝶鞍扩大。实际上任何类型的蝶鞍改变都可以见于颅咽管瘤，可以是典型的鞍上肿瘤改变，也可以是鞍内肿瘤的改变。35% 病人蝶鞍呈盆形或球形扩大或破坏，后床突及鞍背可削尖、脱钙、消失。蝶鞍有明显的改变时，常提示有巨大的病变，反之则不一定。

（3）颅内压增高征象：60% 病人在头颅 X 线平片上可见颅内压增高的征象，表现为鞍背脱钙，颅骨内板脑回压迹明显、颅底变平等表现，小儿可有颅骨骨缝分离等。

2. CT 扫描　颅脑 CT 扫描显示为鞍区肿瘤改变，非增强扫描者实质性肿瘤表现为高密度或等密度影像，钙化斑为高密度，囊性者因瘤内含胆固醇而呈低密度像，CT 值为 -40~10Hu，囊壁为等密度。病变边界清楚，呈圆形、卵圆形或分叶状，两侧侧脑室可扩大。强化扫描时约 2/3 的病例可有不同程度的增强，CT 值增加 12~14Hu，囊性颅咽管瘤呈环状强化或多环状强化而中心低密度区无强化，少数颅咽管瘤不强化。一般来说，颅咽管瘤是唯一具有钙化、囊腔及强化后增强三项表现的鞍区肿瘤（图 14-3）。

3. 磁共振成像　由于颅咽管瘤中胆固醇和正铁血红蛋白含量不同，在 MRI 上也会有不同的表现。T_1 加权像显示低到高的信号区，囊性成分较多时 T_2 加权像为高信号区。对于出现钙化的颅咽管瘤，MRI 上可呈低 T_1 低 T_2 信号。注射对比剂后，肿瘤实质部分常常明显强化（图 14-4，图 14-5）。MRI 在显示骨质破坏情况、钙化等方面不如 CT，但是 MRI 可以更好地显示肿瘤周围毗邻的结构，在判断肿瘤的起源部位、囊性成分及肿瘤与正常组织关系等要优于 CT。

4. 实验室检查

（1）生长激素（GH）测定和 GH 兴奋试验：颅咽管瘤患儿血清 GH 值降低，且对胰岛素低血糖、精氨酸、左旋多巴等兴奋试验，无明显升高反应，占 66.7%。

（2）促性腺激素（GnH）、尿促性素（FSH）、黄体生成素（LH）测定和 GnH 兴奋试验：颅咽管瘤患者血清 FSH、LH 水平降低。

（3）泌乳素（PRL）测定：患者血清 PRL 水平可升高，此可能由于肿瘤阻断泌乳素释放抑制激素（PIH）进入垂体，使 PRL 分泌和释放增加，可致溢乳、

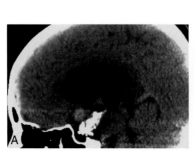
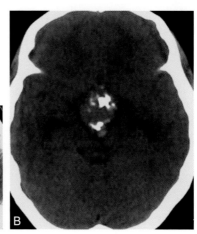

图 14-3　颅咽管瘤 CT

A. 矢状位平扫 CT 示鞍上 - 第三脑室囊实性肿瘤伴明显钙化；B. 轴位平扫
CT 示鞍上池实体性肿瘤伴斑块状钙化

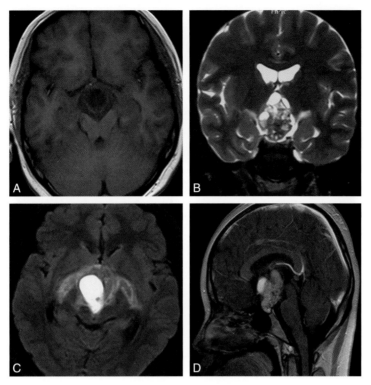

图 14-4　颅咽管瘤 MRI

A. 轴位 MRI T_1 像示鞍上池囊实性等、低信号占位；B. 冠状位 MRI T_2 像示鞍上池、第三脑室高低混杂信号占位；C. 轴位 MRI T_2 像示鞍上池囊实性等、高信号占位；D. 矢状位 MRI T_1 增强像示鞍上池第三脑室不规则增强占位

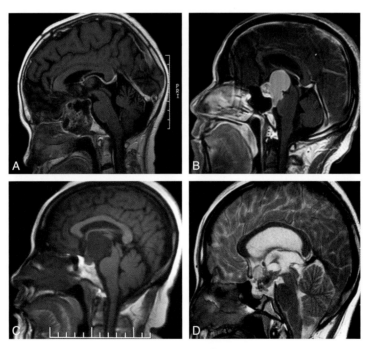

图 14-5　鹰嘴征

A. 中脑导水管前方的下丘脑底壁和乳头体状如"鹰嘴"；B、C."鹰嘴"上翘，提示肿瘤起源于鞍内或垂体柄下段，将第三脑室底和下丘脑向上抬起，有望经蝶入路手术全切除肿瘤而保留第三脑室底和下丘脑完整；D."鹰嘴"下压，指向肿瘤的后下方，提示肿瘤起源于垂体柄上段和下丘脑结节部，下丘脑已受侵犯，手术很难保留下丘脑完整，手术后下丘脑损伤症状严重

闭经,占 50%。

（4）促肾上腺皮质激素 ACTH、促甲状腺激素 TSH 测定:当肿瘤严重压迫垂体组织而萎缩时,患者血清 ACTH、TSH 均降低。

（5）抗利尿激素（ADH）测定:颅咽管瘤患者血清 ADH 常降低。

（6）血电解质检查:可以出现低钠血症或高钠血症。

六、诊断与鉴别诊断

根据内分泌功能紊乱及下丘脑症状、视力视野改变和颅高压症状等临床表现,结合钙化、囊腔、强化的影像学特点,一般可以做出正确的临床诊断。儿童颅咽管瘤的诊断较为容易,如果具有明显的发育迟缓、视力视野改变、尿崩等表现,结合相关内分泌检查和影像学检查可明确诊断。成年患者多以视力视野改变、男性性功能改变、女性月经紊乱等多见。但是对于成人颅咽管瘤或者是实性颅咽管瘤的诊断中,仍需要与以下疾病进行鉴别诊断:

（1）垂体腺瘤:垂体腺瘤多发生于 15 岁以后的患者,肿瘤所致的颅内压增高或者生长发育迟缓较为少见。对于不同的垂体腺瘤,相关的内分泌检查可进行鉴别诊断。但是对于极少数出现钙化的垂体腺瘤,影像学检查与颅咽管瘤相似,给诊断带来困难。

（2）生殖细胞瘤:生殖细胞瘤由原始的生殖细胞衍生而来,好发于松果体区,其次为鞍上池,称为鞍上生殖细胞瘤,女性患者多见。生殖细胞瘤也可出现尿崩症状,可有性早熟征。但生殖细胞瘤通常无包膜、无钙化、出血、坏死或囊性变,影像学检查可鉴别。生殖细胞瘤对放疗敏感,部分情况下可行诊断性放疗。

（3）鞍结节或鞍膈脑膜瘤:属于常见的鞍上肿瘤。主要表现为视力视野改变,而内分泌障碍和下丘脑症状较为少见。影像学检查可见局部骨质的破坏,CT 和 MRI 增强扫描可见均匀强化和脑膜尾征表现。

（4）下丘脑胶质瘤:下丘脑胶质瘤主要发生于儿童,部分病人可有内分泌功能低下表现。早期可产生脑积水造成颅内压增高。影像学检查显示肿瘤为实性,无囊变,无钙化,增强扫描均匀强化,MRI 的 T_2 像为均质高信号。

（5）鞍区脊索瘤:鞍区脊索瘤大多数具有多条脑神经损害表现,常见钙化,蝶鞍部和斜坡可有明显骨质破坏的表现,一般可以明确鉴别。

（6）鞍区蛛网膜囊肿:罕见。以小儿多见,亦可见于成人。主要症状为视力、视野改变,少数病人有内分泌症状。CT 扫描见脑脊液密度的圆形低密度区,无钙化、强化;MRI 信号与脑脊液一致,可以鉴别。

（7）有钙化的动脉瘤:巨大动脉瘤壁可以有钙化,如果伴有部分血栓形成时,需要颅咽管瘤相鉴别。需要仔细分析瘤体与 Wills 环血管的关系以及蝶鞍的骨质改变。不能区分时,要行 MRA、CTA 或 DSA 检查。如果误诊,手术后果严重。

另外,在诊断颅咽管瘤时,还要注意与 Rathke 囊肿、淋巴瘤、视神经胶质瘤、炎性肉芽肿等鞍上病变相鉴别。

七、治疗

1. 外科治疗　外科手术为颅咽管瘤的首选治疗方法。

（1）手术目的:是通过切除肿瘤达到解除肿瘤对视神经交叉及其他神经组织的压迫,解除颅内压增高,对下丘脑 - 垂体功能障碍则较难恢复。对于颅咽管瘤,包括实质性肿瘤、囊实性肿瘤和部分囊性肿瘤,手术可切除;对于瘤体巨大、无法全切除的囊性肿瘤,手术可放去囊液,从而缓解肿瘤的压迫症状,囊内留置 Omaya 囊行内放疗。由于颅咽管瘤为良性肿瘤,除部分与视交叉、灰结节、垂体柄、下丘脑、第三脑室底等某处粘连外,大多数与周围组织结构有胶质反应边界或蛛网膜分界,因此原则上应力争做到肿瘤全切除,尤其对儿童患者,以防止复发。

（2）术前处理:①对高颅压者应立即给予脱水剂和利尿剂,以降低颅内压,此类患者应尽快做术前准备,行手术治疗;对脑积水明显者术前可以行脑室外引流,暂时缓解颅内压增高症状,再限期手术。②术前有腺垂体功能减退者,应注意补给足量的糖皮质激素,以免出现垂体危象。有甲状腺功能减退者应在术前 1 周口服补充甲状腺素,剂量为 50~100μg/d。对其他腺垂体激素可暂不补给,因不少病人于术后腺垂体功能可得到恢复。

（3）经颅手术

1）经额底入路:适用于鞍内型、鞍上视交叉前型的肿瘤。

2）翼点入路:亦称为额颞入路,适用于视交叉下、后方,以及向一侧鞍旁发展的颅咽管瘤。

3）胼胝体 - 穹窿间入路:适用于三脑室型颅咽

管瘤或肿瘤由鞍区突入三脑室前部,并阻塞室间孔引起脑积水者。

4)额部纵裂入路:适用于瘤体位于鞍上、鞍后,但未进入三脑室,无明显脑积水的患者。

5)分期联合入路:对于部分巨大肿瘤一次切除困难,可使用分期联合入路。可在一次手术后三个月至半年内再行其他入路手术,增加肿瘤全切除的机会。

6)对于无法进行常规手术的病人,可行姑息性手术治疗,包括囊肿穿刺放出囊液,侧脑室分流手术解除脑脊液循环梗阻,降低颅内压。

(4)经鼻内镜手术:近年来经鼻内镜手术切除颅咽管瘤的报道越来越多,有 Meta 分析总结近 15 年3470 例结果,发现采用内镜下经鼻入路切除颅咽管瘤在肿瘤全切率、视力改善率、术后癫痫、尿崩、围术期死亡率的控制上较开颅、经鼻蝶显微镜手术都具有一定的优势。

国内洪涛等认为经鼻内镜手术切除颅咽管瘤有如下优势:①该入路能适应颅底中线区不同部位的肿瘤切除,并无需牵拉脑组织,特别对于开颅术后的复发颅咽管瘤,具有避免分离脑组织粘连和再次牵拉损伤脑组织的优势,并提供了新的手术通道;②直面肿瘤,手术操作轴与肿瘤生长轴同向,切除肿瘤相对简单;③可尽早发现垂体柄并予以保护,确定垂体柄被肿瘤严重侵犯无功能者可连同肿瘤一并切除;④无视野死角,并可近距离直视下分离肿瘤和视交叉下方、后方、下丘脑、三脑室底、Willis 环和其分支小血管之间的粘连,利于肿瘤的全切和保护上述重要结构;⑤开放视神经管容易,肿瘤切除后视神经减压效果更显著;⑥可不受视交叉前置和前交通动脉系统低位的影响;⑦对患者影响小,恢复快,住院时间缩短。适合切除除了完全位于第三脑室内和向侧方生长的各型颅咽管瘤。

该技术该入路的不足之处有学习曲线较长,经验不丰富者在鼻腔狭窄空间多器械操作困难,蝶窦气化不良者颅底暴露困难,术后患者鼻腔不适,嗅觉减退或丧失,脑脊液漏、颅内感染的发生率较开颅手术高等。

(5)手术并发症防治

1)中枢性高热:患者高热持续不退,呈昏迷状态,预后较差,通常予以对症处理。原因可能是:①颅咽管瘤切除时下丘脑功能受损,引起体温调节功能障碍而致高热;②囊性肿瘤内的囊液刺激脑膜及下丘脑产生无菌性脑膜炎;③手术所致血性脑脊液刺激引起发热。术后严密观察热型及持续时间,区别中枢性高热与肺部、泌尿系感染所致高热。发热患者慎用冬眠药物,以防引起意识障碍。术后给予头枕冰袋、冰帽或全身冰毯,持续肛温监测,体温迅速控制在 38.5℃ 以下。

2)意识障碍:主要是丘脑下部受损或颅内压增高引起。颅内压增高原因:①术后血块阻塞导水管致脑积水;②手术止血不彻底引起硬膜下血肿或硬膜外血肿;③手术刺激或电解质紊乱引起继发性脑水肿。护士应严密观察患者神志及瞳孔的变化,尤其术后 72 小时内要观察患者有无恶心、呕吐及伤口张力增加、颈强直等症状,保持引流管畅通,注意观察引流液颜色及量。对有意识障碍者,采用 Glasgow 昏迷计分法评价意识程度。及时发现、及时正确处理。

3)尿崩症:在肿瘤全切除或根治性次全切除的病人几乎不可避免地发生该并发症,为手术时损伤垂体柄所致。垂体柄受损后,ADH 的释放是三时相的。最初,垂体柄受损后 ADH 释放减少致尿崩;之后神经垂体轴突末梢变性释放出超生理量的 ADH,这一释放过程常见于垂体柄损伤后 48~96 小时,如果此时给予患者长效(油剂)抗利尿制剂(通常给短效后叶加压素),就可能导致内源性的 ADH 释放而引起肾功能下降;当变性的神经末梢释放的激素耗竭后,将再次发生尿崩。一般尿崩症持续数天至 2 周可恢复,但亦有少数可为永久性尿崩症。处理如下:

a. 重点观察患者多饮、多尿、烦渴等表现及尿量、尿比重,记录 24 小时出入量,根据出入液量补充液体。尿量 <5000ml/d,可不用药物。神志清醒者嘱多饮水;神志恍惚者,术后 2~3 小时给予留置胃管,补充水分及营养。尿量 >5000ml/d,尿比重 <1.005,用垂体后叶素 5U 皮下注射,1 次/d,或尿崩停 0.3ml,1 次/d,肌注。尿崩轻者通常先给氢氯噻嗪(双氢克尿塞)、卡马西平口服治疗,严重者可应用短效后叶加压素,其间要注意控制入液量,以防止水中毒(此时病人可有水肿、抽搐等症发生)。

b. 定期测血清钠、钾、氯、二氧化碳结合率,及酸碱度和血尿素氮等。术后 3~5 天每 12 小时测电解质 1 次。若电解质丢失,可按正常补充;若引起钠滞留(血钠升高及渗透压增高),应限制钠盐摄入;低钠低氯患者补充氯化钠以防脑水肿;为防止低血钾给予口服氯化钾,尿量 1000ml 补氯化钾 1g。此外,须维持钾、钙、糖在正常水平。

4）循环衰竭：术前病人有明显垂体功能减退者，术后易产生急性肾上腺皮质衰竭现象，病人呈休克状态。处理时术前应予补充激素，术后有衰竭现象者给予大剂量肾上腺皮质激素。这不仅可以减少危象，也可减少下丘脑反应及脑水肿，对中枢性高热的预防亦有积极作用。但为减少诸如感染、消化道出血等并发症，应在术后 4 天逐渐减少用量，一般用维持量 2 周后逐步停止（垂体功能障碍明显者除外）。

5）癫痫：因手术创伤和下丘脑牵拉受损，在麻醉清醒后发生癫痫。术前口服苯妥英钠 0.1g，3 次 / 日；术毕肌内注射地西泮 10mg 或苯巴比妥 0.1g 以预防。术后监测脑电图或观察患者有无口角抽动、眼睑震颤、手指抽动等迹象，发现异常在抽搐前即及时用药，癫痫发作时重复用药，同时保持呼吸道通畅，给予氧气吸入，防止脑组织缺氧。

6）消化道出血：因丘脑下部受损后反射性引起胃黏膜糜烂、溃疡致上消化道出血及大量应用皮质激素后。病人可有黑便、呕血，甚至急性胃穿孔等。术后应用西咪替丁，严密观察血压、脉搏及大便颜色。留置胃管者，观察胃内食物的消化情况及胃液颜色。突发呕血、黑便、脉率快，经输血、冰盐水洗胃，胃内注入 1000IU 凝血酶，每 4 小时一次，并应用奥美拉唑、西咪替丁等，给予输血，应用止血剂、H2 受体阻断药等，并禁食、胃肠减压、停用激素等，必要时手术治疗，使出血得到及时控制。

7）无菌性脑膜炎：系肿瘤囊内容物在术中溢出刺激脑膜所致。为此，术中应尽可能多地切除肿瘤，用生理盐水反复冲洗囊腔。术后可多次腰穿排放脑脊液，激素的应用对缓解发热等症状亦有帮助。

8）视力障碍：术中损伤视路及其供应的血管可致视力障碍，尤其是视交叉前置型的肿瘤发生率较高，应予注意。

9）垂体功能低下：尤其是术前有垂体功能减退者，一般较难恢复。患儿生长迟缓、身材矮小、性发育不全等。处理予以甲状腺激素等药物及加强锻炼，可望有某些程度的恢复，但把握不大。

10）其他：颅咽管瘤瘤囊内放射性核素内照射治疗后并发症，各家报道可综合为：损伤视神经交叉、视束、下丘脑、放射性脑组织坏死、血管栓塞，以及放疗诱发肿瘤等。极少数肿瘤复发或死亡。

2. 放疗

（1）放疗原则：尽管颅咽管瘤的组织学为良性鞍区病变，但极易发生局部复发。为避免放疗而行全切经常会造成严重手术并发症和死亡，因此为避免严重术后并发症可以选择部分切除 + 术后辅以放疗。但是组织学角度上来讲，颅咽管瘤对放疗敏感程度较低，放疗只能作为辅助治疗方法。因此，标准治疗通常为最大限度地安全切除肿瘤；如果有肿瘤残留接受辅助放疗。

（2）放疗方式：放疗包括内放疗和外放疗两种。①内放疗：内放疗的首选适应证为囊性颅咽管瘤。对于囊性颅咽管瘤手术中无法完全切除瘤壁，可于瘤腔内注射放射性同位素，进行组织间放疗，使瘤壁坏死，有一定疗效。②外放疗：对于无法全切除只能行次全切的颅咽管瘤，放疗可以延缓上皮细胞增长、减少囊液形成。因此对于次全切的病人术后辅助放疗可以有效提高生存率，对于全切除的病人进行术后放疗一定程度上也能减少复发。

（3）放疗结果：如果患者术后有明确肿瘤残余且未行放疗，术后 10 年生存率低于 50%；而接受 50~56Gy 受累野放疗的患者，10 年 PFS 率约 80%，有报道称这些患者的生活质量要高于单纯积极手术治疗组。质子束放疗对治疗颅咽管瘤的优势明显，可以减少颞叶内侧及其他负责记忆和认知的脑组织的暴露剂量。但是到目前为止，尚无前瞻性随机性临床研究对手术全切组与活检 + 引流 + 放疗组病例的复发时间、生存期、并发症（内分泌功能下降、认知障碍、卒中、继发恶性肿瘤）及总体生活质量进行比较。

3. 化疗　新诊断的颅咽管瘤一般不选择静脉化疗。采用博来霉素等药物进行肿瘤内化疗也是治疗的方法之一。

（周先申　万经海）

参考文献

1. 周良辅 . 现代神经外科学，上海：复旦大学出版社，2001.
2. 唐斌，谢申浩，周东伟，等 . 内镜下经鼻入路切除颅咽管瘤（附 65 例报告），中国内镜杂志，2017，23（4）：85-90.
3. 漆松涛，龙浩，潘军 . 颅咽管瘤手术入路及其限制性因素 . 中国临床神经外科杂志，2009，14（7）：385-388.
4. 漆松涛，潘军，包赟，等 . 颅咽管瘤的 QST 分型特点和手术治疗 . 中华神经外科杂志，2017，33（11）：1085-1090.
5. 刘海生，严波，刘勇刚，等 . MRI 导航下的内窥镜经蝶鞍区肿瘤切除术 . 中国内镜杂志，2004，10（11）：32-34.
6. 阮伦亮，靳凯，谭松，等 . 神经内镜扩大经鼻入路治疗颅咽管瘤的临床分析 . 中华神经外科杂志，2017，33（5）：470-474.
7. 孟肖利，万经海 . 内镜经扩大鼻蝶入路切除鞍上肿瘤的临床分析. 中国耳鼻咽喉颅底外科杂志,2016,22(2):10-13.

8. Meng xl,Feng xl,Wan JH. Endoscopic Endonasal Transsphenoidal Approach for the Removal of Optochiasmatic Cavernoma:Case Report and Literature Review. World Neurosurg,2017.

9. 张亚卓. 内镜神经外科学. 第2版. 北京:人民卫生出版社, 2017.

10. Hadad G,Bassagasteguy L,Carrau RL,et al. A novel reconstroctive technique after endoscopic expanded endonasal approaches:vascular pedicle nasoseptal flap. Laryngoscope,2006,116(10):1882-1886.

11. Kassam AB,Gardner P,Snyderman C,et al. Expanded endonasal approach:fully endoscopic,completely transnasal approach to the middle third of the clivus,petrous bone, middle cranial fossa,and infratemporal fossa. Neurosurgical Focus,2005,19(1):E6.

12. Van Effenter RE,Boch AL. Craniopharyngioma in adults and children:a study of 122 surgical cases. J Neurosurg,2002,97 (1):3-11.

13. Zanation AM,Carrau RL,Snyderman CH,et al. Nasoseptal flap reconstruction of high flow intraoperative cerebral spinal fluid leaks during endoscopic skull base surgery. American Journal of Rhinology & Allergy,2009,23(5):518-521.

14. Zuccaro G. Radical resection of craniopharyngioma. Child's Nervous System,2005,21(8):679-690.

15. Honegger J,Buchfelder M,Fahlbusch R,et al. Transsphenoidal microsurgery for craniopharyngioma. Surgical Neurology, 1992,37(3):189-196.

16. Lin Y,Hansen D,Sayama SM,et al. Transfrontal and transsphenoidal approaches to pediatric craniopharyngioma:a national perspective. Pediatr Neurosurg,2017,52:155-160.

17. Pan J,Qi S,Liu Y,et al. Growth patterns of craniopharyngiomas: clinical analysis of 226 patients. J Neurosurg Pediatr,2016, 17(4):418-433.

第 15 章

颈动脉体瘤

颈动脉体瘤（carotid body tumor）是一种较为少见的化学感受器肿瘤，常发生在颈总动脉分叉处颈动脉体部，属于副神经节瘤的一种。病因不明，可能与慢性缺氧有关，据报道高原地区人群和慢性心肺疾病患者发病率较高，长期慢性低氧刺激，使颈动脉体代偿性增生，最终形成颈动脉体瘤。

一、发生率和流行病学

颈动脉体瘤发生率女性稍多于男性，发病年龄以30~50 岁为主。颈动脉体瘤属良性肿瘤，在头颈肿瘤中的发病率仅为 0.5%，多数生长缓慢，少数可发生恶变，恶变率为 6%~12%，是头颈部副神经节瘤恶变率最高的肿瘤，通常会发生肝脏、骨髓及肺部转移。颈动脉体瘤根据是否有遗传性分为两类：有遗传性占 30%，双

侧发病率达 33%，无遗传性占 70%，双侧发病率为 5%。

二、病理学

正常颈动脉体是一个细小的卵圆形或不规则形的粉红色组织，平均体积为 6mm×4mm×2mm 左右，位于颈总动脉分叉处的外鞘内，为人体内最大的副神经节，反射性引起呼吸加快、加深。颈动脉体由类上皮细胞、纤维血管丛和感觉神经末梢组成，其血供主要来自颈外动脉，血液通过咽后和舌静脉回流。舌咽神经的颈动脉窦支在行程中与迷走神经和颈上交感神经节分支结合，发出分支支配颈动脉体。颈动脉体发生瘤变后，肿瘤为棕红色，呈圆形或椭圆形，有完整包膜。纤维镜下可见成群的肿瘤细胞排列及血管丰富的基质成分，肿瘤支持细胞呈多边形，核较小（图 15-1）。

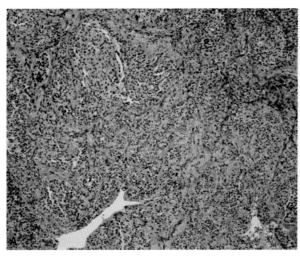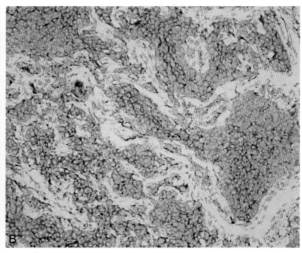

图 15-1 颈动脉体瘤

A. 在纤细的结缔组织间肿瘤细胞呈假腺泡状、束状排列，血管丰富（HE，100×）；B. 肿瘤细胞 Syn 阳性（Ventana 一步法，200×）

三、临床表现

（1）颈部肿块：颈部下颌角下方无痛性肿块，多数生长缓慢，发生恶变或瘤体内变性者，短期可迅速增大。典型体征是 Fontaine 征：下颌角下的颈部肿块，肿块可水平方向移动少许（侧方可活动），但不沿颈动脉方向移动（垂直向固定）。部分肿块可扪及搏动或闻及血管杂音。

（2）局部压迫症状：肿瘤压迫颈总动脉或颈内动脉出现头晕、耳鸣、视物模糊甚至晕厥等脑缺血症状，压迫喉返神经出现声音嘶哑、呛咳，压迫舌下神经出现伸舌偏斜，压迫交感神经出现霍纳综合征，压迫气管出现呼吸困难等。

（3）远隔症状：如颈动脉窦综合征，因体位改变，肿瘤压迫颈动脉窦引起心跳减慢、血压下降、晕厥等症状。高血压综合征，可表现为阵发性或持续性心跳加快、血压升高、头痛头晕、恶心呕吐、面色苍白和四肢厥冷。

四、检查手段与分期、分型

（1）DSA 股动脉穿刺颈部血管造影：为诊断的金标准，典型表现为颈内、颈外动脉起始部杯样增宽，颈内、颈外动脉间密度增高的软组织影，肿瘤供血动脉多来自颈动脉分叉和颈外动脉分支，部分可源于颈内动脉、椎动脉以及甲状颈干。

（2）彩色多普勒超声检查：可见颈动脉分叉水平回声不均的圆形实性肿物，边界清，颈内外动脉夹角增宽，肿物内血流丰富。

（3）CT 或 MRI：可显示肿块范围、部位以及与血管间的关系，有助于判断肿瘤向四周侵犯的程度，为手术提供重要的参考依据。典型的 MRI 表现为 T_1 像为等信号，T_2 像为高信号，增强后信号明显提高，可出现"黑白相间征像"（图 15-2，图 15-3）。

（4）Shamblin 分型：Ⅰ型，肿瘤未包绕血管，可使颈动脉分歧部增宽，易于切除，瘤体多小于 5cm；Ⅱ型，肿瘤与血管壁紧密但未包绕血管壁；Ⅲ型指肿瘤

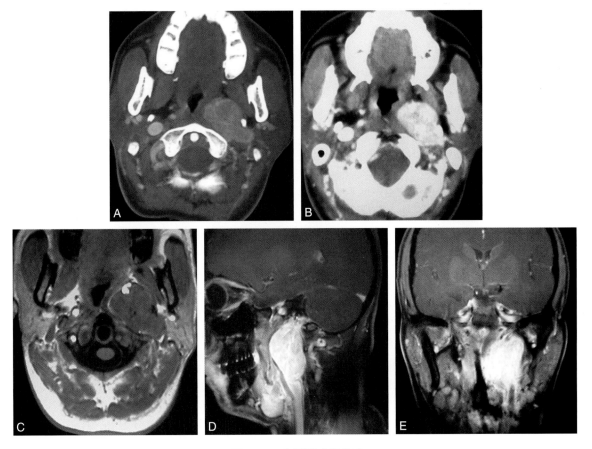

图 15-2　左侧颈动脉体瘤

A. CT 平扫示左侧咽旁间隙稍高密度肿块，边界尚清；B. CT 增强示肿瘤明显增强；C. 磁共振 T_1 稍低信号；D、E. 矢状位和冠状位增强 MRI 示肿瘤明显增强，将颈内动脉推向前方

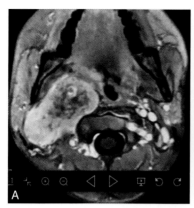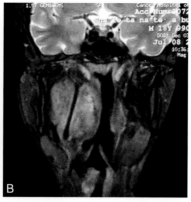

图 15-3　右侧颈动脉体瘤

A. 轴位增强 MRI 示肿瘤不均匀强化;B. 冠状位 T_2 磁共振示肿瘤包裹颈内动脉

位于血管壁内并包绕血管壁。后 2 型瘤体直径通常大于 5cm 并使血管分叉部明显增宽。

五、诊断与鉴别诊断

一般根据典型的症状、体征,结合典型的影像学检查结果,多可明确诊断。需要与颈部肿大淋巴结、颈动脉瘤、腮源性囊肿、神经纤维瘤及淋巴瘤鉴别。鉴别多须依赖于影像学检查。

六、治疗与预后

有症状的颈动脉体瘤一旦确诊,手术切除是首选的治疗措施,而放射治疗和化疗的效果不确切;无症状者可以观察,定期复查,肿瘤进展者考虑手术。手术方式有肿瘤剥除、肿瘤切除并血管重建及肿瘤切除并血管结扎术等。有学者认为 Shamblin Ⅰ 型和Ⅱ型的患者,经过仔细的术前评估和术中准备,多数能够保留颈内动脉,无需血管重建或结扎,但是 Shamblin Ⅲ型患者多数需行颈内动脉血管重建或者血管结扎术。

术前准备主要包括颈动脉压迫训练和了解侧支循环情况。由于术中结扎颈总动脉和颈内动脉可能导致潜在的严重神经功能障碍,因此术前进行颈动脉压迫训练,有助于脑内侧支循环的建立。另外通常认为 DSA 全脑血管动脉造影和暂时性球囊阻断试验是了解大脑的侧支循环建立情况的最直接可靠的方法。

手术切除颈动脉体瘤时,首先应充分暴露颈总动脉的近心端和颈内动脉远心端,以便控制出血和测定颈内动脉回流压。颈动脉体瘤血供多数来自颈

外动脉近分叉处的分支,若能在近分叉处结扎颈外动脉,可减少出血。肿瘤剥离时,应在颈动脉的外膜下分离,在剥离过程中,若颈动脉发生小的破裂,可直接行血管修补。若颈动脉难以分出,颈内动脉回流压大于 60mmHg,Willis 环通畅良好时,结扎切除颈动脉可不行血管重建,否则必须采用自体静脉(颈外静脉或大隐静脉)移植或人工血管行颈内、颈总动脉重建。术中应提高血压和过度换气,术后适当补充血容量,可改善脑血流供应,术后适当使用扩血管、活血化淤药物,可改善循环、预防血栓形成。

手术全切肿瘤可有效缓解症状,防止肿瘤复发,预后较好。手术并发症多与术中后组脑神经损伤、颈内动脉结扎或重建导致脑缺血有关,如声音嘶哑、饮水呛咳、吞咽困难、偏瘫、失语甚至死亡等。

（王嘉炜　万经海）

参考文献

1. H. Richard Winn. 尤曼斯神经外科学 . 第 5 版 . 王任直,译 . 北京:人民卫生出版社,2009.
2. 周良辅 . 现代神经外科学 . 上海:复旦大学出版社,2001.
3. Naughton J,Morley E,Chan D,et al. Carotid body tumours. Br J Hosp Med(Lond),2011,72(10):559-564.
4. Desmond TH,Christopher HK. Current concepts in the management of carotid body tumours. Med J Malaysia,2010,65(4):268-270.
5. 李正江,唐平章,张志超,等 . 颈动脉体瘤的诊断和治疗 . 中华医学杂志,2002,82(16):1124-1126.

第 16 章　颈静脉球瘤

颈静脉球瘤(glomus jugulare tumor)是一种起源于颈静脉孔区或中耳腔副神经节组织的血管瘤样肿瘤。1941 年,Guild 在颈静脉球顶和中耳鼓岬发现一种血管性结构,命名为血管球体(glomus body)。1945 年,Rossenwasser 首次报道该病,并命名为颈动脉体样瘤(carotid body like tumor)。此后该病陆续见诸报道,但命名较混乱,包括鼓室体瘤(tympanic body tumor)、非嗜铬性副神经节瘤(non-chromaffin paraganglionic tumor)、化学感受器瘤(chemodectomas)、血管球细胞瘤(glomerocytoma)等。后来 Winship 将其命名为颈静脉球瘤,并被广泛接受。目前研究证实,该肿瘤来源于副神经节组织,故 Fisch 等认为应称之为颞骨副神经节瘤(paraganglioma in temporal bone)。

一、流行病学

颈静脉球瘤临床罕见,仅占全身肿瘤发病率的0.012%~0.03%,占头颈部肿瘤的 0.6%。在颞骨肿瘤中居第二位,是颈静脉孔区最常见的肿瘤。该病以女性多见,男女比例约为 1:4~1:6,任何年龄均可发病,其中 40~60 岁为高发年龄,具有发病年龄越小,肿瘤发展越快、越容易具有多病灶性和血管活性物质分泌性的特点。

颈静脉球瘤有多发倾向,发生率约为 17%,可位于同侧、对侧或双侧。约有 1%~3% 的颈静脉球瘤具有分泌儿茶酚胺的功能,类似嗜铬细胞瘤。颈静脉球瘤具有一定的遗传倾向,约占 10%~15%,为常染色体显性遗传,且因基因组印迹的存在,父亲患病则子女有 50% 概率患病,而母亲患病则子女仅携带致病基因而不发病。遗传性颈静脉球瘤多发发生率显著升高,可达 25%~78%。

二、病理学

颈静脉球瘤可发生于副神经节所在的任何部位,甚至面神经管内的副神经节。颈静脉球瘤表面光滑,粉灰或紫红色,呈分叶状,外有包膜。其切面呈海绵状,易出血。瘤体间质血管丰富,为扩张的薄壁血窦,甚至呈血管瘤样改变。颈静脉球瘤在光镜下由成串的上皮样细胞(主细胞)和支持细胞构成,外周为纤细的毛细血管网,外层为薄层纤维组织被膜。电镜下可见细胞呈多形性,染色深,核呈网状,染色浅,位于细胞中央,外被核膜,核分裂像少见。主细胞呈片状、条索状分布,直径 20~30μm,胞浆嗜伊红,颗粒细小,偶尔胞浆清亮,有空泡形成,线粒体含量极为丰富,类似于内分泌肿瘤细胞。与正常的副神经节组织相比,颈静脉球瘤的血管更丰富,支持细胞和神经末梢极少,这是肿瘤的特征表现(图 16-1)。颈静脉球瘤免疫组化显示:NSE(+),serotonin(+),Chromoganin(+),Leu-enkephalin(+),gastrin(+),substance P(+),VIP(+),somatostatin(+),bombesin(+),α-MSH(+),S-100 protein(+),calcintonin(+)。

三、临床表现

颈静脉球瘤多为良性,生长缓慢,其症状缺乏特异性。

1. 搏动性耳鸣　早期症状,表现为患侧与脉搏一致的轰隆样耳鸣,可伴有同侧传导性听力下降和耳部闷胀感。压迫患侧颈动脉,患者耳鸣消失,停止压迫,耳鸣重现。

2. 听力下降　初期多表现为传导性听力下降,出现于肿瘤直接接触听骨链或堵塞咽鼓管造成中耳积液时。感音神经性听力下降不常见,在肿瘤累及

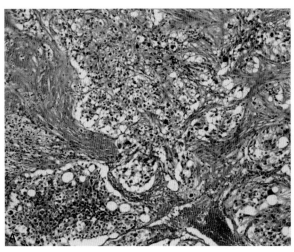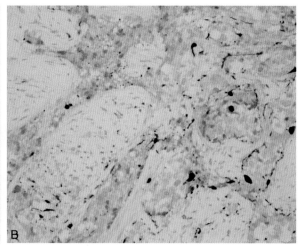

图 16-1　颈静脉孔颈静脉球瘤

A. 肿瘤细胞呈假腺泡状排列,细胞大小不一,异型性明显(HE,100×);B. 部分肿瘤细胞 S100 阳性(Ventana 一步法,200×)

内耳时可以出现。同时,肿瘤也可以侵及硬膜内在脑桥小脑角和内听道压迫听神经时造成感音神经性听力下降。

3. 耳出血、耳漏、耳痛　肿瘤破坏鼓膜进入外耳道,可以出现耳出血。继发感染后可有血脓性耳漏,可伴有耳痛。

4. 颈静脉孔综合征　肿瘤逐渐增大侵及后组脑神经(Ⅸ、Ⅹ、Ⅺ)而产生相应的症状,包括吞咽困难、吸气困难和咽喉部感觉减弱。同时,声带麻痹可以导致声嘶。需要注意的是,不同于单独的喉返神经受损造成的声带麻痹,颈静脉球瘤压迫迷走神经导致的声带麻痹要更严重,因为缺乏喉上部感觉和声带麻痹会让这类患者更易发生窒息。副神经受累可表现为胸锁乳突肌和斜方肌肌力减弱和萎缩。

5. 舌下神经麻痹　舌下神经通过枕骨的舌下神经管出颅,向前下经过颈静脉孔区。颈静脉球瘤向下延伸可侵及舌下神经。这类患者通常表现为发音含混,查体可见患侧舌体萎缩,伸舌偏向患侧。

6. 霍纳综合征　头部的交感神经由颈上神经节向上,伴行颈内动脉进入颅底。包绕颈内动脉岩部的颈静脉球瘤可以导致患侧的 Horner 综合征,即上睑下垂、瞳孔缩小、面部潮红和出汗。

7. 神经内分泌症状　具有神经内分泌功能的颈静脉球瘤可表现为心动过速、心律不齐、面部潮红或不稳定性高血压。极少数肿瘤分泌 5- 羟色胺(5-HT),可以出现类癌综合征,如暴发性腹泻、面色潮红、剧烈头痛等。

8. 其他症状　颈静脉球瘤可以影响其他神经

功能,这取决于肿瘤的范围。肿瘤向上及向中线生长可以影响脑神经,引起复视(滑车神经和展神经)、面部麻木或疼痛(三叉神经)或干眼(面神经)。肿瘤侵入硬膜内,在桥脑小脑角生长,可以造成小脑功能障碍和平衡失调;影响脑脊液引流,造成阻塞性脑积水;压迫脑干,造成颅高压,视乳头水肿,甚至死亡。

四、辅助检查

听力学检查、前庭功能检查、面神经功能评估均为术前常规,但影像学检查是术前评估中最重要的内容。影像学检查可以精确地显示肿瘤的范围,首先要明确肿瘤是否累及颈静脉孔区,同时需要注意寻找是否存在同时发生的肿瘤。

1. CT　使用薄层(1.5mm)骨窗扫描,可显示肿瘤骨质破坏情况。CT 在描述神经血管通道、颅底骨质破坏方面优于 MRI。颈静脉球瘤在 CT 上表现为等密度或略高密度影,无囊变及钙化,增强后可均匀强化。注意观察颈静脉窝骨质是否受累:如果是颈静脉球瘤延伸至中耳腔,那么骨质会被侵蚀。相反如果是鼓室体瘤,颈静脉球窝周围的骨质应该是完整的。同时要注意内耳及面神经是否受累,注意观察有无半规管漏。肿瘤在纵轴上可能呈喇叭管型。肿瘤可向前累及内听道或包绕颈内动脉岩部。这些发现有助于决定手术入路(图 16-2)。

2. MRI　可以很好地显示软组织影,提供有关肿瘤累及范围的间接信息。可清晰显示肿瘤 - 脑界面的轮廓和病变与硬脑膜内结构的关系,观察神经和血管周围是否存在肿瘤组织,从而将肿瘤组织与

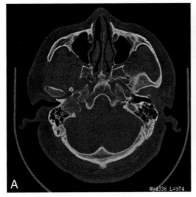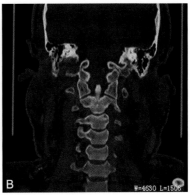

图 16-2　颈静脉球瘤 CT 表现

A. 颞骨 CT 水平位显示肿瘤位于右颈静脉球侵及颈内动脉；B. 颞骨 CT 冠状位显示肿瘤位于右颈静脉球侵入颅内

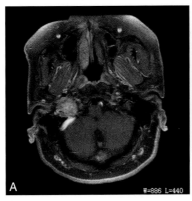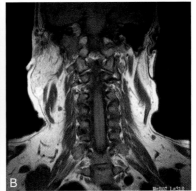

图 16-3　颈静脉球瘤磁共振表现

A. 内耳 MRI 水平位显示肿瘤位于右颈静脉球侵及颈内动脉；B. 内耳 MRI 冠状位显示肿瘤位于右颈静脉球侵入颅内

脑干、小脑和脑神经相区分。肿瘤在 T_1 相为等信号，T_2 相为高信号。由于肿瘤组织富含血管造成流空现象，肿瘤影像中可出现散在斑点，即"盐与胡椒"征。肿瘤可明显强化(图 16-3)。

3. MRA 及 MRV　MRA 可以用来评估颈内动脉的受压情况。MRV 有利于评估颅骨硬脑膜窦的侧支循环，因为乙状窦通常会被肿瘤阻断。

4. 血管造影(DSA)　可以提供大脑循环及其侧支循环的重要信息，评价肿瘤供血及其与颈内动脉的关系。如果必须牺牲受累的颈内动脉，交叉压迫血管造影、残余血压的测定和临床评价是对发生脑卒中危险性的基本评价标准。DSA 通常在手术前 1~2 天完成。血管造影可以通过发现富含血管的瘤体进一步确定诊断，而且可以寻找滋养血管并栓塞以减少术中出血。颈静脉球瘤滋养血管通常是咽升动脉和枕动脉的茎突乳突支。鼓室体瘤通常不需要术前栓塞，因为它们往往体积较小且易于

暴露(图 16-4)。

此外，耳内镜检查以及实验室检查也能对颈静脉球瘤的诊断提供帮助。颈静脉球瘤患者鼓膜在耳内镜下有两个典型特征：① Brown 征：用鼓气耳镜给予正压后肿瘤褪色、搏动停止；② Aquino 征：压迫同侧颈内动脉可见肿瘤褪色。对于可疑具有神经内分泌功能的颈静脉球瘤，应收集 24 小时尿液检查儿茶酚胺含量或检测血儿茶酚胺含量。

五、分型

1962 年 Alford 和 Guild 首次将颈静脉球体瘤分为 2 型：起源并局限于中耳的称鼓室球体瘤，侵及中耳和颈静脉球两处的称为颈静脉球体瘤。随着医学影像学的发展和颅底手术技术的发展，简单的分型法已不能满足该病诊断与治疗的需要，于是 Fisch 和 Mattox(表 16-1)、Glasscock 和 Jackson(表 16-2)、De La Cruz(表 16-3)先后提出了自己的分型方法。

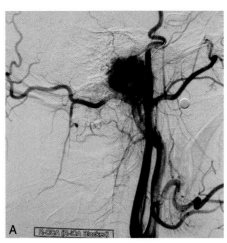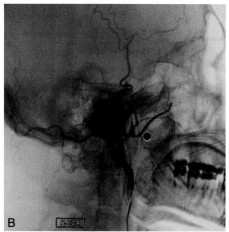

图 16-4　颈静脉球瘤 DSA 表现
A. DSA 冠状位显示肿瘤血管染色；B. DSA 矢状位显示肿瘤血管染色

表 16-1　Fisch 分型

分型	肿瘤起源	累及范围
A（鼓室球体瘤）	鼓岬鼓室神经丛	局限于中耳腔，未累及乳突
B（下鼓室球体瘤）	下鼓室鼓管	可侵及中耳腔和乳突，但颈内动脉孔及颈内动脉骨管完整
C（颈静脉球体瘤）	颈静脉球穹窿处	
C1		侵及颈内动脉管口，但未侵及颈内动脉
C2		侵及颈内动脉垂直段
C3		侵及颈内动脉水平段，但未侵及破裂孔
C4		越过破裂孔侵及颈内动脉海绵窦段
D（颈静脉球体瘤）	颈静脉球穹窿处	
De（硬膜外型）		肿瘤侵入颅内，但未突破硬膜
De1		肿瘤推移后颅窝脑膜 <2cm
De2		肿瘤推移后颅窝脑膜 >2cm
Di（硬膜内型）		肿瘤侵及硬膜内
Di1		肿瘤侵及硬膜内 <2cm，未累及脑干，可以一期切除
Di2		肿瘤侵及硬膜内 >2cm，或已累及脑干，需二期行神经外科手术
Di3		肿瘤范围过大无法彻底切除

表 16-2　Glasscock-Jackson 分型

类型	部位
鼓室球体瘤	
Ⅰ	局限于鼓岬的小肿瘤
Ⅱ	肿瘤充满中耳腔
Ⅲ	肿瘤充满中耳腔并延伸至乳突
Ⅳ	穿破鼓膜充满外耳道或累及颈内动脉
颈静脉球体瘤	
Ⅰ	累及颈静脉球、中耳腔和乳突的小肿瘤
Ⅱ	延伸至内听道下方，可能侵及颅内
Ⅲ	肿瘤侵及岩尖，可能侵及颅内
Ⅳ	突破岩尖累及斜坡或颞下窝，可能侵及颅内

表 16-3　De La Cruz 分型

类型	手术径路
鼓室球体瘤	经外耳道径路
鼓室乳突球体瘤	经乳突径路或扩大面神经隐窝径路
颈静脉球体瘤	经乳突径路或颈部径路（有限面神经前移）
颈内动脉受累	颞下窝径路 ± 颞骨次全切
颅内受累	颞下窝径路 / 颅内径路
颅颈部受累	经枕骨髁径路
迷走神经	经颈部径路

C 型侵蚀方向：向下沿颈内静脉和第Ⅸ～Ⅻ脑神经延伸，向后进入乙状窦，向上累及颈内动脉管和耳囊，向外侵犯下鼓室和中耳，向内至颈静脉孔和桥脑小脑角。根据累及颈内动脉的情况可进一步分为不同亚型；颅内侵犯情况另作分类；没有根据侧窦或

颈部脑神经血管受累情况进行分类(此时已无手术价值)。

D 型根据侵入后颅窝的深度分为不同亚型:De (硬膜外型):肿瘤侵入颅内,但仍在硬膜外;Di(硬膜内型):肿瘤侵入硬膜内。

分析以上分类,可谓各有特色,笔者认为,De La Cruz 分类的特点在于与手术径路联系密切、指导性强,不足之处是分类较杂,尤其是牵涉到颅、颈区域的处理,使人不易掌握要领,而迷走神经肿瘤的处理与颈静脉球瘤的处理有所不同,放在此处似有不妥;Glasscock-Jackson 分类与 Fisch 分类大体相似,但详略失当:①对鼓室球瘤的分类过于细致似无必要,因为鼓室球瘤的处理基本同中耳手术;②对颈静脉球瘤的分类则稍显简单,对手术径路的设计等无针对性。Fisch 分类则详略得当:对鼓室球瘤一带而过,对颈静脉球瘤则重点突出,根据是否累及颈内动脉、是否侵入颅内进行准确分类,并提出相应手术径路的选择、手术分期的确定以及相关学科的配合等,使术者可以在术前准确评估病变范围、术中选择最佳手术径路、术后科学分析治疗效果。故尽管有学者认为 Fisch 分类稍显繁杂,但笔者认为这是很有必要的,尤其是牵涉多学科合作时有助于迅速达成共识。

六、诊断及鉴别诊断

颈静脉球瘤多为良性,发展缓慢,病程中缺乏特异性症状,故易漏诊及误诊。搏动性耳鸣和传导性听力下降为该病常见的早期症状,后期可能出现后组脑神经受累症状(颈静脉孔综合征),具有神经内分泌功能的肿瘤患者还可表现出交感神经兴奋症状。如临床遇到此类患者而其他疾病不能解释时,需考虑颈静脉球瘤,并完善影像学检查(CT、MRI、DSA)以协助诊断,避免漏诊。病理切片是诊断颈静脉球瘤的金标准,但不宜术前活检,因肿瘤富含血管且位置深在,活检时出血汹涌不易止血。

颈静脉球瘤需与其他中耳肿物进行鉴别,包括中耳炎、胆固醇肉芽肿以及其他形式的中耳肿瘤,如中耳癌、中耳腺瘤、脑膜瘤、施万细胞瘤、内淋巴囊肿瘤等。

七、治疗

颈静脉球瘤的治疗方式取决于肿瘤的大小、范围以及患者的一般情况等。主要的治疗方式包括随访观察、手术切除、放射治疗等。

1. **手术治疗**　颈静脉球瘤的手术治疗起自 20 世纪 30 年代。近年来,随着医学影像技术的发展和显微外科手术技术的提高,颈静脉球体瘤的治疗效果已经有了很大的提高,手术死亡率及术后并发症发生率均显著降低,肿瘤的控制效果总体良好。

(1) 术前准备:术前完善的影像学检查(CT、MRI)必不可少,听力学检查、前庭功能检查、面神经功能评估也应作为术前常规。DSA 建议在术前 1~2 天完成,寻找肿瘤滋养血管并行栓塞,可明显降低术中出血量。在对肿瘤具有神经内分泌功能的患者进行手术前,需要请相关科室会诊,在术前及术中应用酚妥拉明来预防术中挤压肿瘤可能出现的威胁生命的高血压。

(2) 手术原则:充分暴露肿瘤,在最大限度保护神经功能的前提下,尽量全切肿瘤。

(3) 手术路径:根据肿瘤部位、侵犯范围,参照上述临床分型,决定手术路径。常用手术路径有①经外耳道路径:适用于肿瘤局限于中耳腔内(Fisch A 型);②经乳突路径 / 扩大面神经隐窝路径:适用于肿瘤局限于中耳腔及乳突内(Fisch B 型);③远外侧路径或后乙状窦路径:适用于肿瘤大部位于颅内、颈静脉孔扩大,该路径可从硬脑膜下显露颈静脉孔区,神经外科医师喜欢选择此种径路;④颞下窝 A 型径路:由 Fisch 于 1978 年提出,该径路适合于切除 Fisch C 型和 D 型肿瘤。我们推荐最佳径路——Fisch 颞下窝 A 型径路,它是通过颞骨次全切除和面神经前移来暴露颞骨迷路下和岩尖空间、下颌窝和颞下窝后部,需要联合耳神经外科和头颈外科来完成颅 - 颞 - 颈径路。

(4) 适应证:颞下窝 A 型径路适用于切除颈静脉孔区肿瘤,尤其是颞骨副神经节瘤 Class C 和 Class D。

(5) 禁忌证:①颈内动脉受累。如果颈内动脉受累而大脑侧支循环不良则不宜手术。②对侧迷走神经病变。若肿瘤侧为唯一迷走神经功能正常侧则不宜手术。③肿瘤无法彻底切除。此为相对禁忌证,某些情况姑息性切除可能对患者有益。

(6) 手术要点(图 16-5):①耳后—颈—颞切口;②封闭外耳道;③暴露腮腺内面神经;④暴露颈部大血管和脑神经;⑤颞骨次全切除;⑥永久性面神经前移;⑦结扎乙状窦;⑧填塞咽鼓管;⑨下颌骨前移;⑩暴露颈内动脉;⑪暴露颈静脉孔和迷路下间隙切除肿瘤;⑫腹部脂肪填塞术腔、颞肌瓣加固缝合。

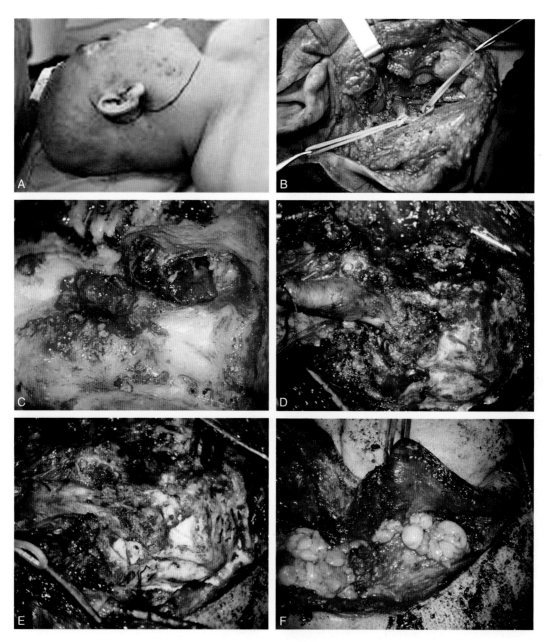

图 16-5 手术切除

A.耳后及颈部切口；B.解剖颈部显露重要血管神经；C.颞骨次全切除术；D.暴露肿瘤及颈内静脉、乙状窦；

E.切除肿瘤、保留颈内动脉及后组脑神经；F.脂肪填塞术腔

（7）手术效果：鼓室球瘤：20%采用经外耳道径路，80%采用经乳突路径或扩大面神经隐窝路径。听力保持稳定，术后复发率小于5%。颈静脉球瘤：83%的病例采用颞下窝路径，7%采用乳突-颈部路径，10%病例采用乳突-颈部路径联合面神经部分移位。85%病例达到全切，95%病例面神经改道，20%患者采用声门扩大术。

（8）并发症：①感染：感染和脂肪、肌肉坏死常发生于术前存在感染的术腔，特别是前次手术不成功的情况。②脑脊液漏：蛛网膜下腔一旦开放就可能发生脑脊液漏，利用肌肉-筋膜修复后颅窝硬脑膜和腹部脂肪填塞术腔几乎可以消灭脑脊液漏。如果发生脑脊液漏，可放置腰穿引流。③脑神经麻痹：损伤或切除IX和X脑神经可引起吞咽困难和剧烈咳嗽，而咳嗽往往是导致脑脊液漏的原因。最佳防范措施就是严密缝合切口、加压包扎4~5天。术后气管切开并非常规，此举有可能影响吞咽功能的恢复。若有吞咽困难可放置鼻饲1周。④面瘫：面神经前移可引起轻度麻痹，但完全面瘫罕见，面神经功能恢复率达80%（House Grade Ⅱ）。但是，如果因肿瘤侵

蚀而切除神经鞘膜,患者术后可能完全面瘫,面神经功能恢复率只能达到 70%(House Grade Ⅲ)。⑤组织缺血坏死:如果术前实施血管栓塞,术后可能出现耳廓及耳后组织缺血坏死。⑥心血管异常:如果同时切除同侧的颈静脉球瘤和颈动脉体瘤,常常发生心动过速。⑦肺栓塞:患者卧床超过 3 天有发生肺栓塞的风险。

(9)术后护理:①包扎:术后即刻加压包扎,如果蛛网膜下腔开放,至少包扎 5 天。②引流:放置两条引流管,粗管在上,细管在下。如果蛛网膜下腔开放,在加压包扎之后立刻拔出引流管以免形成脑脊液漏。③拔管:患者清醒后即可拔管,如果估计患者术后可能出现脑神经麻痹,气管插管可延至 24~72 小时。④输液:输液可持续至患者经口进食,若有脑神经麻痹可输液 1 周。⑤拆线:如果未开放蛛网膜下腔,术后第 8 天拆线;如果开放蛛网膜下腔,术后第 12 天拆线;腹部切口第 12 天拆线。

2. 放射治疗　放疗对颈静脉球瘤的效果存在争议,作用原理、维持时间、恶变倾向等有待继续研究。近年来立体定向放射治疗(伽马刀)逐渐应用于颈静脉球瘤治疗,其对肿瘤的中、短期控制效果得到了初步证实。据 Guss 和 Batra 的关于伽马刀治疗颈静脉球瘤的荟萃分析结果,97% 病例可以达到肿瘤控制(肿瘤大小在伽马刀治疗后减小或保持不变),95% 病例可以达到临床控制(临床症状在伽马刀治疗后缓解或没有变化)。Mayo Clinic 对 30 例患者进行了长期随访(平均 13 年),报道肿瘤长期控制率达 92%。关于伽马刀治疗颈静脉球瘤的效果,尚待大样本及长期随访结果。目前,伽马刀治疗被推荐用于患者年龄较大或不能耐受手术者、肿瘤切除术后复发、肿瘤与重要血管或神经关系密切不宜手术者。

八、预后

总体而言,颈静脉球瘤预后较好。对于大多数患者首选手术切除,这是唯一真正治愈肿瘤的方法。一次手术肿瘤全切除率可达到 88%,手术切除的肿瘤控制率可达 92.5%。术后复发率约为 8.1%。当然,应力争避免切断、牺牲脑神经,必要时可作肿瘤近全切除以保留脑神经。

现代影像技术可以准确判定颞骨颈静脉球瘤的范围,显微外科技术的发展可以达到完全切除大颈静脉球瘤而不出现严重并发症。我们首选手术治疗,但在某些情况下,放射治疗也不失为一种备选之策。

本章详细地介绍了 Fisch 对颈静脉球体瘤的分类方法,并与其他分类方法有所比较,意在强调肿瘤分类的重要性,事关疾病诊断的准确、手术径路的选择、治疗效果的评估;在此基础上,重点介绍了 Fisch 颞下窝 A 型径路的特点及相关细节,以期推广这一经典径路,推动治疗的规范化。

(夏　寅　许　嘉)

参考文献

1. Guild SR. The glomus jugulare,a nonchromaffin paraganglion, in man. Ann Otol Rhinol Laryngol,1953,62:1045-1071.
2. Rosenwasser H. Carotid body-like tumor of the middle ear and mastoid bone. Arch Otolaryngol,1945,41:64-67.
3. Brown JS. Glomus jugular tumors revisited:A ten year statistical follow-up of 231 cases. Laryngoscope,1985,95:284-288.
4. Jenkins HA,Fisch U. Glomus tumors of the temporal region. Arch Otolaryngol,1981,107:209-214.
5. Moises A. Arriaga,Derald E. Brackmann. Surgery for Glomus Tumors and Other Lesions of the Jugular Foramen. In:Derald E. Brackmann,Clough Shelton,Moises A. Arriaga. OTOLOGIC SURGER,3rd ed. Philadelphia:Saunders Elsevier Company,2010:551-568.
6. Fisch U,Mattox DE. Infratemporal Fossa Approach Type A. In:Microsurgery of the Skull Base. Stuttgart:Georg Thieme Verlag,1988:133-153.
7. Bailey Byron J,Johnson Jonas T,Newlands Shawn D. Head & Neck Surgery-Otolaryngology,4th Edition. Lippincott Williams & Wilkins,2006:1820-1826.
8. 黄兆选,汪吉宝,孔维佳. 实用耳鼻咽喉头颈外科学. 第 2 版. 北京:人民卫生出版社,2008:1091-1092.
9. Maroun Semaan,Cliff Megerian. Current assessment and management of glomus tumors. Otolaryngology & Head and Neck Surgery,2008,16:420-426.
10. Mario Sanna,Giuseppe De Donato,Paolo Piazza,et al. Revision Glomus Tumor Surgery. Otolaryngologic Clinics of North America,2006,39:763-782.
11. Zachary Guss,Sachin Batra,Michael Lim. Radiosurgery of glomus jugulare tumors:a meta-analysis. International journal of radiation oncology,biology,physics,2011,81:497-502.
12. 倪鑫,夏寅. 颈静脉球体瘤诊治策略. 中国医学文摘耳鼻咽喉科学,2010,25:7-9.
13. 张力伟,汤劼. 颈静脉球体瘤的神经外科治疗. 中国医学文摘耳鼻咽喉科学,2010,25:5-6.
14. Jason Heth. The basic science of glomus jugulare tumors. Neurosurgical focus,2004,17:6-11.

第 17 章　鼻咽纤维血管瘤

鼻咽纤维血管瘤（nasopharyngeal angiofibroma）也称鼻咽纤维瘤，包括男性青春期出血性纤维瘤或鼻咽血管纤维瘤等。鼻咽血管纤维瘤常发生于10~25岁青年男性。可原发于鼻咽顶、鼻咽后壁咽腱膜和蝶骨翼板骨外膜等处。肿瘤由纤维组织及血管构成。瘤体血管丰富，血管壁薄，缺乏弹性，容易受损发生严重大出血。发病原因不明，鉴于该病发生于青春期男性，推测可能与雄激素有关。

一、病理表现

肿瘤由胶原纤维、成纤维细胞和各种口径的血管组成的网状基质，缺乏肌层、弹性纤维和感觉神经（图17-1）。Liang等研究认为肿瘤中央部分纤维成分较多，血管成分较少，组织活动性弱，肿瘤周围部纤维成分较少，血管成分多，窦状隙增殖过盛，组织活动性强，这模式表明肿瘤的成熟过程是从中央到外周，随着肿瘤的生长，组织逐渐成熟，纤维成分增多，血管构造减少。大多数患者鼻出血可能是肿瘤组织中血管缺乏肌层，基质中缺乏弹性纤维，出血持续时间和发生率与血管的口径大小、数目、组织的成熟情况无相关；鼻出血与肿瘤血管脆度相关。纤维成分增多，鼻出血倾向将降低。梁建钢等认为肿瘤丰富的薄壁血窦，畸形较大的血管伴管壁平滑肌和弹性纤维发育不全以及继发性血栓的形成也是鼻出血的重要因素。Wang等认为鼻出血与肿瘤中无去甲肾上腺素神经分布，不能引起血管收缩有关。肿瘤中央部组织越成熟，肿瘤的进化时间就越长，鼻塞持续时间也越长。Lui等和Liang等对肿瘤中央部的组织分析认为肿瘤越大，其中的血管和细胞数目就越少，但组织的成熟度和血管的口径较大，肿瘤中央部组织成熟度和肿瘤扩展能力有关系。Lui等认为肿瘤中央部分纤维成分越多，血管和细胞数目就越少。

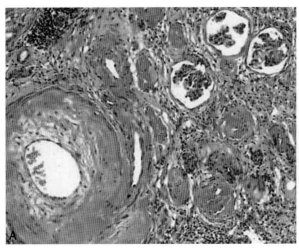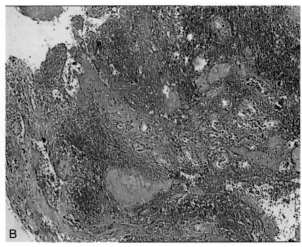

图 17-1　鼻咽纤维血管瘤病理 HE 染色
A. HE 染色 400×；B. HE 染色 100×

二、临床症状

本病在病理上虽属良性,但由于其生长扩展力强,常直接侵入周围组织及器官(如鼻腔、鼻窦、翼腭窝、颞下窝、眼眶),甚至压迫破坏颅底骨质侵入颅内,引起一系列症状。

1. 出血 鼻出血为病人就诊最常见主诉。初期出血为间断发生,逐渐发展为不易控制的大出血。合并感染或溃疡者,出血更为严重。反复大量出血又可致严重贫血,常危及病人生命。

2. 鼻塞 鼻塞初为单侧,进行性加重。肿瘤继续长大,可致双侧鼻塞,病人因张口呼吸而常感咽干口苦,讲话呈闭塞性鼻音,睡眠时有鼾声,且不易成眠,熟睡常被憋醒。

3. 其他 肿瘤增大后压迫咽鼓管咽口,可致耳闷塞、耳鸣、听力障碍,并可致中耳炎。压迫阻塞鼻窦自然开口可引起鼻窦炎。侵入眼眶、鼻窦可使眼球移位、复视、失明及面部出现畸形。破坏颅底骨质进入颅腔压迫脑神经时,可出现头痛及脑神经症状。

体格检查可见到鼻腔后部及鼻咽部有表面光滑、呈粉红色或红色、表面有扩张血管的肿瘤。鼻咽部触诊,视瘤体所含纤维或血管的成分不同,质感亦有异:当纤维成分较多时则质感较坚韧;血管成分较多时,则较柔软。基底广泛、固定。指诊时动作要轻柔,以免引起出血,在进行检查前要做好止血准备。

三、辅助检查与分期

1. 辅助检查 影像学检查多用 CT 扫描和磁共振成像(MRI),对判断肿瘤的大小、部位和侵犯范围极有价值。必要时辅以 DSA 或核医学检查明确肿瘤的血管供应。CT 及 CTA、CTV 确诊率高,并可准确显示肿瘤范围、边缘及骨质受压和吸收破坏的情况。MRI 可显示肿瘤范围、肿瘤内部的扩张血管,但在显示颅底骨质方面不如 CT。DSA 血管造影术可显示肿瘤的血管供应。

(1) CT 表现:Ⅰ期和Ⅱ期肿瘤相对较小,呈类圆形或椭圆形,边缘完整,仅侵犯鼻咽部、后鼻孔、蝶窦和鼻腔;Ⅲ期肿瘤较大,向外,可经翼上颌间隙扩展到翼腭窝、颞下窝,此时翼板以上颌窦间隙扩大,上颌窦后壁扩大向前膨隆,失去正常向后的弧形,此为鼻咽血管纤维瘤的特征表现。肿瘤甚至可绕过上颌窦后壁达面颊部;往上,可通过眶下裂扩展到眶上裂和眶锥(图 17-2)。Ⅳ期病例,肿瘤进一步沿眶上下裂、破裂孔等颅底孔隙或直接破坏蝶骨扩展至颅内海绵窦和相邻颅中窝,以沿眶上下裂扩展至颅内为多。Ⅲ期和Ⅳ期肿瘤沿狭小的颅骨孔隙向鼻咽外部生长而呈哑铃状、分叶状或多头状,且这些自然孔隙中均有重要的神经、血管通过,尤其Ⅳ期肿瘤达颅内,给手术切除造成很大困难。

(2) MR 表现:肿瘤 T_1 像与质子密度像为低、中等信号,T_2 像与梯度回波像呈中、高信号。瘤内较多流空血管影。注射钆造影剂后肿瘤增强明显(图 17-3)。矢状层面可见肿瘤来源于鼻咽顶及后壁。

(3) 99mTc RBC SPECT:即 99mTc 标记红细胞单光子发射计算机体层摄影术可以显示肿瘤血管损伤和血供情况。有人应用 99mTc-MIBI 显像发现:由于鼻咽纤维血管瘤特殊结构所导致的既不同于恶性肿瘤在显像中表现出的持续阳性,又不同于

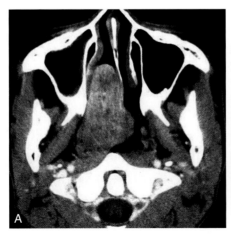
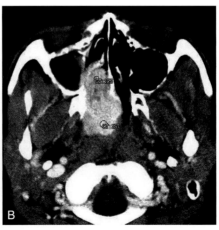

图 17-2 鼻咽纤维血管瘤 CT 表现
A.平扫 CT 示右侧鼻咽部等密度占位,边界清楚;B.增强 CT 示右侧鼻咽部肿瘤明显强化

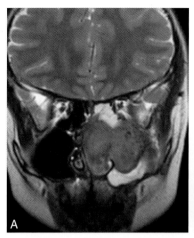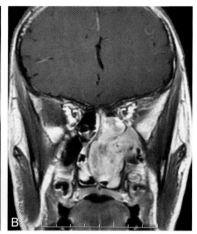

图 17-3 鼻咽纤维血管瘤 MRI 表现

A. 平扫磁共振 T_2 像示左侧鼻腔上颌窦肿瘤为等信号,边界清楚;B. 增强磁
共振示左侧鼻腔上颌窦部肿瘤明显强化

一般良性肿瘤在显像中缺乏放射性分布变化的阴性 99mTc2MIBI 显像结果,可被看作鼻咽纤维血管瘤的独特表现,尤其在图像中放射性缺损呈开口向上的烧瓶状分布表现,可作为鼻咽纤维血管瘤显像的特征。因此,99mTc2MIBI 头颈部肿瘤显像有助于鼻咽纤维血管瘤的定性诊断,可作为鼻咽纤维血管瘤术前无创而有效的定性诊断方法。

2. 临床分期 术前肿瘤分期对选择恰当的手术方式和预测鼻咽纤维血管瘤的预后情况非常重要。1981 年 Sessions 等、1989 年 Andrews 等、1996 年 Radowski、1997 年 Chandler 等分别提出了鼻咽血管瘤临床分期系统。随着内镜和显微手术的进步,栓塞新技术和改良手术技术的发展,特别是角度内镜的发展扩大了肿瘤在术中的暴露范围,使得以前不能被摘除的肿瘤能被摘除。因此,肿瘤复发的部位改变了,也需要产生一种新的分期体系。2006 年,Onerci 等根据肿瘤的扩展方向、术中困难程度和肿瘤的复发部位提出新的分期体系,具体如下:

Ⅰ期:位于鼻腔(或)鼻咽部,筛窦和蝶窦及最小限度扩展到翼腭窝的肿瘤,显示肿瘤的复发可能性低,可以用鼻内镜或显微手术完全摘除。

Ⅱ期:侵入上颌窦或前颅窝,占满翼腭窝,有限地扩展到颞下窝的肿瘤,显示肿瘤的复发可能性低,但是可以形成大肿瘤,需扩大手术或鼻内镜术也可以完全摘除。

Ⅲ期:肿瘤扩展到翼突底部的网状骨,蝶骨大翼和蝶骨体侧面侵入颞下窝或翼板的后面、眼眶或海绵窦,显示肿瘤的复发可能性高,需更广泛的手术。

Ⅳ期:肿瘤扩展到颅内颈内动脉与垂体腺间,颅中窝、颈内动脉侧面及广泛颅内扩展,显示肿瘤的复发和死亡可能性高,无法切除的肿瘤应考虑颅面联合手术或放射治疗。

新的 JNA 四期分期法,保持了分期的简易性,没有失去预测肿瘤复发的危险性或选择恰当的手术方法的作用。

四、诊断与鉴别诊断

根据患者的临床症状及影像学检查结果并结合患者的年龄及性别可以作出初步诊断。本病需与以下几种疾病鉴别:

1. 鼻咽癌 鼻咽癌好发中年人,多起源于咽隐窝,早期可向深层浸润生长。咽隐窝变浅或消失,肌间隙模糊,颈部淋巴结转移达 70%~90%。咽旁骨质破坏及强化不如血管纤维瘤明显,MRI 信号低于前者,血管纤维瘤无颈部淋巴结肿大。

2. 中线恶性肉芽肿 CT 或 MRI 示沿鼻腔、鼻窦、鼻咽部局限性或弥漫性黏膜增厚,软组织肿胀并骨质侵蚀性破坏,多无软组织肿块,增强扫描恶性肉芽肿有不同程度的强化。血管纤维瘤具有鼻咽部或翼腭窝肿块伴翼腭窝扩大,翼板破坏,而无合并肺部恶性肉芽肿性病变,鉴别一般不难。

3. 淋巴瘤 颅底淋巴瘤少见,可以表现为鼻咽部巨大的软组织肿块,其内可出现坏死,坏死区无强化或灶周环形强化。颈部或全身淋巴结肿大有助于鉴别。

4. 上颌窦鼻腔出血性息肉 CT 表现密度不均,低密度炎性病灶和多发斑块状出血灶相互混杂,增强不明显,鼻腔膨大,骨质受压以上颌窦内侧壁和顶壁最常见,后外侧壁和鼻中隔其次,绝大多数病例有上颌窦内侧壁吸收破坏,未破坏的骨壁常有硬化吸收,CT 可以对本病作出较明确的诊断,上颌窦鼻腔出血性息肉合并钙化也有助于鉴别。

对鼻咽部血管纤维瘤疑难者应使用 CT、MRI、DSA 或 99mTc2MIBI 联合检查,特别是 CT 动态增强扫描和密度曲线的测定,以及 MRI 增强率的表达,对诊断或鉴别诊断有较大价值,结合病史,多能做出正确诊断。

五、治疗

1. 手术治疗　手术切除是最有效的治疗手段,手术入路有:经硬腭入路、经上颌窦入路、经鼻入路、经鼻侧切入路、经颞下窝入路和 Lefort1 截骨术、经颅面联合入路等,但是比较常用的手术入路有以下几种:

(1) 经硬腭入路:优点是能有效切除局限于鼻咽部、鼻腔和蝶窦的肿瘤,主要缺点是有术后腭瘘和鼻内结痂。

(2) 经上颌窦面中部掀翻(上颌骨外翻)入路:能理想地进入上颌窦、蝶窦、颞下窝、眼眶和颊部,暴露这些区域的肿瘤,直视下切除,可以避免盲目地剥离和零碎的切除,无面部畸形。

(3) 经颞下窝入路:Zhang 等描述的 D 型颞下窝入路适用于 Fisch 分期法Ⅱ型和Ⅲ型肿瘤,优点是直到窝内肿瘤,无传导性听力损失,避免可见的面部瘢痕,保持正常的面部轮廓;C 型颞下窝入路:Fisch 描述的 C 型颞下窝入路适用于侧方扩展的肿瘤,尤其是进入颞下窝和颅中窝及海绵窦外侧部分的肿瘤,术野并非深在,切除肿瘤可直视颈内动脉,通过硬膜外抬颞叶可显示海绵窦。缺点是永久性传导性聋,下唇麻木及由于颞肌填补颅底缺损引起的颞侧凹陷。

(4) 经颅面联合入路:对侵犯颅底、颅内的肿瘤,采用这种入路能够更好地暴露肿瘤,以便尽量完整切除肿瘤。但患者的创伤大,需要多科联合手术。

(5) 鼻内镜手术:1992 年就有报道超声刀能有效、安全地切除组织,它提供了一个无烟、无烧灼的手术领域,使切除组织和凝血引起的损伤降到最低。Ochi 等联合术前栓塞法和鼻内镜用超声刀成功切除肿瘤且没有并发症,主要缺点就是术中控制出血有些困难。王德辉等主张较小的肿瘤经鼻内镜手术具有安全、有效的优点,可以替代开放手术;较大的肿瘤可以选择经鼻内镜或联合鼻侧切入路切除;肿瘤巨大、侵及颅底者选择鼻内外联合或颅内外联合

手术。

2. 激素疗法　对于激素治疗鼻咽血管纤维瘤说法各不相同。Johnsen 等短期研究已表明用人造非类固醇类雌激素 - 己烯雌酚可以减少肿瘤扩展和肿瘤血管的形成。Johns 等认为雌激素和抗雄激素可减少肿瘤的大小和血管。Forth 等长期研究表明雌激素很少有严重的副作用如睾丸萎缩,男子女性化,后代生殖器官基因改变和心血管的并发症。然而由于激素治疗的严重副作用和功效未被证实,所以当前不推荐使用。

3. 放射治疗　放射治疗一般用于治疗一些小的鼻咽血管纤维瘤,扩展到颅内不能切除的肿瘤及术后复发的肿瘤。Lee 和 Reddy 报道的局部防治率为 85%。放疗治疗复发肿瘤的治愈率和手术治疗复发肿瘤的治愈率相似。不过放疗后肿瘤继发,阻碍颅面骨的发育等后期的副作用在一些文献中已报道过。目前尚未见对侵入颅内肿瘤放疗后遗症的报道。目前可以使用调强适形放疗或 Cyberknife 等精确放疗手段进行肿瘤治疗,根据患者的具体情况,精确控制放射剂量,提高肿瘤组织的放射剂量及均匀性,减少正常组织的过度照射,从而降低辐射损伤。

4. 栓塞治疗　运用超选择性颈外动脉插管造影,在明确肿瘤血供类型后辅以术前栓塞治疗,既可缩小瘤体又能减少术中出血,效果比较理想。

5. 其他治疗　如局部平阳霉素治疗、注射硬化剂治疗、抗肿瘤化疗、微波治疗等,可能由于它们的副作用及疗效等原因,未被广泛地应用于临床。

六、预后

鼻咽纤维血管瘤的复发与肿瘤分期体系有关,与患者年龄、病程、术前是否行 DSA、手术入路及手术次数无关,复发原因主要是由于手术没有彻底切除肿瘤。复发多发生于术后 6~12 个月,因此术后应定期随访,使用 CT、MRI 和鼻内镜对患者进行检查,如发现小的残留物可以在内镜下摘除。但需注意术后 CT 显示鼻咽部有骨膜反应及软组织的伪影现象,应注意和肿瘤复发鉴别,避免再次手术或其他不必要的处理。

(李德志)

参考文献

1. Liang J, Yi Z, Lianq P. The nature of juvenile nasopharyngeal

angiofibroma. Otolaryngol Head Neck Surg,2000,123(4):475-481.

2. Wang YF,Lin CZ. Nasopharyngeal angiofibroma. Zhonghua Yi Xue Za Zhi(Taipei),2001,64(1):39-46.

3. Liu ZF,Wang DH,Sun XC,et al. The site of origin and expansive routes of juvenile nasopharyngeal angiofibroma(JNA). Int J Pediatr Otorhinolaryngol,2011,75(9):1088-1092.

4. Sievers KW,Greess H,Baum U,et al. Paranasal sinuses and nasopharynx CT and MRI. Eur J Radiol,2000,33(3):185-202.

5. Khoueir N,Nicolas N,Rohayem Z,et al. Exclusive endoscopic resection of juvenile nasopharyngeal angiofibroma:a systematic review of the literature. Otolaryngol Head Neck Surg,2014,150(3):350-358.

6. Onerci M,Oğretmenoğlu O,Yücel T. Juvenile nasopharyngeal angiofibroma:a revised staging system. Rhinology,2006,44(1):39-45.

7. Álvarez FL,Suárez V,Suárez C,et al. Multimodality approach for advanced-stage juvenile nasopharyngeal angiofibromas. Head Neck,2013,35(2):209-213.

8. Carrillo JF,Maldonado F,Albores O,et al. Juvenile nasopharyngeal angiofibroma:clinical factors associated with recurrence,and proposal of a staging system. J Surg Oncol,2008,98(2):75-80.

9. Ochi K,Watanabe S,Miyabe S. Endoscopic transnasal resection of a juvenile angiofibroma using an ultrasonically activated scalpel. ORL J Otorhinolaryngol Relat Spec,2002,64(4):290-293.

10. Huang Y,Liu Z,Wang J,et al. Surgical management of juvenile nasopharyngeal angiofibroma:analysis of 162 cases from 1995 to 2012. Laryngoscope,2014,124(8):1942-1946.

11. Enepekides DJ. Recent advances in the treatment of juvenile angiofibroma. Curr Opin Otolaryngol Head Neck Surg,2004,12(6):495-499.

12. Lee JT,Chen P,Safa A,et al. The role of radiation in the treatment of advanced juvenile angiofibroma. Laryngoscope,2002,112(7 Pt 1):1213-1220.

13. Ye D,Shen Z,Wang G,et al. Analysis of factors in successful nasal endoscopic resection of nasopharyngeal angiofibroma. Acta Otolaryngol,2016,136(2):205-213.

14. Tosun F,Ozer C,Gerek M,et al. Surgical approaches for nasopharyngeal angiofibroma:comparative analysis and current trends. J Craniofac Surg,2006,17(1):15-20.

第18章　颅底表皮样囊肿

表皮样囊肿（epidermoid cyst，EC）又称胆脂瘤、珍珠瘤或上皮样囊肿，囊肿大多单发，亦可多发，偶与皮样囊肿同时存在并伴有先天性畸形或异常，如耳后藏毛窦、脊柱裂等。表皮样囊肿约占原发性颅内肿瘤的 1%，好发于青壮年。颅内表皮样囊肿可位于硬脑膜外、硬脑膜下、蛛网膜下腔、脑实质及脑室内等处，按起源部位好发于桥小脑角、鞍区、大脑半球、脑室内、四叠体区、小脑等处，约 25% 的囊肿可发生在颅骨板障或脊柱内。由于此囊肿的生物学特性，它可不局限于一处，常从它所起始的部位呈指状突出伸入邻近的脑池、沟裂，甚至可穿入脑实质而沿着神经纤维素生长。因此，有时可广泛地从颅后窝生长到颅前窝等处。本章重点介绍颅底表皮样囊肿，包括蛛网膜下腔和脑池表皮样囊肿、中颅底硬膜外表皮样囊肿和颞骨岩部胆脂瘤（表皮样囊肿）。

第一节　颅底蛛网膜下腔表皮样囊肿

一、病因及发病机制

发生在颅内的表皮样囊肿由神经管闭合期间外胚层细胞移行异常所致。在妊娠第 3~5 周神经管闭合期间神经嵴的被包裹在神经管内的背侧中线处异位残留的外胚层细胞或具有多向分化潜能的胚胎细胞残余或随听囊发育被携带至桥小脑角处的上皮细胞，正是这些残留的上皮成分成为日后表皮样囊肿发生的病理来源。

表皮样囊肿偶有恶性变，呈浸润性生长，可恶变为鳞状上皮癌，有的可随脑脊液广泛播种转移。显微镜下，可见多边性赘生物，细胞核呈多形性，周边被成群坏死的细胞和稀疏的基质细胞包绕，并有细胞质原纤维。电镜下可见赘生物细胞核形状、大小不同，具有不规则的核膜。细胞质常含有电子密集的丝状体束，偶尔嵌入桥粒，这些桥粒连接部位是大量的和明显的浆膜内折处，偶尔呈束状。

二、病理

表皮样囊肿的具体形态是色泽洁白带有珍珠光泽的圆形、结节状或椭圆形的肿物。包膜完整，可有钙化，表面光滑。其囊壁薄而半透明，边界清楚，血供不丰富，其大小不等。囊内容物为干酪样物质，略带油腻，由上皮碎屑、角蛋白和胆固醇组成。由于含有大量胆固醇晶体，内容物呈现特殊的光泽，透过薄而透明的囊壁，肿瘤有特殊的外观，呈圆形、椭圆形或分叶状、菜花状；有包膜，表面光滑、呈乳白色光泽，类似珍珠，故又称珍珠瘤，与脑组织分界清楚。因其囊壁很薄，且常广泛伸入各个角落及脑池内，深部囊壁常与一些较大的血管、神经粘连或将其包绕在肿瘤内，给肿瘤全切带来困难。

在显微镜下，表皮样囊肿的囊壁内层为同心圆排列的复层鳞状上皮细胞，外层为一薄层纤维结缔组织。囊内可见角蛋白、细胞碎屑、胆固醇结晶及其他类脂成分；部分病例有钙盐沉着；个别表皮样囊肿内可见反应性肉芽组织增生、甚或新旧不一的出血。

三、临床表现

表皮样囊肿的病程较长，多在数年到数十年。本病因其生长缓慢，虽然肿瘤很大，甚至累及一个以上脑叶，其临床症状仍可以很轻微。近年有人报告平均时间为 5 年，约 70% 病人病程在 3 年以上。表皮样囊肿可以伴有皮瘘、脊柱裂、脊髓空洞症、基底凹陷症等先天畸形。表皮样囊肿的临床表现主要与肿瘤的占位压迫有关,少数由其囊内容物的渗出或溢出所致,主要表现为反复发作的无菌性脑膜炎,症状包括发热和脑膜刺激征;CSF 表现为细胞增多、糖含量降低、蛋白含量升高和细菌培养阴性、可见胆固醇结晶。个别表皮样囊肿患者会出现 Mollaret 脑膜炎,这是一种罕见的无菌性脑膜炎,CSF 中含有类似内皮细胞的大细胞(可能是巨噬细胞)。颅底蛛网膜下腔表皮样囊肿主要包括桥脑小脑角表皮样囊肿和鞍区表皮样囊肿,其中临床症状及体征不同,分述如下:

1. 脑桥小脑角表皮样囊肿　约 70% 病人以三叉神经痛为首发症状,少数以面肌痉挛、面部感觉减退、耳鸣、耳聋起病。体征包括面部感觉减退、听力下降、共济失调、后组脑神经麻痹,后期可表现为脑桥小脑角综合征。根据其临床表现又可分为以下 3 种类型。

(1) 单纯三叉神经痛型:约占全部颅内表皮样囊肿的 42.9%,此型肿瘤多发生在脑桥小脑中上部三叉神经根周围。特点为患侧三叉神经分布区出现发作性电击样剧痛,常有扳机点,多不伴有神经系统其他异常体征,极易误诊为原发性三叉神经痛。故对青年或中年人三叉神经痛应警惕表皮样囊肿的存在。

(2) 脑桥小脑角肿瘤型:约占 18.1%,肿瘤多位于脑桥小脑角下部,多以耳鸣、头晕、面肌痉挛及Ⅶ、Ⅷ脑神经受累等脑桥小脑角综合征为主要表现。个别病例可出现舌咽、迷走和副神经损害,并发小脑体征及脑干受累体征,因此,应与听神经瘤相鉴别。此型对听神经、耳蜗神经和前庭神经的影响程度很不一致,值得注意。

(3) 颅内压增高型:此型肿瘤多沿脑池方向伸展生长,对周围脑组织压迫轻微。当进一步发展时,梗阻脑脊液循环通路发生脑积水而出现颅内压增高。

2. 鞍区表皮样囊肿　鞍区表皮样囊肿占全部表皮样囊肿的 3% 左右。主要表现为进行性视力、视野损害,晚期可出现视神经萎缩。内分泌障碍较少见,个别病人可出现性功能障碍、多饮、多尿等。向额叶发展者可出现额叶精神症状,向后发展可梗阻第三脑室或室间孔而出现脑积水。鞍上表皮样囊肿一般不累及眼球外的脑神经。鞍旁表皮样囊肿向外侧发展可引起西氏裂综合征,病人表现为颞叶癫痫伴偏瘫。极少病例发生语言障碍。

四、辅助检查

表皮样囊肿的诊断依据主要包括:表皮样囊肿的好发部位、其相应的临床表现、影像学检查所见,后者具有一定的特异性。

1. CT　CT 平扫可见肿瘤形态不规则,低密度或略高于 CSF,CT 值一般低于脑脊液,偶可见瘤壁环状钙化或脂肪液平面;33% 的表皮样囊肿患者出现骨侵蚀;个别因瘤内蛋白质含量增高而呈现高密度或混杂密度,注药后无增强效应,如呈现强化警示可能存在恶性上皮细胞成分(图 18-1)。

2. MRI　表皮样囊肿信号改变可多种多样,绝大多数表皮样囊肿信号类似于脑脊液,呈长 T_1 长 T_2 信号,且多数信号不均匀;也有少数病例例外,主要与囊肿内蛋白质含量高或黏度增高有关,但表皮样囊肿均无强化。液体衰减反转恢复序列(Flair)、弥散加权成像(DWI)及弥散加权平面回波成像常为高

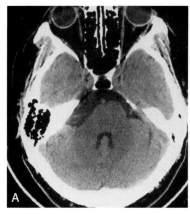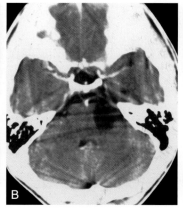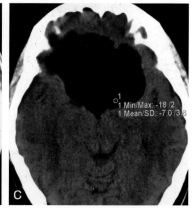

图 18-1　表皮样囊肿 CT 表现

A. CT 平扫示右侧桥脑小脑角低密度占位,蛛网膜下腔增宽;B. 增强 CT 示左侧桥脑小脑角低密度肿瘤无强化;
C. CT 平扫示鞍上池前颅底巨大低密度占位病变,CT 值低于脑脊液

信号,有助于和颅内蛛网膜囊肿、扩大的脑池如巨枕大池等相鉴别(图 18-2,图 18-3)。

五、诊断及鉴别诊断

表皮样囊肿的诊断依据主要包括:表皮样囊肿的好发部位、其相应的临床表现、影像学检查所见,

后者具有一定的特异性,确诊需病理诊断。位于桥脑小脑角的表皮样囊肿需要与囊性神经鞘瘤、蛛网膜囊肿相鉴别,囊性神经鞘瘤可见囊壁强化,三叉神经鞘瘤一般可见卵圆孔扩大;听神经瘤可见肿瘤向扩大的内听道内生长。蛛网膜囊肿信号均一,但磁共振 DWI 成像为高信号可以鉴别。位于鞍区的表

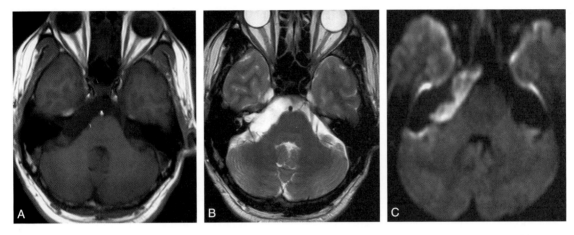

图 18-2 桥脑小脑角表皮样囊肿 MRI 表现

A. MRI 平扫 T_1 成像示右侧 CPA 低信号占位,蛛网膜下腔增宽;B. MRI 平扫 T_2 成像示右侧桥脑小脑角高信号占位;C. MRI DWI 序列成像示右侧桥脑小脑角占位为高信号

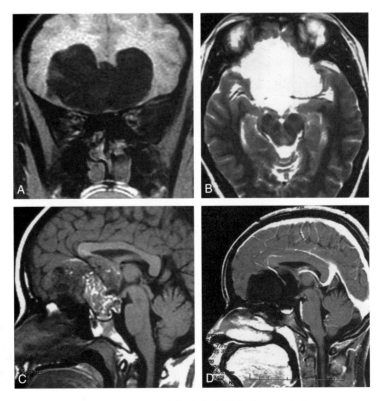

图 18-3 鞍上池前颅底表皮样囊肿 MRI 表现

A. MRI 平扫 T_1 成像示前颅底巨大低信号肿瘤;B. MRI 平扫 T_2 成像示鞍上池前颅底高信号肿瘤;C. MRI Flair 序列成像示鞍上池前颅底肿瘤为高、等、低混杂信号;D. 增强 MRI 示鞍上池前颅底肿瘤无强化

皮样囊肿要和囊性颅咽管瘤相鉴别,前者多偏向一侧、沿蛛网膜下腔生长,磁共振 DWI 成像为高信号;后者位于中线部位,可以向鞍上、第三脑室或脚间窝生长,常伴有内分泌功能异常。

六、治疗

表皮样囊肿的唯一治疗方法是手术切除,手术目的是切除肿瘤的囊壁和内容物。手术入路视肿瘤主体部位而定;脑桥小脑角表皮样囊肿一般选择乙状窦后入路,鞍区的选择眶上入路,瘤体巨大者可以选择联合入路。近年来,越来越多选择全内镜手术或内镜辅助显微手术切除肿瘤,可以减少手术创伤和提高肿瘤全切除率。

手术应注意两点:①术中需谨慎保护,免致囊肿内容物溢出,导致严重的化学性脑膜炎(Mollaret 脑膜炎)。手术过程中可使用氢化可的松盐水(100mg/L)冲洗以降低术后炎症反应及交通性脑积水的风险;也可在围术期静脉给予糖皮质激素、术中应用大量生理盐水冲洗都可起到类似作用。②力争彻底切除肿瘤,特别是肿瘤囊壁,避免肿瘤复发和术后无菌性脑膜炎。这种理想的手术效果可通过高度个体化的入路选择、灵巧而精准的显微技术、有时还需借助神经内镜技术方能达到。

表皮样囊肿常见的术后并发症有:①无菌性脑膜炎:是表皮样囊肿的最常见的术后并发症,主要是由于瘤内容物进入蛛网膜下腔刺激脑组织引起,其发生率为 10%~40%。多数病人在术后 1~2 周内发生。早期手术和采取显微手术行肿瘤全切除术是预防本并发症的根本措施,一旦发生可采用大剂量激素及抗生素,并及时腰穿放液或腰穿置管行脑脊液持续引流。多数病人经上述治疗可在术后1~4 周内恢复正常。②脑积水:发生率较低,主要因反复脑膜炎或脑室炎所致,可采取对症治疗,炎症控制后可考虑行分流术。③慢性肉芽肿性蛛网膜炎:这是由于囊内容物反复排入蛛网膜下腔,刺激蛛网膜形成慢性肉芽肿,可给予大剂量激素等对症治疗。④继发性脑神经功能障碍:囊内容物反复溢到颅内,引起脑神经周围纤维化,因此,压迫神经而导致神经功能障碍。⑤恶变:当手术切除表皮样囊肿后,没有达到预期的目的或病情迅速恶化者,应考虑表皮样囊肿恶性变。术后 CT 扫描示肿瘤部位出现肿瘤强化,亦应考虑恶性变的可能,应及时手术切除,术后放疗。迄今文献中记载恶性变者已有 20 余例。

七、预后

表皮样囊肿全切疗效好,肿瘤复发率低,但有时由于囊壁与重要而脆弱的解剖结构,如脑干和(或)血管黏连紧密,权衡利弊,不得不残余小片囊壁,这类病例术后近期效果仍然良好,但远期会出现肿瘤复发;因肿瘤为良性,而且放疗也不能防止肿瘤复发,所以术后不需要放射治疗,而应长期随访。另外,尽管肿瘤切除理想,但术后复查 CT/MR 显示脑干变形持续存在的情况并不少见。个别病例术后出现恶变,成为鳞状上皮癌,多次手术后反复复发可发生癌变,尤其是脑桥小脑角表皮样囊肿,须警惕。

第二节　中颅底海绵窦表皮样囊肿

一、概述

表皮样囊肿也称胆脂瘤,好发于硬膜下,如脑桥小脑角区、鞍旁、第四脑室等;而原发于硬膜间或硬膜外的中颅底病例较少见,其临床表现、治疗方案可能与其他位置的有所区别。本节重点介绍中颅底硬膜外、海绵窦表皮样囊肿。

二、病理

中颅底海绵窦表皮样囊肿的病理改变与颅内蛛网膜下腔表皮样囊肿相似。瘤内容物主要由异位表皮细胞不断增殖、脱落而成的角蛋白和胆固醇构成,因此瘤体柔软、易塑形,随其增大可向任何颅底脑池内延伸。外观圆形或椭圆形,表面光滑,也可分叶状。表面覆以菲薄的包膜,边界清楚。外观呈珍珠样,带有白色光泽,质软,囊内充满松软、蜡状或片状透明角质物,亦称为珍珠瘤。显微镜下包膜为复层鳞状上皮细胞作同心圆排列组成,其外附着薄层纤维结缔组织。有时可见钙盐沉着,少数病灶存在新旧不一的出血和反应性肉芽组织增生。

三、临床表现

中颅底表皮样囊肿的主体位于中颅底海绵窦侧壁的两层硬膜间,与三叉神经半月节及三叉神经根伴行,或位于中颅底硬膜外,主要表现为三叉神经麻痹症状,如面部麻木、咀嚼肌无力、颞肌萎缩等,累及眶尖海绵窦亦可出现视力、视野障碍,复视及眼球运动障碍等。当病变膨胀生长至一定体积后,易从 Meckel 囊挤入后颅窝,可出现第Ⅶ、Ⅷ对脑神经障碍,如面瘫、听力下降等;若明显推挤脑干时可出现锥体束征;也可以向海绵窦和颞下窝及翼腭窝生长。50% 可形成骑跨于颅中窝、颅后窝,部分可以骑跨中颅窝和颞下窝生长。

四、影像学检查

典型 CT 表现为均匀的低密度软组织团块,病灶周围边缘光滑、扩张性破坏,CT 可明确骨质破坏的程度及病变侵犯的范围,CT 增强扫描后病变不强化。当肿瘤内含有较多角蛋白或有钙化及出血时,可表现为高密度或等密度。MRI 常表现为长 T_1 信号、长 T_2 信号,DWI 像明显高信号,Flair 像为高信号,或混杂信号,增强扫描多不强化。同时多数增强影像会伴有边缘或包膜强化,但部分合并感染或出血的患者可出现均一强化影像(图 18-4,图 18-5)。

其中中颅底表皮样囊肿根据影像学特征可分为 3 种类型:①岩尖型:侵犯岩尖,MRI 呈均质信号,易与扩大的 Meckel 囊蛛网膜池、胆固醇肉芽肿相混淆;②海绵窦型:类卵圆形,体积较大,MRI 多表现为边缘增强、瘤体中间条絮样信号;③骑跨型:骑跨中后

颅窝底或中颅窝颞下窝,常呈混杂信号,而凸入后颅窝者信号往往相对均一。

五、诊断及鉴别诊断

根据典型的临床表现及影像学检查可初步诊断,确诊需病理诊断。位于中颅窝者需要与神经源性肿瘤、骨源性肿瘤、脑膜瘤相鉴别,神经源性肿瘤可囊变,病灶实质部分明显强化,三叉神经鞘瘤一般可见卵圆孔扩大。脑膜瘤增强一般明显强化,可见"脑膜尾征"。颅底骨源性肿瘤常常出现强化、骨质破坏,而表皮样囊肿骨质多受压膨胀性改变。位于鞍区者可根据临床特点及影像学检查所见与相应部位的其他肿瘤相鉴别。累及海绵窦和岩尖的表皮样囊肿要和胆固醇肉芽肿鉴别,后者是岩部最为常见的疾病,其在 MRI 上有独特的表现:唯一岩尖部囊性病变,在 T_1、T_2 像均为高信号。

六、治疗

治疗上宜手术治疗。根据肿瘤的位置、大小与周围组织的关系及入路熟悉程度选择最佳的手术方

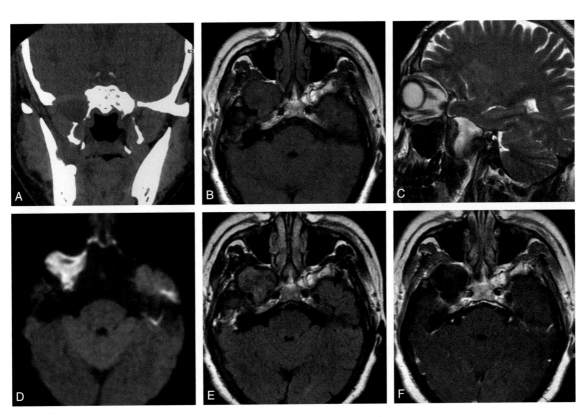

图 18-4　右侧中颅窝颞下窝表皮样囊肿

A. 平扫 CT 示右侧中颅底骨质扩张性破坏,肿瘤呈低密度;B. 磁共振 T_1 成像示稍低信号,边界尚清;C. 磁共振 T_2 成像示肿瘤为高信号,自中颅窝向颞下窝生长;D. 磁共振 DWI 示肿瘤为高信号;E. 磁共振 Flair 成像显示肿瘤为混杂信号;F. 增强磁共振成像示肿瘤不强化

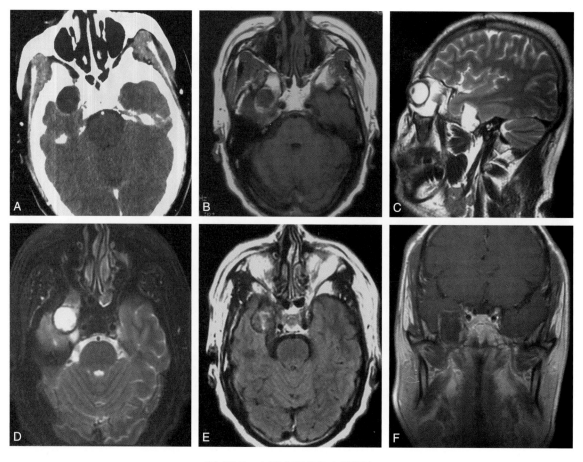

图 18-5 右侧中颅底表皮样囊肿

A. 平扫 CT 示右侧中颅底低密度、类圆形占位，局部骨质呈扩张性改变。B. 轴位磁共振 T_1 序列显示肿瘤中央为等信号，边缘为稍高信号。C,D. 矢状位和轴位磁共振 T_2 序列显示肿瘤为均匀高信号，边界清楚；E. 磁共振 Flair 像显示肿瘤为混杂高信号；F.冠状位增强磁共振显示肿瘤边缘轻度强化,内部不强化

式和手术入路。近年来,随着神经内镜辅助显微外科技术的发展,对深部的肿瘤切除取得良好的效果,并探索出一些新的手术入路。海绵窦型中颅底表皮样囊肿常采用传统经额颞入路或颞下入路;骑跨型多采用额眶颧入路,以便处理侵袭后颅窝的病变。随着技术的发展和器械的进步,经中颅底硬膜间入路的使用,明显降低了术后并发症的发生,主要特点是经硬膜间入路可避免过多显露,对脑叶的牵拉较轻。颅底骨质常吸收形成天然走廊,一般不需磨除岩尖便可延伸入后颅窝处理瘤体。当肿瘤从三叉神经出口向后凸入桥前池时,病变与后颅窝之间常存在增厚的蛛网膜,手术时需保护其完整性,防止炎性物质播散入硬膜下。若蛛网膜破损,可在 Meckel 囊口填塞肌肉隔绝中颅窝与后颅窝的通道。尽量减少电灼烧导致的海绵窦壁内神经热损伤。中颅窝-颞下窝表皮样囊肿可经鼻蝶内镜手术,根据手术解剖,蝶窦外侧壁的颈内动脉前方有一约 1.5cm × 1.5cm

的区域与中颅窝直接相通,其间仅以一薄骨片相隔,这是经鼻内镜到达岩尖部的最佳途径。中颅窝-颞下窝表皮样囊肿靠近上颌窦后壁时也可经上颌窦内镜入路手术,可以使囊肿与上颌窦沟通,并不损伤鼻腔功能,并发症少、恢复快,但要注意术后上颌窦要和鼻腔充分沟通引流。

传统硬膜下入路的并发症包括无菌性脑膜炎和脑脊液漏。即便使用骨蜡严密封堵骨质,脑脊液仍可能直接从咽鼓管残端流出至鼻腔或中耳。硬膜间入路或硬膜外可避免炎性物质流入蛛网膜下腔,减少无菌性脑膜炎和脑脊液漏的发生,尤其当肿瘤残留时,可显著降低术后致残率和病死率。一旦发生,可予激素、腰穿置管引流、抗生素等治疗。

七、预后

表皮样囊肿属良性肿瘤,术后预后较好。术后早期的炎性产物可导致局部蛋白质含量增加,在

FLAIR 序列可表现为高信号,可对诊断造成干扰。对于术后复发的患者,如无明显症状建议适当延长观察时间,以半年为间隔。通常表皮样囊肿呈缓慢线性生长,即使有残留的患者,无进展生存期较长。

第三节　颞骨岩部胆脂瘤

颞骨岩部胆脂瘤(petrous bone cholesteatoma, PBC)是角化复层鳞状上皮残留或继发移入颞骨岩部,并在岩骨内不断增殖、分化、上皮脱屑不断堆积且不能排空,并引起相应临床症状的一种疾病。颞骨岩部胆脂瘤临床上少见,占所有岩部肿物发生率的 4%~9%,其为良性疾病,生长缓慢,但会产生局部破坏;最初可无症状,随着疾病进展,病灶可侵犯面神经或迷路致面瘫和听力下降,并逐步侵蚀岩尖和颅底内听道周围,长入桥小脑角。

一、病因

颞骨岩部胆脂瘤分为先天性和继发性两种。前者被认为起源于胚源性残留上皮,第一鳃裂异常残留的上皮细胞、多潜能胚胎细胞或异位的耳囊细胞,常见于岩尖、乳突和中耳;后者绝大多数继发于慢性中耳炎,也可见于其他原因,如贯通伤、爆炸伤、手术腰穿等将皮肤组织异位带入所致。尽管二者的起源不同,但在病理上完全相同。

二、临床表现

主要临床表现有面瘫、听力下降、耳鸣、眩晕,晚期可有头痛及脑神经损害等症状。

1. 听力下降、耳聋、眩晕　听力下降是岩骨胆脂瘤最常见的临床症状,文献报道听力下降的发生率为 64%~100%。耳鸣和眩晕可单独发生也可伴随听力下降出现。

2. 面神经麻痹　约 45%~65% 的患者在就诊时表现为面神经麻痹。由于部分患者治疗后面神经麻痹可好转或自然恢复,临床上常误诊为 Bell 麻痹。虽然部分患者的面神经功能可基本恢复,但多为不完全性恢复,部分患者遗留面肌的不自主抽搐,肌电图检查可见明显异常。

3. 眼部干涩　由于多数岩骨胆脂瘤常发生于膝状神经节部位,因此岩浅大神经常较早受到累及,出现眼部干燥,流泪减少等表现,但这些症状常被患者忽视。

4. 头痛　部分患者表现为头痛,头痛可能是由

于病变压迫硬脑膜引起,一般表现为眶后或头顶部疼痛。除面神经、位听神经外,三叉神经比较容易受侵犯,表现为患侧面部疼痛、麻木感或感觉减退。

三、影像学检查与分型

颞骨岩部胆脂瘤主要依靠影像学检查如高分辨率颞骨 CT 和颅脑 MRI 明确诊断。

1. CT　颞骨 CT 显示病灶周围边缘光滑、扩张性破坏,与脑脊液等密度,CT 可明确骨质破坏的程度及病变侵犯的范围(图 18-6),CT 增强扫描后病变不强化。

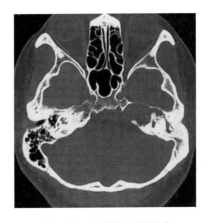

图 18-6　左侧岩骨胆脂瘤
CT 骨窗示左侧岩骨低密度溶骨改变,可见高密度骨皮质

2. 磁共振　颅脑 MRI 表现为 T_1WI 低信号和 T_2WI 高信号,在弥散加权像时为明亮信号(图 18-7);增强后无明显强化;MRI 对评估胆脂瘤边缘,病变的颅内侵犯,病变与邻近神经结构的关系非常有帮助。

3. 分型　1993 年 Sanna 等根据胆脂瘤病变的部位和侵犯范围,提出岩骨胆脂瘤的 5 种分型,分别为:迷路上型、迷路下型、迷路下 - 岩尖型、广泛型和岩尖型。

1) 迷路上型:典型的先天性颞骨岩部胆脂瘤或上鼓室胆脂瘤向深部侵犯的获得性颞骨岩部胆脂瘤;它从上鼓室隐窝起源,一般朝向内听道侵犯,向前侵犯颈内动脉和耳蜗;极少向后侵犯至迷路后和迷路周围气房。此型通常在膝状神经节周围生长。

2) 迷路下型:此型多为获得性岩部胆脂瘤,从后鼓室和迷路下气房起源向前侵犯,围绕岩尖、斜坡,可能会侵犯颈内动脉;向后会侵犯至后颅窝硬脑膜周围。

3) 迷路下 - 岩尖型:可能来源于迷路下气房或

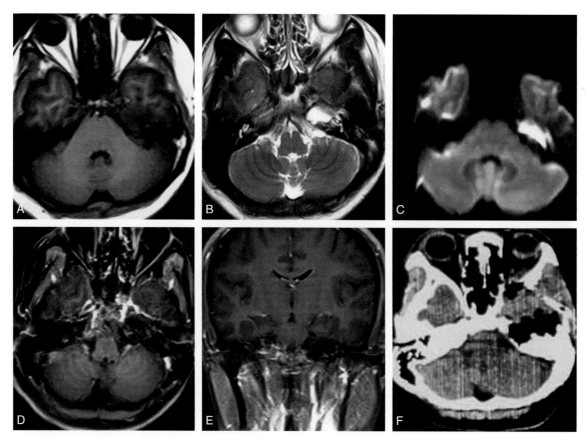

图 18-7　右侧岩骨表皮样囊肿

A. MRICT 示左侧岩骨结构不清,为示稍长 T_1 信号肿瘤替代;B. MRI 示左侧岩骨长 T_2 信号肿瘤,边界尚清楚;C. MRI DWI 序列示肿瘤位高信号;D、E. 轴位和冠状位增强 MRI 示肿瘤无强化;F. 术后 CT 平扫示肿瘤切除后改变

岩尖气房;如果来源于前者,其将沿着颈内动脉朝着斜坡、蝶窦侵犯,主要为获得性;如果来源于岩尖气房,其会向后朝着迷路下气房侵犯,可能是先天性。

4)广泛型:侵犯耳囊及其周围的弥漫型,会朝向颈内动脉、内听道、后颅窝硬脑膜或迷路下气房侵犯;此型来源难以确定,可能是先天性或获得性。

5)岩尖型:典型的先天型岩部胆脂瘤,较为少见;其可能来源于岩尖,朝向颈内动脉水平段、三叉神经或中后颅窝硬脑膜侵犯。当患者出现面瘫、眩晕、听力下降可怀疑为岩尖胆脂瘤,极少病例会有三叉神经麻痹症状。

四、外科治疗

目前,颞骨岩部表皮样囊肿的手术入路有经迷路伴或不伴耳囊入路、经颅中窝入路、岩骨次全切除术、经乳突 - 迷路后入路、经乳突 - 颅中窝联合入路等。

1. 经迷路入路　经迷路伴或不伴耳囊入路是最直接的入路,术中暴露面神经全程,必要时切除耳囊到达岩尖部、颈内动脉、内听道及斜坡等部位;对于术前听力较差或全聋的病变,病变侵及乳突、鼓室、耳蜗及半规管者应首选考虑该入路,术中同时便于处理面神经病变,但要牺牲听力,多数情况下需要取腹部脂肪行术腔填塞。

2. 中颅底入路　对于术前听力较好者,尤其是迷路上型、岩尖型的优先选择经中颅底入路,便于在切除病灶的前提下保留听力,同时处理面神经的膝状神经节、迷路段及内听道段,术后用颞肌筋膜修复颅底,避免脑脊液漏,无需另外切口取组织填塞术腔,但需要开颅,有引起脑脊液漏、硬膜外血肿等颅内并发症的风险。

3. 岩骨次全切除　对于迷路下型和广泛型岩骨表皮样囊肿,伴或不伴岩尖侵犯,或者复发病例行岩骨次全切除术则比较适合。

4. 经鼻内镜手术　鼻内镜下经蝶行岩尖胆脂瘤切除,不仅因蝶窦后壁与斜坡及岩尖毗邻,经鼻腔、蝶窦、斜坡靠近岩尖手术径路较短,破坏鼻腔正常解剖结构较少,而且此手术并非传统手术方式连同胆脂瘤囊壁一并切除,而是建立经蝶窦、鼻腔的永久性引流通道,可将胆脂瘤上皮经鼻腔分泌物排出。当此通道一旦建立,则长期处于与外界稳定开放通畅状态,即便因鼻腔疾病或鼻腔黏膜瘢痕收缩导致此通道的狭窄或闭锁,再次手术开放此通道的可行性较高。经鼻内镜手术尤其适合侵犯到蝶窦或鼻咽部的颞骨岩部胆脂瘤。

五、并发症防治

术后并发症主要有:面瘫、脑脊液漏、术腔感染、硬脑膜外血肿。

1. 面瘫　面瘫是主要并发症,术前需评估面神经功能、面神经受损程度、损伤范围;即使术前面神经功能正常也不能排除面神经已经受侵犯。术中按照手术入路常规暴露正常部分的面神经,循此探查,再跟踪至病变部分的面神经;为避免手术时面神经损伤,在术中应根据外半规管、砧骨、卵圆孔、咽鼓管、二腹肌嵴、岩浅大神经等标志,定位面神经,一旦手术中发现面神经损伤一定要及时修复。

对于面神经的不同损伤情况行如下处理:①如面神经骨管缺损,面神经水肿,自骨管疝出,但神经纤维连续,可在切除胆脂瘤的同时行面神经减压术;②如术前即有完全性面瘫,术中发现面神经完全或大部分断裂,在彻底切除病变的同时,实施无张力端-端吻合,或将岩浅大神经剪断,行面神经改道吻合;③面神经完全断裂且缺损较多,无法直接或经改道后行面神经无张力端-端吻合者,取耳大神经行面神经移植吻合。

2. 脑脊液漏与感染　术中内听道底脑脊液漏比较常见,可用颞肌填塞;颅中窝入路者用颞肌筋膜修复颅底缺损;经迷路切除者,封闭术腔前应刮除咽鼓管鼓口黏膜,并用肌肉堵塞,严密封闭外耳道,可避免术后脑脊液漏的发生。为防止术后感染,手术中对于术腔已有感染者,应尽可能彻底切除病灶并填塞术腔,防止存在无效腔;对于术腔严重感染、胆脂瘤可疑残留的患者,采取术腔开放,术后换药治疗。

总之,岩部胆脂瘤是一种良性病变,生长缓慢、但会产生局部破坏,且在诊断与治疗上均比较困难。随着手术技术及影像学检查技术提高,听力保留及面神经功能的保存及提高均是有可能的。手术入路的选择需考虑手术视野宽敞,能够保护颈内动脉、面神经、颈内静脉等重要结构。术后需常规行颅脑MRI 及颞骨 CT 检查随访。

(胡　珂　万经海)

参考文献

1. Nair P, Sahu RN, Kumar R, et al. Large epidermoids of the quadrigeminal cistern: an experience of 15 consecutive cases and review of literature. Acta neurochirurgica, 2012, 154(8): 1391-1398.

2. Wang M, Li G, Jia D, et al. Clinical characteristics and surgical outcomes of patients with interdural epidermoid cyst of the cavernous sinus. Journal of clinical neuroscience, 2013, 20(1): 53-56.

3. Jhawar SS, Mahore A, Goel AH. Giant multicompartmental epidermoid cyst of cavernous sinus: a case report. Journal of neurological surgery Part A, Central European neurosurgery, 2013, 74 Suppl 1: e9-12.

4. Mafee MF. MRI and CT in the evaluation of acquired and congenital cholesteatomas of the temporal bone. The Journal of otolaryngology, 1993, 22(4): 239-248.

5. 李峤, 段磊, 董志强, 等. 中颅窝底表皮样囊肿的临床特征和治疗策略(附 13 例报告). 中华神经外科杂志, 2017, 33(8): 829-833.

6. Axon PR, Fergie N, Saeed SR, et al. Petrosal cholesteatoma: management considerations for minimizing morbidity. The American journal of otology, 1999, 20(4): 505-510.

7. Magliulo G, Terranova G, Sepe C, et al. Petrous bone cholesteatoma and facial paralysis. Clinical otolaryngology and allied sciences, 1998, 23(3): 253-258.

8. Kaylie DM, Warren FM, Haynes DS, et al. Neurotologic management of intracranial epidermoid tumors. The Laryngoscope, 2005, 115(6): 1082-1086.

9. Sanna M, Zini C, Gamoletti R, et al. Petrous bone cholesteatoma. Skull base surgery, 1993, 3(4): 201-213.

10. 徐睿, 张秋航, 左可军, 等. 经鼻内镜蝶窦进路岩尖胆脂瘤切除. 中华耳鼻咽喉头颈外科杂志, 2012, 47(1): 30-33.

11. Glasscock ME, Woods CI, Poe DS, et al. Petrous apex cholesteatoma. Otolaryngologic clinics of North America, 1989, 22(5): 981-1002.

12. Tabuchi K, Yamamoto T, Akutsu H, et al. Combined transmastoid/middle fossa approach for intracranial extension of middle ear cholesteatoma. Neurologia Medico-chirurgica, 2012, 52(10): 736-740.

13. Roth TN, Haeusler R. Inside-out technique cholesteatoma surgery: a retrospective long-term analysis of 604 operated ears between 1992 and 2006. Otology & neurotology, 2009, 30(1): 59-63.

14. Rutherford SA, Leach PA, King AT. Early recurrence of an intracranial epidermoid cyst due to low-grade infection: case report. Skull base, 2006, 16(2): 109-116.

15. Bozorg Grayeli A, Mosnier I, Julien N, et al. Long-term functional outcome in facial nerve graft by fibrin glue in the

temporal bone and cerebellopontine angle. European archives of oto-rhino-laryngology,2005,262(5):404-407.

16. Omran A,De Denato G,Piccirillo E,et al. Petrous bone cholesteatoma:management and outcomes. The Laryngoscope,2006,116(4):619-626.

17. 王若雅,韩维举,王萌萌,等.颞骨岩部胆脂瘤的临床诊断与治疗.中华耳科学杂志,2014,12(3):402-405.

18. 王海波,樊兆民,韩月臣.岩骨胆脂瘤的诊断和手术治疗.中华耳鼻咽喉头颈外科杂志,2009,44(5):436-440.

19. 蔡亮,程秀琴,柯星星.鼻内镜下经蝶入路切除岩尖胆脂瘤2例.中国耳鼻咽喉颅底外科杂志,2014,20(3):258-260.

孤立性纤维瘤（solitary fibrous tumor，SFT）是一种少见的来源于间叶组织的梭形细胞肿瘤。最早在1870 年，Wagner 曾报道过胸膜生长的孤立性纤维瘤，但直到 1931 年，Klemper 和 Rabin 才将此类肿瘤定义为孤立性纤维瘤，之后有多种类似命名如良性间叶来源肿瘤、孤立性纤维间叶来源肿瘤、肌纤维母细胞瘤等。依据 WHO 发布的 2013 年版病理分类，将孤立性纤维瘤归于间叶组织来源的肿瘤。

孤立性纤维瘤最常发生的部位在胸膜，其他部位如腹腔、盆腔、腹膜后、头颈部发生的较少见，颅底及颅内孤立性纤维瘤临床极少见，多为个案报道，可发源于颅底脑膜、眼眶和鼻腔鼻窦，颅底孤立性纤维瘤年龄分布跨度较大，但女性发病率高于男性，且恶性比例较高。中国医学科学院肿瘤医院神经外科自2016 年 2 月 ~2017 年 12 月收治颅底孤立性纤维瘤患者 9 例，女性 6 例，男性 3 例，年龄 17~68 岁，平均（48.2 ± 17.4）岁。其中恶性 4 例，占 44.4%，3 例发生在颈静脉孔区，2 例在中颅底颞下窝，1 例发生在咽旁间隙，1 例发生在桥小脑角脑膜，1 例发生在小脑幕，1 例发生在乳突骨质。

一、组织病理学

孤立性纤维瘤大体形态与脑膜瘤类似，光滑、质韧，多有包膜，可分叶状生长，血供多丰富。其病理表现主要为由梭形细胞呈束状或不规则形排列于鹿角形、薄壁、透明样变血管周围，常伴有宽大胶原纤维。常需要免疫组织化学法染色与脑膜瘤、神经鞘瘤等区分（表 19-1），其最为特异的免疫组化检查是 CD34+，其他结果如 vimentin、BCL2 和 CD99 也可以是阳性。

孤立性纤维瘤组织学类型分为 3 型，传统型（classical SFT），恶性型（malignant SFT）和去分化型

表 19-1　孤立性纤维瘤与神经鞘瘤和脑膜瘤鉴别要点之免疫组化结果

鉴别肿瘤	CD34	S100	EMA
孤立性纤维瘤	+	−	+
神经鞘瘤	−	+	−
脑膜瘤	−	−	−

（dedifferentiated SFT）。传统型孤立性纤维瘤组织形态较温和，切除后预后较好；恶性型孤立性纤维瘤定义为增殖指数≥4/10HPF，形态上富含细胞和坏死；去分化型形态上类似肉瘤细胞，但分化程度较肉瘤细胞高。

二、临床表现

孤立性纤维瘤发病率低，占间叶组织来源肿瘤的 1%~2%，多为良性，约 10%~20% 为低度恶性。可发生于任何年龄，多见于 40~50 岁的成年人。无明显性别差异。肿瘤生长缓慢，病程长。

孤立性纤维瘤肿瘤生长缓慢，多无明显特异的症状。颅底部孤立性纤维瘤最常见的表现为意外发现的头颈部包块，发现时多较大。如采取临床观察，可发现肿瘤缓慢进展，后期可因肿瘤压迫导致局部不适、头疼、脑神经受损表现等。观察我们的病例，生长在颈静脉孔区的肿瘤可引起迷走神经和舌下神经的损伤；颞下窝和桥小脑角区的肿瘤可引起三叉神经损伤；颅内颅底的肿瘤多长在后颅凹可因肿瘤巨大，压迫枕叶，出现视力下降的症状。

三、影像学检查

1. 发生部位及形态　颅底孤立性纤维瘤多起

源于硬脑膜,具有脑外肿瘤的特点,如基底部紧贴脑膜生长,出现皮质扣压征等。当病灶较大或阻塞邻近静脉回流则可导致周围脑组织的水肿。病变可发生于颅底多个部位,多见于颈静脉孔,其次为中颅窝底、桥小脑角区、后颅窝。孤立性纤维瘤通常呈类圆形,部分形态不规则,其边缘多呈分叶改变。

2. CT 扫描　CT 平扫孤立性纤维瘤多为稍高密度或等密度,类似脑膜瘤,极少数为低密度。有文献推测细胞排列紧密且富含胶质是其表现为稍高密度的主要原因。CT 增强扫描表现为明显均匀或不均匀强化。肿瘤实质内的钙化较为少见,包膜可见点样钙化。与脑膜瘤常伴有邻近颅骨的反应性增厚不同,孤立性纤维瘤容易引起周围骨质压迫吸收(图19-1)。

3. MRI 扫描　MRI 具有良好的软组织分辨率,可以反映孤立性纤维瘤的组织成分,在此病诊断上更具优势。孤立性纤维瘤的 T_1WI 信号可与脑膜瘤类似,目前文献报道病例中以等信号或低信号为主。孤立性纤维瘤的 T_2WI 信号表现具有一定特征性,与脑膜瘤比较均质不同,大部分孤立性纤维瘤的 T_2WI 信号不均匀,通常呈高、等信号混杂,部分病灶内可出现明显低 T_2WI 信号。由于其信号对比明显,形成特殊的"阴阳征",此征被认为是孤立性纤维瘤的特征性表现。有文献认为,肿瘤内细胞排列稀疏伴有胶原纤维硬化的区域表现为低 T_2 信号,而细胞排列紧密的区域常为等或高 T_2 信号。增强扫描,这两部分肿瘤成分往往强化不同步,因此孤立性纤维瘤常常不均匀强化,低 T_2 信号区域往往也出现非常明显强化(图19-2)。

Clarendon 等提出,当病灶内出现明显低 T_2 信

号成分、且明显强化时提示为孤立性纤维瘤的可能性较大(图19-3)。有合并明显囊变的病例,囊变的边缘可见环形强化。T_2WI 可见血管流空,提示孤立性纤维瘤的血供较为丰富,CTA 及 MR 灌注成像也同样提示孤立性纤维瘤是富血供肿瘤,因此进行术前栓塞能够减少术中出血。由于孤立性纤维瘤也起源于硬脑膜,因此也可出现"脑膜尾征",但是Clarendon 等认为,当脑外占位脑膜瘤表现并不典型,且没有"硬膜尾征"时,应考虑到孤立性纤维瘤的可能性。另外,MRI 功能成像对孤立性纤维瘤的鉴别诊断具有一定价值,DWI 检查可见部分扩散受限,推测与病灶内局部细胞增殖较快或细胞排列紧密的结构特点有关。文献报道,MRS 对孤立性纤维瘤与脑膜瘤的鉴别具有一定价值,脑膜瘤的 MRS 可存在谷氨酸盐、谷氨酸峰及丙氨酸峰的升高,而孤立性纤维瘤未发现谷氨酸峰及丙氨酸峰,除了 N- 乙酰天冬氨酸及肌酸降低和胆碱的升高外,部分出现乳酸峰及脂质峰,另外可见到肌醇峰升高,此特点有可能成为与脑膜瘤的鉴别点之一。

四、鉴别诊断

1. 神经鞘瘤 神经鞘瘤来源于神经鞘施万细胞,易沿神经鞘膜生长,瘤内见多发的微囊变,颅底的神经鞘瘤多发生于脑神经的走行线路上,在颅底孔洞跨颅内外生长形成沟通肿瘤。孤立性纤维瘤较少沟通,多在颅外区的颞下窝、眼眶、咽旁生长,或在颅内的桥小脑角及后颅凹生长。另外孤立性纤维瘤囊变少见,我们的病例中仅 1 例伴囊变,且与神经鞘瘤不同,孤立性纤维瘤囊变为实体肿瘤边缘形成的大囊变,而非瘤内的多发小囊变。组织病理上,孤立性纤

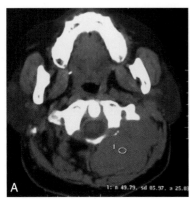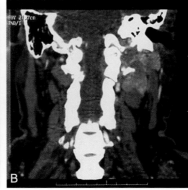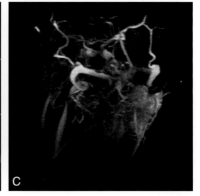

图 19-1　孤立性纤维瘤 CT 表现

A. CT 轴位平扫显示肿瘤位于左侧颈部,呈等密度,包膜有点状钙化,骨质呈压迫性改变;B. CT 冠位增强显示肿瘤呈不均匀强化;C. CTA 可见肿瘤染色,血供丰富

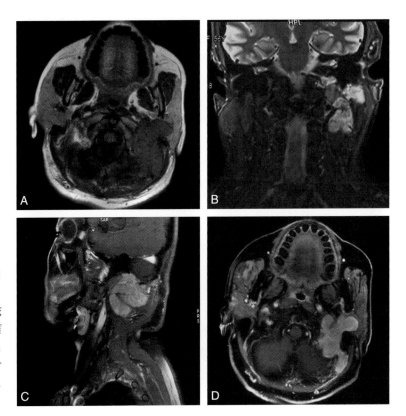

图 19-2　孤立性纤维瘤 MRI 表现（与图 19-1 为同一病例）

A. 磁共振轴位 T_1 加权像，肿瘤呈等信号；B. 磁共振冠状位 T_2 加权像，肿瘤信号不均，有高信号区也有等或稍低信号区，呈典型的"阴阳征"；C. 磁共振矢状位 T_1 增强像，肿瘤明显强化，分叶生长；D. 磁共振轴位 T_1 增强像，肿瘤明显强化，分叶生长

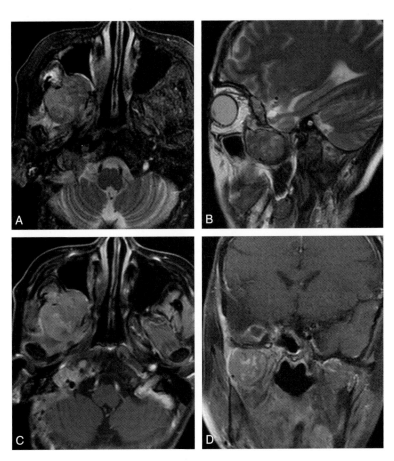

图 19-3　孤立性纤维瘤 MRI 表现

磁共振 T_2 加权像轴位（A）、矢状位（B）显示右侧颞下窝类圆形、稍低信号肿瘤；增强磁共振轴位（C）、冠状位（D）显示肿瘤明显强化，未见脑膜尾征

维瘤特征的 CD34 阳性,神经鞘瘤不表达。

2. 脑膜瘤 脑膜瘤可合并邻近颅骨骨质增生增厚,"硬膜尾征"往往较明显,等信号为主,通常信号均匀,强化均匀;而孤立性纤维瘤往往 T_2WI 信号不均匀,强化也可不均匀,"硬膜尾征"出现概率略低,周围骨质一般以压迫吸收为主,一般无实质内的钙化,尤其出现典型"阴阳征"时有助鉴别诊断,MRS 可提供参考。但是目前两者的鉴别尚存一定困难,其主要鉴别尚需要依赖免疫组织化学,脑膜瘤常表达上皮膜抗原,而不表达 CD34。

五、治疗及预后

孤立性纤维瘤主要是手术治疗为主,术后可辅助放疗,化疗是否有效有待进一步探讨。其预后主要与肿瘤组织学分型及治疗方案相关。由于孤立性纤维瘤临床表现缺乏特异性,绝大多数孤立性纤维瘤无法在术前明确诊断,穿刺诊断率极低,且易和脑膜瘤混淆。传统型孤立性纤维瘤为良性肿瘤,预后较好,手术完整切除多能保证患者长期存活,虽其复发和转移比较少见,但仍需长期随访。对于恶性或去分化型肿瘤,手术完整切除尤为重要;术后复发概率与手术切除多少及肿瘤分化程度关系较为密切,术后残留区域肿瘤可能因复杂机制导致局部血管大量增生而加快肿瘤生长、复发,单纯手术切除患者可在短期内复发或在相邻部位出现蔓延,较少发生淋巴结或远地转移,因此术后及时辅助放疗很有必要。

施行完整的手术切除及术后长期随访对于良性孤立性纤维瘤来说是首选的治疗方式,而病理呈恶性或去分化型的肿瘤应在术后 1 个月内辅助放疗。

(钱海鹏 万经海)

参考文献

1. Vittoria Colia, Salvatore Provenzano, Nadia Hindi, et al. Systemic therapy for selected skull base sarcomas: Chondrosarcoma, chordoma, giant cell tumour and solitary fibrous tumour/hemangiopericytoma. reports of practical oncology and radiotherapy, 2016 (21): 361-369.
2. Vimi S, Punnya VA, Kaveri H, et al. An Aggressive Solitary Fibrous Tumor with Evidence of Malignancy: A Rare Case Report Head and Neck Pathol, 2008 (2): 236-241.
3. Peter L, Santa Maria, Waleed M, et al. A Case of Stereotactic Radiation in Skull Base Solitary Fibrous Tumor: More Harm than Good? Journal of Neurological Surgery Reports, 2014 (75): 214-216.
4. Arif Janjua, Michael Sklar, Christina MacMillan, et al. Endoscopic Resection of Solitary FibrousTumors of the Nose and Paranasal Sinuses. Skull Base, 2011 (21): 129-133.
5. 林成达, 林光畴, 赵鹏飞. 颞下窝恶性孤立性纤维瘤一例. 中国医师进修杂志, 2012, 35 (36): 55-56.
6. 余水莲, 满育平, 马隆佰, 等. 颅内孤立性纤维瘤的影像表现. 中华放射学杂志, 2016, 46 (6): 489-493.

第 20 章　颅底原发性淋巴瘤

颅底原发性淋巴瘤,通常指颅底部位发生的、没有全身性受累证据的淋巴瘤。回顾 1992—2017 年的中外文献,以个案形式报道了大约 40 余例颅底原发性淋巴瘤,均为非霍奇金淋巴瘤(NHL)。

原发的骨源性 NHL 占所有成人恶性淋巴瘤的 1%~2%,75% 以上发生在骨盆和四肢;以弥漫大 B 细胞淋巴瘤(DLBCL)最为常见,约占 30%~40%。原发的中枢神经系统淋巴瘤(PCNSL)大约占所有淋巴瘤的 1%,占结外淋巴瘤的 4%~6%,以 DLBCL 为主。鼻腔鼻窦原发性淋巴瘤也以 DLBCL 最为常见。而颅底原发性 NHL 最为常见的类型也是 DLBCL。有报道认为,部分主要累及海绵窦的原发性淋巴瘤是中枢神经系统淋巴瘤的特殊类型。也不除外部分鼻腔鼻窦淋巴瘤侵袭、累及颅底而表现为原发性颅底淋巴瘤。因此,目前对于颅底原发性淋巴瘤的定义和起源仍有争议。

目前很难从发生上对颅底原发性淋巴瘤进行准确的定义,而只能从其受累部位进行定义。因此,本文所涉及的颅底原发性淋巴瘤包括:可能由颅底骨直接发生的淋巴瘤,可能由颅底结构起源的特殊类型的中枢神经系统淋巴瘤,以及可能是侵袭颅底的鼻腔鼻窦淋巴瘤。

一、发病率和流行病学

由于颅底原发性淋巴瘤较为罕见,所以其发病率目前无明确数据。

文献报道,男性发病率更高,男 / 女比例约为 1.44。颅底原发性淋巴瘤可发生在各年龄段,中位发病年龄为 60 岁,发病年龄高峰为 60~70 岁。

二、病理学

文献报道,颅底原发性淋巴瘤均为 NHL,病理学类型包括:DLBCL、Burkitt 淋巴瘤、浆细胞瘤、小 B 细胞淋巴瘤、鼻型节外 NK/T 细胞淋巴瘤、B 淋巴母细胞淋巴瘤等;其中以 DLBCL 为主(图 20-1)。

三、发病部位和临床表现

颅底原发性淋巴瘤发病时间 0.6~2.26 个月不等,中位发病时间为 0.66 个月,通常较脊索瘤、脑膜瘤等其他类型的颅底肿瘤发病时间短。通常突然起病,应用激素治疗后症状迅速缓解,这可能是颅底淋巴瘤的最大特点。临床表现无明显特异性,多数病人以头痛起病,伴有脑神经损伤,部分病人以发热起病。鉴于淋巴瘤是导致不明原因发热(fever of unknown origin,FUO)最常见的原因,如果不能够明确发热原因,应考虑到淋巴瘤的可能。

颅底原发性淋巴瘤最常见的发生部位是斜坡和鞍旁海绵窦区,也可发生在前颅底 - 眶周、侧颅底等部位。脑神经损伤表现与病变发生部位关系密切,可累及 II ~ XII 各组脑神经,甚至因同侧所有脑神经受累而导致一侧颅底综合征(Garcin 综合征);但其中以 VI 脑神经受累导致的复视最为常见。

四、影像学

颅底原发性淋巴瘤影像学表现无特异性。病变在 CT 平扫时通常表现为稍高密度病灶,增强后明显强化;可见侵袭性骨质破坏,通常不伴有出血、钙化或骨质增生表现(图 20-2)。

多数病变 MRI 表现为等 T_1、等或稍高 T_2 信号病变,增强后明显强化,可伴有周边受侵神经根和硬

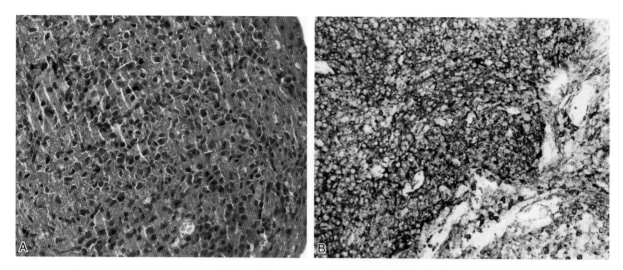

图 20-1　鞍区弥漫大 B 细胞淋巴瘤

A. 淋巴样细胞,核大居中,异型性明显,胞浆嗜双色性(HE,400×);B. 肿瘤细胞呈 LCA 细胞膜强阳性表达(Ventana 一步法,200×)

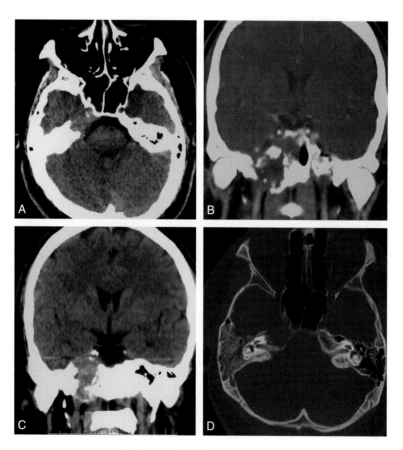

图 20-2　颅底淋巴瘤 CT 表现

A. 平扫 CT 示右侧岩尖骨质破坏,被等密度软组织充填;B. 冠状位 CT 显示肿瘤呈高、等混杂密度,局部骨质破坏,边界不清楚;C. 增强 CT 见肿瘤中等程度强化;D. 骨窗示颅底骨质破坏情况

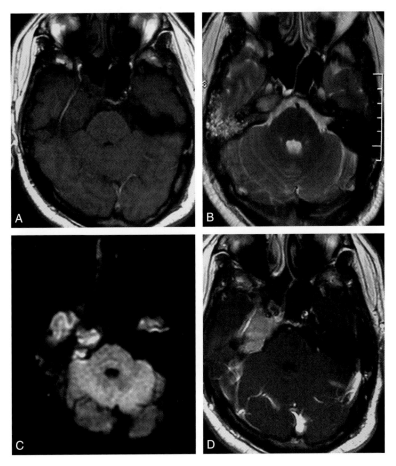

图 20-3　颅底淋巴瘤磁共振表现
A. 平扫磁共振 T_1 像示右侧岩尖等信号肿块,包裹颈内动脉,边界不清楚;
B. 磁共振 T_2 像显示肿瘤呈稍高信号,周围低信号;C. 磁共振 DWI 像显示肿瘤为高信号;D. 增强磁共振显示肿瘤均匀强化,无脑膜尾征

膜强化(图 20-3)。由于病变常发生于斜坡或海绵窦附近,颈内动脉常常受累;而颈内动脉受累表现为肿瘤包裹颈内动脉,颈内动脉通常无移位、变形或狭窄,这与其他类型肿瘤侵犯颈内动脉有所不同,可作为鉴别点之一。

全身性检查包括胸腹盆 CT、全身 PET-CT 应无其他病灶,以排除全身性淋巴瘤可能。

五、诊断和鉴别诊断

临床表现和影像学的无特异性,使得颅底原发性淋巴瘤的术前诊断仍较为困难。手术活检是明确诊断的唯一方法。明确的病理诊断和分型,是后期化学和放射治疗的重要前提。

病理诊断明确后,需进行全身性检查,以排除全身性淋巴瘤的继发性改变。包括:胸腹部和骨盆CT,骨髓检查,HIV 检查;对于 60 岁以上患者,全身

PET-CT 和男性睾丸超声也应该考虑。

颅底原发性淋巴瘤的鉴别诊断,包括恶性脑膜瘤、垂体腺瘤、脊索瘤、软骨肉瘤、转移癌等。由于颅底恶性脑膜瘤通常呈侵袭性表现,在 CT 上可有骨质破坏,在 MRI 上呈等或稍短 T_1、等或稍长 T_2 信号,增强后明显强化;因此颅底原发性淋巴瘤最易误诊为恶性脑膜瘤。但颅底恶性脑膜瘤侵犯海绵窦、包裹颈内动脉时,常导致颈内动脉狭窄、移位、变形;这是与颅底原发性淋巴瘤侵犯海绵窦时最显著的不同,是两者重要的鉴别点之一。

六、治疗

颅底原发性淋巴瘤发病率低,没有大宗病例的回顾性或前瞻性研究。从既往报道的散发病例来看,颅底原发性淋巴瘤与中枢神经系统原发性淋巴瘤的治疗策略类似,强调多学科综合治疗方案:包括手

术、化疗和放疗。

1. 手术　鉴于淋巴瘤化疗敏感性和颅底手术高风险,手术的主要目的是活检以明确病理诊断。如果术中冰冻病理提示淋巴瘤,没有必要继续切除肿瘤,否则可能增加神经功能损伤的风险。

由于颅底骨质、复杂的神经血管结构,颅底原发性淋巴瘤通常不适合立体定向活检。由于肿瘤常常累及鞍区-鞍旁和斜坡,经鼻蝶或上颌窦入路内镜或显微镜下通常能够完成活检手术。当无法经鼻蝶或上颌窦入路无法完成活检时,需要采取不同的开颅手术方式活检切除,以明确病理性质。

2. 化疗　化疗仍然是颅底原发性淋巴瘤最主要和有效的治疗手段。

对于绝大多数中枢神经系统外 NHL,标准的化疗方案是 4 周期 CHOP(环磷酰胺、阿霉素、长春新碱和强的松)方案;如果 4 周期化疗后,复查肿瘤缩小,可增加 2 周期化疗。而对于原发性 CNS 淋巴瘤,以大剂量甲氨蝶呤为基础的化疗方案通常作为首选。正如本文开始所讨论,颅底原发性淋巴瘤的定义和起源仍存在争议,因此对于何种化疗方案更好仍无定论。从目前文献报道来看,两种化疗方案在不同个体,都有比较满意的治疗效果。

近几年,包括利妥昔单抗(rituximab)、替伊莫单抗(ibritumomab tiuxetan)等免疫靶向药物在 NHL 治疗方面取得不错的治疗效果,或许对颅底原发性淋巴瘤患者也是很好的选择。

由于淋巴瘤对激素敏感,术前应用激素可能导致肿瘤缩小甚至消失,对手术活检、明确病理造成困扰。因此,对于术前诊断不明的颅底肿瘤,应尽量避免术前应用激素。

3. 放疗　全脑放疗是原发性 CNS 淋巴瘤大剂量甲氨蝶呤化疗后必要的巩固性治疗,能够有效提高患者的无进展生存期。目前对于颅底原发性淋巴瘤的病例报道中,部分病例在化疗失败后也进行了放疗;但是放疗对这一类特殊淋巴瘤的治疗效果仍无定论。

七、预后

由于颅底原发性淋巴瘤的发病率低,没有大宗的病例报道和长期随访,因此无法获得准确的生存和预后结果。从现有的文献报道来看,患者随访期从 2.5~14 个月不等,中位随访期约 8.9 个月。

（孟肖利）

参考文献

1. Pesce A, Acqui M, Cimatti M, et al. Primary lymphomas of the skull base from a neurosurgical perspective: Review of the literature and personal experience. Journal of neurological surgery Part A, Central European neurosurgery, 2017, 78(1): 60-66.

2. 刘佳雨, 黄楹. 位于蝶骨嵴的原发性中枢神经系统淋巴瘤临床分析. 中国微侵袭神经外科杂志, 2016, 21(10): 458-459.

3. 王亮, 初君盛, 崔向丽, 等. 颅骨原发性非霍奇金淋巴瘤三例报告并文献复习. 中华神经外科杂志, 2010, 26(11): 980-983.

4. 章华, 赵素萍, 蒋卫红, 等. 颅底 B 细胞性非霍奇金淋巴瘤的影像学特征分析(附 2 例报告). 临床耳鼻咽喉头颈外科杂志, 2009, 23(5): 216-218.

5. Wang L, Lin S, Zhang J, et al. Primary non-hodgkin's lymphoma of the skull base: A case report and literature review. Clinical neurology and neurosurgery, 2013, 115(2): 237-240.

6. Kanumuri VV, Khan MN, Vazquez A, et al. Diffuse large b-cell lymphoma of the sinonasal tract: Analysis of survival in 852 cases. American journal of otolaryngology, 2014, 35(2): 154-158.

7. Roman-Goldstein SM, Jones A, Delashaw JB, et al. Atypical central nervous system lymphoma at the cranial base: Report of four cases. Neurosurgery, 1998, 43(3): 613-615; discussion 615-616.

8. Hirschmann JV. Fever of unknown origin in adults. Clinical infectious diseases: an official publication of the Infectious Diseases Society of America, 1997, 24(3): 291-300; quiz 301-292.

9. Choi HK, Cheon JE, Kim IO, et al. Central skull base lymphoma in children: Mr and ct features. Pediatric radiology, 2008, 38(8): 863-867.

10. Han MH, Chang KH, Kim IO, et al. Non-hodgkin lymphoma of the central skull base: MR manifestations. Journal of computer assisted tomography, 1993, 17(4): 567-571.

11. Grau S, Schueller U, Weiss C, et al. Primary meningeal t-cell lymphoma at the clivus mimicking a meningioma. World neurosurgery, 2010, 74(4-5): 513-516.

12. Abramson JS, Zelenetz AD. Recent advances in the treatment of non-hodgkin's lymphomas. Journal of the National Comprehensive Cancer Network: JNCCN, 2013, 11(5 Suppl): 671-675.

13. Ang JW, Khanna A, Walcott BP, et al. Central nervous system lymphoma presenting as trigeminal neuralgia: A diagnostic challenge. Journal of clinical neuroscience: official journal of

the Neurosurgical Society of Australasia,2015,22(7):1188-
1190.

14. Ferreri AJM,Cwynarski K,Pulczynski E,et al. Whole-
brain radiotherapy or autologous stem-cell transplantation
as consolidation strategies after high-dose methotrexate-
based chemoimmunotherapy in patients with primary cns
lymphoma:Results of the second randomisation of the
international extranodal lymphoma study group-32 phase 2
trial. The Lancet Haematology,2017,4(11):e510-e523.

第二篇
不同部位颅底肿瘤

第 21 章

前颅底沟通肿瘤及其外科治疗

前颅底区肿瘤可向下生长累及颅外结构,也可以向上侵犯颅内结构,并多突破筛骨水平板、蝶窦、纸样板等菲薄的骨质结构形成前颅底沟通肿瘤。此类肿瘤位置较深,常常侵犯毗邻结构,如颅底、鼻窦、眼眶及其周围的血管神经,且其解剖结构复杂、手术空间小,手术涉及神经外科、眼科、头颈外科、口腔外科等科室,导致此类肿瘤的全切除率低、复发率高。而且前颅底沟通肿瘤的病理类型多样,治疗方面目前推荐以手术为基础的多学科协作的综合治疗。

一、解剖

依据颅底骨质可将颅底分为 4 个区域,前颅底、中央颅底、侧颅底及后颅底。前颅底前至额窦,后至前床突,双侧至眶顶外侧壁。由额骨眶部、筛骨筛板、蝶骨小翼构成,解剖结构包括额窦后壁、鸡冠、筛板、眶顶、蝶窦顶壁及蝶骨平台。前颅底的解剖功能主要是对前颅窝的额叶脑组织起支撑作用,其次是分隔颅腔与鼻咽腔及上呼吸道。又有人将前颅底依据眶内板的位置分成两个亚区:双侧眶内板之间为中线区,也即蝶筛区,包括鸡冠、筛板、蝶窦顶壁及蝶骨平台,筛板中有多个筛孔,内有嗅丝通过,是前颅底自然的孔道,且筛板处骨质较薄,前颅底的肿瘤常可破坏该区的骨质,并同时向颅内、外生长,形成颅 - 鼻腔鼻窦沟通肿瘤;眶内板外侧为前侧区,也即眶额颞区,包括眶顶壁和部分蝶骨小翼,蝶骨大翼与小翼之间的眶上裂有第Ⅲ、Ⅳ、Ⅵ脑神经和Ⅴ神经眼支通过,肿瘤可沿此裂形成颅 - 眶沟通肿瘤。

二、临床表现

前颅底恶性肿瘤在全身恶性肿瘤中不到 1%,亚洲人发病率略高,男女比约 2:1。临床最常见的症状为头痛和鼻堵。临床表现主要分四类:

1. 脑部症状　如头疼、恶心、呕吐等颅高压症状,记忆力下降、精神症状等。

2. 鼻部症状　如鼻堵、鼻衄。

3. 神经受损症状　如嗅觉障碍、视力下降、眼肌麻痹等。

4. 容貌改变　如突眼、隆鼻、面部肿块等。病程通常缓慢进展,个别恶性肿瘤可为亚急性进展病程。

三、病理类型及常见鉴别诊断

前颅底肿瘤 80% 为恶性,从肿瘤来源可分为原位发生、周围组织扩展及远处转移三类。原位发生主要来自于颅底骨质、软组织及皮肤,常见的病理类型为:骨瘤、软骨瘤、肉瘤、脊索瘤、基底细胞癌、恶性纤维组织细胞瘤、朗罕组织细胞肉芽肿。远处转移较少见,多为血性转移,可来源于肺、软组织、消化系统、涎腺、甲状腺及乳腺,常见的病理类型为:低分化癌、腺癌、淋巴瘤。周围组织扩展最常见,又可分为:颅内型,如脑膜瘤、垂体瘤及神经鞘瘤等;鼻源及眶源型,如内翻型乳头状瘤、嗅神经母细胞瘤、鳞癌、腺癌、腺样囊性癌、低分化癌、肉瘤、黑素瘤、浆细胞瘤等。Ganly 等统计了 1307 例患者,病理类型最多的为鳞癌占 31.8%,其他依次为腺癌 15.4%、嗅神经母细胞瘤 12.6%、肉瘤 11.2%、涎腺恶性肿瘤 9.6%、皮肤恶性肿瘤 8.9%、低分化癌 2.8%、其他 5.0%。Cantu 参照 AJCC 和 UICC 对来源于鼻腔和鼻窦的前颅底恶性肿瘤进行了分期,T_1 期肿瘤局限于鼻腔和鼻窦;T_2 期肿瘤侵犯筛板或鸡冠,无眶内侵犯,有或无泪板侵犯;T_3 期肿瘤侵犯前颅窝和(或)前 2/3 眶内,有或无蝶窦前下壁侵蚀,有或无上颌窦和(或)额窦侵犯;T₄期肿瘤侵犯脑实质,和(或)侵犯如下组织:眶尖、蝶窦、翼板、颞下窝、皮肤。随着肿瘤分期进展,预后逐渐变差。初治肿瘤 5 年生存率分别为:T₂ 期 71%,T₃ 期 61%,T₄ 期 34%;复发肿瘤 5 年生存率分别为:T₂ 期 49%,T₃ 期 35%,T₄ 期 10%。

1. 脑膜瘤 颅底是脑膜瘤较多发的部位,颅底脑膜瘤占全部颅内脑膜瘤的 40%。前颅底脑膜瘤多起源于嗅沟、蝶骨平台、前床突、鞍结节、鞍隔和眶壁硬脑膜,可通过筛窦、眶尖及眶上裂向颅外生长,形成颅鼻沟通或颅眶沟通脑膜瘤。多数颅内外沟通脑膜瘤属良性肿瘤,约有 5%~7% 的为不典型和恶性脑膜瘤。前颅底脑膜瘤生长速度较慢,且前颅窝代偿空间较大,因此多数患者病程较长,临床上由于其起源部位不同,可以表现为不同的首发症状。如起源于嗅沟的脑膜瘤,局限于一侧嗅沟的脑膜瘤早期症状往往不明显,当肿瘤体积巨大并侵袭双侧嗅神经时,则会出现嗅觉丧失的症状,后期还会有颅高压症状及视力下降等。而起源于鞍结节的脑膜瘤,其上方与视神经或视交叉紧密相邻,则多以视力下降起病,且症状出现较早,若肿瘤起源于或侵袭海绵窦,

累及海绵窦内的神经,会出现海绵窦综合征。少数以鼻出血或性格改变为首发症状。在影像学上,肿瘤具有典型脑膜瘤特征,如脑膜尾征、均匀强化等,可以鉴别(图 21-1,图 21-2)。

2. 嗅神经母细胞瘤 嗅神经母细胞瘤是少见的鼻腔、副鼻窦恶性肿瘤,来源于嗅神经上皮,发病率低,约为每年 0.04/10 万人,发病率占鼻腔、副鼻窦恶性肿瘤的 3%,男女发病率无显著差异,发病年龄在 20~30 岁和 50~60 岁为双高峰。嗅神经母细胞瘤侵犯鼻腔可引起鼻腔症状,最为常见的为鼻塞、鼻衄;侵犯眼眶及眶内,可出现眼部症状,如眼痛、溢泪、眼球移位、复视等;侵犯前颅底和颅内,可发生颅内肿瘤相关症状,如头痛、头昏、恶心呕吐等;部分患者可直接出现眼部和颅内病变症状而无鼻腔症状。影像学表现为鼻腔上部的软组织块影。肿瘤增大可侵犯筛窦、中鼻甲产生骨质破坏,增强扫描后肿瘤强化明显;晚期肿瘤可侵犯蝶窦、上颌窦或对侧鼻腔和筛窦以及颅底和颅内。钙化少见;颅内部分肿块密度欠均匀,增强扫描多有明显不规则的强化(图 21-3)。

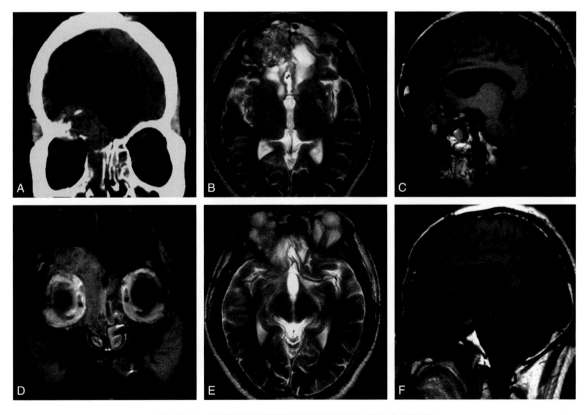

图 21-1 透明细胞型脑膜瘤,WHO II 级,外院术后复发
A. 冠状位 CT,显示肿瘤累及前颅底,内散在钙化;B. 轴位磁共振 T₂ 加权像,显示肿瘤为等、高混杂信号;C. 矢状位 T₁ 加权像,肿瘤呈等低信号;D. 冠状位 T₁ 增强像,肿瘤均匀强化;E. 经 Derome 入路全切除术后,轴位 T₂ 加权像,肿瘤全切除;F. 矢状位 T₁ 加权显示肿瘤全切除术后改变

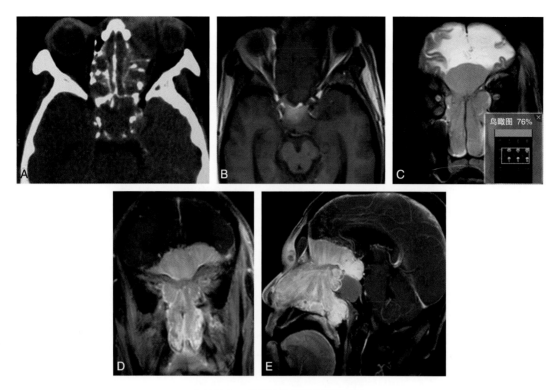

图 21-2　前颅底沟通复发脑膜瘤

A. CT 平扫显示前颅底肿瘤伴不规则钙化；B. 轴位磁共振示 T_1 等信号；C. 冠状位磁共振示肿瘤呈颅腔 - 鼻腔沟通生长，稍长 T_2 信号；D、E. 增强 MRI 示肿瘤明显增强，有脑膜尾征

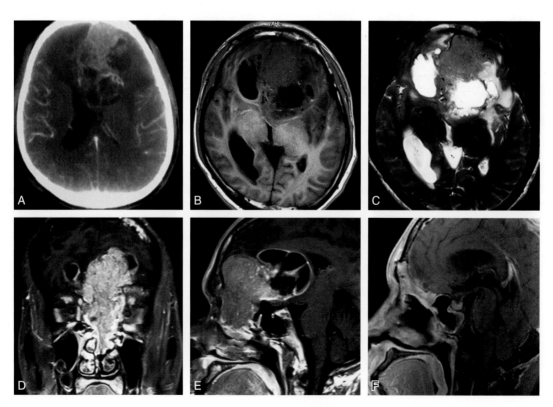

图 21-3　嗅神经母细胞瘤

A. 轴位 CT 增强扫描，显示肿瘤明显不均匀强化；B. 轴位磁共振 T_1 加权像，显示肿瘤低信号，内有囊变；C. 轴位磁共振 T_2 加权像，肿瘤呈混杂稍高信号，囊变呈高信号；D. 冠状位 T_1 增强像，肿瘤明显强化；E. 矢状位 T_1 增强扫描，肿瘤明显强化伴囊变；F. 经前颅底入路切除肿瘤，术后复查 T_1 增强像，前颅底瘢痕化

3. 鼻腔鼻窦癌　鼻腔鼻窦癌占全部头颈部恶性肿瘤的约3%，发病率为(1~3)/10万人每年。主要发生在60~70岁人群，男性稍多，亚洲人发病率明显高于其他人种。常见的发病部位依次为上颌窦(60%)、鼻腔(20%)和筛窦(16%)。而常见的病理类型依次为鳞状细胞癌(50%)、腺癌(35%)和腺样囊性癌(11%)。鼻腔鼻窦癌多为局部侵袭性肿瘤，只有约8%的患者有颈部淋巴结转移，约5%患者发生远处血行转移，常见为肺转移和骨转移。影像表现，磁共振成像(MRI)T_1加权像上通常为等或稍低信号，在T_2加权像上通常为等或稍高信号(图21-4，图21-5)。增强扫描为中等强化信号，强化多不均匀，肿瘤边界多不清楚。肿瘤分级多采用TNM分级，鳞癌病理分型分为角化型、非角化型和去分化型，腺癌病理多以分化程度分级别。

4. 腺样囊性癌　腺样囊性癌是一种来源于腺体的恶性肿瘤，腮腺最常见，也可见于泪腺和其他腺体，在所有副鼻窦恶性肿瘤中占10%~15%，通常发

生在60岁以上人群，男女比例相近。腺样囊性癌有沿神经传导播散的临床特点，由于其沿黏膜下播散，不易被发现，往往在晚期才得以诊断，血行转移多发生于肺部。肿瘤早期局限于窦腔内的肿瘤多无症状，或仅有鼻塞、脓血鼻涕等；晚期侵犯颅底颅内可有头痛头晕等神经系统症状。影像表现特点为瘤内可见大量微囊变，浸润生长方式致肿瘤边界多不清楚(图21-6)，可资鉴别。

5. 软骨肉瘤　软骨肉瘤的发生率占颅底肿瘤的约6%。他们通常起源于胚胎形成时颅底的软骨结合部。大部分位于中颅底(64%)，其次在前颅底(14%)，位于后颅底的最少见(7%)。磁共振成像(MRI)有助于术前诊断。在T_1加权像上通常为低信号，在T_2加权像上通常为非常强的高信号。增强扫描为明显的强化信号，强化多不均匀，但也有的表现为均匀的强化(图21-7)。颅底的软骨肉瘤最应该与脊索瘤鉴别，特别是软骨型脊索瘤，两者的临床表现非常近似，病理上通过免疫组化可以区分，软骨肉瘤的

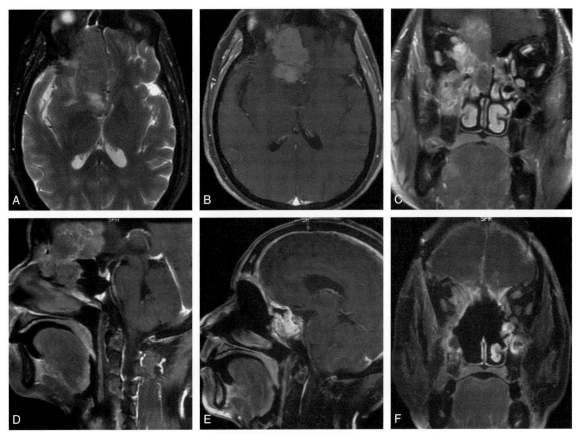

图 21-4　鼻腔中分化腺癌

A. 轴位磁共振T_2加权像,肿瘤呈稍高信号;B. 轴位磁共振T_1增强像,显示肿瘤均匀强化;C. 冠状位T_1增强像,肿瘤强化明显,呈颅鼻沟通生长;D. 矢状位T_1增强像,肿瘤明显强化,颅鼻沟通生长;E. 经 Derome 入路手术切除后,矢状位T_1增强扫描,肿瘤切除;F. 冠状位T_1增强像显示切除肿瘤术后改变

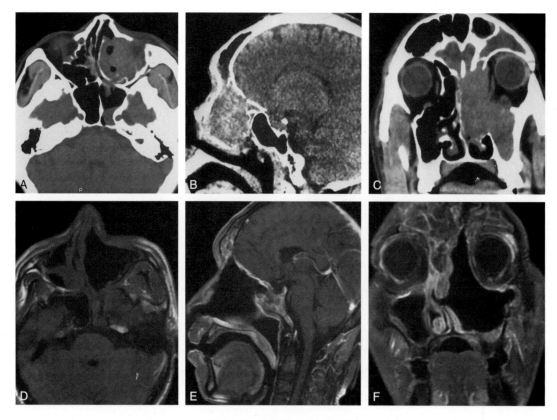

图 21-5　鼻腔高中分化鳞癌

A. 轴位 CT 平扫显示左侧上颌窦眼眶等密度肿瘤;B. 矢状位 CT 扫描,显示肿瘤膨胀性生长;C. 冠状位 CT 扫描,肿瘤侵蚀破坏周围骨质;D. 术后轴位 T_1 加权像,肿瘤全切除;E. 矢状位 T_1 增强扫描,肿瘤全切除;F. 冠状位 T_1 增强像,显示肿瘤全切除

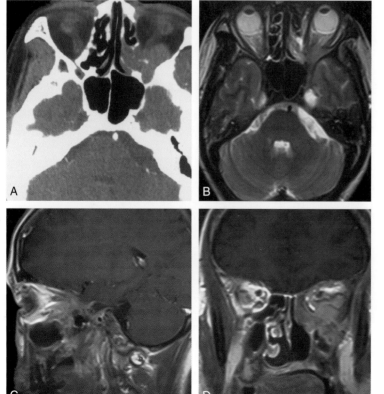

图 21-6　腺样囊性癌

A. 轴位 CT,显示肿瘤呈等密度;B. 轴位磁共振 T_2 加权像,肿瘤呈等信号,沿眶尖向颅内生长,形成颅眶沟通肿瘤;C. 矢状位增强磁共振显示肿瘤呈中等强化信号;D. 冠状位 T_1 增强像,肿瘤中度强化,浸润性生长,边界不清

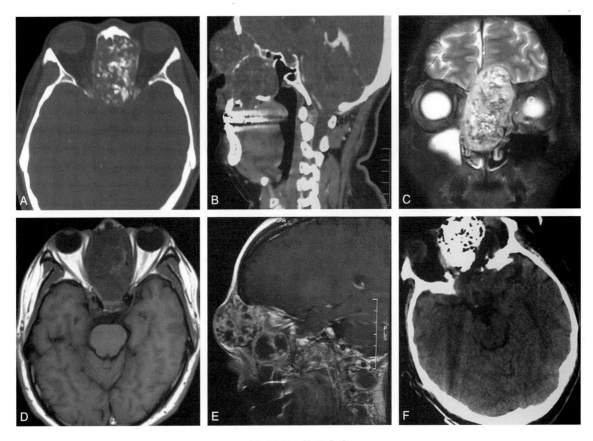

图 21-7　软骨肉瘤

A. 轴位 CT 骨窗,显示肿瘤内散在骨化;B. 矢状位 CT,显示前颅底骨质呈溶骨性改变;C. 冠状位磁共振 T_2 加权像,
肿瘤呈混杂高信号;D. 轴位磁共振 T_1 加权像,肿瘤呈低信号;E. 矢状位增强磁共振显示肿瘤不均匀的明显强化;
F. 经前颅底入路全切除肿瘤,术后当天复查 CT,高密度为术后碘仿填塞影

EMA(epithelial membrane antigen)和 CK(cytokeratin)染色均为阴性。

6. 黑色素瘤　鼻腔副鼻窦黑色素瘤可以累及前颅底,其临床表现通常不具有特异性,与其他类型的恶性肿瘤类似,早期可出现鼻塞、头痛、神经麻痹、鼻腔出血等症状。影像学检查如 CT 或 MR 可评估病变范围,判断脑神经、颅底骨质及脑组织受侵与否,从而为制定治疗方案提供依据(图 21-8),但很难作出定性诊断。怀疑该病时可以通过鼻腔镜活检从而明确病理诊断。可疑该疾病的患者需完整地采集病史和详细地进行体格检查,包括鼻腔、眼部、脑神经功能和颈部淋巴结的触诊及影像学检查。

7. 内翻性乳头状瘤　内翻性乳头状瘤是鼻腔和鼻窦内较常见的肿瘤,约有 5%~15% 的病例可恶变转化为鳞癌。常见临床表现有:鼻塞、鼻衄,部分伴有头痛、嗅觉减退。鼻腔内镜检查可见新生物,呈粉红色分叶状或息肉样肿物,质地较韧,触之易出血。CT 表现均为鼻腔或鼻窦内软组织密度灶,病灶可侵及上颌窦、筛窦引起窦腔膨胀性扩大,骨质表现

为压迫性吸收或膨胀性吸收。病变在 MRI 上多呈分叶状,边界清楚,与邻近肌肉比较,T_1WI 多呈等信号,T_2WI 多呈不均匀高信号;与鼻中隔黏膜比较,病变增强后多为中度不均匀强化(图 21-9)。

8. 上皮 - 肌上皮癌　上皮 - 肌上皮癌在涎腺肿瘤中所占比例不到 1%,占所有涎腺恶性肿瘤 2%~5%,属于相当罕见的一类恶性肿瘤,约 75% 的上皮 - 肌上皮癌来源于腮腺,约 10% 来源于颌下腺,剩余的 10%~15% 则来源于鼻腔、鼻咽的小涎腺。好发年龄 60~70 岁,男:女约为 1:1.5。低度恶性,约 1/3 患者初程治疗后出现复发,复发时间常为 10 年。典型的上皮 - 肌上皮癌临床表现为无痛性缓慢生长的肿块,影像学缺乏特异性(图 21-10)。上皮 - 肌上皮癌的诊断主要依靠组织病理学检查。

9. 畸胎癌肉瘤　鼻腔鼻窦畸胎癌肉瘤是一种非常少见的高度恶性肿瘤,局限于鼻腔鼻窦,具有侵袭性高、生长迅速及预后差的特点。这一名词概括了具有畸胎瘤和癌肉瘤复杂成分的恶性肿瘤的特点,此肿瘤曾被称为"畸胎样癌肉瘤""恶性畸胎瘤"

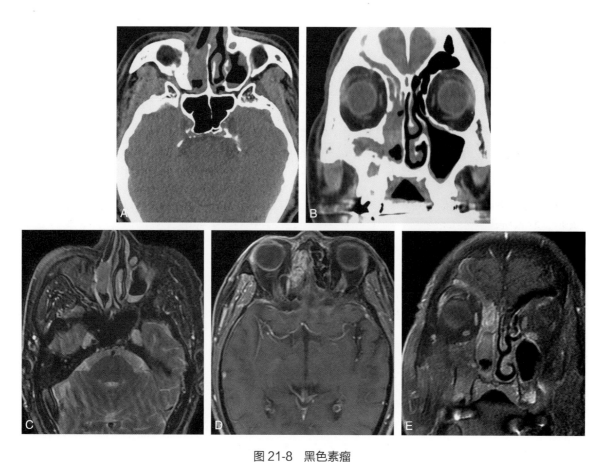

图21-8　黑色素瘤

A. 轴位平扫 CT 显示右侧鼻腔等密度软组织肿块；B. 冠状位 CT，显示肿瘤累及前颅底，骨质破坏不明显；C. 轴位磁共振 T$_2$ 加权像，肿瘤呈高信号；D、E. 轴位和冠状位增强磁共振显示肿瘤中等程度强化，沿黏膜向颅底延伸

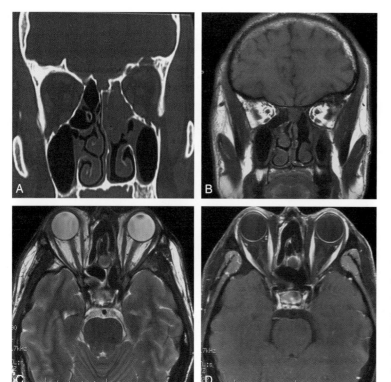

图21-9　鼻腔内翻乳头状瘤累及前颅底

A. 冠状位 CT 骨窗，显示肿瘤膨胀性生长，周围骨质变薄；B. 经鼻内镜切除术后 5 年复发，冠状位 T$_1$ 加权像，显示肿瘤等信号；C. 轴位 T$_2$ 加权像，肿瘤呈均匀等信号；D. 轴位 T$_1$ 增强像，肿瘤强化不明显

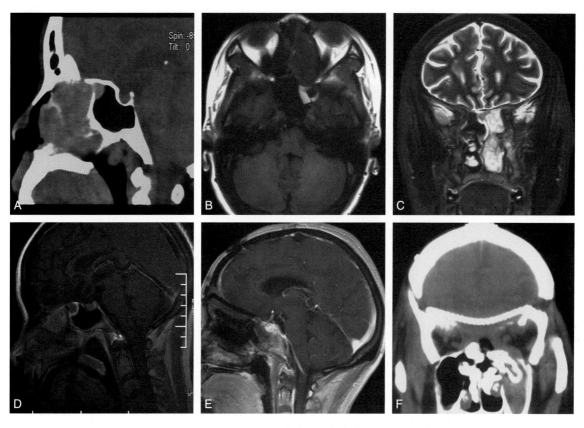

图 21-10　上皮 - 肌上皮癌

A. 矢状位 CT，肿瘤呈软组织密度，膨胀生长破坏颅骨；B. 轴位 T_1 加权像，显示肿瘤呈低信号；C. 冠状位 T_2 加权像，肿瘤呈混杂高信号；D. 矢状位 T_1 增强像，肿瘤不均匀中等强化；E. 经 Derome 入路切除术后，钛网 + 带蒂额肌骨膜瓣修复，矢状位 T_1 增强像，肿瘤全切除；F. 术后冠状位 CT，显示修复的钛网

和"胚细胞瘤"。好发于男性，男女比率为 7∶1。患者发病年龄为 18~79 岁（平均 60 岁）。常见的原发部位是鼻腔上部、顶部、嗅裂部、筛窦和上颌窦，主要临床表现有：鼻堵、头痛、鼻衄、嗅觉下降；若肿瘤侵犯周围骨质，可有面颊部肿胀、隆起，出现麻木感；侵犯眼眶内可出现眼球突出、移位、复视、视力下降。检查鼻腔可见灰白色或暗红色肿物，肿物表面光滑，形态各异，多为分叶状。影像学检查发现鼻腔鼻窦肿块，偶尔伴有鼻窦浊化，可见骨质破坏（图 21-11）。病理可见 3 个胚层的成分，各成分以不同的比例、不同的成熟程度组合，典型的组织形态学诊断标准可归纳为：①幼稚的非角化透明鳞状细胞巢；②癌肉瘤成分（最常见的癌是腺癌，肉瘤是横纹肌肉瘤）；③嗅神经母细胞瘤成分。幼稚的非角化透明鳞状细胞巢是一个重要的诊断因素，上皮成分及向上皮分化的细胞 CKpan、EMA 阳性。患者常在较短时间内死亡（平均存活 1.7 年），60% 的患者存活期不到 3 年，常在 3 年内复发。如果治疗及时，无瘤间隔可达 4 年或更长，最有效的治疗是彻底手术切除后加用放疗。

化疗可用于有远处转移的患者。

10. 骨巨细胞瘤　原发于颅骨及颅底的骨巨细胞瘤非常少见，偶尔累及前颅底。临床表现为头昏头痛、脑神经受损症状，缺乏特异性。在 CT 上的影像学多表现为混杂密度，以高密度更多，肿瘤呈膨胀性生长，骨质破坏明显，肿瘤内可见散在钙化灶。MRI 上肿瘤在 T_1 像和 T_2 像多呈混杂信号，T_2 像上肿瘤多为中等信号，如有囊变则表现为低信号区域内的类圆形多发高信号灶，增强扫描可表现为散在分布斑片状不均匀强化（图 21-12）。

11. 纤维肉瘤　纤维肉瘤由成纤维细胞和胶原纤维形成的恶性肿瘤，是较常见的软组织肉瘤，可以发生在前颅底。临床表现无特异性。颅底纤维肉瘤在影像学上无明显特异性，MRI 上提示 T_1WI 或 T_2WI 信号均匀或不均匀，可以均匀强化（图 21-13）。

12. 神经内分泌癌　神经内分泌癌是一组起源于神经内分泌细胞的恶性肿瘤，好发于肺，其次为消化道，发生于颅底者少见，多见鼻腔鼻窦内，占鼻腔鼻窦恶性肿瘤的 5%，发病年龄 26~77 岁，平均 49

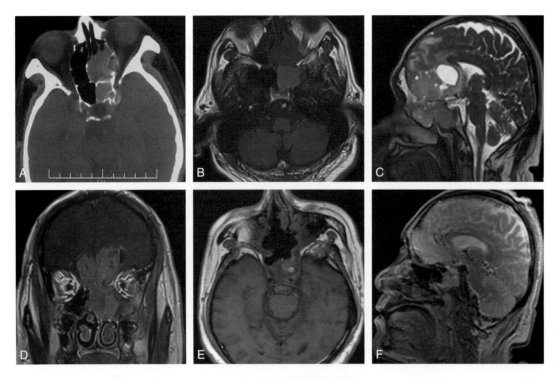

图 21-11　前颅底畸胎癌肉瘤

A. 轴位 CT，肿瘤呈软组织影，膨胀生长；B. 轴位 T_1 加权像，显示肿瘤呈等和稍低混杂信号；C. 矢状位 T_2 加权像，肿瘤呈混杂信号，有高信号囊变；D. 冠状位 T_1 增强像，肿瘤明显强化，呈颅鼻沟通生长；E. 术后轴位 T_1 增强像，肿瘤全切除；F. 术后矢状位 T_2 加权像，肿瘤全切除

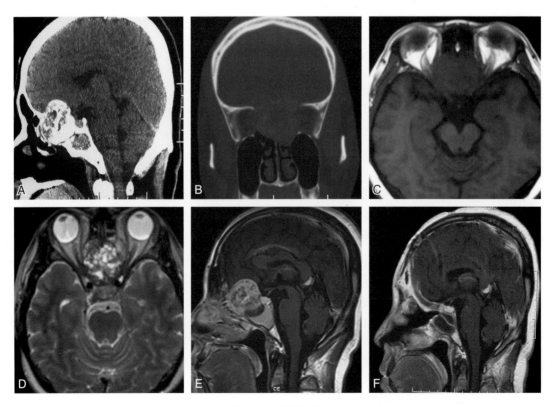

图 21-12　骨巨细胞瘤

A. 轴位 CT，显示肿瘤混杂稍高密度；B. 冠状位 CT 骨窗，显示前颅底骨质破坏，肿瘤内散在钙化；C. 轴位磁共振 T_1 加权像，肿瘤呈等信号；D. 轴位磁共振 T_2 加权像，肿瘤混杂信号，内有高信号囊变；E. 矢状位 T_1 增强像，肿瘤不均匀强化；F. 术后矢状位 T_1 增强像，肿瘤全切除，颅底瘢痕化

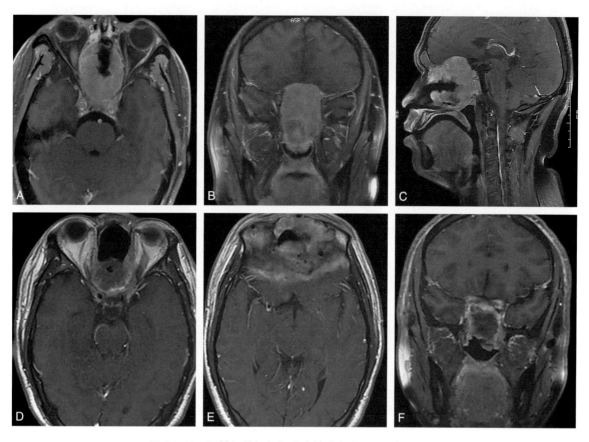

图 21-13　恶性纤维组织细胞瘤外院鼻内镜部分切除术后

A. 轴位磁共振 T_1 加权像,显示肿瘤明显均匀强化;B. 冠状位磁共振 T_1 加权像,显示肿瘤明显均匀强化;C. 矢状位 T_1 加权像,肿瘤呈颅鼻沟通肿瘤,鼻腔术后形态;D. 术后轴位 T_1 增强像,肿瘤切除满意;E. 术后轴位 T_1 增强像,颅底瘢痕化;F. 术后冠状位 T_1 增强像,肿瘤全切除

岁,无性别差异。临床表现常见为:鼻塞、头痛、鼻衄、嗅觉下降等。影像学表现,CT 上以等密度为主,有膨胀性或浸润性骨质破坏,无明显骨质硬化征象,MRI 在 T_1 加权像上为等低信号,T_2 加权像上为混杂等高信号,肿瘤不均匀强化,可有片状囊变坏死(图21-14)。一般为软组织肿块影伴弥漫的溶骨性改变。病理学特点为:带状或片状肿瘤细胞排列紧密,细胞质不明显;细胞核呈圆形、卵圆形或梭形,染色质致密,常见核分裂、坏死,免疫组化染色显示嗜铬素 A 和突触素阳性。传统治疗以手术切除 + 辅助放疗为主,近期有应用铂类、依托泊苷化疗 + 局部放疗治疗的报道,其生存率与单纯手术或手术 + 放疗无明显差异。5 年总体生存率为 65%~70%,肿瘤侵犯眼眶、骨质、对化疗不敏感是影响预后的重要因素。

13. 骨纤维结构不良　骨纤维结构不良亦称骨纤维异常增殖症,常累及前颅底。女性多于男性,女:男约 3∶1,发病年龄集中于发育期及青春期。临床表现多为隐匿起病的无痛性包块或肿胀,颅面部不对称,继续进展可发展为突眼、鼻塞、面部麻痹、顽固性头痛及视力下降等症状。影像学表现,CT 表现为受累部位膨胀性生长,纤维样和骨样密度混杂组成,骨窗上呈"毛玻璃样"改变;MRI 表现为 T_1 加权像及 T_2 加权像低或混杂信号,增强一般无强化或轻微强化(图 21-15)。

四、影像评估

前颅底肿瘤应常规行 CT 及 MRI 检查。CT 和 MRI 在判断肿瘤性质及侵犯程度上有各自的优势,CT 对骨组织显示较为清晰,而 MRI 对软组织显示较为清晰,且能从三维立体定位,须二者结合才能达到最佳效果。肿瘤的一些特殊影像表现对评估有较大帮助:CT 重点观察骨质改变,是压迫性还是侵蚀破坏性,有条件可行三维重建,冠状位重点观察筛板和眶顶,而矢状位重点观察筛板和额窦后壁;MRI 重点观察肿瘤边缘及侵犯广度,T_2 加权像显示脑池、蛛网膜下腔、肿瘤周围蛛网膜间隙及水肿较好,T_1 加权

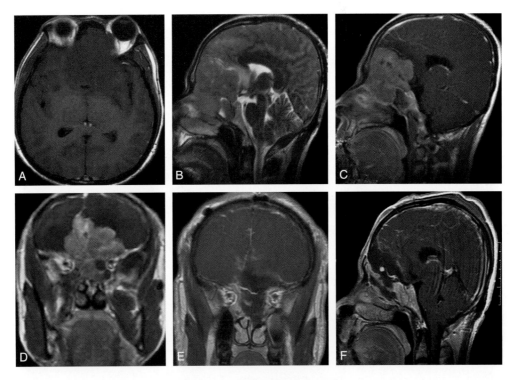

图 21-14　前颅底神经内分泌癌

A. 轴位磁共振 T_1 加权像,肿瘤为等信号;B. 矢状位磁共振 T_2 加权像,显示肿瘤等信号,内混杂有高信号;C. 矢状位 T_1 增强像,肿瘤呈明显均匀强化;D. 冠状位 T_1 增强像,肿瘤切除满意;E. 术后冠状位 T_1 增强像,肿瘤全切除;F. 术后矢状位 T_1 增强像,肿瘤全切除

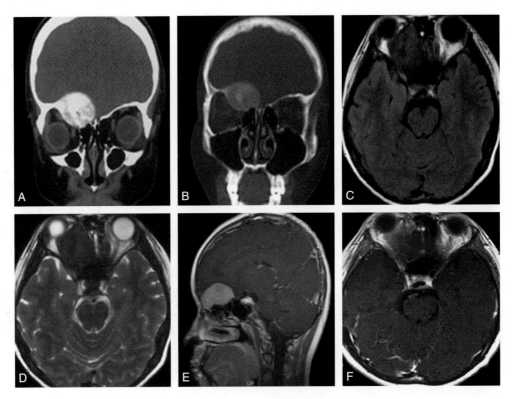

图 21-15　骨纤维结构不良

A. 冠状位 CT 平扫,眶顶部肿瘤,密度近似骨组织;B. 冠状位 CT 骨窗,显示肿瘤密度较骨组织稍低,质地均匀;C. 轴位磁共振 T_1 加权像,肿瘤呈等或稍低信号;D. 轴位磁共振 T_2 加权像,肿瘤呈低信号;E. 矢状位磁共振 T_1 增强像,肿瘤均匀强化;F. 术后轴位 T_1 加权像,肿瘤全切除,视神经减压满意

像显示肿瘤周围软组织较好,肿瘤呈现低信号与脂肪组织分辨明显,T_1增强后肿瘤呈现高信号与周围仍为低信号的肌肉组织分辨明显。多数肿瘤在 MRI 上 T_1 加权像为低信号,T_2 加权像为高信号,T_1 增强像为均匀强化的高信号。也有些肿瘤有较为特征的信号改变,对术前肿瘤定性有帮助:黑素瘤 T_2 像为低信号,T_1 像为高信号;骨肉瘤 T_2 像为极高信号;脑膜瘤 T_1 像 T_2 像均为等信号,T_1 增强像为均匀强化的高信号,可见脑膜尾征;嗅神经母细胞瘤常伴有囊变;血管瘤通常有较多的血液流空信号。MRI 在判断肿瘤边缘及侵犯广度上也有帮助:矢状位及冠状位 T_1 增强像重点观察脑膜是否受侵,脑膜增厚明显强化标志着脑膜受侵犯;轴位及冠状位 T_1 增强像重点观察眶内是否受侵,眶周脂肪层存在且肿瘤边界光滑标志着眼球未受侵犯。

五、治疗

有条件情况下尽可能行经鼻活检,对肿瘤先期明确诊断。前颅底恶性肿瘤多有局限的特点,较少转移,90% 因局部复发而进展,局部控制是提高生存率的主要手段,因此手术为首选治疗。良性肿瘤更可通过手术切除达到治愈,如脑膜瘤、神经鞘瘤、侵袭性垂体瘤、骨瘤、软骨瘤、内翻型乳头状瘤等大都预后较好,但也有复发、恶变的报道,应在最大安全范围下力争全切除。低级别恶性肿瘤如嗅神经母细胞瘤、脊索瘤、浆细胞瘤、朗罕组织细胞肉芽肿等,全切除后预后改善效果明显,即便肿瘤侵犯海绵窦、颈内动脉,也应争取全切除,辅以术后放疗,减少复发。而恶性度高的肿瘤如鳞癌、腺癌、低分化癌、肉瘤、基底细胞癌等,预后较差,一旦侵犯脑实质、海绵窦、颈内动脉等重要组织后,根治性全切除相对于近全切除并不能明显改善其生存期,术后放疗可以增加患者的无瘤生存期。对于分化差、恶性程度高且侵及重要组织的肿瘤,可以做新辅助放疗,待肿瘤缩小,有切除的安全界后再行根治性手术。化疗作为辅助治疗手段,对嗅神经母细胞瘤、低分化腺癌、复发鳞癌均有一定疗效。

前颅底肿瘤手术的相对禁忌主要有:肿瘤侵犯重要器官如脑组织、海绵窦、上矢状窦、颈内动脉、双侧眶内及眼球等,或肿瘤广泛转移、骨播散或蛛网膜下腔播散。这部分肿瘤可先期放化疗,手术作为补救治疗。

1. 手术入路与肿瘤切除　前颅底肿瘤手术目的以根治性切除为主,选择入路时要求距离短、暴露范围充分、较少牵拉脑组织、有足够的操作空间及便于修复等。颅内部分可经正中的额部入路或侧方的翼点入路显露;鼻腔、鼻窦部分可经鼻侧切或鼻内镜显露。但翼点入路和鼻侧切入路,都难以显露沟通性生长的前颅底肿瘤的全部,因此较少用于前颅底沟通肿瘤的手术。部分前颅底肿瘤切除手术难度极大,很难同时满足保留功能、面容和根治切除肿瘤的目的,此期间手术入路以开放手术为主,强调显露范围尽量大,因此颅面联合入路应用最广泛。近年随着影像技术的发展,术前对肿瘤范围及重要解剖结构的定位更加准确,手术也更加强调了精准切除,保留功能和面容的要求逐步提高,显露范围更加精确,使各种入路改良更趋于微创,颅面联合入路也逐渐被没有面部切口的前颅底额下入路取代,改良的 Derome 入路基本能满足大部分前颅底沟通肿瘤的手术,本文也将着重介绍本入路。对一些特定生长的肿瘤也可以选择其他开放入路或内镜入路,将重点在其他章节讨论。

(1) 前颅底入路:1941 年,Dandy 最早描述了通过前颅底额下入路切除眶内肿瘤,通过开放眶顶壁达到了眶内肿瘤的全切除,之后 1954 年,Smith 等率先采用了联合颅内及颅外入路切除广泛侵及鼻腔、鼻窦及眼眶的肿瘤。1963 年 Ketcham 首次系统性报道了颅面联合入路,即双侧额部开颅加面部切口切除前颅底肿瘤,至今仍被多数人认为是首选入路。先后有多位外科医生对额部开颅入路进行了改良。Derome 在 1972 年提出了扩大前颅底入路,在 Ketcham 游离额骨瓣的基础上,增加游离了鼻根及双侧眶上壁,扩大了前颅底的暴露。Raveh 在 1995 年改良提出了前颅底额下入路,减小了额部骨窗,仅做从眉间向上宽 3~4cm,双侧外至眶上孔的骨瓣,在保证前颅底暴露的同时减少了额部的不必要显露。Lawton 依据肿瘤的范围提出了三级显露骨瓣:在 Ketcham 游离额骨瓣的基础上,Ⅰ级加做眶上缘及鼻根游离骨瓣,Ⅱ级加做眶上缘及全鼻骨游离骨瓣,Ⅲ级加做眶上缘、全鼻骨游离及眶外侧壁的游离骨瓣。近些年由于 Derome 对入路进行的改良,增加了前颅底的显露,以及辅助鼻内镜的应用,大部分病例已经不用加做面部切口,使面部容貌得以更好地保留,这种改良后的颅面联合入路适用于绝大多数前颅底沟通肿瘤,其优点有:显露足够的视野;可直视下显微镜操作;有利于肿瘤的整块切除;较少的脑组织牵拉;有带眶上动脉血管蒂的额肌骨膜瓣重建颅底。该入路适应证为前颅底沟通肿瘤,具体包括鼻腔副鼻窦癌经前颅底累及颅内脑组织但未达视交叉区者；颅底外原发灶或局部复发累及范围仍可作根治性切除者；术前接受过放射治疗患者，其放疗剂量不超过 65Gy，并未出现放射性脑组织受损症状者；未出现颈部淋巴结转移或远处转移者。

目前，改良的 Derome 入路是根治性切除前颅底沟通肿瘤最常用的手术入路。近年来，中国医学科学院肿瘤医院神经外科应用改良的 Derome 入路切除收治的 38 例前颅底沟通肿瘤患者，肿瘤全切除 32 例，近全切除 6 例，全切除率 84.2%，其中良性肿瘤 15 例，全切除率为 100%。23 例恶性肿瘤中，11 例术中送切缘病理结果均为阴性，12 例未送切缘。38 例患者，手术时间为 1.5~10.5 小时，平均 4.5 小时，其中恶性肿瘤平均手术时间 4.3 小时，良性肿瘤平均 4.8 小时；手术出血量为 200~5500ml，平均出血量 1125ml，其中恶性肿瘤平均出血量 874ml，良性肿瘤平均出血量 1510ml。我们是在 Derome 入路基础上，做以下改良：①基于眉间菱形状骨瓣，大小约 6cm×8cm；②分别从硬膜外和硬膜下切除肿瘤；③可预留足够的颞肌筋膜及带蒂额肌骨膜瓣双层修复颅底。采用该入路切除前颅底沟通肿瘤具有以下优点：①骨窗大小相比于传统的前颅底硬膜外入路减小约 1/3~1/2，避免面部切口，简化操作，缩短手术时间；②对于前颅底沟通肿瘤，尤其是恶性肿瘤，不论大小，均可达根治性切除；③额肌骨膜瓣有眶上动脉供血，有利于组织的愈合，降低脑脊液漏的发生，并能减少坏死、感染的概率。

本组 38 例患者均在全麻下行经改良 Derome 入路切除肿瘤，具体操作过程如下（图 21-16）：①开颅：取仰卧位，头稍后仰 10°，额部作冠状缝水平冠状皮肤切口，两侧达双颧弓上缘，从帽状腱膜下翻转皮瓣至眉弓，注意保留眶上神经和血管。沿双侧颞上线向上切开骨膜，必要时将切口之后的头皮在帽状腱膜下分离后牵起，在皮肤切口之后的 1~2cm 切开颅骨膜并向前翻转带血管蒂（眶上动脉）额肌骨膜瓣。在骨膜表面最好能保留较多的腱膜下层组织，以便肿瘤切除后铺设在颅底。凿开眶上孔，游离双侧眶上神经，继续将骨膜瓣向鼻侧推开，暴露鼻骨。带血管蒂骨膜瓣约 15cm×20cm 大小。在眉间及其上方 6cm 矢状窦旁颅骨钻孔，用铣刀形成双额近似菱形游离骨瓣，大小约 6cm×8cm，前方两边紧贴眶顶。切除额窦黏膜并磨除其后壁。②肿瘤切除：自硬膜外剥离并抬起额底硬膜和额叶，充分显露前颅底肿瘤。先处理颅外的肿瘤，减小肿瘤体积，增加手术视

野。用快速磨钻磨开肿瘤周围的前颅底，范围依肿瘤大小而定：如果肿瘤局限于中线，只需前后磨开两侧筛板即可；如颅鼻沟通肿瘤累及筛窦气房，应将筛骨纸样板（眶内壁）包括在内；若肿瘤已侵犯眶内，则需将眶顶内侧部一并切除。磨开切除前颅底区骨质时，需注意勿损伤后方的视神经。切除肿瘤时尽可能沿眶内侧壁寻找并电凝切断筛前、后动脉，减少出血。切除肿瘤后过氧化氢、碘伏盐水及庆大霉素盐水反复冲洗鼻腔。结扎上矢状窦前端并剪开大脑镰。沿颅内肿瘤周边环形切开硬膜，分块切除硬膜下肿瘤，同时切除受累的硬膜及颅底骨质。肿瘤两侧及后方硬膜、鼻中隔 / 鼻腔黏膜切缘送术中冰冻病理检查，尽可能做到切缘肿瘤阴性。确实止血后，用庆大霉素盐水反复冲洗至清。

（2）内镜手术：鼻内镜手术近来被用于切除颅底中线区肿瘤，特别是颅鼻沟通肿瘤，其优势主要是无面部切口，面容得以保留，但其局限性主要是对肿瘤边界的处理，特别是恶性肿瘤边界不清时难以保证全切除，无法达到肿瘤外科要求根治的目的。文献表明内镜手术的创伤并不一定比开放手术小，他们在手术时间、出血量、住院时间、并发症发生率、死亡率等方面没有显著差异。因此，结合肿瘤特点及患者需求个性化选择手术是成功的要点，对中线部位的良性肿瘤或较小的恶性肿瘤完全可以用鼻内镜切除；对放化疗敏感的恶性肿瘤，鼻内镜减瘤后综合治疗也是不错的选择；鼻内镜辅助的前颅底入路手术可以替代颅面联合入路，使面容保护完好。另外对于诊断不清的肿瘤，鼻内镜活检是首选方案。随着颅底内镜技术和器械的改良，鼻内镜的手术适应证将会进一步扩大（详见相关章节）。

（3）其他开放入路：当前颅底肿瘤扩展范围较广时，特别是颅外部分侵及上颌窦、颞下窝、翼腭窝或眶外侧时，传统颅面联合入路难以完全显露，尚需根据肿瘤侵犯部位个体化选择入路（图 21-17）。前颅底肿瘤向下扩展至中颅底，侵犯如斜坡、蝶窦、海绵窦、咽后壁时，通常上颌骨翻转入路显露较好。前颅底肿瘤向外扩展至侧颅底，侵犯如蝶骨大翼、岩尖、眶外下壁、颞下窝时，可选择额眶颧入路或耳前颞下硬膜外入路。

2. 前颅底修复　前颅底肿瘤切除后，对颅底的修复是手术成败的关键点之一。Imola 提出前颅底修复的主要目标是：充分隔离颅腔与沾染的上呼吸道；消除潜在的死腔；保证有血供覆盖修复的组织。次要目标有：最大限度地保留功能，如视觉、咀嚼、咽

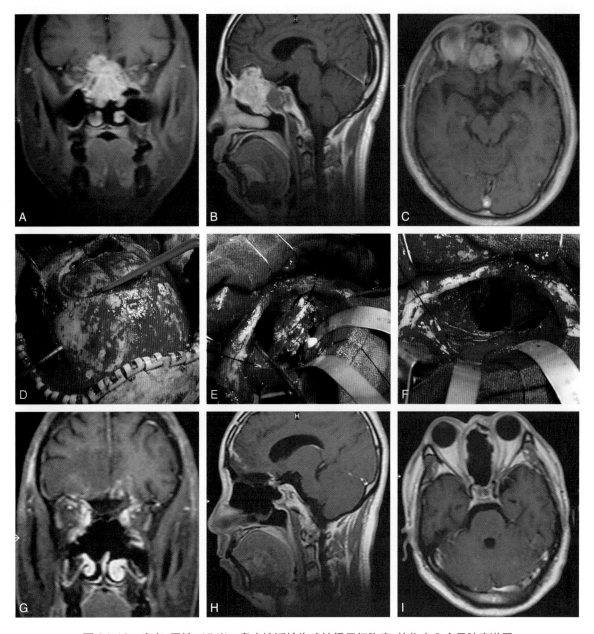

图 21-16　患者，男性，45 岁。鼻内镜活检为嗅神经母细胞瘤，放化疗 2 个月肿瘤进展

A. 术前磁共振轴位 T_1 增强像，肿瘤明显均匀强化；B. 矢状位 T_1 增强像，肿瘤呈颅鼻沟通生长；C. 轴位 T_1 增强像，肿瘤明显均匀强化；D. 手术采用 Derome 入路；E. 术中显示肿瘤分叶状，轻抬额叶后整块切除肿瘤；F. 术中显示肿瘤全切除；G. 术后复查冠状位 T_1 增强像，显示肿瘤全切除；H. 术后复查矢状位 T_1 增强像，显示肿瘤全切除；I. 术后复查轴位 T_1 增强像，显示肿瘤全切除

腔的构音及通气功能等；使外貌尽可能的美观，须保证足够的组织支撑及尽量等体积的组织填塞。前颅底修复的关键应包括 7 点：①水密性封闭硬脑膜；②颅、咽之间有带血供的组织分隔；③覆盖全部皮肤缺损；④保护骨性支撑；⑤消除潜在的死腔；⑥保证缺损的黏膜能够再生；⑦脑神经功能的重建。

通过临床观察，我们认为前颅底修复应包括 2 层：缺损的硬脑膜修复和缺损的颅底组织支撑修复。

硬脑膜缺损小于 1cm 时通常可直接缝合；硬脑膜缺损大于 1cm 时，需补片修复，常用的补片有骨膜、帽状腱膜、颞肌筋膜和阔筋膜。颅底骨性支撑的修复存在争议较大，有人认为小于 3cm 的缺损不用修复，但多数人认为不论缺损大小，均应用带血供的组织修复颅底，以减少并发症。临床用于修复颅底的组织主要有：带蒂的局部组织瓣，包括额骨膜和（或）额肌帽状腱膜；带蒂肌皮瓣，包括胸大肌皮瓣、背阔肌

209

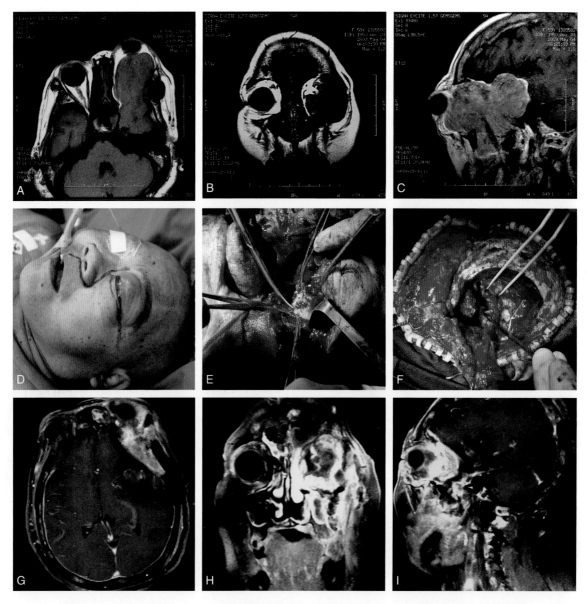

图 21-17　患者, 女性, 59 岁, 因左侧眼球逐渐突出 5 年入院, 术前磁共振提示颅眶沟通脑膜瘤
A. 轴位 T_1 加权像, 肿瘤呈等信号; B. 冠状位 T_2 加权像, 肿瘤呈稍低信号; C. 矢状位 T_1 增强像, 肿瘤明显均匀强化;
D. 手术采用颅面联合入路, 示面部切口; E. 术中显示肿瘤灰白色, 质地坚韧, 脑膜瘤在 T_2 加权像呈低信号时通常
提示肿瘤质地坚韧; F. 面部手术后, 冠状开颅切除颅内肿瘤; G. 术后复查轴位 T_1 增强像, 显示肿瘤全切除; H. 术后
复查冠状位 T_1 增强像, 显示肿瘤全切除; I. 术后 1 周复查矢状位 T_1 增强像, 显示肿瘤全切除

皮瓣; 带游离血管的组织瓣, 包括腹直肌皮瓣、前臂肌皮瓣; 自体游离组织瓣, 包括颞肌筋膜、阔筋膜、游离脂肪片; 异体灭活组织瓣; 人造组织瓣等。Daniel 认为任何没有血供的组织暴露于咽腔均可能引发感染, 因此不建议用没有血供的自体游离组织瓣、异体灭活组织瓣或人造组织瓣等修复颅底。结合自身经验, 我们应用最多的修补方案是: ①硬脑膜缺损用颞肌筋膜或阔筋膜修补。②用带蒂骨膜加额肌帽状腱膜翻转修复颅底骨质缺损。带蒂骨膜加额肌帽状腱膜翻转修复颅底骨质缺损简便易行, 在临床应用最

广, 因此开颅时通常需留有足够的骨膜加额肌帽状腱膜供修复, 开颅时皮瓣上缘距眉间至少应在 10cm 以上, 分离带蒂的额骨膜和额肌帽状腱膜时, 距眶上缘至少 10~15mm, 才能保障皮瓣的血供。③较大骨质缺损 (缺损直径 >4cm) 的患者、放疗后的患者、眶顶壁切除的患者用带血管蒂的游离组织瓣修复 (图 21-18)。本研究中, 38 例颅底修补, 我们用颞肌筋膜修补硬脑膜, 带蒂额肌骨膜瓣双层修复颅底, 效果良好, 无颅内感染发生。因为额肌骨膜瓣有眶上动脉供血, 有利于组织的愈合, 并能减少坏死、感染的

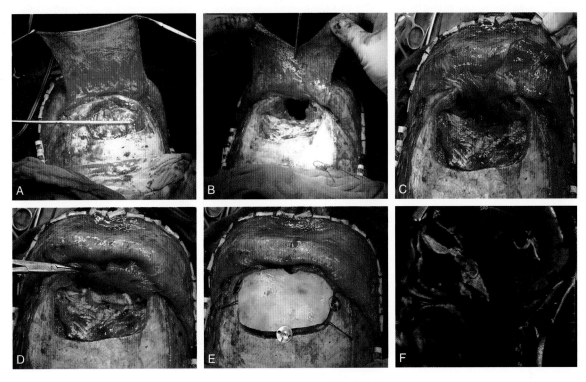

图 21-18 Derome 入路颅底修复

A.取额肌骨膜瓣,双侧至颞上线,约 10cm×10cm 大小;B.正中剪开分为左右两半,中央颅底骨窗残端钻孔;C.将左侧带蒂瓣缝至中央颅底骨孔,铺盖前颅底;D.右侧带蒂瓣覆盖左侧,缝至骨孔,双层修复;E.还纳骨瓣,固定;F.术后复查矢状位 T₁增强像,显示颅底修复组织瘢痕化,可承托前颅底

概率。本组均未行前颅底骨性重建如植骨或使用钛网,但随诊复查 MRI 均未见硬脑膜囊下疝,因为三层软组织重建颅底后形成的瘢痕足够支撑颅内结构。

3. 并发症防治 文献报道前颅底肿瘤手术死亡率 0~7.6%,总并发症发生率 18%~63%,脑膜炎发生率为 0~54%。并发症可分为:颅内或神经系统相关并发症、颅外或伤口相关并发症、全身或眼眶相关并发症。颅内并发症包括脑脊液漏、气颅、脑膜炎、硬膜下或硬膜外出血、神经功能障碍、脑血管意外、癫痫发作等。颅外并发症包括:伤口感染、皮瓣坏死等。全身并发症可涉及呼吸、心血管、内分泌等各个系统。眶周并发症包括:角膜损伤、溢泪、眼睑外翻、眼球内陷、复视、眶周蜂窝织炎、视力下降等。随着手术水平及颅底重建技术的提高,围术期死亡率及并发症的发生率明显下降,但是由于颅底解剖结构的复杂性及颅底肿瘤病理的多样性依旧对前颅底恶性肿瘤的手术充满挑战。感染及伤口并发症是前颅底沟通肿瘤术后最常见的并发症。Ganly 等总结了 1307 例前颅底肿瘤手术的病例,总死亡率为 3.6%,总并发症 42.7%,术后伤口并

发症的发生率为 19.6%,并认为全身系统性疾病、前期放疗、脑膜侵犯、脑组织侵犯以及对复发肿瘤的手术等因素,使并发症明显增加。脑脊液漏是仅次于感染的第二大常见并发症,根据文献报道,发生率为 6.5%~25%。与术后脑脊液漏的发生相关的因素有:颅底缺损的大小及部位、脑脊液的代谢情况、术后营养等,而手术中的修复更是最关键的因素。Solero 等总结了 8 例死亡的病例,认为脑膜炎、脑血管意外和颅内出血是最致命的并发症,并提出了减少并发症的 5 点建议:①建议带蒂骨膜瓣修复颅底;②尽量不做腰大池引流,额部预留骨孔以备出现气颅后穿刺排气;③一旦出现脑脊液漏,预防性使用抗生素;④在充分保证暴露的情况下,尽量缩小骨窗,减小骨坏死可能;⑤眶内侧壁缺损应尽可能重建支撑。作者认为脑脊液漏的预防主要依靠颅底缺损的水密缝合。目前认为,术后是否常规放置腰大池引流尚有争议,并非所有患者都需放置腰大池引流,硬膜缺损未能水密缝合的患者可放置腰大池引流。颅内积气是患者术后出现神经系统症状或原有症状加重的主要原因,术中可通过精细的颅底重建,将前颅窝与鼻腔、鼻窦充分隔离,降低颅内积

气的发生。本组中，术后出现并发症 12 例（31.6%），包括暂时性脑脊液漏 6 例（15.8%），皮下积液 3 例（7.9%），气颅合并精神症状 2 例（5.3%），伤口愈合不良 1 例（2.6%），均经保守治疗后治愈，并发症发生率与上述文献报道相近，且无颅内感染、颅内出血等严重并发症。

六、预后及随访

前颅底恶性肿瘤的生存率报道不一，总的 5 年生存率在 44%~74%，在报道较多的恶性肿瘤中，嗅神经母细胞瘤预后最好，其次依次为鳞癌、腺癌、腺样囊性癌、肉瘤，黑素瘤预后最差，无长期生存的报道。各种恶性肿瘤局部复发率为 52%~80%，近 25% 的患者出现远处转移。较明确的不利愈后的因素有：侵犯脑膜或脑组织；侵犯眶内容；肿瘤分化差。

本组 38 例前颅底沟通肿瘤患者，23 例恶性肿瘤患者中，8 例患者术前已完善综合治疗，术后 9 例患者完善相应综合治疗，余患者未辅助治疗。15 例良性肿瘤中，5 例复发性肿瘤术前已行综合治疗，术后 2 例脑膜瘤行 γ 刀治疗，其中 1 例因出现双肺转移，予化疗，余病例均无后续治疗。本组 38 例患者中，失访 2 例。随访时间 2~89 个月，平均随访 29.0 个月，末次随访时死亡 11 例，死亡原因包括肿瘤局部复发 6 例，远处转移 2 例，其他原因 3 例。死亡病例中 9 例（81.8%）为肿瘤复发或残余病例，2 例（18.2%）为初治病例。存活 25 例，带瘤存活 1 例，为间变脑膜瘤双肺转移，无瘤生存 24 例。恶性肿瘤病人的 5 年生存率为 66.2%，与国内外文献报道总的 5 年生存率在 40%~62% 类似。

前颅底手术后应在 72 小时内复查磁共振，以了解手术切除程度。之后根据病理结果、肿瘤切除程度、切缘情况及患者状态进行再评估，制定并实施下一步治疗。根据 NCCN 指南，对于恶性肿瘤且术前未进行诱导治疗的患者，术后辅助放疗；良性肿瘤若手术残留者行立体定向放射外科（X 刀、伽马刀）治疗。对于需要化疗的患者由肿瘤内科根据病理类型确定化疗方案。恶性肿瘤应在手术后 4~6 周开始放疗，放疗后即刻及术后 3 个月都应复查含增强的磁共振扫描，之后每半年复查一次对比，3 年后可改为每年复查一次。术后密切观察随访，随访内容主要应包括术后辅助治疗、术后恢复情况、有无复发及复发时间和部位、有无死亡等情况。无论何时发现肿瘤进展的患者，立即进入下一个治疗流程。

（钱海鹏　万经海）

参考文献

1. Chandler JP, Pelzer HJ, Bendok BB, et al. Advances in surgical management of malignancies of the cranial base: the extended transbasal Approach. Journal of Neuro-Oncology, 2005, 73: 145-152.

2. Hendryk S, Czecior E, Misiołek M, et al. Surgical strategies in the removal of malignant tumors and benign lesions of the anterior skull base. Neurosurg Rev, 2004, 27(3): 205-213.

3. Gök A1, Erkutlu I, Alptekin M, et al. Three-layer reconstruction with fascia lata and vascularized pericranium for anterior skull base defects. Acta Neurochir (Wien), 2004, 146(1): 53-56; discussion 56-7.

4. JW. Casselman. The skull base: tumoral lesions. Eur Radiol, 2005, 15: 534-542.

5. 钱海鹏，万经海，李学记，等. 前、侧颅底沟通性脑膜瘤的手术治疗. 中华神经外科杂志, 2012, 28(8): 780-782.

6. 钱海鹏，万经海，李学记，等. Kadish C 期嗅神经母细胞瘤的综合治疗. 中华神经外科杂志, 2013, 29(8): 769-771.

7. Vrionis FD, Kienstra MA, Rivera M, et al. Malignant tumors of the anterior skull base. Cancer Control, 2004, 11(3): 144-151.

8. Baddour HM Jr, Fedewa SA, Chen AY. Five- and 10-Year Cause-Specific Survival Rates in Carcinoma of the Minor Salivary Gland. JAMA Otolaryngol Head Neck Surg, 2015, 3: 1-7.

9. Tzortzidis F, Elahi F, Wright D, et al. Patient outcome at long-term follow-up after aggressive microsurgical resection of cranial base chondrosarcomas. Neurosurgery, 2006, 58(6): 1090-1098.

10. Di Maio S, Yip S, Al Zhrani GA, et al. Novel targeted therapies in chordoma: an update. Ther Clin Risk Manag, 2015, 26(11): 873-883.

11. Amit M, Na'ara S, Binenbaum Y, et al. Treatment and Outcome of Patients with Skull Base Chordoma: A Meta-analysis. J Neurol Surg B Skull Base, 2014, 75(6): 383-390.

12. William I. Wei, Raymond W. M. Ng. Complications of resection of malignant tumours of the skull base: outcome and solution. Eur Arch Otorhinolaryngol, 2007, 264: 733-739.

13. JO BOYLE, KC SHAH, JP SHAH. Craniofacial Resection for Malignant Neoplasms of the Skull Base: An Overview. Journal of Surgical Oncology, 1998, 69: 275-284.

14. Giulio Cantu, Stefano Riccio, Gabriella Bimbi, et al. Craniofacial resection for malignant tumours involving the anterior skull base. Eur Arch Otorhinolaryngol, 2006, 263: 647-652.

15. Ganly I, Patel S G, Singh B, et al. Complications of craniofacial resection for malignant tumors of the skull base: report of an International Collaborative Study. Head Neck, 2005, 27(6): 445-451.

16. Kadish S, Goodman M, Wang C C. Olfactory neuroblastoma. A clinical analysis of 17 cases. Cancer, 1976, 37 (3): 1571-1576.

17. Janecka I P, Sen C, Sekhar L N, et al. Cranial base surgery: results in 183 patients. Otolaryngol Head Neck Surg, 1994, 110 (6): 539-546.

18. Derome P J. Surgical management of tumours invading the skull base. Can J Neurol Sci, 1985, 12 (4): 345-347.

19. Cantu G, Riccio S, Bimbi G, et al. Craniofacial resection for malignant tumours involving the anterior skull base. Eur Arch Otorhinolaryngol, 2006, 263 (7): 647-652.

20. 危维, 张秋航, 严波, 等. 内镜经鼻手术治疗前中颅底神经内分泌癌. 中华耳鼻喉头颈外科杂志, 2015, 50 (5): 357-361.

21. 韩红蕾, 张连山, 崔全才, 等. 头颈部恶性纤维组织细胞瘤的诊治. 中国耳鼻咽喉颅底外科杂志, 2003, 9 (6): 341-343.

22. 计晓, 万经海, 吴跃煌, 等. 颅底侵袭性骨纤维性结构不良 1 例报道并文献复习. 中华解剖与临床杂志, 2016, 21 (4): 350-353.

23. 张江鹄, 黄晓东, 高黎, 等. 上皮 - 肌上皮癌的临床特点与疗效分析. 中华放射肿瘤学杂志, 2017, 26 (5): 513-516.

24. CSCO 黑色素瘤专家委员会. 中国黑色素瘤诊治指南 (2011 版). 临床肿瘤学杂志, 2012, 17 (2): 159-171.

25. 连渊娥, 杨映红, 杨长培, 等. 鼻腔鼻窦畸胎癌肉瘤 4 例临床病理分析. 临床与实验病理学杂志, 2012, 28 (12): 1378-1380.

26. 陈小丽, 刘建滨, 毛志群, 等. 鼻腔及鼻窦内翻乳头状瘤的影像学分析. 实用临床医学, 2012, 13 (5): 73-75.

27. 丁晓毅, 陆勇, 颜凌, 等. 骨巨细胞瘤常见和典型的 MRI 表现分析. 临床放射学杂志, 2008, 27 (1): 66-71.

第 22 章　眼眶及颅眶沟通肿瘤

第一节　眼眶朗格汉斯细胞
组织细胞增生症

朗格汉斯细胞组织细胞增生症(Langerhans cell histiocytosis，LCH)又称组织细胞增生症 X，为反应性组织细胞增生症的一种，表现为能自行缓解的单一骨损害到致死性的全身多系统受累，包括骨、肺、肝、皮肤、黏膜及淋巴组织，共同点是都有一种特殊类型的组织细胞 Langerhants 细胞克隆性异常增生，电镜下可见 Langerhants 细胞胞质内特有的细胞器，称 Langerhants 小体或 Birbeck 颗粒。包括嗜酸性肉芽肿(eosinophilic granuloma，EG)，勒 - 薛病(Letterer-Siwe disease)，韩 - 薛 - 柯病(Hand-Schüller-Christian disease)三种临床综合征。

勒 - 薛病又称急性弥散性组织细胞增生症(acute disseminated histiocytosis)，是一种急性进行性全身性疾病，发病年龄多在 2 岁以下，以全身各脏器病变为主，骨骼改变不明显，主要表现为肝、脾、淋巴结肿大，全身紫癜性皮疹，出血等，发病急，发展快，预后差，多一年内死亡。

韩 - 薛 - 柯病又称黄脂瘤病，又称慢性进行性组织细胞增生症(chronic progressive histiocytosis)。病程较长，多见于幼儿，一般多在 2~6 岁发病，也可见于青年人，大多数在 30 岁以下，年长者较少。病变为多发性，主要累及骨骼。皮肤、肺、肝、脾、淋巴结等也可受累。病人常有发热、皮疹、上呼吸道感染、轻度淋巴结肿大和肝、脾肿大，偶尔可损害中枢神经系统，相关文献报道病灶可发生在下丘脑、视交叉、大脑半球、小脑及脊髓等部位，可能与脑内病灶发生率低，病例较少有关。

嗜酸性肉芽肿发病率最高，好发于儿童及青年，好发年龄为 5~10 岁，75% 小于 20 岁，男女比约为 3∶2，多为单骨受累，约占 50%~75% 颅骨为最常见的发病部位，颅盖骨较颅底好发，其中额骨最常见，其次为顶骨、枕骨，颅底以颞骨岩部及乳突常见。表现在颅底及眼眶的朗格汉斯细胞组织细胞增生症一般为后两种多见。

一、组织病理学表现

病理表现主要为朗格汉斯细胞增生和嗜酸性粒细胞浸润(图 22-1)。朗格汉斯细胞表达的 CD1a 和 S-100 蛋白为其重要的免疫学标志，相关文献报道 CD1a 对 LCH 中的朗格汉斯细胞有较高的特异性，电镜下见到朗格汉斯小体或 Birbeck 颗粒可确诊。

二、临床表现

多表现为局部症状和体征，主要为局部疼痛、压痛、肿胀或肿块，病变较大时，可引起邻近脑组织及眼眶内组织受压的症状。体检时肿块边缘欠清，较难推动。实验室检查可有嗜酸性粒细胞增多，血沉加快。

三、影像学特征与鉴别诊断

1. CT 发生在颅骨的朗格汉斯细胞组织细胞增生症在 CT 上多表现为形态不规则的穿凿样、溶骨样或虫蚀样骨质破坏，内见稍高软组织填充，病灶可突破颅骨内、外板向颅内、外生长，突破颅骨内、外板时软组织影多大于颅骨破坏范围(图 22-2D)，突向两侧者呈"工"形，突向一侧者呈"T"或"⊥"形，多个病灶融合时，可呈"地图状"，病变亦可跨越颅缝。颅骨的 EG 多起自板障，逐渐向颅骨内、外板侵蚀，内外板破坏不完全时可形成"双边征"；溶骨性病变残留

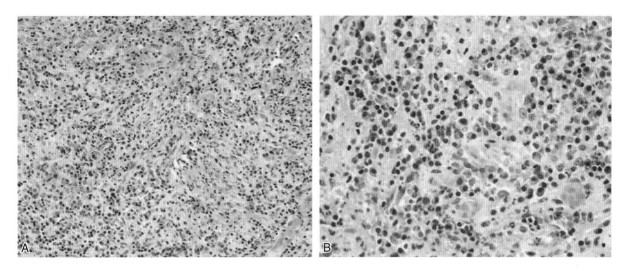

图 22-1　左眼眶蝶骨嵴朗格汉斯细胞组织增生症

A. 朗格汉斯细胞及嗜酸性粒细胞、淋巴细胞、浆细胞混杂分布（HE，200×）；B. 朗格汉斯细胞胞浆丰富，核大，常有明显小核仁（HE，400×）

骨碎片时，可出现"纽扣征"死骨。

2. MRI　磁共振上 T_2WI 病灶多呈稍高信号，内可见点状稍低信号，T_1WI 多呈等信号，内亦可见点状稍低信号，增强扫描轻中度不均匀强化，内可见低信号无强化区（图 22-2A、B、C）。

3. 鉴别诊断　颅底及眼眶的朗格汉斯细胞组织细胞增生症单发性病变需与结核、骨髓炎、纤维异样增殖症和颅骨表皮样囊肿相鉴别。而多发性病变需与多发性骨髓瘤、转移瘤等相鉴别。

四、治疗方法

1. 手术治疗　一般对于单发病灶多主张手术

治疗，疗效较好，并能得到病理学结果明确诊断；对于多发病灶已产生神经系统功能损害者应尽量手术，但病灶如切除不彻底，易复发，故多主张同时辅以小剂量放射治疗。对于颅骨缺损大于 3cm 者，可一期行钛板修补成形术（图 22-3）。

2. 放射治疗　本病对放射治疗敏感，对于多发病变进行小剂量放疗效果满意。放疗剂量不应超过 10Gy，以 5.5~6Gy 为常用剂量，经综合治疗后亦能取得较好的疗效。

3. 化疗　由于本症的病情轻重悬殊，对单一药物化疗或联合化疗的评价比较困难。根据 Lahay 等按年龄和侵犯器官数目对治疗效果的统计，说明多脏

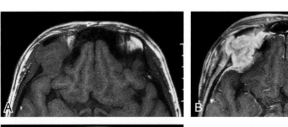

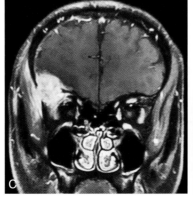

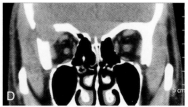

图 22-2　朗格汉斯细胞组织细胞增生症。青年男性，21 岁，右眼突出伴疼痛 2 个月余入院

A、B、C. 眼眶 MRI：右侧蝶骨大翼、眶顶、眶外侧壁区域 T_1WI 呈等信号，内可见点状稍低信号，增强扫描不均匀强化，内可见低信号无强化区，周围颞肌，颅内硬膜，眶内容物受侵犯；D. 眼眶 CT：右侧蝶骨大翼、眶顶、眶外侧壁区域可见虫蚀样骨质破坏，内见稍高软组织填充，病灶突破颅骨内、外板向颅内、外生长

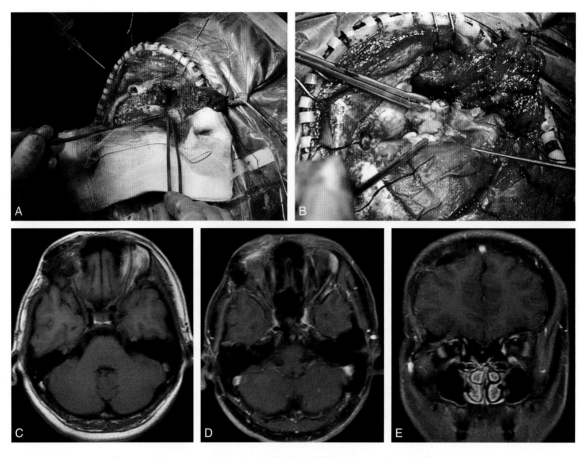

图 22-3　手术及术后影像学资料（与图 22-2 同一病例）
A. 术中所见：额颞切口，眶翼点开颅，取下眉弓；B. 肿瘤以蝶骨大翼为中心，破坏周围骨质，灰黄色，无包膜，血供中等，侵犯侧裂区硬膜及外上象限眶骨膜；C. 术后 MRI 平扫未见肿瘤异常信号；D、E. 增强 MRI 未见强化的肿瘤，冠状位眶内眼肌位置正常，硬膜未强化，未见肿瘤压迫

器损害的婴幼儿应用化疗的存活时间明显高于未用化疗的。北京儿童医院 6 个月以下的病人未经治疗者病死率为 80%，而用化疗的病死率降至 50%。凡有 6~7 个脏器浸润的应用化疗后病死率由 100% 降至 50%。常用化疗药物为长春花碱（Vinblastin），长春新碱（Vincristine），甲氨蝶呤（MTX），6- 巯基嘌呤（6-MP），环磷酰胺等。根据一些文献报道，应用上述单一化疗药物和以上各药与激素联合应用疗效相似。肾上腺皮质激素类药物如强的松对发热、皮疹和贫血的疗效较好。故目前一般常采用 VP 联合化疗，多可获得缓解。一般不主张应用强化疗，尤其对细胞毒类药物如环磷酰胺等应慎用，以免导致骨髓抑制、免疫低下等。治疗后 4~6 周好转不明显或病情恶化则应改换其他化疗药物。对于较轻病人应用 VP4~8 周后再继续用 VP、6-MP 和 MTX 交替使用，疗程不少于 12 个月。停药后复发，再用原治疗方案多仍有效，近年来主张用足叶乙苷（VP16）口服，连用三天，每 3~4 周一个疗程共 6 个月。其毒副作用较小，疗效也较好。

4. 免疫治疗　对于病情严重的病人，除应用化疗外，应加用胸腺肽 1~2mg/ 次肌内注射，隔日一次。对于有严重肺脏浸润、气胸和皮下气肿者可取得较好的效果。近年来开始试用 α- 干扰素（α-Interferon）和环胞菌素 A（cyclosporin A）对调节免疫功能，减少化疗的远期副作用有较好的效果。治疗中应注意控制和预防继发感染，对较长期应用联合化疗者，应给予复方新诺明以预防卡氏肺囊虫感染。对合并呼吸衰竭、气胸、贫血和肝功损害者应进行对症治疗。对继发尿崩症的应给予垂体后叶激素 - 加压素；继发侏儒的患儿可试用生长激素。

五、预后

勒 - 薛病预后与发病年龄有关，小于 2 岁者病变进展很快，如无有效治疗常在数周或数月内由于严重贫血和全血细胞减少，并发感染或出血而死亡。

韩 - 薛 - 柯病的病变呈进行性，原有病灶纤维化后，又可出现新的病灶，病程较长。病变广泛而严重者预后与 Letterer-Siwe 病相似,但一般预后较好,约半数可自动消退。小儿患者伴有贫血、血小板减少者预后较差,成年人预后较好。嗜酸性肉芽肿多数预后良好,病变可自行消退或经治疗后消退。

(孙　思　傅继弟)

第二节　骨纤维异常增殖症

骨纤维异常增殖症又称骨纤维结构不良(fibrous dysplasia of bone,FD),是一种骨髓和网状骨被纤维结缔组织和不规则病变所代替的骨纤维性疾病,占骨肿瘤的 2.5% 和非恶性骨肿瘤的 7%。常累及四肢骨、软骨、颅面骨和盆骨。FD 于 1921 年由 Wel 首次报道,1942 年 Lichtentein 与 Jaffe 正式提出 FD 的命名。FD 分为单骨性(monostotic FD,MFD)和多骨性(polyostotic FD,PFD)两种。PFD 患者如果同时伴有皮肤色素斑和内分泌功能亢进者称为麦 - 奥二氏综合征(McCune-Albright syndrome,MAS)。

一、病理学

FD 组织病理学镜下是由纤维性和骨性成分构成,其中纤维性成分细胞呈梭形,较温和,有时表现为纤维组织细胞瘤形态,而骨性成分由不规则的弯曲的编织骨骨小梁构成。骨小梁纤细菲薄,可形成特征性的"C"形或"O"形骨针,骨小梁周围没有骨母细胞衬覆,有时骨性成分呈现沙砾体或牙骨质样结构。增生的纤维组织中富于血管,有时可见骨样组织、新生的骨小梁、软骨岛及破骨细胞(图 22-4)。

新生的骨小梁为纤维性骨,不形成板状骨,这在偏振光显微镜和嗜银纤维染色下可证实。

具体病理表现分类不一,大致表现为如下几型:①磨玻璃状密度增高:病理检查纤维组织减少而化生为不成熟的骨小梁,表现为正常骨纹消失,髓腔闭塞,密度如磨玻璃样。②囊状膨胀:病理上以纤维组织为主,有少量的骨样组织和不成熟的骨小梁。病灶中有大的含液囊腔时影像学表现为单囊或多囊透亮区,伴骨质膨胀。③丝瓜瓤状改变:病理上由于病灶骨质修复、骨纹的硬化,仅含少量纤维组织,骨小梁粗大扭曲不规则,常沿骨纵轴分布,呈丝瓜瓤状。④虫蚀样骨质破坏:由于纤维组织病变无包膜且沿骨纵轴侵蚀破坏显著,正常骨组织被取代,故影像可见骨皮质变薄,断续性破坏缺损,甚至溶骨性破坏,偏心性生长,边缘清晰、硬化,病变内可见粗大的骨小梁,邻近骨组织无骨膜反应,软组织无肿块。⑤混合性病变:在病变中以上表现多为几种类型共同存在,并且相互转化。

二、临床表现

骨纤维异常增殖临床并非罕见,约占全部骨新生物的 25%,占全部良性骨肿瘤的 7%。单骨型约占 70%,多骨型不伴内分泌紊乱者约占 30%,多骨型伴内分泌紊乱者约占 3%。一般认为女性患者高于男性,高发年龄集中于发育期以及青春期。

颅骨纤维结构不良可造成多种症状和体征,以颜面变形为主要表现,痛性的包块或肿胀、颅面部不对称、突眼(图 22-5)、眼斜视、溢泪、鼻塞、面部麻痹、

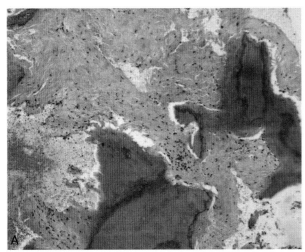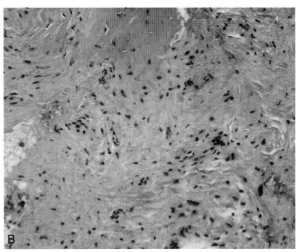

图 22-4　左前中颅底骨纤维异常增殖症
A. 增生的纤维组织及大小、形态、排列不一的骨小梁(HE,100×);B. 骨内增生的纤维组织(HE,200×)

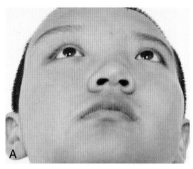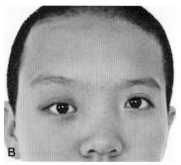

图 22-5　颅骨纤维结构不良。患者女性,15 岁,主诉右额突出 4 年,双眼视力下降

A. 外观可见右眼突出,右侧额部较对侧明显突起;B. 右眼突出,右侧眼位平行向下移位,右侧额部、眶壁、颧弓、上颌骨突起,鼻翼向左侧偏斜

顽固性头痛、视力下降、听力下降等。侵犯鼻窦和鼻腔则与鼻炎、鼻窦炎症状相似,可出现鼻塞、鼻分泌物增多,重者可致鼻中隔偏曲等;侵犯颞骨可发生耳后、外耳道局部隆起变形、中耳炎、听力障碍及面瘫等症状;侵入眶内可出现流眼泪、眼球突出、移位及视力减退、复视等症状,这是由于泪道及眼球受压所致;侵犯牙槽骨可影响上下牙列正常咬合关系,有时咀嚼时可出现颞颌关节疼痛;侵犯颅内者虽极少见,但因可引起颅内压增高及脑神经受侵症状,对患者危害较大。

三、影像学表现

1. X 线　骨纤维异常增殖症 X 线平片密度差异较大,主要由病变生长期和病变的纤维组织、骨样组织和新生骨小梁的比例决定。

X 线能发现病变区的一些病理改变所引起的影像学变化:囊状膨胀样:X 线表现为单囊或多囊透亮区,伴骨质膨胀;磨玻璃状密度增高:X 线表现为正常骨纹消失,髓腔闭塞,密度如膜玻璃样;丝瓜瓤状改变:病理上由于病灶骨质修复,骨纹硬化。仅含少量纤维组织,骨小梁粗大扭曲不规则,常沿骨纵轴分布,呈丝瓜瓤状;虫蚀样骨质破坏:影像上可见骨皮质变薄,断续性破坏缺损。甚至溶骨性破坏,偏心性生长,边缘清晰硬化,病变内可见粗大的骨小梁。邻近无骨膜反应,软组织无肿块;混合性病变:含以上各类影像学改变。

对于颅面骨多骨骨纤维异常增殖的病例,由于其有特征性表现,X 线平片结合临床资料多能作出正确诊断。但是对于单一病变 X 线误诊率较高,特别是病变较局限的病例,容易与骨瘤、骨化性纤维瘤、石骨症及骨硬化症等混淆。在病变中表现单独存在者多数为多种类型共同存在,并且可以互相转

化,因此往往需要其他影像学助于诊断。

2. CT　CT 的密度分辨率高于 X 线平片,其横断面成像克服了常规 X 线平片前后重叠的缺点,对病变内的囊变、破坏、钙化、骨化和小软骨结节形成显示更加敏感准确。CT 还克服了 X 线平片前后重叠的缺点,发生于如头颅、骨盆等结构较复杂部位的病变,CT 扫描图像不受重叠结构的影响,可准确判断病变范围以及与周围结构的关系,清晰地显示病变邻近组织是否受累等情况。利用 CT 工作站的图像后处理技术,能较好地显示邻近的腔、道、管、孔等是否受到侵犯,为临床确定手术方案提供依据。

CT 对颅面骨骨纤维异常增殖症的诊断正确率大大提高,明显优于传统 X 线的颅骨摄片检查,不仅能够观察骨膨胀程度,而且能够观察颅骨内板改变及对脑组织的影响情况,特别是对硬化性病灶,可满意显示内部的细微病变,如增生的纤维组织、骨化及钙化,可提出明确的定性诊断(图 22-6)。对出血、囊变、坏死、黏液变区、纤维组织增生区的纤维化骨质区分开来,具有很大优越性。

根据所含组织比例不同,FD 的 CT 表现主要分为囊型和硬化型两种类型,同时也可见磨玻璃样变及混合型。病变骨质的 CT 表现如下:囊状膨胀性改变,在磨玻璃样改变的基础上,表现为多个球形或卵圆形囊状低密度区,边缘清晰,周围为致密骨包绕;硬化性改变,表现为局限或广泛性骨硬化;磨玻璃样改变,表现为病变区正常骨纹理消失,密度均匀一致增高,呈磨玻璃状;以上表现也可以同时存在。根据文献报道,不同部位骨骼表现不同。颅骨表现为颅骨外板增厚,内板改变不明显,内外板距离增宽,呈磨玻璃样改变或象牙样改变,密度不均匀,可见蜂窝状囊样低密度灶;面骨为上颌骨硬化密度较高,硬化

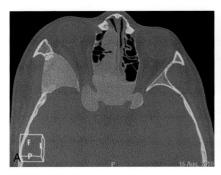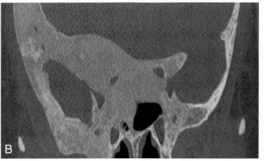

图 22-6　颅底骨纤维异常增殖症

A. 螺旋 CT 轴位:患者右侧眶腔狭小,右眼外突,筛窦发育不良,犁骨及鼻中隔、蝶窦、筛窦骨质异常增生,右侧视神经管狭窄,右侧前床突异常增生,蝶骨大翼处骨质异常增生;B. 螺旋 CT 冠状位:患者右侧颞窝狭小,鼻窦发育不良,犁骨及鼻中隔、蝶窦、筛窦骨质异常增生,右侧视神经管狭窄,前床突异常增生,蝶骨大翼处骨质异常增生

区波及眶下缘,上颌窦窦腔部分闭塞,颧骨突出。

3. MRI　MRI 表现为 T_1WI 呈低信号,T_2WI 呈高信号,T_2WI 脂肪抑制呈高信号,增强扫描病灶强化明显,此型在骨纤维异常增殖症中较常见,病变多为纤维组织;当纤维骨样组织占优时,X 线平片表现为磨玻璃样改变,这是骨纤维异常增殖症常见的特征性表现。MRI 多表现为 T_1WI 呈中等或低信号,T_2WI 呈高或较高信号。当病灶中相对均一的纤维组织夹杂不规则排列呈网格状的骨小梁时,MRI 呈 T_1WI 低信号,T_2WI 高信号,上端与正常骨质分界欠清,周围软组织肿胀。综上所述,骨纤维结构不良的 MRI 信号表现并无特征性,T_1WI 上既可为均匀等或低信号,也可为不均匀低或稍低信号,若有出血还可呈混杂信号;T_2WI 上既可为均匀等或低信号,也可为较均匀高信号,完全取决于组织结构。从形态来看,不伴有骨膜反应和软组织的骨质破坏或轻度膨胀是其较常见的改变。

X 线检查的方法简便、经济并且表现典型,可以直观地对病灶整体定性,可以作为首选检查;CT 对颅面骨病灶的显示比平片要具体、清楚,能够观察颅骨的改变和对脑组织的影响情况,减少组织间相互重叠影响,对病灶细微结构显示清晰,对本病诊断有独特优势,在定性、确定范围和鉴别诊断方面,可作为主要的检查工具;MRI 能清晰显示病灶与髓腔的分界,比 CT 能够更清晰地显示周围软组织受累情况,能够通过信号特点评价病变组织的病理特点。因此,在临床遇到复杂病变时,可以通过三者结合做出正确诊断。

四、诊断以及鉴别诊断

1. 诊断　骨纤维异常增殖症有其特殊的影像学特征,结合病史和临床表现大多数能够做出正确诊断。另外,有报道指出有患者发现血清 ALP 升高。ALP 作为骨生化转换指标之一,反映成骨细胞的活跃程度,而成骨细胞活动与破骨细胞活动常相耦联,其升高提示骨病变的存在,故血 ALP 水平可用来评估病变活动及对治疗的反应。

2. 鉴别诊断　FD 由于病因不明,临床症状不典型,影像学表现多样,因此难以诊断,容易造成误诊。应注意与如下疾病鉴别:

(1)骨瘤:一般边界清楚,呈圆形或卵圆形生长,表现为均匀的骨质密度影。骨化性纤维瘤范围较局限,以特定中心向外呈膨胀性生长,有完整的骨壳,邻近骨质受压。

(2)畸形性骨炎:多见于成人,临床上可有碱性磷酸酶增高,病变也常累及多块颅面骨,范围较广,密度呈不均匀性增高,内见虫蚀状骨缺损区。

(3)恶性骨肿瘤:主要为骨巨细胞瘤和成骨性转移瘤,其临床症状明显,常有骨膜反应和软组织肿块,肿块与骨质破坏区常以广基相连。

(4)嗜酸性肉芽肿:为孤立的非肿瘤性溶骨损害,常见于额骨、顶骨和下颌骨。

五、治疗

1. 手术切除　本病属良性肿瘤,青春期后有自限倾向,因此有学者主张随访观察。但目前关于手术治疗还是保守治疗尚有争议。也有人认为本病系骨内纤维发育异常性疾病,或称儿童骨内纤维结构不良,在成年后能自愈或静止,而且强调患者年龄越小术后复发率越高,植入骨腔的骨大部分会被吸收,因此多主张成年后做手术。

放射学的证据显示，颌面部 FD 主要累及额骨、蝶骨、颞骨、顶骨、眶壁、上颌骨、颧骨、下颌骨等骨质，可以单发骨，也可以多发骨。对于单纯颅面部畸形的患者，以纠正畸形外观为主，尽可能地切除受累骨质，对于增生骨质非常厚的颅骨无法完全切除的，可以使用高速磨钻磨除。多发骨受累的患者需要神经外科、口腔科、眼科、鼻科等手术科室联合颅内、外及内镜辅助，共同手术切除异常增生骨质。手术同期进行颅骨修补与重建，修补材料可以使用颅骨内外板、钛网等材料，目前使用三维塑型个体化钛网进行颅骨缺损的修补有很好的适配性（图 22-7）。

FD 累及视神经管是很常见的。虽然视神经减压术治疗有症状的病人已经是共识，但对于无症状病人的治疗却是有争议的。早期的研究报道视神经管病变中 20%~80% 为视力下降。由于潜在的风险

和不可逆转的视力恶化及视神经萎缩，许多研究表明在有影像学证据存在的情况下，预防性的视神经减压术在无症状患者中是非常必要的。最终治疗前应行病理检查，应用 CT，MRI 观察病变周围骨的条件以便于选择外科治疗方案。需要强调的是，如病变治疗不彻底，病损会扩大，甚至破坏植入物。手术时机应选在疾病相对稳定期，以减少复发机会，避免反复手术刺激导致恶变可能。

目前认为对于颌面部 FD 损伤视神经，需要进行视神经减压手术治疗的绝对指征为：①视力进行性下降或者视野进行性缩小；②视力小于 0.1；③突发失明。相对指征为：①儿童患者影像学上存在视神经管受累变窄；②处于生长活跃期的成年患者影像学上存在视神经管受累变窄。手术方式为颌面部异常骨质切除 + 视神经管眶尖区的骨性减压 + 骨性

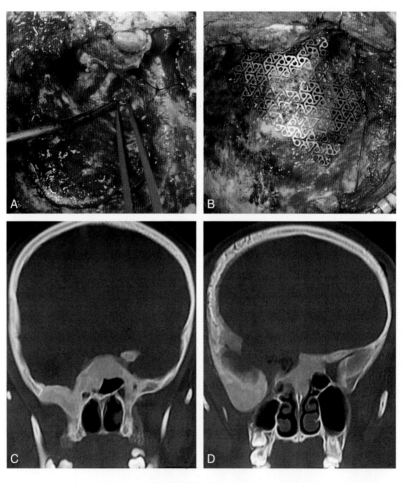

图 22-7　术中照片及术后影像学资料（与图 22-5，图 22-6 同一病例）

A. 术中照片可见视神经周围异常骨质完全去除，视神经已经游离减压充分，硬膜外测量视神经长度超过 2cm；B. 右侧异常增生额部骨质去除后，三维钛板电脑塑形后修补颅骨缺损，纠正既往颅骨畸形；C. 术后 CT 冠状位：右侧前床突及视神经管全段均磨除；D. 术后冠状位 CT，可见右侧蝶骨眶尖部及视神经管骨质完全去除，磨除部分蝶骨大翼，视神经管 270° 完全减压

或钛板塑性重建。

总之,手术要考虑到美容、视力下降、头痛或发生颅骨功能障碍等因素,需要综合评估利弊,进而清除病灶。

2. 其他治疗　近年来,研究较多的药物治疗取得了很好的效果。双膦酸盐:早在 1994 年 Liens 等首次报道应用帕米膦酸钠治疗 9 个严重 FD 的患者,随访 18~48 个月发现帕米膦酸钠能显著降低骨痛,治疗前升高的骨转换指标亦明显降低,4 个患者出现放射学上的改善如骨皮质增厚,溶骨性缺损再充填。此后更大样本量和更长随访时间的类似研究也得到了相似的结果。维生素 D 和钙剂:维生素 D 缺乏在 FD 患者中可能比较普遍,FD 病变活组织检查显示多核破骨细胞数量明显增多并聚集成簇、破骨细胞直接吸附类骨质表面、骨小梁吸收增加形成"隧道"模式等提示继发性甲旁亢的存在,与血浆中高 PTH 水平一致,因此维生素 D 和钙剂补充治疗在该病的治疗中起较重要的作用,既可提高双膦酸盐疗效,又可以有效预防继发性甲旁亢的发生。

因此,应当根据病人的年龄、发病部位、病变大小、生物行为、病变或其周围影像学发现,决定治疗方案的选择。

(董 浩　傅继弟)

第三节　视神经鞘脑膜瘤

视神经鞘脑膜瘤是一种起源于视神经鞘蛛网膜细胞的良性肿瘤。原发于眶内的脑膜瘤可以起源于视神经鞘、眶骨膜或眶内异位的脑膜组织。视神经鞘脑膜瘤平均发病年龄是 41 岁(范围 3~80 岁),其发病率女性多于男性,和一般人群相比神经纤维瘤的患者易发此病(3∶2)。95% 的病例单侧发病。大多数病例发生在眶内且 8% 发生于视神经管,管内脑膜瘤两侧发病率比眶内高(38%)。原发于视神经管的脑膜瘤诊断非常困难,早期主要症状为视力下降。

一、临床病理学特征

视神经鞘脑膜瘤是视神经鞘最常见的肿瘤,占原发性视神经肿瘤的三分之一,是继视神经胶质瘤之后的第二种常见的视神经肿瘤。视神经鞘脑膜瘤可以是原发的,也可以是继发的。继发性视神经鞘脑膜瘤发生在颅内蝶骨或附近的硬脑膜,沿着视神经鞘向上传播,通过视神经管到达眶部视神经。原发性视神经鞘脑膜瘤好发于眶周围硬脑膜内蛛网膜细胞,少

数发生在视神经管段。不依赖于原发起点,视神经鞘脑膜瘤在视神经周围硬膜下和蛛网膜下腔沿着抵抗力弱的血管和脑膜传播。传播过程中,他们通过减少神经的血液供应和轴突运输而损害神经的功能。肿瘤介于神经和硬膜外血管之间不易被切除。有些视神经鞘脑膜瘤局限于视神经的一小部分,有些会沿着其眶内段整段传播。肿瘤很少潜入硬脑膜,也很少沿神经传播入侵到邻近的眶组织包括脂肪、眼外肌和颅骨。视神经鞘脑膜瘤只占全部脑膜瘤的 1%~2%,随着神经影像技术的发展,其检出率较以前提高。

与视神经胶质瘤相比,视神经鞘脑膜瘤早期可能尚有包膜,随着肿瘤生长,病变侵及包膜,呈结节状或楔形增生,或偏心形,晚期肿瘤可充满眶腔。由于肿瘤呈浸润性增生,常与周围眶脂肪粘连。视神经鞘脑膜瘤虽为良性肿瘤,但严重破坏视功能,侵犯范围较广,易于向视神经管内和颅内蔓延,手术切除后复发率较高。此肿瘤占眼眶肿瘤的 4%~8%。发病年龄越小,越具有恶性倾向,预后较差。

2003 年 Saeed 等随后的一系列报道中指出,两侧均发生视神经鞘脑膜瘤的患者其中有一半沿着蝶骨平面持续损害两边的视神经管。因此,会出现这样的现象,表现为两侧视神经鞘脑膜瘤的病例,可能是两侧,也可能是一些单侧病例或蝶骨平面的脑膜瘤蔓延到双侧视神经管,或是单侧视神经鞘脑膜瘤通过蝶骨平面到达对侧视神经管。大约 4%~7% 的视神经鞘脑膜瘤发生在儿童,和成人不同,儿童的视神经鞘脑膜瘤无性别差异,常常并发 2 型多发性神经纤维瘤,其侵袭性更强,很快就可以传播到颅内和双侧视神经管。

二、临床表现

典型的临床表现为成年人单侧眼球突出、视力下降、视盘慢性水肿性萎缩和视神经睫状静脉。

1. 视力下降　视神经鞘脑膜瘤早期可见一过性黑矇,数秒后恢复正常。大多数表现为慢性进行性的、不同程度的视力下降。成年人视力下降明显,常在 0.1 以下。也有少数患者视功能正常者,可能肿瘤偏心性生长,对视神经的压迫较轻所致,但常发现视野缺损。双侧视神经鞘脑膜瘤临床并不少见,据报道占眼眶脑膜瘤的 4%。虽然本病主要为成年人,也可见儿童。视力下降可伴有眼周或眼球后疼痛、复视、视物模糊等。

2. 视盘慢性水肿性萎缩　视力下降常伴有视盘慢性水肿性萎缩,表现为视盘轻度水肿,颜色变浅或苍

白,有些病例会随着眼球的运动加重或诱发。几乎所有单侧视神经鞘脑膜瘤患者都会有同侧瞳孔对光传入障碍,多有视盘水肿但不伴有出血、软性或硬性渗出。

3. 视神经睫状静脉　视神经鞘脑膜瘤的特异"三联症":视力下降、视盘水肿、视网膜和脉络膜血管分流即视神经睫状静脉。视神经睫状静脉是从视神经走向脉络膜的弯曲而扩张的静脉,系前部中央静脉受压或压力增高后视网膜静脉与脉络膜静脉发生吻合所致,这些症状晚期才会出现。

4. 眼球突出　随着肿瘤的生长,会出现进行性加重的单侧眼球突出。

三、影像学表现

除临床症状和体征外,影像学检查对于诊断视神经鞘脑膜瘤必不可少。视神经鞘脑膜瘤的诊断可依据多种影像学检查如超声、CT 和 MRI。

1. 超声　A 超可见视神经增粗,内反射不规则,可有钙斑反射。B 超可发现视神经增粗,边界清楚,内回声较少,声衰减明显,常不能显示后界,有时可见视盘水肿、强回声光斑或钙斑反射。彩色多普勒成像可见肿瘤内血流丰富。

2. CT　视神经鞘脑膜瘤在形态学上主要有三种:管型、梭型、椭圆型。CT 扫描显示视神经的管状或不规则增粗。增强 CT 扫描可以清楚地看到肿瘤为高密度影,被包围的视神经呈低密度影。CT 检查虽表现多样化,但仍可发现特征性表现:①视神经增粗:当肿瘤局限于硬脑膜内时,视神经表现为管状、锥形或梭形增粗。当肿瘤穿破硬脑膜向眶内生长时,表现为眶内与视神经不可分开的高密度影,形状不规则、边界不清楚,有时肿瘤内部有钙化影。②车轨征:这种特征在 MRI 上表现更为明显,也可见于其他视神经鞘疾病,如视神经周围炎性假瘤、视神经周围炎等,但后二者多伴有疼痛,激素治疗效果较好。③肿瘤内钙化斑:见于砂粒型脑膜瘤,因砂粒内含有丰富的钙质,所以 CT 上可显示肿瘤内形状不规则的钙化斑。④肿瘤蔓延:视神经鞘脑膜瘤可沿视神经向前后蔓延,向前时可见与视神经接触处的眼球增厚、密度增高,提示巩膜筛板和眼内段视神经被侵犯,向后可通过视神经管向颅内蔓延,有时可达海绵窦或鞍上。此时,通常可以发现视神经管扩大、密度增高,若行 X 线视神经管检查可以清楚显示扩大的视神经管,这也是与其他非视神经性眶内沟通肿瘤鉴别的要点之一,非视神经性肿瘤大多通过眶上裂蔓延至颅内。另外,有些视神经鞘脑膜瘤的病例 CT

显示神经周围出现钙化,钙化的存在表明肿瘤在生长。CT 检查的缺点是由于其具有离子辐射而不能直接多角度显像,部分容积效应和骨伪影等影响了颅内和视神经管内脑膜瘤的显示(图 22-8A、B)。

3. MRI　MRI 可清楚显示视神经管内的视神经。当怀疑有视神经管内或颅内蔓延可能,需行 MRI 检查。视神经鞘脑膜瘤在 MRI 上主要表现为肿瘤包绕视神经并沿其长轴生长,边缘清楚,呈等或稍长 T_1、等或稍长 T_2 信号,增强后明显强化,视神经呈长 T_1、短 T_2 信号,不增强,T_1WI 增强加脂肪抑制成像可清楚显示肿瘤与视神经之间的"车轨征",并且对于了解视神经管内状况、颅内蔓延以及术后随访具有重要意义。因此,MRI 应作为手术前后常规检查,以便早期发现颅内病变、手术不完全或术后复发。MRI 对于眶壁骨质侵犯与否和侵犯范围显示不够满意,可与 CT 相互补充,以全面了解病情。与 CT 相比,MRI 更能清楚地显示肿瘤的结构,其周围软组织也可以清楚地看到,尤其是在对比增强和饱和成像 T_1 中,增强头颅 MRI 成像,视神经常为低密度区,周围是增强的细长、梭型或椭圆型肿瘤影。检查显示视神经鞘脑膜瘤的边缘并不光滑,向外生长可侵入到眼眶脂肪组织(图 22-8C、D、E)。MRI 可以看到其在颅内蔓延的具体情况。

应用影像学检查很多病例不需进行活组织检查,在没有对视神经造成潜在危害的情况下就可以做出早期诊断。视神经鞘脑膜瘤需与视神经和视神经鞘的转移瘤、淋巴瘤、眶组织的炎性浸润如结节病相鉴别。

四、治疗

视神经鞘脑膜瘤的治疗包括手术切除、放射治疗、或二者相结合。

1. 手术治疗　手术目的主要是保存视力、控制肿瘤生长和改善容貌,如治疗眼球突出等。一般认为,患者视力尚好,肿瘤仍局限于眶内者选择观察随访或立体定向放射治疗;如果患者已经失明或已经没有有用视力存在,肿瘤仍局限于眼眶内者应手术切除肿瘤和视神经,防止肿瘤向颅内发展,这是争取手术治愈的最好时机;如果肿瘤视力很差或已失明,肿瘤已侵犯海绵窦并向颅内广泛扩展,次全切除肿瘤,术后辅助立体定向放射外科治疗。手术方式包括外侧开眶或经颅开眶切除眶内和颅内肿瘤(图 22-9)。

2. 立体定向放射外科治疗　常用的放射治疗包括三维适形立体定向放射治疗、X 刀和伽马刀。Narayan 等分析认为立体定向放射治疗对于控制视神

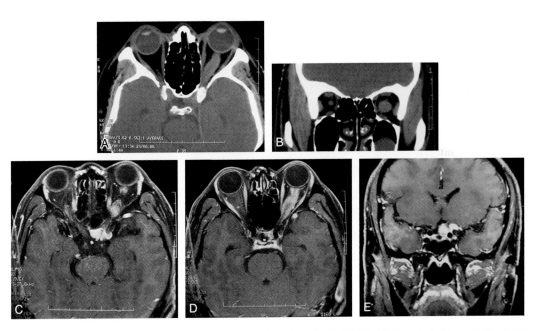

图 22-8　视神经鞘脑膜瘤。男性,51 岁。左眼视力下降 2 年,加重伴左眼球突出 1 个月。查体:左眼球突出,左眼视力 0.8,双侧瞳孔等大圆,直径 3mm,双侧光反应灵敏,左眼眼球活动无障碍。眼球突出度右 18mm 左 21mm

A. 眼眶 CT 轴位,示左眼球突出,左侧眶内段视神经增粗,视神经管颅口可见软组织密度占位;B. 眼眶 CT 冠状位,示左侧眶内段视神经增粗。C. 眼眶 MR 轴位,见左侧视神经增粗、强化明显,视神经管眶口肿瘤侵犯;D. 眼眶 MR 轴位,可见眶内段视神经明显增粗、强化,可见"车轨征";E. 眼眶 MR 冠状位,可见左侧颅内段视神经及颈内动脉被肿瘤包绕

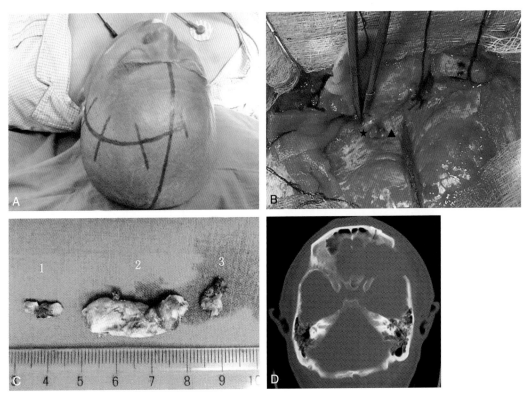

图 22-9　手术及术后照片(与图 22-8 为同一病例)

A. 左侧额颞开颅手术入路皮肤切口;B. 术中骨性减压左侧眶上壁、视神经管及眶上裂。★所示为眶上裂,▲所示为视神经管内段;C. 手术切除肿瘤组织,1 所示为视神经管内段;2 所示为视神经眶内段,可见视神经被肿瘤包绕;3 所示为颅内部分肿瘤;D. 术后头颅 CT 轴位,示左侧额颞入路骨性减压范围

经鞘脑膜瘤发展和保存视力效果明显。Iwai 等在临床工作中发现伽马刀不仅可以作为海绵窦脑膜瘤外科手术的辅助治疗,还可以作为外科切除肿瘤的另一选择,同时对于邻近视神经或位于视神经的肿瘤也较安全有效。肖利华等报道视神经鞘脑膜瘤的治疗原则是:对于视力稳定在 0.4 或以上者,保守观察,每年定期检查视野、视神经影像;年龄小于 30 岁或肿瘤侵及眶尖、管内或向颅内肿瘤蔓延时,6 个月检查 1 次。

视力低于 0.4 者建议考虑采用三维适形立体定向放疗;对于肿瘤侵及颅内视交叉者可行鞍旁手术切除;患者视力丧失且眼球突出明显时应手术切除。一般情况下,放射治疗后 6 个月需进行影像学随访,以及时了解病变变化情况,但容积变化一般发生较晚,必须观察 1 年以上。此外,部分视力高于 0.4 的患者,酌情行视神经管及眶尖减压术,以期保全患者视觉功能。随访观察,如视力明显下降或侵及颅内部分肿瘤迅速增大,可考虑手术切除。

(刘浩成 傅继弟)

第四节 眼眶神经鞘瘤

眶内神经鞘瘤(neurilemoma)是由眶内周围神经鞘的雪旺细胞呈肿瘤样增殖形成,又称雪旺细胞瘤(schwannoma),多为良性,极少数为低度恶性。神经鞘瘤占眼眶肿瘤的 3%~5.26%,居眶内神经源性肿瘤第一位。恶性神经鞘瘤占眼眶恶性肿瘤的 0.18%,可发生于任何年龄,多见于 20~40 岁的青壮年。无明显性别差异。肿瘤生长缓慢,病程长。

神经鞘瘤是由周围神经的鞘膜细胞形成的良性肿瘤,眶内分布有第Ⅲ、Ⅳ、Ⅵ对脑神经和第Ⅴ对脑神经的第一、二支,这些神经的轴突外被覆神经鞘细胞,均可发生神经鞘瘤。肿瘤多来源于感觉神经,以眶上神经及滑车上神经较为多见。虽视神经属于中枢神经,不含鞘膜细胞,但视神经周围的脑膜含有周围神经成分,可产生肿瘤。

一、组织病理学

神经鞘瘤组织形态分为 AntoniA 型(束状型)和 Antoni B 型(网状型)。AntoniA 型是肿瘤细胞平行排列呈束状,或不规则旋涡状,细胞核呈杆状或雪茄样,排列呈栅栏状。Antoni B 型以疏松、空泡状的网状结构为主,瘤细胞星状或淋巴样,椭圆、深染、体积小;细胞很少,胞浆突起连接成网状,网中为黏液样基质,并可有囊性变。

二、临床表现

肿瘤生长缓慢,初期缺乏明显体征。慢性进展性眼球突出是常见的就诊原因,肿瘤好发于肌锥内或眶上部,导致眼球轴位突出或向下移位。缓慢视力下降。可因肿瘤压迫眼球后极部,眼轴缩短,引起远视和散光。继发脉络膜皱褶、视盘水肿等。肿瘤发生在眶尖长期压迫视神经导致继发性视神经萎缩。起源于眶上神经,可有自觉痛或压痛,肿瘤较大时可引起眼球机械性运动障碍。肿瘤表浅者,可在眶周扪及肿物,表面光滑,中等硬度,实性或囊性感,轻度活动。

三、影像学检查与鉴别诊断

1. 影像学检查

(1) 标准化 A/B 超:由于肿瘤均由大量瘤细胞构成,组织间隔较少,所以多数肿瘤在 A 超上显示为低反射,入出肿瘤波峰较直提示病变边界清楚,部分病例可见肿瘤内有液平段(液化腔),对诊断非常有帮助。病变在 B 超上多为圆形、类圆形或不规则形状,边界清晰,内回声较弱,分布较均,也可见片状无回声区,多少不等,为囊性变结构。如在一个类圆形或椭圆形实体性肿瘤中出现液化腔可考虑为神经鞘瘤。神经鞘瘤在多普勒超声上常显示有较丰富的血流,借此可与海绵状血管瘤鉴别。

(2) CT 扫描:①肿瘤多位于眶上部和眶后段,可伴眶上壁骨质破坏,肿瘤形状呈圆形、类圆形、圆锥形、串珠状、梭形、葫芦形、分叶状等,边界清晰、光滑。②内密度均匀,瘤内如有囊性变,则密度偏低,少数肿瘤可完全囊性变。③眶上裂扩大可间接提示肿瘤的颅内蔓延(图 22-10A、B)。

(3) MRI 扫描:T_1WI 呈中低信号,T_2WI 多为高、中、低混杂信号,肿瘤内如有液化腔则信号不均一。肿瘤的黏液成分即 B 型神经鞘瘤成分,在 T_2WI 图像上比 A 型显示的信号更强,黏液成分越多,T_2WI 信号更强,强化更明显。运用脂肪抑制和增强技术可使肿瘤明显增强,液化腔不被增强。肿瘤的病理学分型与 MRI 的信号可能有一定的关系。T_2WI 上肿瘤低信号较多时,病理上多见为 antoni A 型,而 T_2WI 上肿瘤的高信号较多时,镜下常为 antoni B 型。上述特点对临床制定治疗方案有一定参考意义。MRI 对本病显示最佳,尤其对较小的病灶,可清楚显示囊变区,也可清楚显示病变与视神经及眼外肌的关系,以及眶颅沟通性神经鞘瘤(图 22-10C~H)。

CT 及 MRI 检查有时可见神经组织与瘤体相连,

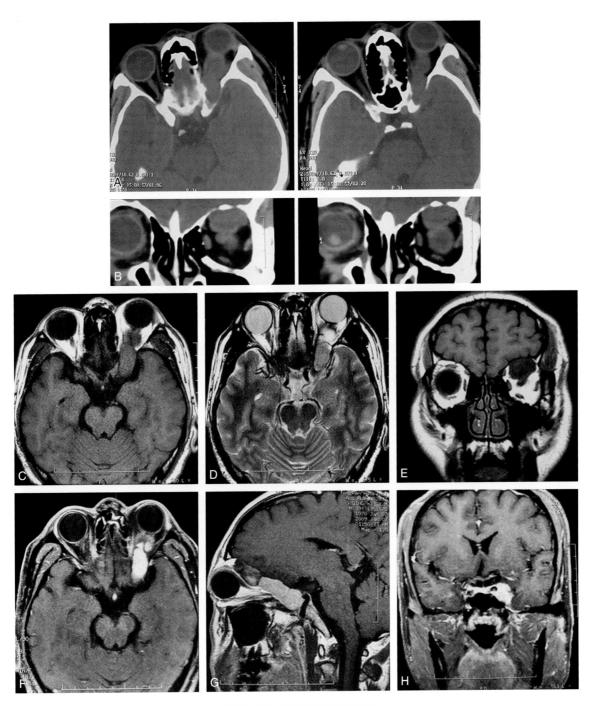

图 22-10　颅眶沟通神经鞘瘤

男性,39 岁。主因左眼无痛性突出 1 个月入院。术前左侧视力 0.25,右侧视力 0.5,左眼突出度 5mm。A. 左侧颅眶沟通占位,肿瘤自扩大眶上裂向颅内生长;B. 肿瘤位于左侧眼眶眶上象限,眶上壁骨质破坏,与眶内肌群、视神经分界不清,眼球受压向下方移位;C. T_1WI 轴位 MRI 示左侧眼眶上象限、眶上裂、中颅窝底部及海绵窦外侧可见长梭形肿块影,眶上裂明显增宽,T_1WI 呈等或低信号。颈内动脉海绵窦段、颞叶内侧受压外移;D. T_2WI 轴位 MRI 示眶内肿瘤为长 T_2,颅内肿瘤为等 T_2 信号。左侧眼球受压前突;E. T_1 冠状位 MRI 示眶内肿瘤位于眶上向限肌锥外间隙,紧贴眶上壁,眼上肌群与病变分界不清、视神经受压,向下移位;F、G. 增强扫描眶内肿瘤为不均匀、环形、结节状强化。颅内肿瘤均匀实性中等程度强化;H. 冠状位增强 MRI 示肿瘤达中颅窝底,海绵窦外侧,颈内动脉海绵窦段、颞叶内侧受压外移

225

呈"小尾巴"状改变,为其特征性表现。

2. 鉴别诊断

(1)海绵状血管瘤:临床症状和体征均与神经鞘瘤相似,多种影像学联合应用有助鉴别。超声检查呈中高波峰,回声丰富而均匀,中等衰减。MRI强化扫描肿瘤呈斑驳样或花蕊样渐进性强化。动态CT扫描神经鞘瘤的时间密度曲线呈速升速降型,而海绵状血管瘤的曲线为快速上升在高峰持续较长时间,然后缓慢下降。

(2)泪腺多形性腺瘤:发生在泪腺窝,肿瘤向前生长时可在眶外上方触及质硬肿物。MRI强化扫描肿瘤均匀强化或散在片状低信号区。

四、治疗

完整切除是最有效的治疗方法。完整彻底的手术切除与手术路径的选择、术野的充分暴露、术中的操作技巧密切相关。眶前部肿瘤多采取前路开眶,眶中后部肿瘤采取外侧开眶;颅内蔓延者应与神经外科联合经颅开眶。肿瘤切除不彻底是术后复发的直接原因。由于肿瘤包膜较薄,术中切勿用组织钳夹取肿瘤,避免肿瘤破裂污染残留;对于眶尖部肿瘤与周围正常组织如神经、眼外肌、总腱环者,多采用囊内切除,即术中用纱布保护周围组织后将囊膜切开,刮吸肿瘤内容物,并在直视下将囊膜切除,防止瘤细胞种植和瘤组织残留造成复发(图22-11)。

保护视功能无法全部切除肿瘤而残余部分组织,则术后联合放射治疗可控制肿瘤生长。神经鞘瘤恶变少有报道,一旦确诊应广泛切除,包括眶内容和邻近肿瘤组织,术后辅以放疗和化疗,由于缺乏特效疗法,预后多不佳。

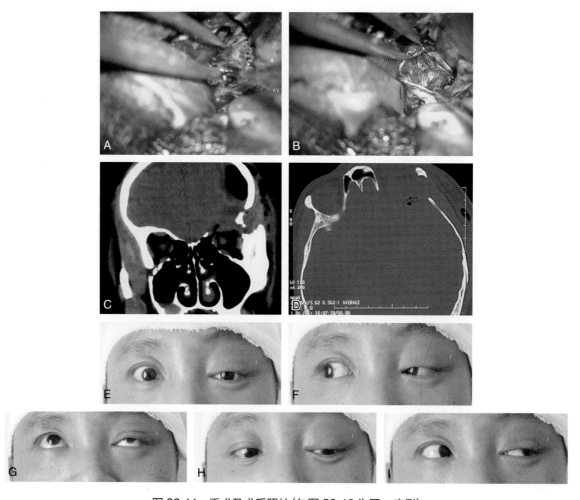

图 22-11　手术及术后照片(与图 22-10 为同一病例)

A. 切开海绵窦外侧壁及眶上裂硬膜,分块切除颅内肿瘤;B. 颅内肿瘤切除后,暴露海绵窦内结构;C、D. 术后 CT 示左侧眶上壁、眶外侧壁骨质部分切除,左侧眶上裂及视神经管开放;E~I. 术后第一天检查眼球各向运动正常;

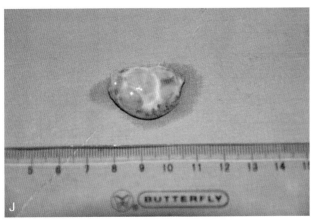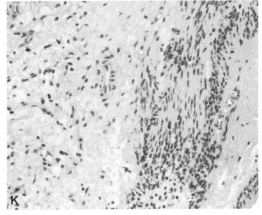

图22-11(续)

J. 术后眶内肿瘤大体标本；K. 术后病理图片，符合典型神经鞘瘤病理学特征

（吴江平 傅继弟）

第五节 视神经胶质瘤

视神经胶质瘤较为少见，发生率约为1/100 000，占颅内肿瘤的2%~5%，占眶内肿瘤的4%~6%，视神经肿瘤的66%。国内罗世祺和李德泽报道2000例儿童颅内肿瘤中，视神经胶质瘤占18例(0.9%)。根据发病年龄，视神经胶质瘤可分为2组：儿童组和成人组。儿童组多见，常见于学龄前儿童，发病高峰为2~8岁，视神经胶质瘤75%在10岁以下发病，90%在20岁以下发病。而发生于成人者较少。

一、临床病理学特点

视神经胶质瘤起源于视神经，可累及视交叉，根据肿瘤发生的部位，视神经胶质瘤可分为3型：球内型、眶内型和颅内型（包括视神经颅内段和视交叉）。临床以眶内段多见，文献报道，48%的视神经胶质瘤仅发生于眶内视神经，24%发生于眶内和颅内视神经，10%发生于颅内视神经，12%发生于颅内视神经和视交叉，5%发生于视交叉。

视神经胶质瘤曾经被认为是先天性、自限性疾病，但很快人们就发现视神经胶质瘤能迅速生长、甚至会导致死亡。目前认为：发生于眶内的视神经胶质瘤绝大多数为低级别胶质瘤，90%为毛细胞星形细胞瘤，5%为高级别的星形胶质细胞瘤，5%为其他肿瘤，如少突胶质细胞瘤等。眶内肿瘤生长缓慢、主要侵犯视路，眶内肿瘤局限于视神经鞘内，前方不突破眼球筛板。

视神经胶质瘤与神经纤维瘤病的关系密切，视神经胶质瘤患者约10%~50%伴有神经纤维瘤病Ⅰ型；而15%~40%神经纤维瘤Ⅰ型可发生视路胶质瘤，可累及视神经、视交叉、视束和周围结构。而双侧视神经胶质瘤是神经纤维瘤病Ⅰ型的特异征象。文献报道：视神经胶质瘤伴发神经纤维瘤病者5年及10年存活率分别为93%和81%，视神经胶质瘤不伴神经纤维瘤病者5年及10年存活率为83%和76%。伴发神经纤维瘤病Ⅰ型的视神经胶质瘤的长期预后与诊断明确时患者的年龄有关：在儿童早期（<6岁）就出现症状的视神经胶质瘤患儿，肿瘤生长较快，须经常作眼科检查和MRI随访；而在儿童晚期（>6岁）诊断出肿瘤的患儿，肿瘤几乎不生长。

二、临床表现

发生于儿童的眶内视神经胶质瘤一般在早期生长，以后逐步停止生长。文献报道，局限于视神经的视神经胶质瘤，15年不生长的比率为100%；而涉及视交叉或涉及邻近结构的视神经胶质瘤，15年不生长的比率分别为86%和57%。

视神经胶质瘤常见临床表现为缓慢进展的无痛性突眼(图22-12A)，早期不伴眼球运动障碍。视力下降为视神经胶质瘤的另一主要症状。一般视力下降在先，轴性眼球突出在后，这也是视神经胶质瘤区别于其他眼眶肌锥内肿瘤的一个特点。但由于视神经胶质瘤患者多为儿童，其视力主诉不明确，视力下降常不能被家长及时发现，而待眼球突出明显后，才由家长或他人偶然发现。80%患者在发病初期有视力下降，然后在一段时期内症状相对稳定。但6%~8%的患者就诊时视力无光感。其他眼部表现有：视野缺损、视乳头水肿或萎缩（图22-12B）；另外还有复视，斜视，眼震等表现。当肿瘤侵犯下丘脑时可引起多饮多尿、肥胖、发育迟缓或性早熟等表现；晚期肿瘤阻塞室间孔，导致脑积水可发生头痛、呕吐等颅压高的表现。其他神经功能障碍有：共济失调、癫痫发作等。

发生于成人的视神经胶质瘤大多数为恶性或高级别视神经胶质瘤，多见于中年男性，发病年龄为22~79岁，高峰年龄为40~50岁。肿瘤生长迅速，常侵犯视交叉，并且双侧视神经常很快受侵犯，进一步累及下丘脑、视束和第三脑室，此时的死亡率极高，总的死亡率达100%，平均生存期9个月。其临床表现为视力迅速下降、视野缺损、视乳头水肿或萎缩，以及眼眶疼痛。

三、影像学诊断与鉴别诊断

1. 影像学诊断　视神经胶质瘤的诊断方法有X线、超声、CT和MRI，但主要依靠CT和MRI。

（1）X线：常规X线所能显示的视神经孔扩大有其一定的临床意义，但视神经其他肿瘤如脑膜瘤等也可引起此孔扩大，故常规X线检查对视神经胶质瘤的诊断有局限性。

（2）超声：对视神经胶质瘤有定性诊断意义。典型B超显示与视乳头水肿相连续的视神经梭形或椭圆形肿大，边界清，内回声少，或前部稍多于后部，眼球转动时肿瘤前端反方向运动，说明肿瘤与眼球关系密切。还可见眼球后极受压变平。

（3）CT：视神经胶质瘤在CT上表现为视神经呈

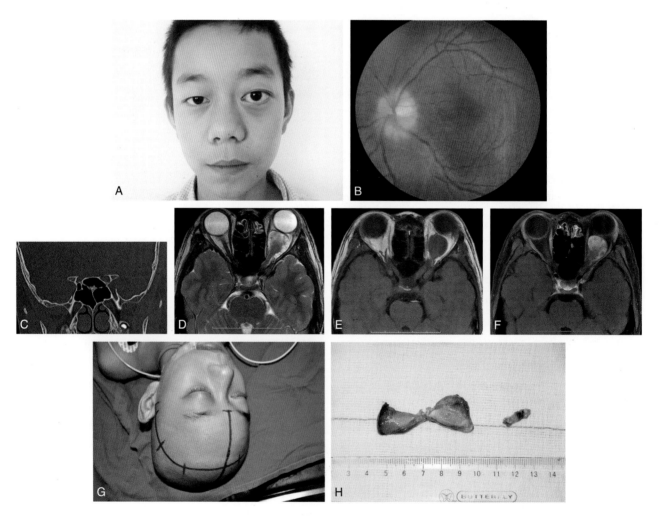

图22-12　视神经胶质瘤，患儿，男，13岁

A. 术前外观像，左眼前突；B. 眼底像，可见左侧视乳头水肿；C. 冠状位眼眶CT平扫，可见左侧视神经管明显扩大；D. 轴位眼眶MRI T$_2$加权像，肿瘤为高信号，增粗视神经为等信号，病变累及视交叉；E. 轴位眼眶MRI T$_1$加权像，肿瘤为等信号；F. 轴位眼眶MRI T$_1$强化压脂像，肿瘤明显强化，增粗视神经部分未强化；G. 手术切口；H. 术中标本剖面

梭形或椭圆形增粗,偶见管状增粗,肿瘤与眶尖部关系密切。增粗的视神经迂曲,肿瘤边界清楚,较大的视神经胶质瘤可累及整个眼眶。肿瘤的密度与脑白质的密度相等,增强扫描见多数肿瘤呈轻至中度强化,少数胶质瘤可不强化。肿瘤可压迫视神经蛛网膜下腔,使肿瘤前方的视神经蛛网膜下腔扩大,迂曲变形。有些视神经胶质瘤内有黏液样改变或囊性变,CT 表现为低密度影,增强后表现为肿瘤不均匀强化,少数胶质瘤还可有小的钙化。视神经管内视神经受累时表现为视神经管扩大,前床突间距变宽(图22-12C)。

(4) MRI:MRI 可多参数、多方位成像,清晰显示眶内、眶尖及颅内情况,便于确定病变性质和范围。对于管内及颅内视神经及其肿瘤,MRI 明显优于 CT 检查。

视神经胶质瘤在 MRI 显示为被肿瘤侵犯的视神经呈管状、梭形、球状或偏心性增粗,而且视神经迂曲、延长,肿瘤在 T_1WI 上与脑实质信号相比呈低信号,在 T_2WI 呈高信号,增强扫描示肿瘤呈轻度至明显强化(图 22-12D、E、F)。伴有神经纤维瘤病 I 型的视神经胶质瘤可沿视神经周围生长,在等信号的视神经周围为长 T_1、长 T_2 信号影,它可能是星形细胞增生而导致的蛛网膜下腔增宽,也可能是神经周围的蛛网膜胶质瘤病、胶质细胞和血管的黏液样增生或蛛网膜增生,此征象的出现提示神经纤维瘤病 I 型。

2. 鉴别诊断 典型的视神经胶质瘤诊断并无困难。应注意与其鉴别的肿瘤有视神经鞘脑膜瘤及炎性肉芽肿。此 3 种疾病均表现为突眼、视力下降、影像学显示肿物与视神经密切相关。鉴别要点如下:①年龄:视神经胶质瘤以儿童多发,视神经鞘脑膜瘤以中年人多见,炎性肉芽肿发病年龄无特殊。②性别:视神经鞘脑膜瘤女性多见,视神经胶质瘤及炎性肉芽肿无性别特异性。③疼痛:视神经胶质瘤及视神经鞘脑膜瘤无疼痛,而炎性肉芽肿可有疼痛。④生长方式:视神经胶质瘤沿视路内生长,视神经鞘脑膜瘤及炎性肉芽肿可累及鼻窦、海绵窦。⑤视神经胶质瘤影像学上无脑膜增强表现,视神经鞘脑膜瘤及炎性肉芽肿可以出现。

四、治疗与预后

1. 手术治疗

(1) 手术适应证:视神经胶质瘤的治疗方法尚存争议。手术与否需要综合考虑患者的年龄、视力情况、是否合并神经纤维瘤病 I 型、肿瘤位置、影像学特点、病情进展速度、患者及家属意愿等。

不少学者认为儿童视神经胶质瘤是一种良性错构瘤,发展缓慢,或到一定程度停止进展,在活检得到组织学证实后不必积极治疗。有文献报道:视神经胶质瘤经手术者,10 年存活率为 89%,10 年不复发率为 67%,而视神经胶质瘤不经手术者,10 年存活率为 81%,10 年不复发率为 68%,两者无显著差异。另一些学者则认为多数病例终将蔓延至颅内,影响两侧视力,继续发展侵犯第三脑室及脑干,颅压增高甚至死亡,不宜消极观望。Wright(1989)认为,视神经胶质瘤可分两类,一类为静止的,一类为活动的。如果视力不断减退,眼球突出增加,影像检查肿瘤进展,应尽早切除。故局限于视神经的视神经胶质瘤,病情稳定或视力障碍较轻者,可随访,此类患者有半数病情不再发展。当出现视力丧失、眼痛、突眼时,可行开颅手术,手术的目的是阻止肿瘤向视交叉的蔓延。术后复发者再行放疗。

张天明等认为:对于单纯眶内视神经肿瘤、视交叉肿瘤外生形、肿瘤导致梗阻性脑积水者手术为首选。相应地肿瘤成弥漫性生长侵犯视交叉者不宜手术。如果肿瘤有向视交叉下丘脑侵犯的趋势,应争取早期手术。对于累及视交叉的肿瘤应注意区分肿瘤的生长方式,即肿瘤呈团块性生长,还是弥漫性生长;前者手术切除可获满意效果,后者手术易损伤对侧视力。团块性生长的肿瘤常发生于一侧视神经,MRI 显示鞍上肿瘤不对称,对侧视神经及三脑室前部向一侧移位;弥漫性生长肿瘤的特点是视交叉蝶形肿胀、左右对称。

(2) 手术方法:根据肿瘤所在的部位和大小采取不同的手术入路:①局限于眶内者可由眼科医师行外侧开眶、经结膜入路等;②累及眶尖或视神经管者需神经外科与眼科医师合作,采用眶 - 翼点入路、眉弓入路等;③颅内视交叉受累可采取额颞入路、冠状切口额底入路、额部纵裂入路或胼胝体 - 透明隔 - 穹窿间入路等(图 22-12G)。

颅眶沟通视神经胶质瘤的手术注意事项:①颅眶沟通性病变切除需由神经外科与眼科医师配合手术,熟悉颅眶部显微解剖,术中应注意保护视神经、眼动脉、眼静脉等,注意保护球后脂肪完整。由眼科医师先切除眶内部分,眶尖及颅内部分由神经外科医师切除。②由于肿瘤有向视交叉下丘脑侵犯的可能,因此一旦发现争取早期手术。眶内段肿瘤因局限于视神经鞘内,完整摘除极少复发。③眼眶内视神经胶质瘤一旦侵犯视神经管,手术时应贴近视交叉离断同侧视神经(图 22-12H)。④视神经管内肿瘤位置深在,因此手术显露较为困难,邻近颈内动脉,手术中难以完整切除,视神经管内容易残余肿瘤。对于肿瘤累及视神经管的病例,术后应密切随访,必要时采取放射外科方法处理患侧视神经管残存肿瘤。⑤术后上睑下垂、眼动障碍多因术中眼外肌受牵拉,或肿瘤与总腱环、视神经管、眶上裂部硬膜粘连,神经受损伤所致,多于术后 2~3 个月恢复。

2. 放射治疗　放疗在视神经胶质瘤治疗中的地位尚有争议。过去很多学者认为:视神经胶质瘤无需放疗,但视神经胶质瘤涉及视交叉,手术全切困难,因此放疗较为适宜。文献报道,视神经胶质瘤放疗者 10 年存活率为 79%,10 年不复发率为 73%。而视神经胶质瘤不放疗者,10 年存活率为 92%,10 年不复发率为 64%,无显著差异。但对于局限于视路后部的视神经胶质瘤,放疗者 10 年不复发率为 70%,不放疗者 10 年不复发率为 47%,两者有显著差异。

放疗的副作用有:视力下降、内分泌功能障碍、中脑导水管狭窄,少见并发症有诱发烟雾病、白血病等。而且由于肿瘤好发于儿童,常规野放疗可导致患儿的发育、智力和情感方面的障碍。近来的研究趋向于尽量延迟其适用年龄;同时新的放射治疗方法的发展,放射剂量可更为准确地分布于肿瘤,使肿瘤周围脑组织更好地得到保护,日益成为首选治疗方法。但是对于 6 岁以下儿童,不宜实施放射治疗。因此近来有不少化疗方法研究的报道,不同的化疗方案显示肿瘤的体积或者患者的视力等其他症状得到控制。由于化疗可以间断长期使用,对于低龄儿童患者一般主张先定期观察,一旦病情进展,则采用化疗加以控制。

(李永　傅继弟)

第六节　泪腺恶性肿瘤

目前最常用的分类方法是根据世界卫生组织关于泪腺上皮性肿瘤的分类:可分为腺瘤、黏液表皮样瘤和癌三类,其中腺瘤分为多形性腺瘤(良性混合)和其他腺瘤;癌分为多形性腺癌(恶性混合瘤)、腺样囊性癌、腺癌和其他。恶性肿瘤中最常见的是腺样囊性癌,约占 66%,其次是多形性腺癌占 18%,原发腺癌占 9%,黏液表皮样瘤占 3%。

一、常见恶性泪腺肿瘤

1. 腺样囊性癌　腺样囊性癌是最常见的泪腺恶性上皮肿瘤,约占泪腺上皮肿瘤的 25%~30%,约占泪腺恶性上皮性肿瘤的 50%,是一种浸润性强、预后差的肿瘤。

(1) 组织病理学:肿瘤多无包膜或者包膜不完整,成灰白色,可伴有出血或者坏死,成小囊样改变,质地脆。光镜下基底样细胞成五种组织学改变:①筛状型:瘤细胞单层或者双侧排列呈筛网样,瘤腔内含有嗜碱性黏液,中间有纤维间隔。②管状型:内层多为上皮细胞形成的管样结构。③实体型:瘤细胞排列紧密,成片状或者实体状,中间有纤维间隔。④粉刺型:多层瘤细胞环形围绕,中间可见坏死灶。⑤硬化性:在致密玻璃样变的间质中有被压的细胞条索,在同一肿瘤中存在不同图像。

(2) 临床表现:各个年龄段均有发病,多发于中年人,女性多见。①病程短,进程较快;②眼球突出、移位、眶内肿块,边界不清,有压痛;③疼痛:腺样囊性癌最主要的症状,由于肿瘤可侵犯邻近的眶骨膜和眶壁,同时沿眶内的血管或者神经生长,可导致疼痛,可以表现为自发痛和触痛;④肿瘤生长到一定程度,可引起眼球运动障碍和视力下降;侵及眶上部可引起眼睑下垂。

2. 多形性腺癌　也称作"恶性混合瘤",在泪腺恶性上皮细胞瘤中占第二位,约占泪腺上皮肿瘤的 15.4%,占泪腺上皮恶性肿瘤的 33%。

(1) 组织病理学:肿物无包膜或者包膜不完整,切面呈灰黄或者灰白色,质脆。光镜下见基本为良性混合腺瘤的病理改变,腺上皮细胞和肌上皮细胞以及间质成分混合存在,腺上皮细胞可排列成腺管状、条状和实体状。腺管管壁包括两层细胞,其内层为立方上皮或者柱状上皮,可产生黏液。腺上皮成分亦可呈现鳞状化生。外层为梭形肌上皮细胞,逐渐移行于黏液样,软骨样结构或者骨样的间质中。但其中有灶性恶变区,可见核异型上皮岛,管腔不规则,出现异常核丝分裂象。恶性部分多为中低分化腺癌,间质可产生透明变性。

(2) 临床表现:发病年龄为中青年,男女性别差异。①病程短,进展快,患者可有良性泪腺混合瘤手术史;②眼眶外上方粘连性肿块,边界不清,压痛明显,眼球向内下方移位;③有疼痛感;④肿瘤压迫眼球可造成散光,引起视力下降。

二、影像学特点与鉴别诊断

1. 影像学特点

(1) B 超:显示泪腺区实性占位性病变,形状为扁平或者梭形或者不规则,边界不清楚,回声不均匀,病变内可有丰富的血流信号。

(2) CT:泪腺恶性上皮性肿瘤主要表现为圆形或圆柱形肿块,边缘通常呈不规则,可有锯齿状改变;部分腺样囊性癌形状为扁平形或梭形肿块,沿眶壁向眶尖生长。肿瘤可侵犯周边的骨质,引起虫蚀状骨质破坏,但有部分肿瘤只有骨质受压改变;少部分病例肿瘤内有钙化;部分病变经眶尖或眶上裂向颅内生长(图 22-13)。

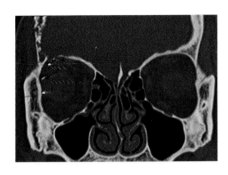

图 22-13　腺样囊性癌。女,26 岁,第一次眼科侧眶手术中植入 I^{125} 粒子,并做 γ 刀治疗。眼眶 CT:边缘通常呈不规则,沿眶壁向眶尖生长。肿瘤侵犯周边的骨质,引起虫蚀状骨质破坏

(3) MRI:更能够显示肿瘤与眶内或者周围结构的关系。肿瘤在 T_1WI 上呈中低信号,T_2WI 成高信号或者中信号,信号不均匀,中等增强。MRI 可更加准确地显示肿瘤性周围结构的生长范围,特别是肿瘤向颅内生长时,可明确肿瘤与颅内视神经、视交叉、海绵窦等结构的关系(图 22-14A~E)。

2. 鉴别诊断

(1) 泪腺炎性假瘤:病程和临床症状和腺样囊性癌表现相似,也可表现为眶外侧肿物,疼痛等,症状反复发作,激素治疗效果明显。病变可累及一侧泪腺,也可累及双侧泪腺。CT 见泪腺呈一致性增大,多为类圆形,位于眶外缘前部。增大明显时,向眶后部延伸,为扁平形。呈高密度,强化不均匀。B 超显示病变内回声缺乏。

(2) 多形性腺瘤:肿瘤病程多较长,最常见的症状为单眼进行性突眼和眼球移位,无自发痛感。泪腺触诊表面有颗粒感,无触痛。CT 见肿瘤呈膨胀性生长,边界清楚,光滑,泪腺窝扩大,极少有骨质破坏。可有不均匀强化。B 超内回声多或者中等而分布均匀,声衰减中等。

(3) 淋巴管瘤:一般认为是一种发育畸形或先天淋巴管引流梗阻的继发表现,生长缓慢,可随着年龄逐渐增大。临床表现主要是眼球突出,眼睑肿胀,多发生于眶上或内上部,眼球突出程度多为轻度或中度。当瘤内出血时可致眼球突出度突然增加,晚期可影响眼球运动或者视力损害。CT 扫描见肿瘤位于肌锥外间隙或者肌锥内,中高密度,类圆形或不规则,均质或不均质,边界清或不清,可伴有静脉石,可有不均匀强化。B 超检查显示肿瘤形状不规则,边界清楚,内回声不均匀,其中可有大小不等的间隔,具有轻度可压缩性。

(4) 神经鞘瘤:多起源于三叉神经感觉根眼支,多发生于眼眶颞侧和上部,肌锥内多见,沿神经干一侧或沿神经干生长,呈椭圆形或者梭形。CT 扫描表现为眼眶内等密度肿块,边缘光滑,边界清楚,肿瘤密度和眼外肌、视神经接近,多密度均匀,可有片状的囊变区,肿瘤多均匀强化。B 超见类圆形或椭圆形占位,边缘清楚。内回声较低较少,部分见实性病变内液性暗区,声衰减较少。

三、治疗原则

1. 手术治疗　泪腺恶性上皮性肿瘤的治疗原则首选手术治疗,侵犯颅前、中窝的泪腺肿瘤均需经颅眶入路手术,根据肿瘤的大小及颅内侵犯范围选择合适大小的开颅骨瓣利于充分暴露肿瘤:额 - 眶上缘骨瓣适用于仅侵犯颅前窝底的肿瘤;翼点 - 眶上缘骨瓣适用于侵入海绵窦的肿瘤;对于累及范围更广或通过眶下裂与翼腭窝沟通肿瘤,采用额颞眶颧骨瓣。术中充分咬除受累颅底骨质直至正常骨缘。肿瘤往往有"假包膜",边界相对清楚,术中尽量沿边界完整切除。肿瘤侵犯脑神经如泪腺神经、额神经等应切除(图 22-14F~H)。

2. 放射治疗

(1) 多次性立体定向放射疗法(fractionated stereotactie radiotherapy,FSRT)、调强适形放射治疗(intensity modulated radiotherapy,IMR):能够使放射线的能量最大限度地聚焦于肿瘤靶区,从而产生毁灭性的生物效应,杀伤肿瘤细胞,而对周围非病变组织几乎不产生放射性损伤。能够提高肿瘤的 3 年存活率,减少肿瘤的复发和远处转移。

(2) 伽马刀放射治疗:伽马刀能够准确地把许多高能量的伽马射线束聚集在靶区,从而杀伤肿瘤,而每个单独光束的能量相对较低,因此对正常组织的辐射损伤相对较少。能够使肿瘤得到控制,同时能够最少程度地减少对视神经的损害,保存实力。被认为对有视力的患者而言,是一种治疗安全、有效首

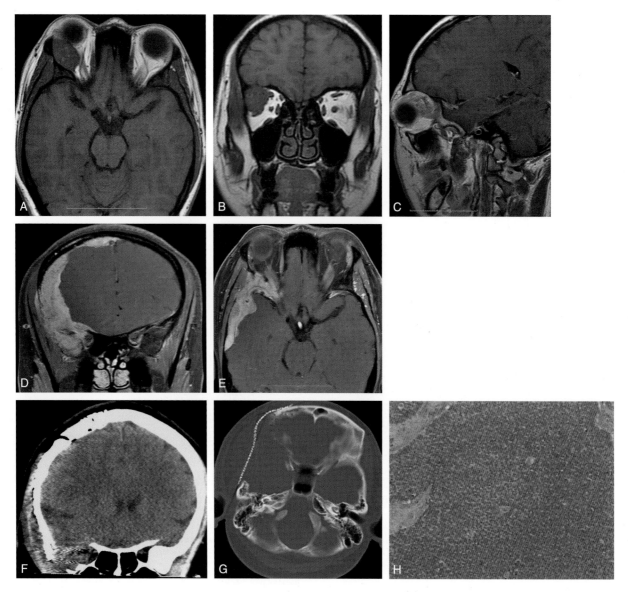

图 22-14　腺样囊性癌（与图 22-13 同一病例）

A、B、C 示眼眶 MRI：肿瘤在 T_1WI 上呈中低信号，T_2WI 成高信号或者中信号，信号不均匀，中等增强；D、E. 为术后四年复查眼眶 MRI：右眼眶内及前中颅窝、额颞叶旁可见大片形态不规则的长 T_1、略长 T_2 信号，病变沿脑膜延至矢状窦，增强明显强化肿瘤；F、G 为第二次术后头颅 CT 示切除病变，一期钛板修补，蝶骨大翼病变骨质切除满意；H. 病理结果为腺样囊性癌（HE 染色）

选的辅助治疗方法。

（3）组织间近距离放疗：将低剂量的微型放射源植入肿瘤组织内或受肿瘤侵犯的组织中，通过微型放射源发出持续低能量的 β 射线，杀死肿瘤细胞并使肿瘤细胞失去繁殖能力。采用用 I^{125} 粒子治疗对于原发和复发的泪腺恶性上皮肿瘤的控制有着较好的效果。

3. 化学治疗　近年来，有关采用化学药物治疗泪腺恶性上皮肿瘤方面也有很大突破。联合使用顺铂和阿霉素在治疗肿瘤方面有很大作用。手术前，采用颈内动脉注射顺铂及静脉内注射阿霉素治疗，结束化疗 4 周后，进行肿瘤切除术，手术后 4~6 周患者接受放射治疗，外加静脉注射顺铂和阿霉素有良好的效果。术后动脉灌注化疗能够明显地杀伤肿瘤细胞，改善预后，降低 5 年致死率，提高 5 年存活率。

（赵尚峰　傅继弟）

参考文献

1. Cohen MM Jr, Howell RE. Etiology of fibrous dysplasia and McCune-Albright syndrome. Int J Oral Maxittofac Surg, 1999,

28:366-371.

2. Stanton RP,Hobson GM,Mintgomery B,et al. Glucocorticoids desease interleukine 6 level and induced mineralization of cultured osteogenic cells from children with fibrous dysplasia. J bone Miner Res,1999,14(7):1104-1114.

3. 刘文亚.骨纤维异常增殖症的影像学特征.临床放射学杂志,1997,16:340-341.

4. Weisman JS,Hepler RS,Vinters HV. Reversible visual loss caused by fibrous dysplasia. Am J Ophthalmol,1990,110:244-248.

5. 杨本涛,汪卫中,王振常,等.颞骨骨纤维异常增殖症HRCT研究.临床放射学杂志,2003,22(10):835-839.

6. Ippolito E,Bray EW,Corsi A,et al. Natural history and treatment of fibrous dysplasia of bone:a multicenter clinicopathologic study promoted by the European Pediatric Orthopaedic Society. J Pediatr Orthop B,2003,12(3):155-177.

7. 傅继弟,赵景武,殷大力,等.神经导航技术外科治疗颅骨纤维异常增生.中华医学杂志,2004,10:808-812.

8. Edgerton MT,Persing JA,Jane JA. The surgical treatment of fibrous dysplasia with emphasis on recent contributions from cranio -maxillo -facial surgery. Ann Surg,1985,202(4):459-479.

9. Chapurlat RD,Hugueny P,Delmas PD,et al. Treatment of fibrous dysplasia of bone with intravenous pamidronate:long-term effectiveness and evaluation of predictors of response to treatment. Bone,2004,35(1):235-242.

10. Dutton JJ. Optic nerve sheath meningiomas.Surv Ophthalmol,1992,7:67-83.

11. Saeed P,Rootman J,Nugent RA,el al.Optic nerve sheath meningiomas.Ophthalmology,2003,110:2019-2030.

12. Narayan S,Cornblath WT,Sandler HM,et al. Preliminary visual outcomes after three dimensional conformal radiation therapy for optic nerve sheath meningioma . In t J Ra 2 diat Oncol Biol Phys,2003,56(2):537-543.

13. Iwai Y,Yamanaka K,Ishguro T. Gamma knife radiosurgery for the treatment of cavernous sinus meningiomas . Neurosurgery,2003,52(3):517-524.

14. 肖利华,宋国祥.眼眶病的研究进展.中华眼科杂志,2005,41(8):739-742.

15. 万经海,李长元,江澄川.脑膜瘤.上海:复旦大学出版社,2002:176-186.

16. 宋国祥.眼眶病学.北京:人民卫生出版社,1999:208-213.

17. 吴中耀.现代眼肿瘤眼眶病学.北京:人民军医出版社,2002:351-354.

18. 肖利华,吴海洋.标准化A超在眼眶肿瘤诊断中的应用.临床眼科杂志,2000,8:325-329.

19. 文静,赵慧芬,宋国祥.彩色多普勒超声在眼眶病诊断中的价值.中华眼科杂志,2001,37(6):447-450.

20. 李文华,王斌,王振常,等.眼科影像学.北京:人民卫生出版社,2004:306.

21. 肖利华.外侧开眶术的临床研究.中华眼科杂志,2003,39:397.

22. 罗世祺,李德泽.儿童颅内肿瘤.北京:人民卫生出版社,1990:175-184.

23. 鲜军舫,王振常,于文玲,等.视神经胶质瘤的影像学研究.中华放射学杂志,2004,38:677-681.

24. 杨军,张玉琪,马振宇,等.儿童视神经胶质瘤.中国微侵袭神经外科杂志,2002,7:195-197.

25. 程华怡,丁美修.视神经胶质瘤.国外医学.神经病学神经外科学分册,2000,27:233-235.

26. 张天明,安嘉志,刘浩成,等.经颅眶入路治疗视神经胶质瘤.中华医学杂志,2008,88:2309-2311.

27. Opocher E,Kremer LCM,Liviana DD . Prognostic factors for progression of childhood optic pathway glioma:A systematic review. European Journal of Cancer,2006,42:1807-1816.

28. Mohadjer M,Etou A,Milios E,et al. Chiasmatic optic glioma. Neurochirurgia,1991,34:90-93.

29. Laithier V,Raquin M,Couanet D,et al.Chemotherapy for children with optic pathway glioma:results of a prospective study by the French Society of Pediatric Oncology(SFOP). Med Pediatr Oncol,2000,35:190.

30. Gururangan S,Cavazos C,Ashley D,et al.Phase Ⅱ study of carboplatin in children with progressive low-grade gliomas. J Clin Oncol,2002,20:2951-2958.

31. 王宏德,施的美.颅骨嗜酸性肉芽肿的X线和CT表现及其演变过程.临床医学影像杂志,1998,9(1):16-17.

32. 林耀斌,林元相,康德智.组织细胞增生症X线在神经外科中的表现及治疗.罕少疾病杂志,2002,9(5):42.

33. Kiloborn TN,The J,Goodman TR.Paediatric Manifestation of Laugerhans Cell Histiocytosis:a Review of the Clinical and Radiological Findings.Clin Radiol,2003,58(4):269-278.

34. Robak T,Kordek R,Robak E,et al.langerhans cell histiocytosis in a patient with systemic lupus erythematosus:a clonal disease responding to treatment with cladribine,and cyclophosphamide. Leuk Lymphoma,2002,43(10):2041-2046.

35. Karagoz Guzeya F,Basa NS,Emela E,et al. Polyostotic monosystemic calvarial and spine langerhans' cell histiocytosis treated by surgery and chemotherapy〔J〕. Pediatr Nurosurg,2003,38(4):206-211.

36. Treat JR,Suchin KR,James WD. Topical nitrogen mustard ointment whit occlusion for Langerhans' cell histiocytosis of the scalp. J Dermatolog Treat,2003,14(1):46-47.

37. 李永,史季桐,安裕志,等。经颅入路切除蝶-眶脑膜瘤32例临床分析.眼科,2008,17(6):389-391.

38. 于文玲,王振常,李彬,等.泪腺恶性上皮性肿瘤的CT、MRI诊断.实用放射学杂志,2010,26(3):328-332.

39. 阮歌,孙丰源,林锦镛,等.泪腺上皮性肿瘤113例临床病理学分析.中国实用眼科杂志,2010,28(10):1074-1076.

40. 王磊峰.泪腺腺样囊性癌的研究现状.眼科研究,2007,

25(6):477-480.

41. 王毅,李冬梅,康莉,等.泪腺腺样囊性癌的组织病理学特征.眼科,2009,18(3):194-198.

42. 李永,张天明,安裕志,等.侵犯颅前、中窝泪腺肿瘤的临床研究.中华医学杂志,2006,86(23):1597-1599.

43. 王相宁,钱江.泪腺上皮性肿瘤的治疗进展.2010,10(3):198-200.

44. Wang XN,Qian J,Yuan YF,et al.Space-occupying lesions of the lacrimal gland at one tertiary eye center in China:a retrospective clinical study of 95 patients.Int J Ophthalmol,2012,5(2):208-211.

45. Le Tourneau C,Razak AR,Levy C,et al.Role of chemotherapy and molecularly targeted agents in the treatment of adenoid cystic carcinoma of the lacrimal gland.Br J Ophthalmol,2011,95(11):1483-1489.

46. Qin W,Chong R,Huang X,et al.Adenoid cystic carcinoma of the lacrimal gland:CT and MRI findings.Eur J Ophthalmol.,2012,22(3):316-319.

47. Wilson KF,Ward PD,Spector ME,Marentette LJ.Orbitocranial approach for treatment of adenoid cystic carcinoma of the lacrimal gland.Ann OtolRhinolLaryngol. 2011;120(6):397-400.

第 23 章　颅中窝底内外沟通性肿瘤

颅中窝底内外沟通性肿瘤是一类特殊的颅底肿瘤，可以起源于颅外，也可来源于颅内，大多为恶性，可通过中颅底的孔洞或直接破坏骨质沟通颅内外生长。此类肿瘤不多见，但病理类型繁多，常为神经鞘瘤，其次为脑膜瘤、表皮样囊肿、血管外皮细胞瘤、腺样囊性癌、脂肪瘤、鼻咽纤维血管瘤、脊索瘤、肉瘤、鼻咽癌、恶性纤维组织细胞瘤等较少见。其生长位置隐匿、周围结构复杂、神经血管交织，故手术风险高、难度大，单一学科一期全切肿瘤困难。国内外相关的文献报道不多，目前尚无统一的分型方式及手术入路选择标准。本章节主要介绍此类型肿瘤的影像学表现、分型、治疗方法。

一、手术解剖

1. 颅中窝　颅中窝形似蝴蝶，其分为正中部及两边的外侧部。正中部为蝶骨体，形状不规则，上面是蝶鞍，蝶鞍中央凹陷为垂体窝，脑垂体位于此窝内。蝶鞍前部有一横行沟，为视交叉沟，视神经由沟两侧的视神经孔进入颅内，并于视交叉沟内交叉走行。蝶鞍的两侧为海绵窦，其内走行有动眼神经、展神经、滑车神经、三叉神经第一支(眼支)和颈内动脉。两个外侧部低凹，其最低点约与颧弓上缘平行，前方为蝶骨小翼，后方为岩骨前端，外侧为颞骨鳞部，其内容纳大脑颞叶。在蝶骨大小翼之间是眶上裂，由此入眶的有动眼神经、展神经、滑车神经及三叉神经第一支。在蝶骨大翼的根部，有三个颅底孔洞沟通颅内外，从前向后依次为圆孔(沟通颅外翼腭窝)、卵圆孔(沟通颅外颞下窝)和棘孔(沟通颅外颞下窝)，其内分别走行三叉神经第二支(上颌支)、第三支(下颌支)和硬脑膜中动脉。蝶骨体和岩骨尖围成的孔洞为破裂孔，其内通过颈内动脉、静脉丛、岩浅大神

经和交感神经丛。破裂孔外侧的岩骨上有三叉神经半月节压迹，三叉神经半月神经节位于其前方。半月节压迹的外侧有一弓状隆起，其下隐内耳的上半规管，隆起的外侧为薄层骨板，其下为中耳鼓室。

2. 颞下窝　颞下窝位于上颌骨后方，为不规则形的腔隙。上壁为颅中窝底，由蝶骨大翼及颞骨鳞部组成，其上可见卵圆孔和棘孔。前壁由上颌骨骨体及颧骨构成，其内上方可见眶下裂。内壁为翼突外侧板，外壁为颧弓和下颌骨支，下壁与后壁缺如。颞下窝向上通过卵圆孔和棘孔与颅中窝相通，向前通过眶下裂和眼眶相通，向内通过上颌骨与蝶骨翼突之间的翼上颌裂与翼腭窝相通。颞下窝内走行有翼肌、下颌神经、鼓索神经、颌内动脉及翼静脉丛。翼内肌起始于翼突窝，向外下方走行终止于下颌角内面的翼肌粗隆。翼外肌起始于蝶骨大翼下端和翼突外板，向后外方走行终止于下颌颈。翼肌与颞肌、咬肌共同参与咀嚼运动。下颌神经是三叉神经三支中最粗大的神经，其为混合性神经。其自半月神经节发出后，自卵圆孔出颅，到达颞下窝。其于颞下窝发出感觉分支分布于舌前 2/3 区域、下颌牙齿牙龈、耳颞区、颊黏膜及口裂以下的面部皮肤，主要为舌神经和下牙槽神经、耳颞神经和颊神经等。其运动分支分布至颞肌、咬肌、翼肌、下颌舌骨肌等咀嚼肌，为咀嚼肌神经。鼓索神经是面神经出茎乳突孔 6mm 前发出的分支，其向前上走行，经过鼓室，行于锤骨、砧骨之间，穿岩鼓裂而达到颞下窝，后向前下走行并入下颌神经分支的舌神经中，并随其分布。颌内动脉为颈外动脉最大的终支，于下颌骨髁突颈部附近起自颈外动脉。其发出后横行向前，经过蝶下颌韧带及髁突颈之间行至颞下窝，后可经过翼突上颌裂进入翼腭窝。其与颌内静脉伴行，并以翼外肌为标

志分为3段：第1段，即下颌段，由起始处至翼外肌下缘，在下颌颈内侧向前，主要分支为脑膜中动脉和下颌牙槽动脉；第2段，即翼肌段，经翼外肌下部浅面斜向前上，经翼外肌至翼上颌裂，其分支主要分布到咀嚼肌和颊肌，主要分支为咬肌支、翼肌支、颞深动脉和颊肌支；第3段，即翼腭段，指经过翼突上颌裂进入翼腭窝的部分，分支主要有上牙槽后动脉、眶下动脉、蝶腭动脉和腭降动脉。翼静脉丛位于颞下窝浅部，在翼内、外肌与颞肌之间，其收纳上颌动脉分支伴行静脉后，汇合成上颌静脉，回流至下颌后静脉。其通过面深静脉与面静脉相通，并经卵圆孔静脉网与颅内海绵窦相通。

3. 翼腭窝　翼腭窝位于颞下窝的前内侧，是上颌骨和翼突间的骨性窄隙。其上壁为蝶骨体，前壁为上颌骨，后壁为翼突，内侧壁为腭骨垂直部。其向前经眶下裂通眼眶，向内经蝶腭孔通鼻腔，向后上经圆孔通颅中窝，向外移行于颞下窝，借翼管通破裂孔，向下经腭孔通口腔。翼腭窝上宽下窄，内部通行血管神经繁多，主要有颌内动脉，上颌神经及蝶腭神经节等。颌内动脉于颞下窝部分已描述，不再赘述。上颌神经由半月神经节前中部发出，穿过海绵窦后，经圆孔出颅达翼腭窝，于翼腭窝内发出分支连于蝶腭神经节。其穿过眶下裂入眶，走行于眶下管，最后出眶下孔到达面部，改称眶下神经。其多数分布在眼裂及口裂间的皮肤、上颌牙齿、鼻腔及口腔的黏膜中，主要分支为上牙槽神经、蝶腭神经、眶下神经、颧神经等。蝶腭神经节位于翼腭窝内，是最大的副交感神经节，主要有面神经的分支岩大神经组成。其主要支配泪腺、鼻腔黏膜和咽部的腺体，可分为来自上颌神经蝶腭支的感觉根、来自岩大神经的副交感根、来自颈上神经节交感传出纤维的交感根。

二、局部常见肿瘤及其影像学诊断与鉴别诊断

颅中窝底内外沟通最常见的肿瘤为神经鞘瘤，其次为脑膜瘤，表皮样囊肿、血管外皮细胞瘤、腺样囊性癌、脂肪瘤、鼻咽纤维血管瘤、脊索瘤、肉瘤、鼻咽癌、恶性纤维组织细胞瘤等较为罕见。

1. 神经鞘瘤　颅中窝底内外沟通性神经鞘瘤大多数为三叉神经鞘瘤，起源于三叉神经根、半月节或周围支。此类肿瘤不常见，多为良性病变，但亦有恶性病变者。中年患者居多，男女发病率相近。其起病缓慢，常为患者忽视，由首发症状出现到就诊往往经过多年，部分肿瘤往往直到体积巨大、颅内外沟通时才被患者重视。其临床症状主要为肿瘤占位压迫所致，表现为头疼头晕、面部疼痛、面部麻木、视力减退、听力下降、面部肿物等。颅脑CT平扫显示肿物为等或高密度影，边界较清，中颅底不同程度骨质缺损，呈推挤改变；增强扫描后肿瘤呈不均匀强化。颅脑MRI平扫显示此肿瘤在T_1像呈等或低信号，T_2像呈等或高信号，边界清楚，瘤体跨越中颅底内外沟通性生长；增强扫描后可见瘤体呈明显不均匀强化者居多，常见肿瘤囊性变(图23-1)。

2. 脑膜瘤　起源于中颅底的蛛网膜颗粒细胞的脑膜瘤可以通过中颅底孔洞或破坏的颅底骨质向颅外生长，形成颅底沟通性脑膜瘤。脑膜瘤中年发病、女性发病率略多，生长缓慢，多数为良性病变，临床表现与中颅底内外沟通性三叉神经鞘瘤相似，亦因肿瘤占位所致。颅脑CT平扫常可见肿瘤等或略高密度，边界清晰，瘤内常可见钙化，中颅底骨质可见破坏；增强扫描后肿瘤明显均匀强化。颅脑MRI平扫示肿瘤呈等T_1和等T_2信号，增强扫描后瘤体明显均匀强化，附着处脑膜常可见特征性的"脑膜尾征"；少数脑膜瘤亦可伴有不典型的坏死、囊变或瘤内出血(图23-2)，在影像学中和神经鞘瘤亦难鉴别，最终确诊常需依据术后病理结果。

3. 脊索瘤　颅中窝底内外沟通性脊索瘤(图23-3)，起源于胚胎残留的脊索组织，好发于颅底蝶骨，常常广泛性生长，可穿透中颅底达到颞下窝。其多为良性病变，起病较隐匿，生长缓慢，病程长，虽然局部侵袭性生长，但很少出现远处转移。其临床表现与肿瘤部位和肿瘤的发展方向有关，亦可出现头疼头晕、三叉神经刺激症状、视力减退、听力下降等症状。颅脑CT扫描可见肿物呈略高密度或混杂密度影，颅底骨质呈溶骨性改变。MRI可见典型的长T_1长T_2影，其间夹杂点片状短T_1长T_2影或长T_1短T_2影，增强扫描后呈中度强化。脑膜瘤常引起局部骨质受压变薄或骨质增生，而少有溶骨性变化，可与脑膜瘤相鉴别。

4. 肉瘤　颅中窝底内外沟通性肉瘤大多数为横纹肌肉瘤，由不同分化程度的横纹肌细胞组成的，属于脑膜间质肿瘤的一种。该部位肉瘤多发生于儿童及青少年，性别差异不大，其中最常见的亚型为胚胎性横纹肌肉瘤。此类肿瘤病程短，恶性程度高，容易早期扩散或者转移至颅内，预后差。临床表现与肿瘤部位占位压迫效应相符合，无明显特异性。颅脑CT可见肿物呈等或低密度影，可见中颅底骨质破坏；颅脑MRI示长或等T_1信号，稍长T_2信号，增强

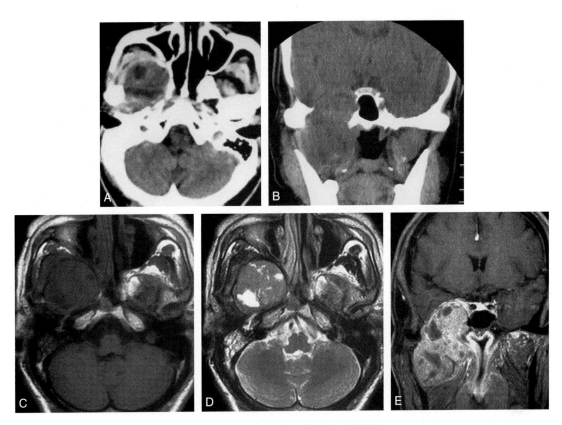

图 23-1 颅中窝底内外沟通性神经鞘瘤

A、B. 平扫 CT 示肿瘤为等低密度,骨质呈推挤改变;C. 磁共振 T_1 显示肿瘤为等稍低信号;D. 磁共振 T_2 显示肿瘤为等、高信号;E. 增强 MRI 示肿瘤不均匀强化,可见囊性变

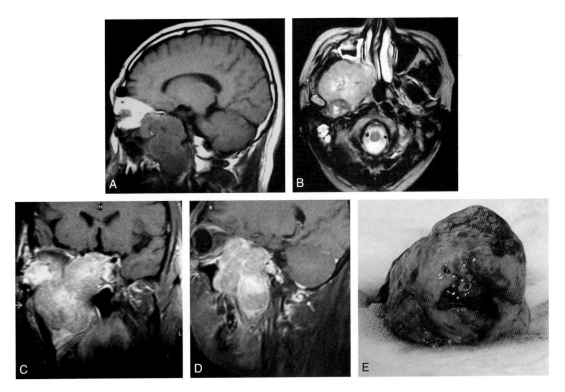

图 23-2 颅中窝颞下窝沟通性脑膜瘤

A. 术前 MRI 示右侧颞下窝长 T_1 信号肿瘤,边界尚清楚;B. 磁共振 T_2 显示肿瘤呈高信号,边界清楚;C、D 分别为冠状位和矢状位增强 MRI 显示肿瘤明显强化;E. 为经上颌骨翻转入路完整摘除肿瘤标本

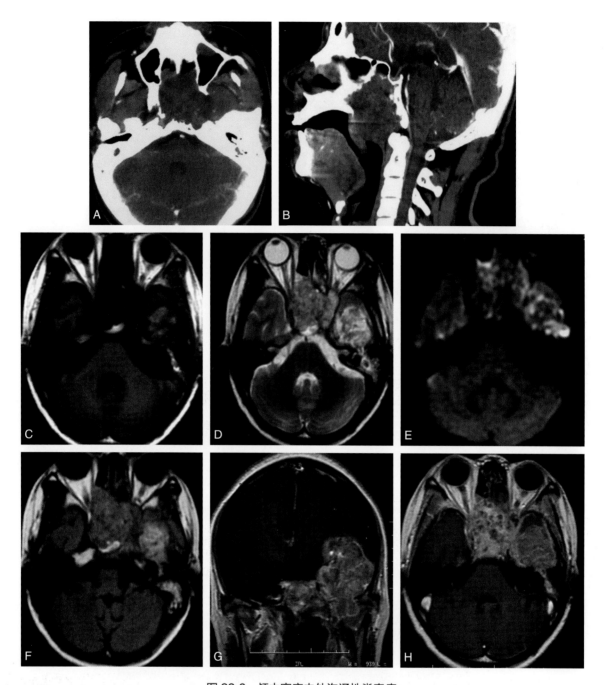

图 23-3　颅中窝底内外沟通性脊索瘤

A、B. 增强 CT 示肿瘤轻微强化,颅底骨质破坏;C. MRI 平扫 T_1 为低信号;D. MRI 为长 T_2 信号;E. DWI 混杂高信号;
F. Flair 稍高信号;G、H. 增强 MRI 扫描见肿瘤不均匀强化

扫描后可见肿物明显强化(图 23-4)。由于其缺乏特征性表现,故与颅中窝底内外沟通性三叉神经鞘瘤及颅中窝底内外沟通性脑膜瘤很难鉴别,可通过患者年龄或病变发展速度初步鉴别,确诊仍需依据术后病理结果。

5. 腺样囊性癌　颅中窝底内外沟通性腺样囊性癌,可原发于颅内,亦可由颅外通过包裹着三叉神经上、下颌支侵犯至颅内,其常围绕着神经束呈侵袭性生长。此类肿瘤生长较隐匿,病程长,易复发,常出现局部蔓延或远处转移。临床表现常为头疼头晕、三叉神经刺激症状、视力减退、听力下降、面部肿物等。颅脑 CT 中可见肿物呈不规则高密度影,中颅底骨质破坏;颅脑 MRI 可见肿瘤在 T_1WI 上呈等或低信号,T_2WI 呈稍高或等信号,增强扫描后病变呈明显均匀强化,边界较清(图 23-5)。其术前较难诊断,在影像学上与脊索瘤、恶性脑膜瘤难以鉴别,如条件

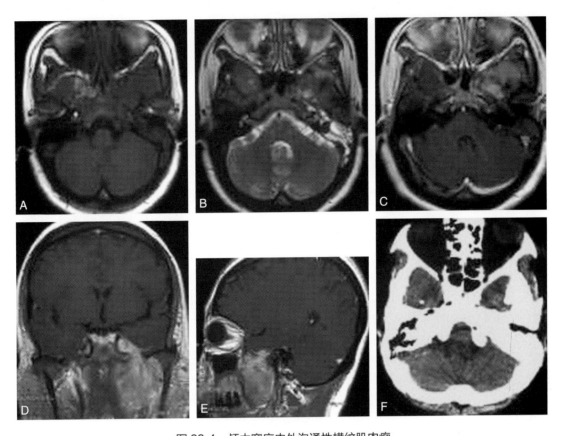

图 23-4 颅中窝底内外沟通性横纹肌肉瘤

A、B. MRI 平扫示 T_1 等信号、T_2 稍高信号;C~E. 术前增强 MRI 扫描见肿瘤明显强化;F. 上颌骨掀翻入路一期全切除肿瘤术后改变

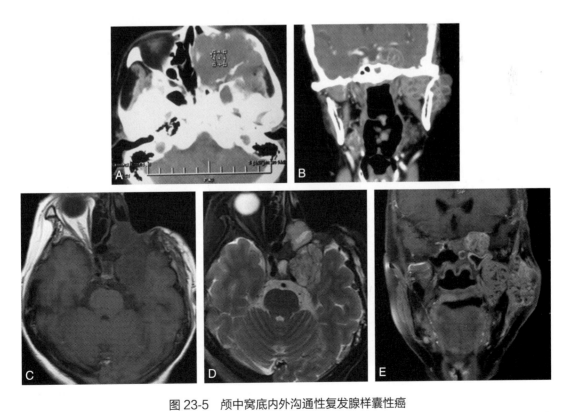

图 23-5 颅中窝底内外沟通性复发腺样囊性癌

A. 平扫 CT 示肿瘤等密度,颅底骨质破坏;B. 增强 CT 示肿瘤不规则强化;C. 磁共振 T_1 为稍低信号;D. 磁共振 T_2 为高信号;E. 增强 MRI 示肿瘤不均匀强化

允许,可术前行细针穿刺细胞学检查,确诊需依据术后病理结果。

6. 血管外皮瘤　颅中窝底内外沟通性血管外皮瘤来源于毛细血管壁外周细胞,约占中枢神经系统肿瘤的 0.5%~1%。其中年患者居多,发病率男女之间无明显差异,生长缓慢,病程长,呈恶性浸润性生长,临床后期可出现远处转移,术后复发率高。临床表现与颅中窝底内外沟通性脑膜瘤相似,无明显特异性。颅脑 CT 可见分叶状或不规则形高密度或混杂密度影,常伴有低密度囊变区和点状钙化,肿瘤基底部与脑膜广泛相连,中颅底可见侵蚀性破坏;颅脑 MRI 示肿瘤形态不规则,局部呈分叶状,在 T_1WI 呈等或低混杂信号,T_2WI 示肿瘤呈等或高混杂信号,其内见线条样及点状血管流空信号;增强扫描后可见肿瘤呈明显强化,常可见坏死、囊变,亦可见脑膜尾征(图 23-6)。此类肿瘤增强扫描后强化程度较良性脑膜瘤高,但与不典型脑膜瘤难以鉴别,需要术后行病理学检查以确诊。

7. 表皮样囊肿　颅中窝底内外沟通性表皮样囊肿常为胚胎发育时期遗留于组织中的上皮发展而成的囊肿,亦可因手术或外伤使上皮细胞植入而形成。其多为良性病变,青中年患者居多,男女发病率差别不大。临床表现无明显特异性,符合颅中窝底内外沟通性病变的一般特征。颅脑 CT 平扫可见圆形或卵圆形等或低密度肿物影,边缘光滑,中颅底骨质破坏,增强扫描后肿物无强化表现;颅脑 MRI 可见肿瘤呈圆形或卵圆形,T_1WI 呈低信号,T_2WI 呈高信号,DWI 呈高信号,增强扫描后无强化(图 23-7)。此类肿瘤虽然在影像学中 DWI 呈高信号具有特异性,但当囊肿内伴有陈旧性出血时,信号将变得极其复杂,故当出现此类病变时,最终仍需病理学检查确诊。

8. 基底细胞鳞状细胞癌　基底细胞鳞状细胞癌是指基底细胞癌中有鳞状细胞癌(简称鳞癌)的成分,占基底细胞癌的 10%~20%,生长较快。本病在临床上少见,主要发生在中老年人,50 岁以上多见。男女发病数基本相等。多见于室外工作长期日光曝晒者,好发于身体的暴露部位,特别是头、面部,而非暴露部位少见。典型的表现为皮肤表面缓慢扩大的溃疡,周

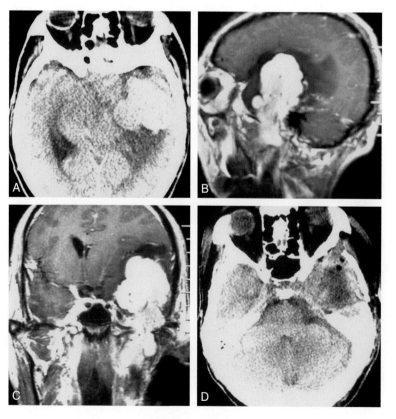

图 23-6　颅中窝底内外沟通性复发性血管外皮瘤
A. 平扫 CT 示肿瘤不规则形高密度;B、C. 分别为增强 MRI,见肿瘤呈明显强化;D. 经颞窝 - 颞下窝入路一期切除肿瘤术后 CT 改变,术后随访 5 年未见肿瘤复发

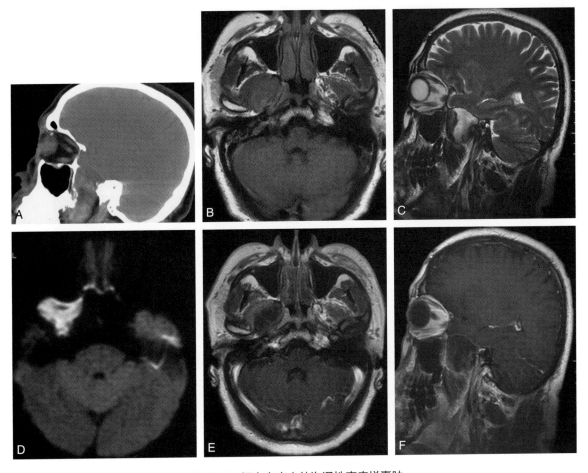

图 23-7　颅中窝底内外沟通性表皮样囊肿

A. CT 平扫示肿瘤等密度伴颅底骨质破坏；B、C. 磁共振平扫示 T_1 呈低信号，T_2 呈高信号；D. 磁共振 DWI 示高信号，为胆脂瘤特征性表现；E、F. 增强磁共振扫描未见肿瘤强化

边绕以珍珠样隆起边缘，呈蜡样或珍珠样外观的小结节，参差不齐并向内卷起，此即所谓侵蚀性溃疡。溃疡时愈时破，并向周围或深部侵袭，边缘可继续扩大。严重者破坏局部软组织和骨骼（图 23-8），造成毁形。

9. 巨细胞肿瘤

（1）软组织巨细胞瘤：原发性软组织巨细胞肿瘤最早由 Salm 和 Sissons 于 1972 年描述，其特点是发生于软组织但含有破骨细胞样巨细胞。之后有关该瘤的报道时有所见，并将之归为恶性纤维组织细胞瘤或肉瘤等。中年发病，无性别差异；好发于下肢，其次是躯干和上肢，很少发生在颅底（图 23-9）。肿瘤由两种细胞组成，其一为圆形或卵圆形泡状核细胞，其二为破骨细胞样多核巨细胞。文献报道 22 例中，11 例（50%）见有间质出血灶；9 例（40.1%）有骨组织化生；1 例有坏死；21 例见有不典型核分裂像，每 10 个高倍视野核分裂像数量 2~30 个，中位 9.5 个；7 例（31.8%）有脉管侵袭。肿瘤细胞无明显异型性，15 例（68.2%）出现反应性纤维化和泡沫细胞聚

集。免疫表型：对其中 16 例进行免疫组化观察，全部显示 vimentin、CD68 阳性，3 例 keratin 阳性，2 例 S-100 蛋白阳性，16 例 desmin、CD31 全部阴性。22 例 GCT-ST 全部行手术治疗，16 例随访 2~130 个月，仅有 1 例（6.2%）因局部复发并发生肺转移而死亡。因此，GCT-ST 虽原发于软组织，但在临床及形态学特征上却类似于骨巨细胞瘤。如施行手术彻底切除治疗，其临床过程可为良性，因为该瘤发生远处转移以及引起肿瘤相关性死亡的概率非常小。

（2）骨巨细胞瘤：颅底骨巨细胞瘤的临床症状通常取决于病变部位。本病好发于颞骨、蝶骨、额骨及枕骨。头痛是最常见的症状，其次是脑神经损害症状，因肿瘤发生部位不同而出现相应脑神经损害症状，颅底骨巨细胞瘤侵入颅内可引起颅压高症状。当肿瘤位于颞骨时，因局部骨质破坏，而呈膨胀性生长，随肿瘤增大，出现局部皮肤肿胀并有压痛，当肿瘤侵入外板后头部可触及一骨性肿物，有压痛，与头皮无粘连。其影像学改变特殊（图 23-10）。

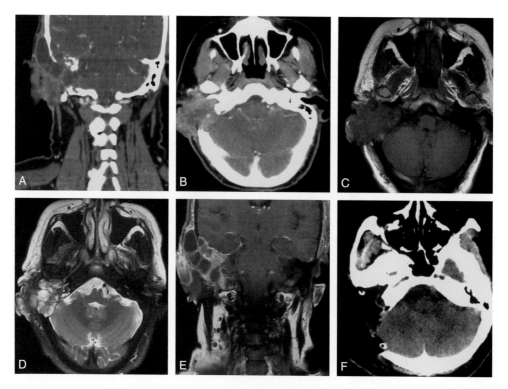

图 23-8　基底细胞样鳞癌

A、B.增强 CT 示肿瘤轻微强化,边界不清楚,颅底骨质破坏伴肿瘤骨形成;C.磁共振长 T_1 信号;
D.磁共振混杂长 T_2 信号;E.增强磁共振长呈规则强化;F.术后平扫 CT

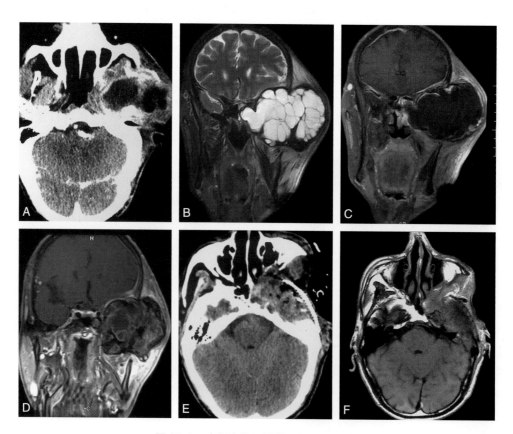

图 23-9　中颅底沟通性软组织巨细胞瘤

A.平扫 CT 示肿瘤囊变,颅底骨质破坏;B.磁共振 T_2 为高信号伴间隔;C.磁共振 T_1 为低信号;D.增
强磁共振显示肿瘤不规则增强;E、F.分别为术后平扫 CT 和磁共振示肿瘤切除后改变

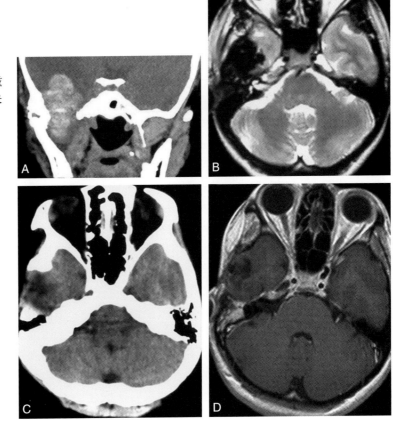

图 23-10　中颅底沟通性软骨巨细胞瘤
A. 平扫 CT 示肿瘤高密度,颅底骨质破坏;B. 磁共振 T₂ 为明显低信号;C. 术后 8 年平扫 CT 未见高密度病灶;D. 增强磁共振未见肿瘤复发

部分颅中窝内外沟通性肿瘤影像学鉴别要点总结见表 23-1。

三、术前评估

1. 临床评估　颅中窝底内外沟通性肿瘤因位置深在、生长空间相对较大而且隐匿,周边无重要血管及神经,故早期常无明显的临床症状和体征。当肿瘤逐渐侵蚀颅中窝底,并通过扩大的中颅底孔洞或被破坏的颅底骨质向颅内、外沟通性生长并出现临床症状而发现肿瘤时,往往体积已经巨大。其临

表 23-1　部分颅中窝内外沟通性肿瘤影像学鉴别要点

类型	CT 密度	MRI 信号	增强扫描	坏死囊变钙化	骨质改变
神经鞘瘤	等或高密度影	T₁ 像呈等或低信号,T₂ 像呈等或高信号	明显不均匀强化	常见囊变、坏死	不同程度骨质呈推挤改变
脑膜瘤	等或略高密度	等 T₁ 和等 T₂ 信号	明显均匀强化,可见特征性的"脑膜尾征"	瘤内常见钙化	中颅底骨质可见破坏
脊索瘤	略高或混杂密度	长 T₁ 和长 T₂ 信号,其间夹杂点片状短 T₁ 长 T₂ 影或长 T₁ 短 T₂ 影	中度强化	常见钙化	溶骨性变化
横纹肌肉瘤	等或低密度	长或等 T₁ 信号,稍长 T₂ 信号	明显强化	可见囊变、坏死	中颅底骨质破坏
腺样囊性癌	高密度	T₁ 呈等或低信号,T₂ 呈稍高或等信号	明显均匀强化	可见囊变、坏死	中颅底骨质破坏
血管外皮瘤	高密度或混杂密度	T₁ 呈等或低混杂信号,T₂ 呈等或高混杂信号,可见线条样及点状血管流空信号	明显强化,可见脑膜尾征	常伴有低密度囊变区	中颅底可见侵蚀性破坏
表皮样囊肿	等或低密度	T₁ 呈低信号,T₂ 呈高信号	无强化	囊性	中颅底骨质破坏

床表现主要取决于肿瘤主体部分所在位置及扩展的方向。肿瘤主体部分位于颅中窝者，侵及三叉神经时，可出现患侧面部麻木或疼痛等；肿瘤侵及海绵窦、视神经、动眼神经、滑车神经及展神经时，可出现视力视野异常、眼球活动异常等；肿瘤体积巨大时，可出现头疼头晕等颅高压症状；肿瘤侵犯颞叶时，可出现癫痫；肿瘤压迫耳咽管时，可出现患侧听力下降等。肿瘤主体位于颞下窝、翼腭窝者，可出现面部肿物、胀痛，眼眶部症状，咀嚼困难等；而肿瘤颅内外体积均较大者，则上述所有症状都可能出现。

2. 影像学评估　颅中窝底内外沟通性肿瘤虽然病理类型多样，但 CT、MRI 均表现为囊性或实性肿物，同时沟通颅中窝底内外生长，并伴有中颅底骨质破坏。不同检查手段能提供不同的影像学信息，不能互相替代。①颅脑 CT：常规平扫可以显示肿瘤形状、部位及生长方向，薄层颅底 CT 可以很好地显示瘤内有无钙化及中颅底骨质的改变情况，增强扫描可根据不同类型肿瘤显示不同的强化程度；② MRI：可较清晰地显示肿瘤的性质、位置、形态、大小、质地、与周边重要组织结构的关系等，是诊断此类疾病、判断肿瘤分型、选择手术入路的重要依据，增强扫描不同的强化程度可初步判断肿瘤的类型；③ DSA：可明确肿瘤供血血管、脑组织侧支循环等。若肿瘤体积大，血供极其丰富，术前应行肿瘤供血动脉栓塞，以避免术中大出血。对术中可能损伤颅内动脉者，应做颈内动脉球囊闭塞实验和脑血流量测定，以辅助判断术中是否可安全结扎颈内动脉。

3. 肿瘤分型　目前临床上根据颅中窝底内外沟通性肿瘤的性质、起源及扩展方向不同存在多种分型方法，但尚无统一标准。

根据肿瘤起源不同，亦可将颅中窝底内外沟通性肿瘤分为颅内起源者和颅外起源者 2 种。①颅内起源者：颅中窝的肿瘤穿过中颅底侵入颅外颞下窝、翼腭窝，主要有三叉神经鞘瘤、脑膜瘤、脊索瘤和表皮样囊肿等；②颅外起源者：颞下窝、翼腭窝的肿瘤穿过中颅底侵入颅内颅中窝，主要包括血管外皮细胞瘤、腺样囊性癌、脂肪瘤、鼻咽纤维血管瘤、肉瘤、鼻咽癌、恶性纤维组织细胞瘤等。

在临床治疗中，根据肿瘤位置的分型方式最为常用，而三叉神经鞘瘤则有区域相对独立的成熟的分型方法。2008 年 Ramina 等将三叉神经鞘瘤分为 6 型：A 型，肿瘤大部分位于颅外，小部分向颅内中颅窝发展；B 型，肿瘤大部分位于颅内中颅窝，小部分向颅外发展；C 型，中颅窝型；D 型，后颅窝型；E 型为中后颅窝扩展；F 型，颅外向中后颅窝扩展型。结合 Ramina 分型和我们临床上治疗此类肿瘤的经验，根据肿瘤大小、位置和扩展方向与手术入路的相关性，我们将颅中窝内外沟通性肿瘤分为 3 型(图 23-11)：A 型，肿瘤主体位于颞下窝或(和)翼腭窝，小部分向颅中窝发展，需由颅外入路切除；B 型，肿瘤主体位于颅中窝，小部分向颞下窝或(和)翼腭窝发展，需由颅内入路切除；C 型，肿瘤颅内部分(颅中窝)及颅外部分(颞下窝、翼腭窝)等大，肿瘤巨大者需由颅内、颅外联合入路切除；除此之外可以经中颅底硬膜外入路或颅底内镜手术切除。我们认为此种分型方法较全面的包含临床所见到的全部类型的颅中窝底内外沟通性肿瘤，并且根据此分型可以制定相应的手术入路，以便降低此类肿瘤的手术风险，减少手术创伤及并发症的发生。

四、外科治疗

1. 治疗原则　颅中窝底内外沟通性肿瘤多为良性，但也包括恶性肿瘤。由于其生物学行为不同，

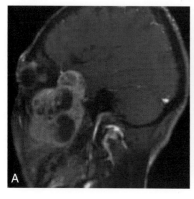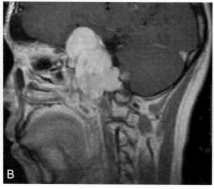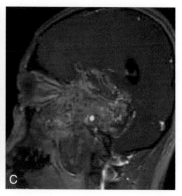

图 23-11　不同分型颅中窝底内外沟通性肿瘤增强 MRI
A. A 型肿瘤(大部分在颅外)；B. B 型肿瘤(大部分在颅内)；C. C 型肿瘤(颅内外均较大)

所以其外科治疗原则也有所区别。良性肿瘤的手术目的在于最大限度保护神经功能的前提下尽可能全切除肿瘤，对于部分和周围结构粘连紧密不易分离的良性肿瘤，为避免出现严重的术后并发症可以考虑次全切除，少许残留部分可以进一步行立体定向放射治疗。恶性肿瘤由于具有一定的侵袭性，容易复发和转移，因此手术目的在于尽可能根治性切除。切除范围不仅包括肿瘤本身，还应该包括周围受累的脑膜和骨质等，尽可能做到切缘阴性。恶性肿瘤即使不能行根治性切除，仍需要行手术切除，这样可以缓解病人痛苦、延缓肿瘤进展、增加带瘤生存时间、改善患者生存质量，术后辅以放化疗。

2. 术前准备　在行颅中窝底内外沟通性肿瘤切除前，除一般外科术前准备外，还应完善各项影像学检查。颅中窝底内外沟通性肿瘤虽然病理种类多样，但形态大多类似，虽然通过术前的影像学很难完全区分出肿瘤类型，但仍可以为临床医生提供较为详尽的信息，为手术入路的选择提供重要依据。如

需多学科合作手术时，术前还应各科共同查房、询问病史，评估脑神经功能，阅读影像学检查，讨论手术目的、手术入路、各学科可能会遇到的问题、意外及预防处理措施，术后可能出现并发症的处理等，这样可破除学科间的界限，能扩大手术范围、精准地确定手术安全切除边界，降低术后并发症的发生率。

3. 手术方法　颅中窝底内外沟通性肿瘤的手术入路多种多样，目前尚无统一的选择标准。本文重点介绍中国医学科学院肿瘤医院的手术方法及经验。

（1）上颌骨翻转入路：适合切除 A 型肿瘤。该入路术野开阔，能够充分显露肿瘤和侧颅底结构，可以避免损伤周围组织结构；能够在直视下完整剥离并切除肿瘤，避免肿瘤残留，降低术后复发率；与分块切除肿瘤相比，能够明显减少术中肿瘤的出血量；避免了开颅手术对脑组织的损伤，减少术后并发症（图 23-12）。中国医学科学院肿瘤医院报道 47 例经上颌骨掀翻入路切除颅底内外沟通性肿瘤病例的研究提示，此种入路的良性肿瘤切除率可达到 100%，

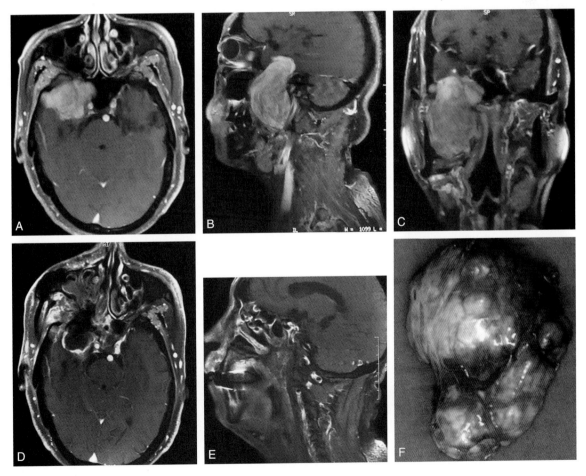

图 23-12　A 型神经鞘瘤

A~C 术前增强 MRI 示右侧颞窝颞下窝均匀强化病灶，边界清楚；D、E 分别为轴位和矢状位增强 MRI，示肿瘤已切除；F. 为经上颌骨翻转入路完整摘除肿瘤照片，完整摘除肿瘤可以减少出血、避免肿瘤残留和复发

对恶性肿瘤有行根治手术的机会。具体手术方法参见相关章节。

（2）中颅底硬膜外入路：适合切除 B 型肿瘤。首先通过此入路开颅切除颅内肿瘤的主体部分，再通过颅中窝底被破坏的骨孔或扩大骨窗来切除突入颅外部分的肿瘤。与传统的硬膜下入路相比，中颅底硬膜外入路能够更好地显露中颅底内外沟通性肿瘤的颅内部分；同时在手术过程中有硬脑膜作为屏障，可减少术中对硬膜内颞叶脑组织的牵拉、刺激等损伤，还能够保留颞叶的回流静脉，从而减轻了颞叶的水肿，使得患者的术后反应轻、并发症少；此外，抬起颞叶切除颅外部分时，可以从多个角度进行操作，能够彻底切除肿瘤（图 23-13）。

（3）颅底内镜技术：随着内镜技术的发展，可以采用颅底内镜下经上颌窦入路或经鼻切除 A 型肿瘤，适合切除边界清楚、囊变、血供不丰富、质地较软的肿瘤。颅底内镜手术无面部切口，患者容易接受；其术中照明好，可以多角度观察，既能够避免手术副损伤、减少手术并发症，又能提高肿瘤全切除率。

经上颌窦内镜手术能很好地显露肿瘤外侧边界，早期阻断来自上颌动脉的供血，减少出血；还能保护鼻腔功能，避免术后嗅觉丧失、通气不畅、鼻炎等经鼻入路可能产生的并发症。具体手术方法如下：患者全身麻醉，气管内插管，仰卧位，消毒、铺巾。牵拉上唇充分显露上颌黏膜，于侧上方上颌骨黏膜做 3cm 横切口（图 23-14），撑开上颌骨表面皮肤及骨膜，显露上颌窦前壁，磨钻磨除上颌窦前壁骨质，形成 2.5cm×2.5cm 大小骨窗，用 0° 内镜进入上颌窦观察。较大的肿瘤可压迫上颌窦后壁使其向前膨出，甚至破坏其骨质侵入上颌窦，如未破坏上颌窦后壁，可用磨钻磨开上颌骨后壁骨质，切开薄层肌肉组织，即可见肿瘤。仔细辨认和保护肿瘤周围重要解剖结构，电凝切断颌内动脉，沿肿瘤包膜最内层游离肿瘤，电凝阻断肿瘤供血血管的同时行瘤内减压、分块切除肿瘤；分离至颅中窝底骨质破坏处，沿肿瘤周围适当扩大颅底骨质成骨窗，以显露颅内肿瘤部分，仔细辨认周围重要血管神经，继续边游离阻断供血、边作瘤内减压分块切除肿瘤，至内镜下肿瘤全切除。

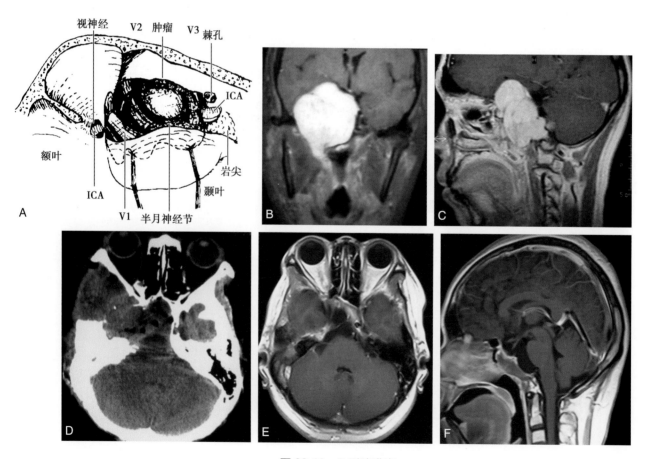

图 23-13 B 型脑膜瘤

A. 中颅底硬膜外入路示意图；B、C. 分别为术前冠状位和矢状位增强 MRI，显示右侧颅中窝颞下窝肿瘤，均匀明显强化；D. 为术后平扫 CT；E、F. 分别为术前冠状位和矢状位增强 MRI，显示肿瘤已经切除

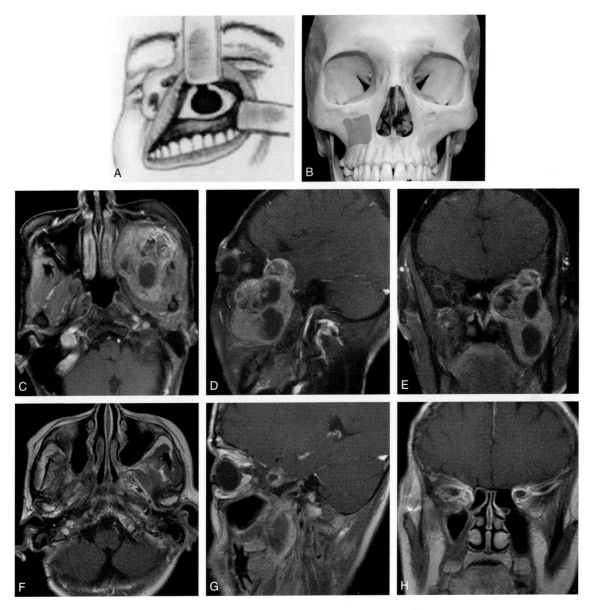

图 23-14　颅底内镜经上颌窦入路手术切除肿瘤

A. 上颌窦入路手术切口示意图；B. 上颌窦入路骨窗；C~E 分别为轴位、矢状位和冠状位增强 MRI，显示左侧颅中窝颞下窝巨大肿瘤，结节状，中等程度强化伴囊性变；F、G、H 分别为经上颌窦入路内镜手术切除肿瘤后轴位、矢状位和冠状位增强 MRI，肿瘤已经切除

（4）联合手术或分期手术：适合切除巨大的 C 型肿瘤。颅外部分可以经上颌骨翻转入路或颅底内镜手术切除，颅内部分经中颅底硬膜外入路切除。肿瘤切除后颅底内外沟通，可以采用同侧额肌骨膜瓣 + 颞肌瓣修补颅底（图 23-15）。

4. 术后并发症的防治

（1）脑神经功能障碍：术中分离肿瘤时应注意辨认和保护周围的重要神经、血管，患者清醒后应评估脑神经功能，术后早期大剂量激素冲击治疗有助于减轻脑水肿，必要时可加用 20% 甘露醇等脱水药物，应用神经营养药物可以促进脑神经功能的恢复。

（2）脑脊液漏：术中严密缝合破损硬脑膜，以降低脑脊液漏的发生率，如已发生须嘱患者安静卧床，同时静脉输入 20% 甘露醇脱水、行腰大池置管引流脑脊液等降颅压治疗，并应用抗生素预防颅内感染治疗，如保守治疗无效且持续脑脊液漏 1 个月以上可以考虑行手术修补。

（3）颅内感染：术后应常规使用抗生素预防颅内感染；如术后有发热、头痛及脑膜刺激征等颅内感染迹象，则需要化验脑脊液以明确，同时腰大池置管引流并鞘内注射庆大霉素，后可根据细菌培养及药敏实验结果更换抗生素治疗。

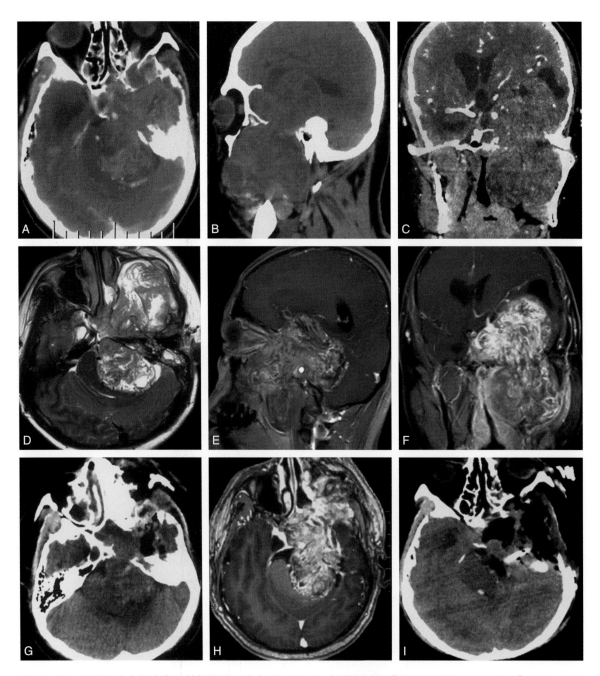

图 23-15　C 型巨大中颅底沟通神经鞘瘤。患者,男,32 岁。神经鞘瘤因"发现右面部包块 4 月余"入院。PE:右侧嗅觉丧失,双眼视力 0.8,视盘水肿。经上颌骨翻转入路联合中颅底硬膜外入路分期手术切除肿瘤

A、B. 术前平扫 CT 示左侧中颅底沟通巨大等密度肿瘤,颅底骨质破坏;C. 术前轴位增强 CT 示肿瘤强化不明显;D. 术前磁共振示肿瘤长 T_2 信号,E、F 示肿瘤不均匀强化;G、H. 分别为一期经上颌骨翻转入路切除颅外肿瘤后 CT、MRI 改变;I. 示二期经中颅底硬膜外入路切除肿瘤后平扫 CT 所见;

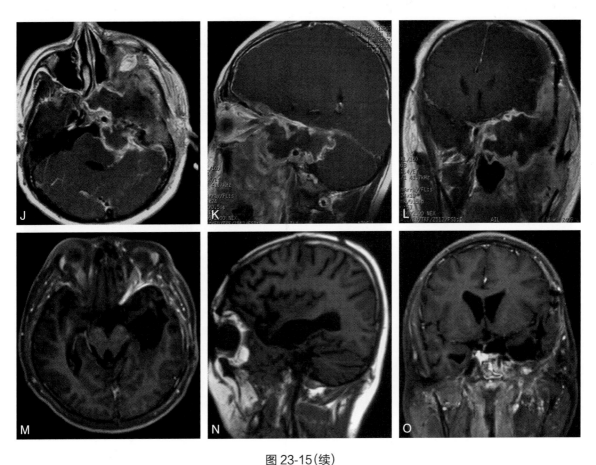

图 23-15(续)

J、K、L 分别为术后轴位、矢状位和冠状位增强 MRI 所见,肿瘤已经切除;M、N、O 分别为术后 4 个月轴位、矢状位和冠状位增强 MRI 未见肿瘤残留。肿瘤切除后采用同侧额肌骨膜瓣 + 颞肌瓣修补颅底,术后无脑脊液漏

　　(4) 肺感染:手术结束后需等待患者完全清醒后再拔除气管插管,以防止误吸,确定存在感染后,予化痰排痰,静脉输抗炎药物治疗,并根据细菌培养及药敏实验结果及时更换抗生素治疗。

五、术后辅助治疗

　　颅中窝底内外沟通性肿瘤术后辅助治疗取决于肿瘤病理类型和肿瘤切除程度。全切除的良性肿瘤术后不需要进一步治疗,仅需要进行必要的神经功能恢复训练,定期随访复查;次全或部分切除的良性肿瘤术后可以辅助进行立体定向放射治疗。恶性颅中窝底内外沟通性肿瘤,如横纹肌肉瘤,无论是全切还是未能全切,术后均应进行放、化疗等综合性治疗。颅中窝底内外沟通性的横纹肌肉瘤非常少见,一项包含 24 例头颈部横纹肌肉瘤病例的研究提示其预后与临床分期、病理类型、发病部位及治疗方法有关。联合手术、化疗、放疗的综合性治疗患者的 3

年生存率为 46.2%,远大于单纯手术患者的 33.3% 和单纯化疗患者的 25%。另一项纳入 12 例患者的研究报道称早期彻底切除肿瘤并辅以放、化疗是目前横纹肌肉瘤最有效的治疗措施,可明显地提高患者生存率。其对放疗较敏感,常规剂量为 45~60Gy。化疗方案的选择及疗程的选择与患者生存率有明显关联,常用的方案有 VA(长春新碱 + 放线菌素 D)、VAC(长春新碱 + 放线菌素 D+ 环磷酰胺)、VACA(长春新碱 + 放线菌素 D+ 环磷酰胺 + 阿霉素)。

(白敬民　万经海)

参考文献

1. Hanna E Y,Demonte F. Comprehensive Management of Skull Base Tumors,2008.
2. Patel S G,Singh B,Polluri A,et al. Craniofacial surgery for malignant skull base tumors:report of an international

collaborative study. Cancer,2003,98(6):1179-1187.

3. Gibbons K J,Dare AO. The integration of neurosurgical techniques in current head and neck skull base surgery. Surgical Oncology Clinics of North America,2004,13(1):231-239.

4. 吴跃煌,万经海,祁永发,等. 头颈外科神经外科联合手术治疗颅底沟通肿瘤. 中华耳鼻咽喉头颈外科杂志,2009,44(6):475-479.

5. 王忠诚. 王忠诚神经外科学. 武汉:湖北科学技术出版社,2005.

6. Frank H.Netter. 奈特人体解剖彩色图谱(第3版)(TB). 北京:人民卫生出版社,2005.

7. 白敬民,孟肖利,万经海,等. 颅中窝底内外沟通性三叉神经鞘瘤的外科治疗. 中国微侵袭神经外科杂志,2017,22(5):193-196.

8. 孟庆梅,丁甫成. CT和MRI影像在脑膜瘤诊断中的临床意义. 中国医学装备,2016,13(3):54-57.

9. 崔艳荣. 颅底脊索瘤的CT和核磁共振成像影像分析. 世界最新医学信息文摘,2016,16(41):126-126,134.

10. Mccarville M B,Spunt S L,Pappo A S. Rhabdomyosarcoma in pediatric patients:the good,the bad,and the unusual. Ajr American Journal of Roentgenology,2001,176(6):1563-1569.

11. Jr W A N. Classification of Rhabdomyosarcoma// Soft Tissue Tumors. Springer Berlin Heidelberg,1995.

12. Terasaki M,Tokutomi T,Maruiwa H,et al. High-grade adenoid cystic carcinoma originating from the lacrimal gland. Brain Tumor Pathology,2000,17(3):159-163.

13. Gormley W B,Sekhar L N,Wright D C,et al. Management and long-term outcome of adenoid cystic carcinoma with intracranial extension:a neurosurgical perspective. Neurosurgery,1996,38(6):1105-1112.

14. Hori E,Kurimoto M,Fukuda O,et al. Recurrent intracranial solitary fibrous tumor initially diagnosed as hemangiopericytoma. Brain Tumor Pathology,2007,24(1):31-34.

15. Ben H M,Drissi C,Sebai R,et al. Atypical CT and MRI aspects of an epidermoid cyst.[J]. Journal of Neuroradiology Journal De Neuroradiologie,2007,34(2):129-132.

16. Ramina R,Mattei T A,Sória M G,et al. Surgical management of trigeminal schwannomas. Neurosurgical Focus,2008,25(6):E6;discussion E6.

17. 钱海鹏,万经海,李学记,等. 经上颌骨翻转入路切除颅底沟通肿瘤的适应证探讨. 中国微侵袭神经外科杂志,2016,21(1):10-13.

18. Hao S P. Facial translocation approach to the skull base:the viability of translocated facial bone graft. Otolaryngology - Head and Neck Surgery,2001,124(3):292-296.

19. 蒋卫红,方兴,章华,等. 不同内镜手术入路对翼腭窝及颞下窝的显露程度比较及其临床应用价值探讨. 中国耳鼻咽喉颅底外科杂志,2011,17(4):259-262.

20. 张秋航,陈革,孔锋,等. 单纯内镜经鼻入路治疗颞下窝三叉神经鞘瘤. 中华外科杂志,2010,48(19):1454-1458.

21. 万经海,李长元,冯春国,等. 经中颅底硬膜外入路显微手术切除三叉神经鞘瘤. 中华神经外科杂志,2003,19(2):142-143.

22. Elsharkawy M,Xu Z,Schlesinger D,et al. Gamma Knife surgery for nonvestibular schwannomas:radiological and clinical outcomes. Journal of Neurosurgery,2012,116(1):66-72.

23. Johnson J,Barani I J. Radiotherapy for malignant tumors of the skull base. Neurosurgery Clinics of North America,2013,24(1):125-135.

24. 林佳伟,伍国号,曾宗渊,等. 24例头颈部横纹肌肉瘤的临床分析. Chinese Journal of Cancer,2008,27(6):618-621.

25. 李宝忠,武要洪,李晓江,等. 头颈部横纹肌肉瘤(附12例报告). 现代肿瘤医学,2005,13(1):98-100.

第 24 章　颞骨肿瘤

颞骨肿瘤（tumors of the temporal bone）多见于外耳道及中耳，发病率较低，约占耳鼻咽喉肿瘤的8.7%。在颞骨肿瘤中，良性肿瘤多于恶性，原发性肿瘤多于继发性。一般而言，原发于外耳道者多属良性，原发于中耳者多属恶性。颞骨原发恶性肿瘤最早报道于18世纪后期，19世纪中期得以确认，发病率为6/100万。最常见者为鳞状细胞癌，占86%，其他还有基底细胞癌、腺样囊性癌、腺癌、耵聍腺癌等。腺样囊性癌可原发于外耳道、中耳或腮腺，具有沿神经干向周围扩散的特点，应引起特别重视。由于肿瘤多位于密质骨内，部位深在，易发生漏诊及误诊。本章中涉及的颞骨肿瘤指原发于颞骨内的肿瘤，其他如原发于颈静脉孔区、脑桥小脑角及斜坡等处的肿瘤在相关章节介绍，此处不再赘述。

一、手术解剖

颞骨由鳞部、鼓部、乳突部、岩部和茎突五部分构成，为颅底主要组成部分，参与构成颅中窝和颅后窝（图 24-1，图 24-2）。

1. 鳞部　位于颞骨前上部，前接蝶骨大翼，上为顶骨，后连乳突，内连岩部。其外面光滑略外凸，有颞肌附着，表面有颞中动脉沟。其外侧面从颧突根部向后有一略微凸起的弧形骨线，称为颞线，是中颅窝底在颅外的参考标志。在骨性外耳道后上方有一小棘状骨性突起，称为外耳道后上棘，是手术中寻找鼓窦的标志。外耳道后上壁向上延伸与外耳道上部颧突后跟水平延长线相交所形成的三角区称为道上三角，凿开后深方即达鼓窦。

2. 鼓部　位于鳞部之下，为一弯曲骨板，构成外耳道骨部的前壁、底壁和后壁。其内有一窄沟，称鼓沟，鼓膜边缘即嵌于沟中。其上部缺口称为鼓切迹，此处无鼓沟和纤维软骨环。

3. 乳突部　位于颞骨后下方，呈锥形突起。乳突外面粗糙，有枕肌和耳后肌附着，后下方有胸锁乳突肌、头夹肌和头最长肌附着。乳突内侧面有一弯曲深沟，称乙状窦沟，乙状窦位于其中。乳突尖部内侧面有一前后走行的深沟，名为乳突切迹（二腹肌沟），有二腹肌后腹附着。与二腹肌沟相对应的呈弧形隆起的骨嵴称为二腹肌嵴。假想将此弧形骨嵴分为内外各半的正中切面向前延伸的一平面，必与骨性外耳道后壁相交成一线，此线即为面神经垂直部的投影。

4. 岩部　位于鳞部内侧，形如一底一尖三面三缘的三棱锥体，故又名岩锥。其底朝外，与鳞部和乳突部相融合。尖端粗糙，朝向内、前、上，与蝶骨大翼及枕骨底部共同围成一孔，即破裂孔。岩部前面与鳞部内面相连，组成颅中窝后部。近岩尖处有三叉神经压迹，容纳三叉神经半月节。后外侧有两条与岩锥长轴平行的小沟，内侧为岩浅大神经沟，外侧为岩浅小神经沟，分别通过同名神经。自三叉神经压迹向后，锥体的前面依次构成内听道顶壁、迷路天盖、弓状隆起和鼓窦天盖。弓状隆起下方接近前半规管。鼓室天盖为一浅凹形骨片，分隔颅中窝和其下的鼓室。岩部后面组成颅后窝的前界，为三个静脉窦（岩上窦、岩下窦、乙状窦）围成的三角形骨面，后面中部偏内为内耳门，通入内听道，其内容纳面神经、听神经及迷路动静脉。内耳门后外有一为薄骨板遮盖的裂隙，称内淋巴囊裂，为内淋巴管和内淋巴囊通过的孔道。岩部下面粗糙不平，组成颅底外面的一部分。在鼓部内侧有前内和后外紧邻的两个深窝，前内者为颈动脉管外口，有颈内动脉和颈动脉神经丛经过；后外者为颈静脉窝，内容纳颈静脉球顶

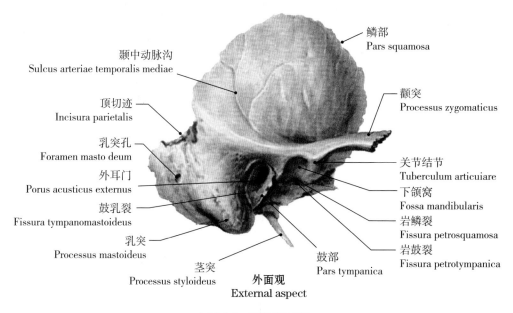

颞中动脉沟
Sulcus arteriae temporalis mediae

顶切迹
Incisura parietalis

乳突孔
Foramen masto deum

外耳门
Porus acusticus externus

鼓乳裂
Fissura tympanomastoideus

乳突
Processus mastoideus

茎突
Processus styloideus

鳞部
Pars squamosa

颧突
Processus zygomaticus

关节结节
Tuberculum articuiare

下颌窝
Fossa mandibularis

岩鳞裂
Fissura petrosquamosa

岩鼓裂
Fissura petrotympanica

鼓部
Pars tympanica

外面观
External aspect

图 24-1　颞骨外面观

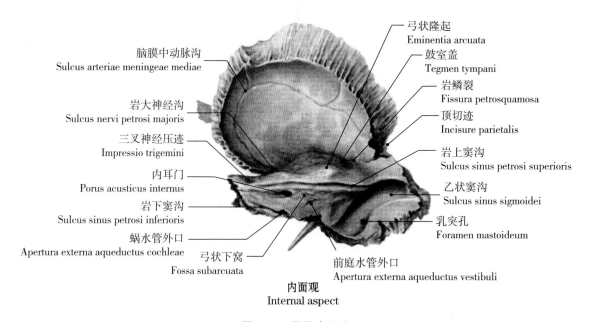

脑膜中动脉沟
Sulcus arteriae meningeae mediae

岩大神经沟
Sulcus nervi petrosi majoris

三叉神经压迹
Impressio trigemini

内耳门
Porus acusticus internus

岩下窦沟
Sulcus sinus petrosi inferioris

蜗水管外口
Apertura externa aqueductus cochleae

弓状下窝
Fossa subarcuata

弓状隆起
Eminentia arcuata

鼓室盖
Tegmen tympani

岩鳞裂
Fissura petrosquamosa

顶切迹
Incisure parietalis

岩上窦沟
Sulcus sinus petrosi superioris

乙状窦沟
Sulcus sinus sigmoidei

乳突孔
Foramen mastoideum

前庭水管外口
Apertura externa aqueductus vestibuli

内面观
Internal aspect

图 24-2　颞骨内面观

部。二者之间的薄骨嵴上有鼓室小管下口,有舌咽神经鼓室支(鼓室神经,又称 Jacobson 神经)通过。颈静脉窝前内方紧邻颈静脉间嵴有一个三角形小窝,窝内有蜗水管外口,向外上偏前方通到骨迷路耳蜗基底近蜗窗处,为外淋巴管,是蛛网膜下腔与耳蜗鼓阶间的通路,外淋巴经此管流至蛛网膜下腔。颈静脉窝外侧骨壁上有乳突小管的开口,其内有迷走神经耳支(Arnold 神经)通过。

5. 茎突　起于鼓部下方,伸向前下方,长短不一,平均长度为 2.5cm。茎突后方与乳突之间有茎乳孔,为面神经管的下口,面神经由此出颞骨。

二、局部病种

详见表 24-1。

三、临床评估

1. 临床表现　由于颞骨位置深在,一般颞骨肿瘤发病隐匿,缺乏特异性症状。

(1) 听力下降:早期多为传导性听力下降,因肿瘤压迫听骨链或破坏鼓膜造成。晚期可为混合性听力下降,因肿瘤累及内耳。此时常伴有神经性耳鸣。

(2) 外耳道肿物:外耳道肿瘤或中耳肿瘤破坏鼓

表24-1 颞骨肿瘤及非肿瘤性占位病变

外耳道			中耳		
良性肿瘤	恶性肿瘤	非肿瘤病变	良性肿瘤	恶性肿瘤	非肿瘤病变
外生骨瘤	鳞癌	错构瘤	腺瘤	鳞癌	慢性中耳炎
血管瘤	基底细胞癌	表皮样囊肿	内翻性乳头状瘤	腺癌	中耳胆脂瘤
耵聍腺瘤及混合瘤	恶性黑色素瘤	恶性外耳道炎	副神经节瘤(鼓室体瘤)	内淋巴囊肿瘤	朗格汉斯组织细胞增多症
乳头状瘤	Merkel细胞瘤	色素痣	类癌	横纹肌肉瘤	胆固醇肉芽肿
软骨瘤	血管肉瘤		听神经瘤	淋巴瘤、多发性骨髓瘤和浆细胞瘤	
角化棘皮瘤	耵聍腺癌及腺样囊腺癌				
非典型纤维黄色瘤	淋巴瘤				

膜后进入外耳道内,其外观因肿瘤性质而不同。良性者多有完整包膜包裹,呈膨胀性生长。恶性者多呈菜花状,伴有表面破溃及出血。可伴有患侧耳闷堵感。合并感染时可出现耳漏。

(3) 耳痛:部分癌肿晚期可出现剧烈的耳痛,其特点为持续性耳深部胀痛、刺痛或跳痛,并可向颞部和枕部放射。

(4) 眩晕:颞骨肿瘤早期较少累及内耳,因内耳骨迷路的保护作用,晚期可因迷路受累出现眩晕。

(5) 搏动性耳鸣:鼓室内富含血管的肿瘤可表现为患侧搏动性耳鸣,如鼓室体瘤。压迫同侧颈内动脉耳鸣可明显减轻。

(6) 周围性面瘫:肿瘤压迫或侵犯面神经可造成患侧面神经瘫痪。

(7) 张口受限:可因炎症、疼痛等反射性引起下颌关节僵硬。恶性肿瘤晚期可累及颞下颌关节、颞肌、三叉神经造成张口困难。

(8) 脑神经受累症状:肿瘤压迫脑神经可出现一系列症状。颞骨肿瘤较常累及Ⅴ、Ⅵ、Ⅸ、Ⅹ、Ⅺ、Ⅻ对脑神经,可出现复视、吞咽困难、声音嘶哑、软腭麻痹、抬肩无力、伸舌偏斜等症状。

(9) 颈淋巴结肿大:对于恶性肿瘤发生局部淋巴结转移时,可出现颈部包块。对侧颈部淋巴结亦可发生转移。

(10) 远处转移:恶性肿瘤晚期出现远处转移时,受累器官或骨骼可出现相应症状。

2. 影像学检查

(1) CT:薄层骨窗扫描有助于判断骨质受累情况。通常良性肿瘤密度较均匀,对骨质以压迫吸收

为主,边缘较整齐圆钝;恶性肿瘤常出现局部坏死呈低密度,多伴有骨质侵蚀,以虫蚀样改变较多见。增强扫描有助于寻找肿瘤生发中心。同时需观察听小骨、迷路、面神经等重要结构是否受累。对于侵犯岩锥的病变,还应注意肿瘤与周围神经血管的关系(图24-3)。

(2) MRI:软组织区分度高,有助于判断肿瘤边界、是否侵及颅内以及与周围血管神经的关系。增强MRI中肿瘤通常可以明显强化(图24-4)。

(3) DSA:对于富含血管的肿瘤(如鼓室体瘤)术前1~2天应行DSA以寻找并栓塞其滋养血管以减少术中出血。

(4) 颈部B超:对于怀疑恶性肿瘤患者需常规检查颈部以明确有无淋巴结转移。

(5) SPECT/PET-CT:对于怀疑恶性肿瘤远处转移患者需行全身检查,对于出现远处转移者一般不建议手术。

3. 其他辅助检查

(1) 听力学检查:明确听力情况。如出现感音神经性听力下降成分,需考虑存在内耳受累。检查手段包括纯音测听、声导抗、ABR、DPOAE、40Hz等。

(2) 前庭功能检查:内耳前庭受累患者可出现患侧前庭功能减退或者低下。

(3) 面神经功能检查(面肌电图):术前评估面神经功能,结合CT可明确面神经是否受累。

4. Arriaga TNM分级系统(外耳道鳞癌)

(1) T分级

T_1:病变局限于外耳道,无骨质破坏、软组织受累;

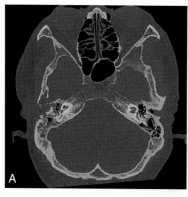
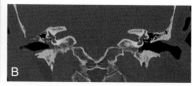

图 24-3 腺样囊性癌侵犯颞骨 CT 改变

A. 颞骨 CT 水平位显示腺样囊性癌侵犯右侧外中耳、乳突、颞颌关节;B. 颞骨 CT 冠状位显示腺样囊性癌侵犯右侧中颅底

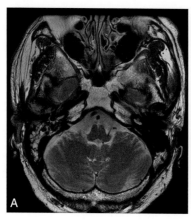
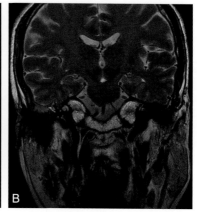

图 24-4 腺样囊性癌侵犯颞骨磁共振改变

A. 内耳 MRI 水平位显示腺样囊性癌侵犯右侧外中耳、乳突、颞颌关节;B. 内耳 MRI 冠状位显示腺样囊性癌侵犯右侧颅中窝脑膜

T_2:外耳道骨质局限性破坏(非全层侵蚀),软组织受累在 5mm 以内;

T_3:外耳道骨质全层受侵,软组织受累在 5mm 以内或中耳乳突受侵或面神经麻痹;

T_4:肿瘤侵犯耳蜗、岩尖、鼓室内侧壁、颈内动脉管、颈静脉孔或硬脑膜受累或软组织受累超过 5mm。

(2)N 分级:淋巴结受累意味着预后不良,此类患者属于晚期。

Ⅲ期:T_1,N_1;

Ⅳ期:T_2,T_3 和 T_4,N_1。

(3)M 分级:远处转移意味预后不良,属于Ⅳ期。

四、手术治疗

1. 手术准备 术前影像学检查(CT、MRI、DSA)有助于判断肿瘤性质及边界,以决定手术径路。对

于颞骨肿瘤而言,听力学检查、前庭功能检查以及面神经功能评估应作为术前常规。对于体积较大、不易手术完全切除的肿瘤,尤其是恶性肿瘤,可以考虑术前放疗以减少肿瘤体积,争取手术机会。

2. 手术方式

(1)鼓室切开术:适用于局限于鼓室内的良性肿瘤。

(2)乳突根治术或扩大乳突根治术:适用于局限于中耳乳突腔的良性肿瘤和 T_1 期中耳癌。

(3)外侧颞骨切除术(lateral temporal bone resection, LTBR):切除外耳道、鼓膜、锤骨、砧骨。适用于病变累及外耳道、鼓膜者。

(4)颞骨次全切术(subtotal temporal bone resection, STBR)(图 24-5)

1)适应证:肿瘤局限于中耳乳突及颞骨内,未

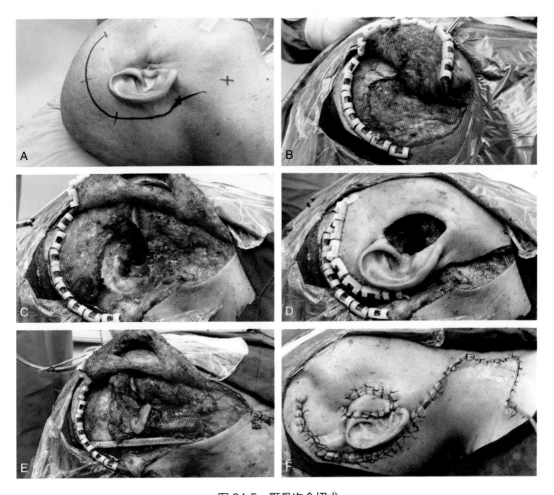

图24-5 颞骨次全切术

A.颞鳞、耳后、颈部大C形切口;B.向前掀起皮瓣;C.广泛暴露肿瘤;D.切除颞骨肿瘤及耳前受累皮肤、腮腺;E.制作颞肌瓣、胸锁乳突肌皮瓣封闭术腔;F.缝合切合、负压引流

累及内听道,未侵及颅内及周围组织,未发生远处转移;除面瘫外,无其他脑神经受累;颈部淋巴结未出现广泛粘连固定;全身情况可耐受。

2)切除范围:外耳道、鼓膜、听小骨、耳囊,仅保留内听道、颈内动脉骨管及其以内的岩骨。

3)手术要点:①耳后-颈-颞切口;②切断面神经;③暴露颞骨;④暴露颅中窝、颅后窝;⑤暴露颈内动脉管岩骨内段;⑥截断岩锥;⑦面神经移植;⑧填充术腔并缝合。

4)注意事项:术中操作应精确细致,避免损伤硬脑膜,如有损伤应立即修补。拉钩应尽量减少压迫大脑颞叶,以免术后发生脑水肿。处理岩尖部时避免造成骨折,以免损伤颈内动脉管。注意保护乙状窦、颈静脉球、颈内静脉等大血管和第Ⅸ、Ⅹ、Ⅺ对脑神经。

(5)颞骨全切除术(total temporal bone resection,TTBR):适用于肿瘤侵犯岩尖,但范围未超过蝶岩缝、未出现颅内受累及除面瘫外无其他脑神经受累者。在颞骨次全术的基础上切除岩尖,甚至颈内动脉。

(6)颈淋巴结清扫术:对于恶性肿瘤出现颈淋巴结转移者,需常规行颈部淋巴结清扫术,必要时术后需进一步放疗或化疗。

3.术后管理

(1)包扎:颞骨术后常规加压包扎3天。如术中发现蛛网膜下腔开放,至少包扎5天。

(2)输液:对于较大范围肿瘤切除术后,通常需抗生素输液以预防感染。病变范围较大、不能经口进食的患者需要肠外营养。

(3)引流:对于需要放置引流的患者,每日需记录24小时引流量,并注意观察引流液性状,包括颜色、是否清亮、引流管是否堵塞等。一般在24小时引流量<10ml时方可拔除引流管。如果术中蛛网膜下腔开放,在加压包扎之后需立刻拔出引流管以免形成脑脊液漏。

4. 并发症及其防治

（1）感染：术后创面感染常见于术前存在感染的术腔，特别是二次手术患者。术中应注意无菌操作。术后需注意观察创面愈合情况及引流液性状。

（2）面神经损伤：面神经的迷路段、鼓室段、乳突段在颞骨手术中均存在损伤风险。有些患者面神经骨管裂开或肿瘤破坏面神经骨管，可致面神经暴露。此时金刚钻的热效应即有可能造成面神经损伤。术中应用面神经监测可减少面神经医源性损伤。部分手术因暴露及切除肿瘤需要游离、牵拉、切除神经鞘膜甚至切断面神经，可能导致面神经一过性或永久性瘫痪。面神经受损情况可通过术后观察面瘫症状以及面肌电图进行评估。术后全身应用激素有助于减轻面神经水肿。

（3）听力下降：一侧内耳迷路切除会造成患侧永久听力丧失。对于未切除迷路的患者术后也可出现听力下降，可以为传导性，也可为感音神经性。鼓膜和听骨链的损伤可致传导性听力下降。感音神经性听力下降的原因有迷路破坏、术中声损伤乃至电钻机械能由听骨链传递至内耳造成内耳损伤。后者可通过术中分离砧镫关节来避免。

（4）前庭损伤：前庭损伤可能来自于术中直接损伤或者术后感染，出现术后急性眩晕发作。术前即存在眩晕症状患者术后可能加重。眩晕症状一般持续数天后通过中枢代偿症状可逐渐缓解，严重者可持续数周。遗留有平衡不稳或阵发性位置性眩晕患者可行前庭康复训练。

（5）脑脊液漏：如果术后存在颅底骨质缺损、硬脑膜暴露、蛛网膜下腔开放，则可能出现脑脊液漏。术中可利用颞肌及筋膜修补硬脑膜缺损处，并用腹部脂肪填塞术腔来消灭脑脊液漏。对于术后脑脊液漏，如果硬脑膜暴露面积较小，通常无须特殊处理。较大范围的硬脑膜暴露或缺损可能导致持续的脑脊液耳漏，传导性听力下降或反复发作的脑膜炎。高分辨率 CT 及 MRI 有助于寻找骨质缺损部位。脑脊液耳漏的保守治疗包括卧床休息、腰穿。如果保守治疗失败或出现感染，需行手术修补缺损。

五、术后辅助治疗与预后

对于范围较大未能完全切除的肿瘤或术中切缘阳性的肿瘤，术后应视病变性质决定放疗或化疗。

肿瘤患者术后需常规定期随访，复查 CT 及 MRI，以期及早发现肿瘤复发及转移，及早处理。T_1 期患者经局限性颞骨切除术后 5 年生存率可达 95%以上，T_2 和 T_3 期患者经局限性颞骨切除术加全程放疗后 5 年生存率达 85%，广泛的 T_4 期患者 5 年生存率在 50% 以下。对于病变局限于外耳道者，LTBR 的 5 年生存率（48.6%）与 STBR 无明显差异（50%）。对于病变累及中耳者，LTBR 的 5 年生存率（28.6%）显著低于 STBR（41.7）。

六、小结

颞骨恶性肿瘤的成功治疗有赖于术前的认真评估、正确分级，颞骨切除术的顺利完成需要深入了解极其复杂的颞骨及周围结构的解剖关系，实施这种手术之前严格的颞骨解剖训练必不可少，详细的影像学检查（了解病变累及范围）和颈内动脉试验是必要的术前准备。大部分的患者需要在 STBR 的基础上辅以放疗，对于肿瘤累及岩尖者，TTBR 有望彻底切除肿瘤、可能延长患者寿命。与其他耳科疾病的处理原则不同，恶性肿瘤治疗优先考虑的是确保完整、彻底切除肿瘤，至于听力、前庭功能、面神经功能的保留均在其次。对于单侧听力丧失患者需注意保护健侧听力，如出现健侧听力下降可选配助听器。前庭功能不全代偿者术后可进行前庭康复训练。

（夏　寅　许　嘉）

参考文献

1. Moises A. Arriaga, John P. Leonetti. Malignancies of the Temporal Bone—Limited Temporal Bone Resection. In：Derald E. Brackmann, Clough Shelton, Moises A. Arriaga. OTOLOGIC SURGER. 3rd Edition. Philadelphia：Saunders Elsevier, 2010：33-42.

2. Sanjay Prasad, Ivo P. Janecka. Malignancies of the Temporal Bone—Radical Temporal Bone Resection. In：Derald E. Brackmann, Clough Shelton, Moises A. Arriaga. OTOLOGIC SURGER. 3rd Edition. Philadelphia：Saunders Elsevier, 2010：43-54.

3. Bailey Byron J, Johnson Jonas T, Newlands Shawn D. Head & Neck Surgery - Otolaryngology, 4th Edition. Lippincott Williams & Wilkins, 2006：2004-2027.

4. 黄兆选，汪吉宝，孔维佳．实用耳鼻咽喉头颈外科学．第 2 版．北京：人民卫生出版社, 2008：1085-1096.

5. Kenneth O. Devaney, Cynthia R. Boschman, Sarah C. Willard, et al. Tumours of the external ear and temporal bone. Lancet Oncol, 2005, 6：411-420.

6. David M. Barrs. Temporal bone carcinoma. Otolaryngologic Clinics of North America, 2001, 34：1197-1218.

7. Kazuhiko Ogawa. Treatment and prognosis of squamous cell

carcinoma of the external auditory canal and middle ear:a multiinstitutional retrospective review of 87 patients. Int. J. Radiation Oncology Biol. Phys,2007,68:1326-1334.

8. Takashi Nakagawa. Squamous Cell Carcinoma of the External Auditory Canal and Middle Ear:An Operation Combined with Preoperative Chemoradiotherapy and a Free Surgical Margin. Otology & Neurotology,2006,27:242-249.

9. H. Hildmann,H. Sudhoff. Middle Ear Surgery. Berlin: Springer-Verlag,2006:9.

第 25 章　颈静脉孔区肿瘤

颈静脉孔（jugular foramen，JF）是侧颅底的一个特殊区域，位置深在且周围毗邻诸多重要神经血管，显露困难，手术也难以到达。颈静脉孔区肿瘤（jugular foramen tumor，JFT）是指起源于颈静脉孔或周围侧颅底区域并且主要累及颈静脉孔的原发性或继发性肿瘤。该部位肿瘤非常少见，约占神经系统肿瘤的0.3%，但病理类型多样，除颈静脉球瘤外，以神经鞘瘤和脑膜瘤为主，其他少见肿瘤还包括骨源性软骨源性肿瘤、脊索瘤、表皮样囊肿、转移瘤等，术前诊断较为困难，外科治疗也略有差异。与此同时，该区域解剖复杂，结构变异多，肿瘤和周围的脑神经及血管关系紧密，此外，部分肿瘤被发现时常常瘤体巨大，可以累及到后颅凹、颈静脉孔和颈部等多个区域，即颅底内外沟通，单一手术入路及单一学科一期切除往往难以实现，手术治疗极其困难。因此，熟悉颈静脉孔区影像学特点及显微解剖结构，将有助于提高该区域肿瘤的诊断和外科治疗水平。

一、手术解剖

1. 颈静脉孔　颈静脉孔可以分为三个部分：两个静脉部和一个神经部或颈静脉孔中间部。颈静脉部包括一个较大的后外侧静脉通道、乙状部，接收来自乙状窦的血液回流；一个较小的前内侧静脉通道、岩部，接收来自岩下窦的血液回流。岩部形成特征性的静脉汇合，接收来自舌下神经管、岩斜裂的静脉属支和静脉丛。岩部经颈静脉球内侧壁的位于前方的舌咽神经和后方的迷走神经、副神经之间的开口注入乙状部。颈静脉孔中间部或称神经部，有舌咽神经、迷走神经和副神经经过，位于乙状部和岩部之间，相当于颞骨和枕骨颈内突的位置，两个突起之间由纤维或骨桥连接。舌咽神经、迷走神经和副神经

在颞骨颈内突的内侧穿硬膜，到达颈内静脉的侧壁。

2. 骨性结构　颈静脉孔位于颞骨和枕骨之间，可以视为颞骨和枕骨之间一个围绕乙状窦和岩下窦的自然裂孔。颈静脉孔的长轴由后外侧指向前内侧，前外侧缘由颞骨构成，后内侧缘由枕骨构成。当从颅内由后向前看时，颈静脉孔的外侧部呈大的卵圆形，由于接受乙状窦的引流称为乙状部；内侧部较小，由于接受岩下窦的引流称为岩部。

3. 神经结构　舌咽神经是混合神经，自穿经舌咽通道的硬脑膜处，向前急转，然后向下沿颈内嵴的内侧、经颈静脉孔内始于锥形窝的沟达蜗导水管开口的下方。在颈静脉孔内穿行的过程中，舌咽神经在上神经节和下神经节处膨大，在颈静脉孔的外口处，发出鼓室支。

迷走神经也是混合神经。它的根丝在颈静脉孔的颅内开口汇聚后，在上神经节处形成膨大，终于颈静脉孔的颅外端。迷走神经的主干在颞骨颈内突中部的下方向前和向下走行。

副神经是运动神经，由延髓根和脊髓根组成，通常与迷走神经进入同一个硬膜间隙，并在迷走神经上神经节水平与迷走神经黏合在一起，因此，在颈静脉孔内副神经和迷走神经难以分离。副神经支配胸锁乳突肌和斜方肌的运动。

舌下神经不经过颈静脉孔，但它经舌下神经管穿出颅腔在颅骨的下方加入离开颈静脉孔的神经，与它们一起伴行于颈动脉鞘内。舌下神经支配牵引舌部的舌内、外肌肉。

4. 血管结构　静脉系统是颈静脉孔的最重要结构，乙状窦是注入颈静脉孔的最大静脉管道，它沿乙状窦沟向下走行，然后转向前向颈静脉孔走行，在颈静脉孔的近段跨过枕乳缝。此外，颈静脉孔还接

受来自岩下窦的静脉回流,岩下窦经过岩斜裂的颅内面,其上端与海绵窦和基底静脉丛交通,下端与颈静脉球交通。与颈静脉孔关系紧密的动脉主要有颈内动脉的上颈段和岩骨段,颈外动脉的后组分支,以及椎动脉及其分支(包括:脑膜动脉、脊髓后动脉、小脑后下动脉)。

二、局部病种与鉴别诊断(表 25-1)

1. 神经鞘瘤 颈静脉孔区神经鞘瘤常来源于第Ⅸ,X 和 Ⅺ脑神经鞘膜的施万细胞,占颅内肿瘤的 0.17%~0.72%,多数为单发良性病变,多发及恶性病变少见。颈静脉孔区神经鞘瘤起病缓慢,常为患者忽视,由首发症状出现到就诊往往经过多年,部分肿瘤往往直到体积巨大颅内外沟通时才被患者重视。颈静脉孔神经鞘瘤多有完整的包膜边界清楚,增强扫描多为轻至中度强化,但瘤内易发生坏死囊变。薄层颅底 CT 可以看到颈静脉孔扩大,但是边缘骨质连续,无骨质破坏,可与颈静脉球瘤相鉴别。颈静脉孔神经鞘瘤多起源于后组脑神经,故内听道多不扩大,不是以耳鸣/耳聋为首发症状,可与听神经瘤相鉴别(图 25-1)。恶性神经鞘瘤较为少见,影像学特点和良性神经鞘瘤较难鉴别,但肿瘤边界不清,分叶状生长,局部骨质侵蚀性破坏可以有助于鉴别(图 25-2)。

2. 颈静脉球瘤 颈静脉球瘤是颈静脉孔区另一类较为常见的肿瘤。颈静脉球瘤起源于颈静脉球外膜的副神经节,是神经外科最多见的副神经节瘤,约占头颈部肿瘤的 0.6%。多见于中年女性,病程长短不一,可从数月至数年。肿瘤多单发,3%~5% 的

患者可合并身体其他部位的副神经节瘤,大约 4% 的颈静脉球瘤有神经内分泌活性,可以升高血中儿茶酚胺水平,产生相应症状。最典型的临床表现为进行性单侧听力下降伴搏动性耳鸣。颈静脉球瘤血供丰富,影像学检查上增强扫描后多异常强化,坏死、囊变和钙化非常少见。肿瘤血管搏动常致使骨质破坏,边缘粗糙不平,CT 上表现为虫蚀样改变。MRI 对该肿瘤的显示更为清晰,T_1 增强扫描后异常不均匀强化,T_2 平扫可见病灶内多发点状或条状血管流空信号,表现为高信号的肿瘤背景中散在的低信号血管流空影,称之为"胡椒盐征",为颈静脉球瘤的特征性表现(图 25-3)。颈静脉球瘤术前建议行全脑血管造影检查,目的在于评估肿瘤血供,判断乙状窦和颈静脉球是否受累,了解颈内动脉侧支代偿情况,必要时行颈内动脉球囊闭塞试验,术前栓塞供血动脉减少术中出血。

3. 脑膜瘤 颈静脉孔区脑膜瘤起源于颈静脉球附近的蛛网膜颗粒细胞,原发于颈静脉孔区的脑膜瘤十分罕见,仅占后颅凹脑膜瘤的 4%。CT 平扫常呈等密度,MRI 平扫常呈等 T_1 和等 T_2 信号。脑膜瘤往往血供非常丰富,增强扫描常常明显均匀强化,以宽基底附着于颅底,附着处脑膜同时强化表现为"脑膜尾征",是脑膜瘤的典型表现。脑膜瘤常常伴有颅底骨质的改变,CT 平扫除可发现颈静脉孔扩大外,还可发现邻近的骨质反应性增生硬化及瘤内砂粒样钙化。颈静脉孔区脑膜瘤常常包绕后组脑神经和血管,侵犯硬脑膜和脑干表面,全切除困难,术后并发症要明显高于神经鞘瘤(图 25-4)。

表 25-1 颈静脉孔区肿瘤影像学鉴别诊断要点

类型	MRI 信号	CT 密度	增强扫描	坏死囊变钙化	骨质改变
神经鞘瘤	等或稍长 T_1,长 T_2 且信号不均	低或等密度	明显不均匀强化	几乎都有坏死囊变	骨质边缘光整,少见骨质增生或破坏改变
颈静脉球瘤	等或稍长 T_1,长 T_2	等或略高密度	异常不均匀强化,有"胡椒盐征"	少见	侵蚀破坏,边缘不规则穿凿样
脑膜瘤	等 T_1,稍长 T_2	略高密度	明显均匀强化,可见"脑膜尾征"	可见相对集中的钙化	边缘骨质增生或硬化
纤维肉瘤	稍短 T_1 稍长 T_2 为主混杂	等或略高密度	不均匀强化	可见坏死囊变及钙化	广泛骨质破坏
软骨肉瘤	等或稍长 T_1,长 T_2	混杂等低密度	不均匀强化	可伴有散在粗大钙化点	可有明显钙化,侵蚀性破坏
脊索瘤	等或稍长 T_1,长 T_2	等或稍低密度	轻至中度不均匀强化	瘤内可见低信号分隔	膨胀性骨质破坏

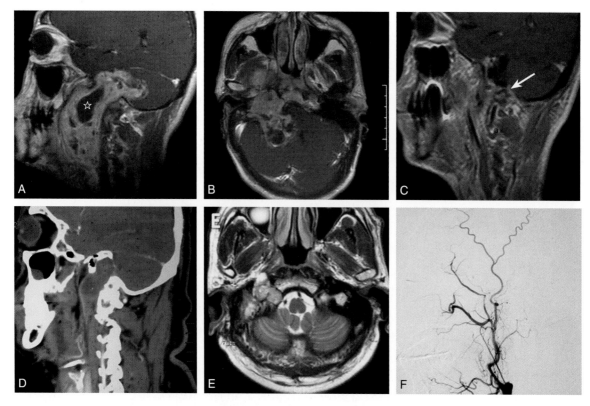

图 25-1 颈静脉孔区神经鞘瘤

A. 颅内外沟通向颈部扩展,肿瘤包膜完整边界清楚,瘤内可见坏死囊变(☆),增强扫描轻度强化;B. 轴位 MRI T₁WI 增强扫描可见右侧颈静脉孔区一类圆形囊实性占位压迫脑干;C. 颅颈联合入路一期全切除,术后 6 个月复查未见复发(箭头示);右侧颈静脉孔区神经鞘瘤(D~F)D. 矢状位 CT 提示右侧颈静脉孔扩大,可见稍低密度软组织肿块影;E. 轴位 MRI T₂WI 显示肿瘤呈稍高信号;F. 全脑血管造影显示患侧颈内动脉闭塞

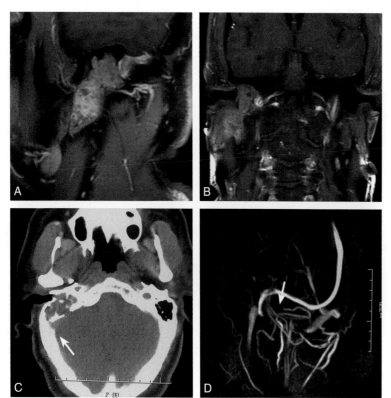

图 25-2 右侧颈静脉孔恶性神经鞘瘤

A、B. MRI提示肿瘤边界不清,分叶状,增强扫描中度不均匀强化;C. CT提示颈静脉孔骨质侵蚀性破坏;D. MRV提示乙状窦颈静脉球部受压狭窄

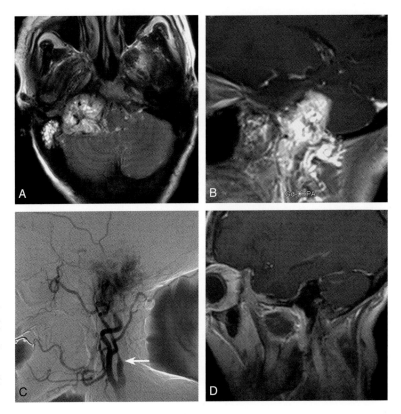

图 25-3　右侧颈静脉孔区颈静脉球瘤
A. 轴位 T_2WI 见肿瘤呈高信号,瘤内见低信号
的血管流空影,即"胡椒盐征";B. 矢状位 T_1WI
增强扫描见肿瘤明显强化;C. 全脑 DSA 造影见
肿瘤染色明显,右侧颈内动脉已闭塞(箭头示);
D. 颅颈联合入路一期全切肿瘤,术后 6 年复查
未见复发

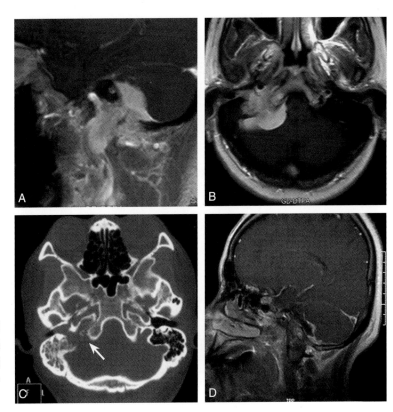

图 25-4　右侧颈静脉孔区脑膜瘤
A、B. 颅内外沟通伴颈部扩展,MRI 上 T_1 增强扫描
明显均匀强化,可见典型的"脑膜尾征";C. CT 提
示右侧颈静脉孔扩大及骨缘穿凿样硬化;D. 颅
颈联合入路一期全切除,术后 6 个月复查未见肿
瘤复发

4. 神经纤维瘤 颈静脉孔区神经纤维瘤起源于神经束底纤维结缔组织，单发者少见，影像学上和神经鞘瘤表现类似常难以鉴别（图25-5）。多发性者又称为神经纤维瘤病，是一种常染色体显性遗传性疾病，结合患者有皮下多发结节及皮肤牛奶咖啡斑等体征时可以有助于鉴别。

5. 软骨肉瘤 颈静脉孔区软骨肉瘤多起源于颅底骨缝连接处的软骨残余组织，如颅底蝶岩、岩枕和蝶枕软骨结合处，多偏离中线生长。CT上瘤内钙化和骨质破坏是软骨肉瘤的重要特征，钙化形态不一，多为稀疏散在分布，骨质破坏常为溶骨性或侵蚀性骨质破坏。MRI检查在软骨肉瘤的显示上更具有优势，其在T_1上表现为低信号，在T_2上常表现为特征性的极高信号，增强扫描一般强化不明显（图25-6）。

6. 纤维肉瘤 颈静脉孔区纤维肉瘤起源于非成骨性间叶组织，临床上非常罕见，中国医学科学院肿瘤医院神经外科从2006—2014年仅收治1例颈静脉孔纤维肉瘤。MRI检查T_1WI上常呈中低信号，T_2WI上随分化程度高低不同，高分化者信号均匀且较低，低分化者信号杂乱，常见高信号的黏液样变和

坏死。CT扫描常可见溶骨性破坏，瘤内可见不规则钙化斑，但均不如软骨性肿瘤明显（图25-7）。

7. 脊索瘤 颈静脉孔区脊索瘤多起源于残余的脊索组织，发生在颈静脉孔区者少见。影像学上肿瘤包膜多不完整，多数有出血囊变，约半数常伴有钙化，主要为散在的斑块状钙化，邻近骨质常为侵蚀性破坏。CT平扫肿瘤实体多为低密度，斜坡及颅中窝底多可见混杂密度的骨质破坏区。MRI T_1WI病灶呈低信号，T_2WI呈高信号，增强扫描轻度不均匀强化（图25-8）。

三、临床评估

1. 临床表现 颈静脉孔肿瘤患者的临床表现主要为肿瘤占位引起的神经受累症状，症状出现和肿瘤起源及扩展方向关系密切。早期患者多表现为非特异性的头晕、头痛及颈枕区疼痛等症状，肿瘤侵犯中耳或前庭蜗神经后可造成患侧的耳鸣、听力下降。若肿瘤较大向颅内扩展可以引起后组脑神经功能障碍，表现为声音嘶哑、饮水呛咳、吞咽困难等，典型者表现为颈静脉孔综合征（Jugular foramen

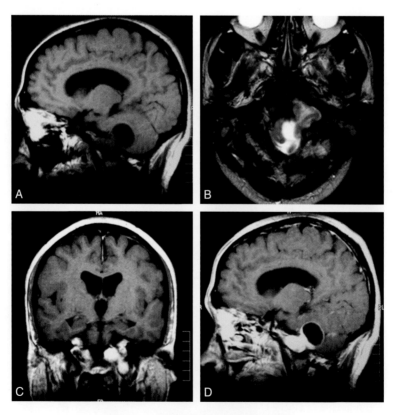

图25-5 左侧颈静脉孔区神经纤维瘤
A. 矢状位MRI上肿瘤呈T_1稍低信号，伴有囊变，颅内外沟通；B. 轴位MRI上肿瘤呈T_2稍高信号；C、D. MRI增强扫描见肿瘤境界清楚，哑铃型生长，实性部分明显均匀强化，囊性部分囊壁可见强化

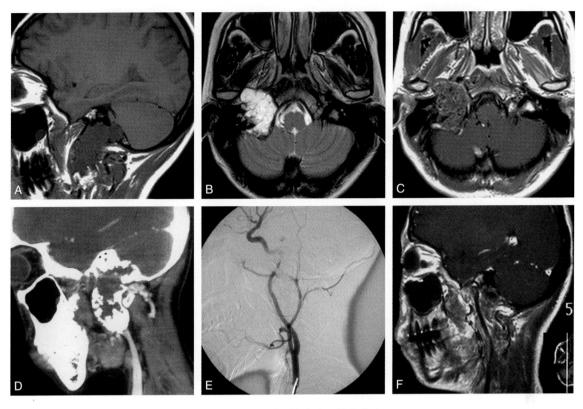

图 25-6　右侧颈静脉孔区软骨肉瘤

A、B.肿瘤颅内外沟通伴颈部扩展,MRI 上 T_1 等信号,T_2 极高信号;C.轴位 MRI T_1 增强扫描见肿瘤强化不明显;D.颅底 CT 见颈静脉孔周围骨质破坏,瘤内可见大量斑片样钙化;E. DSA 见肿瘤染色不明显,颈内动脉受压狭窄;F.颅颈联合入路一期全切肿瘤,术后 3 年复查肿瘤未见复发

图 25-7　右侧颈静脉孔区纤维肉瘤

A.外院第一次术前 CT 见肿瘤呈等密度,瘤内可见斑片样和散在点状钙化,颅底颈静脉孔周围骨质破坏,颈内动脉和肿瘤粘连紧密;B.第二次术前 MRI T_1WI 平扫见肿瘤复发,颅内外沟通伴颈部扩展;C.轴位 T_1 增强扫描肿瘤明显强化;D.颅颈联合入路一期全切除,术后 6 个月复查未见肿瘤复发

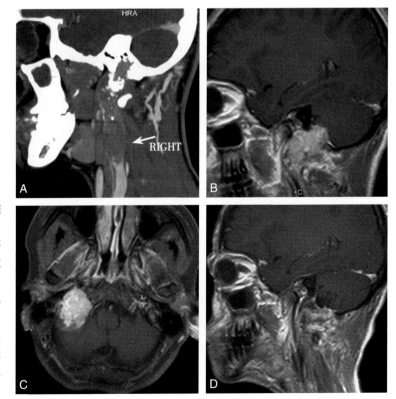

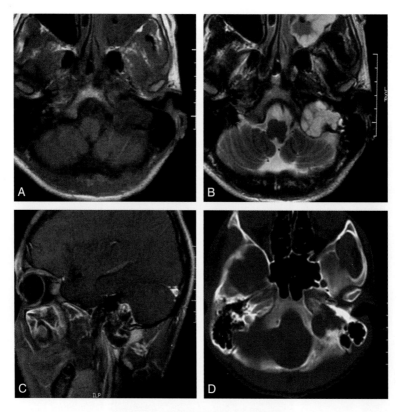

图 25-8　左侧颈静脉孔区脊索瘤

A. 轴位 MRI T_1WI 显示左侧颈静脉孔区一稍低信号肿块；B. 轴位 MRI T_2WI 显示肿瘤为高信号，瘤内可见低信号分隔样改变及肿瘤分叶征；C. 矢状位 T_1 增强扫描肿瘤轻至中度不均匀强化，不强化的低信号区呈蜂窝状改变；D. 轴位 CT 显示左侧颈静脉孔区膨胀性骨质破坏，边缘清楚，可见残留骨

syndrome）。此外，面神经受累引起的周围性面瘫也较常见。肿瘤向颈部扩展可以表现为颈部及咽旁肿物，包绕颈内动脉还可出现霍纳综合征。部分颈静脉球瘤还有神经内分泌功能，肿瘤细胞可以分泌儿茶酚胺，导致阵发性面部潮红、心动过速及高血压症状。

不同部位和不同脑神经损伤引起的颈静脉孔区综合征见表 25-2。

2. 影像学检查

（1）头颅 X 线平片：早期可无明显改变，晚期常可见颈静脉孔扩大，部分病例可见周围骨质改变。

（2）颅脑 CT：平扫可以显示肿瘤部位、形状及扩展方向，薄层颅底 CT 可以很好地显示瘤内有无钙化及颈静脉孔周围骨质的改变情况。增强扫描根据病理类型不同强化程度不同。

（3）MRI：可以较清晰地显示肿瘤的部位、形状

表 25-2　颈静脉孔区综合征

脑神经	临床表现	综合征				
		Vernet	ColletSicard	Villaret	Tapia	Jackson
IX	舌后 1/3 味觉和感觉障碍	√	√	√		
X	声带麻痹，咽喉壁感觉障碍	√	√	√	√	√
XI	胸锁乳突肌和斜方肌麻痹	√	√	√	±	√
XII	舌肌麻痹，萎缩		√	√	√	√
交感神经	Horner 征			√	±	

及扩展方向,可以良好地显示肿瘤本身的信号特征,血供情况、扩展方向以及肿瘤与邻近神经血管结构的解剖关系。

(4) MRV:用于显示颅内静脉血管的形态和血流信号,尤其是肿瘤和乙状窦、颈静脉球及颈内静脉的关系。

(5) DSA:可以详细评估动脉受累程度、肿瘤主要供血血管、侧支循环等信息。静脉期显像除了能够显示静脉窦的堵塞外,还能够显示肿瘤在血管腔内的扩展情况。此外,还可以行颈内动脉球囊闭塞试验(ballon occlusion test,BOT),评估患侧颈内动脉供血区侧支循环代偿能力,为术中能否安全地行颈内动脉结扎提供参考。如果肿瘤体积巨大血供丰富预计术中出血较多,还可以在术前进行预栓塞,减少术中出血。

(6) 实验室检查:大约 4% 的颈静脉球瘤为功能性肿瘤,可以合成和分泌儿茶酚胺,过量的儿茶酚胺释放是造成围术期血压波动的重要原因。对于术前怀疑有过量儿茶酚胺释放的患者,宜行 24 小时尿液甲氧基肾上腺素、香草扁桃酸检测及血清儿茶酚胺检测,了解儿茶酚胺释放水平,评估手术风险。

3. 临床分型 目前临床上依据肿瘤的性质、起源及扩展方向不同存在多种分型方法,其中颈静脉球瘤有相对独立的成熟的分型及分类方法(详见颈静脉球相关章节),现有的颈静脉孔区肿瘤分型方法主要是针对神经鞘瘤而言的,当然其他病理类型肿瘤也可适当沿用。

按照病理学特点分类,最常见的肿瘤为颈静脉球瘤,其次为神经鞘瘤和脑膜瘤,神经纤维瘤、软骨肉瘤、脊索瘤,纤维肉瘤、先天性囊肿、转移瘤、血管畸形等较为罕见。但神经外科医师报道的最常见的颈静脉孔区肿瘤为神经鞘瘤,可能因为颈静脉球瘤首诊多在耳鼻咽喉头颈外科所致。

根据肿瘤起源不同,Hubert 等将颈静脉孔区肿瘤分为原发性肿瘤和继发性肿瘤两大类。其中原发性肿瘤为起源于颈静脉孔或从颈静脉孔向周围结构扩展的肿瘤,包括颈静脉球瘤、神经鞘瘤、脑膜瘤和原始神经外胚层肿瘤等;继发性肿瘤指起源于周围侧颅底结构并向颈静脉孔扩展的肿瘤,包括脊索瘤、软骨瘤、软骨肉瘤、骨巨细胞瘤、胆固醇肉芽肿、纤维肉瘤、转移瘤等。

根据肿瘤不同生长方向结合手术入路的分型方式最为常用,Kaye 等早在 1984 年就根据肿瘤位置和扩展方向将神经鞘瘤分为 3 型:A 型,颈静脉孔内;

B 型,向颅内扩展到后颅凹;C 型,向颅外扩展。1995 年 Samii 等根据肿瘤的起源和扩展方向不同,将其分为 4 型:A 型,肿瘤原发并大部分位于颅内,伴颈静脉孔扩大;B 型,原发于颈静脉孔,向颅内扩展;C 型,原发于颅外,扩展入颈静脉孔;D 型,哑铃形肿瘤,颅内外侵犯。2008 年 Bulsara 等在前人的基础上,结合手术入路的选择将其简化为 3 型:A 型,肿瘤位于颅内;B 型,哑铃形肿瘤;C 型,哑铃形肿瘤伴有颈部扩展。

近年来,随着神经内镜技术的发展,越来越多的学者尝试使用神经内镜辅助完成颅底肿瘤手术,2015 年 Samii 教授结合神经内镜技术的特点在其1995 年提出的 JFS 分型基础上对此进行了改良,根据肿瘤不同的生长方向将其分为 4 型,其中 B 型进一步细化为 3 个亚型,详见表 25-3。

表 25-3 颈静脉孔神经鞘瘤新分型(Samii 2015)

肿瘤分型	定义
A	肿瘤起源于脑神经脑池段,颈静脉孔内未受明显累及
B1	肿瘤主要位于颈静脉孔内
B2	肿瘤位于颈静脉孔内并向脑池内扩展
B3	肿瘤位于颈静脉孔内并向颞下窝扩展
C	肿瘤起源于脑神经颅外段(颅外型)
D	三叶哑铃型肿瘤同时伴有颅内、颈静脉孔内和颅外扩展

四、手术治疗

1. 术前准备 除了一般常规性的外科术前检查外,术前完善的影像学检查(CT、MRI、MRV)必不可少,听力学检查、前庭功能检查、面神经功能评估也应作为术前常规检查。对于术前影像学检查提示肿瘤血供丰富、颅内及颈部大血管受累的患者需要进一步行 DSA 检查,必要时进行供血动脉栓塞,减少术中出血。在对功能性颈静脉球瘤患者进行手术前,需要请相关科室会诊,在术前及术中应用酚妥拉明来预防术中挤压肿瘤可能出现的威胁生命的高血压。

2. 手术入路 颈静脉孔区肿瘤的手术治疗虽然已经开展多年,但手术全切率不高,且术后并发症较多,再次手术会由于粘连而加大手术难度,加重对脑神经的损伤,因此选择合适的手术入路尽可能一期全切除就显得尤为重要。该区域肿瘤的手术入路选择应根据肿瘤位置、大小和扩展范围,以及颈内动脉、颈内静脉、乙状窦和脑神经的受累程度综合考虑个体化选择。根据颈静脉孔的解剖特点该区域的手术入路一般可以分为 3 组:侧方入路、后方入路和前方入路。侧方入路的基本入路是迷路入路,其改良术式有迷路下入路、迷路后乙状窦前入路等。侧方入路是颈静脉孔手术最常见的入路,但是它的不足在于需要面神经移位,部分病例中需要牺牲外耳和中耳结构。后方入路包括乙状窦后入路、远外侧经颈静脉入路和经髁入路。该入路可以从后方打开颈静脉孔,避免了面神经移位,便于切除延伸到后颅窝的肿瘤,但对于颞下窝肿瘤显露有限。前方入路主要是耳前颞下 - 颞下窝入路,该入路通过关节窝和颞下颌关节的切除或移位,利用外耳道和鼓骨前方的通道进行暴露,该入路还可以联合其他多种入路适用于病变沿着颈内动脉管通过咽鼓管扩展到前中颅底,向颅外侵袭的哑铃形肿瘤。

对于颅底内外沟通的颈静脉孔区肿瘤(Bulsara C 型)目前则提倡多学科合作的颅底团队采取联合入路一期全切除肿瘤,常用的手术方式为颅颈联合入路,即改良扩大的乙状窦后入路联合颈部入路,该入路首先由耳鼻咽喉 - 头颈外科医师切除颈部肿瘤,从下向上探查颈静脉孔;随后神经外科医师循乙状窦从上向下打开颈静脉孔,切除颅内及颈静脉孔内肿瘤。该入路具有以下优点:①沿乙状窦向下打开颈静脉孔简便宜行,无须面神经移位;②沿颈动脉鞘向上解剖能早期辨认和保护颈部血管和神经,同时可以切除任意大小的颅外肿瘤;③先切除颅外和颈静脉孔肿瘤,常常能够经硬膜外切除突入颅内的硬膜外肿瘤,避免切开硬脑膜,减少脑脊液漏;④耳后 C 型切口可以获得较大面积带蒂颞肌筋膜瓣或胸锁乳突肌瓣用于填塞颈静脉孔有效防止脑脊液漏。

随着神经内镜技术的快速发展,越来越多的学者开始尝试使用神经内镜辅助完成颈静脉孔区肿瘤的手术治疗。2015 年 6 月 Samii 教授报道了一组 16 例神经内镜辅助颈静脉孔区神经鞘瘤切除病例,根据肿瘤位置和扩展方向不同选择不同的手术入路。A 型为颅内型,肿瘤多未累及颈静脉孔,采用经典的乙状窦后入路;B1 和 B2 型肿瘤累及颈静脉孔,采用神经内镜辅助下的乙状窦后 - 迷路下入路,切除肿瘤颅内部分后改用 0° 神经内镜(备 30°镜)经颈静脉孔由内向外切除孔内肿瘤(inside-out 技术);B3 型肿瘤向颞下窝扩展,建议经颈部入路切除肿瘤颅

外部分,然后在神经内镜辅助下经静脉孔由外向内切除孔内肿瘤(outside-in 技术);C 型为颅外型,采用传统的经颈部入路;D 型为颅内外复杂型肿瘤,可联合经颈部入路和神经内镜辅助下乙状窦后 - 迷路下入路,分别由外向内和由内向外在颈静脉孔处会师以达到肿瘤全切除(outside-inside 技术)。报道中 16 例 JFS 患者均接受手术治疗,其中 A 型 2 例,B1 型 1 例,B2 型 6 例,B3 型 3 例,D 型 4 例,肿瘤平均直径为 38.5mm。全切除 16 例,平均随访 24.8 个月均未见复发,没有死亡病例和新发不可逆的脑神经功能损伤。

3. 手术技巧　颈静脉孔区肿瘤的手术入路多种多样,相关的手术技巧在耳鼻咽喉头颈外科和神经外科著作中已有充分的论述,在此不再赘述。本文仅结合颈静脉孔区颅底内外沟通肿瘤的临床实践对多学科中国医学科学院肿瘤医院合作颅颈联合入路一期切除的手术技巧展开讨论。

所有患者都由神经外科和头颈外科组成的多学科颅底团队合作实施手术,全部采用颅颈联合入路一期切除。该入路主要包括颈部解剖、部分乳突切除、乙状窦结扎、耳后枕下开颅、肿瘤切除和颅底重建等几个主要步骤。手术原则为充分暴露肿瘤,在最大限度保护神经功能的前提下,尽量全切肿瘤。面神经、后组脑神经及颈内动脉、乙状窦等颅底大血管的有效处理是减少手术并发症、成功全切肿瘤的关键。

(1) 体位和切口设计:患者全麻满意后,仰卧位,患侧肩下垫枕,头偏向对侧约 45°,充分暴露颈部,注意避免压迫对侧颈部静脉以免影响静脉回流。作耳后大 C 形切口,起自耳上 2cm 围绕耳廓沿胸锁乳突肌前缘向下延伸至下颌角水平或更低(图 25-9A)。自耳后至上颈部一次切开皮肤、皮下、颈阔肌,沿颈阔肌下翻皮瓣。仔细分离颞浅筋膜,获得带血供的颞浅筋膜备用以供术后重建颅底(图 25-9B)。

(2) 颈部肿瘤显露:头颈外科医师首先进行颈部血管神经清扫和颅外部分肿瘤的切除。首先在颈动脉三角区胸锁乳突肌前缘结扎并切断颈外静脉(external jugular vein,EJV),进一步向深部分离出颈动脉鞘,仔细辨认并保护后组脑神经颅外部分和颈部大血管(包括颈总动脉、颈内动脉、颈外动脉和颈内静脉)。在直视下妥善保护颈部血管和神经后,循颈动脉鞘逆行至颅底逐步游离颈静脉孔外部肿瘤,显露咽旁间隙,完整切除颈部肿瘤(图 25-10)。解剖至茎突时需要注意勿伤及面神经出颅段。此外,在

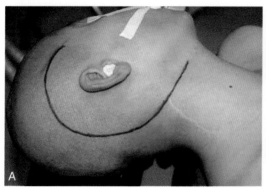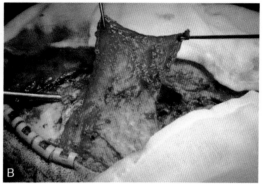

图 25-9　颅颈联合入路切口
A. 耳后大 C 形切口; B. 开颅时预留带血供颞浅筋膜瓣,术毕填塞手术无效腔

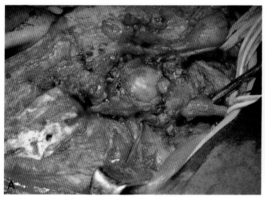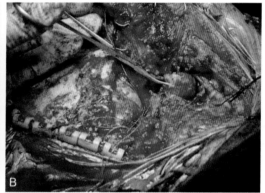

图 25-10　颅颈联合入路显露肿瘤
A. 颈部肿瘤显露; B. 颅内和颈静脉孔内肿瘤显露

解剖至 C1 寰椎横突时还要注意勿伤及椎动脉。

（3）颅内肿瘤显露:颈部肿瘤切除后由神经外科医师经耳后枕下开颅,切除乳突后部,骨蜡严密封堵乳突气房,注意辨认乳突尖部和茎突,定位并保护面神经,一般不需要磨开面神经管移位面神经。显露横窦、乙状窦和颈静脉球后,小心剪开乙状窦前壁,用止血纱布填塞紧密后予以结扎,继续沿乙状窦向下小心咬除颈静脉孔后壁和外侧壁骨质,最后和颈部切口会师,从后外侧方充分暴露颈静脉孔后切除颈静脉孔内肿瘤。

（4）肿瘤切除与神经血管保护:颈静脉孔区肿瘤大多数为良性肿瘤,但也包括少数恶性肿瘤。由于其生物学行为不同,所以其外科治疗策略也有所区别。良性肿瘤的手术目的在于最大限度保护神经功能的前提下尽可能全切除肿瘤,对于部分和周围结构粘连紧密不易分离的良性肿瘤,为避免出现严重的术后并发症可以考虑次全切除,少许残留部分可以进一步行立体定向放射治疗。恶性肿瘤由于具有一定的侵袭性,容易复发和转移,因此手术目的

在于尽可能根治性切除。切除范围不仅包括肿瘤本身,还应该包括周围受累的脑膜和骨质等,尽可能做到切缘阴性,部分作者还主张同时做颈部的淋巴结清扫。

神经鞘瘤、颈静脉球瘤、软骨肉瘤等多为硬膜外肿瘤,大多数表现为推挤硬脑膜向颅内生长,硬脑膜一般完整。对位于硬膜外的肿瘤,可以在切除颈静脉孔内肿瘤后经硬膜外切除颅内部分,无须切开硬脑膜,减少脑脊液漏的发生。颅内部分较大或肿瘤长入硬膜下者如脑膜瘤则须切开硬脑膜或切除受累硬脑膜来切除颅内肿瘤。对位于硬膜下的肿瘤来说,蛛网膜界面的寻找是安全切除肿瘤的重要步骤,先行瘤内分块切除,待瘤壁塌陷后,分离解剖瘤壁上的神经和血管,全切肿瘤,严格限制在蛛网膜平面内操作可以尽可能避免神经血管损伤。

（5）颅底重建:首先严密缝合硬脑膜,如果硬脑膜缺损较大可以取自体颞肌筋膜严密修补硬脑膜达到水密性。必要时可以使用生物蛋白胶加固颅底修补。硬脑膜水密性缝合完成后,将带血供的颞肌

筋膜瓣填塞缺损的术腔,使其与硬脑膜缝合口粘连紧密,重建颅底(图25-11)。如果缺损较大,颞肌筋膜瓣组织量不足,还可以切断胸锁乳突肌下缘,自下向上翻起胸锁乳突肌进一步填塞颈静脉孔术区无效腔。颅后窝硬膜外和颈部皮下各置引流管1根,最后逐层缝合颅颈部肌肉、皮下及皮肤各层。

4. 术后管理　不同病理类型的肿瘤和术中不同的手术方式决定了颈静脉孔区肿瘤患者术后需要采取不同的综合治疗方式。对于良性肿瘤,且手术中全切除的患者,术后可以不需要进一步治疗,仅需要进行必要的神经功能恢复训练,定期随访复查。手术中未能全切除或者术后复发的患者,术后可以辅助进行立体定向放射治疗。对于颈静脉孔区恶性肿瘤(软骨肉瘤、纤维肉瘤和恶性神经鞘瘤)无论是全切还是未能全切,均推荐术后联合放疗。软骨肉瘤被认为是对放疗相对耐受的肿瘤,因此放疗总剂量需要提高到至少65Gy以上。颅底纤维肉瘤非常少见,一项包含29例头颈部纤维肉瘤病例的研究提示患者5年生存率为62%,肿瘤级别是最重要的预后因素,其次是肿瘤的大小和切除程度。另一项纳入132例患者的研究报道了肿瘤远处转移的风险为1年34%,2年52%,5年63%,且远处转移和切除程度无明显相关性。O'Neill等认为,肿瘤级别较低且根治性切除的患者可单纯手术。肿瘤级别较高或者切缘阳性的患者术后则必须进一步接受放疗。多数学者一致认为:对于颈静脉孔区肿瘤的治疗仍应该首选手术切除,对于术后少许残留或复发的良性肿瘤可以考虑立体定向放射治疗,对于恶性肿瘤则推荐进一步接受辅助放疗。

5. 术后并发症及防治　颈静脉孔区肿瘤切除术后常见的并发症最主要有神经功能障碍、脑脊液漏和颅内感染。术中注意保持后组脑神经完整,尽可能经硬膜外切除肿瘤,采用带蒂颞肌筋膜瓣重建颅底等措施可以有效降低术后并发症的发生率。手术结束后需等待患者完全清醒后再拔除气管插管,以防止后组脑神经损伤引起的误吸。所有患者术后4~6个小时常规复查头颅CT,了解有无术区出血及颅内情况。患者清醒后需要仔细评估吞咽功能,有严重吞咽功能障碍的患者,应该立即禁止经口进食,同时留置胃管鼻饲营养。如有明显的咳痰无力症状或严重的吸入性肺炎发生,可行气管切开便于气道护理,等对侧神经功能部分代偿后再予以堵管。术后早期大剂量激素冲击治疗有助于减轻脑神经水肿,同时加用神经营养药物可以促进脑神经功能的恢复。术区局部与乳突气房沟通,术后应常规使用抗生素预防颅内感染。如术后有发热及脑膜刺激征等颅内感染迹象,则需要加强静脉抗感染治疗,同时腰大池置管引流并鞘内注射庆大霉素。如术后有脑脊液漏发生,可予以卧床、降颅压、腰大池置管引流保守治疗,如保守治疗无效持续脑脊液漏4周以上可以考虑手术修补。

五、术后随访与康复治疗

所有患者出院前及进行放射治疗前均应复查头颅增强MRI作为术后随访的参考基线,第一年每3~6个月复查1次,之后每1~2年复查1次。术后病理提示为恶性肿瘤者则缩短至每6个月至1年复查一次。随访重点在于了解患者后组脑神经、面神

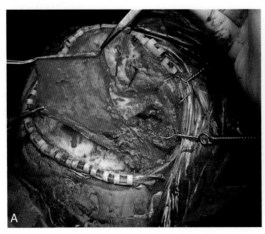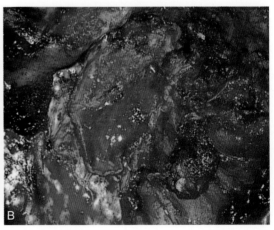

图25-11　颅颈联合入路颅底重建
A.取带蒂颞肌筋膜瓣准备重建颅底;B.颅底重建完成后

经功能改变,生活质量评分,增强 MRI 评估肿瘤有无进展和复发以及后续的辅助治疗。

中国医学科学院肿瘤医院神经外科在 2006—2016 年间共收治 31 例颈静脉孔区肿瘤患者(神经鞘瘤 15 例,颈静脉球瘤 5 例,软骨肉瘤 3 例,脑膜瘤 3 例,神经纤维瘤 2 例,孤立性纤维瘤 2 例,纤维肉瘤 1 例),男性 11 例,女性 20 例,发病年龄从 18~65 岁,平均 41 岁。所有患者均经颅颈联合入路一期手术,全切除 26 例,次全切除 5 例,无手术死亡病例,术后神经功能改善者 18 例,后组脑神经功能障碍新发或加重者 4 例,平均随访 64.4 个月均未见复发,手术效果满意。

(何 洁 万经海)

参考文献

1. Samii M,Babu RP,Tatagiba M,et al. Surgical treatment of jugular foramen schwannomas. J Neurosurg,1995,82:924-932.

2. Bulsara KR,Sameshima T,Friedman AH,et al. Microsurgical management of 53 jugular foramen schwannomas:lessons learned incorporated into a modified grading system. J Neurosurg,2008,109:794-803.

3. Balasubramaniam C. A case of malignant tumour of the jugular foramen in a young infant. Childs Nerv Syst,1999,15:347-350.

4. Makiese O,Chibbaro S,Marsella M,et al. Jugular foramen paragangliomas:management,outcome and avoidance of complications in a series of 75 cases. Neurosurg Rev,2012,35:185-194;discussion 194.

5. Macdonald AJ,Salzman KL,Harnsberger HR,et al. Primary jugular foramen meningioma:imaging appearance and differentiating features. AJR Am J Roentgenol,2004,182:373-377.

6. Bakar B. Jugular foramen meningiomas:review of the major surgical series. Neurol Med Chir(Tokyo),2010,50:89-96;disucussion 96-87.

7. 韩本谊,沈天真. 颈静脉孔区肿瘤的 CT 和 MRI 诊断. 放射学实践,2003,18:552-554.

8. Klingebiel R,Djamchidi C,Harder A,et al. Neurofibroma in the mastoid segment of the facial canal. ORL J Otorhinolaryngol Relat Spec,2002,64:223-225.

9. Coca-Pelaz A,Rodrigo JP,Triantafyllou A,et al. Chondrosarcomas of the head and neck. Eur Arch Otorhinolaryngol,2013.

10. 曾莎莎,郭建东,张水兴. CT 与 MRI 在颅底软骨肉瘤诊断中的应用价值. 医学影像学杂志,2014,24:183-186.

11. O'Neill JP,Bilsky MH,Kraus D. Head and neck sarcomas:epidemiology,pathology,and management. Neurosurg Clin N Am,2013,24:67-78.

12. 常恒,王晨光,贾宁阳. 骨纤维肉瘤的 CT 和 MRI 诊断. 放射学实践,2003,18:197-198.

13. Lowenheim H,Koerbel A,Ebner FH,et al. Differentiating imaging findings in primary and secondary tumors of the jugular foramen. Neurosurg Rev,2006,29:1-11;discussion 12-13.

14. Kaye AH,Hahn JF,Kinney SE,et al. Jugular foramen schwannomas. J Neurosurg,1984,60:1045-1053.

15. Samii M,Alimohamadi M,Gerganov V. Surgical Treatment of Jugular Foramen Schwannoma:Surgical Treatment Based on a New Classification. Neurosurgery,2015,77:424-432.

16. 何洁,万经海,吴跃煌,等. 伴颈部扩展的颈静脉孔区肿瘤的外科治疗. 中华神经外科杂志,2015,31:233-236.

17. Wan JH,Wu YH,Li ZJ,et al. Triple dumbbell-shaped jugular foramen schwannomas. J Craniomaxillofac Surg,2012,40:354-361.

18. Elsharkawy M,Xu Z,Schlesinger D,et al. Gamma Knife surgery for nonvestibular schwannomas:radiological and clinical outcomes. J Neurosurg,2012,116:66-72.

19. Johnson J,Barani IJ. Radiotherapy for Malignant Tumors of the Skull Base. Neurosurgery Clinics of North America,2013,24:125-135.

20. Mark RJ,Sercarz JA,Tran L,et al. Fibrosarcoma of the head and neck. The UCLA experience. Arch Otolaryngol Head Neck Surg,1991,117:396-401.

21. Scott SM,Reiman HM,Pritchard DJ,et al. Soft tissue fibrosarcoma. A clinicopathologic study of 132 cases. Cancer,1989,64:925-931.

22. 张海石,周良辅. 颈静脉孔区肿瘤.//周良辅. 现代神经外科学. 第 2 版. 上海:复旦大学出版社,2015:802-810.

23. He J,Wan JH,Zhao B,et al. Dumbbell-shaped Jugular Foramen Tumors Extending to the Neck:Surgical Considerations Based on Imaging Findings. World neurosurgery,2017,104:14-23.

第 26 章　颅颈交界区肿瘤

颅颈交界区（the craniovertebral junction，CVJ）又称枕骨大孔区，其骨性结构包括枕骨大孔、寰椎（C1）及枢椎（C2）三部分。该区有脑干、上颈髓、脑和脊髓神经、椎动脉及其分支等重要神经、血管。颅颈交界区肿瘤或称枕骨大孔区肿瘤是位于枕骨大孔区的肿瘤的统称。由于该区神经、血管密集，如果临床上出现相应的神经功能障碍应该考虑有枕骨大孔区肿瘤可能。颅颈交界区肿瘤解剖位置特殊，周围神经血管关系复杂，其外科治疗需要给予高度重视并采取积极的措施。

一、手术解剖

1. 骨与软组织关系　颅颈交界区的骨性结构包括头骨的枕骨部分、脊柱骨的寰椎骨和枢椎骨。这三部分所组成的骨性结构保护着脑干、上颈椎脊髓、脑和脊髓神经、椎动脉等组织结构。脊髓通过枕骨区的枕骨大孔区连通上下，其中枕骨由斜坡和鳞状部分骨质组成，枕骨嵴位于鳞状部分骨质区域，并且与小脑镰相连；枕骨大孔的两侧边界由连接颅骨和寰椎的枕骨髁突围成。在椎间孔上部，小前结节是齿突翼状韧带的附着点，内含舌下神经的舌下神经管位于椎间孔上小前结节的外侧。

寰椎是高等脊椎动物的第一颈椎，其形状呈环形，没有椎体、棘突及关节突，其结构由前弓、后弓和两个侧块构成，其中前弓及后弓连接左右两个侧块。前弓较短，其后（内）面中部有关节面与第二颈椎的齿状突构成寰齿关节；前面中部有前结节，是两侧颈长肌的附着处。后弓较长，其后方有一结节而无棘突；此后结节突向上、后方，是两侧头小直肌的附着处。后弓上面两侧近侧块部各有一沟，称椎动脉沟；椎动脉上行出横突孔，绕过侧块，跨过此沟，再穿通

环枕后膜，经枕骨大孔而进入颅腔。侧块上方有椭圆形凹陷的关节面，朝向内、前、上方，与枕骨髁构成寰枕关节；侧块下方有较平坦的关节面，朝向前、下、稍内方，与第二颈椎的上关节面构成寰枢关节。侧块的外方有横突，能作为寰椎旋转运动的支点，比其他颈椎的横突既长且大。寰椎的外观不同于其他椎骨，但椎间孔下部具有与其他椎骨类似的齿突，齿突向上与寰椎相连，滑膜关节存在于枕骨、寰椎及枢椎的连接面，齿突也具有相应的滑膜关节，以此向前连接寰椎，向后连接寰椎横韧带，寰椎和枢椎由前纵韧带、后纵韧带、寰椎十字韧带及相应的关节囊等连接，其中后纵韧带部分包括了十字韧带及齿突，向上延伸可至斜坡，覆膜从枕骨斜坡下降，覆盖于上述韧带的后面。

寰椎十字韧带分为垂直和横向两部分，这两部分与齿突形成十字交叉状。寰椎横韧带依附于寰椎结节并与齿突相连接，黄韧带则将寰椎后弓及枢椎薄层连接起来，枕骨后部向前与寰椎相连，向后与寰枕关节滑膜相连，后膜的外侧边缘通过后方的椎动脉和第一颈神经根，这一区域存在骨化的可能，覆膜、翼状韧带及齿突顶韧带对连接枕骨后部和枢椎起辅助作用。

2. 神经关系　颅颈交界区包括上段颈髓、脑干尾部、小脑、颅骨下端及上段脊神经，脊髓向上融合到脑干髓质部分，并在其腹侧的根部延伸形成第一颈椎神经，其背侧的神经有时难以辨识，第一颈神经的感觉支也可能不在这个区域，因此脑干髓质几乎占据了整个枕骨大孔。由于齿状韧带位于上颈椎，因此上颈椎部位极为重要，齿状韧带为脊髓和硬脊膜之间的纤维连接，硬脊膜是在脑干腹侧和背侧颈神经根中间部位的延伸，副神经的颈段形成了从脊

髓前部到背侧颈神经的根部。

后组四对脑神经也位于枕骨大孔区域内。舌咽神经、迷走神经、副神经穿过颈静脉孔,其分支穿过硬脑膜进入颈静脉窝,通常很容易辨认。副神经的脊髓部分是唯一通过枕骨大孔的神经,由颈神经的分支发出。副神经的脊髓根和脑干根在穿过颈静脉孔后发生汇合。舌下神经穿过舌下神经孔至枕骨大孔外侧结节,经常行走在椎动脉后方,可能与小脑动脉后下方密切相关。

3. 血管关系　椎动脉及其分支是颅颈交界区的主要血管结构。脊髓后动脉从椎动脉发出,通常其硬膜外部分与来源动脉可贯穿硬脑膜。典型的小脑后下动脉由椎动脉发出,在硬膜内走行,但也可能在硬膜外走行。脊髓动脉可由椎动脉发出,合并后形成脊髓前动脉,延伸至枕骨大孔,为枕骨大孔硬脑膜提供血供的是椎动脉的脑膜分支,这些分支位于硬膜外并通过舌下神经管。它们也可通过咽升动脉来自于颈内动脉循环,该区域的静脉解剖也非常重要。基底神经丛和枕骨边缘窦围绕着枕骨大孔。硬膜外静脉丛位于颅顶交界区外侧,并组成椎动脉的内侧部分。

二、颅颈交界肿瘤诊断与鉴别诊断

1. 颅颈交界肿瘤临床表现　颅颈交界区肿瘤可累及颅颈交界区的不同结构,因此引起不同的临床表现,包括以下的一项或多项。

(1) 颅(脊)神经症状:该区域肿瘤的颅(脊)神经症状主要包括疼痛和感觉障碍、脑神经损害、吞咽功能障碍、骨骼肌萎缩、反射亢进、共济失调以及括约肌障碍等,其中疼痛是该区域最常见的症状,其次为感觉障碍。疼痛多在夜间加重,运动时疼痛加剧,可能是由于骨损伤所致。局部疼痛可能与特定神经根的压迫或周围脊椎结构病理学改变有关。病变扩展至颈静脉窝通常会导致单侧后组脑神经功能障碍。巨大肿瘤还能够压迫到第Ⅶ、Ⅷ、Ⅻ对脑神经,因此是否具有搏动性耳鸣的症状可作为区分血管球瘤和颈静脉孔神经鞘瘤的一个征象。

(2) 小脑症状:肿瘤压迫小脑可以出现共济失调、步态异常、眼球震颤、平衡问题等小脑症状。

(3) 脑干和颈髓症状:延髓部位肿瘤除了压迫延髓还通常压迫周围组织结构,导致脑神经功能障碍、脊髓病、反射亢进、肢体肌肉萎缩、脑积水及疼痛等症状。病变首次被发现往往是由于病人自诉呼吸困难以及疼痛和感觉障碍等。当延髓发生病变时,呼吸困难、恶心和呕吐频繁为最常见症状。

(4) 其他症状:颈静脉窝病变的症状还包括耳部出血、乳突部疼痛的表现。由于颅颈交界区症状表现多样,有时可能被考虑为其他器官或系统问题,导致该部位的病变诊断不够及时。因此对于颅颈交界区的病变及其临床表现必须要做到全面考虑和重点评估。

当患者出现上述症状和体征时应该考虑颅颈交界肿瘤可能,但该区域肿瘤的病理类型繁多,术前很难做出准确的定性诊断。

2. 颅颈交界区常见肿瘤　颅颈交界肿瘤大部分是脑膜瘤,发生率是神经源性肿瘤的三倍。其他类型的病变包括皮样囊肿、畸胎瘤、神经管原肠囊肿、蛛网膜囊肿和脂肪肿瘤,感染性疾病如脑结核较为少见。颅顶交界区的纤维瘤除了多发性神经纤维瘤外也比较少见,后者与多种疾病有关。根据肿瘤部位可以分为 3 组:

(1) 髓外硬膜下肿瘤:包括脑膜瘤、神经鞘瘤、室管膜瘤等。

1) 脑膜瘤:脑膜瘤常见于女性,在枕骨大孔处较常见。脑膜瘤的影像学特点包括:骨质增生、骨侵蚀、骨血管扩张、脑膜增厚和钙化,脑膜瘤尾征也是其重要的影像特点之一。CT 对于判断是否有骨病变是非常必要的。椎间孔扩大和骨侵蚀的影像有助于鉴别脑膜瘤和神经鞘瘤。脑膜瘤的磁共振通常显示弥漫性病变并出现对比增强,这些特点在神经鞘瘤中比较少见。MRI 和 MRA/MRV 可以很好地显示动脉和静脉结构(图 26-1)。术前必须要考虑到可能涉及的动脉包绕和位移,这一点对减少术中和术后并发症非常重要。

2) 神经鞘瘤:神经鞘瘤起源于神经鞘膜的施万细胞,为一种生长缓慢的良性肿瘤(图 26-2)。通常有完整包膜,可多发、大小不一,质地硬,边界清楚,呈圆形或椭圆形,一般无浸润,多数能手术根治。与其所发生的神经粘连,可引起压迫症状,周围结构长期受压可出现典型症状神经根疼痛、肢体麻木或感觉减退等,病情进展时可出现运动障碍及瘫痪等症。颅颈交界区的神经鞘瘤为常见椎管内肿瘤,约占椎管内肿瘤的30%,多起源于脊神经的感觉神经根,少部分起源于运动神经根;颅颈交界区神经鞘瘤主要起源于寰枢椎神经根,少数起源于舌下神经和颈静脉孔,其生长部位可见于颅内外,有时可完全位于颅外。

神经鞘瘤常见于年轻患者,男女比例相当,肿瘤

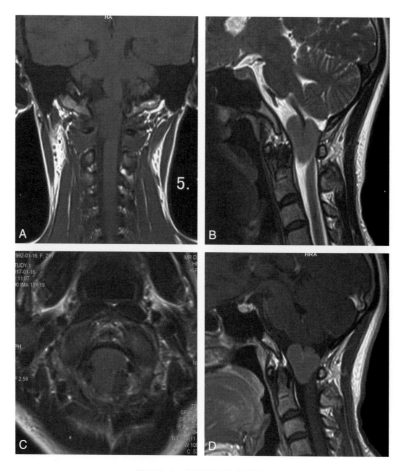

图 26-1 颅颈交界脑膜瘤

A. 磁共振 T_1 成像示右侧颅颈交界髓外硬膜下等信号肿瘤,明显挤压延、颈髓,边界清楚;B. 磁共振 T_2 成像示肿瘤为等信号,部分包裹椎动脉;C、D. 轴位和矢状位增强磁共振成像显示肿瘤均匀强化,有宽基底附着于下斜坡和颈部硬脑膜

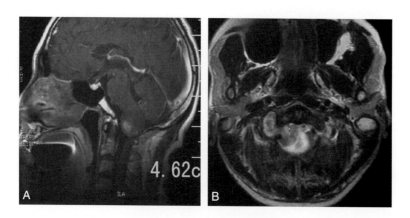

图 26-2 颅颈交界神经鞘瘤

A. 磁共振 T_1 成像示右侧颅颈交界髓外硬膜下等信号肿瘤,明显挤压延、颈髓,边界清楚;B. 磁共振 T_2 成像示肿瘤为高信号,部分包裹椎动脉,向椎管外生长;

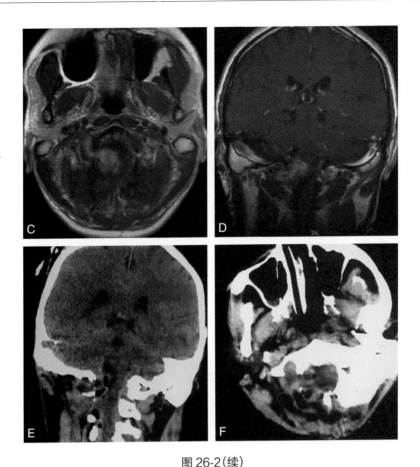

图 26-2(续)

C、D. 轴位和冠状位增强磁共振成像显示肿瘤均匀强化;E、F. 术后冠状位、轴位 CT 示肿瘤切除术后改变

生长速度较慢,只有当长到一定大小时才会出现症状。症状主要包括头疼、颈部疼痛、脑神经病变、吞咽困难、听力减弱、平衡失调、脑积水、呼吸困难、声音嘶哑和反射亢进,这些症状通常逐渐加重,有时也会出现缓解期,在缓解期就医可能会影响病情的评估。神经鞘瘤临床上有时与神经纤维瘤较难鉴别,影像学检查可见神经鞘瘤推移神经束,呈偏心性生长,而神经纤维瘤包绕神经束,呈中心性生长;CT 平扫可见神经鞘瘤内常见囊变、坏死、出血,而神经鞘瘤以上特征少见,神经鞘瘤常合并全身症状,如视神经胶质瘤、皮下结节、特征性骨病变等,神经鞘瘤的表现与所压迫的周围组织结构有关,最终的确诊需要活检。

3) 室管膜瘤:原发性髓外硬膜下室管膜瘤非常罕见。1951—2015 年 64 年间全球英文文献报道仅 26 例,其中,初次治疗时诊断“间变性室管膜瘤,即 WHO Ⅲ级”7 例,其中 1 例术后出现脑和脊髓蛛网膜下腔弥漫性播散和转移。这 7 例均手术全切除肿瘤,术后放疗 3 例,其中复发 1 例,放疗结束后 6 个月出现双下肢疼痛 1 例,作者认为系放疗引起脊髓损伤所致;未放疗 4 例,其中 3 例未复发,1 例复发后放疗。术后放疗仍有复发机会,而且还会出现放射性脊髓损伤,故有人主张在复发转移时再放疗。笔者遇见 1 例枕骨大孔区原发性髓外硬膜下室管膜瘤(图 26-3 A~C)患者,女,21 岁,手术全切除肿瘤(图 26-3 D~F),术后病理为间变性室管膜瘤,术前呼吸困难,四肢肌力 4 级,术后病情逐渐恢复。但术后 1 个月病情恶化,复查 MRI 见肿瘤出现颅内和椎管内蛛网膜下腔播散(图 26-3 G~I),后经肿瘤内科化疗,肿瘤消失,恢复正常工作。

(2) 延、颈髓内肿瘤:邻近枕骨大孔附近的髓内肿瘤常常累及延髓,最常见病理类型为神经胶质瘤(图 26-4),其发病特点通常儿童以星形胶质细胞源为主,而成人则以室管膜细胞来源为主(图 26-5)。其他不太常见的肿瘤包括海绵状血管瘤(图 26-6)、血管母细胞瘤(图 26-7)、髓内神经鞘瘤(图 26-8)和肠源性囊肿等。另外在选择手术治疗之前,必须事先排除有感染源性病灶导致脊髓炎的误诊。

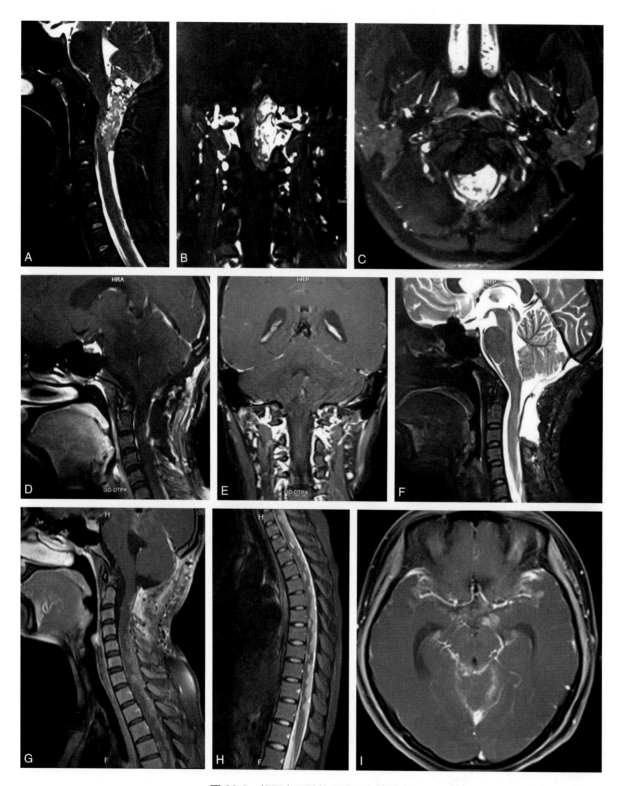

图 26-3　颅颈交界髓外硬膜下室管膜瘤

A. 磁共振 T_2 成像示颅颈交界髓外硬膜下高、等混杂信号肿瘤，明显挤压延、颈髓；B、C. 增强磁共振成像示肿瘤明显强化，并包裹左侧椎动脉；D、E. 矢状位、冠状位增强磁共振成像显示肿瘤切除干净；F. 术后矢状位 T_2 成像示脊髓形态正常；G~I. 术后 1 个月增强磁共振显示椎管内、颅内广泛肿瘤播散

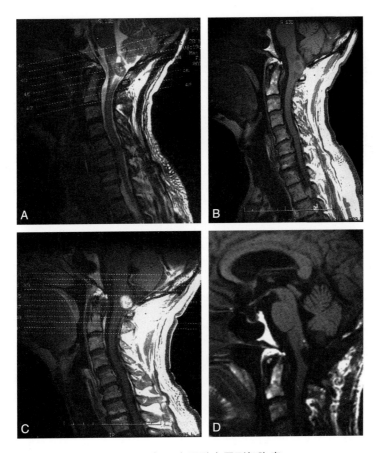

图 26-4　颅颈交界髓内星形细胞瘤

A. 磁共振 T_2 成像示延颈髓髓内类圆形肿瘤,等信号,边界清楚;B. 磁共振 T_1 成像示肿瘤为等、稍低信号;C. 矢状位增强磁共振成像显示肿瘤均匀强化;D. 术后矢状位磁共振成像示肿瘤切除术后改变

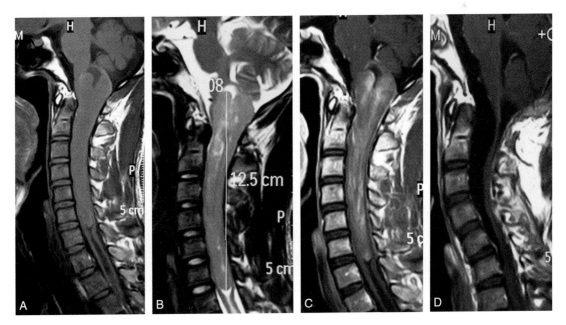

图 26-5　颅颈交界髓内室管膜瘤

A. 磁共振 T_1 成像示延颈髓髓内等信号肿瘤,明显挤压延、颈髓,边界清楚;B. 磁共振 T_2 成像示肿瘤为等、高混杂信号;C. 矢状位增强磁共振成像显示肿瘤均匀强化;D. 术后增强磁共振成像显示肿瘤切除后改变

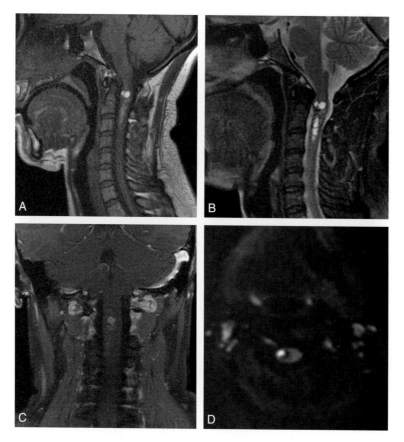

图 26-6　颅颈交界髓内海绵状血管瘤

A. 磁共振 T_1 成像示颅颈交界髓内高信号肿瘤边界不清楚；B. 磁共振 T_2 成像示肿瘤为高、等混杂信号；C. 冠状位增强磁共振成像显示肿瘤均匀强化；D. 磁共振 DWI 序列显示高信号，提示肿瘤伴出血

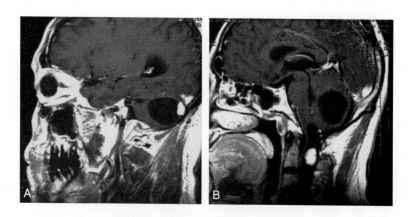

图 26-7　颅颈交界髓内血管母细胞瘤

A. 增强磁共振成像示右侧小脑囊性肿瘤伴明显强化的附壁结节；B. 增强磁共振成像示上颈髓髓内脑囊性肿瘤伴明显强化的结节

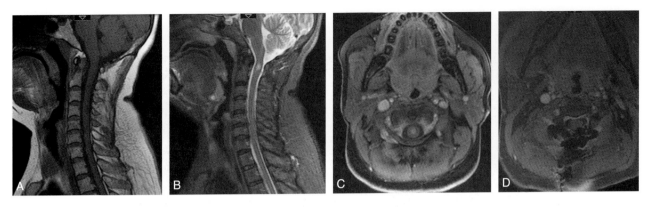

图 26-8　颅颈交界髓内神经鞘瘤

A. 矢状位磁共振 T_1 成像示延颈髓内等信号肿瘤,边界不清楚;B. 矢状位磁共振 T_2 成像示肿瘤为高信号,边界模糊;C. 轴位增强磁共振成像显示肿瘤均匀强化,边界清楚;D. 术后增强磁共振成像显示肿瘤切除后改变

(3) 硬膜外肿瘤:主要为起源于该部位骨与软组织肿瘤,包括软骨肉瘤、骨母细胞瘤(图 26-9)、孤立性纤维瘤(图 26-10)、脊索瘤(图 26-11)、转移瘤等。骨肿瘤和软组织肿瘤都包括良性和恶性肿瘤。在骨肿瘤中,转移瘤比原发性肿瘤更常见。

1) 成骨瘤:主要包括骨样骨瘤和成骨细胞瘤。患骨样骨瘤的男女比例为 5:1,临床表现为背部疼

痛,阿司匹林可暂时缓解疼痛,手术切除肿瘤后可完全缓解疼痛。至少 10% 骨样骨瘤发生于脊柱,通常累及臀部,可表现为剧烈疼痛。由于肿瘤直径大多小于 2cm,所以一般不会引起神经损伤。

2) 骨软骨瘤:起源于软骨生长板的肿瘤有骨软骨瘤或内生软骨瘤。骨软骨瘤很少累及脊柱,一般不需要切除,但当肿瘤长到足够大时也会引起疼痛,

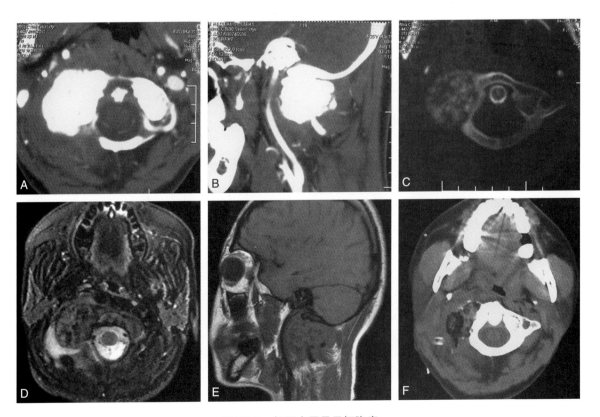

图 26-9　颅颈交界骨母细胞瘤

A、B. 增强 CT 示由此寰椎侧块明显增大,和椎动脉关系密切;C. CT 骨窗位骨质增生改变;D. 轴位磁共振 T_2 成像显示肿瘤等低信号;E. 矢状位增强磁共振示肿瘤无明显强化;F. 术后平扫 CT 示高密度肿瘤基本切除

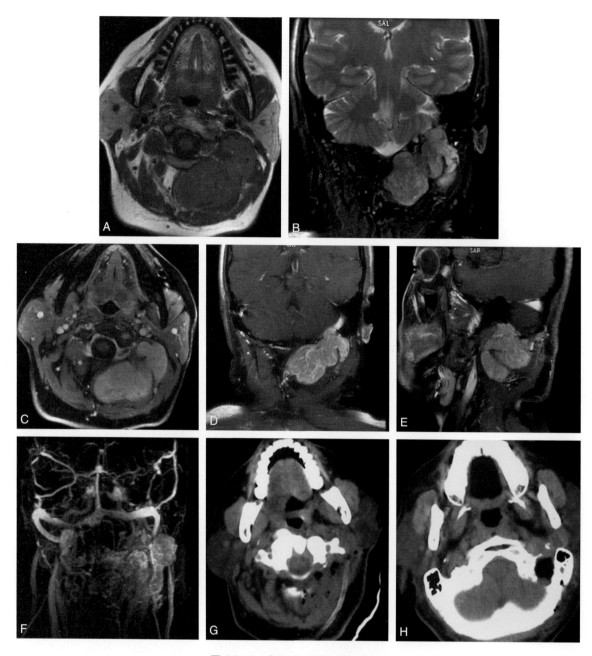

图 26-10 颅颈交界孤立性纤维瘤

A. 磁共振 T_1 成像示左侧颅颈交界巨大等信号软组织肿块，边界清楚；B. 磁共振 T_2 成像示肿瘤为高信号，部分包裹椎动脉；C~E. 轴位、冠状位和矢状位增强磁共振成像显示肿瘤均匀强化；F. MRV 示肿瘤和乙状窦、颈静脉和椎动脉关系密切；G、H. 术后平扫 CT 示肿瘤切除后改变

手术时需要注意避免引起外形的缺陷。当病变累及脊柱时，近半数受累部位为颈 1 和颈 2 锥体。骨髓内生软骨瘤极为罕见，很少会发生恶变；若发生恶变则需要及时进行治疗，肿瘤恶变发生于多发内生软骨瘤和 Maffuci 综合征，后者定义为与软组织血管瘤有关的内生软骨瘤。

3）软骨肉瘤：软骨肉瘤恶性程度高，可来源于蝶岩斜区汇合点或内生软骨瘤的恶性转移。大部分软骨肉瘤为低分化，但也有进展快的类型，如去分化型和间充质型，这些类型预示患者预后不良。虽然部分软骨肉瘤在组织学上为良性病变，但其总体复发率很高，因此外科手术必须尽量做到完全切除，对于残留或复发性肿瘤，再次切除也是重要的治疗手段之一。据报道，软骨肉瘤无复发的十年生存率可达 32%。放疗是软骨肉瘤等恶性肿瘤的有效治疗方法之一。质子放射治疗的 5 年局部控制率可达到

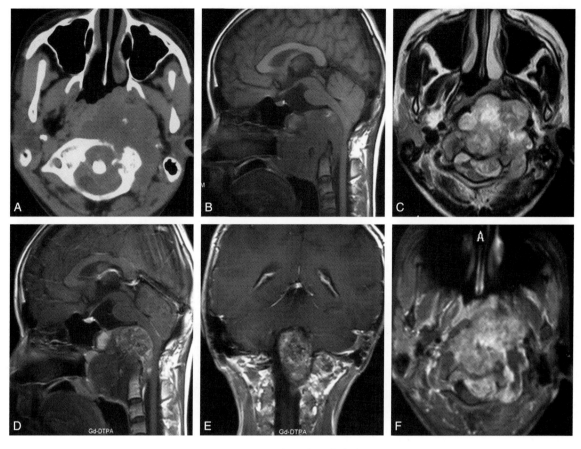

图 26-11　颅颈交界脊索瘤

A. 平扫 CT 示寰椎前方和左侧等密度软组织肿块伴斑片状高密度, 寰椎骨质破坏; B. 矢状位磁共振 T_1 成像示下斜坡、咽后壁巨大稍低信号肿瘤, 明显挤压延髓和上颈髓, 边界尚清楚, 正常斜坡结构消失; C. 轴位磁共振 T_2 成像示肿瘤为高信号, 结节状, 将左侧颈内动脉向外侧推挤; D~F. 矢状位、冠状位和轴位增强磁共振成像显示肿瘤不均匀强化

70%, 放疗能够延缓肿瘤的复发, 但同时软骨肉瘤并发症发生率高也与放疗剂量和次数呈正相关。业已证实, 化疗对于此类恶性肿瘤的治疗效果不佳。

4) 骨母细胞瘤: 是一种不常见的骨的良性肿瘤, 约占骨的良性肿瘤的 3%, 以 20~30 岁的青年患者为高发。组织学上以具有多量骨母细胞增生为特点。常见于脊柱和长的管状骨。发生于头颈部者极少见, 以发生于下颌骨为最多。大体观为红色或灰色的有沙砾样物质的富含血管的肿瘤。显微镜下可见多量, 形态大致正常的骨母细胞。偶尔可见不规则的骨样编织骨及纤维基质。放射学上, 呈现为边界较清楚, 膨胀性生长的特点, 周围无骨质反应性增生。肿瘤内可见不规则粗大骨化影及钙化影 (图 26-9)。手术是治疗骨母细胞瘤的最佳治疗方法。有报道认为骨母细胞瘤呈现为非真正良性肿瘤的特征, 表现为有局部侵袭性, 有高的复发率, 甚至有恶变为骨母细胞肉瘤的可能。因此, 认为初次治疗不彻底, 术后加用放疗者。

5) 颅底孤立性纤维瘤: 孤立性纤维瘤 (SFT) 是一种少见的间叶组织来源的梭形细胞肿瘤, WHO 2002 年分类中, 将 SFT 归为纤维母细胞 / 肌纤维母细胞来源肿瘤的中间性软组织肿瘤, 2007 年 WHO 中枢神经系统肿瘤分类将其列入脑膜间叶组织肿瘤 (WHO I 级)。该肿瘤可发生于全身各个部位, 如浆膜表面, 心包膜、腹膜和肝脏; 还可发生于浆膜无关部位, 如颈部、大腿、纵隔、眼眶、甲状腺、鼻腔及颅内等, 极少数发生在颅底 (图 26-10)。

颅底孤立性纤维瘤的临床表现与肿瘤的大小、部位及良恶性有关, 主要为肿瘤占位征象和脑神经损害症状。孤立性纤维瘤是一种交界性肿瘤, 其中大部分被认为良性, 10%~20% 为恶性或潜在恶性, 其治疗以手术切除为主, 不能全切除或恶性、潜在恶性者术后辅助放疗。

6) 脊索瘤: 被认为是起源于脊索的残余部位。Virchow 和 Luschka 在 1856 年第一次描述了斜坡脊索瘤。斜坡脊索瘤, 尤其是下斜坡脊索瘤可以累及枕骨大孔区,引起相应的临床症状。CT 是评估骨侵蚀的最好办法,脊索瘤周围通常存在骨溶解现象,磁共振 T_1 加权像增强扫描显示为低中信号强度而 T_2 加权像则显示为不均一信号,和斜坡颅底脊索瘤相似(图 26-11);其治疗方式和预后也相似,详见相关章节。

7) 浆细胞瘤:浆细胞瘤可发生于颅顶交界区,通常表现为疼痛和脑神经损伤。浆细胞瘤是 B 细胞淋巴瘤和多发性骨髓瘤的前体。该肿瘤必须采取多种方法进行积极的治疗,包括手术切除、化疗和放疗。根据肿瘤的累及范围和切除程度来决定是否需要颅颈固定手术。采用椎体成形术或椎体后凸成形术治疗病理性骨折的成功率很高。该病预后较差,预后好坏取决于后期是否并发多发性骨髓瘤。最常见的类型包括颅底和脊髓浆细胞瘤。

8) 血管球瘤:许多起源于颈静脉孔的肿瘤也可能延伸侵袭至颅颈交界区,这部分肿瘤大多数是神经鞘瘤、血管球瘤或副神经节瘤。由于血管球瘤起源于颈静脉孔附近的副神经节细胞,因此本文认为副神经节瘤和血管球瘤可统称为血管球瘤,搏动性耳鸣和听力损失是其最常见的临床症状。由于血管球瘤与后组脑神经紧密联系,周围存在重要的血管结构,并且邻近的中耳结构会增加手术难度,因此该病的预后可能会出现显著的功能障碍。血管球瘤的发病率为 1/30 000。颈静脉球区和鼓室区肿瘤是第二常见的颞骨肿瘤,女性的发病率大约比男性高 2~5 倍。家族性遗传占血管球瘤发病的 20%。在这些患者中,多发病灶约占 35%~78%,而单发病灶比例约有 10%。

血管球瘤患者可能会有与内分泌系统相关的高血压症状,其中 1%~3% 的肿瘤患者分泌明显过量的儿茶酚胺。除了多巴胺被认为是血管活性物质,去甲肾上腺素也被认为是最常见的能够产生血管活性的胺类。当临床患者的儿茶酚胺分解产物大于正常 4~5 倍时,需要对其进行术前的 α 和 β 肾上腺素能活性封闭,以避免术中出现不稳定血压等意外情况。根据患者的特定的临床情况和解剖学特点进行个体化治疗,放疗和开放性手术切除都是治疗该病的优选方案。荟萃分析显示接受手术治疗的患者首次手术后总切除率为 88.2%,手术控制率为 92.1%,复发率为 3.1%,死亡率为 1.3%。主要接受放射治疗的患者中,36.5% 的患者肿瘤缩小,61.3% 的患者肿瘤稳定不再增大,39% 的患者症状改善,2.1% 的患者肿瘤复发。直接归因于治疗的发病率为 8.5%。

三、影像学评估

颅颈交界区的影像学检查要能够清晰地观察到软组织、骨骼、中枢神经组织和血管结构以及各结构之间的关系。

骨性解剖改变是最适合采用颅脑矢状面和冠状面 CT 重建来评估。CT 可以显示各种骨性结构的改变,如受到侵蚀、变形、骨折甚至骨化。利用寰椎、枢椎及枕骨之间的解剖关系也可以进行矢状面和冠状面的评估重建。相比于已经基本被淘汰的诊断放射学,CT 扫描更加简便易行,然而动态和扩展性 X 线仍然被常规用于检测骨解剖结构的稳定性。虽然颅颈交界区稳定性不在本章的讨论范围,但了解颅颈交界区的各个骨解剖结构之间的关系对于精确的肿瘤切除术,尤其当切除肿瘤的部位可能会影响骨结构稳定性时至关重要,不谨慎的切除可能会导致骨性结构间接或直接的不稳定。

颅颈交界区的 MRI 诊断对于疾病的诊断和手术计划的确定也非常重要,MRI 检查能够明确地显示病变与重要的神经和血管结构之间的解剖关系,为术前计划和术中病变的切除提供良好的依据。血管造影术是颅颈交界区疾病治疗的一个特殊检查手段,当首选治疗方案是栓塞或者术前需要更好地显示相关部位主要动脉和静脉的解剖学关系时,血管造影术是最佳的检查选择。通过计算机断层扫描血管造影(computed tomography angiography,CTA)技术能够清晰显示血管和骨解剖,并进行三维重建来精确展示其间的解剖关系。虽然与 MRI 相比在软组织细节的显示方面没有明显的差异,但 CTA 检查有助于精确地制定手术计划。

四、手术技术

1. 经口入路 该手术入路的适应证是病变部位位于腹侧颅底硬脑膜外(图 26-11)。经口入路能够到达位置更低的斜坡和寰枢椎。术前需要进行 MRI 和 CT 冠状和矢状重建,同时最好能够通过 CTA 冠状和矢状重建术明确和了解相关区域血管和脊椎解剖结构的关系,术前和术后 24 小时需要给予广谱抗生素防止患者感染。

病人体位呈仰卧位,头部呈稍微伸展状态固定于三脚固定系统。当患者合并严重的延髓症状或呼吸道症状时通常需要进行术前气管切开术,但随着目前新一代体内外循环设备的使用,这一方法已经逐渐不再适用。用牵引器将上颚和悬雍垂拉起,将舌与气管内管尾拉紧以更好地暴露两侧的软组织,术者在病人头侧通过显微镜镜下直视以便于直观地术中操作。病人体位摆放好之后,通过术中 X 线确认脊柱位置并对牵拉器所暴露的头尾两端进行校准,一般通过触诊 C1 段脊柱的位置来确定中线。

沿咽壁中间缝的中线切口进入后持续通过黏膜、肌肉和前纵韧带,在骨膜下剥离后暴露 C2 斜坡附近的目标区域。自留性牵开器叶片可以保护两侧软组织以便能够更好地暴露 C1 和 C2 段的斜坡。然后根据肿瘤的病理和位置,部分切除 C1 段前弓的下部暴露并显示齿状突的两侧,在 C1 前弓的上部及斜坡之间可以确定齿突的顶端。

用小咬骨钳将 C2 椎体的横切面分离,从齿突底部的后方钻孔到达大脑皮质,除去韧带附着点便可将齿突游离出来,术中可根据需要前后拖曳,同时 C1 前弓也要被去除以便整个暴露齿突部位,然后通过高速电钻逐个去除。通常从上端去除齿突比从下端更易操作。为了切除硬膜外软组织肿块,有时需要去除横韧带和顶盖膜,标准的显微外科解剖技术避免了脑脊液漏等并发症,每个解剖层面用 2-0 可吸收线以单纯间断缝合。

如果是硬膜内手术或术中发生脑脊液漏,术后需进行腰椎穿刺放液,通过用筋膜移植术和纤维蛋白胶来促进硬脑膜的关闭和修复。术后给予肠内营养支持,一个星期后改为以流食为主,待舌咽部肿胀基本消除后拔出气管导管。术后也需要维持脊柱的稳定性。必须给患者带硬性矫正器,后期根据需要通过正确的矫正法进一步对脊柱进行稳定和融合。一般术后融合仅限于 C1 和 C2,由于骨移植法存在解剖位移和感染的重大风险,因此此法已经很少应用。

2. 经面部入路　经面部入路包括经鼻入路、经上颌入路以及经腭入路,可以向下显露颅颈交界区,通常需要经验丰富的颅面外科医生协助完成。经面部入路的角度取决于病变的大小、部位以及它与斜坡、C1、C2 颈椎位置的关系。经鼻入路主要根据眶上窝病变的延伸范围而改变,保留眼眶的内侧和鼻的中线结构有助于术中暴露斜坡下部,同时保留眼眶两侧完整性可增加横向的暴露程度。术中筛骨切开可以减少嗅神经的损伤从而保护嗅觉并防止脑脊液漏,经上颌入路和经腭入路需要分别以 LeFort Ⅱ 型和 Ⅰ 型骨切术做 Weber-Ferguson 切口。扩大斜坡的暴露范围使术者能够切除鞍背及上段颈椎的肿瘤。经鼻入路适应证为颅前窝、鼻咽部及斜坡的病变,尤其适用于向斜坡前方生长的病变。若斜坡病

变较大且向后、向下等多个方向扩展,则一般采用经上颌入路。经腭入路的特点在于可以在不破坏鼻窦的情况下显露整个斜坡周围,适用于切除枕骨大孔区前方的较小病变。

3. 乙状窦后入路和远外侧入路　枕下入路适用于枕骨大孔区的病变,通过取下枕骨后方骨瓣来显露后方颅颈交界区。经枕下外侧开颅即乙状窦后入路可以显露颅后窝外侧、桥小脑角区。乙状窦后入路向枕骨大孔后扩大可以显露出后外侧颅颈交界区。

乙状窦后入路多采用侧俯卧位(park bench)或头部倾斜的仰卧位,简单的仰卧位即可满足绝大多数手术需要,在手术时术者也可获得较为舒适和高效的操作体位。仰卧位的好处在于摆放简单,而且患者也较为舒适。与俯卧位或侧俯卧位(park bench)相比,仰卧位时静脉压力和脑脊液受影响最小,还可以依靠重力自然牵拉小脑半球。常规进行腰大池引流可以预防术后脑脊液漏。显露结外侧枕骨下的结构均需进行术中监测,通常包括体感诱发电位、听觉诱发电位、面神经以及第Ⅸ和第Ⅻ脑神经肌电图监测。第Ⅸ和第Ⅹ脑神经通过电极沿气管插管进行监测,进行气管插管前应先告知患者及其家属并征得同意。对于易出血的颅内肿瘤应该也进行运动诱发电位监测。

位于颅颈交界区前外侧的巨大肿瘤能够压迫脊髓并使其扭曲,而脊神经根和副脊神经多紧贴在肿瘤后表面,术中必须将其与肿瘤分开,对于颅颈交界区侧方和前方的病变,一般首选远外侧入路或极外侧入路。远外侧入路通常能够有效地显露颅颈交界区前外侧的病变。与极外侧入路相比,远外侧入路骨瓣切除较小,术后并发脊柱不稳定的风险较低,同时远外侧入路对椎动脉牵拉较少,从而降低了血管损伤的风险。

当使用远外侧入路时,病人采用侧俯卧位并以垂直于侧面弯曲的方向使头部旋转 45°。手臂在头部固定器下固定。通常放置腰大池引流管,非阻塞性病变的患者常规采用腰穿引流以减少颅内压,减轻脑组织的压迫,减少脑脊液漏等术后并发症。开颅时做旁正中切口,切口末端至中线处,使用电凝灼烧法切开肌肉层,对骨膜进行剥离直到显露出枕骨大孔、C1 和 C2 椎板,然后使用鱼钩牵拉软组织扩大解剖视野,通常使用脑牵开器对需要收缩和移动的脑组织进行固定,尤其注意不要对椎动脉进行牵拉,术中应对椎动脉的位置加以保护。

骨瓣的大小对于术中组织结构的暴露非常关

键。通常以高速颅钻辅助完成颅骨切开术或颅骨切除术,从颅钻孔处开始切割颅骨逐步暴露乙状窦和横窦的边界以及枕骨大孔,用咬骨钳或高速颅钻增加骨瓣边缘的显露。舌下神经在枕髁的前三分之一走行,因此可以安全地将三分之二的枕髁外侧切除,在能够足够显露病变的前提下应尽可能减小骨瓣的大小。静脉出血可以用止血剂或压迫法止血。

弧状剪开硬脑膜并向两侧翻折,显露椎动脉、后组脑神经、上颈椎和上齿状韧带等结构。蛛网膜层和上齿状韧带能够使上脊髓和脑干下部在遇到压迫时平缓收缩。远外侧入路切除该区域病变可减少对脑组织的牵拉和压迫。当遇到复杂的血管病变时,该方法还可以控制椎动脉的近端和远端,减小椎动脉损伤的风险。肿瘤切除程度取决于多种因素,如病变的大小、血管分布和硬度等。显微外科技术联合超声吸引术可切除大多数的肿瘤,术中应尽量保留肿瘤囊壁和蛛网膜,减少对肿瘤周围组织结构的损伤。

乙状窦后和远外侧入路可以联合颅中窝入路、岩骨入路和经耳蜗入路,增加手术显露。联合这些入路能够增加病变附件解剖结构的显露,适合标准方法难以操作的巨大肿瘤。采用岩骨入路和耳蜗入路时必须用脂肪填塞手术无效腔,预防脑脊液漏。颈静脉孔区肿瘤需要联合耳鼻喉科医生进行乳突切除术和岩骨切除术。

4. 枕下后正中入路 枕下后正中入路是切除颅颈交界肿瘤最常用的手术入路,适合颅颈交界处后方、后侧方各种髓外硬膜下和髓内肿瘤的切除。一般取俯卧、颈前曲、头高位,便于显露病变并有利于头部静脉回流,降低颅内压。后正中切口上端起自枕外隆凸上2cm,下端视肿瘤下缘而定。常规取下枕下骨瓣和颈段椎板,术毕复位,用钛连接片固定。

5. 并发症 由于颅底肿瘤常侵犯并压迫许多重要的结构,因此颅底肿瘤很难彻底切除,各种并发症可能包括脑脊液泄漏、后组脑神经麻痹、脊椎和脊椎动脉损伤、脑干损伤、脑积水和感染。颅底肿瘤患者的术后并发症发病率也很高,因为这些患者多在术前已有严重的疾病。脊柱的稳定性对于手术的预后也很关键,扭曲的脊柱可能会导致神经和血管损伤从而影响预后。根据颅颈交界区肿瘤切除的范围,采用合适的固定技术也是非常必要的。

总之,颅颈交界区肿瘤病变复杂,发病位置多变,病理类型各有不同,治疗范围也从组织活检结合辅助治疗到广泛切除结合辅助治疗。根据病变的大小和位置采取不同的治疗方法,术中还要根据具体情况进行调整。目前颅底交界区病变的手术入路主要有乙状窦后入路、远外侧入路、枕下正中入路和经鼻入路以及一些较少使用的改良入路。

(张 晋 万经海)

参考文献

1. Tzortzidis F, Elahi F, Wright DC, et al. Patient outcome at long term follow-up after aggressive microsurgical resection of cranial base chondrosarcomas. Neurosurgery, 2006, 58: 1090-1098.

2. Hug EB, Slater JD. Proton radiation therapy for chordomas and chondrosarcomas of the skull base. Neurosurg Clin N Am, 2000, 11: 627-638.

3. Noel G, Feuvret L, Ferrand R, et al. Radiotherapeutic factors in the management of cervical-basal chordomas and chondrosarcomas. Neurosurgery, 2004, 55: 1252-1260.

4. Krishnan S, Foote RL, Brown PD, et al. Radiosurgery for cranial base chordomas and chondrosarcomas. Neurosurgery, 2005, 56: 777-784.

5. Radner H, Katenkamp D, Reifenberger G, et al. New developments in the pathology of skull base tumors. Virchows Arch, 2001, 438: 321-335.

6. Colli BO, Al Mefty O. Chordomas of the skull base: Follow-up review and prognostic factors. Neurosurg Focus, 2001, 10: E1.

7. Fernando UL, Cabezudo JM, Porras LF, et al. Solitary eosinophilic granuloma of the cervicothoracic junction causing neurological deficit. Br J Neurosurg, 2003, 17: 178-181.

8. Bertram C, Madert J, Eggers C. Eosinophilic granuloma of the cervical spine. Spine, 2002, 27: 1408-1413.

9. Menezes AH, Traynelis VC, Fenoy AJ, et al. Honored guest presentation: Surgery at the crossroads: Craniocervical neoplasms. Clin Neurosurg, 2005, 52: 218-228.

10. Fourney DR, Schomer DF, Nader R, et al. Percutaneous vertebroplasty and kyphoplasty for painful vertebral body fractures in cancer patients. J Neurosurg, 2003, 98: 21-30.

11. Hentschel SJ, Burton AW, Fourney DR, et al. Percutaneous vertebroplasty and kyphoplasty performed at a cancer center: Refuting proposed contraindications. J Neurosurg Spine, 2005, 2: 436-440.

12. Schwartz TH, Rhiew R, Isaacson SR, et al. Association between intracranial plasmacytoma and multiple myeloma: Clinicopathological outcome study. Neurosurgery, 2001, 49: 1039-1044.

13. Gottfried ON, Liu JK, Couldwell WT. Comparison of radiosurgery and conventional surgery for the treatment of glomus jugulare tumors. Neurosurg Focus, 2004, 17: E4.

第 27 章　中央颅底肿瘤

中央颅底(central skull base, CSB)主要包括蝶骨鞍区、两侧岩骨的内侧部分及枕骨斜坡,该区域解剖结构关系复杂,神经血管丰富,毗邻组织重要,为颅底肿瘤好发部位,是目前颅底神经外科研究的难点和热点。近几十年来,中央颅底肿瘤外科在多个领域均取得了长足的进步。如 CT 和 MRI 的出现,CSB 肿瘤的诊断水平得到明显提高。而 CTA/MRA/数字减影血管造影(digital subtracted angiography, DSA)等血管检查则有助于区分肿瘤与血管性病变,并且可以明确病变与颈内动脉的关系、颈内动脉的管径和位置变化等情况,对制定手术方案相当重要。神经内镜的出现则带动了内镜技术的发展,目前内镜已成为 CSB 外科领域重要的工具,可单独或联合应用于 CSB 肿瘤手术。而显微外科解剖和手术入路的研究则趋向于更加细化和量化,促进了我们对颅底复杂结构的理解。在 CSB 肿瘤的治疗理念上,早期追求肿瘤全切除,不可避免地导致创伤大风险高,目前则是在保证患者安全、功能和美观的前提下尽量全切肿瘤,结合放化疗,以提高患者的生存时间及生活质量为追求目标。这些工具、技术、知识和理念的革新应该值得颅底外科医师高度关注。

一、手术解剖

鞍旁和邻近颅底区域的解剖结构包括硬膜、骨质、神经和血管结构,可大致分为 3 个亚区,包括 10 个三角。每一个三角的边界都是建立在上述连续的解剖关系基础上的,通过骨缘、硬膜壁(皱褶)及Ⅲ~Ⅵ脑神经确定的。这些三角最早由 Parkinson 开始命名,到 Dolenc 进行系统归纳总结成型,这些三角具体的名称在不同的书籍中有所不同。理解这些三角结构有助于理解和制定 CSB 手术入路,具有重大临床意义。

鞍旁亚区:Ⅰ:前内侧三角(床突三角、Dolenc 三角);Ⅱ:旁内侧三角;Ⅲ:Parkinson 三角(滑车下三角);Ⅳ:动眼神经三角。

颅中窝亚区:Ⅰ:前外侧三角(Mullan 三角);Ⅱ:外侧三角;Ⅲ:后外侧三角(Glasscock 三角,Paullus 三角);Ⅳ:后内侧三角(Kawase-shiobara 三角)。

岩斜亚区:Ⅰ:下内侧三角;Ⅱ:下外侧三角(三叉神经三角)。

1. CSB 区域的骨性及硬膜结构　海绵窦及邻近区域前方的骨性标志为眶上裂和视柱,内侧的骨性标志包括:前床突、后床突和斜坡的外侧缘,后方的骨性标志为颞骨岩部的前方,外侧方的骨性标志是圆孔、卵圆孔和棘孔。前床突周围硬膜的解剖关系相对复杂。附着于前床突表面并向内侧延伸的硬膜构成了硬膜环的外侧部,称为颈内动脉远环(上环),远环是颈内动脉床突段的上界,远环外侧部的硬膜在视神经下方向前内侧延伸,覆盖视柱的上表面并构成上环的前部。而附着于前床突下表面的硬膜(颈内动脉动眼神经膜)向内侧延伸构成硬膜下环或近环,此膜将床突下缘和动眼神经分离,并向内侧包绕颈内动脉,近环是颈内动脉床突段的下界。颅底的硬膜在骨性突出部分形成硬膜皱褶,出现局限性增厚,根据覆盖部位与包绕结构的不同,可被命名为韧带、鞘或隔等。如相邻的骨性结构之间,增厚的硬膜皱褶形成韧带:岩尖至床突的岩床突韧带、床突与床突间的床突间韧带等。

海绵窦共有四个壁:顶壁、外侧壁、内侧壁、后壁。顶壁的前部由前床突下方的硬膜构成,后部则由动眼神经三角构成。海绵窦的外侧壁可分为两层:浅层为致密层,由固有硬膜构成,内层为网状结构层。动眼、滑车、眼神经在海绵窦外层硬膜和内侧网状层形成的外侧壁间前行，进入眶上裂。这些神经在穿越鞍旁间隙外侧壁后部的时候有着明确的上下位置关系。滑车神经在骨性眶上裂后方 5~7mm 处跨越动眼神经的外侧，然后继续前行，在动眼神经上方稍偏外侧进入眶上裂。外展神经在岩床韧带的下外方走行，经 Dorello 管进入海绵窦后部，位于颈内动脉的外侧、眼神经的内侧向前走行。外侧壁浅层硬膜可以从内侧网状结构层上分离下来而不进入海绵窦。海绵窦外侧壁从后方的 Meckel's 腔开口内侧延伸至前方的眶上裂外侧缘、上至岩尖-前床突硬膜皱褶，下至颈动脉沟下缘。海绵窦的内侧壁由组成蝶鞍外侧壁并覆盖蝶骨体外侧面的硬膜构成，内侧壁后方起自鞍背外侧缘，前方至眶上裂内侧缘、上至床突尖硬脑膜皱褶、下方至颈动脉沟下缘。海绵窦后壁的下缘是颞骨、蝶骨交界处的岩斜裂上缘，后壁上缘位于后床突-岩尖硬膜皱褶水平，后壁外侧缘位于 Meckel's 腔开口内侧，内侧缘位于鞍背外侧缘。

2. CSB 区域的血管结构　CSB 区域的颈内动脉起自岩舌韧带的下方，在后床突的外侧穿出破裂孔，急转向前，沿着蝶骨体外侧的颈动脉沟走行，然后在前床突内侧和视柱的背侧向上走行，穿出海绵窦顶壁。床突段的颈内动脉被外侧的前床突、前方的视柱和内侧的颈动脉沟包绕，位于这些骨性结构表面与床突段颈内动脉相对的硬膜构成了颈内动脉套环。

颈内动脉海绵窦段的分支只要包括脑膜垂体干、海绵窦下动脉和 McConnell's 被膜动脉，而非海绵窦段的颈内动脉的分支则有眼动脉。脑膜垂体干是颈内动脉海绵窦段内最大、最恒定、最近端的分支，它在颈内动脉离开破裂孔转向前方的第一个弯曲的尖端处或之前，起自鞍背的外侧。动眼神经和滑车神经从脑膜垂体干分叉的上方或者稍后进入海绵窦顶壁。脑膜垂体干通常在海绵窦顶壁附近分为三支：①小脑幕动脉，向前走行至海绵窦顶壁，后沿着小脑幕游离缘向后外侧走行，发出分支供应动眼神经和滑车神经，并与眼动脉的脑膜支及对侧血管吻合；②垂体下动脉，走向内侧，供应垂体后叶的被膜，供应鞍底硬膜，后与对侧同名动脉吻合，它可以向垂体腺瘤和蝶窦内的肿瘤供血，此动脉也可以直接发自颈内动脉海绵窦段；③脑膜背侧动脉，向后穿入海绵窦后壁的硬膜，供应鞍背和斜坡的硬膜和展神经。海绵窦下动脉在脑膜垂体干的远端起自颈内

动脉海绵窦段的水平段中部的外侧面，向下走行至三叉神经第一支的内侧，供应海绵窦下外侧壁的硬膜以及圆孔和卵圆孔区域。McConnell's 被膜动脉在海绵窦下动脉的远端起自颈内动脉的内侧面，发出分支至垂体的被膜或覆盖蝶鞍前壁和鞍底的硬膜，可与垂体下动脉相吻合。眼动脉从颈内动脉远环上方颈内动脉前壁的内侧半发出，向前外侧于视柱的上表面和视神经的下方走行，在视神经管的后部，眼动脉在视柱的上方自由走行，在前部，眼动脉穿透视柱上表面的硬膜，在视神经鞘外出视神经管，于眶尖处走行在视神经的下外侧。

根据颈内动脉在海绵窦内的走行，海绵窦可以分为四个区域，①内侧区域；②前下区域；③后上区域；④外侧区域。内侧区域位于垂体外侧、颈内动脉内侧之间，前下区域位于颈内动脉海绵窦段第一个弯曲向下的凹陷内，眼上静脉及眼下静脉常在此处注入海绵窦。后上区域位于颈内动脉和海绵窦顶壁的后半部之间。外侧区域位于颈内动脉和海绵窦外侧壁之间，通常很狭窄，甚至闭塞。一般而言，内侧或后上区域最为宽大，因此适合经动眼神经内侧的海绵窦顶壁进入内侧区域。海绵窦接受来自于眶、外侧裂、前中颅窝等静脉终末支的回流，并与基底窦、岩上窦、岩下窦和海绵间窦等自由交通。具体而言，在前方经眼上静脉、眼下静脉与眶内沟通，经视网膜中央静脉与视网膜沟通，经眼静脉与面静脉沟通；在侧方经大脑中静脉、大脑下静脉与大脑半球沟通，经脑膜中静脉的属支与硬膜沟通，经颅底孔道的导静脉与翼静脉丛沟通；在后方经岩上窦与横窦沟通，经岩下窦与颈静脉球沟通，双侧海绵窦后部与基底窦相连。

3. 海绵窦及邻近区域的外科三角

(1) 前内侧三角（床突三角、Dolenc 三角）：前内侧三角在颈内动脉远环与近环之间，硬膜皱褶包绕前床突。前方为视柱、中间为颈内动脉床突段、下方为海绵窦顶部。此三角的显露需要磨开前床突，在动眼神经内侧，切向后床突。

(2) 旁内侧三角（滑车上三角）：旁内侧三角位于动眼神经下缘和滑车神经上缘之间，两条神经进入硬脑膜的连线是三角的后边。旁内侧三角的顶部由滑车神经跨过动眼神经的交点形成。此三角非常狭窄。

(3) Parkinson 三角（滑车下三角）：Parkinson 三角由滑车神经下缘、三叉神经第一支（眼神经）上缘以及滑车神经进入硬膜处与三叉神经进入 Meckel's

腔处的连线构成。颈内动脉后曲及脑膜垂体干的起始点均位于该三角中，Parkinson 最早描述并利用此三角治疗颈内动脉 - 海绵窦瘘。Parkinson 三角虽然很窄，但如果术中将滑车神经从眼神经上分离并向内侧牵拉(或者将眼神经向外牵拉)，便可获得很大的显露空间。

(4) 动眼神经三角：动眼神经三角是动眼神经进入海绵窦顶壁所穿过的三角形硬膜构成的。此三角的两条边由岩床前、后硬膜皱褶构成，分别从前床突和后床突延伸至岩尖。第三条边则由从前床突至后床突的床突间硬膜皱褶构成。在前内侧、旁内侧或者下内侧三角的相关手术中，打开动眼神经三角可以使得这三个三角的空间均得以扩大。

(5) 前外侧三角(Mullan 三角)：前外侧三角位于眼神经下缘与上颌神经上缘之间。此三角前缘是骨性中颅窝的前外侧缘(眼神经进入眶上裂处与上颌神经经圆孔出颅点之间的连线)。切除眼神经和上颌神经之间的骨质可以进入蝶窦。

(6) 外侧三角：外侧三角有上颌神经的下缘、下颌神经上缘以及圆孔 - 卵圆孔之间的连线构成，去除此三角内侧壁骨质可暴露蝶窦的外侧壁。另外磨除中颅底侧方的骨质后，可得到额外的空间，从而更好地显露颈内动脉的外侧襻。

(7) 后外侧三角(Glasscock 三角，Paullus 三角)：后外侧三角的后内侧边由从弓状隆起到三叉神经半月节的后内侧角构成，前边为三叉神经半月节和下颌神经的后缘，后外侧边为棘孔和岩骨弓状隆起的连线。脑膜中动脉在此三角内穿过棘孔，在此三角打开中颅窝底，可以暴露颞下窝。

(8) 后内侧三角(Kawase-shiobara 三角)：后内侧三角由岩大神经、三叉神经外侧缘、面神经管裂孔至 Meckel's 腔硬膜开口的连线构成。颈内动脉岩骨段位于该三角的前缘，耳蜗位于该三角的外侧角、中颅底的下方。切除该三角的外侧部骨质可以暴露耳蜗和内听道前壁，切除内侧部骨质(半月节和三叉神经后内方的骨质)可以暴露斜坡侧壁及岩下窦。

(9) 下内侧三角：下内侧三角由后床突至滑车神经入硬膜处的连线(上缘)、滑车神经和展神经入硬膜处的连线(外侧缘)、展神经和后床突的连线(内侧缘)等构成。展神经在此三角的下缘进入海绵窦。切除颈内动脉后方的下内侧三角部分可以暴露鞍背的外侧缘、岩斜裂的上缘以及 Gruber 韧带下方的展神经。

(10) 下外侧三角(三叉神经三角)：下外侧三角位于斜坡和颞骨的背侧面，由滑车神经和展神经进入硬脑膜的位置连线(内侧缘)、滑车神经进入硬膜处至 Meckel's 腔外侧注入岩上窦的第一支岩静脉的连线(上缘)、展神经进入硬膜处与三叉神经外侧注入岩上窦的第一支岩静脉之间的连线(下缘)等构成。

二、中央颅底肿瘤诊断与鉴别诊断

1. 脑膜瘤　脑膜瘤的发病率约占中央颅底肿瘤的 50%，居中央颅底肿瘤的首位。首发症状多为头痛，颅内压增高多不明显，一般到晚期才出现轻度或中度的颅内压增高。可出现脑神经受压表现，如视神经受压(视力下降，甚至失明)，眼球突出(由于肿瘤向眼眶内或眶上裂侵犯，眼静脉回流受阻)，第 II、IV、VI、及第 V 第一支的脑神经损害，表现类似海绵窦综合征，如瞳孔散大，对光反射消失，角膜反射差和眼球活动障碍等，少数出现精神症状和嗅觉障碍，多见于肿瘤向前颅底生长的病人。头颅 CT 上病变通常表现为等密度，偶尔可为高密度或者稍低密度。MRI 扫描为 T_1/T_2 序列上等信号的肿物。因瘤内可存在钙化、出血坏死等，在 CT/MRI 上也可表现为不均一性。85%~90% 的脑膜瘤可有典型的影像学特征，表现为轴外圆形或扁平型的肿物，且在硬膜附着处基底增宽，另外 CSB 区域的脑膜瘤常出现血管包绕现象。

2. 垂体腺瘤　第二位的 CSB 区域良性肿瘤是垂体腺瘤，当肿瘤突破包膜生长并侵犯邻近硬膜、颅骨、海绵窦和包绕双侧或单侧颈内动脉等周围结构时称之为侵袭性垂体腺瘤。垂体腺瘤的一般表现包括：①肿瘤占位导致的症状：如视力下降、视野偏盲、头痛、内分泌功能障碍及颅内高压症状等；②垂体分泌功能异常引起的临床表现：如闭经溢乳综合征、肢端肥大症、向心性肥胖、甲状腺功能亢进症状且有弥漫性甲状腺肿；③无分泌功能垂体腺瘤的临床表现：生长缓慢，常当瘤体较大时才就诊，瘤体压迫垂体产生垂体功能减退的症状，部分病人可出现轻或中度的泌乳素血症。鞍区 CT 平扫提示鞍区等密度或略高密度肿块，中心可有坏死或囊性低密度区。肿瘤类圆形，边界清楚、光滑。蝶鞍扩大，鞍背变薄、倾斜，甚至鞍底塌陷，肿瘤突入蝶窦内。增强后肿瘤呈均一或周边强化，边界更清。MRI 扫描表现：T_1 像多呈低 / 稍低 / 等信号，T_2 像呈稍高 / 高信号。微腺瘤多位于垂体一侧，而大腺瘤肿瘤呈圆形，也可呈分叶或不规则形，腺瘤实质部分呈等信号，当合并囊变坏死、出血或钙化时呈混杂信号，增强扫描实质部分强化明显,囊变坏死、出血或钙化不强化。

3. 颅咽管瘤　约占颅内肿瘤的 1%~5%,是第三位多发的 CSB 区域良性肿瘤。颅咽管瘤的发病率呈现出一个双峰趋势,其在 6~16 岁和 50~70 岁时达到最高峰。临床表现主要包括以下三个方面:①颅内压增高:可表现为头痛、呕吐、视盘水肿或继发性视神经萎缩。②视力、视野障碍:可有原发性的视神经萎缩、双颞侧偏盲、视野向心性缩小。少数患者可出现 Foster-Kennedy 综合征。③内分泌功能紊乱:表现为生长发育迟缓、皮肤干燥、第二性征不发育、嗜睡、尿崩症、脂肪代谢障碍(多为向心性肥胖,少数可高度营养不良而呈恶病质)、体温调节障碍(体温低于正常者多)等。④其他症状:可引起颞叶癫痫、痉挛性偏瘫,甚至出现去大脑强直状态。部分患者可出现精神失常,表现为记忆力减退甚至丧失、情感淡漠,严重者神志模糊或痴呆。CT 平扫多提示鞍上池的卵圆形、分叶状肿块影,边缘清楚;囊性部分以低密度多见,少数为等密度,实性部分多呈等密度。增强扫描后囊变部分囊壁呈环状强化,而实性部分可均匀或不均匀强化。钙化是 CT 上颅咽管瘤的特征,以蛋壳样弧形周边钙化为主要表现,实质内钙化多呈小片状或小点状。MRI 表现:颅咽管瘤分囊性、囊实性及实性三种,以囊性居多,根据囊内蛋白含量不同,颅咽管瘤的 MRI 扫描在 T1 像上表现的信号亦各不相同,可表现为低、等或高信号,T2 像上表现为高信号。MRI 轴位 / 冠状位 / 矢状位三维成像可直接显示肿瘤与周围组织结构的解剖关系,肿瘤常表现为鞍上池的囊性肿物,边界清楚,呈类圆形或浅分叶状,常合并有不同程度脑积水。增强扫描囊壁呈环形不均匀强化,实性大部分呈均匀明显强化。

4. 三叉神经鞘瘤　第四位的 CSB 区域良性肿瘤是三叉神经鞘瘤,神经鞘瘤约占颅内肿瘤的 2%~3%,只有 0.2% 来源于三叉神经。多数病变是良性的,但少数恶性三叉神经鞘瘤可见于成人和青少年。最常见的症状为同侧面部感觉障碍,通常为麻木,也可有疼痛(累及三叉神经节者较累及三叉神经根者更常见)或感觉异常。其他症状包括头痛、单侧面肌痉挛、听觉障碍、局灶性癫痫、偏瘫、步态异常、颅内压增高、咽鼓管阻塞、耳痛、突眼、第Ⅲ/Ⅳ/Ⅵ脑神经麻痹及小脑症状。累及海绵窦者有复视,累及眶尖者有突眼和视野缺损,Meckel's 腔的三叉神经鞘瘤可有鞍旁或三叉神经旁综合征。主要位于后颅窝者常有桥小脑角综合征,包括听力丧失、头晕和步态异常等。CT 平扫为颅中窝和(或)颅后窝的圆形、卵圆形、哑铃形包块,密度可高、低、等或混杂或为囊性,骨窗像可见岩骨尖骨质破坏,可经卵圆孔、圆孔或眶上裂向颅外或眶内生长,造成相应孔、裂的扩大破坏;增强扫描呈均一或环状强化,边缘清楚锐利。在 MRI 扫描上,肿物可表现为 T1 像低或等信号,T2 像高信号,可有囊变,增强为均质、环状或不规则强化,跨中、后颅窝生长者同侧岩尖脂肪信号消失为其特征,或同侧 Meckel's 腔扩大、变形,小的三叉神经鞘瘤可见局部脑池增宽并与脑池内见肿瘤影。

5. 脊索瘤　颅底脊索瘤约占脊索瘤总数的 35%,占颅内肿瘤的 0.1%,发病年龄高峰为 30~40 岁,男女比例约为 2：1。头痛常为最早症状,位于颅底部的肿瘤可引起持续的钝性头痛,这与肿瘤长时间浸润破坏颅底骨质有关。随着脊索瘤的原发部位、肿瘤大小不同,几乎可累及所有的Ⅰ~Ⅻ对脑神经而导致相应的症状:前颅底者可出现嗅觉障碍;中颅底者可出现视野缺损和视力减退、眼睑下垂、眼球运动受限、复视、面部麻木,部分病人有垂体功能低下,个别患者可有丘脑下部受累症状;后颅底可出现面瘫、耳聋、吞咽困难、饮水呛咳、构音不良、言语不清、耸肩无力,后期可引起颅内高压、偏瘫、步态不稳。脊索瘤的 CT 扫描表现为位于颅底或骶尾部溶骨性或膨胀性骨质破坏,少数可见反应性骨硬化,骨破坏区被软组织肿块代替,肿块与正常骨界限不清,病灶内可见破坏残存的骨碎片及斑片状钙化灶。MRI 上多表现为不均匀信号,在 T1 像主要表现为等或略低信号,其内可见斑点状高信号,在 T2 像上脊索瘤多呈显著高信号,内部有时可见散在的低信号,提示为死骨、钙化或纤维间隔。增强扫描肿瘤常呈中等程度异常对比增强,增强较均匀,但形态不规则。

6. 海绵状血管瘤　脑外海绵状血管瘤是海绵状血管瘤的一种特殊类型,其发生率很低,约占颅内海绵状血管瘤的 0.4%~2%,多数见于 40~50 岁女性,起病隐袭,几乎都发生在海绵窦区,大型者可占据整个中颅窝底。海绵窦海绵状血管瘤临床表现缺少特征性,临床主要表现为头痛和相应脑神经功能障碍,最常见为视力损害、视野缺损、复视、眼球突出等,上述症状可因妊娠而加重,终止妊娠而缓解。CT 表现为边界清楚等或略高密度肿块,瘤内无钙化,均匀增强或不增,周边骨质正常或有吸收现象,但无增生,缺少脑膜尾征。MRI 表现为 T1WI 为均匀低信号或稍不均匀高信号表现,T2WI 为较高信号肿物,注射对比剂后呈逐渐充填状强化,可提示诊断,但有时也呈均匀或不均匀的明显强化,病灶形态常呈"倒葫芦状"。DSA 可显示颈内动脉虹吸部张大,C3/C4 段向前内侧移位,半数病例静脉期可见肿瘤染色。

7. 颅底恶性肿瘤　颅底恶性肿瘤发病率低,约占颅底肿瘤的 10%,其中鼻腔鼻窦恶性肿瘤约为头颈部恶性肿瘤的 3%,颞骨恶性肿瘤约占头颈部恶性肿瘤的 0.7%~1.6%。肿瘤累及颅底不同部位,引起不同的临床表现。如肿瘤累及鞍旁海绵窦:症状发展较快,可出现同侧头痛、球结膜水肿、眼肌麻痹、视盘水肿等;而中颅窝肿瘤则症状发展缓慢,常为三叉神经功能障碍,包括面部感觉异常、麻木及疼痛,偶有电刺样疼痛;肿瘤位于斜坡时:常在疾病的晚期才有明显的症状,包括头痛、眼球活动障碍、视野缺损、复视等;一般而言,CT 扫描时,非颅底骨质来源的恶性肿瘤为形态不规则的软组织肿块,边界不清楚,少数可伴有出血、囊变、钙化、邻近骨质侵蚀、破坏、骨质增生;颅底骨质来源恶性肿瘤常为局部骨质破坏,钙化明显,呈散在的或密集的钙化,病变常侵犯邻近结构。MRI 扫描常因肿瘤性质、囊变、出血、坏死、钙化等表现不同的信号,病变常有中等或明显强化。

三、中央颅底肿瘤的外科治疗

1. 术前评估与手术准备

(1) 医患沟通:入院后及时与患者及家属沟通病情,使其对所患肿瘤有所认识,特别是对急症病人和病情严重者更应仔细交代,对可能发生的病情突变充分理解。手术前应向患者及家属如实交代目前该种疾病的治疗方法和适合该病人的治疗方法,尤其是手术危险性以及术后可能出现的并发症。

(2) 术前检查与评估:中央颅底肿瘤手术往往时间较长,手术创伤和麻醉对患者全身脏器功能有着较大的影响。因此对患者进行全面检查的基础上,对其手术风险因素应有正确的估计。当患者患有并发症时(如营养不良、心血管疾病、肺部疾病、糖尿病、肝肾功能不全等),应及时安排相关科室会诊,使患者全身情况允许手术。对血供丰富的中央颅底肿瘤还可行术前辅助性血管栓塞,常可明显减少出血,便于肿瘤的显露,缩短手术时间,增加全切可能性。另外,在某些特定的患者(如肿瘤与颈内动脉和基底动脉关系密切),脑血管造影下行球囊闭塞试验有助于评估侧支循环情况,如球囊闭塞试验中有症状出现说明后循环及对侧颈内动脉代偿不足,手术时需谨慎控制切除范围,必要时需行颈内动脉搭桥术。

(3) 手术方案的制定:中央颅底解剖结构复杂,肿瘤起源多样,能否成功实施手术治疗,完全切除肿瘤并有效保护周边组织,在很大程度上取决于术前对病变大小、形状及其与周边结构的关系。因此要求术者仔细研究术前的 MRI/CT/DSA 等资料,了解肿瘤的确切位置、附着部位、精确的范围、与周边重要神经血管的关系等。熟悉每一种入路的优缺点,尤其是显露范围和限制,灵活采用多种颅底手术入路的联合,从而制定个体化的手术方案。另外,根据病变的范围和所选择的颅底入路,需要估计术毕颅底缺损的范围,周密地考虑颅底修补的方法和步骤。

(4) 术前特殊处理:特殊患者处理,如入院时合并脑积水、颅压高者应剃头,随时作脑室穿刺的准备;有吞咽进食困难者必要时置胃管鼻饲以改善营养、纠正电解质紊乱;呼吸困难者应准备好急救和气切设备;生活不能自理者应作好护理工作。垂体腺瘤或者垂体功能低下者行激素替代治疗。

2. 手术原则　中央颅底肿瘤的治疗依赖于肿瘤的全切率,而手术入路的选择则对提高肿瘤全切率起到至关重要的作用。随着显微神经外科技术和颅底外科技术的成熟以及颅底多学科的合作,中央颅底肿瘤的手术入路逐渐向简单化、微创化等方向发展。临床上主要根据肿瘤的部位、大小和生长方式及侵犯范围,进行个体化的选择手术入路。合适的手术入路,可以达到既能简化手术操作,合理控制骨窗范围,又能最大限度地暴露肿瘤而又不增加对周边脑组织的干扰,同时更重要的是术中易于保留正常的神经血管组织,有利于降低术后的并发症和致死致残率,从而在延长患者生命的同时提高术后生活质量。中央颅底肿瘤手术的基本原则如下:

(1) 良好地显露:首先要选择良好的手术入路,充分暴露肿瘤。

(2) 保护颅内重要结构:充分应用显微手术技术,最大限度地减少对肿瘤周围重要结构,如脑组织、血管和脑神经的牵拉和损伤。

(3) 有效地控制和减少出血:这是中央颅底肿瘤手术成败的关键。对复杂的中央颅底肿瘤术前应进行血管造影检查,了解肿瘤的血供情况和供血动脉的位置,有利于术中止血。

(4) 力争全切肿瘤:肿瘤性质无论良、恶性,全切效果最佳,如不能全切,应行放疗。

(5) 重建屏障:对肿瘤侵犯的硬膜与颅骨应予以切除,以减少肿瘤的复发,切除的硬膜可用筋膜、生物膜一期手术修补。切除的颅底骨质可用邻近肌肉瓣、骨膜、帽状腱膜填塞或用医用胶粘合重建颅底,尽可能恢复生理解剖,防止并发症。

（6）美观和功能兼顾。

3. 中央颅底肿瘤的手术入路与切除方法

（1）经额入路：此入路可以显露前颅底、蝶窦和斜坡的病变。传统的经额入路的缺点是术野角度过于倾斜、需牵拉额叶且显露有限。因此在经额入路基础上切除眶上缘、眶顶及部分筛窦，即扩大经额入路，使得术野暴露更接近颅底，对额叶牵拉减少，同时缩短了手术操作距离。另外，改良的 Derome 入路采用基于眉间的菱形小骨瓣，经硬膜外和硬膜下联合入路，亦能有效暴露病变。经额入路适用于切除累及前颅底、中颅底及后颅底的中央颅底的病变。手术步骤：行双额冠状切口，从一侧颧弓直到另一侧颧弓，向上过中线时约距鼻根 15cm，以保证有足够长的骨膜瓣供颅底修复重建。依次切开头皮各层，帽状腱膜下分开至眉弓，沿头皮切口切开骨膜整块翻起至鼻根及眶内顶部，其间在额骨骨膜翻至眶缘时，需磨开眶上神经孔，分离眶上血管及神经束，该血管神经束是皮瓣的主要供血来源，宜与骨膜一起游离至眶顶内侧。传统扩大经额入路骨瓣由双额骨瓣及双额眉弓连眶顶骨瓣两部分组成，先行双额单骨瓣或双骨瓣开颅，骨瓣游离，然后将骨膜推到鼻根部，双侧眶骨膜与眶分开，分离前颅窝底硬膜，咬除鸡冠，切断双侧嗅丝，使硬膜分离至前床突，显露双侧眶顶骨板，将双侧眉弓及部分眶顶整块取下。而改良的 Derome 入路则在眉间及其上方约 6cm 矢状窦旁颅骨钻孔，用铣刀形成双额近似菱形游离骨瓣，大小约 6cm×8cm，前方两边紧贴眶顶，切除额窦黏膜并磨除其后壁，自硬膜外及硬膜下显露病变（图27-1）。此后的手术操作视不同病变而定。

（2）眶上锁孔入路：该入路将锁孔技术和颅底外科技术相结合，利用眉毛来掩饰手术切口，相对于传统的经额下入路，开颅时间短、手术创伤微小、暴露好、切口美观。主要适用于鞍区及同侧鞍旁区域的手术操作，但该入路对于长向下视丘和三脑室底部的病变暴露不甚满意，因此如果病变同时累及蝶窦、筛窦、三脑室及侧脑室等其他解剖腔隙，应考虑选取其他相应的手术入路或联合手术入路（图27-2）。手术步骤：仰卧位头部向对侧旋转约 30°，以额骨颧突

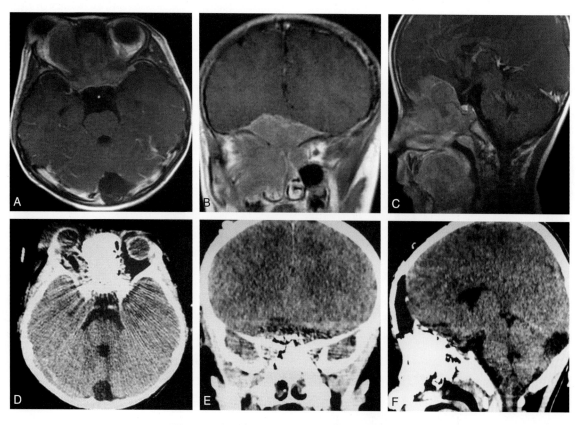

图 27-1　颅 - 鼻 - 眶沟通性肿瘤（横纹肌样肉瘤）

轴位（A）、冠状位（B）及矢状位（C）MRI 增强扫描可见前颅底内外沟通性占位，肿瘤向下累及筛窦、蝶窦及上颌窦，向下外侧侵犯双侧眼眶，右侧眶内组织明显受压，右侧眼球突出，向后累及蝶骨平台和鞍结节，向后外侧侵犯双侧海绵窦。采用改良的 Derome 入路，术后复查头颅 CT（图 D~F）提示肿瘤全切，鼻腔高密度影为填塞的碘仿纱条

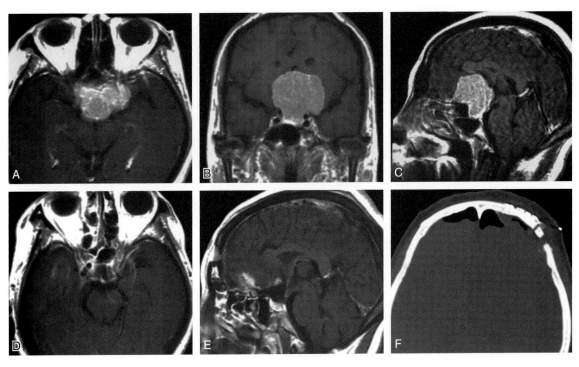

图 27-2　左侧前床突脑膜瘤

轴位(A)、冠状位(B)及矢状位(C)MRI 增强扫描可见左侧蝶骨嵴内侧脑膜瘤,肿瘤向后下累及垂体窝,向上压迫三脑室,呈球形生长,明显强化,可见脑膜尾征。采用眶上锁孔入路,术后复查 MRI(D 和 E)提示肿瘤全切,CT 骨窗像(图 F)可见左侧眶上大小约 2.5cm 的骨窗

为最高点。眶上锁孔入路的眉弓切口位于眉毛的上三分之一处,内缘以眶上孔为界,注意保护眶上神经及其伴行动脉不受损伤,切口外缘沿眉毛走向弧形向下,切口共长约 5cm。皮肤与额肌层一同切开,为保护额肌深面的眼轮匝肌,应在高于眉弓水平向深部切开腱膜下组织。沿预设的骨窗上缘切开骨膜,并作骨膜下剥离,暴露额骨。自颞上线剥离部分颞肌以显露额颞缝处的 McCarty 关键孔,在该位置作一骨孔,然后将其作为起始点,铣刀成形长 2.5cm 高 2.0cm 的眉弓上额骨骨瓣,骨窗下缘应与前颅底平齐。手术中为增加暴露必要时可游离眉弓和磨除手术径路上眶顶骨嵴。此后的手术操作视不同病变而定。

(3) 经翼点入路(或眶颧额颞入路):该主要适用于鞍区及上斜坡肿瘤向鞍上、中颅底、海绵窦区和幕上发展者,术中通过分离侧裂池,牵拉额外侧,可对上述颅底部位进行广泛探查(图 27-3)。翼点入路具有开颅简单、神经解剖结构清晰、术后并发症少等优点,同时也几乎为所有的神经外科医师所熟悉,逐渐发展成为最常用、最有效的颅底手术入路之一。但由于岩骨的阻挡,岩尖后部、CPA 区、下斜坡区显露欠佳,因此很难应用于主体位于后颅窝的肿瘤。在

翼点入路的基础上,取下眶上外侧缘及颧弓,磨除蝶骨大翼及蝶骨嵴,同时硬膜外磨除前床突,即眶颧额颞入路,可明显增加翼点入路的显露范围。手术步骤:行额颞部弧形切口,额部常需过中线,耳前切口需要到颧弓下。筋膜间入路分开皮下至颞肌深筋膜,将骨膜及颞肌筋膜一并推至骨性眶缘及颧弓以下。常规翼点入路开颅,铣刀成形骨瓣。分离眶上外侧壁的眶骨膜,尽量不要损伤其完整性,防止眶内脂肪外溢而阻挡视线;如存在眶内脂肪外溢,可于骨瓣取下后,"荷包缝合"眶骨膜破口,减少脂肪膨出。如拟去掉眶外侧缘:可在眶外侧壁蝶骨大翼近眶下裂处钻孔,分离眶周筋膜,内侧至眶上孔附近,下方至眶下裂。由眶外侧壁骨孔,用铣刀或线锯将眶顶骨质磨开,下方将颧骨及蝶骨大翼磨开,尽量靠近眶下裂,将眶上外侧缘取下。如去掉颧弓:用铣刀或线锯将颧弓由颞颌关节前方离断,另一端尽量靠近眶缘断开,将颞肌推向下方。磨除蝶骨大翼及蝶骨嵴,至眶上裂硬膜皱褶外侧。蝶骨小翼磨除后向内继续磨前床突,完整磨除前床突并去除部分视神经孔上面骨质,游离视神经,部分磨除视柱,视神经孔减压。此后的手术操作视不同病变而定。

(4) 中颅底经岩前硬膜外入路:该入路(图 27-4)

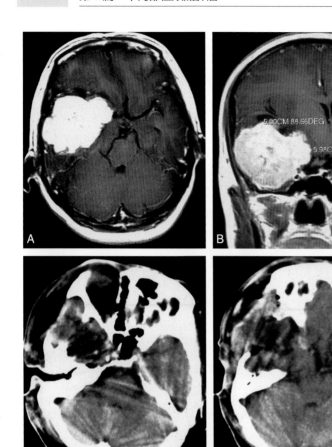

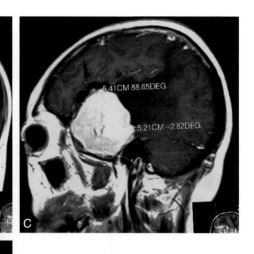

图 27-3　右侧蝶骨嵴脑膜瘤

轴位(A)、冠状位(B)及矢状位(C)MRI 增强扫描可见右侧蝶骨嵴脑膜瘤，大小约 5cm×5cm×6cm，累及大部分中颅底，周边脑组织明显受压，肿瘤呈球形生长，内侧达海绵窦外侧壁，增强后明显强化。采用经翼点入路切除肿瘤，术中颞部骨质咬平至中颅底以利于显露肿瘤，术后复查 CT(D和 E)提示肿瘤已切除

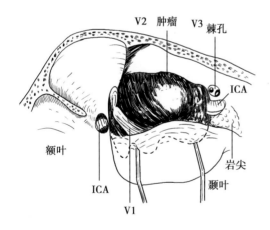

图 27-4　中颅底硬膜外入路示意图

主要适用于①中颅底硬膜外肿瘤如胆脂瘤(图 27-5)、软骨肉瘤(图 27-6)、三叉神经鞘瘤(图 27-7)等；②海绵窦内肿瘤如海绵窦内海绵状血管瘤(图 27-8)；③鞍旁海绵窦脑膜瘤(图 27-9)。三叉神经鞘瘤在中颅底位于硬膜外、后颅窝位于硬膜下，因此中颅底三叉神经鞘瘤可以经硬膜外入路切除，可以借助硬膜屏障减轻对颞叶的挫伤和损伤 Labe 静脉。海

绵窦内海绵状血管瘤是真正的海绵窦内肿瘤，新近研究表明，放疗、射波刀或伽马刀有较好疗效，大多数海绵窦海绵状血管瘤不需要手术切除，但对少数瘤体巨大、有明显颅内压增高者仍可考虑手术切除。经中颅底硬膜外入路边剥离、边电凝皱缩肿瘤包膜切除肿瘤能明显减少出血、保护神经血管结构。鞍旁中颅底脑膜瘤一般经硬膜下入路切除，但 Dolenc 提倡经硬膜外切除，认为经硬膜外分离时能够阻断肿瘤血供，减少出血；同时，能够减少对脑组织的牵拉损伤(图 27-9)。

手术步骤：常规翼点入路开颅。咬除颞骨鳞部垂直部分、蝶骨嵴、眶上裂外侧骨质，必要时咬除中颅窝底水平部外侧骨质达棘孔、圆孔的外缘，电灼并切断脑膜中动脉。沿眶上裂纵轴方向，剪开颞极硬脑膜与眶骨膜相连的纤维系带至前床突，向内后牵开海绵窦外侧壁浅层，在圆孔、卵圆孔处分离并抬起 V2、V3 及三叉神经节表面的硬脑膜至小脑幕游离缘及岩上窦，此时可充分显露海绵窦外侧壁的脑神经及鞍旁肿瘤。若肿瘤同时侵犯岩斜区，可磨除 Kawase 三角内部分岩尖骨质(以耳蜗和弓状隆起为

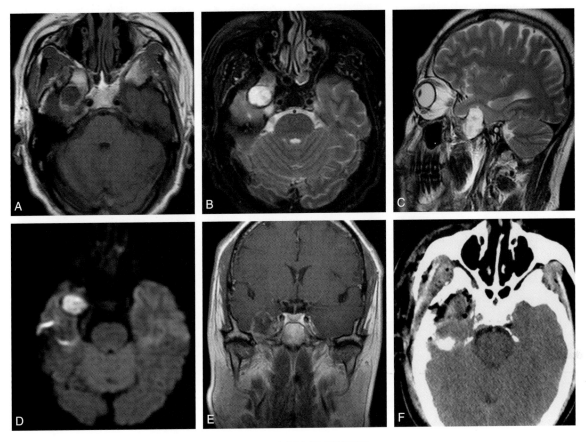

图 27-5　右侧中颅底胆脂瘤

MRI 扫描可见右侧中颅底卵圆孔区域病变,T_1 像等信号(图 A),T_2 像高信号(图 B 和 C),DWI 像高信号(图 D),增强后未见明显强化(图 E)。采用中颅底硬膜外入路手术切除肿瘤,术后头颅 CT(图 F)提示肿瘤全切除

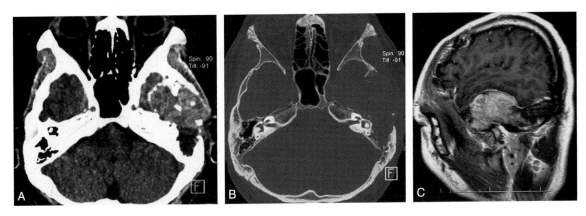

图 27-6　左侧中颅底软骨肉瘤

头颅 CT 可见左侧中颅底占位性病变,局部骨质破坏(图 A 和图 B),头颅 MRI 提示肿瘤几乎累及整个中颅底,并向下侵犯颞下窝,增强后明显强化(图 C)

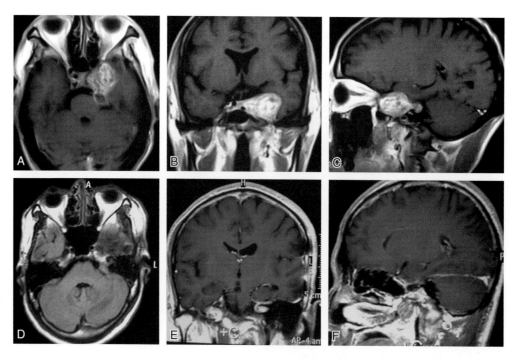

图 27-7　左侧中颅底三叉神经鞘瘤

轴位(A)、冠状位(B)及矢状位(C)MRI 增强扫描可见左侧鞍旁中颅底区域占位,肿瘤向后方扩展累及后颅窝,向内侵犯海绵窦侧壁,向下经卵圆孔向颅外扩展。经中颅底经岩前硬膜外入路切除肿瘤,术后复查 MRI(D、E 和 F)提示肿瘤全切除

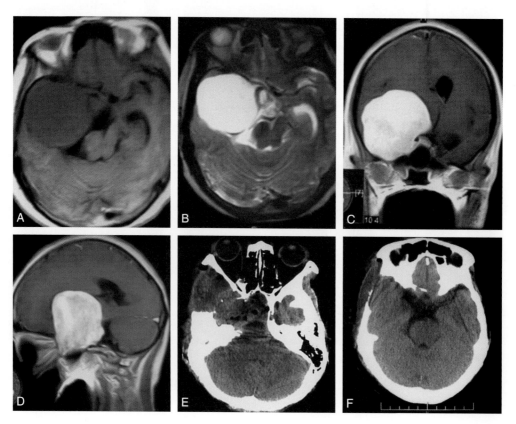

图 27-8　右侧海绵窦内海绵状血管瘤

MRI 表现为右侧中颅底鞍旁 T_1 像为均匀一致等信号(A),T_2 像为均匀高信号肿物(B),肿瘤推挤同侧颈内动脉及其分支,增强后明显强化,没有脑膜尾征(C 和 D)。采用中颅底经岩前硬膜外入路切除肿瘤,术后复查 CT(E 和 F)示肿瘤全切除

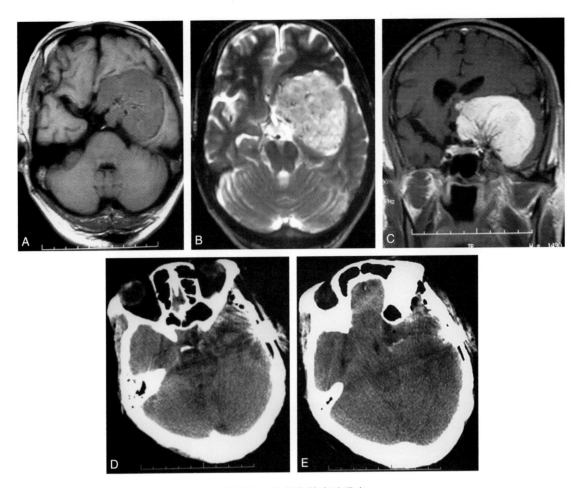

图 27-9　左侧海绵窦脑膜瘤

MRI 扫描可见左侧鞍旁病变,T_1 像呈等低信号(图 A),T_2 像呈等高信号(图 B),增强后可见明显强化(图 C),肿瘤内部可见明显血管流空信号,提示肿瘤血供丰富。采用中颅底硬膜外入路手术切除肿瘤,从硬膜外有利于阻断肿瘤血供,减少术中出血,术后头颅 CT(图 D 和 E)提示肿瘤全切

后界,颈内动脉岩骨段为外侧界),从而显露后颅窝硬脑膜。此后的手术操作视不同病变而定。

(5) Kawase 入路及改良 Kawase 入路:Kawase 入路又称前方经岩骨入路(anterior trans-petrosal approach),最初由日本学者 Kawase 报道,近年来广泛用于处理上斜坡区病变,尤其适合切除岩斜、蝶岩斜脑膜瘤(图 27-10、图 27-11,图 27-12)。Kawase 入路具有如下优点:①可直接进入桥前池,直视桥脑穿动脉,无需牵拉小脑、脑干和脑神经;②操作空间较大,调整手术显微镜的下视角度,视野下界可较内听道顶略低,尤其是视轴针对中线方向时,少可观察到内听道下壁的水平;③硬膜外操作有利于保护神经组织,颞叶牵拉较轻,Labbé 静脉并发症降低。

标准 Kawase 入路通过额颞开颅,从硬膜外显露岩骨前表面的岩浅大神经、弓状隆起、三叉神经,磨除 Kawase 三角骨质,在颞叶底面前后方向切开硬脑膜,垂直该切口作"T"字切开(图 27-10),沿中颅窝

底向后颅窝硬膜延长,电凝、切断岩上窦,切开小脑幕至切迹缘,并将后颅窝硬膜切开至岩骨后面与斜坡交界处。此后的手术操作视不同病变而定。

标准的 Kawase 入路也存在一定的缺点如用时长、磨除范围及组织损伤大,近年张俊廷等人根据具体病例而行改良的 Kawase 入路(改良颞顶部直切口颞下中颅底入路),从硬膜下显露病变,具有一定优势。手术步骤:行颞顶部直切口,采取侧卧或者仰卧头侧位,以颧弓为高点从而补偿中颅底向上的倾斜角度。切口起自耳前发际内颧弓位置,后上方达顶结节附近,避开颞浅动脉,直切口切开头皮至肌肉肌膜,钝性分离皮下,避免损伤面神经额颞支,纵行或者向前部弧形切开颞肌,剥离骨膜,显露颧弓根部,于颧弓根部上方钻一孔,成形颞骨鳞部骨瓣,骨窗中心与外耳道中心在同一垂直线上,骨窗下缘达中颅窝底水平,悬吊硬膜,剪开硬膜,显微镜下轻抬颞叶,缓慢释放环池脑脊液,脑压下降后适度牵开颞叶,首

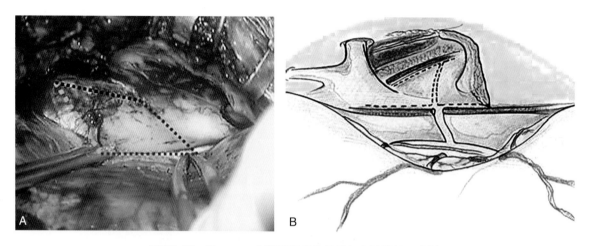

图 27-10 Kawase 入路骨窗磨除范围与硬脑膜切开方法

A. 示需要磨除的 Kawase 三角,黑虚线为岩浅大神经,红虚线为弓状隆起,绿虚线为三叉神经后缘,蓝虚线为岩骨嵴;B. 示小脑幕和后颅窝硬膜切开方式,红色为颈内动脉,蓝色分别为岩上窦和岩下窦

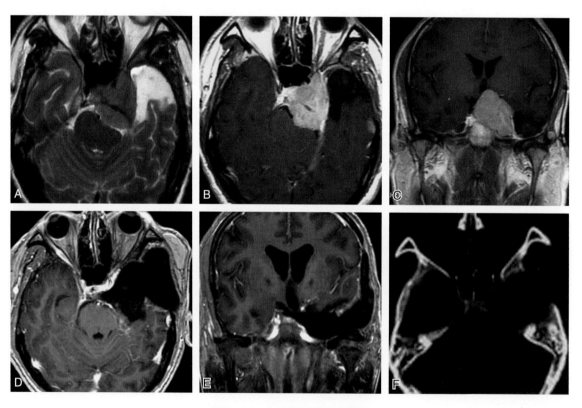

图 27-11 左侧复发岩斜脑膜瘤

MRI 扫描可见左侧蝶岩斜病变,T_2 像呈等信号(图 A),增强后可见明显强化(图 B 和 C),肿瘤侵犯同侧的海绵窦,向后累及后颅窝,压迫脑干;采取标准 Kawase 入路切除,术后增强 MRI(图 D 和 E)提示肿瘤切除完全,术后 CT 骨窗像(图 F)可见被磨除的岩尖部骨质

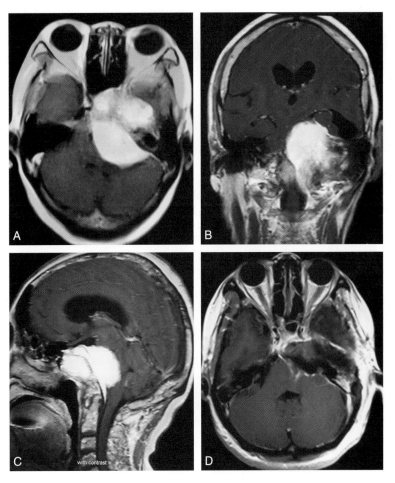

图 27-12 左侧蝶岩斜脑膜瘤
轴位（A）、冠状位（B）和矢状位（C）增强磁共振显示左侧蝶岩斜区均匀强化肿瘤，有宽基底附着于岩骨尖、斜坡和中颅底硬膜，有明显的脑膜尾征，肿瘤占据左侧脑桥小脑角、中颅窝和蝶窦；采取标准 Kawase 入路切除，术后增强MRI（D）显示肿瘤切除后改变

先辨认弓状隆起，根据需要于弓状隆起内侧、滑车神经入幕缘的后方剪开小脑幕，根据需要于三叉神经外侧磨除岩骨前部，暴露肿瘤。此后的手术操作视不同病变而定。

（6）乙状窦前入路：该入路适用于中、后颅窝，特别是中上斜坡以及岩骨区的肿瘤。其优点是：能够减少颞叶牵拉和 Labbé 静脉的损伤，术野显露充分，可以有效缩短到斜坡和脑干腹侧面的距离，同时兼顾中后颅窝，能够早期控制肿瘤的血供。缺点在于暴露范围较大，需最大限度磨除岩骨后外部和岩骨嵴，轮廓化乙状窦、内耳、面神经等重要结构，手术操作困难、耗时，对颅底骨质破坏较大，术后并发症多等，现已少用。

（7）颅底内镜手术：近年来，颅底内镜技术发展迅速，为中央颅底肿瘤的外科治疗提供新的选择。

对选择性病例能够获得与开颅手术相似甚至更好的效果。其适应证如下：①向鞍上和（或）前颅底扩展垂体瘤（图 27-13，图 27-14）；②中小型鞍结节或斜坡脑膜瘤；③鞍内、鞍上颅咽管瘤（图 27-15，图 27-16）；④中颅底、周围型三叉神经鞘瘤（图 27-17）；⑤斜坡肿瘤（图 27-18，图 27-19）。颅底内镜技术详见相关章节。

4. 中央颅底肿瘤的术后管理 中央颅底肿瘤患者（尤其涉及后颅窝时）在手术完成后应等患者完全清醒后，有咳嗽反射时再拔除气管插管。若后组脑神经功能障碍明显，应积极行气管切开术。如出现呼吸节律不规则、潮气量不足则应用呼吸机辅助呼吸。

密切注意可能出现的并发症，如累及前颅底的肿瘤可能出现嗅觉丧失、脑脊液鼻漏；累及海绵窦的

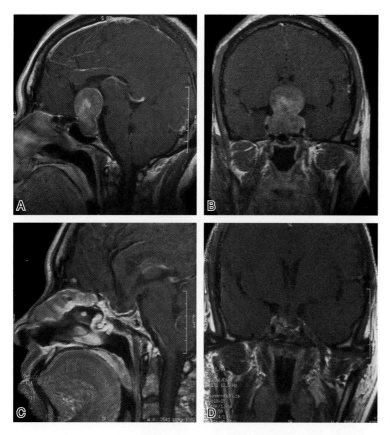

图 27-13　垂体瘤

术前矢状位(A)和冠状位(B)增强 MRI 提示鞍区占位,明显强化,突破鞍膈向鞍上扩张,三脑室底受压移位,呈"雪人征",经蝶窦经鞍结节入路切除束腰型垂体腺瘤,术后复查 MRI(C 和 D)提示肿瘤完全切除

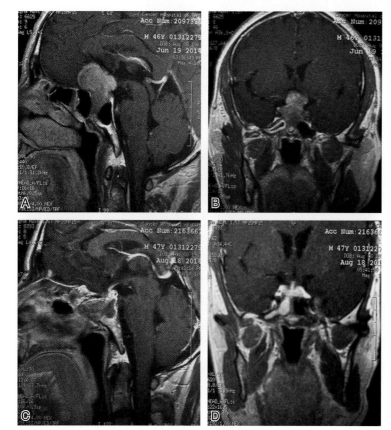

图 27-14　垂体瘤

术前矢状位(A)和冠状位(B)增强 MRI 提示鞍区占位,明显强化,突破鞍膈向鞍上及前颅底扩张,向下侵犯蝶窦,经蝶窦经鞍结节入路切除向前颅底扩展的垂体腺瘤,术后复查 MRI(C 和 D)提示肿瘤切除完全

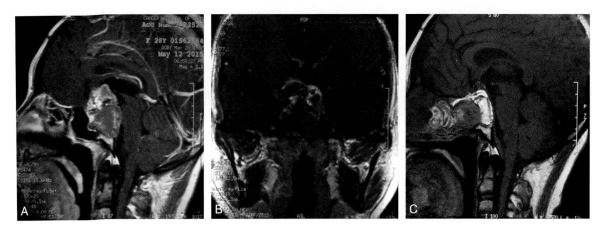

图 27-15　复发颅咽管瘤

术前矢状位(A)和冠状位(B)增强 MRI 提示鞍区占位,不均匀强化,肿瘤向两侧侵犯海绵窦,部分包绕颈内动脉,向上压迫三脑室底,向后生长侵犯斜坡,采用经鼻内镜切除肿瘤,术后复查 MRI(C)提示肿瘤已切除,蝶窦内高信号为颅底修补填塞的脂肪组织

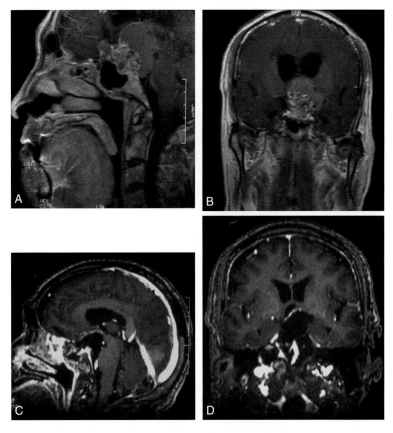

图 27-16　鞍上三脑室内颅咽管瘤

术前矢状位(A)和冠状位(B)增强 MRI 提示鞍区混杂信号占位,向上明显压迫三脑室并充填整个三脑室,向后生长压迫中脑,采用经鼻内镜切除肿瘤,术后复查 MRI(C 和 D)提示肿瘤切除完全

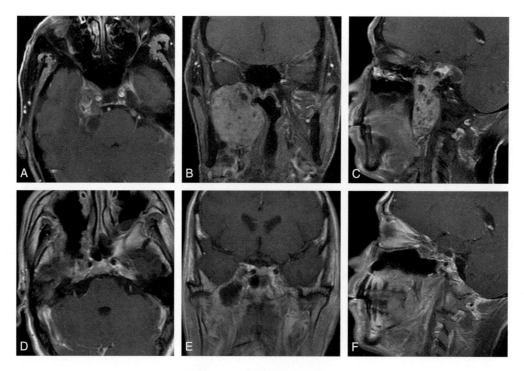

图 27-17　右侧三叉神经鞘瘤

术前轴位(A)、冠状位(B)和矢状位(C)增强 MRI 提示右侧颅底内外沟通性占位,呈混杂信号,增强后不均一强化,颅内病变骑跨岩尖同时累及中后颅窝,经卵圆孔向颅外扩展,经右侧上颌窦内镜手术切除,术后复查 MRI(D、E、F)提示肿瘤切除完全

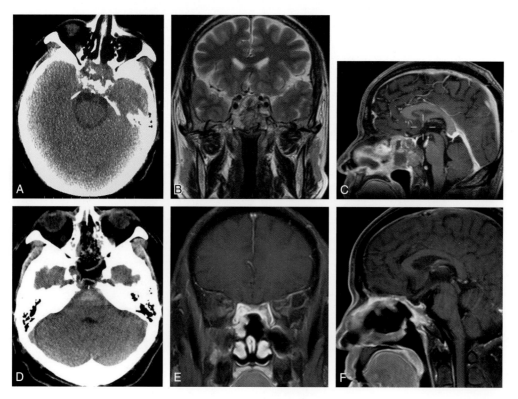

图 27-18　斜坡脊索瘤

术前 CT(A)提示斜坡等密度占位性病变,局部骨质破坏明显,术前冠状位(B)和矢状位(C)MRI 提示斜坡肿瘤呈混杂信号,不均一强化,向前侵犯并填塞蝶窦。采用经鼻内镜手术切除,术后复查 CT 和 MRI(D、E、F)提示肿瘤切除完全

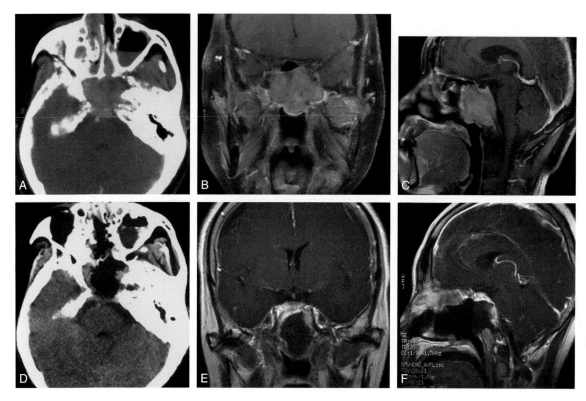

图 27-19　颅底骨肉瘤
术前 CT（A）提示中央颅底区域等密度占位性病变，局部骨质破坏明显，术前冠状位（B）和矢状位（C）增强 MRI 提示肿瘤明显强化，侵犯蝶窦、双侧海绵窦及斜坡。采用经鼻内镜手术切除，术后复查 CT 和 MRI（D、E、F）提示肿瘤切除满意，术后辅助放化疗

肿瘤可能出现动眼神经、展神经等麻痹；累及脑桥小脑角及颈静脉孔区肿瘤可能出现三叉神经、面神经、听神经损害与吞咽困难、饮水呛咳等后组脑神经症状。累及斜坡和枕大孔区的肿瘤术后可能出现呼吸功能障碍。对已出现的脑神经损伤并发症，主要采取对症治疗，如加强护理、应用神经营养药物等。

特殊处理，如术后出现脑脊液鼻漏、耳漏等，大多数患者可通过抬高头位卧床、降低颅压、禁止擤鼻和合理应用抗生素等促其自愈，部分持续脑脊液漏患者需行漏口的手术修补。对于气管切开患者应在神志清醒，呼吸平稳，咳嗽反射明显，体温正常时方可试行堵管，试堵管 24 小时无异常方可拔管，对于痰多较稠者应采取雾化吸入，翻身拍背 / 协助排痰等措施确保呼吸道通畅。

对未能全切的肿瘤，或者颅底恶性肿瘤，术后应考虑放疗和（或）化疗。

（王嘉炜　万经海）

参考文献

1. Albert L. Rhoton Jr. RHOTON 颅脑解剖与手术入路 . 刘庆良，译 . 北京：中国科学技术出版社，2010.
2. Vinko V. Dolenc，Larvy Rogers. 中央颅底显微外科解剖和手术学 . 卜博，章文斌，译 . 北京：人民军医出版社，2006.
3. Franco DeMonte，Michael W. McDermott，Ossama Al-Mefty. Al-Mefty 脑膜瘤 . 第 2 版 . 王汉东，译 . 南京：江苏凤凰科学技术出版社，2016.
4. 王忠诚 . 王忠诚神经外科学 . 第 2 版 . 武汉：湖北科学技术出版社，2015.
5. 周平平，万经海，孟肖利，等 . 经改良 Derome 入路切除前颅底沟通肿瘤 . 转化医学电子杂志，2017，4（2）：34-36.
6. 汤劼，张俊廷，吴震，等 . 改良颞顶部直切口颞下颅中窝底入路切除岩斜区和脑干病变 . 中国微侵袭神经外科杂志，2013，18（8）：345-347.
7. 王铺斐，李士其，吴劲松，等 . 眶上和经眶上锁孔入路在鞍区显微手术中的应用比较 . 中国微侵袭神经外科杂志，

2005,10(10):435-438.

8. Kawase T,Shiobara R,Toya S. Anterior transpetrosal-transtentorial approach for sphenopetroclival meningiomas: surgical method and results in 10 patients. Neurosurgery, 1991,28(6):869-876.

9. de Divitiis E,Cappabianca P,Cavallo L M. Endoscopic transsphenoidal approach:adaptability of the procedure to different sellar lesions. Neurosurgery,2002,51(3):699-707.

10. Yasuda A,Campero A,Martins C,et al. Microsurgical anatomy and approaches to the cavernous sinus. Neurosurgery,2008,62(6 Suppl 3):1240-1263.

11. Ebner F H,Koerbel A,Roser F,et al. Microsurgical and endoscopic anatomy of the retrosigmoid intradural suprameatal approach to lesions extending from the posterior fossa to the central skull base. Skull Base,2009,19(5):319-323.

12. Sindou M,Emery E,Acevedo G,et al. Respective indications for orbital rim,zygomatic arch and orbito-zygomatic osteotomies in the surgical approach to central skull base lesions. Critical,retrospective review in 146 cases. Acta Neurochir(Wien),2001,143(10):967-975.

13. Inoue T,Rhoton A J,Theele D,et al. Surgical approaches to the cavernous sinus:a microsurgical study. Neurosurgery, 1990,26(6):903-932.

14. Erkmen K,Pravdenkova S,Al-Mefty O. Surgical management of petroclival meningiomas:factors determining the choice of approach. Neurosurg Focus,2005,19(2):E7.

15. Samii M,Migliori M M,Tatagiba M,et al. Surgical treatment of trigeminal schwannomas. J Neurosurg,1995,82(5):711-718.

16. Diaz D J. The middle fossa approach and extended middle fossa approach:technique and operative nuances. Neurosurgery,2012,70(2 Suppl Operative):192-201.

17. Sanna M,Mazzoni A,Saleh E,et al. The system of the modified transcochlear approach:a lateral avenue to the central skull base. Am J Otol,1998,19(1):88-98.

18. Campero A,Martins C,Socolovsky M,et al. Three-piece orbitozygomatic approach. Neurosurgery,2010,66(3 Suppl Operative):E119-E120.

19. Dolenc V V. Transcranial epidural approach to pituitary tumors extending beyond the sella. Neurosurgery,1997,41(3):542-552.

第28章　斜坡肿瘤

斜坡是颅底骨的一个特殊区域,位于颅底深部中央区,手术抵达此区域十分困难。斜坡区域周围结构十分复杂并且重要,前方自上而下毗邻垂体窝、蝶窦、咽后间隙,外侧有海绵窦、颈内动脉岩骨段和诸多的脑神经。延髓、脑桥、中脑,基底动脉及其分支位于斜坡背侧。如果这些结构发生损伤,临床后果均十分严重,可能严重影响患者的生存质量,甚至威胁生命。发生在斜坡的肿瘤被发现时常常都瘤体巨大,可以生长累及到眶内、前颅底、鞍上及鞍旁、鼻腔腹侧面、鼻旁窦、鼻咽部或中颅底,并压迫脑干,其外科治疗往往就涉及神经外科、头颈外科等学科,单一学科处理时较为困难。另外,发生在斜坡的肿瘤病理类型十分繁杂,除了少数肿瘤如脑膜瘤、脊索瘤影像学特征较明显,其他肿瘤的术前定性诊断很困难,而不同病理类别的肿瘤在治疗上不尽相同,例如浆细胞瘤、淋巴瘤等恶性肿瘤通过放疗或化疗就能达到较满意的疗效,外科手术切除并非为首选治疗手段,这就需要在治疗开始前进行多学科综合评估,提高术前定性诊断的准确性,加强多学科之间的合作提高斜坡肿瘤的治疗效果。

一、手术解剖

斜坡自鞍背、后床突向后下延伸至枕骨大孔,由向前、向上延伸的枕骨基底部分通过蝶枕软骨融合与蝶骨体的后三分之二相连接构成。斜坡前方的毗邻结构自上而下有垂体窝、蝶窦、咽后间隙,斜坡在外侧面通过岩枕裂与颞骨岩部分开,岩枕裂向下终止于颈静脉孔后外侧。斜坡骨膜和硬脑膜之间有丰富的静脉丛,岩下窦沿岩枕裂行走,连接斜坡静脉丛、海绵窦后部,注入颈静脉球。延髓、脑桥、中脑、基底动脉及其分支位于斜坡背侧,展神经经 Dorello's

管穿出斜坡硬脑膜,于岩尖内侧向上行走进入海绵窦后部。枕骨基底的后外侧面形成枕骨髁,此处有舌下神经穿过。

斜坡通常被划分为上、中、下三个部分。上斜坡:处在三叉神经与展神经交叉部之上,包括鞍背和后床突,前方是蝶鞍和蝶窦,后方为基底动脉和中脑,侧方为海绵窦、颞叶及Ⅲ、Ⅳ对脑神经。中斜坡:位于三叉神经和舌咽神经出口处之间的区域,前方为鼻咽上部和咽后壁组织,后方与基底动脉、脑桥相毗邻,侧方是岩骨尖和Ⅶ、Ⅷ对脑神经。下斜坡:处在舌咽神经到枕骨大孔之间的区域,前方是鼻咽下部和咽后壁软组织,后方和基底动脉及延髓相邻,外侧为乙状窦、颈静脉孔、后组脑神经及舌下神经。

另外,亦可以内听道口为界,将斜坡等分为上下两部分。

二、常见斜坡肿瘤影像学特征与鉴别诊断

斜坡区病变可存在多种病理类型,包括以脑膜瘤为代表的良性病变,以脊索瘤为代表的低度恶性病变,以及一些高度恶性病变,如鳞癌(鼻咽癌)、浆细胞瘤、淋巴瘤等。以下对常见病变的鉴别要点做简要叙述。

1. 脊索瘤　通常发生于颅底中线部位,具有明显的侵袭性。较小肿瘤可以局限于斜坡内生长,较大的肿瘤则可侵犯鞍区、颈静脉孔、枕大孔等结构。完全位于硬膜下者罕见,以颅外肿瘤侵犯、破坏硬脑膜向鞍上、桥前池、桥小脑角池生长多见。脊索瘤起源于骨内,除有骨质破坏外,常有软组织肿块,后者多呈分叶状,因有假包膜,边界较清楚。脊索瘤常常引起颅底神经和大血管的包裹和(或)推移,但却很少见血管腔的明显变窄和闭塞。斜坡脊索瘤的影

像学征象没有特异性,影像学定性诊断有一定困难。CT一般表现为类圆形或不规则形的等或略高密度占位,增强扫描只在肿瘤边缘存在不均匀强化,或者不强化。肿瘤内可见钙化,发生率高达30%~70%,骨窗像可见明显的骨质破坏。MR检查时,在常规T_1加权上,脊索瘤呈等或稍低信号,与正常斜坡黄骨髓脂肪高信号明显不同,偶有病灶呈灶状高信号,提示瘤内出血或液态空泡细胞成分。瘤内钙化、出血、富含蛋白质成分时则在T_2上呈高信号。肿瘤大体形态呈现为T_2像分叶状高信号,瘤体内有交错低信号分隔。增强扫描后可见肿瘤实体部分呈不同程度强化,与瘤内低信号区共同形成"蜂窝状"表现。脂肪抑制技术可以鉴别强化的肿瘤和高信号脂肪组织和黄骨髓图(28-1)。

2. 鼻咽部恶性肿瘤 如鼻咽癌、淋巴瘤(图28-2)、浆细胞癌、肌上皮癌等常常引起斜坡骨质破坏性改变,需要和脊索瘤相鉴别,但它们一般位置更加靠近鼻咽部,常常经由咽后间隙向斜坡区生长。全身检查例如颈、胸部CT检查,可能会发现淋巴结转移灶,有利于病变的诊断。确诊有赖于病理学检查。

肌上皮癌也称为恶性肌上皮瘤,一般以中老年者多见,属于罕见恶性肿瘤。一般多发于头颈部涎腺和鼻旁窦等部位,以腮腺居多,也可以发生于小涎腺及腺体外组织,故可以累及斜坡。斜坡肌上皮癌临床表现上并无特异性,一般疾病初期难以发现;随疾病进展,慢慢出现临床症状,包括疼痛、肿块压迫导致脑神经功能障碍等。由于其临床表现隐匿,影像学检查发现肿块时一般均有恶性肿瘤的影像学特征,表现为CT下的斜坡骨质破坏,呈溶骨样改变,并局部侵犯(图28-3)。但因其缺乏特征性表现,术前诊断困难,确诊主要依靠病理和免疫组化检查。

发生于颅底斜坡区域的浆细胞瘤在分类上属于骨外/髓外浆细胞瘤,占所有浆细胞肿瘤的3%~5%,中老年男性多见,中位发病年龄约55岁。在影像学上,CT扫描可见斜坡骨质广泛的溶骨样改变,不易见残余骨显影;磁共振T_1表现为等信号、T_2为稍低信号,增强扫描后均匀强化(图28-4),故由此可以与典型的脊索瘤、骨肉瘤、软骨肉瘤相鉴别。但是,病理诊断证实为浆细胞瘤的病例,需要与浆细胞骨髓瘤(又称多发性骨髓瘤)相鉴别。目前,英国血液学

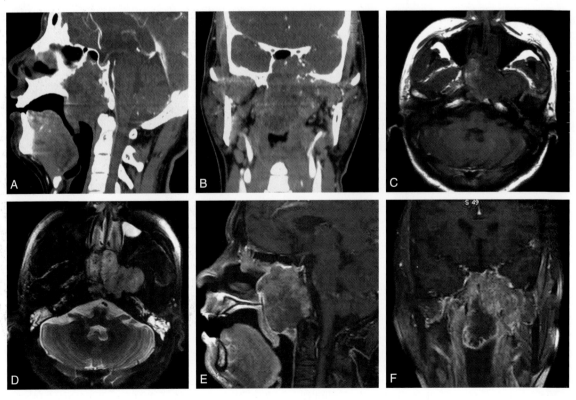

图28-1 斜坡脊索瘤

A、B.增强CT显示全斜坡腹侧巨大肿瘤,向左侧翼腭窝、颞下窝生长,呈等密度不规则团块状,边缘可见散在高密度影;C.MR检查可见肿瘤在T_1加权呈低信号;D.肿瘤在T_2加权呈高信号;E、F.增强扫描后可见不均匀强化,可见"蜂窝状"表现

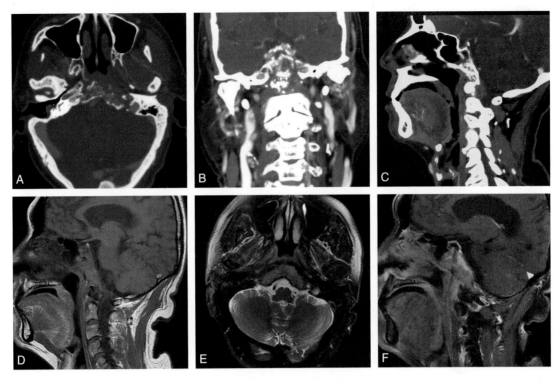

图 28-2　斜坡淋巴瘤

A. CT 骨窗显示斜坡骨质呈溶骨性改变；B、C. 增强 CT，未见明显软组织增强显影；D、E. MRI 检查可见肿瘤质地显示较均匀，在 T_1 加权呈等信号，T_2 加权呈稍低信号；F. 增强 MRI 扫描后可见均匀强化的软组织肿块影

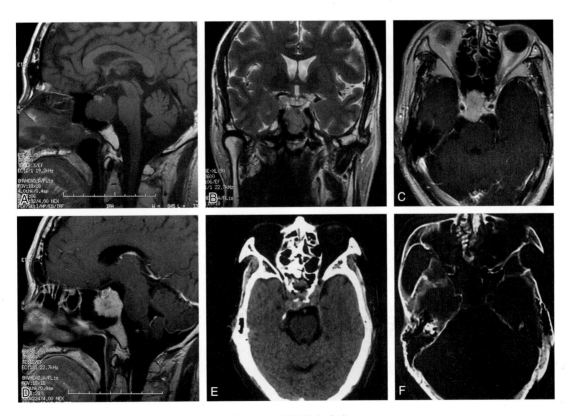

图 28-3　斜坡肌上皮癌

A、B. MRI 显示上斜坡类圆形软组织肿块，在 T_1 加权呈等低信号，T_2 加权呈稍高信号；C、D. 增强 MRI 可见肿物明显强化且强化信号较均匀，未见明显坏死囊变。E. 平扫 CT 显示肿物累及筛窦及蝶鞍，软组织肿物呈稍高密度显影；F. CT 骨窗显示骨质呈局限性溶骨性改变

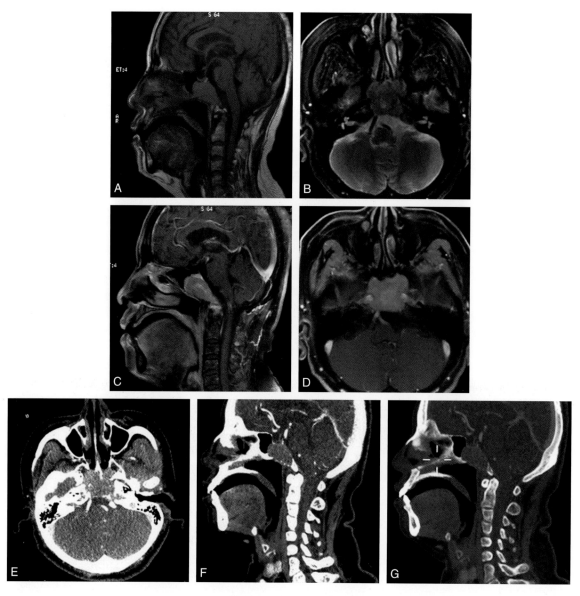

图 28-4　斜坡浆细胞瘤

A、B. MR 扫描显示上斜坡不规则形团块状软组织肿块,在 T_1 加权呈等信号,T_2 加权呈稍低信号;C、D. 增强扫描后可见肿物明显均匀强化,未见明显坏死囊变。E、F. 增强 CT 显示肿物侵犯斜坡骨质,软组织肿物呈等密度,强化不明显;G. CT 骨窗显示骨质呈局限性溶骨性改变

标准化委员会 / 英国骨髓瘤协会工作指南小组关于骨外浆细胞瘤的诊断标准如下:①浆细胞克隆性增殖导致髓外单一肿块;②骨髓细胞形态学检查及骨髓活检正常;③骨骼 X 线检查包括长骨检查正常;④无因浆细胞病引起的贫血、高钙血症和肾功能衰竭;⑤血清单克隆免疫球蛋白缺乏或水平低下。中国的诊断标准主要有三点:①肿瘤组织病理证实为浆细胞瘤;②肿瘤发生于骨骼或骨髓之外的组织器官;③骨髓穿刺细胞学检查正常,骨骼经 X 线或 MRI 检查正常。

3. 骨肉瘤、软骨肉瘤　是来源于残余胚胎骨或软骨细胞的恶性肿瘤,其和常发生在中线部位的脊索瘤不同,大多数偏外侧、沿岩斜裂生长,但也可发生于中线上,和脊索瘤有相似的 MRI 表现,CT 常表现为局限性溶骨性骨质破坏,周围伴软组织肿块,病灶内可见不规则肿瘤骨。典型的软骨肉瘤有其特征性影像学表现,主要表现为在颅底偏心性、广泛溶骨性骨质破坏伴片状、线状和不规则性肿瘤骨形成,可资鉴别(图 28-5,图 28-6)。但是骨肉瘤与软骨肉瘤在影像学上较难鉴别,需要依据病理诊断。

4. 横纹肌肉瘤、肌纤维母细胞瘤　等间叶源性恶性肿瘤多发生于儿童、青少年,起源于鼻咽部,早

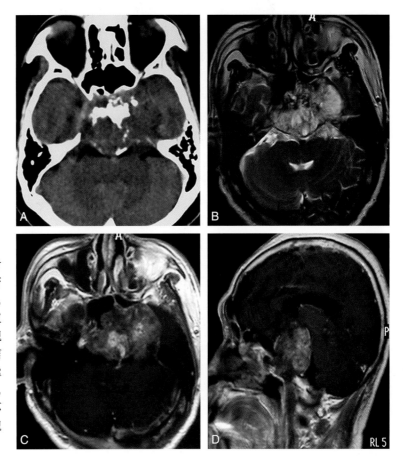

图28-5 斜坡软骨肉瘤

A. CT 扫描显示斜坡骨质呈溶骨性破坏,软组织肿物表现为等密度,肿物内可见明显骨性成分。B. MR 检查可见肿瘤在 T_2 加权呈不均匀信号,软组织肿块表现以高信号为主,其内混杂的低信号为肿瘤骨所致;C、D. 增强 MR 扫描可见肿物明显不均匀强化。肿物与颅底骨与软组织界限不清晰,呈侵袭性生长,但未侵犯硬膜下腔

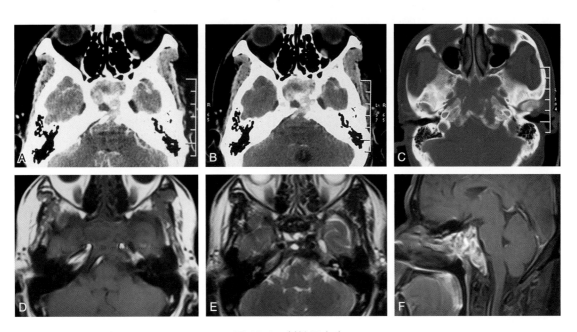

图28-6 斜坡骨肉瘤

A、B. CT 显示斜坡骨质呈广泛溶骨性破坏,增强后软组织肿物呈明显不均匀强化;C. CT 骨窗像斜坡骨结构破坏;D、E. MR 检查可见肿瘤 T_1 加权呈等信号,T_2 加权呈不均匀等或高信号;F. 增强 MR 扫描后可见肿物不均匀强化

期症状轻，一般发现时瘤体巨大，可以引起斜坡溶骨样破坏，甚至向颅内生长，影像学无明显特异性，故需要病理鉴别（图 28-7）。

5. 斜坡脑膜瘤　位于硬膜下，常有基底附着于斜坡背侧，半卵圆形，边界清楚，均匀强化；CT 可见肿瘤邻近骨质可呈增生改变，而非破坏性改变。MR 检查一般 T_1 加权肿瘤呈等信号，T_2 加权会呈等或高信号，增强扫描后肿瘤会明显均匀强化（图 28-8）。

6. 垂体腺瘤　也可以侵犯斜坡（图 28-9），当影像学检查不易观察到正常垂体腺时，应高度怀疑斜坡区域垂体腺瘤的可能。垂体腺瘤在临床上常有较明显内分泌症状，当出现标志性的血清泌乳素明显升高时，不需要手术切除甚至组织学活检，溴隐亭药物治疗后就能观察到肿物的影像学以及临床症状缓解。

7. 骨纤维结构不良　亦可发生于斜坡骨质。异常增生的纤维组织代替正常的骨组织为本病的病理基础，前者不经过成骨细胞的作用而形成骨样组织和编织骨，新生的骨样组织多数钙化不足，少数过度钙化。病灶中可出现囊变、坏死和出血，大量增殖的不成熟骨组织和纤维组织填充板障。故 CT 一般见颅骨局限性或弥漫性增厚，板障增厚，密度不均，包含低密度纤维组织、稍高密度的钙化不全的骨样组织和大片致密骨组织。可见累及范围内骨孔结构缩小。在 T_1WI 见正常骨髓组织高信号消失，代之以中等信号影。出血、囊变、坏死者可见相应信号改变。增强扫描，病变呈轻至中度强化（图 28-10）。

三、术前评估

1. 临床评估　所有病人需要作完整采集病史、体格检查，后者包括神经眼科检查，如视力、视野、眼底以及眼球运动功能检查。上斜坡肿瘤患者需作内分泌检查，了解垂体和下丘脑功能。对于肿瘤侵犯中下斜坡的患者，需特别关注患者听觉及后组脑神经功能，通常可以采取听力检查和直接喉镜检查。如果有可能，治疗前尽量活检明确诊断指导治疗。

患者症状和肿瘤部位有关，见表 28-1。最常见症状为枕部或枕颈部疼痛，并因颈部位置改变而加重。复视常常是首发症状，系展神经受累所致。肿瘤巨大时还会有多组脑神经症状，如视力下降、面部麻木、听力丧失、声音嘶哑、吞咽困难等。如果肿瘤压迫脑干产生长束症状，如肢体肌力肌张力改变；压

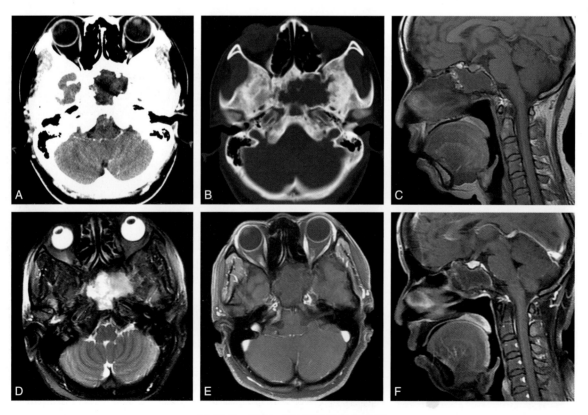

图 28-7　蝶窦 - 斜坡肌纤维母细胞瘤

A. CT 显示后组筛窦、蝶鞍部、斜坡骨质广泛溶骨性改变，软组织肿物为等密度；B. 骨窗像未见明显肿物内骨性成分；

C、D. MR 检查可见肿瘤 T_1 加权呈等低信号，T_2 加权呈明显高信号；E、F. 增强 MR 扫描后仅见肿物边缘线形强化

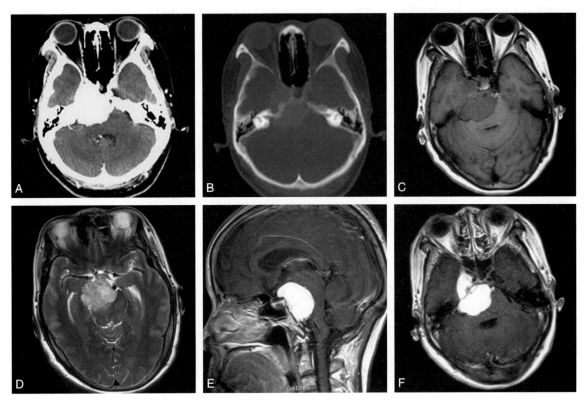

图 28-8 斜坡脑膜瘤
A.增强 CT 显示斜坡半卵圆形肿物,明显强化,边界清楚;B. CT 骨窗显示岩尖、斜坡区域骨质无明显破坏,岩骨尖有小片骨质增生样改变;C、D. MR 显示肿物 T_1 加权呈等低信号,T_2 加权呈高信号;E、F.增强 MR 扫描后肿物明显均匀强化,基底附着于斜坡和岩骨后表面

图 28-9 垂体泌乳素腺瘤累及斜坡
A. CT 骨窗显示斜坡骨质破坏;B.磁共振 T_1 加权像可见肿物为等信号,垂体柄变长,肿瘤后方线状高信号提示为垂体后叶显影;C、D.增强磁共振成像可见肿物明显强化,侵袭性生长,累及双侧海绵窦,包裹颈内动脉

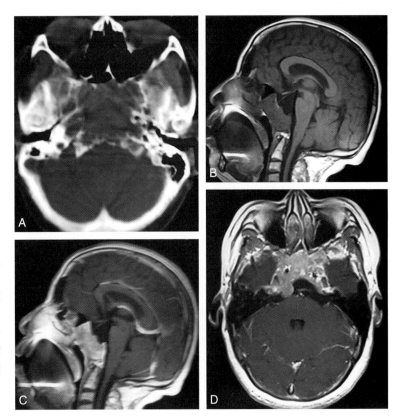

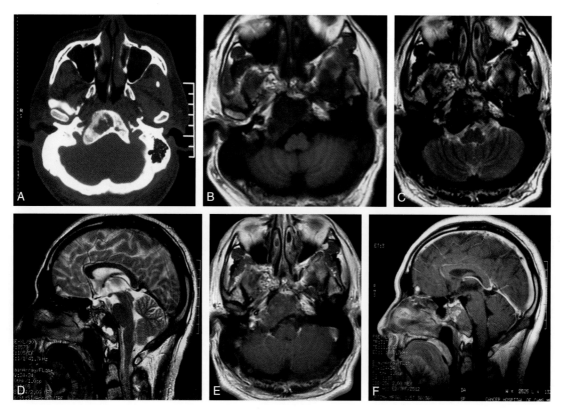

图 28-10　斜坡骨纤维结构不良

A. CT 见斜坡骨局限性增厚,板障增厚,密度不均,包含低密度纤维组织、稍高密度的钙化不全的骨样组织和大片致密骨组织;B.MR 扫描在 T_1 加权见正常骨髓组织高信号消失,代之以中等信号影;C、D. 磁共振 T_2 加权见肿物呈以低信号为主的混杂信号;E、F. 增强磁共振扫描见肿瘤轻度不均匀强化

迫小脑会引起小脑症状,如共济失调、辨距不良等;当肿瘤压迫咽后壁和鼻腔时还会产生相应的症状,如鼻塞、鼻出血、咽后壁隆起等。

表 28-1　斜坡肿瘤症状与体征

部位	症状和体征
上斜坡	内分泌症状,视力下降,视交叉综合征、海绵窦综合征
中斜坡	鼻咽肿块,展神经麻痹,多组脑神经症状,脑干症状,脑积水,脑桥小脑角综合征
下斜坡	舌下神经麻痹,枕骨大孔区综合征

2. 影像学评估　高分辨率 CT 扫描能准确评估视神经管和颈内动脉管的完整性以及肿瘤引起的斜坡骨质破坏。同时,CT 显示下可观察到肿瘤对周围骨质的影响,通常挤压性骨改变提示肿瘤倾向于良性,反之,溶解性骨改变提示肿瘤为恶性可能,这是斜坡(颅底)骨肿瘤良恶性鉴别诊断的重要影像学依据。如肿瘤有钙化形成,也可以在高分辨率 CT 扫描下清楚显示。如果怀疑有颅颈交界不稳定需行颈椎过伸过曲位 X 线平片检查。

平扫 + 增强 MRI 扫描能很好地显示肿瘤生长情况及其周围重要的神经、血管结构,如脑干、视神经、视交叉、海绵窦、颈内动脉和基底动脉等。应用脂肪抑制技术扫描能更好地显示脂肪内或脂肪附近肿瘤,例如骨髓内肿瘤或累及眶内的斜坡肿瘤。

数字减影血管造影术(DSA)并非斜坡肿瘤所必需的检查手段,可用于观察头颈部和颅内血管的细节,如重要的结构变异、静脉引流模式、Wills 环完整性、血管的扭曲和狭窄。如果计划阻断或牺牲颈内动脉或术中损伤颈内动脉的概率较高时,需要做术前球囊阻塞试验。作该试验过程中可以联合使用经颅多普勒(TCD)、脑血流量(CBF)、单光子发射 CT(SPECT-CT)技术以提高颈内动脉球囊闭塞实验结果的可靠性。

在进行术前临床和影像学评估和确定治疗方案过程中,多学科合作非常重要。多学科综合评估可以充分发挥各自学科的专业特长,例如放疗科收治的鼻咽癌病例较多,而肿瘤内科对于淋巴瘤、浆细胞瘤等病例相对熟悉;可以在一定程度上提高了术前定性诊断的准确性和治疗策略的合理性,例如在进行外科治疗时能够帮助外科医生确定哪些病例实施活检手术和哪些病例实施根治性手术。另外,由于斜坡肿瘤病理类型繁多,而且被发现时往往瘤体巨大,甚至向颅内生长,单一外科单独进行手术治疗时较困难,如果是恶性肿瘤术后还需要进行放化疗。因此,斜坡肿瘤大多数需要多学科综合治疗。多学科综合治疗可以提高斜坡肿瘤的治疗效果(图28-11)。

四、手术治疗

1. 术前准备 除了一般常规性的外科术前检查外,术前完善的影像学检查(CT、MRI、MRV)必不

可少,听力学检查、面神经功能、后组脑神经功能评估也应作为术前常规检查。对于术前影像学检查提示肿瘤血供丰富、颅内大血管受累的患者需要进一步行 DSA 检查,必要时做术前栓塞减少手术失血;或作颈内动脉球囊阻塞试验评估 Wills 动脉环的代偿情况。

2. 手术入路 斜坡区域肿瘤手术治疗入路较多,可通过前侧、前外侧、外侧以及后外侧入路显露术区,不同的手术入路有其各自的适用范围和不足之处。随着治疗理念的改变,神经外科医生不再过分单纯地强调肿瘤的全切率,而是在保留神经、血管功能的前提下最大限度地切除肿瘤,在延长患者生

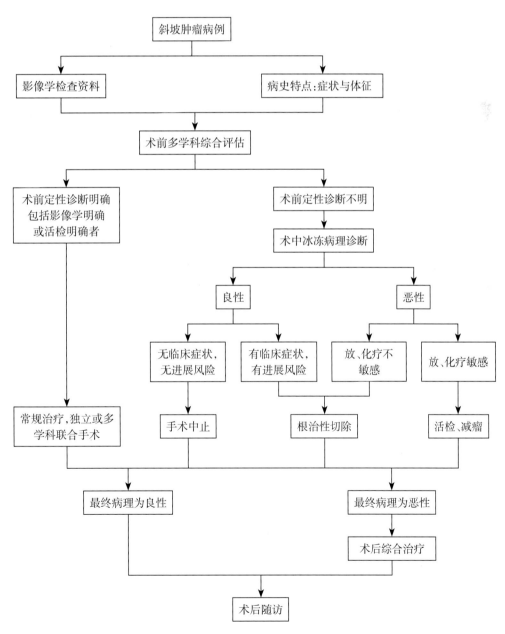

图 28-11　斜坡肿瘤综合治疗路径图

命的基础上提高患者术后生活质量。

常用手术入路包括:经鼻蝶入路,经口-腭入路,Derome入路,经岩骨入路、Kawase入路、乙状窦后入路以及远外侧经髁入路。另外,一些头颈、颌面外科的手术入路目前也在广泛侵犯周围组织结构的巨大、复杂斜坡肿瘤的手术中得以应用,如上颌骨掀翻入路、下颌骨切开-舌咽旁经颈入路等。选择手术入路时应该考虑肿瘤位置、大小、伸展方向、术区解剖结构与功能的保留以及手术团队经验等。一般而言,上斜坡中线部位体积较小的肿瘤,无侧方扩展者采取经蝶窦手术(开放或内镜手术);体积较大、向侧方生长多或侵犯硬膜下的肿瘤,可以采用经面或颅面联合入路手术,也可以选择内镜手术。以下对一些常用手术入路作简要介绍(图28-12)。

(1)经鼻蝶入路:具体入路与经蝶垂体瘤手术类似,综合考虑鼻中隔偏曲方向、蝶窦形状及肿瘤位置选择经鼻腔蝶窦手术。于鼻腔前庭鼻中隔侧皮肤黏膜交接处切开鼻黏膜,借道蝶窦,显露上斜坡腹侧面,根据手术需要进行操作。为了扩大经蝶窦入路显露范围,可以在经蝶窦入路的基础上作外筛切除,如果筛窦狭窄或肿瘤向下方生长需要作内侧上颌骨切开。Lalwani等认为该入路可以充分显露大多数蝶窦和斜坡肿瘤。该入路的不足之处是对侧方显露相对局限。尽管可以通过内侧上颌骨切开来扩大侧方术野,但侧方显露只能到达中线旁2cm。术后有硬脑膜缺损者,缺损处用脂肪片、阔筋膜修补,外面覆盖鼻黏膜瓣,蝶窦腔内填塞明胶海绵,双鼻腔碘仿纱条或膨胀海绵填塞。

随着神经内镜技术的不断进步,越来越多的手术可以在颅底内镜下完成(图28-13)。相对传统显微镜经蝶手术,内镜手术具有视野良好、暴露充分的优势,但镜下操作的局限性仍需进一步改进。目前,内镜经蝶手术可以应用带蒂鼻黏膜瓣修复颅底缺损,术后脑脊液漏发生率已明显降低。做带蒂鼻黏膜瓣时需注意:①自鼻前庭向蝶窦前壁方向形成黏膜瓣,避免蝶腭动脉损伤、黏膜瓣失活;②嗅区位于上鼻甲平面、鼻中隔上黏膜平面以上,需避免手术损伤,利于患者嗅觉的保留。

(2)经口-经腭入路:该入路能很好地显露下斜坡病变,可用于中下斜坡肿瘤活检和切除(图28-14)。仰卧位,略伸颈,妥善固定,牙套保护上排牙,插入口腔牵拉器牵开口腔。从悬雍垂一侧边缘切开软腭,向中线靠近暴露硬腭。切除齿状突及附属韧带后,可以显露下斜坡和上颈脊髓前方。如需扩大对斜坡的显露,可以沿中线向硬腭延伸切口,扇状磨除部分硬腭骨质。用缝线向两侧牵拉软腭瓣。中线位置切开咽后壁、头长肌、颈长肌,使用黏膜牵开器将它们连同气管插管牵向两侧术区外,注意保护十字韧带。

如果术后硬脑膜开放,需修补硬脑膜。通常用脂肪片或移植阔筋膜覆盖,外面覆盖鼻中隔黏膜瓣,可以用生物胶封闭;如果组织缺损空间较大,可使用脂肪组织予以填塞无效腔,最后用可吸收缝线间断缝合肌肉与黏膜组织。术后需禁经口食水3~7天,可置胃管鼻饲肠内营养。

(3)前颅底入路(Derome入路):Tessier和Derome首次报道经额底入路切除斜坡病变。进行该入路手术时,仰卧位,颈部过伸,首先以双侧冠状开颅,需保护眶上动脉,保证额部皮瓣血供,尽量完整解剖保留额部筋膜、骨膜,备颅底重建及硬膜修补用。翻起额

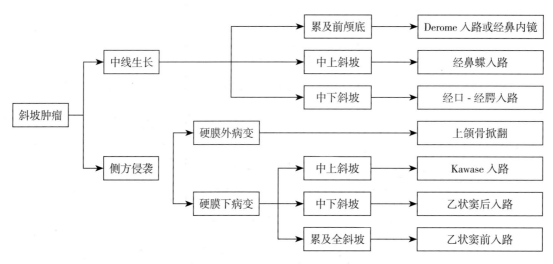

图28-12　斜坡肿瘤手术入路的选择

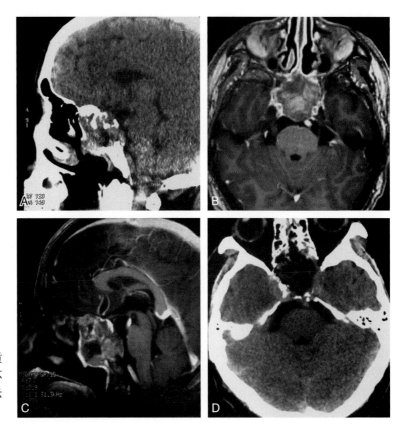

图 28-13　经鼻内镜切除斜坡脊索瘤
A. 术前矢状位 CT 平扫示中上斜坡肿瘤伴骨质破坏；B、C. 轴位、矢状位增强磁共振显示肿瘤不均匀强化，累及双侧海绵窦；D. 术后平扫 CT 示肿瘤切除后改变

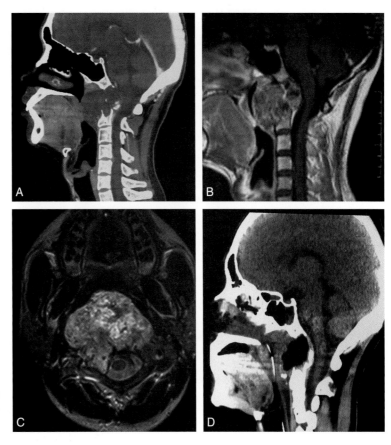

图 28-14　经口内镜切除中下斜坡脊索瘤
A. 术前 CT 示下斜坡巨大肿瘤堵塞鼻咽部，破坏下斜坡和寰椎前弓和枢椎齿状突骨质；B. 增强磁共振示肿瘤中等程度强化；C. 轴位磁共振 T₂ 像显示咽后部高信号巨大肿瘤；D. 经口内镜手术 CT 改变

骨瓣后,需清理额窦,咬除额窦后壁,剥离额底硬膜。如果需要保留嗅神经,应将眶顶部硬脑膜剥离至筛板两侧,后至筛后动脉水平,沿额蝶缝水平切开蝶骨平台,将鼻黏膜袖套连同筛板一起保留。对于鼻咽部一些恶性、具有沿神经侵袭性生长的肿瘤,则不宜保留嗅神经,可以连同切除鸡冠和两侧嗅神经硬脑膜袖套,切开蝶骨平台,开放蝶窦,可以切除眶内侧壁至视神经管内壁。至此,显露中上斜坡,需注意妥善保护双侧颈内动脉,对于海绵窦及基底静脉丛的出血,可以填塞压迫止血(图28-15)。

　　肿瘤切除后需要作颅底重建。为防止脑脊液漏的发生,首先需要缝合硬膜,若硬脑膜有缺损可以取颞肌筋膜或骨膜瓣修补。为提高硬膜的封闭效果,可以将一层筋膜或骨膜放至硬脑膜下,其边缘超过硬脑膜缺口,并与硬脑膜边缘缝线固定,硬脑膜外再贴一层筋膜或骨膜瓣。两层之间用生物胶水加固。开放额窦、筛窦蝶窦用脂肪填塞,并翻转额肌-骨膜瓣覆盖,使窦腔和颅腔分隔开。如果硬脑膜关闭不够可靠,术后可行腰大池置管间断引流防止脑脊液漏的发生。

　　此后,为了减少手术对额叶牵拉损伤,并对斜坡

侧方和后方,如海绵窦内侧壁和舌下神经管等结构进行更好地显露,在双侧额骨骨瓣的基础上进行改进,进一步切除眶上缘和部分眶顶,即扩大前颅底入路。该入路包括双额开颅双侧眶顶骨质切开、筛窦切开、蝶骨切开,蝶窦切除和硬膜外斜坡骨质切除。经扩大前颅底入路显露下界为枕骨大孔,下外侧为舌下神经管,上外为海绵窦;由于垂体腺的遮挡,该入路对于斜坡上端鞍背、后床突以及垂体后上部区域显露不足,为手术盲区。

　　(4) Kawase 入路:对病变主要位于中上斜坡、侵犯岩尖者可以选择 Kawase 入路。患者取仰卧位,术侧肩部垫高,头偏向对侧75°,颈稍伸展,使得颞叶略向头顶部垂,头架固定。取额颞部弧形切口,铣取颞部骨瓣,咬骨钳咬除颞下部骨质及蝶骨嵴达中颅窝底。释放侧裂池脑脊液减压后牵拉抬起颞底硬膜,确定 Kawase 三角区。在 Kawase 三角内做岩尖切除术,需注意不损伤半规管及耳蜗,必要时可磨除颈内动脉管骨质,此时显露中上斜坡后外侧。对于硬膜下病变,平行于岩骨嵴切开颞底硬膜,先自小脑幕游离缘切开小脑幕,切断结扎岩上窦,再切开岩尖部的后颅窝硬膜,如肿瘤累及海绵窦,沿海绵窦外侧壁切

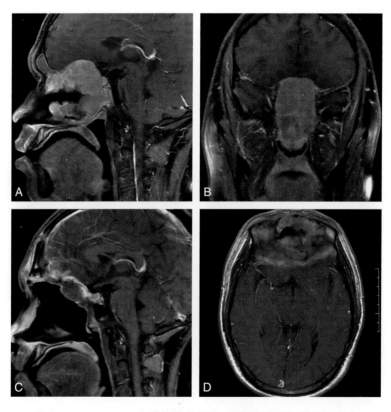

图28-15　Derome 入路切除前颅底 - 斜坡复发肌纤维母细胞瘤
A、B. 术前增强磁共振成像显示前颅底及中上斜坡肿瘤均匀强化,瘤体巨
大;C、D. 术后 1 周增强磁共振显示肿瘤切除术后改变

开暴露此部分肿瘤。如果肿瘤较大,可以做瘤内减压后再游离肿瘤与正常组织边界,以期全切除肿瘤。肿瘤切除后严密缝合硬脑膜,缺损处以颞肌筋膜扩大修补,骨蜡封闭开放的颞骨气房。如果颞底部组织广泛缺损,术后残腔较大,可以采取以颞肌瓣翻转置于颅底部的方法予以颅底重建。最后用钛板、钛钉复位骨瓣,缝合皮肤切口。

(5) 乙状窦后入路:取该入路的患者肿瘤主体位于中下斜坡,尤其是病变位于硬膜下、有基底附着于小脑幕缘或中下斜坡外侧,突入桥脑小脑角池生长的病变。手术取侧卧位,颈部稍屈曲。耳后弧形切口开颅。于横窦、乙状窦内侧形成骨窗,必要时可做部分乳突切除术并向枕大孔方向咬除部分颅骨。在横窦、乙状窦内侧缘剪开硬膜。开放枕大池释放脑脊液减压后,向外侧牵拉小脑半球,向脑桥小脑角区解剖,从内听道水平以下接近肿瘤后缘。向深部解剖时需要注意保护小脑后下动脉,最后可显露脑桥腹外侧及中下段斜坡,分块切除肿瘤后,连续缝合硬脑膜,逐层关颅,可以还纳骨瓣或弃骨瓣减压。

(6) 经岩骨入路(乙状窦前入路):如果斜坡肿瘤向侧方生长,经岩骨入路可以获得充分暴露。岩骨切除范围或程度视肿瘤位置而定,常需要作前岩骨切除、后岩骨切除,很少作全岩骨切除。

斜坡肿瘤生长至岩枕融合、海绵窦后部、桥前池、脑桥小脑角池时选择前岩骨切除。骨切除范围为:外侧到颈内动脉,内侧到岩上窦,下方到岩下窦,后方到内听道。牺牲下颌神经及向前外侧移位颈内动脉,可以进一步向下显露斜坡。主要优势在于手术距离短、开颅相对简单,通过对颞骨岩尖骨质的磨除来增加岩斜区的显露,面临的主要问题就是 Labbe 静脉的保留以及颞叶的受牵拉程度。因此,术中通过腰大池引流、分离侧裂池和打开环池来释放适量的脑脊液对减少颞叶牵拉非常重要。根据患者临床表现和肿瘤起源的不同将岩斜区脑膜瘤分为四种类型:上斜坡型、海绵窦型、小脑幕型和岩尖型,并认为颞下经岩骨前入路对上述四种类型肿瘤均具有一定可操作性,尤其是向中颅窝底方向发展的上斜坡型和小脑幕型脑膜瘤。颞下锁孔入路通过在颞骨岩部铣开直径约 2.0~2.5cm 的小骨窗,磨除 Day 菱形区骨质,并于滑车神经后方切开小脑幕,显露小脑幕切迹区脑干、海绵窦外侧壁及鞍旁区。颞骨岩部磨除后显露的 Day 菱形区的面积为 $(235 \pm 37.7)mm^2$,扩大磨除颞骨岩尖后面积为 $(279.7 \pm 45.4)mm^2$,且两者

存在显著差异。该入路较传统颞下入路具有骨窗小、损伤少等优点,对海绵窦外侧壁和鞍旁区以及上斜坡显露效果好,但难以应用于大型岩斜区肿瘤。通过该入路能够切除合适部位体积较小的肿瘤,常供二期手术时选用。

在后岩骨入路中,岩骨入路或颞下 - 迷路后入路最适合切除后外侧向硬脑膜下生长的肿瘤,而颞下窝入路适合同时伴有硬脑膜下和硬脑膜外生长的肿瘤。后者(颞下窝入路)能够较好地显露、解剖辨认颈静脉孔及周围后组脑神经,此时从硬膜外切除肿瘤可以更好地保护后组脑神经功能。从 C1 和 C2 横突孔移位椎动脉可以显露枢椎齿状突和 C1 后弓,增加下方显露范围。如果颈椎稳定性破坏,术后需要作颅颈固定。

全岩骨切除可以到达从蝶窦到枕大孔、从上颈髓到中后颅窝硬脑膜下结构。该入路会造成内耳破坏和因面神经移位引起的神经功能障碍,同时存在中线部位显露有限问题。

(7) 上颌骨掀翻入路:1993 年 Janecka 等提出上颌骨翻转面部移位入路进入颅底。该入路的最大优点是可在直视下显露前中颅窝底、整个斜坡和咽部等部位的病变。在不牵拉破坏脑组织的情况下即可获得上述诸部位的良好显露,适用于斜坡巨大肿瘤包括向侧方广泛侵袭的肿瘤(详见相关章节)。

3. 颅底重建　斜坡肿瘤多侵犯周围骨质,或因手术显露需要,对骨性结构破坏较多,因此手术残腔大,往往与各鼻旁窦、气房相连,如修复不当易造成脑脊液漏、颅内感染等并发症。颅底重建的原则是:①首先水密缝合硬脑膜,对缺损的硬脑膜以人工硬膜或者是肌筋膜瓣、骨膜瓣修补。如果无法做到水密缝合,则以生物胶加以固定,外部以肌肉或脂肪组织填塞、支撑。②对术后缺损的残腔填塞,防止出现死腔导致感染。③在进行修补的过程中,在所有可能的部位尽可能应用带血供的活组织瓣,可以有效地提高颅底重建的可靠性。④如果头面部皮肤组织缺损较明显,应由整形外科进行移植皮瓣修复。⑤加强术后管理,避免患者出现便秘、剧烈咳嗽等可诱发颅内压突然升高的症状。

4. 术后管理与并发症防治　所有病例术后第 1 天行基线头颅 CT 检查,了解有无术后出血,评价肿瘤切除程度。并分别于术后第 3 天、第 7 天、出院时评价手术相关神经功能状态。所有病例出院时和随访时参照 Karnofsky 功能状态评分标准评价生存质量。斜坡肿瘤手术后并发症较多。脑神经功能障

碍十分常见,因此术中应该避免对可能损伤的神经、脑组织过度牵拉,对难以避免的损伤术后早期治疗。大部分神经功能障碍术后可自行缓慢恢复。怀疑后组脑神经损伤的患者应术后完全清醒后再拔除气管插管,拔管后立即评估语言功能和吞咽功能。对于有严重吞咽功能障碍的患者,应该立即禁止经口食水,置胃管鼻饲营养。如有明显的咳痰无力症状,需要行气管切开术,这样有利于气道护理,减少肺部感染。术后眼球活动障碍者需有眼罩保护眼睛,然后在眼科医师指导下使用棱镜或做眼外肌手术。严重的三叉神经和(或)面神经功能障碍的患者,术后应谨防继发角膜炎,必要时做暂时性眼睑缝合。如果出现脑脊液漏的症状,及时给予抗生素治疗,腰椎穿刺-腰大池置管引流是治疗脑脊液漏有效的手段,如保守治疗无效持续脑脊液漏 4 周以上可以考虑手术修补。

五、术后综合治疗与随访观察

根据 NCCN 实践指南,对于良性肿瘤且手术中全切除的患者,术后可以不需要进一步治疗,仅需要进行必要的神经功能恢复训练,定期随访复查;手术中未能全切除或者术后复发、再次手术可行性低的患者,术后可以辅助进行立体定向放射外科(X 刀、伽马刀)治疗。

对于恶性肿瘤,无论手术是全切还是未能全切,均推荐术后行三维适形或调强技术联合放疗。必要时辅助化疗,具体由肿瘤内科根据病理类型确定化疗方案,如为鳞癌采用 DDP+5-FU(DDP80mg/m²+5-FU500mg/m²)化疗方案为主,3 周一次,或 DDP30mg/m² 每周一次的化疗方案。同步放化疗选择 DDP 方案,经济条件允许的可选择尼妥珠单抗作为联合放疗治疗方案。

治疗后应密切观察随访,随访内容主要应包括临床评估及影像学复查,患者术后复查时间间隔视肿瘤病理性质而定。恶性肿瘤患者术后两年内每 3 个月进行一次复查,第三至第五年,每 6 个月复查一次,此后,每年一次。所有良性肿瘤患者于术后第 3 个月进行第一次复查,手术全切除者术后 9 个月行第二次复查;手术有残留的患者术后第一、二年每 6 个月复查一次,此后每年一次。无论何时发现肿瘤进展的患者,根据肿瘤性质和症状的轻重选择观察、再次手术、立体定向放射外科治疗或化疗、靶向治疗等。

(刘昂斯　万经海)

参考文献

1. Alfieri A, Jho HD. Endoscopic endonasal cavernous sinus surgery: An anatomic study. Neurosurgery, 2001, 48: 827-836.

2. Cavalio LM, Messina A, Cappabianca P, et al. Endoscopic endonasal surgery of the midline skull base: Anatomical study and clinical considerations. Neurosurg Focus, 2005, 19: E2.

3. Cavalio LM, Messina A, Gardner P, et al. Extended endoscopic endonasal approach to the pterygopalatine fossa: Anatomical study and clinical considerations. Neurosurg Focus, 2005, 19: E5.

4. Oot RF, Melville GE, New PF, et al. The role of MR and CT in evaluating clival chordomas and chondrosarcomas. Am J Roetgeol, 1988, 151: 567-575.

5. Maira G, Pallini R, Anile C, et al. Surgical treatment of clival chordomas: The transsphenoidal approach revisited. J Neurosurg, 1996, 85: 784-792.

6. Lalwani AK, Kaplan MJ, Guti PH. The transsphenoethmoid approach to the sphenoid sinus and clivus. Neurosurgery, 1991, 31: 1008-1014.

7. Crockard HA, Sen CN. The transoral approach for the management of intradural lesions at the craniocervebral junction: Review of 7 cases. Neurosurgery, 1991, 28: 88-98.

8. Menezes AH, van Gilder JC. Transoral-transpharyngeal approach to the anterior craniocervical junction. Ten-year experience with 72 patients. J Neurosurg, 1988, 69: 895-903.

9. Beals SP, Jogannic EF, Hamilton MG, et al. Posterior skull base transfacial approaches. Clin Plast Surg, 1995, 22: 491-511.

10. Sabit I, Schaefer SD, Couldwell WT. Extradural extranasal combined transmaxillary transsphenoidal approach to the cavernous sinus: A minimally invasive microsurgical model. Laryngoscope, 2000: 286-291.

11. DeMonte F, Hanna EY. Transmaxillary exploration of the intracranial portion of the maxillary nerve in malignant perineural disease. J Neurosurg, 2007, 107: 672-677.

12. Fujitsu K, Saijoh M, Aoki F, et al. Telecanthal approach for meningiomas in the ethmoid and sphenoid sinuses. Neurosurgery, 1991, 28: 714-719.

13. Gay E, Sekhar LN, Rubinstein E, et al. Chordomas and chondrosarcomas of the cranial base: Results and follow-up of 60 patients. Neurosurgery, 1995, 36: 887-896.

14. Sekhar LN, Nanda A, Sen CN, et al. The extended frontal approach to tumors of the anterior, middle and posterior skull base. J Neurosurg, 1992, 76: 198-206.

15. Terasaka S, Day JD, Fukushima T. Extended transbasal approach: Anatomy, technique, and indications. Skull Base Surg, 1999, 9: 177-184.

16. Kawase T, Shiobara R, Toya S. Anterior transpetrosal transtentorial approach for sphenopetroclival meningiomas: Surgical method and results in 10 patients. Neurosurgery, 1991, 28:869-876.

17. Blevins NH, Jackler RK, KaplanMJ, et al. Combined transpetrosal-subtemporal craniotomy for clival tumors with extension into the posterior fossa. Laryngoscope, 1995, 105: 975-982.

18. Janecka IP, Sen CN, Sekhar LN, et al. Facial translocation: a new approach to cranial base, Otolaryngol Head Neck Surg, 1990, 103:413-414.

19. George B, Archilli M, Cornelius JF. Bone tumors at the craniocervical junction. Surgical management and results from a series of 41 cases.Acta Neurochir(Wien), 2006, 148: 741-749.

20. Elsharkawy M, Xu Z, Schlesinger D, et al. Gamma Knife surgery for nonvestibular schwannomas: radiological and clinical outcomes. J Neurosurg, 2012, 116:66-72.

21. O'Neill JP, Bilsky MH, Kraus D. Head and neck sarcomas: epidemiology, pathology, and management. Neurosurg Clin N Am, 2013, 24:67-78.

22. DeMonte F, Diaz E, Callender D, et al. The transmandibular, circumglossal, retropharyngeal approach for chordomas of the clivus and upper cervical spine.Neurosurg Focus, 2001, 10: 1-5.

23. Elsharkawy M, Xu Z, Schlesinger D, Sheehan JP. Gamma Knife surgery for nonvestibular schwannomas: radiological and clinical outcomes. Journal of neurosurgery, 2012, 116: 66-72.

24. Johnson J, Barani IJ. Radiotherapy for Malignant Tumors of the Skull Base. Neurosurgery Clinics of North America, 2013, 24:125-135.

第 29 章　咽旁间隙肿瘤

咽旁间隙（parapharyngeal space）是颈侧上部的一个潜在组织间隙，上至颅底，下达舌骨水平。咽旁间隙被腭帆张肌-血管-茎突筋膜分成茎突前间隙（咽旁前间隙）和茎突后间隙（咽旁后间隙）。原发性咽旁间隙肿瘤比较少见，约占头颈部肿瘤的 0.5%，其中良性占 80%，恶性占 20%。咽旁间隙组织结构的多形性决定了咽旁肿瘤病理类型的多样化。茎突前间隙肿瘤多来源腮腺，茎突后间隙肿瘤则以神经源性多见。咽旁间隙肿瘤最常见病理类型是多形性腺瘤和神经鞘瘤；此外，还有黏液表皮癌、腺样囊性癌、恶性神经鞘瘤、神经纤维瘤、神经纤维肉瘤、恶性淋巴瘤、颈动脉体瘤、鳃裂囊肿、表皮样囊肿、淋巴结结核、脂肪瘤、淋巴管瘤、畸胎瘤等。

一、手术解剖

咽旁间隙是由下颌骨、翼肌、腮腺、上颌骨、脊柱及咽侧壁所包绕围成的一个潜在性漏斗状疏松结缔组织间隙，上起自颅底，下达舌骨水平，上宽下窄，呈一个倒置的金字塔型，在轴位上表现为前窄后宽的三角形，冠状面为一个倒锥形。咽旁间隙内侧壁邻颊咽筋膜、咽上缩肌与扁桃体相隔，外侧壁为翼内肌、下颌骨升支及腮腺深叶，后壁为椎前筋膜及颈椎，尖部向下与下颌下隙相通。

咽旁间隙被腭帆张肌-血管-茎突筋膜分成茎突前间隙和茎突后间隙。茎突前间隙较小，呈月牙形，位于咀嚼肌间隙深面、咽侧壁的外侧，前界为蝶骨翼突内侧板后缘及颊咽筋膜，内侧界隔咽肌与腭扁桃体相邻，外邻翼内肌及腮腺，后界借脂肪组织与茎突后间隙相延续，上界为蝶骨大翼，借卵圆孔与颅中窝相通。茎突前间隙主要包含腮腺深叶的一部分、脂肪以及腭帆张肌、腭帆提肌、下颌神经及

其分支、上颌动脉的分支，因此发生在前间隙的肿瘤多为腮腺来源肿瘤或脂肪瘤，很少有神经来源肿瘤。茎突后间隙又被称为颈动脉间隙，较茎突前间隙宽大。它位于前间隙后内侧，上起自颅底颈静脉孔区骨质（但不包括颈静脉孔），向下沿颈动脉鞘与上纵隔相通，前外侧为腭帆张肌-血管-茎突筋膜，内侧为椎前筋膜，后界为头长肌及头前直肌，向前与茎突前间隙的脂肪组织相连。茎突后间隙内容物主要为颈动脉鞘、后组脑神经及交感神经等，其中颈内静脉位于后外，颈内动脉居前内，迷走神经在颈内动、静脉之间的偏后深面，副神经在颈内静脉的内后方，舌咽神经、舌下神经在颈内动脉的前外侧。

二、咽旁间隙肿瘤及其影像学特点

由于咽旁间隙组织的多样性以及特点，咽旁间隙内发生的肿瘤可以有涎腺来源肿瘤、神经源性肿瘤、颈动脉体瘤、恶性淋巴瘤、转移癌等。据统计，涎腺来源肿瘤占 40%~50%，神经源性肿瘤占 27%~40%，其他类型占 10%~33%。咽旁间隙肿瘤的鉴别诊断目前不推荐术前穿刺活检，有学者统计穿刺活检的诊断率和影像学诊断率类似，故目前术前的鉴别诊断主要依靠临床表现以及术前的影像学检查为主，其中影像学检查尤为重要。影像学检查主要推荐咽旁间隙的 CT 和 MRI。

根据影像学检查判断肿瘤是否来源于腮腺最简单的方法是辨认腮腺深叶和肿瘤之间的脂肪层。如果该脂肪层存在，表示肿瘤是腮腺以外来源，但若肿瘤巨大，该脂肪层则不容易辨认；如果该脂肪层消失，提示肿瘤可能来源于腮腺。判断肿瘤来源于茎突前间隙还是后间隙最简单的方法就是辨认颈鞘和

茎突受肿瘤推压移动的方向。茎突前间隙肿瘤一般将颈鞘推向后方;茎突后间隙肿瘤将颈鞘推向前外方。常见咽旁间隙肿瘤的 CT 和 MRI 鉴别诊断要点如下。

1. 涎腺来源肿瘤 涎腺肿瘤来源于茎突前间隙外侧的腮腺及异位的小涎腺,大多位于茎突前间隙。在 CT 和 MRI 上,来源于腮腺的肿瘤与腮腺关系密切,与腮腺之间无脂肪层间隔;来源于异位小涎腺的肿瘤则与腮腺无明显联系。涎腺肿瘤将咽旁后间隙的组织如颈内动脉、静脉深支茎突推向后方,其中腮腺来源肿瘤还可推压二腹肌后腹向后移动(图29-1)。最常见的涎腺肿瘤为多形性腺瘤,在平扫 CT 上大多呈分叶状,密度不均匀,肿瘤较大时可伴有肿瘤内部坏死;增强扫描时,肿瘤可表现为不均匀强化。在 MRI 上,肿瘤表现为 T_1WI 略低信号,T_2WI 等信号,肿瘤内部无明显血管流空信号;增强扫描时,肿瘤部分强化,其内部可伴有坏死(图29-2)。

2. 神经源性肿瘤 神经源性肿瘤多位于咽旁后间隙,在 CT 和 MRI 上表现主要有咽旁后间隙肿瘤的特点。神经源性肿瘤大多数呈圆形或略成椭圆形,边界清晰,与腮腺之间无明显联系,可见瘤体与腮腺间有脂肪层,一般推压颈内外动脉、静脉向前或前外侧移动。由于来源神经的不同,推移方向略有不同,如交感来源神经源性肿瘤一般推压颈内外动脉静脉向前外侧移动(图29-3),迷走神经来源肿瘤可推压颈内外动脉向前、颈内静脉向后移位,表现为动静脉分离的现象(图29-4A)。肿瘤可推移茎突和二腹肌向前移动,肿瘤与腮腺之间有一层低密度间隙,考虑为脂肪层(图29-4B)。在 MRI 上,神经源性肿瘤一般表现为界限清楚的肿块,有包膜,T_1WI 低信号、T_2WI 高信号,瘤体内部可伴有坏死或囊性变;增强扫描可见肿瘤实质部分强化,神经源性肿瘤的 MRI 平扫和增强扫描信号改变和涎腺来源肿瘤基本类似,无明显特异性区别(图29-4C)。

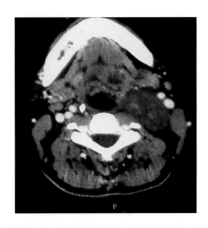

图 29-3 茎突后间隙肿瘤推挤颈鞘向前外方移位,推测来源于交感神经

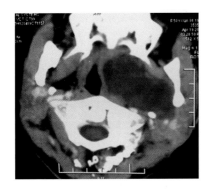

图 29-1 茎突前间隙肿瘤可见肿瘤与腮腺之间无明显界限,并推挤颈鞘向后移动,考虑来源于腮腺

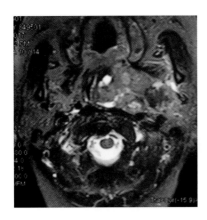

图 29-2 左侧咽旁间隙多形性腺瘤,T_2WI 为不均匀稍高信号,无血管流空

3. 颈动脉体瘤 颈动脉体瘤为副神经节瘤的一种,影像学上特征性改变为颈内动脉及颈外动脉分离,呈高脚杯状(图29-5A),动脉位于瘤体表面呈迂曲状,CT 和 MRI 增强扫描可见肿瘤明显强化,同时 MRI 上可表现为典型的胡椒盐征,即肿瘤内部可见丰富的血管流空影(29-5B)。

4. 转移癌 一般多来源于鼻咽喉部恶性肿瘤转移,可表现为咽旁间隙内多发性淋巴结肿大,可发生于茎突前间隙也可发生于茎突后间隙,CT 或 MRI 上表现为多发性肿大淋巴结影,可融合,增强扫描可见部分强化,可伴有坏死(图29-6)。

5. 其他 鳃裂囊肿(图29-7)、表皮样囊肿、淋巴管瘤(图29-8)等均表现为囊性病变,增强扫描可见包膜强化,囊腔内部无强化,其中淋巴管瘤可表现为多房性。

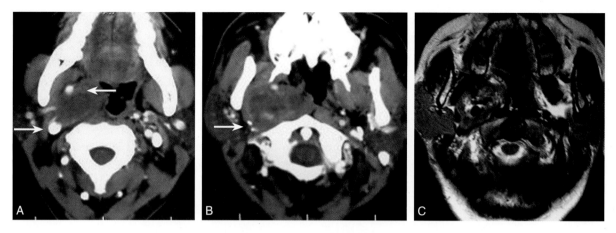

图 29-4 茎突后间隙肿瘤

A. 增强 CT 显示茎突后间隙肿瘤推挤颈动静脉向外移动并呈分离现象（见白箭头），推测来源于迷走神经；B. 增强 CT 显示肿瘤与腮腺之间有一层低密度间隙（见白箭头），考虑为脂肪层；C. 磁共振 T_2WI 示右侧咽旁间隙混杂信号病灶

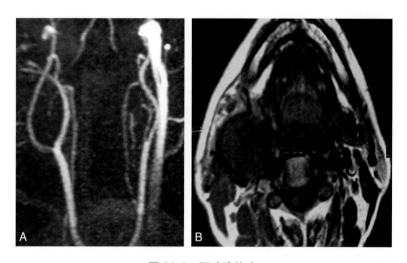

图 29-5 颈动脉体瘤

A. 磁共振血管成像示颈内动脉和颈外动脉分离呈高脚杯状；B. 磁共振 T_1 像显示瘤旁血管流空

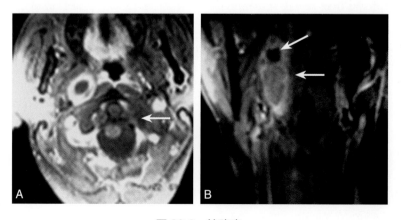

图 29-6 转移瘤

A. 轴位增强 MRI 显示颈部多发性肿大淋巴结影；B. 冠状位增强磁共振显示右侧咽旁融合淋巴结，可见部分强化，伴有坏死

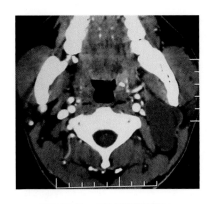

图 29-7　CT 示鳃裂囊肿

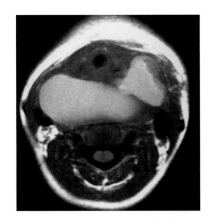

图 29-8　MRI 示淋巴管瘤

三、咽旁间隙肿瘤诊断和鉴别诊断

咽旁间隙肿瘤由于位置深在,且肿瘤多为良性,生长缓慢,因此早期自觉症状多不明显,肿物常在大于 3cm 后才出现症状,且症状多不典型,因此早期诊断较为困难,往往就诊时瘤体常常较大。咽旁间隙肿瘤较大时出现以下症状:耳闷、听力下降、咽部异物感、吞咽困难、发声改变、打鼾、鼻塞、声嘶、呛咳、Horner 综合征等,如果短期内肿瘤迅速增大、肿物疼痛较明显、发热,则常提示恶性可能。查体可发现无痛性咽侧肿物和(或)腮腺、无痛性上颈部肿物、颈部搏动性肿物、舌体活动障碍等。咽旁间隙肿瘤出现误诊的情况也不少见,有误诊为扁桃体周围脓肿、慢性扁桃体炎的报道。

咽旁间隙肿瘤的诊断主要依靠影像学检查。CT 和 MRI 平扫、增强扫描能较准确地提示肿瘤位置、可能性质及来源;MRA 是一种无创性、能迅速得到血管影像的技术,可清楚地显示肿瘤与颈部大血管的关系,进一步提供肿瘤的供血及与某些疾病鉴别诊断的信息。

咽旁间隙肿瘤的鉴别诊断主要有扁桃体肿瘤、

扁桃体周围脓肿或咽旁间隙脓肿。咽旁间隙肿瘤和扁桃体肿瘤的鉴别要点是:咽旁间隙肿瘤患者一般口咽部黏膜光滑、扁桃体本身无病变,仅为推挤偏向中线,扁桃体肿瘤患者可见扁桃体本身改变,如扁桃体溃疡、新生物、增大等。咽旁间隙肿瘤和扁桃体周围脓肿或咽旁间隙脓肿的鉴别要点是:前者无发热、咽痛、咽部无充血等急性炎症表现,颈部 CT、MRI 也能提供鉴别诊断依据。

四、咽旁间隙肿瘤手术治疗

1. 术前评估与手术准备　咽旁间隙肿瘤由于位置比较深在,且咽旁间隙内含有颈内动静脉、后组脑神经等重要结构,手术风险较大,因此术前应认真评估、充分准备,保证手术安全,提高手术疗效。当诊断明确为咽旁间隙肿瘤后,经过影像学评估后即可准备手术治疗,常规检查同一般手术。但对血供丰富的肿瘤术前应作 MRA、CTA 或 DSA 检查,必要时做术前栓塞减少手术出血;对累及颈内动脉的肿瘤术前作颈内动脉球囊阻塞试验,了解颅底 Wills 动脉环代偿情况,供手术决策参考;术前考虑转移瘤者应评估原发癌控制情况、有无其他部位转移和病人的全身情况,如果原发癌控制不好、全身情况差则没有手术意义。

2. 手术入路　在临床实践中,应根据肿瘤的性质、大小、范围、有无包膜、肿瘤扩展方向等选择合适的手术入路切除肿瘤。常见的手术入路有以下几种。

(1) 颈侧入路:为最常见和最基本的入路,适用于大多数咽旁间隙肿瘤。主要手术操作步骤如下:①自乳突尖至舌骨做弧形切口,从颈阔肌下掀开皮瓣,暴露腮腺下极、颌下腺及胸锁乳突肌。②分离腮腺下极和胸锁乳突肌,分离胸锁乳突肌前缘,并向后牵拉胸锁乳突肌,向上分离牵拉颌下腺下缘,暴露二腹肌后腹,解剖并保护颈内动脉、颈内静脉、颈外动脉和后组脑神经。游离二腹肌后腹,向上牵拉或切断,暴露茎突舌骨肌,此肌可选择性切断,以获取颈鞘上端的暴露,可切断颈外动脉分支,如甲状腺上动脉、舌动脉、面动脉等以最大程度暴露瘤体,并向前牵拉下颌角,切断茎突下颌韧带,获取咽旁间隙的暴露。然后直视下切除肿瘤,术区止血后,分层缝合切口,术腔可放置负压引流管(图 29-9)。

(2) 颈侧 - 腮腺入路:大部分操作同颈侧入路,但不同于颈侧入路的是:切口自颈部延伸至耳屏前;解剖面神经并予以保护;切除腮腺浅叶或腮腺全部,暴露颅底咽旁间隙。该入路可切除较大的累及颅底咽旁间隙的肿瘤(图 29-10)。

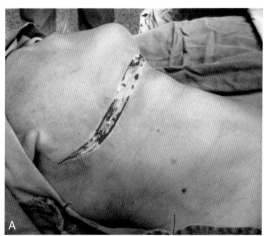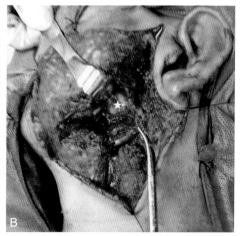

图 29-9　颈侧入路
A.头位及手术切口；B.显露肿瘤，图中星号为肿瘤瘤体

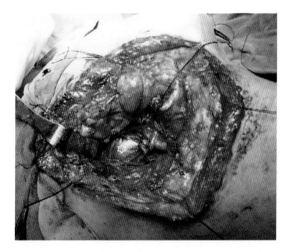

图 29-10　颈侧 - 腮腺入路手术野外观（图示已经行面神经解剖及腮腺浅叶切除术后，牵拉面神经，暴露高位咽旁间隙的肿瘤瘤体）

（3）颈侧 - 下颌骨裂开外旋入路：此入路有较广的手术适应证，如位于咽旁间隙上部分或包绕颈内动脉的血管源性肿瘤、高位咽旁间隙恶性肿瘤、侵犯咽旁间隙的鼻咽癌及口腔口咽癌。该入路能很好地显露咽旁间隙、咽后间隙、颞下区、侧颅底、鼻咽部、蝶骨体、斜坡、寰椎等；能自下而上地分出颈内动、静脉及后四对脑神经至颅底孔处；能以颈内动脉为标志，将颈内动脉内侧的组织包括肿瘤及咽后淋巴组织作整块切除，但是创伤较大。主要手术操作步骤如下：①局部麻醉下行气管切开术，然后进行全身麻醉。②颈部手术步骤基本同颈侧入路，切口前端延伸至下颌下唇正中。正中切开下唇，并自双侧切牙正中裂开下颌骨。③切断患侧下颌舌骨肌，自两侧颌下腺导管开口之间切开，沿患侧口底一侧切开

至腭舌弓，注意将颌下腺导管口保留在下颌骨一侧。解剖舌下神经及舌神经，并予以保护，将下颌骨向外侧牵拉，切断茎突舌肌和茎突咽肌及茎突舌骨韧带，此时可充分暴露咽旁间隙。④自颈部向上解剖颈内动脉至颅底，并予以保护，直视下切除肿瘤，术毕用钛板内固定复位下颌骨。缝合切口（图 29-11）。

（4）上颌骨外旋入路：该入路又称上颌骨掀翻入路，适用于原发于颅底、鼻咽部、翼腭窝及咽旁间隙上部的肿瘤或鼻咽、鼻窦肿瘤侵犯咽旁间隙及侧颅底区者。该入路可暴露鼻咽顶部及咽旁间隙的上部，手术视野开阔，在直视下操作可准确判断肿瘤的侵袭范围，减少手术对脑神经及血管的损伤，但是术后可能会导致眼球塌陷或活动障碍。主要手术操作步骤如下：①取 Weber-Ferguson 切口，横切口延伸至颧骨，纵切口向下延长于中线上切开上唇，继而经中牙和侧切牙之间向后并距中线约 0.5~1cm 外切开硬腭黏膜至上颌结节外侧，面部切口切开骨膜直至骨质。②分别凿开上颌结节和翼骨相连处、上颌骨额突、眶下壁、颧弓、硬腭即可向外翻转上颌骨，形成以咬肌为蒂的上颌骨肌皮瓣并外旋。③直视下切除肿瘤，上颌骨复位，用钛连接片固定，缝合皮肤切口及口内黏膜（图 29-12）。

（5）经口或经咽入路：该入路适用于向口内或咽部突出、体积较小、有完整包膜的肿瘤。但该入路术野窄小，分离盲目性较大，易导致肿瘤破裂复发或损伤大血管导致出血，一般并不推荐使用。近年来，由于内镜技术的发展，有学者对经口入路内镜下的咽旁间隙手术解剖进行了细致的研究，认为如果术中能够准确辨认相应的解剖学标志，在内镜的辅助下选择

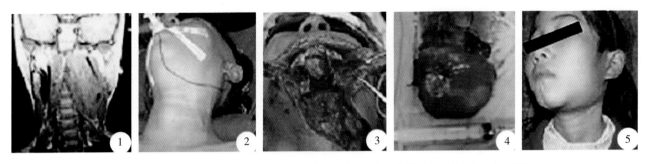

图 29-11 下颌骨裂开外旋入路切除颅底咽旁间隙肿瘤的术前 MRI 及术中术后所见

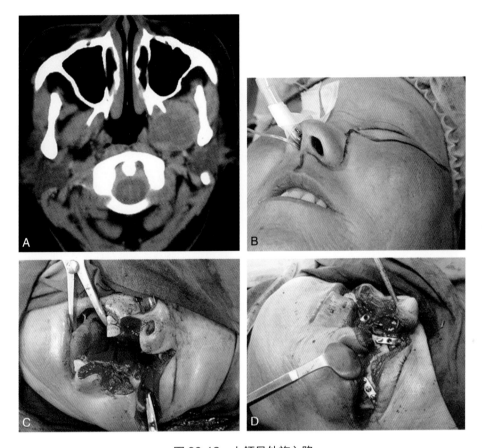

图 29-12 上颌骨外旋入路
A. 术前平扫 CT 显示左侧咽旁间隙类圆形肿瘤；B. 上颌骨外旋入路切口；C、D. 切除颅底咽旁间隙肿瘤的术中术后所见

经口入路切除咽旁间隙肿瘤是可行的(图 29-13)。

(6) 经侧颅底入路：该入路适用于起源于颈静脉孔生长至咽旁间隙的迷走神经鞘瘤及侵及侧颅底的咽旁间隙肿瘤。此路径可充分暴露肿瘤在侧颅底、颞骨内及咽旁间隙的各部分。颈侧 - 耳后"C"形延长切口充分暴露肿瘤，予以切除。术中尽量在茎突外侧操作，以避免损伤深部的神经血管。术中应注意颅底解剖标志。

(7) 颞下窝进路：该入路适于侵犯颞下窝、颅中窝的巨大咽旁间隙肿瘤。用于影像学检查提示有损伤颈动脉能时，以保证术野宽阔，控制肿瘤以上的颈动脉出血。该入路在切除腮腺，处理面神经后，进一步切断颧弓及下颌骨升支，咬除颞骨鳞部，可以暴露咽旁间隙、颞骨内、颞下窝和侧颅底。

(8) 内镜手术：随着内镜在鼻颅底手术中越来越多地成功应用，内镜已为处理咽侧咽旁颅底肿瘤的一种重要方法。虽较传统开放手术创伤小，但并不能完全替代其他传统手术入路，内镜可辅助运用于

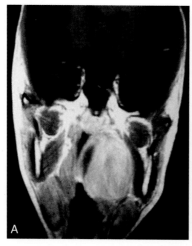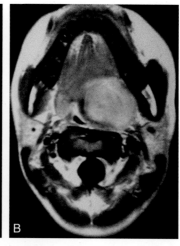

图 29-13　经口入路病例选择

增强磁共振冠状位（A）、轴位（B）显示适合经口内入路切除向口内或咽部
突出、体积较小、有完整包膜的咽旁间隙肿瘤

各种手术入路，术者可根据实际情况选择，编者认为内镜辅助适合具有真性或假性包膜的良性肿瘤或范围较局限的恶性肿瘤；若肿瘤广泛侵犯、出血较多或与周围组织粘连较重，内镜手术则较为困难。

3. 肿瘤切除技巧　编者认为咽旁间隙肿瘤切除的技巧主要是在获取足够的暴露、保护重要的血管、神经的基础上完整切除肿瘤，某些情况下可以合理利用内镜技术辅助肿瘤的切除。切口的选取原则是尽量选择美观切口，复位结构或关闭切口时要做到功能复位的目标。

4. 术后管理　气管切开者术后予以气管切开护理，放置胃管者一般术后第二日即可开始鼻饲进食，与咽部相通者，术后需应用抗生素预防感染，下颌骨裂开者一般裂开前先打孔，以便复位时对合良好。其余同常规全麻、颈部及颅底手术术后处理。

恶性肿瘤患者根据术后病理类型指导进一步的治疗，病理类型适合放化疗者，建议至放疗科或肿瘤科行术后放化疗。

五、术后随访与康复治疗

据现有统计看，经口或咽入路切除咽旁间隙肿瘤者有一定的复发率，但经外侧入路切除者，除恶性及血管源性的肿瘤外，几乎没有复发，因此术后最好门诊随访，恶性患者适当提高随访频率。

（刘业海）

参考文献

1. 王天铎，王天铎头颈外科手术学，济南：山东科学技术出版社，2011.
2. 屠规益，现代头颈肿瘤外科学．北京：科学出版社，2004.
3. 洪育明，胡娟娟，梁振源．112 例咽旁间隙肿瘤的临床诊治分析．临床耳鼻咽喉头颈外科杂志，2015（11）：994-997.
4. 姚国龙．多排螺旋 CT 在咽旁间隙肿瘤诊断中的价值．现代医用影像学，2010，19（2）：93-96.
5. 徐雷鸣，徐玉斓．二腹肌后腹及其移位对鉴别腮腺间隙和咽旁间隙肿瘤的意义．中华放射学杂志，2001，35（11）：854-856.
6. 杨党卫，周华磊，李建兴，等．内镜下经口入路咽旁间隙手术的解剖标志．局解手术学杂志，2016，25（6）：391-394.
7. 黄洋，刘业海，杨清，等．涉及颅底咽旁间隙肿瘤的 CT 及 MRI 影像学特征．临床耳鼻咽喉头颈外科杂志，2013（8）：400-403.
8. 王华，付升旗，范锡印，等．咽旁间隙的横断层影像解剖及临床意义．解剖学研究，2009，31（4）：280-282.
9. 王玲，刘学文，李卉，等．咽旁间隙多形性腺瘤与神经源性肿瘤的 MRI 鉴别诊断．中国 CT 和 MRI 杂志，2014（2）：1-4，10.
10. 田文栋，李湘平，李丹凤，等．咽旁间隙良性肿瘤的影像学特征及经口手术进路分析．临床耳鼻咽喉头颈外科杂志，2010，24（21）：983-986.
11. 罗伟，梁健刚，陈靖，等．咽旁间隙肿瘤的影像学诊断及手术径路探讨．中外医学研究，2013（5）：9-10.

12. Prasad S C, Piccirillo E, Chovanec M, et al. Lateral skull base approaches in the management of benign parapharyngeal space tumors. Auris Nasus Larynx, 2014, 42 (3): 189-198.

13. Helale S, Ramadhin A K. Endoscope-assisted transoral approach to parapharyngeal space tumor [J]. National Journal of Otorhinolaryngology & Head & Neck Surgery, 2014, 2 (3): 29-30.

14. Locketz G D, Horowitz G, Abu-Ghanem S, et al. Histopathologic classification of parapharyngeal space tumors: a case series and review of the literature. European Archives of Oto-Rhino-Laryngology, 2016, 273 (3): 1-8.

15. Paderno A, Piazza C, Nicolai P. Recent advances in surgical management of parapharyngeal space tumors. Curr Opin Otolaryngol Head Neck Surg, 2015, 23 (2): 83-90.

第 30 章　脑桥小脑角肿瘤

脑桥小脑角肿瘤是以肿瘤生长在脑桥小脑角区（CPA）的一组肿瘤，脑桥小脑角区范围如下文所述。CPA 肿瘤最常见的类型为听神经瘤（75%），其次为脑膜瘤和表皮样囊肿（或称胆脂瘤）。听神经瘤包括前庭神经瘤和蜗神经瘤，由于组成听神经的前庭神经比蜗神经更易发生肿瘤，因此现在所说的听神经瘤多指的是前庭神经瘤。听神经瘤起源于前庭神经的鞘膜，来源于前庭神经纤维本身的神经纤维瘤则相当罕见。Sandiforte（1777）在尸体解剖中发现第 1 例听神经瘤（前庭神经瘤），Annandalet（1895）成功完成世界上第 1 例听神经瘤手术。听神经瘤为颅内良性肿瘤，迄今未见恶性报道。由于 CPA 区肿瘤与重要的血管、神经、小脑及脑干毗邻，且位置深在，其手术难度较其他颅内肿瘤要大得多，手术的疗效国内外报道也不一。

一、外科解剖

CPA 是位于小脑，脑桥，颞骨岩部之间的不规则间隙，大致上是一个锥形的立体三角，位于后颅窝的前外侧。前界是颞骨岩部、岩上窦（SPS），外侧界为颞骨、横窦、乙状窦，内侧为小脑半球外侧面和脑桥，上方是小脑幕，下方是Ⅸ、Ⅹ、Ⅺ对脑神经和小脑后下动脉的分支。在 CPA 中，大部分血管神经结构浸泡在桥小脑角池的脑脊液中，而桥小脑角池的范围基本与 CPA 相同。Rhoton 将 CPA 区神经血管分为上、中、下三对血管神经复合体。上血管神经复合体主要包括三叉神经和相关的小脑上动脉（SCA）及中脑、中脑小脑裂、小脑上脚、小脑幕下表面；中血管神经复合体主要包括面听神经和相关的小脑前下动脉（AICA）及脑桥、小脑中脚、脑桥小脑裂、小脑岩骨面；下血管神经复合体主要包括舌咽神经、迷走神经、副

神经、舌下神经和小脑后下动脉（PICA）、延髓、小脑下脚、延髓小脑裂、小脑枕下部等。

三叉神经从脑桥臂外侧发出后向颞骨岩尖方向走行，从内侧越过岩骨嵴进入 Meckel 腔，并分成三支分别从眶上裂、圆孔、卵圆孔出颅。后组脑神经由舌咽、迷走、副神经构成，3 对脑神经发自脑干内相应核团，在桥小脑角池中走行较短距离后进入颈静脉管，并穿过该管出颅。面听神经从脑干的延髓脑桥裂外侧末端、四脑室外侧孔突出的脉络丛的前上方发出，经过桥小脑角池走向内耳门。在此行程中，面神经与位听神经之间有一间隙，二者不发生融合。面神经颅内段分为五段，即桥小脑角段、内耳道段、迷路段、鼓室段、乳突段。AICA 起源于脑桥腹侧基底动脉中下 1/3 处，位置不恒定，可以缺如或与 PICA 共干。在多数病例中，当 AICA 发出后向下外后方斜行，环绕脑干时从面听神经下方穿过。在内耳门处 AICA 形成袢状结构，一般有 1~2 个袢，袢的远端可突入内耳门中约 3~5mm。在面听神经附近，AICA 发出迷路动脉、回返穿通动脉、弓下动脉分支，并且经常在 CPA 肿瘤附近被拉伸。AICA 是听神经瘤血液供应的主要来源，PICA、SCA、基底动脉、硬脑膜动脉有时也参与供血。

到目前为止，听神经瘤或前庭神经鞘瘤是 CPA 区的最常见肿瘤。讨论听神经瘤自然要关注内听道的解剖结构，内听道里走行着面神经、蜗神经、上下前庭神经。内听道外侧部由一水平嵴划分为上下两部分，这个水平嵴又叫作镰状嵴，面神经和上前庭神经位于嵴的上方。面神经位于上前庭神经的前方，并且和其在内听道末端分离，分界是垂直嵴（又称 Bill Bar，由 William House 命名）。蜗神经和下前庭神经走行在水平嵴的下方，蜗神经在前，下前庭神经

在后。因此,对于 Bill Bar 的识别将有助于辨认其前方的面神经、蜗神经和后方的上下前庭神经。

二、CPA 常见肿瘤

CPA 区的肿瘤可以起源于脑组织、颞骨、蛛网膜下腔及里面的结构。大多数 CPA 区肿瘤起源于 CPA 池,有一部分起源于内听道,还有部分起源于邻近的脑组织和颅骨,是体积增大后延伸入 CPA 区的。表 30-1 提供了不同类型的 CPA 区肿瘤及其发生概率。需要注意的是大约 2%~5% 的 CPA 区肿块不是肿瘤。血管性疾病是最多见的非肿瘤性 CPA 区肿块,如椎基底动脉延长扩张症(VBD)和动脉瘤,即使是较少见的蛛网膜囊肿也可以发生在 CPA 区。还有一些正常结构和解剖变异可能被错认为 CPA 区肿瘤,包括小脑绒球、四脑室外侧孔的脉络丛、高位颈静脉球等。

表 30-1　CPA 区肿瘤类型及各自所占比例

肿瘤类型	发生概率(%)
听神经瘤	75
脑膜瘤	8~10
表皮样囊肿	5
其他神经鞘瘤	2~5
转移瘤	1~2
副神经节瘤	1~2
室管膜瘤、脉络丛乳头状瘤、脂肪瘤、脊索瘤	1

1. 听神经瘤　听神经瘤(前庭神经瘤)到目前为止是最常见的 CPA 区肿瘤,约占 CPA 区肿瘤 75%,所有颅内肿瘤的 6%。听神经瘤的首发症状主要是前庭蜗神经的症状,包括头昏、眩晕、单侧耳鸣和感音神经性耳聋等,占 70% 以上。其他的首发症状有颅内压增高症状、三叉神经症状、小脑功能障碍、肢体乏力和精神异常等。尽管肿瘤对面神经有挤压,但是表现为面肌无力者却少见。大型肿瘤可产生脑干受压和后组脑神经受损表现。如阻塞脑脊液循环还可以出现脑积水。Harner 和 Laws 基于对多组听神经瘤患者的研究,统计出 66% 听神经瘤病人除了听力下降没有任何异常临床征兆。除了听力下降以外,其他三个常见的异常征兆是角膜反射异常、眼球震颤和面部感觉迟钝。听神经瘤以内听道为中心生长,伴内听道的扩大,大多边界光滑清楚,钙化少见;磁共振 T_1 低信号,T_2 高信号,可以有囊变,

实体部分强化明显(图 30-1)。

2. 脑膜瘤　脑膜瘤是 CPA 区第二常见的肿瘤。Voss 等人报道:CPA 脑膜瘤最常见的硬膜起源部位是岩骨嵴(26% 位于 IAC 前方,21% 位于 IAC 后方,18% 位于 IAC 上方,16% 位于 IAC 下方),其次是小脑幕(31%)、斜坡(15%)、内听道(10%)、颈静脉孔(8%)。前脑膜瘤病程较短,平均 1.1 年。临床症状以同侧三叉神经、展神经、面神经和前庭神经损害多见,其次是面部麻木、感觉减退、颞肌和咬肌萎缩等三叉神经损害的症状。后脑膜瘤起病更加隐匿,病程较长,平均 2.7 年。临床上主要表现为小脑功能障碍,如步态不稳、眼球震颤及共济失调,瘤体巨大时可出现颅内压增高症状和后组脑神经损害症状,而三叉神经、面听神经损害少见。Nakamura 等人最近报道了对一组局限于 IAC 的脑膜瘤的研究,指出最常见的三大症状是:耳鸣、听力下降和眩晕。影像学上,CPA 脑膜瘤 CT 可见局部骨质增生而无内听道扩大;磁共振 T_1WI/T_2WI 常呈均匀的等信号,与岩骨硬膜呈广泛连接,MRI 增强扫描可出现"硬膜尾征"(图 30-2);CPA 不典型或恶性脑膜瘤表现为边界不清楚(图 30-3)。

3. 表皮样囊肿　表皮样囊肿占 CPA 区肿瘤的第三位。CPA 区表皮样囊肿通常表现为三叉神经痛或一侧面神经疼挛,也可以出现共济失调、眼震、后组脑神经功能障碍等。表皮样囊肿多呈 T_1 低信号、T_2 高信号,也可因囊液成分不同而信号各异,增强后无强化,DWI 为高信号,具有特殊性(图 30-4,图 30-5),易于鉴别。

4. 脉络膜丛乳头状瘤　脉络膜丛乳头状瘤是起源于脉络膜丛上皮的良性新生物,十分少见,在成人所有脑肿瘤中约占不到 1%,在儿童中可达 1.5%~4%。大多数脉络膜丛乳头状瘤位于脑室系统内,成人多位于第四脑室,儿童患者多位于侧脑室。位于桥小脑角者非常少见。桥小脑角的脉络膜丛乳头状瘤属良性肿瘤,起源于第四脑室外侧隐窝或第四脑室内,临床症状无特异性,常缓慢发生,包括头痛、共济失调、吞咽困难、患侧第 Ⅴ~Ⅷ脑神经麻痹等。定位诊断依赖于 CT 及 MRI 等检查,磁共振成像显示肿瘤边界欠规整,呈稍长 T_1 稍长 T_2 信号,增强扫描较明显均匀强化(图 30-6),明确诊断依赖于病理检查。

5. 血管网状细胞瘤　血管网状细胞瘤又称血管母细胞瘤,是一种组织起源未定的 WHO 分类 I 级的肿瘤,是由基质细胞和丰富的毛细血管组成。该

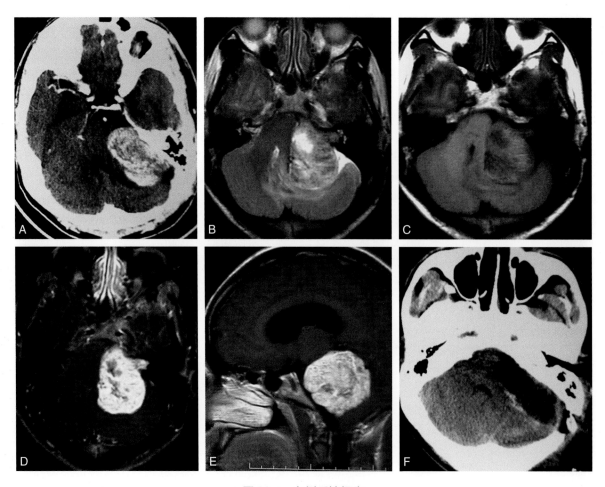

图 30-1　左侧听神经瘤

A. 增强 CT 扫描示左侧桥小脑角肿瘤不均匀强化,明显挤压同侧小脑、脑干;B. 磁共振 T₂ 成像示肿瘤巨大,高信号,边界尚清楚,同侧内听道明显扩大;C. 磁共振 T₁ 成像上肿瘤为等信号;D、E. 增强磁共振成像示肿瘤边界清楚,向扩大的内听道内生长;无脑膜尾征;F. 经乙状窦后入路切除肿瘤术后 CT 改变

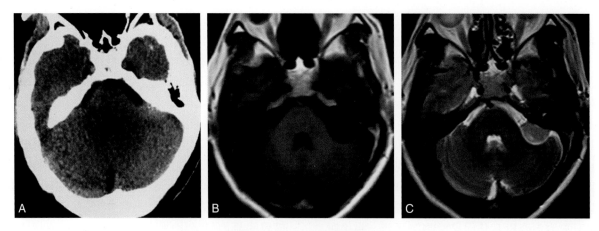

图 30-2　桥小脑角脑膜瘤

A. 平扫 CT 示左侧内听道后方的岩骨后表面骨皮质毛糙改变,局部有稍高密度占位;B. 磁共振成像 T₁ 示肿瘤为均匀低信号,边界清楚,轻度挤压左侧小脑;C. 磁共振成像 T₂ 示肿瘤为均匀等信号;

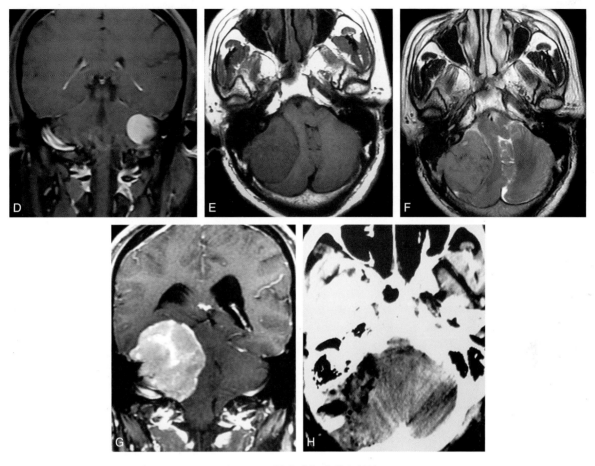

图 30-2 桥小脑角脑膜瘤(续)

D. 为冠状位增强磁共振成像,显示肿瘤均匀强化,基底附着于岩骨后表面,可见脑膜尾征;E、F. 磁共振成像显示右侧脑桥小脑角脑膜瘤,等 T_1、等 T_2 信号,瘤脑界面清楚;G. 冠状位增强磁共振显示肿瘤均匀明显强化,基底附着于岩骨后表面;H. 经乙状窦后入路切除肿瘤术后 CT 改变

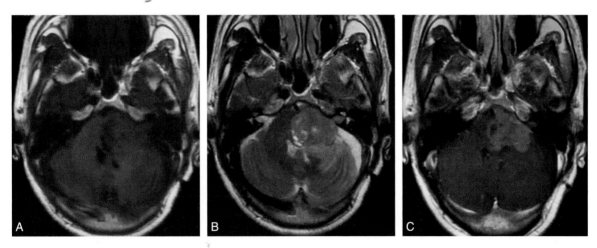

图 30-3 桥小脑角恶性脑膜瘤

A、B. 磁共振成像示左侧桥小脑角肿瘤,T_1 呈低信号,T_2 为稍高信号,边界不规整,肿瘤后缘脑干和小脑组织脑水肿改变,同侧内听道未扩大;C、D、E. 增强磁共振成像示肿瘤边界不光滑,轻度强化,基底附着于岩骨后表面,可见脑膜尾征;

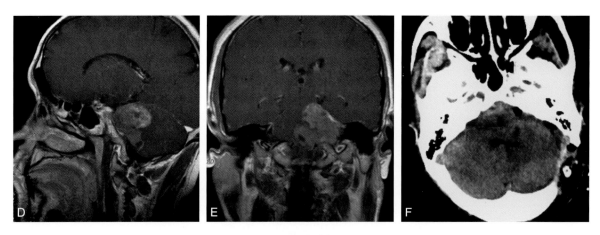

图 30-3(续)

F. 经乙状窦后入路切除肿瘤术后 CT 改变

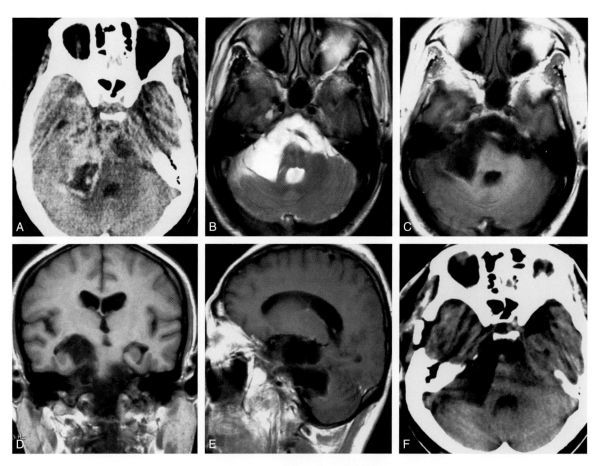

图 30-4　右侧桥小脑角胆脂瘤

A. 平扫 CT 扫描示右侧桥小脑角、鞍旁混杂密度肿瘤，明显挤压同侧小脑、脑干；B. 磁共振 T_2 成像示肿瘤巨大，高信号，边界尚清楚；C~E. 增强磁共振成像示肿瘤为低信号，沿 CPA 池、桥前池侧裂池生长，无强化；F. 经右侧颞下入路切除肿瘤术后 CT 改变

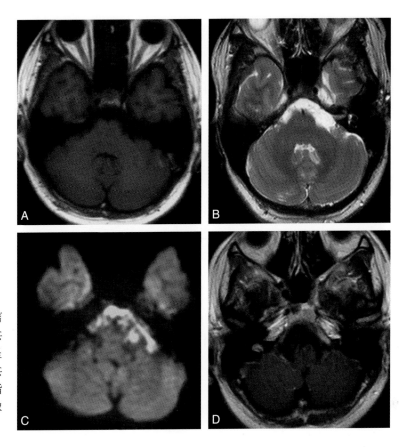

图 30-5　左侧桥小脑角胆脂瘤
A. 磁共振 T_1 成像示桥前池低等信号占位病变,轻度挤压脑干;B. 磁共振 T_2 成像示左侧桥小脑角肿瘤呈高信号,同侧内听道无扩大;C. 磁共振 DWI 成像示肿瘤高信号,为胆脂瘤特征性表现;D. 增强磁共振成像示肿瘤无强化改变

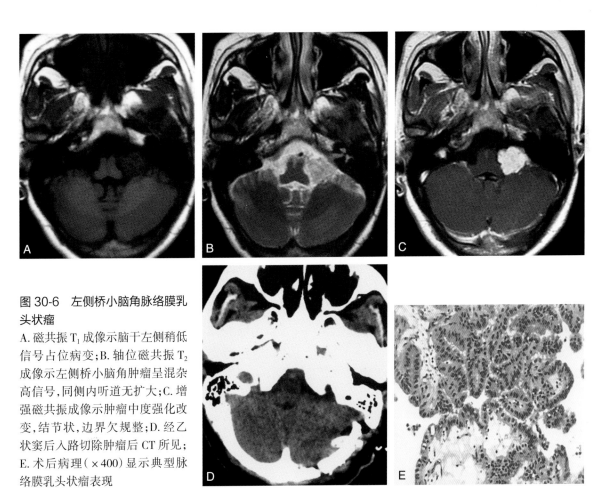

图 30-6　左侧桥小脑角脉络膜乳头状瘤
A. 磁共振 T_1 成像示脑干左侧稍低信号占位病变;B. 轴位磁共振 T_2 成像示左侧桥小脑角肿瘤呈混杂高信号,同侧内听道无扩大;C. 增强磁共振成像示肿瘤中度强化改变,结节状,边界欠规整;D. 经乙状窦后入路切除肿瘤后 CT 所见;E. 术后病理(×400) 显示典型脉络膜乳头状瘤表现

病常与视网膜血管瘤、内脏先天性多发性囊肿或肿瘤等同时存在,组成特殊的综合征,称为 Von Hippel-Lindau 综合征或 VHL 病,其发生率占颅内血管网状细胞瘤的 25% 以上。国外报道血管网状细胞瘤占整个颅内肿瘤的 0.99%~4.7%,其中大多数位于颅后窝小脑半球,少数发生在 CPA 和脑干,各年龄组均可发病,以 20~60 岁为多见,发病率男:女为 1.8:1。临床上病人常有缓慢进行性颅内压升高,伴一侧小脑功能障碍,如头痛、共济失调、恶心、呕吐、眩晕、眼球震颤等,少数病例可有红细胞增高症。在 VHL 中,除中枢神经系统疾患外,还出现其他系统病变,包括视网膜血管瘤,胰、肺、肾及附睾囊肿、肾癌等。CPA 血管网状细胞瘤大多数为实体性肿瘤,CT 平扫时实质性肿瘤表现为边界清楚的圆形或类圆形不均匀较高密度病灶,痛周水肿带常不明显,增强扫描肿瘤呈明显均匀强化。在 MRI,实质性肿瘤 T_1 呈等信号,T_2 为高信号。囊性肿瘤 T_1 呈低信号,T_2 为高信号。增强后,实质性病灶和囊性病灶的瘤结节均可明显强化。肿瘤内或其周围可见条状迂曲行走的血管流空影。数字减影脑血管造影(DSA)病灶可显示为一团细小规则的血管网及肿瘤染色,有时可见较大的动脉参与供血。当肿瘤过小,CT 和 MRI 上未能显示时,椎动脉血管造影仍可见上述异常血管染色(图 30-7)。

6. 其他肿瘤　转移瘤占 CPA 区肿瘤 1%~2%,易侵犯多对脑神经。各种起源于四脑室的肿瘤如室管膜瘤也可以延伸入 CPA 区(图 30-8)。此外,一些少见肿瘤如脊索瘤、副神经节瘤、脂肪瘤也可以出现在 CPA 区(表 30-1)。

三、临床评估

1. 临床表现　脑桥小脑角肿瘤主要引起脑桥小脑角综合征,包括听神经及邻近各脑神经的刺激或麻痹症状、小脑症状、脑干症状和颅内压增高等症状。其症状的演变主要取决于肿瘤的生长部位、大小和速度。不同肿瘤的首发症状不同。听神经瘤的首发症状主要是前庭蜗神经的症状,包括头昏、眩晕、单侧耳鸣和感音神经性耳聋等,占 70% 以上。脑膜瘤的首发症状通常是非特异性的头痛头晕,而表皮样囊肿通常表现为三叉神经痛或一侧面神经痉挛。

2. 临床分期与分级　由于听神经瘤占 CPA 区肿瘤的 75% 以上,故本文仅描述听神经瘤的分期与分级。

(1) 临床依据肿瘤大小及相应症状分为四期

第 1 期:肿瘤直径 <1cm,局限于内听道内,仅出现前庭及耳蜗神经刺激症状如眩晕、耳鸣,进而出现听力减退等,无其他症状,故常被患者忽视或求医于耳科,临床上与听神经炎不易鉴别。

第 2 期:肿瘤直径 <2cm,除听神经症状外出现邻近脑神经症状,如三叉神经、小脑半球症状,一般无颅内压增高,内听道可扩大。

第 3 期:肿瘤直径在 2~4cm,除上述症状外可有后组脑神经及脑干推移受压症状,并有不同程度的颅内压增高,脑脊液蛋白质含量增高,内听道扩大并有骨质吸收。临床诊断已无困难。

第 4 期:肿瘤直径 >4cm,病情已到晚期,上述症状更趋严重,语言及吞咽明显障碍,可有对侧脑神经症状,有严重的梗阻性脑积水,小脑症状更为明显,有的可出现意识障碍,甚至昏迷,并可有角弓反张等发作,直至呼吸骤停。

(2) Samii(1997)分级

T_1:肿瘤位于内听道内。

T_2:肿瘤位于内听道外。

T_{3a}:肿瘤充满脑桥小脑角池。

T_{3b}:肿瘤接触到脑干。

T_{4a}:肿瘤压迫脑干。

T_{4b}:肿瘤使脑干严重移位并压迫第Ⅳ脑室。

3. 辅助检查

(1) 神经耳科学检查:CT 和 MRI 问世前听神经瘤早期诊断主要依赖听力异常筛查,目前已被神经影像学检查取代,仍可作为预测术后听力保留程度指标。最简单的听力试验是音叉试验。传导性耳聋为 RT 试验阴性,即骨导 > 气导,而感音性耳聋为 RT 试验阳性,即气导 > 骨导。对于 WT 试验,传导性耳聋偏向患侧,感音性耳聋偏向健侧。音叉试验只是大致了解耳聋的情况,更进一步检查包括平均纯音听阈测定(pure tone average,PTA),语言分辨率(speech discrimination score,SDS)和脑干听觉诱发电位(brain stem auditory evoked potential,BAEP)。

1) 纯音听阈测定 PTA:以标准气导与骨导听力零级为标准,测定病人气导与骨导听力,听神经病变以高频听力丧失为主。然而,这也是与年龄、噪音暴露有关的听力损害中最常见的一种类型。通常双侧耳朵听力相差 10~15dB 而没有较好的解释时,应当更进一步检查。

2) 语言分辨率 SDS:常用于术前与术后听力评价,对判断听力障碍的性质具有较大参考价值。SDS 受传导性听力损失影响小但受神经性听力损失的

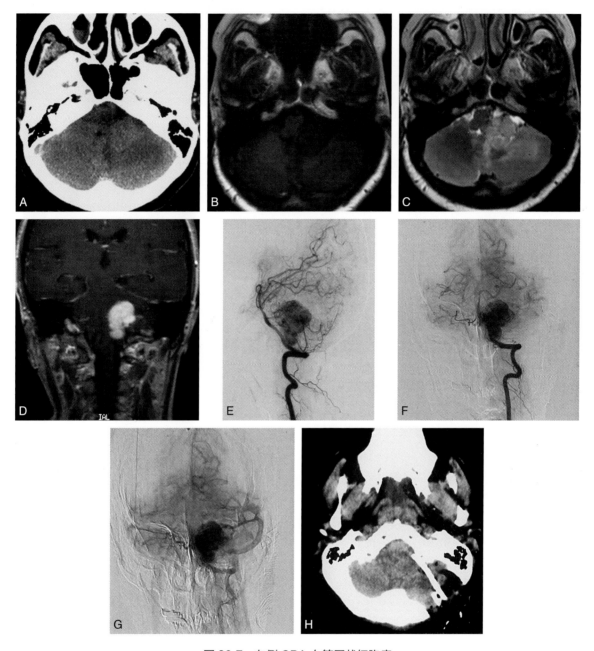

图 30-7　左侧 CPA 血管网状细胞瘤

A. 术前 CT 平扫示左侧 CPA 稍高密度椭圆形占位病变；B. 磁共振 T$_1$ 成像示脑干左侧低信号占位病变；C. 轴位磁共振 T$_2$ 成像示左侧桥小脑角肿瘤呈高信号伴血管流空，边界欠清楚；D. 增强磁共振冠状位成像示肿瘤明显均匀强化，结节状；E. 脑血管造影动脉期示肿瘤主要由小脑前下动脉和后下动脉供血；F. 脑血管造影毛细血管期示肿瘤染色明显；G. 脑血管造影静脉期示肿瘤引流至乙状窦；H. 经乙状窦后入路切除肿瘤后 CT 所见，术区有引流管

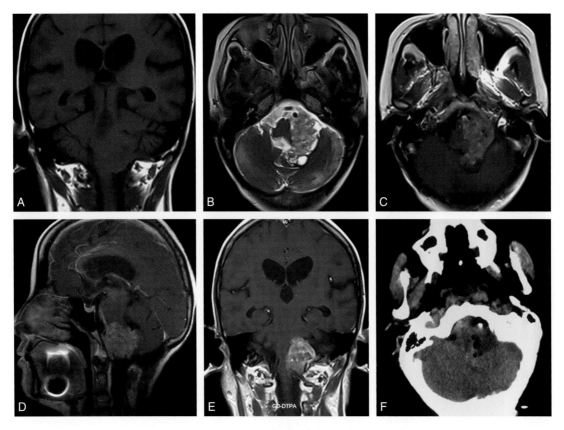

图 30-8　左侧脑桥小脑角室管膜瘤

A. 冠状位磁共振 T_1 成像示脑干左侧等信号占位病变, 轻度挤压脑干; B. 轴位磁共振 T_2 成像示左侧脑桥小脑角肿瘤呈混杂高信号, 同侧内听道无扩大; C、D、E. 增强磁共振成像示肿瘤中度强化改变, 和脑干小脑分界欠清; F. 经乙状窦后入路切除肿瘤后 CT 所见, 术中瘤脑界面尚清楚

影像大, 因此, 其对于蜗前和蜗后病变 (包含 CPA 占位病变) 有重要鉴别意义。Johnson (1977) 报道听神经瘤患者 72% 有 SDS 异常 (<60%)。参照 Gardener-Robertson 修订听力分级, 50/50 分别为此两项检查代表有用听力的界限 (即 PTA≤50dB, SDS≥50%)。

3) 脑干听觉诱发电位 BAEP: 在此检查中, 一个短暂持续性脉冲刺激作用于耳, 因此诱发了一些波形来明确听觉传导通路中的结构。与听神经瘤有关的典型表现为患侧 I~V 波的波间潜伏期延长和两耳 V 波的潜伏期差异的扩大, 据此可明确区别耳蜗和蜗后病变, 并可发现直径 <1cm、普通 CT 扫描难以显示的小型听神经瘤。同时, BAEP 也可用于术中听力保护的监护手段。

4) 前庭功能检查: 温度眼震检查是刺激外侧半规管反映前庭上神经损害, 多数病例无反应表示半规管麻痹 (CP); 发生于前庭下神经肿瘤由于早期保存反应可漏诊。也可发现眼追踪试验 (ETT)、视动性眼球震颤 (OKN) 等轻度异常。

(2) 影像学检查: 在过去几十年里, 影像诊断技术在质量和灵敏度上都有着巨大的进步。成像形式历经了 X 线平片、脑池造影、血管造影、CT、MRI 等。MRI 是 CPA 区肿瘤临床评估和随访时的首选影像检查。CPA 区肿瘤检测灵敏度的提升正影响着肿瘤的表现形式, 并且将来很可能影响到肿瘤的治疗策略和预后。

1) X 线平片: 仅用于无 CT 或 MRI 设备时, 可见内听道扩大及岩骨嵴破坏吸收, 头颅 X 线正侧位片及 Towne 位, 正、反 Stenvers 位可显示内耳道壁骨质吸收、密度减低或侵蚀破坏, 呈漏斗状、喇叭状变形, 内耳道较对侧扩大 >2mm 以上或内耳道径 >8mm 为异常。

2) CT 检查: 在听神经瘤和其他 CPA 区肿瘤的诊断中, 除了 MRI 外, CT 是最基本的影像诊断方式。听神经瘤的经典 CT 表现是以内听道为中心的类圆形、椭圆形或不规则形肿块, 均匀等或略低密度, 少数略高密度或混合密度, 高密度区多为出血, 对比增强扫描有均匀强化。CPA 区脑膜瘤有着相似的表现, 但是增强扫描之前就表现为高密度病灶, 通常不对称地位于内耳门附近。此外, 脑膜瘤通常有一个较平坦的宽基底附着于岩骨上,然而听神经瘤的病人肿瘤和岩骨的夹角多是锐利的。邻近肿瘤的硬脑膜边缘强化(脑膜尾征)高度提示为脑膜瘤,约25% 的病例会出现明显的钙化,而 CT 上肉眼可见的钙化在听神经瘤是非常罕见的。CT 扫描的骨窗位可显示双侧内听道宽度,并了解有无骨质破坏,约51%~85% 的听神经瘤可见内听道扩大呈漏斗状,而脑膜瘤引起内听道扩张是很罕见的。胆脂瘤、面神经鞘瘤、转移瘤造成的颞骨骨质侵蚀常较为明显,这可以协助诊断。此外,CT 还能为外科手术提供有用的信息。判断颈静脉球与内听道的距离,可以指导术中磨除内听道的范围。同时还可了解乳突气房的发育情况,对于防止术后脑脊液漏非常重要。值得注意的是岩骨的 CT 薄层扫描检查对早期发现小型听神经瘤有重要意义。

3) MRI 检查:MRI 是 CPA 区肿瘤诊断和随访的首选影像学方法。MRI 与 CT 相比显著的优势是其较高的分辨力、没有骨质伪影、可以多维成像、可以较好地分辨血管结构及可能的血管移位和包裹。多数听神经瘤在 T_1 加权像(T_1WI)上与正常脑实质相比为低或等信号,增强后明显强化,在 T_2 加权像(T_2WI)上为高信号。肿瘤信号可均匀一致,也可以有囊变,囊变区在 T_1 加权像显示为明显低信号,无明显强化。有时为了更好显示位于内听道内的微小听神经瘤,可采用特殊扫描技术如薄层三维稳态构成干扰序列图像(3D-CISS),该序列被认为是水成像序列,内淋巴液、外淋巴液和脑脊液呈明显高信号,而脑组织、骨性结构、内听道内的神经则呈明显的低信号。与脑组织对比,在 T_1WI 上脑膜瘤常表现为低或等信号,增强时明显强化,在 T_2WI 上往往表现为等信号。一个宽的硬脑膜基底或"脑膜尾征"可以协助鉴别脑膜瘤和其他肿瘤。颅内表皮样囊肿最多见于 CPA 区,与脑脊液信号相比,在 T_1WI 上表现为等信号,在 T_2WI 上为等或高信号,增强时很少有强化,钙化较为罕见。Liu 等人用其他 MRI 技术来评估 CPA 区表皮样囊肿的病人。在 DWI 相上,所有病灶相比于脑脊液和脑组织表现为明显高信号;FLAIR 序列上,病灶为混杂信号,边界信号低于中央。不同 CPA 区肿瘤的 MRI 表现见表30-2。

4) DSA 检查:MRI T_2 上有明显血管流空、增强 MRI 显示肿瘤明显强化提示血供非常丰富者或影像学上肿瘤不典型,不能完全排除动脉瘤者宜行 DSA 检查,明确诊断,必要时行血管栓塞,减少手术失血(图30-7)。

表 30-2　不同 CPA 肿瘤的 MRI 表现

肿瘤类型	T_1WI	T_2WI	T_1 增强	钙化
听神经瘤	低 / 等	高	明显强化	罕见
脑膜瘤	低 / 等	等	明显强化	常见
表皮样囊肿	与 CSF 等信号	信号等或高于 CSF	罕见强化	罕见
转移瘤	等	等	中度强化	无

四、CPA 肿瘤外科治疗

1. 术前评估与治疗方案制定　CPA 肿瘤的治疗方案的选择须结合肿瘤体积、患者的年龄、健康状况及对手术的耐受力、对侧耳的听力以及保留听力的可能性等因素,全面衡量,做出合理选择。Bryan C.等人推荐听神经瘤的一般治疗方案为:青年组患者(≤40 岁)常接受以肿瘤完全切除为目标的外科手术治疗。在这一年龄组中肿瘤体积小(≤2.5cm)、听力良好(PTA 中≤50dB 和语言分辨力 >50%)和位于仅存听力耳朵的大肿瘤(>2.5cm)常选择枕下乙状窦后入路。肿瘤体积小但听力差(PTA>50dB 和语言分辨力≤50%)和肿瘤体积大的年轻病人通常采用经迷路入路。中年组患者(41~70 岁)通常也采取外科手术的方式,手术入路的选择同青年组。尽管仍以手术完全切除为目的,但没有青年组那么激进。如果肿瘤没能获得完全切除,病人后续还要接受立体定向放射外科治疗。在老年组(>70 岁),瘤体较小者采用连续 MRI 随访,如果随访肿瘤有增大,则接受立体定向放射外科治疗;瘤体较大者考虑外科手术减瘤和立体定向放射外科治疗。

CPA 区脑膜瘤的治疗策略类似于听神经瘤,体积大的颅底脑膜瘤也采用外科切除或减瘤术 + 立体定向放射外科治疗。CPA 区表皮样囊肿常采用乙状窦后入路手术切除,但因其与血管和神经粘连而常常难以完全切除肿瘤包膜,术后仍有复发可能。目前尚无放射外科或放射治疗表皮样囊肿的报道。对于术前影像学包括 DSA 提示血供丰富的肿瘤如血管网状细胞瘤者,术前尽量栓塞供血动脉,同时备血充足;手术入路选择要能充分显露肿瘤、便于早期阻断供血动脉,减少出血。

听神经瘤和其他 CPA 区肿瘤手术中应该常规使用神经电生理监测。一般推荐术中持续肌电图面神经监测(EMG),将电极贴在眼轮匝肌和口轮匝肌上来检测一些外科操作、单极或双极电刺激面神经所引起的肌肉动作电位。为了最大化 EMG 所带来的收益,最好是能采用无肌松麻醉技术。为了达到保护听力的目的,ABR 及耳蜗神经动作电位是常用的基本技术。BAEP 是手术中检测脑干功能状态的重要方法。手术前需要植入导尿管和动脉导管。切皮前给予抗生素,打开硬脑膜前静脉给予地塞米松、呋塞米、甘露醇等。

2. 手术入路和方法　传统的手术入路包括枕下乙状窦后入路、经迷路入路及经中颅窝入路。迷路入路手术可以很容易暴露脑桥小脑角,避免对脑干和小脑的过度牵拉,便于辨认面神经从而使之得到很好的保护,但存在手术耗时较长,破坏迷路导致听力完全丧失等缺点。经中颅窝入路手术可在脑桥小脑角前方暴露肿瘤,内听道显露充分,便于完全切除内听道内肿瘤,且脑组织牵拉较少。但是该入路暴露的术野范围很小,手术操作较困难,一般仅适用于内听道内为主的小肿瘤。枕下乙状窦后入路手术可充分地暴露手术视野,易于辨认肿瘤及瘤周神经和血管,所以,现在大多数的听神经瘤均采用该入路手术(图 30-9)。以下将主要概述枕下乙状窦后入路与经迷路入路的手术过程。

(1) 枕下乙状窦后入路

1) 体位:半坐位、俯卧位、斜坡仰卧位和侧卧位等都可以用于枕下乙状窦后入路切除听神经瘤。作者所在医院,右乙状窦后入路采用左侧卧位,腿部、臀部和手臂需要仔细衬垫。右侧肿瘤选择这样的体位是为了防止病人的肩膀妨碍了术者的右手。左侧乙状窦后入路可选择仰卧位并且头偏向右侧。在这种情况,病人不需要侧卧位,因为病人的肩膀不会妨碍术者的右手。

2) 头皮切口和软组织分离:切口可有各种变化,可以根据实际情况调整切口大小,但是需要暴露横窦、乙状窦边缘及其交角。我们通常采用乳突后 "S" 形切口,在耳轮根部与枕外隆凸间的中外 1/3 处做一直切口(切口中部),切口上缘在耳轮上方弧形弯向外侧,使上缘超过上项线 1~2cm,外侧超过乳突切迹水平,以便于显露横窦和乙状窦;切口下缘在耳轮下方沿发际弯向内下,以便于显露枕大池。逐层切开枕肌,暴露乳突和枕鳞,尽可能保存枕动脉和枕大神经。用自动牵开器撑开肌肉,上方显露上项线,外侧至乳突切迹外 1cm 左右,下方接近枕大孔边缘,内侧适可,至可形成直径 3~4cm 的骨窗。导静脉通常在这个区域出现,特别是乳突的中线上,该静脉出血可用骨蜡止血。

3) 骨窗形成:乙状窦后入路的关键是显露横窦

和乙状窦的交角,这样才能良好地显露脑桥小脑角区,避免对小脑的过分牵拉。星点稍外侧钻孔可以暴露横窦和乙状窦交界,为关键孔,如有必要可钻第二孔。应当注意用磨钻或颅钻将枕骨钻薄,以使在横窦下缘和静脉窦角部咬除枕骨较为容易即行,不必在上项线下缘钻穿枕骨至硬脑膜,以免损伤横窦和静脉窦角。然后用咬骨钳或铣刀做直径 3~4cm 的骨窗,使上达横窦下缘,侧方至乙状窦内侧缘,下方至接近枕大孔(以便排放脑脊液),通常不必咬开枕大孔。在此过程中,静脉窦出血通常海绵压迫可止血。乳突气房开放需骨蜡严密封闭。

4) 肿瘤切除:骨窗形成后若硬脑膜张力较高,可以采取一些措施来降低颅内压,包括:过度通气以降低 PCO_2、暂时升高手术床头、使用利尿剂等。待硬膜充分松弛后弧形切开硬膜,放出枕大池脑脊液,小脑大多能满意塌陷。根据大多数报道的治疗经验,小肿瘤(直径≤2cm)应先磨除内听道上壁,自内听道内向颅内分离,切除肿瘤;大肿瘤(直径 >2cm)则应先分离肿瘤周围的蛛网膜间隙,囊内分块切除肿瘤,达大部分切除后,游离囊壁,妥善处理肿瘤周围的神经血管及脑干面,最后处理内听道内肿瘤。

5) 关颅:强调严密封闭打开的乳突气房和磨开的内听道壁。术毕常规缝合硬脑膜,骨瓣复位,顺次缝合肌肉、皮下和皮肤。既往该部位的手术多造成局部永久性颅骨缺失。然而在颅骨未能复位的患者常常出现各种并发症,如脑脊液漏,皮下积液和顽固性头痛等,局部凹陷也引起外观美容的问题,这些除影响了患者的生活质量,还增加了医疗费用,故最理想的方法是术中能将骨瓣原位复位固定。

(2) 经迷路入路

1) 体位:取仰卧位,头转向对侧并稍抬高,患侧肩下垫枕,术中再酌情调节头位。

2) 皮瓣与肌骨膜瓣形成:耳后皱褶后方 3cm 处做弧形切口,起于乳突尖端下方,沿着乳突外侧向上走行,切口上端弓形向前,止于耳廓尖端上方 2cm。皮瓣自帽状腱膜下游离,翻向外耳道,将乳突骨膜掀起成为前后方向的骨膜瓣。该骨膜瓣将被用来固定脂肪移植物,因此在保持其完整性非常重要。

3) 乳突及迷路切除:镜下磨除乳突气房,前方保留外耳道后壁一薄层骨板,以鼓窦入口和面神经垂直段为前界;上方以颞线为界;后、下方以乙状窦为界,开放乳突尖,显露下述标志:①鼓窦入口的砧骨体部及面神经乳突段上端骨管;②外半规管隆起及前、后半规管骨性隆起;③乙状窦骨壁;④二腹肌

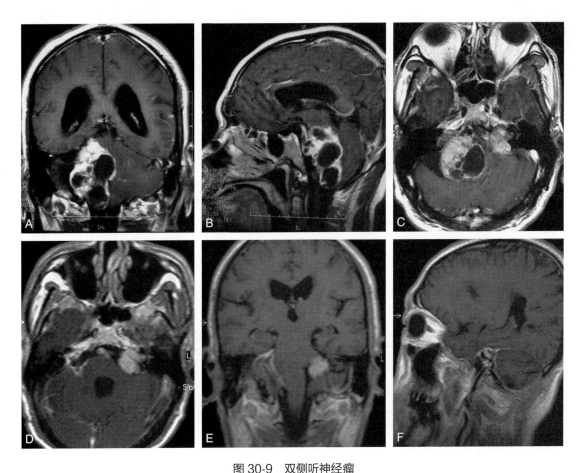

图 30-9　双侧听神经瘤

A、B.增强磁共振成像示右侧脑桥小脑角肿瘤伴囊变,瘤体巨大,不均匀强化,明显挤压同侧小脑、脑干;C. 与
A、B 为同一病例,示双侧听神经瘤,左侧内听道明显扩大;D~F.经右侧乙状窦后入路切除肿瘤术后增强磁
共振成像示肿瘤已经切除,左侧听神经瘤行伽马刀治疗

沟的前端。然后用切削钻头依次切除外、后、前半规管及其壶腹,开放前庭池,显露面神经的迷路段及其内耳道入口,垂直嵴(bill bar)为前庭上神经与面神经的分界,不可逾越,以确保面神经不受损伤。在切除后半规管及其壶腹时可看到由前向后走行的前庭小管,切除该小管即可到达内耳道底及其后壁。

4)显露与切除肿瘤:用钻头磨除较薄的前庭内壁,即可显露出肿瘤或有清亮的脑脊液溢出,证实内耳道底部已被打开。由此向后方及上、下扩大切除内耳道后壁,露出后颅窝硬脑膜,切开硬脑膜肿瘤即可获得较好显露。此时可先行囊内切除使其容积缩小,然后再分离肿瘤周边将肿瘤完全切除,面神经常被挤压紧贴前方骨壁,并与瘤体表面粘连,术中电生理监测和面神经刺激器有助于面神经的保护。

5)关闭切口:术毕,脑桥小脑角如有硬脑膜缺损,用阔筋膜修补缝合,并用纤维蛋白胶黏封。骨窗内所有气孔用骨蜡封闭,岩尖部空腔与乳突腔用取自病人腹壁的脂肪填塞。紧密缝合肌骨膜瓣,使之

盖于脂肪上,顺次缝合皮下、皮肤。

3. 术后管理和随访　脑干功能保护和脑神经保留是 CPA 区肿瘤手术中力求完全切除肿瘤时所面临的最关键的问题。手术切除肿瘤时可能出现直接损伤、牵拉或挤压造成脑干及脑神经损伤;损伤供血动脉,造成缺血性损伤,最常见为损伤 AICA 及其分支。术后要等患者完全苏醒才能拔除气管插管,避免误吸;有明显后组脑神经损伤、排痰困难者宜行气管切开;有吞咽困难者宜鼻饲流食,保证营养。研究表明,脑桥小脑角肿瘤切除手术中采用常规手术的面神经功能保留率 <50%,而采用神经电生理监测能够使神经功能保留率达到 60%~90%,面神经功能Ⅰ~Ⅱ级(House&Brackmann 分级)占 80% 以上。病人在手术室拔管后立即送入加护病房(ICU),如果手术结束时面神经在解剖上是完整的,在麻醉苏醒后应立即评估面部表情肌评分(House-Brackmann 分级),其中 1 级为完全正常,2 级为接近正常,3 级为可接受的功能状况,4 级为中度损伤,5 级为重度损

伤,6 级为功能完全丧失。如果未出现并发症,术后第一天撤去侵袭性监测装置并转入普通病房,同时开始经口进食,未来几天内鼓励病人多活动,这可大大减少术后并发症的发生率。一旦充分活动并未出现并发症后,病人即可出院。

4. 并发症和并发症预防

(1)脑脊液漏:无论哪种入路,脑脊液漏是 CPA 区手术的常见并发症,据报道发生率为 2%~10%。脑脊液漏可以表现为鼻漏、耳漏或从切口漏出,尽管最常见于术后前几天,但也可以是迟发并发症或在病人出院后才发生,病人出院后应该告知其如何识别脑脊液漏。多数情况下,腰大池引流是脑脊液漏的首选治疗方式,如果引流后脑脊液漏持续存在,应该再次手术探查并修补漏口。

(2)脑膜炎:当术后出现发热伴头痛或颈强直,应当考虑细菌性或无菌性脑膜炎的可能。在表皮样囊肿切除的病例中,无菌性脑膜炎更加常见。行腰椎穿刺并将脑脊液送检,然后使用静脉广谱抗生素治疗。脑脊液检验的结果将指导病人的后续治疗方案。

(3)术后血肿:术后颅内血肿在我们中心和其他多数大样本中心是极其少见的。如果病人术后没有很快地从麻醉中苏醒,出现了未预期的神经缺损或迟发的精神状态恶化,应立即行 CT 扫描以排除颅内血肿,及时清除血肿可以使病人迅速好转,挽救病人生命。

(4)脑积水:脑积水是 CPA 区手术的另一少见并发症,如果病人出现脑积水征象或者帽状腱膜下积液逐渐增多,可行 CT 扫描。大多数病例中脑积水可以自行好转,如果脑积水持续,可以行脑室 - 腹腔引流。

(5)面神经功能障碍:正如前文所述,如果面神经在解剖上是完整的,在麻醉苏醒后应立即评估面部表情肌评分。面神经麻痹时,眼部护理是应当注意的,特别是当面部痛觉和角膜反射缺失时。患者应定期用药膏或人工泪液涂抹患侧眼球,此外还应在睡觉时佩戴眼罩以长期保护眼睛。随后,患者应特别注意有无并发角膜溃疡,如有相关问题,应立即请教眼科医生指导治疗。严重的角膜损伤可能会导致疼痛,甚至失明。当面神经瘫痪无法恢复,患者可能需要行舌下神经 - 面神经吻合术。此外,必要时也可行眼睑缝合术。

五、预后

肿瘤复发率与肿瘤切除程度最为相关。每个患者术后均应定期行 MRI 检查。肿瘤次全切除后肿瘤进展率为 20% 上下,即便认为肿瘤全切除的患者还有可能复发。肿瘤"全切除"患者局部控制率为 94%。最近有报告随访 3~16 年,肿瘤复发率为 7%~11%。对复发的肿瘤可按具体情况考虑手术或放射外科治疗。

（刘厚杰　万经海）

参考文献

1. 周良辅.前庭神经瘤.现代神经外科学.第 2 版.上海:复旦大学出版社,2015.
2. 焦迎斌,丰育功.桥脑小脑角区血管神经解剖构成.齐鲁医学杂志,2008,23(1):93-94.
3. ALBERT L RHOTON J R.The cerebellopontine angle and posterior fossa cranial nerves by the retrosigmoid approach. Neurosurgery,2000,47(3):93-129.
4. Bryan C.Oh,Daniel J.Hoh,and Steven L.Giannotta.Tumors of the Cerebellopontine Angle.Comprehensive Management of Skull Base Tumors.New York:Informa Healthcare USA,Inc, 2009.
5. 章玉坤,张方成.桥小脑角区正常显微解剖及瘤性解剖学探讨.中国临床神经外科杂志,2006,11(10):637-639.
6. Mom T,Gabrillargues J,Gilain L,et al.Anatomy of the vestibule-acoustico-facial neurovascular pedicle.Importance of therapeutic management of vestibular schwannomas. Neurochirurgie,2002,48(5):387-397.
7. Harner SG,Laws ER Jr.Clinical findings in patients with acoustic neurinoma.Mayo Clin Proc,1983,58(11):721-728.
8. 王忠诚.王忠诚神经外科学.第 2 版.武汉:湖北科学技术出版社,2015.
9. KIM S M,KIM S H,SEO D W,et al.Intraoperative neurophysiologic monitoring:basic principles and recent update.J Korean Med Sci,2013,28(9):1261-1269.
10. 李雪盛,编译.孙建军.听神经瘤的评估与治疗.国外医学耳鼻咽喉科学分册,2003,27(4):205-208.
11. 徐建乐,王凯,郑芸.言语识别率测试在桥小脑角肿瘤诊断中的作用.听力学及言语疾病杂志,2011,19(4):331-334.
12. 乔慧,王忠诚,张亚卓,等.脑干及其附近手术诱发电位术中监护的研究.中华神经外科杂志,2000,16(5):301-304.
13. THIRUMALA P D,ILANGOVAN P,HABEYCH M,et al.Analysis of interpeak latencies of brainstem auditory evoked potential waveforms during microvascular decompression of cranial nerve VII for hemifacial spasm. Neurosurg Focus,2013,34(3):E6.
14. 张丽萍,张雪青,韩璞.面神经功能监测在桥小脑角区肿瘤手术中的应用.中国现代神经疾病杂志,2010,10(4):

495-496.

15. Samii M, Gerganov V M, Samii A.Functional outcome after complete surgical removal of giant vestibular schwannomas: Clinical article.Journal of Neurosurgery, 2010, 112(4): 860-867.

16. Roland JT Jr, Fishman AJ, Golfinos JG, et al.Cranial nerve preservation in surgery for large acoustic neuromas.Skull Base, 2004, 14(2): 85-90.

17. Sanna M, Khrais T, Russo A, et al.Hearing preservation surgery in vestibular schwannoma: the hidden truth.Ann Otol

Rhinol Laryngol, 2004, 113(2): 156-163.

18. 张方成,魏志玄.大型听神经瘤显微外科治疗及其相关解剖的探讨.中国临床神经外科杂志, 2011, 16(3): 129-131.

19. 李文胜,王辉等.三维个体化数字解剖技术在脑桥小脑角肿瘤显微手术中的应用.中华显微外科杂志, 2012, 35(3): 201-203.

20. 徐启武.手术入路:经迷路入路,枕下外侧乙状窦后入路.颅底外科手术学.第 2 版.北京:科学出版社, 2014.

第三篇
特殊诊疗技术

第 31 章　颅底肿瘤影像学

第一节　颅底影像学检查方法

一、计算机断层扫描（CT）

CT 图像是真正的断层图像，大大提高了病变的检出率和诊断准确率。CT 的发展促进了医学影像学的进展，尤其是多层螺旋 CT 的应用是其发展史上一个重要里程碑。螺旋 CT 的薄层大矩阵扫描及强大的后处理技术对颅底解剖结构及病变的显示具有极高的价值，目前对于颅底的检查，高分辨 CT 扫描已逐渐代替了常规 CT 扫描。

1. 高分辨率CT（high resolution computed tomography，HRCT）　螺旋 CT 薄层高分辨扫描的特点包括薄层、大矩阵、小 FOV、骨算法及高电压等。骨算法的图像像素小，数目多，因此图像细致、清楚，即空间分辨率高。不过，其噪声较大，密度分辨率较低，但颅底由于骨骼、软组织和空气之间的密度差别大，因此高分辨 CT 对显示颅底的结构及其病变具有很高的临床价值，为首选的影像学方法。颅底的高分辨 CT 电压 ≥120kV，电流 ≥300mA，矩阵一般 ≥512×512，FOV 为 14~18cm，层厚 1.0~1.5mm，窗宽 3000~4000HU，窗位 500~700HU。

2. 螺旋 CT 后处理技术的应用　螺旋 CT 为容积扫描，其强大的后处理功能为显示颅底的正常解剖及其病变提供了更为丰富的影像信息。常用的后处理技术包括 MPR、MIP、MinIP、SSD、CPR、VR 等，可为占位性病变的诊断及临床手术等方面提供更多的诊断依据和参考信息。利用 MPR 技术不仅清晰地显示颅底正常孔道的位置、形态，同时可观察其走行及其交通位置关系，如颅窝、眼眶及鼻窦等的交通关系。

二、磁共振成像（MRI）

在颅底骨质结构的显示方面，CT 优于 MRI。而对于颅底的某些肿瘤及肿瘤样病变的诊断，MRI 具有明显的优势，尤其某些具有明显 MRI 特征性表现的病变，如颈静脉球瘤表现为典型的"盐和胡椒"征，增强 MRI 检查诊断更为明确。常用的颅底 MRI 检查技术如下：

1. 颅底 MRI 检查常规序列

（1）快速自旋回波序列（fast spin echo，FSE）：2D-FSE 序列是目前临床上应用最广的序列之一，主要用于获取 T_2WI。其优点是成像速度快、对磁场不均匀性不敏感；缺点是图像的模糊效应、不利于一些能够增加磁场不均匀的病变如出血等的检出。

（2）梯度回波序列（gradient-recalled echo，GRE）：三维梯度回波序列是将射频脉冲加在有一定厚度的层面上，再通过选层梯度场使每层的相位产生差异，从而获得相对较薄层的图像，其特点是大大提高了空间分辨力，有利于观察细微结构，如脑神经的显示。因此对于颅底的扫描，常采用 GRE 获得 T_1WI 图像，较 SE 序列大大缩短了扫描时间。

（3）三维快速自旋回波序列（three-dimension fast spin echo，3D-FSE）：3D-FSE 与 2D-FSE 的区别在于射频脉冲加在一定厚度的层面上，再施加 180° 重聚相位脉冲，取得回波及相位编码。目前通常采用 3D-FSE 成像，颅底结构的成像质量，特别是脑神经等微细结构，有了很大提高。

2. MR 功能成像

（1）动态增强 MRI（dynamic contrast-enhanced MRI，DCE-MRI）：DCE-MRI 是经静脉注入小分子顺

磁性对比剂后对病变进行同层连续扫描,对比剂经过肿瘤血管的同时会透过肿瘤血管壁进入血管外细胞外间隙(extra-vascular extra-cellular space,EES),DCE-MRI 可反映对比剂血流动力学改变,如 T_2^*W DCE-MRI 对血管内对比剂敏感,反映的是组织的灌注程度和血管容量,而 T_1W DCE-MRI 对 EES 内对比剂敏感,反映的是微血管灌注、渗透性及 EES 间隙的大小。T_1W DCE-MRI 定性分析基于时间-信号强度曲线的形态,可用于肿瘤的定性诊断和评价肿瘤对治疗的反应。半定量分析通过多种指标对组织强化进行分析,如起始强化时间、强化曲线的平均和初始上升梯度、最大信号强度、对比剂浓度下积分面积、动态增强曲线等。定量分析利用拟合多种已知的药物动力学模型(如 Tofts 模型,Buckley 模型等)对时间-信号强度曲线进行数学分析计算,得出一系列参数对比剂容积转换常数(volume transfer constant of the contrast agent,Ktrans)、单位组织漏出间隙比例(Ve)和比率常数(kep),三者之间的关系为 kep=Ktrans/Ve。不同的模型各有假设的理想条件,得出的血流动力学参数可能存在一定的误差,但定量的血流动力学参数使不同患者和不同研究中心的数据对比成为可能,并可对肿瘤治疗后的强化曲线的变化进行更深层次的研究。

(2) MR 扩散加权成像(diffusion weighted imaging,DWI):DWI 是通过测量施加扩散敏感梯度场前后组织发生的信号强度变化,检测组织中水分子扩散状态(自由度及方向),间接反映组织微观结构特点及其变化的磁共振成像技术。DWI 技术中把施加的扩散敏感梯度场参数称为扩散敏感系数或 b 值。感兴趣区选择直接影响表观弥散系数(apparent diffusion coefficient,ADC)值,普遍认可的选择是将 ROI 放置于病变最大强化区,避开坏死、囊变区,或者勾画病变轮廓、将病变整体作为 ROI。利用 ADC 值能够在治疗前或治疗早期预测及区分头颈部肿瘤对某种治疗有无反应和预后情况。前初步研究结果显示,头颈部鳞癌治疗前或治疗早期的 ADC 值越低,提示对放疗或化疗越无反应,预后越差。ADC 值有望成为头颈部肿瘤患者有效预后指标之一。

(3) MR 灌注加权成像(perfusion weighted imaging,PWI):PWI 又称为动态磁敏感灌注加权磁共振成像(dynamic susceptibility contrast perfusion weighted MR imaging),可分为对比剂首次通过法和动脉自旋标记法(arterial spin labeling,ASL)两种。

对比剂首次通过法 PWI:多采用离子型非特异性细胞外液对比剂 Gd-DTPA,将对比剂经高压注射器快速注入周围静脉,采用时间分辨力足够高的快速 MRI 成像序列对目标器官进行连续多时相扫描,检测带有对比剂的血液首次流经受检组织时引起组织的信号强度随时间的变化来反映组织的血流动力学信息。一定的浓度范围内,血液 T_1 值和 T_2^* 值的变化率与血液中对比剂的浓度呈线性关系。团注对比剂后,带有对比剂的血液首次流过组织时将引起组织 T_1 或 T_2^* 弛豫率发生变化,因而引起组织信号强度的改变。检测对比剂首次流经组织时引起组织的信号强度变化,可计算出其 T_1 或 T_2^* 弛豫率变化,组织 T_1 或 T_2^* 弛豫率的变化代表组织中对比剂的浓度变化,而对比剂的浓度变化则代表血流动力学变化,通过数学模型的计算可得到组织血流灌注的半定量信息,如组织血流量、血容量和平均通过时间等。使用高压注射器静脉注入顺磁性对比剂(速率 2ml/s 以上)后,采用 EPI-T_2^*WI 序列,对病变区进行动态扫描,扫描范围 10~13 层,重复扫描 20~40 次,所得数据在后处理工作站获取时间-信号强度曲线、BV、BF、MTT、TTP 图。

ASL PWI:对动脉血作为内源性对比剂,获取标记像和控制像,将二者相减,所得差值像仅与流入成像平面的标记血有关。临床应用对比剂首次通过法较 ASL 法多。PWI 在头颈部肿瘤中应用逐渐增多,主要用于肿瘤的良恶性鉴别及分期,也能够用于颈部淋巴结的良恶性鉴别。

(4) 分子影像学与生物标记物(molecular imaging and biomarker):分子影像学(molecular imaging,MI)是运用影像学手段显示组织水平、细胞和亚细胞水平的特定分子,反映活体状态下分子水平变化,对其生物学行为在影像方面进行定性和定量研究的科学。它将分子探针(molecular probes)输入到人体内,标记靶分子,通过影像学技术检测及图像后处理技术,显示活体组织分子及细胞水平上的生物学过程,从而对疾病进行亚临床期诊断和治疗。

分子影像学终极目的是在活体内非侵入性地定位、量化一些分子事件,包括外源性或者内源性的基因表达、信号转导、蛋白质间的相互作用和转录调节等,利用分子影像学可以深入观察疾病的微观分子病理状态、研究分子靶向药物、非侵入性地评价分子靶向治疗的疗效等。

分子影像技术有三个关键因素,第一是高特异性分子探针,第二是合适的生物信号放大技术,第三是能获得高分辨率图像的灵敏探测系统。分子探针和对比剂原理类似,其一端联有能够和生物体内特异靶点结合的分子结构(如肽类、酶的底物、配体等),另一端是报告分子(可以是报告基因,也可以是荧光染料,或者放射性标记物)。由于分子探针在体内的浓度非常低,所以需要通过生物信号放大系统使信号放大,可以通过提高靶点结构的浓度等方法实现。分子探针产生的信号由图像采集系统收集、处理,分子探针需要能够克服各种生理屏障,包括血管壁、细胞间隙、细胞膜、血脑屏障等,这是分子成像的难点之一。高特异性分子探针制备是目前分子影像学发展的热点之一。高特异性分子探针的设计、制备以及表征分析需要生物工程、生物化学等相关专家的密切配合。分子影像学最为常用的探测技术包括核医学成像、MRI 及 MRS、光学成像、红外线光学体层、超声等,以 PET 及 MRI 分子显像研究最具活力。

国内、外的分子影像学研究方兴未艾,目前以实验研究为主。在肿瘤分子影像学中最重要的研究领域之一是受体显像。受体显像是利用放射性核素标记的某些配体与靶组织中高亲和力的受体产生特异性结合,通过接收仪器显示其功能与分布。注射示踪剂后 PET 可形成受体、载体或酶的分布图像,可无创、定量测定健康及病理状态下体内显像剂的放射活性,反映生理、生化及药物学功能,在分子水平、基因水平上研究肿瘤细胞的糖代谢、核酸代谢、乏氧、凋亡以及生长因子或受体的表达。

磁共振靶向对比剂不仅能够提高病变的诊断正确率,还可以反映病变的某些生物学特征,评价治疗效果,已成为分子影像学的研究热点,其临床应用将有助于恶性肿瘤的个体化治疗、早期评价和预测疗效。

活体体内光学成像是将荧光蛋白引入靶细胞或者小动物体内,通过活体荧光成像系统在体的、非侵入的、动态地观察生物过程,可以直观、连续、敏感地观察肿瘤的生长和转移,随着肿瘤的增大,荧光范围也增大,肿瘤发生坏死后荧光消失,肿瘤发生转移后红色荧光表达亦随之转移,对肿瘤微小转移灶的检测灵敏度高,且不涉及放射性物质,优于传统检测方法。

靶向超声造影(TCEUS)是超声领域的分子影像学技术。TCEUS 通过分子探针即靶向微泡(MBt)表面的特异性抗体与靶区新生血管的抗原发生反应,采用超声检测靶区积聚的 MBt 信号,分析相应分子的表达量。

(5)功能影像学的综合运用及其他新技术:运用多种功能成像方法对肿瘤进行综合研究为今后研究热点之一。Jansen JF 等使用 ^{1}H 质子波谱、动态增强 MRI 及 ^{18}F FDG-PET 对头颈部鳞癌肿瘤代谢及灌注情况研究认为 HNSCC 伴有淋巴结转移者治疗前行 ^{1}H 质子波谱、动态增强 MRI 及 ^{18}F FDG-PET 是可行的,而且动态增强 MRI 及 ^{18}F FDG-PET 参数能够预测病变对治疗的短期反应。他们对 16 例诊断为 HNSCC 的患者治疗前进行了 ^{1}H 质子波谱、动态增强 MRI 及 ^{18}F FDG-PET 检查,随访 3~4 个月对短期治疗反应进行影像学评价,使用非参数检验 Spearman 等级相关分析 ^{1}H 质子波谱(胆碱浓度与水的比值,Cho/W)、动态增强 MRI〔细胞外间隙容积比 v(e)、容积转移常数 K(trans)、速率常数 k(ep)〕和 ^{18}F FDG-PET(标准摄取值 SUV 和病变总糖酵解 TLG),使用 logistic 回归分析预测治疗后短期反应,结果显示 Cho/W 与 TLG 存在正相关关系(ρ= 0.599;P= 0.031),Cho/W 与异质性指标 std〔v(e)〕(ρ=−0.691;P=0.004)和 std〔k(ep)〕(ρ=−0.704;P=0.003)存在负相关关系,最大 SUV(SUVmax)值与 MRI 上肿瘤体积高度相关(ρ= 0.643;P=0.007),Logistic 回归分析显示 std〔K(trans)〕和平均 SUV 值是判断治疗后短期反应的重要预测指标。

PET-MRI 在未来几年内有望应用于临床。Loeffelbein DJ 等认为 PET-MRI 研究方向是在头颈部恶性肿瘤分期方面,尤其是在对淋巴结受累、远处转移、肿瘤复发或原发癌不明的转移瘤的评价方面,PET-MRI 能否优于 18F FDG-PET 或回顾性 PET、MRI 融合技术。

总之,颅底的解剖结构错综复杂,对于观察颅底的骨性结构,多层螺旋 CT 高分辨扫描为首选;同时,MRI 序列的合理选择和应用,对于发现颅底微小病变、确定病变的组织成分、明确与周围组织的位置关系、肿瘤的良恶性鉴别及分期等具有较高的临床价值。

3. 影像导航　由于鼻腔、鼻窦解剖关系复杂,且毗邻重要的神经、血管结构,经鼻内镜下鼻、鼻窦、颅底手术有一定的难度和危险性,如颈内动脉损伤造成致命性出血、视神经损伤致盲、颅底穿通等严重并发症。手术中应用影像导航系统定位这些生命攸关的结构,可提高手术的有效性和安全性。

影像导航系统由计算机工作站、探头和塑料定标头架构成。手术前患者配戴塑料定标头架做水平位 CT 扫描或 MRI。将扫描获得的数据保存在磁光盘上,在手术开始前输入影像导航计算机工作站。

经计算机工作站处理,形成水平位、冠状位和矢状位图像。探头安装在特制的吸引器尖端、手术器械或电动吸割器手柄上。术中通过影像导航工作站,可以在术前重建的三维图像上实时显示探头尖端在鼻腔、鼻窦及颅底的位置,帮助术者判定手术操作的部位。目前,影像导航系统的精确度可达 0.15~1mm。

影像导航系统在以下情况有肯定的辅助作用:①在鼻 - 颅底肿瘤手术中,影像导航系统可以帮助术者确定被新生物破坏的解剖标志,判定肿瘤范围,有助于彻底切除肿瘤,防止损伤正常组织;②在修正手术时,由于以前的手术改变了固有的解剖结构,应用影像导航系统可以帮助术者正确判定解剖结构。此外,影像导航系统还有助于教学,有可能为疑难手术提供安全保证,节省手术时间。

第二节　前颅底肿瘤

前颅底(anterior skull base)主要由额骨眶板、筛骨筛板、蝶骨小翼及蝶骨体前部构成,与鼻腔、鼻窦和眼眶解剖关系密切,前颅窝容纳大脑额叶。前颅底肿瘤绝大多数发生在颅外,多由鼻腔、筛窦肿瘤经筛板扩展到前颅窝;其他为起源于泪腺、额窦、眼眶、上颌窦及颌面皮肤的肿瘤扩展而致;少数为源自前颅窝的脑膜瘤向外扩展者。

按肿瘤发生的部位,前颅底肿瘤可归纳为起源于前颅窝底骨质、鼻腔和额筛蝶窦、颅内组织三大类,其组织学来源多样(表 31-1),常见肿瘤有脑膜瘤、嗅神经母细胞瘤、淋巴瘤、筛窦癌等。按肿瘤最初发生的部位是否在前颅底,可分为原发性和继发性,继发性颅底肿瘤为由身体其他部位的恶性肿瘤转移至颅底所致,如肺癌、乳腺癌、前列腺癌、肾癌、食管癌等均可转移至颅底。颅底肿瘤样病变常见的主要为骨纤维异常增殖症、嗜酸性肉芽肿等。

一、前颅底脑膜瘤

脑膜瘤(meningioma)是颅内常见肿瘤,占颅内肿瘤的 15% ~20%。肿瘤多为单发,偶为多发,还可与听神经瘤或神经纤维瘤并发。好发年龄为 40~60 岁,女性多见,男女比例为 1∶2。肿瘤好发于脑表面有蛛网膜颗粒的部位,幕上占 85%,幕下占 15%,其中以大脑凸面和矢状窦旁最多见,颅底脑膜瘤常见于嗅沟、鞍结节、海绵窦、蝶骨嵴、岩骨嵴、斜坡、枕骨大孔等区域,其中累及前颅底的脑膜瘤多发生于眶及鼻窦,临床较少见。肿瘤起病慢,病程长,初期症状和体征不明显,以后逐渐出现颅内高压症及局部定位症状和体征。前颅底脑膜瘤多于肿瘤较大时才发现,多有鼻出血或肿物突出。

1. CT 表现　平扫为颅底类圆形稍高密度边界清楚肿块,以广基底与骨板、大脑镰或天幕密切相连,骨窗见骨质增生或受压变薄,偶见骨质破坏。瘤内可见沙粒样或不规则钙化,增强扫描多呈明显均匀强化。

2. MRI 表现　肿瘤具有脑外占位的征象,主要表现为白质塌陷征、肿瘤以广基底与硬膜相连等。多数肿瘤表现为等 T_1 等 T_2,信号较均匀,T_1WI 肿瘤周边可见假包膜形成的低信号环,肿瘤压迫回流静脉或静脉窦可引起不同程度脑水肿,T_2WI 显示清楚,增强扫描肿瘤明显均匀强化,并可见脑膜尾征(图 31-1)。MRI 及 CT 平扫及增强为首选检查方法,CT 并可显示钙化及骨质增生可帮助鉴别诊断。需要与垂体腺瘤、脊索瘤及软骨类肿瘤鉴别。垂体腺瘤:正常垂体消失,蝶鞍扩大,易侵犯两侧海绵窦。脊索瘤:常以斜坡或鞍区为中心溶骨性破坏,T_2WI 不均匀高信号,动态增强缓慢持续强化。软骨瘤及软骨肉瘤:多发生于岩枕裂或鞍旁,边界清楚,易产生线状、球形钙化。

二、嗅神经母细胞瘤

嗅神经母细胞瘤或感觉神经母细胞瘤(olfactory neuroblastoma)是发生于嗅黏膜上皮的肿瘤。发生于鼻中隔上 1/3、筛板下表面和上鼻甲内侧面嗅黏

表 31-1　前颅底肿瘤组织来源分类

组织来源	良性肿瘤	恶性肿瘤
黏膜	内翻性乳头状瘤	鳞状细胞癌 黑色素瘤
黏膜腺体	多形性腺瘤	腺癌 黏液表皮样癌 腺样囊性癌
嗅觉器官及神经组织	神经鞘瘤 神经纤维瘤	嗅神经母细胞瘤
结外淋巴组织		淋巴瘤
软骨	软骨瘤	软骨肉瘤
骨	骨瘤	骨肉瘤
肌肉	平滑肌瘤	平滑肌肉瘤
血管	血管瘤 血管纤维瘤	血管外皮细胞瘤
脊索		脊索瘤

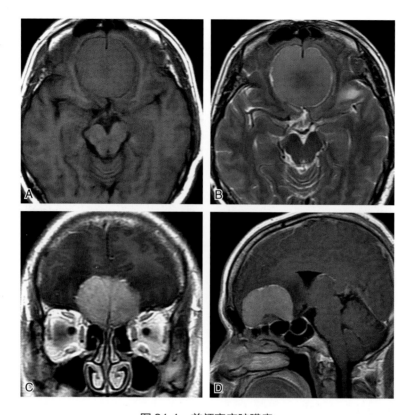

图 31-1　前颅窝底脑膜瘤

A~D. MR 平扫横断面 T_1WI、T_2WI、增强后冠状面、矢状面 T_1WI，示双侧嗅沟区类圆形肿块影，呈等 T_1 略长 T_2 信号，增强后病变明显强化，前颅底局部骨质增生硬化

膜。Silva 将之分为真性神经母细胞瘤(neuroblasfoma proper)和神经内分泌癌(neuroendocrine carcinoma)。真性神经母细胞瘤多发于 20 岁左右年轻人，神经内分泌癌多发于 50 岁左右。前者具有侵袭性，易转移，而后者多于局部生长。放射治疗和(或)手术治疗为本病的主要治疗手段，5 年生存率达 50% 以上。患者的预后与首次检查时病变范围相关，Kadish 将本病分为 3 期：Ⅰ期肿瘤局限于鼻腔，Ⅱ期肿瘤已侵入一个或数个鼻窦，Ⅲ期肿瘤超出鼻腔，侵入眼眶、颅内或已有颈淋巴结或远处转移。本病男女发病率基本一致，有两个高发年龄组，第一个为 11~20 岁，第二个为 51~60 岁。最常见临床表现为鼻塞、鼻腔上部包块、鼻出血、双侧嗅觉消失，晚期伴头痛。真性神经母细胞瘤可转移至颈淋巴、肺及骨，多呈息肉状，灰色或粉红色，质脆。

CT 表现：多数起源于鼻腔上部、筛窦顶(嗅神经分布区)，少数可异位发生于蝶窦、鼻咽部，表现为形态不规则的软组织肿块，边界不清楚，少数可伴有钙化；邻近骨质侵蚀、破坏，极少数可见骨质增生硬化；病变常侵犯眼眶或颅内(图 31-2A)。MRI 表现：T_1WI 呈低信号，T_2WI 呈较高信号，多数病变信号均匀，少

数信号不均匀，内有囊变坏死；增强后中度强化；增强扫描有助于判断硬脑膜或脑实质是否侵犯(图 31-2B~D)。CT 和 MRI 联合使用是最佳选择。需要与鼻腔鳞癌、腺癌及未分化癌鉴别。鳞癌：鼻腔上部、筛窦顶部少见，密度、信号通常不均匀，T_2WI 多呈中等信号，骨质破坏更明显。腺癌：少见，T_2WI 为较高信号，中等到显著强化。未分化癌：非常少见，仅靠影像学与本病不易鉴别。

三、鼻腔鼻窦淋巴瘤

淋巴瘤可经 3 个途径累及颅底，依其发生率递减分别为：①鼻腔、鼻窦淋巴瘤直接侵及颅底；②中枢神经系统淋巴瘤直接侵及；③颅底原发淋巴瘤。鼻腔、鼻窦淋巴瘤(lymphoma)大多数为非霍奇金淋巴瘤(NHL)，根据免疫组化分为 T、B 和 NK 细胞淋巴瘤。T/NK 淋巴瘤多位于鼻腔，常见于亚洲、南中美洲和墨西哥，与 EB 病毒感染有关，并具有进行性血管破坏性生长方式，常引起坏死和骨侵蚀，易并发感染。在我国，90% 以上鼻腔、鼻窦淋巴瘤为 T/NK 淋巴瘤。B 淋巴瘤多位于鼻窦，北美和欧洲多见。本病好发于中年男性，男女比例为 4：1。常见临床

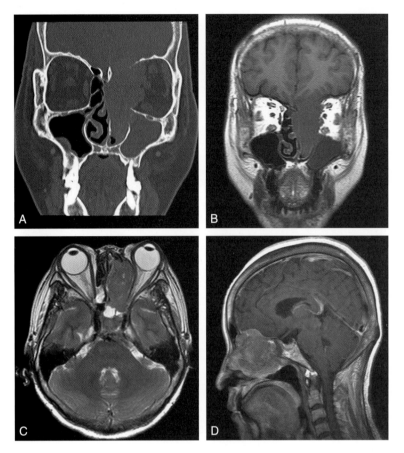

图 31-2　嗅神经母细胞瘤

A~D. 冠状面 CT 骨窗、MR 平扫冠状面 T_1WI、横断面 T_2WI、增强后矢状面 T_1WI，示左侧前颅底、筛板和眼眶内侧壁破坏，左侧鼻腔顶部、筛窦可见不规则肿块影，呈略长 T_1 混杂等、长 T_2 信号，增强后病变明显强化，肿块侵入左侧眼眶内及左侧颅前窝底，相邻脑膜增厚强化

症状包括鼻塞、流涕、鼻衄、面颊或鼻区肿痛，可伴发热、复视、视物模糊、头痛、眼球突出及脑神经麻痹。鼻内镜检查见鼻黏膜坏死、溃疡出血，表面常有干痂或脓痂。

CT 表现：局限于鼻腔淋巴瘤最常见，多发生于鼻腔前部或下鼻甲，向前易浸润鼻前庭、鼻翼及邻近面部皮肤；密度不均匀，内可见不成形坏死组织形成的低密度影；鼻中隔、中下鼻甲破坏；增强后低或中度强化。弥漫性淋巴瘤表现为鼻腔中线区明显骨质破坏伴软组织肿块，充满鼻腔和上颌窦、筛窦，半数以上病例累及邻近的面部软组织、牙槽骨、硬腭、眼眶、鼻咽部、颞下窝、翼腭窝等。局限于鼻窦淋巴瘤少见，多见于上颌窦，窦腔内充以软组织影，密度较均匀，窦壁可出现轻微骨质破坏，窦周常可见软组织浸润，增强后均匀中度强化。MRI 表现：T_1WI 为低或中等信号，T_2WI 为中等或高信号，多数病变轻到中度强化。MRI 可早期发现骨髓浸润，也可清楚显

示淋巴瘤沿神经周围蔓延的途径（图 31-3）。CT 是首选检查方法，MRI 为补充检查方法。需与内翻性乳头状瘤、鼻腔鳞状细胞癌及 Wegener 肉芽肿鉴别。内翻性乳头状瘤多起源于中鼻甲附近的鼻腔外侧壁，易向筛窦和上颌窦生长，向鼻腔前部及鼻前庭生长少见，一般不浸润鼻翼及邻近皮肤，CT 可显示邻近骨质侵蚀。鼻腔鳞状细胞癌发病部位更靠后，往往出现更严重骨质破坏，病变密度或信号常不均匀，侵犯鼻旁软组织少见，颈部转移淋巴结的中心易出现坏死。Wegener 肉芽肿：多为全身性疾病，也常累及肺和肾脏，鼻腔改变较局限，多伴有中下鼻甲和鼻中隔破坏，窦壁骨质增生、硬化，可出现"双边"征，侵犯硬腭、牙槽骨和面部皮肤罕见。

四、鼻腔鼻窦癌

鼻腔鼻窦癌是鼻腔、鼻窦常见的恶性肿瘤。文献报道其发病率分别为上颌窦 75%~80%，鼻腔

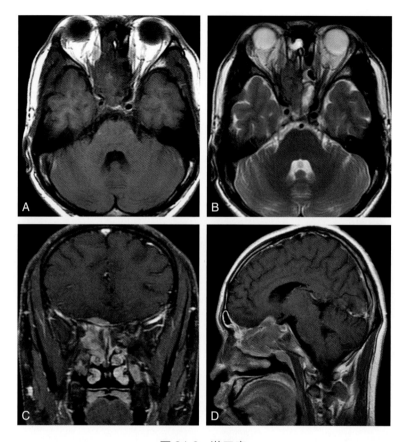

图 31-3 淋巴瘤

A~D. MR 平扫横断面 T_1WI、T_2WI、增强后冠状面 T_1WI、矢状面 T_1WI,示右侧
筛窦、蝶窦不规则肿块影,呈等 T_1 等 T_2 信号,增强后病变中度强化,病变侵
入前颅窝底

16.5%~19.5%,筛窦 3.8%~5.6%,蝶窦 2.5% 及额窦 1.0%。鼻及鼻窦癌易经筛骨凹及筛板入颅内,前者最薄,后者有筛孔并有嗅神经通过。后筛肿瘤腐蚀眶尖骨质或经眶上裂侵入中颅凹,向后可经发育良好气房侵入颅后窝。上颌窦癌可经眶下裂及腐蚀蝶骨大翼侵入颅中窝。

1. 鼻腔鼻窦鳞状细胞癌 鼻腔鼻窦鳞状细胞癌(squamous cell carcinoma)是一种来源于鼻腔或鼻窦黏膜上皮的恶性肿瘤,通常发生于中老年人,男性多见,长期接触镍、木尘、煤烟和铬的人鳞癌发病的危险性明显增加。早期的临床症状隐匿,类似鼻窦炎,经常延迟诊断,因此预后较差。直到做出诊断时,病变常已蔓延到深部组织,相应临床症状包括牙齿松动或疼痛、牙关紧闭、复视、头痛等。除了直接侵犯颅底骨质外,通过邻近的神经血管孔、裂扩散到颅底为另一个相对较早的转移途径。

CT 表现:鼻腔、鼻窦不规则软组织肿块,密度不均匀,可伴有出血、囊变,少数可有钙化,边界不清,周围的骨质弥漫性破坏,广泛累及邻近结构。MRI

表现:T_1WI 和 T_2WI 上肿块多为中等信号,多数不均匀,增强后中到高度强化,MRI 能清楚显示病变的范围,为临床分期提供客观依据(图 31-4)。CT 和 MRI 联合使用是最佳选择。

2. 鼻腔鼻窦腺样囊性癌 腺样囊性癌(adenoid cystic carcinoma)多见于中老年人,是一种生长缓慢的恶性肿瘤,常因症状隐匿而延误就诊。本病最常发生于大、小涎腺,也可见于泪腺、鼻咽部。鼻腔、鼻窦和口腔包括硬腭是小涎腺常见的分布部位,小涎腺的腺样囊性癌较大涎腺更常见,占小涎腺恶性肿瘤的 1/2 以上。腺样囊性癌占鼻腔、鼻窦恶性肿瘤的 5%~15%,约 1/2 发生于上颌窦,约 1/3 发生于鼻腔,发生于筛窦、蝶窦及额窦少于 5%。腺样囊性癌术后易复发,术后 1 年复发率超过 50%,术后 5 年约 75%。血行转移常见,发生率约 50%,肺、脑、骨最常受累;而淋巴道转移相对少见。主要症状包括鼻塞、鼻出血、疼痛、面部麻木。

鼻腔鼻窦腺样囊性癌形态规则或不规则,边界不清楚,密度或信号不均匀,内可见多发、小的囊变区,少数可有钙化,伴邻近骨质浸润性破坏,也可侵犯眼眶、颅内、翼腭窝、颞下窝等邻近结构。本病易沿神经周围转移,MRI能清楚显示并可推测转移途经。CT和MRI联合使用为最佳选择。需与内翻性乳头状瘤、鳞癌及软骨肉瘤鉴别。内翻性乳头状瘤:鉴别点见前所述。鳞癌:多为浸润性骨质破坏,T_2WI信号较鳞癌高,增强后强化更明显(图31-5)。

软骨肉瘤:MRI增强后两者外观相似,但软骨肉瘤近似蜂窝状,形态相对更规整,CT显示结节或环形钙化。

3. 鼻腔鼻窦腺癌　腺癌(adenocarcinoma)多见于男性,高发年龄为55~60岁,筛窦是最常见的发病部位,其次为鼻腔、上颌窦,木工、皮革工人筛窦腺癌的发病率比普通人高1000倍。本病可能起源于上

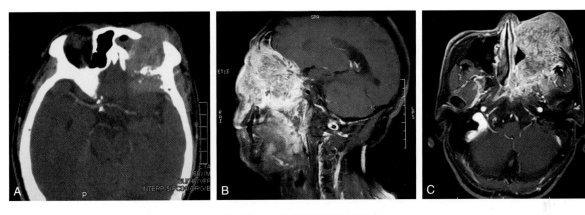

图31-4　鼻腔鼻窦鳞状细胞癌

A. CT扫描时左侧前颅底、眼眶软组织肿块伴骨质破坏;B、C. 矢状位和轴位增强磁共振示肿瘤明显强化

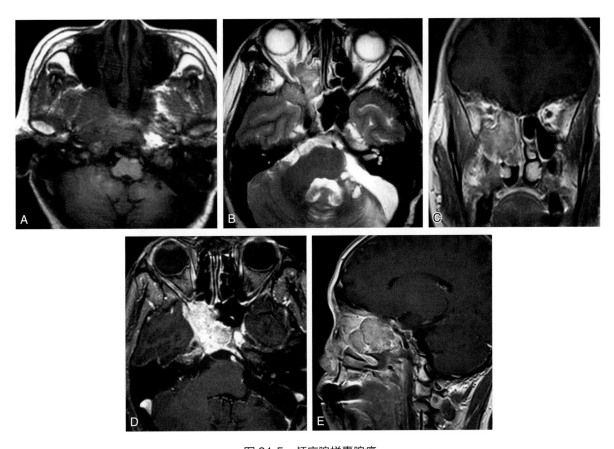

图31-5　颅底腺样囊腺癌

A、B. 磁共振成像示右侧筛窦、眶尖海绵窦和颞下窝形态不规则肿瘤,T_1为低信号,T_2为稍高信号;C~E. 肿瘤不均匀强化

皮、小涎腺或两者同时发病,组织学上分3种类型:乳头型、无蒂型和腺泡-黏液型,乳头型主要起源于上皮,无蒂型可能起源于小涎腺和杯状细胞,腺泡-黏液型起源于黏液浆液腺。

CT扫描显示腺癌形态不规则,边界尚清楚,破坏颅底骨质(图31-6);磁共振成像多数密度或信号均匀,T_1WI 为等信号,T_2WI 为较高信号,中等到显著强化(图31-7)。

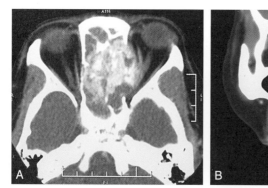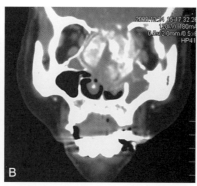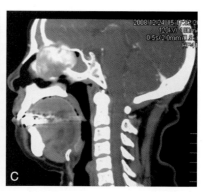

图 31-6　鼻腔鼻窦腺癌 CT 表现

轴位(A)、冠状位(B)和矢状位(C)CT 增强扫描,示鼻腔、筛窦和前颅底骨质破坏、肿瘤不规则强化

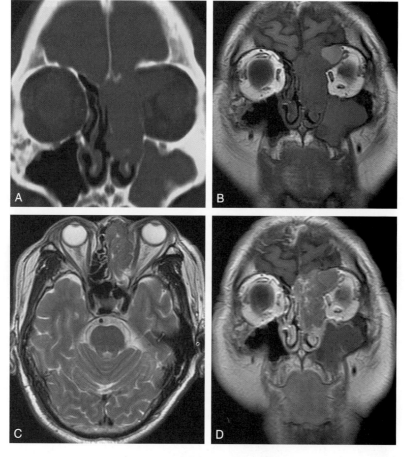

图 31-7　鼻窦腺癌 MRI 表现

A~D. 冠状面 CT 骨窗及 MR 平扫冠状面 T_1WI、横断面 T_2WI、增强后冠状面 T_1WI,显示左侧鼻腔、筛窦区肿块,左侧中鼻甲、筛板、眼眶内侧壁、前颅底及鼻中隔骨质破坏;MR 显示病变为等 T_1 等 T_2 信号,其内见条片状长 T_1 长 T_2 信号,增强后病变中度强化,病变侵犯左侧眼眶及颅前窝,左侧额窦及上颌窦内伴潴留囊肿

五、鼻腔鼻窦黑色素瘤

鼻腔鼻窦黑色素瘤（melanoma）起源于胚胎发育期从神经嵴迁移到鼻腔和鼻窦黏膜的黑色素细胞，恶性度高，预后差。大约 20% 黑色素瘤发生于头颈部，鼻腔、鼻窦占 3.5%；鼻腔较鼻窦更常见，鼻中隔前部是鼻腔内最常见的发病部位，其次为中、下鼻甲；上颌窦是鼻窦中最常见部位，占 80%，其次为筛窦。鼻腔、鼻窦黑色素瘤多为单发，也可多发，多数为有色素性黑色素瘤，10%~30% 为无色素性黑色素瘤。本病高发年龄为 50~80 岁，性别无明显差异。临床以鼻塞、血性腐臭分泌物为首发症状，若鼻腔内见到有明显黑色素沉着的息肉样肿块，临床较易做出诊断；然而，一些无色素性黑色素瘤外观呈粉红色，临床诊断非常困难。

CT 表现：具有一般恶性肿瘤的共同特点，诊断困难，一般需组织学检查，但 CT 检查能明确显示病变侵犯的范围，因此对临床正确诊断分期及选择治疗方法有一定指导价值（图 31-8）。MRI 表现：典型者 T_1WI 为高信号，T_2WI 为低信号，有明显强化；这种信号改变由肿瘤内部所含黑色素的数量决定。少数无色素性黑色素瘤在 T_1WI 为低信号，T_2WI 为高信号，诊断较困难。黑色素瘤易通过神经周围向头颈部转移，MRI 易发现。

六、鼻腔鼻窦横纹肌肉瘤

横纹肌肉瘤（rhabdomyosarcoma）起源于将来分化为横纹肌的未成熟的间叶细胞，将近 40% 发生于头颈部，20% 发生于鼻腔、鼻窦和鼻咽，是儿童最常见的肉瘤，男性稍多于女性，两者之比为 3:2。横纹肌肉瘤可发生于鼻窦任何部位，以筛窦多见，其次是上颌窦。起病急，进展快，常见症状是鼻塞、鼻出血，其他还有嗅觉减退、上颌麻木、牙齿松动、脱落等；病变常蔓延至眼眶、颅底，甚至进入颅内，出现眼球突出、复视、视力减退、头痛及脑神经受累症状等。多数学者将本病分为胚胎型、腺泡型和多形型 3 种类型。胚胎型最常见，约占 2/3，多见于儿童和青年，瘤细胞形态、分化不一。腺泡型较胚胎型少见，多见于成年人，由分化差的瘤细胞组成，细胞沿着结缔组织隔整齐排列，类似于肺的腺泡结构，此型预后最差。多形型最少见，仅占 1%，多发生于年龄较大的患者，具有丰富嗜酸性胞质且疏松排列的各种不同形态细胞。

CT：窦腔内充以软组织影，多数形态不规则，边界不清楚，密度较均匀，少数可伴有囊变、坏死或出血，一般无钙化，窦壁浸润性骨质破坏，病变明显强化；本病进展迅速，短期可侵犯眼眶、翼腭窝、颞下窝、颅底，甚至蔓延颅内。MRI：T_1WI 为均匀等或稍低信号，T_2WI 为高信号，少数肿瘤有囊变、坏死或出血，而表现信号不均匀，病变有中等或明显强化。增强扫描后脂肪抑制序列可更清楚显示病变的范围及与邻近结构的关系（图 31-9）。

七、内翻性乳头状瘤恶变侵及前颅底

内翻性乳头状瘤（inverted papilloma）生长缓慢，在组织学上属于良性肿瘤，其实属于交界性肿瘤，有局部侵袭性，术后易复发，复发率高达 10%~75%。最近由于鼻内镜手术的开展，能够清楚显示病变的范围，术后复发率下降。绝大多数内翻性乳头状瘤单侧发病，双侧发病很少见。最常见的发生部位为

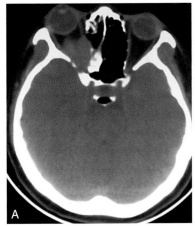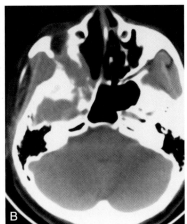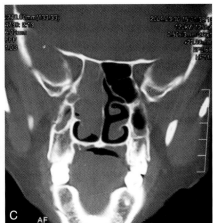

图 31-8 鼻腔、颅底黑色素瘤平扫 CT 表现
肿瘤呈等密度，侵犯右侧鼻腔上颌窦和眼眶，局部骨质破坏

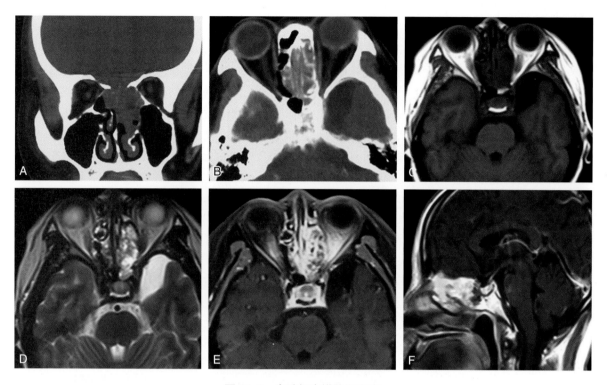

图 31-9　鼻腔颅底横纹肌肉瘤

A、B.平扫和增强 CT，肿瘤位于鼻腔，侵犯筛窦前颅底，局部骨质破坏，肿瘤不均匀强化；C.磁共振成像 T_1 为等信号；
D. T_2 为不均匀高信号；E、F.增强磁共振成像，肿瘤不均匀强化

鼻腔外壁近中鼻道处，常蔓延到邻近鼻窦，上颌窦占 69%，其他依次为筛窦、蝶窦和额窦；也可侵犯鼻咽、眼眶，少数可侵犯脑膜和颅内结构。原发于鼻窦的乳头状瘤较少见。内翻性乳头状瘤是鼻腔、鼻窦最常见软组织起源的良性肿瘤，男性较女性多见，约3∶1，高发年龄为 50~70 岁，临床表现为鼻塞、鼻涕、鼻出血和失嗅，出现疼痛和面部麻木可能并发恶变，侵犯眼眶可出现突眼。本病恶变的发生率一般为 5%~15%，其中双侧、多中心发病者更易于恶变，多恶变为鳞状细胞癌，恶变为腺癌和小细胞癌则比较少见。

CT 表现：鼻腔软组织肿块影，多呈分叶状，边界较清楚，密度多较均匀，少数可伴钙化，小肿瘤多局限于鼻腔，大的肿瘤常蔓延到邻近鼻窦，以上颌窦最常见，增强后肿瘤多为均匀中度强化。邻近骨质受压变薄，局部可有侵蚀、破坏，多见于中鼻甲和上颌窦内壁，肿瘤基底部骨质多有硬化，可提示起源部位。由于病变易阻塞窦口 - 鼻道复合体，常伴有阻塞性鼻窦炎，窦腔内充以软组织影。部分肿瘤可向鼻外蔓延，常见为鼻咽部，严重与鼻咽后壁相连，类似后鼻孔息肉；也可蔓延到眼眶、颅内。由于本病

易复发，CT 是术后随访最重要的影像检查方法（图31-10）。MRI 表现：多数病变信号不均匀，T_1WI 和 T_2WI 表现为低到中等信号，中度强化，在 T_2WI 或增强 T_1WI 上，病变内部结构多呈较规整的"栅栏"状，有些文献也称为卷曲脑回状（convoluted cerebriform pattern）、相间条状（septate striated appearance）或柱状（columnar pattern），该征象是本病特征性的表现。MRI 易区分肿瘤与伴发的阻塞性炎症，易显示肿瘤向鼻外生长的范围，尤其对伴发恶变的患者价值更大。CT 是首选检查方法，MRI 是确诊的检查方法。需与鼻息肉及真菌球鉴别。鼻息肉：常两侧发病，单侧发病相对少见，由于组织学上绝大多数为水肿型，CT 表现为低密度影，边缘强化，一般无骨质破坏；T_2WI 多为明显高信号，增强后周边增生、肥厚的黏膜可见明显强化，病变内部一般无强化。真菌球：常发生于上颌窦，病变内多有点、条状钙化，易造成上颌窦自然开口扩大，随着病变进展易向中鼻道蔓延，由于真菌菌丝中存在沉淀的钙盐、浓聚的铁和镁等重金属，病变在 MR T_2WI 上呈明显低信号，增强后内部无强化，但周边黏膜多有明显强化。

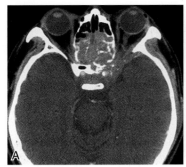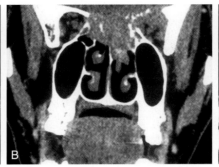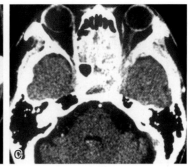

图 31-10　内翻乳头状瘤侵及前颅底

A、B. 轴位 CT 平扫见肿瘤为等、高密度,破坏颅底骨质;C. 轴位增强 CT,肿瘤明显强化

第三节　中颅窝肿瘤

一、中颅窝解剖

中颅窝的前界为视交叉池、前床突、蝶骨小翼后缘、蝶骨大翼的前上缘;后界为蝶枕联合、岩枕联合、岩骨上缘、乳突后外缘。中颅底又可以分为三个部分:正中矢状部位于岩枕缝以内,旁正中矢状部位于岩枕缝和卵圆孔之间,外侧部则是卵圆孔以外的部分。由于每个部分的解剖结构及内容物不同,因此该区域肿瘤的诊断和鉴别诊断也存在不同差异。

二、中颅窝肿瘤

1. 正中矢状部肿瘤　包括起源于蝶骨体、斜坡、蝶窦、蝶枕联合和岩枕联合、蝶鞍和鼻咽部的肿瘤。

(1) 斜坡脊索瘤:起源于原始脊索的残余,颅内绝大多数的脊索瘤起源于斜坡,因此为常见的中线区肿瘤,少数起源于鼻咽部或完全位于颅内,亦有文献报道旁正中生长的脊索瘤如颈静脉孔区等,但发生率较低。影像学表现为斜坡膨胀性病变,骨破坏呈侵袭性,斜坡正常骨髓信号被病变组织替代,骨皮质受侵不完整。肿瘤向外可长入海绵窦,向上可累及蝶鞍,向前累及蝶窦,前下侵及鼻咽,后下进入颈静脉孔、桥前池和枕骨大孔。MRI 上,肿瘤的信号取决于病变内有无出血、囊变、残余骨碎片等。通常 T_1WI 表现为等或低信号,T_2WI 为高信号。T_1WI 高信号代表出血或含有黏液或蛋白的囊性变。平扫 T_1WI 确定骨髓有无受累是很有帮助的。增强后 T_1WI 显示病变明显强化,分叶状蜂窝样强化为脊索瘤典型的增强表现(图 31-11)。

(2) 蝶窦肿瘤:与其他起自鼻窦的肿瘤相似,但比较少见(图 31-12)。诊断的难点在于需排除那些起源于邻近结构而累及蝶窦的肿瘤。该部位的肿瘤易于向颅内蔓延且预后不良。

(3) 鞍区肿瘤:可从上向下侵犯中颅底,最常见是垂体大腺瘤。垂体大腺瘤占据整个蝶鞍并膨胀性生长,向上经过鞍膈进入鞍上池,向外累及海绵窦,颈内动脉受压或被包绕是其特征性的表现(图 31-13)。有时,该病变可向下生长,破坏鞍底骨质并延伸到蝶骨体和蝶窦。罕见的情况是,垂体腺瘤起源并完全位于蝶骨内。当横断面难以明确来源时,冠状面和矢状面是非常有帮助的。骨内的垂体腺瘤起源于胚胎发生时骨内有垂体组织的残余,表现为软组织肿块替代了局部的骨髓组织,T_1WI 为低信号,T_2WI 为混杂高信号。骨质呈轻度膨胀性改变、皮质侵蚀但是仍保留其原有形态。可以累及整个蝶骨,典型表现为病变不越过蝶骨的边界,鞍上池亦不会受累。主要诊断线索包括:空蝶鞍、垂体柄移位、鞍底骨质不完整。

颅咽管瘤也是累及中颅底中线区的肿瘤。属于良性肿瘤,起源于颅咽管残余,因此可以发生于从鼻咽到下丘脑的任何部位。极少见的情况是,肿瘤完全位于蝶骨内,并向上延伸到垂体窝。典型表现为大囊小结节,囊壁或实性部分可有钙化和强化(图 31-14)。

脑膜瘤常常起源于前床突、鞍膈、鞍旁 / 海绵窦区。起源于前床突的脑膜瘤可以沿着视神经鞘生长,压迫视神经管或眶尖区的视神经;此时需影像学来评估肿瘤与视神经的关系。鞍膈的脑膜瘤常向鞍上生长进入鞍上池,压迫或推移视神经颅内段或视交叉(图 31-15)。鞍旁的脑膜瘤使脑神经受累,有时还会越过中线,最终累及双侧海绵窦。骨硬化、塑形、侵蚀均可以见于脑膜瘤。扁平肥厚型脑膜瘤表现为

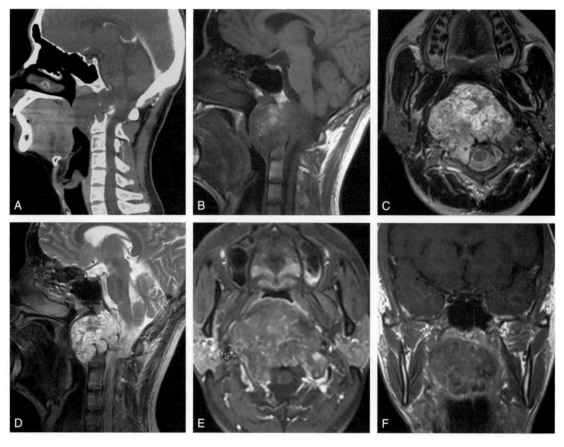

图 31-11　斜坡脊索瘤

A. 矢状位平扫 CT 示下斜坡咽后壁软组织肿块,向后挤压脑干,斜坡骨质破坏;B~D. 平扫磁共振成像,T_1 肿瘤为等低信号,T_2 肿瘤为高信号;E、F. 为增强磁共振成像,肿瘤轻度强化

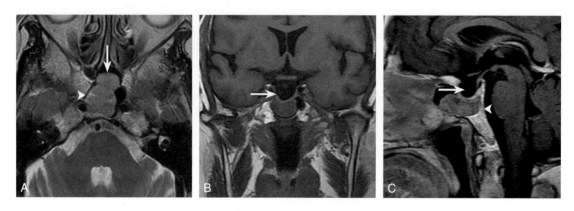

图 31-12　蝶窦异位垂体瘤

A. 横断面 MR T_2WI 平扫图像,示中等信号肿块(箭)伴小的灶性高信号区(箭头),肿瘤压迫斜坡骨质;B. 平扫冠状面 T_1WI 图像,示边界清晰的蝶窦内等信号肿块,鞍底骨质完整、空蝶鞍(箭);C. 增强矢状面 T_1WI 图像,示肿块混杂中等度强化,肿块的上缘和鞍底之间的间隙存在,可见斜坡骨质变形(箭头),伴空蝶鞍(箭)

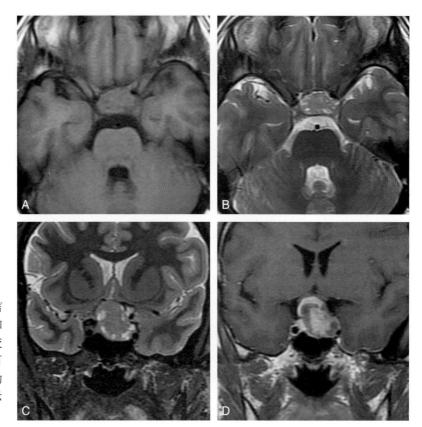

图 31-13　垂体腺瘤
A. 平扫 MR T_1WI 横断面图像,示鞍区等信号肿块影,边缘清晰;B 和 C. T_2WI 横断面和冠状面图像,示病变位于鞍内及鞍上,视交叉受压向上移位,病变呈等长 T_2 信号,内可见多发囊变区,病变边缘清晰,左侧颈内动脉部分被包绕;D. 增强 T_1WI 冠状面图像,示病变实性部分明显强化,囊性部分无强化

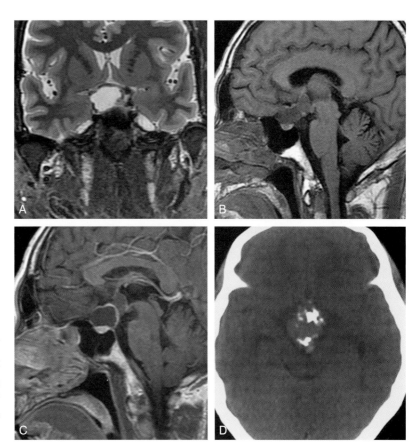

图 31-14　颅咽管瘤
A. 平扫 MR T_2WI 冠状面图像,示鞍区高信号结节影,边缘清晰;B. 矢状面 T_1WI 图像,示病变位于鞍上,视交叉受压向上移位,病变呈低信号;C. 增强 T_1WI 矢状面图像,示病变内部未见明显强化,边缘见线状强化;D. CT 平扫示肿瘤不规则钙化

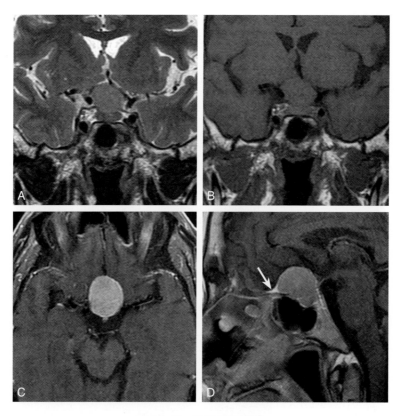

图 31-15　鞍结节脑膜瘤

A 和 B. 冠状面 MR T_1WI 和 T_2WI 图像,示鞍上肿块影,呈均匀的等 T_1 等长 T_2 信号,边缘清晰,垂体受压可见;C 和 D. 增强 T_1WI 横断面和矢状面图像,示病变明显均匀强化,D. 可见病变位于鞍结节,前缘病变与颅底交界处可见"硬膜尾征"(箭)

局限性或弥漫性骨硬化,需与原发骨肿瘤或成骨性转移瘤鉴别。

(4)鼻咽部肿瘤:中颅底的中线区也可以受到颅外头颈部肿瘤的侵袭,最常见的是鼻咽癌的直接蔓延。鼻咽部的肿瘤最常见的是鳞癌,淋巴瘤居第二位,腺癌和腺样囊性癌较少见。侵袭性鳞癌可以直接从黏膜长入颅底骨质,其他肿瘤一般都会先累及周围的软组织。由于鼻咽和颅底毗邻,并且坚韧的颊咽筋膜的作用,使肿瘤向上蔓延,侵袭性的鼻咽病变,倾向于侵犯中颅底,最常见的是斜坡,并向颅内进展累及海绵窦。CT 常表现为等密度的软组织肿块,与周围肌肉密度相同,无囊变或钙化。不同病理类型的鼻咽癌 MRI 上信号近似,T_1WI 呈等或略低信号;T_2WI 多为高信号,鳞癌也可以表现为略低信号。增强 T_1WI 显示病变呈轻、中度强化(图 31-16)。CT 或 MRI 都可以显示病变对颅底骨质如斜坡、蝶骨大翼、翼突等的侵犯,尤其是病变沿着卵圆孔、破裂孔、眶上裂等颅底孔道的蔓延。鼻咽癌可以完全位于黏膜下,表现为鼻咽部的隆起,但是表面的黏膜是光整

的,造成诊断困难。需要注意,当中颅底肿块伴有骨质破坏并使鼻咽黏膜隆起时,不管有无黏膜的改变,鼻咽癌应该列入鉴别诊断中。此时,需经鼻深部鼻咽组织活检来明确诊断。

鼻咽部淋巴瘤发生于 Waldeyer 咽淋巴环,多数为 B 细胞型,少数为 T 细胞型。局限型常表现为均匀强化的局部肿块;弥漫型表现为鼻咽部弥漫性软组织影,可以延伸至颅底、鼻腔、咽旁间隙、颈深部。T_1WI 为等信号,T_2WI 略高信号,信号一般较均匀,颅底骨质破坏轻,肿块大小与骨质侵犯不成比例,可以有骨髓浸润。而且,淋巴瘤常常可以见到颈部直径大于 1.5cm 的淋巴结,中央通常无坏死。

2. 旁正中矢状部肿瘤　该区大部分肿瘤起自海绵窦、穿经颅底神经孔道的脑神经和岩枕联合。

(1)软骨源性肿瘤:相对少见。起源于颅底软骨联合,最常起源于岩枕联合部位。钙化是这类肿瘤的特征性表现,CT 易显示该征象。T_1WI 呈等信号,T_2WI 通常呈高信号,MRI 可以清晰地显示肿瘤的轮廓及与周围血管神经的关系。详见颅底骨肿瘤和肿

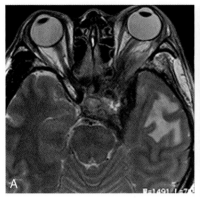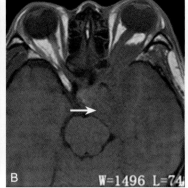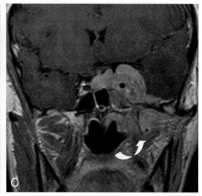

图 31-16　鼻咽鳞癌

A、B 及 C. 分别为平扫横断面 MR T_2WI、T_1WI 和增强冠状面 T_1WI 图像,示鼻咽左侧壁及顶壁软组织增厚,累及颅底骨质,蝶骨小翼(箭)及大翼(弯箭)骨髓信号被软组织信号替代,左侧海绵窦、眶上裂及眶尖软组织肿块呈等 T_1 短 T_2 信号影,明显强化

瘤样病变部分。

(2) 脑膜瘤:较常见,起源于岩枕部和海绵窦。通常呈等 T_1 等 T_2 信号,增强后明显强化,"脑膜尾征"为较特征性征象。病变可以镶嵌延伸到眶尖,向内进入蝶窦和鞍上池,向后进入 Meckle 腔,向下外经卵圆孔进入咀嚼肌间隙(图 31-17)。海绵窦脑膜瘤手术困难,因为重要的神经血管结构穿过海绵窦内。

(3) 动脉瘤:是一种具有膨胀性并易于与该区肿瘤混淆的常见病变,应注意任何组织学检查进行之前需排除动脉瘤的可能性。影像特点变化较大,取

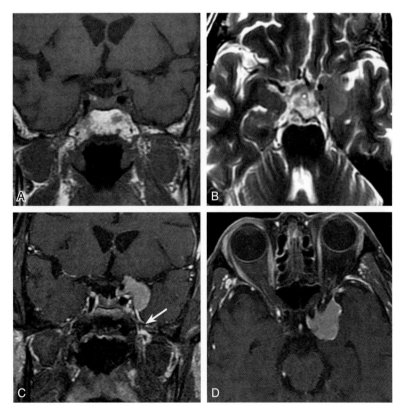

图 31-17　左侧海绵窦脑膜瘤

A. 平扫 MR T_1WI 冠状面图像,示左侧海绵窦等信号肿块影,包绕颈内动脉;B.T_2WI 横断面图像,示病变呈中等略高信号,信号均匀,边缘清晰;C 和 D. 分别为增强 T_1WI 扫描冠状面及横断面图像,示病变明显强化,可见"硬膜尾征"(箭)

决于栓塞的程度和管腔的通畅程度。巨大的颈内动脉瘤使海绵窦扩大并使其侧壁向外膨隆,如果长时间作用,动脉的搏动可以造成海绵窦侧壁形态重塑。CT上,大的通畅的动脉瘤不易诊断,因为病变与强化的海绵窦混杂在一起,而且可以与其他强化的肿块如脑膜瘤混淆。动脉早期或CTA成像有利于区分动脉瘤和海绵窦本身。完全血栓化的动脉瘤表现为低密度的病变伴有强化环,部分血栓化的动脉瘤表现为部分低密度的混杂密度的团块影,伴有强化的结节代表瘤腔,边缘钙化比较常见,反映了硬化的动脉斑块。MRI上,通畅的瘤腔表现为流空信号,涡流则表现为多种多样的信号强度。动脉瘤中血栓化的部分依据其出血的阶段不同,表现的信号强度也呈多样化。根据所处时期不同,血栓内血液的降解产物按照离心的方式层状排列,早期的血栓含有正铁血红蛋白通常见于紧邻瘤腔的部分,陈旧的血栓含有含铁血红素,位于动脉瘤的周围(图31-18)。

(4)累及海绵窦的肿瘤:包括脑膜瘤、淋巴瘤、鳞癌或其他恶性肿瘤侵犯、炎性假瘤。这里重点阐述海绵窦炎性假瘤,又称为Tolosa-Hunt综合征。是一种原因不明的海绵窦非特异性炎症,病因不明,可能为一种变态反应性疾病,好发年龄为35~75岁,以50岁左右多见,男性稍多,单侧多见。临床常表现为Ⅲ~Ⅵ对脑神经麻痹症状,激素治疗有效,但易复发。由于病变一般较小,CT对该病的诊断帮助不大,薄层扫描冠状面T₁WI增强脂肪抑制序列显示最佳。表现为海绵窦不规则软组织影,病变较小时仅表现为病变侧海绵窦较对侧略增宽,T₁WI和T₂WI均呈等或稍低信号,增强后显著强化。

(5)神经源性肿瘤:包括神经鞘瘤和神经纤维瘤,起源于脑神经,并跨越海绵窦和(或)神经血管孔道生长,同时脑神经也成为恶性肿瘤蔓延的媒介。神经鞘瘤、神经纤维瘤沿着神经生长,其诊断通常直接依赖于脑神经的解剖走行。这类肿瘤可以起源于任何脑神经,但是中颅窝最常见的是三叉神经鞘瘤,动眼神经鞘瘤少见,展神经和滑车神经的鞘瘤就极为罕见。通常,Meckel腔和半月神经节(gasserian ganglion)会受累,并且沿着颅底的神经孔道和裂隙生长,进入眼眶和颅外的软组织内。三叉神经鞘瘤可起源于从脑池段到其分支的任何部分,典型的表

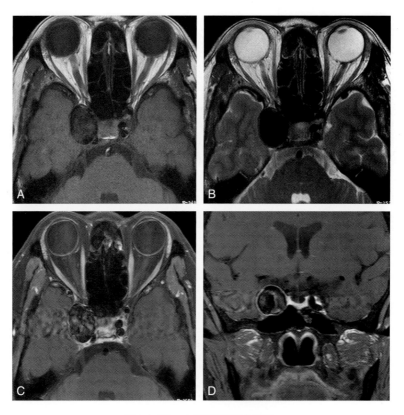

图31-18 右侧海绵窦动脉瘤
A.平扫MR T₁WI横断面图像,示右侧海绵窦卵圆形略低信号影,边缘清晰;
B.T₂WI横断面图像,示病变呈均匀低信号;C和D.分别为横断面和冠状面
T₁WI增强图像,示病变周边高信号环,并产生明显的搏动伪影

现是跨中、后颅窝生长的哑铃型，沿着三叉神经脑池段延伸到 Meckle 腔，被三叉神经孔的细腰所分隔。T_1WI 上，神经鞘瘤表现为低信号，T_2WI 呈等到高信号，大的病变常含有囊变和坏死区呈混杂强化。当肿瘤通过其自然孔道向外生长时，可造成孔道扩大，表现骨质受压、变薄（图 31-19）。

神经纤维瘤既可以独立发生，也可以是神经纤维瘤病 I 型的部分表现。翼管神经的神经纤维瘤表现为香肠型的软组织肿块，使翼管膨胀由后向前从破裂孔到翼腭窝。当肿瘤很大时，向上推移圆孔，冠状面图像显示病变最好。丛状神经纤维瘤是侵袭性的神经源性肿瘤，可发生恶变，常见于神经纤维瘤病 I 型，沿着脑神经的周围支蔓延，边界不清，CT 上可见钙化。三叉神经分布区是最常见的受累部位，肿瘤可以向周围蔓延，直到其终末支所在的神经孔管被扩大。

脑神经的增粗和强化也可继发于恶性肿瘤的神经周围蔓延或血行转移，甚至还可见于一些炎性病变。此时，需结合临床病史综合判断。根据脑神经增粗的程度，其所在的神经孔道可以扩大或不扩大，因此，MRI 有助于早期发现脑神经轻微的增粗和强化。检查时，整个神经的行程都应该涵盖在图像中，因为跳跃性的病变也很常见。失神经支配性的肌肉萎缩也为诊断提供了重要线索。

有些头颈部恶性肿瘤有嗜神经生长的特点，脑神经为其扩散提供了一个重要的通路。鳞癌是最常见的沿此方式蔓延的肿瘤，涎腺的恶性肿瘤，如腺癌和黏液表皮样癌，也易于沿着神经蔓延。神经蔓延反映了肿瘤直接侵犯的范围，应该与原发肿瘤同等重视。通过影像学检查，应仔细观察所有可能受累的脑神经的全程。脑神经强化，颅外开口周围脂肪信号消失、神经孔道异常扩大是肿瘤沿神经周围蔓延的重要征象。早期，尤其要注意观察神经孔道内、外的脂肪，特别是眶上裂（III、IV、V 1 和 VI）、翼腭窝、圆孔（V2）和卵圆孔（V3）更需仔细观察，脂肪模糊、界面消失常提示神经受累，MRI 显示优于 CT。较大的病变会使神经孔和裂隙增宽，可见到神经增粗、强化。位于鞍旁区的病变，可以引起海绵窦侧壁的弯曲，对照观察冠状高分辨率 T_1WI 平扫和增强检查可以发现累及海绵窦和鞍旁的较小隐匿的肿瘤。肿瘤可以累及 Meckle 腔，既可以长入脑脊液间隙内，也

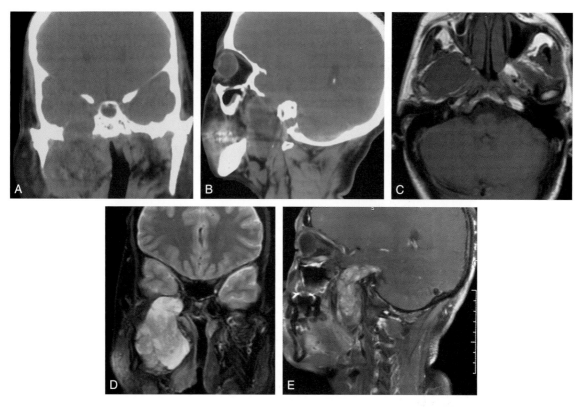

图 31-19　颅底神经鞘瘤

A、B. 平扫 CT 轴位和矢状位，肿瘤累及右侧鞍旁海绵窦、颞下窝，局部骨质呈推挤改变；C、D. 磁共振成像为长 T_1、长 T_2 信号；E. 增强磁共振，示肿瘤轻度强化

可以压迫 Meckel 腔。

（6）青少年鼻咽纤维血管瘤：属良性肿瘤，绝大多数发生于 10~18 岁的青少年男性，由纤维组织和大量的内衬内皮细胞的血管间隙组成，有些人认为是一种血管畸形。肿瘤典型的起源于鼻腔侧后壁或蝶腭孔，易沿着血管的自然孔道和裂隙生长。从蝶腭孔向外，肿瘤进入翼腭窝，通过翼上颌裂进入颞下窝，通过眶下裂进入眼眶，经圆孔和翼管进入中颅窝，横断面和矢状面图像上，上颌窦后壁向前膨隆，是其典型的表现。T$_2$WI 上，这种富血供的病变呈"盐和胡椒"征，代表肿瘤基质和流空血管。CT 和 MRI 上，可以看到病变显著的强化。术前栓塞作为常规手段，可以减少术中出血，防止并发症的发生。该病易造成翼腭窝扩大并向颅内蔓延，圆孔和翼管周围骨质常受累。肿瘤的部位加上典型的影像学表现，结合临床资料，即可做出诊断。

3. 中颅窝外侧部分的肿瘤　这类肿瘤起源于蝶骨大翼的外侧部分，包括蝶骨三角，颞下颌关节和颞骨鳞部。横断面上，蝶骨大翼的前外侧部分，总体看起来像一个三角形，包括：眶面、颅内面（面向中颅窝）、颅外面（面向颞上咀嚼肌间隙）。这部分颅底的病变可起源于骨质、脑膜或眼眶。成人最常见的是转移瘤，而儿童则需要考虑 Langerhas 细胞组织细胞增生症，蝶骨大翼脑膜瘤常使该区的颅内面受累。起自颞下颌关节的病变具有典型发病部位，包括一大类肿瘤和肿瘤样病变，可以累及侧颅底并进入中颅窝。这类病变较为少见，包括色素沉着绒毛结节性滑膜炎、滑膜骨软骨瘤病、滑膜肿瘤如滑膜肉瘤等。

（1）扁平肥厚性脑膜瘤：常累及蝶骨大翼，影像上表现为轻度骨质膨胀性改变伴有广泛的骨质增生硬化，边缘毛糙，多呈毛刷状，不伴有骨质破坏或骨膜反应。肿块呈略高密度，围绕蝶骨大翼呈扁平状生长，可压迫外直肌及视神经，突向颅内部分多呈半圆形或扁平状，边缘清晰。与邻近脑组织分界清晰，可压迫脑组织并致脑水肿。肿瘤 T$_1$WI、T$_2$WI 均为等信号或略低信号，增强扫描后呈明显均匀强化。需与骨纤维异常增殖症、成骨性转移瘤和骨髓炎鉴别。

（2）色素沉着绒毛结节性滑膜炎：起源于滑膜关节，常累及四肢大关节，典型表现为结缔组织增生，滑膜结节样表现，伴有含铁血红素的巨大泡沫细胞。增生的组织侵蚀关节面和邻近骨质。该病属于巨细胞病变，由于泡沫细胞内含铁血红素中铁的成分使其在 CT 上表现为典型的高密度。CT 上，颞下颌关节的色素沉着绒毛结节性滑膜炎表现为边界清晰的

高密度软组织病变，大部分以关节为中心，少部分偏内以蝶骨翼外侧面为中心。病变可以造成骨变形，不伴有骨质破坏和侵袭性的表现，无钙化和骨性基质，可以和滑膜骨软骨瘤鉴别。MRI 显示病变信号混杂，T$_1$WI 高信号区代表细胞外的正铁血红蛋白；T$_2$WI 低信号区反映了纤维组织和点状含铁血红素沉积。鉴别诊断包括所有可以在 CT 上产生高密度的病变，包括骨巨细胞瘤、棕色瘤、动脉瘤样骨囊肿和出血性转移瘤等。

第四节　后颅窝肿瘤

一、后颅窝解剖

后颅底主要由颞骨岩部、枕骨构成，呈漏斗状开口于椎管，最低点为枕骨大孔。其前界为枕骨斜坡，并向上与鞍背相接，二者之间形成蝶枕联合；前外侧界为颞骨岩部，后缘有内耳道的开口，岩枕裂后部为颈静脉孔；后界为枕内隆凸及横窦沟；两侧界为乙状窦沟，向后连接横窦沟，向前内开口于颈静脉孔。后颅窝主要的结构包括：内耳道、桥小脑角、颈静脉孔、舌下神经管、髁管和枕骨大孔。

二、后颅窝肿瘤

1. 颈静脉孔区（Jugular foramen，JF）肿瘤　JF 的壁由枕骨和岩骨构成，颈静脉内隆突（intrajugular process）将 JF 分为后方的血管部和前方的神经部。神经部含有舌咽神经、Jacobson 神经和岩下窦，血管部含有迷走神经、副神经、Arnold 神经、颈内静脉和脑膜动脉的分支。

JF 在 CT 或 MRI 横断面上显示最佳。在薄层重 T$_2$GE 或 TSE 序列，可以清晰地显示脑神经经过脑池到达 JF。在高分辨 Gd 增强 TOF 图像上，其内的血管和神经可以清晰地看到。一旦出颅，位于颅底下方，平扫和增强高分辨 T$_1$WI 是最合适的序列。

JF 受累的症状包括：耳部症状、颈静脉栓塞、Ⅸ~Ⅻ组脑神经症状及其支配的肌肉失神经支配性萎缩。该区的肿瘤性病变包括：副神经节瘤、神经鞘瘤、脑膜瘤、转移瘤、骨及软骨源性肿瘤、血管外皮细胞瘤、浆细胞瘤/骨髓瘤、淋巴瘤、Langerhan 细胞组织细胞增生症等。其中常见的肿瘤是副神经节瘤和起自下组脑神经的神经鞘瘤。

女性副神经节瘤的发生率是男性的 3 倍，10% 的患者为多发。沿着 Jacobson（鼓室支）和 Arnold（耳支）

神经生长的副神经节瘤称为颈静脉 - 鼓室副神经节瘤。CT 上,颈静脉球瘤(副神经节瘤)可以造成 JF 壁骨质的弥漫性浸润和破坏,具有 "moth-eaten" 样的表现。MRI 可以清晰地显示病变及向颅内蔓延的范围。T_2WI 和 T_1WI 增强扫描有典型的 "盐和胡椒"(salt and pepper)征,反映了肿瘤丰富的血供,但是较小的肿瘤很难显示该特点(图 31-20)。因此,平扫高分辨 TOF-MRA 图像更为敏感,即使很小的肿瘤,都可以显示肿瘤内滋养血管呈小点状高信号。薄层高分辨 MRI 图像可以用来进行多平面重组,观察病变在中耳、舌下管、桥小脑角区的范围。当需要手术和栓塞时,传统的血管造影图像可以观察所有的供血血管及其关系。

Ⅸ~Ⅺ组脑神经鞘瘤比较大时,很难鉴别具体的神经起源。选择性的破坏 JF 神经部的鞘瘤提示为舌咽神经鞘瘤的可能性较大。CT 上,这些病变向周围生长的方式是均匀对称的,与副神经节瘤相比其骨皮质尚可见。MRI 上,病变边界清晰,强化较明显,与听神经鞘瘤的表现相似。强化不及副神经节瘤显著,动脉中期、毛细血管期、静脉期,可以见到散在的

对比剂充填(puddle)。T_1WI 和 T_2WI 上病变内多发流空血管和 TOF 上的显著的高信号血管影,提示副神经节瘤的诊断;而病变内有多发囊变区,有助于神经鞘瘤的诊断(图 31-21)。

转移瘤也是 JF 区常见的肿瘤之一。其边界不清,岩骨和枕骨骨髓弥漫性受累,在 T_1WI 平扫上最易观察,增强扫描有助于评价颅内侵犯的情况。脑膜瘤、骨髓瘤和软骨肉瘤也可以累及 JF 区,表现同前,在此不作赘述。

2. 表皮样囊肿　表皮样囊肿为桥小脑角区常见的肿瘤之一,又称珍珠瘤或胆脂瘤,是神经管闭合时外胚层残存包埋形成的。病灶匍匐式钻孔生长,多为囊性,囊壁为鳞状上皮呈同心圆排列,内容物为固态胆固醇结晶、蛋白及其他脂类成分,不含毛发、皮脂腺等皮肤附属物。病变沿脑池腔隙生长,呈 "菜花样",可向中颅窝延伸。CT 表现为脑脊液密度,MRI 上表现为 "脏了的脑脊液" 信号。顾名思义,T_1WI 上病变比脑脊液的低信号略高,T_2WI 又比脑脊液的高信号略低。无强化,少数仅边缘强化(图 31-22)。需

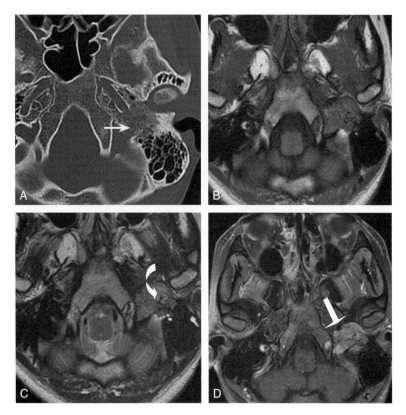

图 31-20　左侧颈静脉孔 - 鼓室球瘤

A. 颞骨高分辨 CT 平扫骨窗示左侧颈静脉孔筛孔状骨质破坏(箭),边缘毛糙;
B. 平扫 MR T_1WI 横断面图像,示肿块实质呈等信号,伴多发点条状低信号影,边缘清晰;C. T_2WI 横断面图像,示肿块呈略高信号伴多发流空低信号影(弯箭);
D. 增强 T_1WI 横断面图像,示肿块明显强化,病变内可见 "盐和胡椒" 征(燕尾箭)

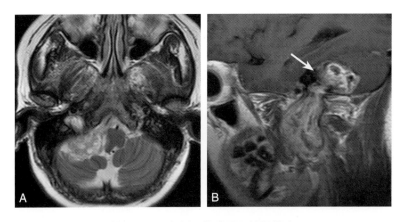

图 31-21　右侧颈静脉孔区神经鞘瘤
A. 平扫 MR T_2WI 横断面图像,示右侧颈静脉孔区及桥小脑角区肿块,呈混杂长 T_2 信号,病变内可见多发囊变区,边缘清晰;B. 增强 T_1WI 矢状面图像,示肿块跨颅内外生长,呈"哑铃状"(箭),实质部分明显强化,囊变部分未见强化

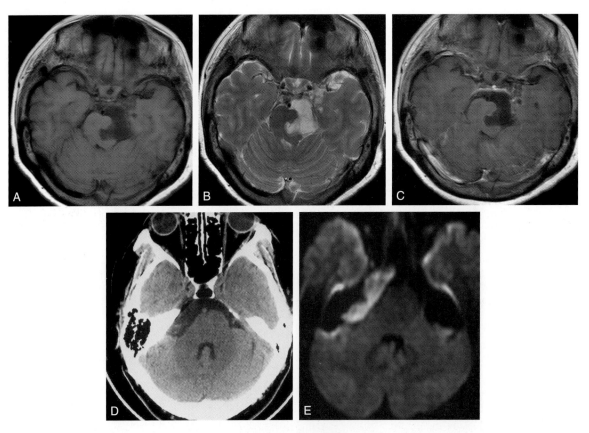

图 31-22　表皮样囊肿
A 和 B. 分别为平扫 MR T_1WI 和 T_2WI 横断面图像,示沿环池前部及左侧部分生长异常信号影,有"见缝就钻"的特点,呈长 T_1、长 T_2 信号,近似"脑脊液"信号,脑干受压;C. 增强 T_1WI 横断面图像,示病变无明显强化;D. CT 平扫示右侧脑桥小脑角表皮样囊肿为低密度占位;E. 在磁共振 DWI 序列成像上,表皮样囊肿为特征性高信号

与蛛网膜囊肿和囊性神经鞘瘤鉴别,蛛网膜囊肿也是 CPA 区常见的囊性病变,囊性神经鞘瘤则罕见,二者均没有钻缝生长的特点,且信号与脑脊液信号类似,有助于鉴别。

3. 舌下神经管和内听道肿瘤　舌下神经和听神经的神经鞘瘤与其他的神经鞘瘤表现类似,典型的舌下神经鞘瘤位于舌下神经管的偏前部;较小的听神经鞘瘤局限于内听道内,较大的病变常可见肿瘤位于桥小脑角区的较大的部分与内听道内病变相连。

4. 颞骨病变　岩尖胆固醇肉芽肿,中耳炎继发颅内感染。这些内容不属于本书的范畴,在此不作赘述。

第五节　颅底骨肿瘤和肿瘤样病变

原发、继发骨肿瘤和纤维 - 骨源性肿瘤可发生于颅底的任何部位。

一、转移瘤

转移瘤是累及颅底的最常见的肿瘤。虽然可以

发生于颅底的任何部位,但由于斜坡、岩尖和蝶骨大翼的骨髓丰富,因此是最常见的受累区域,任何的恶性肿瘤均可以发生转移瘤,但是较常见的原发肿瘤为肺、乳腺、肾和前列腺。影像表现缺乏特异性,既往的原发肿瘤病史对明确诊断很有帮助。当以转移瘤为首发症状,寻找原发灶就显得尤为重要了,其中影像学起到举足轻重的作用。肾癌、甲状腺癌、类癌、黑色素瘤和绒癌等富血供的转移瘤需与颅底原发富血供的副神经节瘤、青少年鼻咽纤维血管瘤和脑膜瘤进行鉴别。颅底弥漫性成骨性转移瘤多见于成人的前列腺癌和乳腺癌(图 31-23),上述病变需与扁平肥厚性脑膜瘤和纤维 - 骨源性病变相鉴别。前列腺的颅底转移多见于蝶骨大翼,多可以看到邻近硬脑膜的强化。当见到一个发生于蝶骨大翼外侧的病变时,主要的鉴别诊断是转移瘤和脑膜瘤。

二、骨肉瘤

骨肉瘤可发生于颅底的任何部位,既可原发,也可继发于放疗后或骨纤维异常增殖症 / 畸形性骨炎

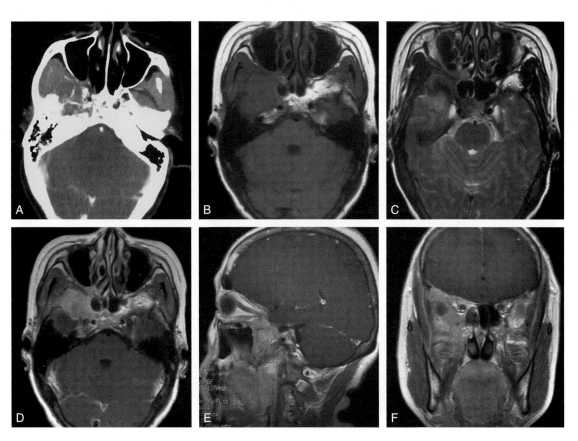

图 31-23　乳腺癌颅底转移

A. 平扫 CT 示右侧鞍旁中颅底软组织肿块伴骨质破坏,边界不清楚;B. 磁共振成像 T_1 为等信号;C. 磁共振成像 T_2 为高低混杂信号;D、E、F 为增强磁共振成像,肿瘤不均匀强化

恶变而来。骨质破坏及瘤骨形成是其特征性影像学征象。由于伴钙化、骨化，病变内部常显示低信号区域，肿瘤虽有强化但不及软骨肉瘤强化程度高。与MRI 相比，CT 诊断骨肉瘤更具特异性，可以清晰地显示肿瘤侵袭性的生长方式、瘤骨、骨膜反应及骨质破坏。MRI 上，成骨性骨肉瘤 T_2WI 呈低信号，反映了大量瘤骨的形成（图 31-24）。

三、软骨瘤和软骨肉瘤

颅底软骨瘤和软骨肉瘤在影像学上较难区分。好发于颅底软骨结合部，软骨肉瘤可以直接起源于软骨样组织或软骨样骨，也可起源于不含软骨组织的其他组织，也可以继发于放疗后或其他良性病变基础上的恶变，如骨软骨瘤。软骨肉瘤的影像特征与病理改变密切相关。大量环形或半环形钙化提示肿瘤分化好，散在不规则、云絮状或针尖状钙化往往提示肿瘤分化差，恶性程度高。高分化软骨肉瘤 CT 主要表现为局部骨质破坏，钙化明显，呈散在或粗糙的团块状钙化，黏液样软骨肉瘤表现为局部骨质破坏，钙化不明显。软骨肉瘤 T_1WI 呈等低信号，最典型的表现是 T_2WI 的极高信号甚至超过了脑脊液，也可以表现为混杂信号，钙化与纤维软骨成分呈低信号。增强扫描，病变呈明显不均匀强化（图 31-25）。

四、巨细胞类病变

有些巨细胞类病变也可发生于颅底，包括动脉瘤样骨囊肿、巨细胞瘤及棕色瘤。在影像学和病理学上，它们的表现都极为相似。影像学上，表现为溶骨性、膨胀性病变，CT 以高密度为主，T_1WI 和 T_2WI 由于病变内慢性出血而均呈混杂信号（图 31-26，图 31-27）。病理学上，这类病变的特征性表现为大量的纤维基质内出现多核巨细胞和吞噬含铁血红素的巨噬细胞。动脉瘤样骨囊肿可以见于蝶骨，以蝶骨体最好发，与发生于身体其他部位的 ABC 表现近似。液 - 液平面是其最典型的表现，代表了反复出血所致的血液成分的沉积。

骨巨细胞瘤相对少见，偶见于颅底，与棕色瘤鉴别需依赖实验室检查。棕色瘤继发于甲状旁腺功能亢进，与血钙和甲状旁腺激素水平增高有关，多见于继发性甲状旁腺功能亢进。棕色瘤血供极为丰富，强化显著；生长缓慢表现为骨重新塑形，骨皮质明显变薄，多发性病变有助于诊断。甲状旁腺功能亢进的首要症状也可以是棕色瘤，必须行颈部或纵隔超声、CT 或 MRI 来查找甲状旁腺腺瘤。

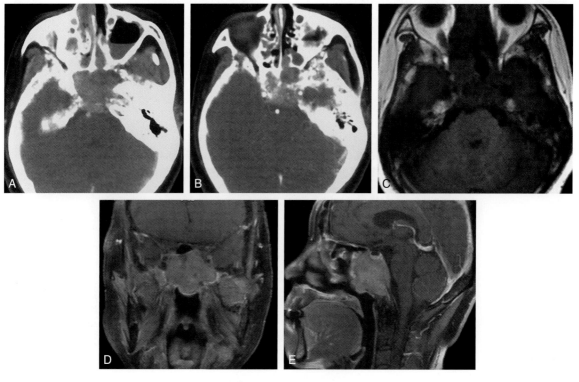

图 31-24　颅底骨肉瘤
A. 平扫 CT 示肿瘤等及稍高密度，边界不清；B. 增强 CT 示不均匀强化；C. 平扫为长 T_1 信号；D、E. 增强扫描后明显较均匀强化

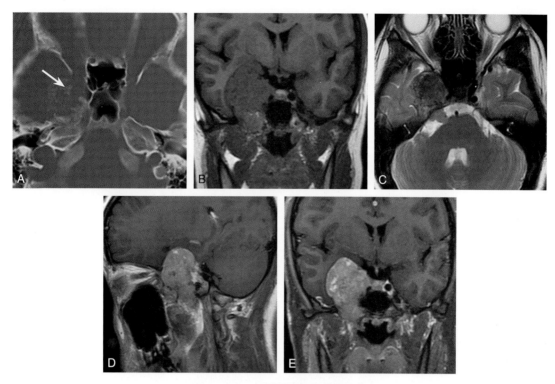

图 31-25 右侧岩枕缝区软骨肉瘤

A. CT 平扫横断面图像显示右侧岩尖骨质破坏伴多发粗颗粒状钙化影(箭);B 和 C. 分别为冠状面 T₁WI 和横断面 T₂WI 图像,T₁WI 显示病变大部分呈等信号,病变下部可见混杂略高信号区;T₂WI 示病变呈混杂低信号,并向后延伸至桥前池内。D 和 E. 显示病变中等度强化,伴多发斑点状明显强化区

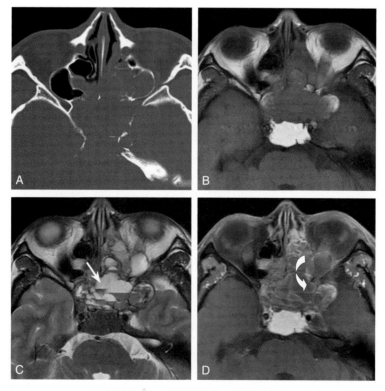

图 31-26 蝶骨体动脉瘤样骨囊肿

A. 平扫 CT 横断面图像,示蝶骨骨质呈膨胀性改变,蝶筛隐窝扩大,蝶窦侧壁、后壁和骨性分隔骨质连续性中断;B. 平扫 MR T₁WI 横断面图像,示病变呈等信号;C. T₂WI 横断面图像,示病变内多发液 - 液平面(箭),上部呈高信号,下部呈等信号,提示病变内有出血;D. 增强 T₁WI 横断面图像,示病变内分隔及边缘强化(弯箭)

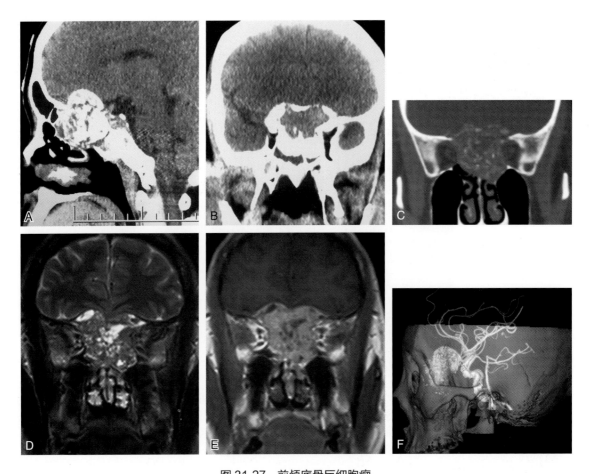

图 31-27　前颅底骨巨细胞瘤

CT 矢状位（A）冠状位（B）和骨窗位（C）示鼻腔前颅底骨质破坏伴明显肿瘤骨形成；D. 磁共振 T$_2$ 成像示肿瘤为高低混杂信号；E. 冠状增强 MRI 示肿瘤不均匀的中等程度强化；F. CTA

五、朗格汉斯细胞组织细胞增生症

朗格汉斯细胞组织细胞增生症，包括以前所谓的嗜酸性肉芽肿、韩-薛-柯病和勒-薛病 3 种病变。单发或多发圆形或椭圆形溶骨性骨质破坏，边界清晰、穿凿样的边缘、伴有或不伴有周围骨质硬化，典型伴"纽扣样"死骨。破坏区内大多呈软组织密度，部分病变内可见脂质存在，CT 值为负值。T$_2$WI 上，可表现为从高到低多样的信号变化（图 31-28）。外周血嗜酸性粒细胞可有升高。嗜酸性肉芽肿属良性肿瘤，好发于 5~15 岁，为主要累及骨的良性病变；韩-薛-柯病的范围较大，好发于 5 岁以下，多骨侵犯，且常累及肺部和下丘脑-垂体轴，临床上可以有尿崩症、突眼和颅骨缺损三大症状；勒-薛病多见于 2 岁以内婴幼儿，进展快，恶性病程，以全身各脏器病变为主，骨骼改变不明显。

六、骨髓瘤

骨髓瘤也可发生于颅底，为原发性骨髓浆细胞单克隆异常增生所引起的恶性肿瘤，常多发。常表现为溶骨性改变，X 线平片在本病的诊断和随访中仍有一定的意义，表现为多发点片状、虫蚀状、穿凿样改变，边界较清晰，无硬化边缘和骨膜反应。CT 表现为多发圆形或类圆形骨破坏，边缘清晰，残留小梁不规则，部分骨皮质中断；CT 还可以显示细微的骨质破坏，当瘤细胞仅浸润骨髓，尚无明显的骨小梁破坏或仅为轻微侵蚀使骨小梁变细时亦能够显示出来。MRI 能准确地显示骨质破坏前的髓腔浸润，T$_1$WI 多为低信号，T$_2$WI 呈高信号。增强 MRI，根据肿瘤的血供不同呈不同程度的强化。文献报道，PET-CT 可以反映不同时期的病变的代谢程度，有助于与转移瘤鉴别，并且可以显示全身多骨受累。

七、骨纤维类病变

有些骨纤维病变可以累及颅底，且 MRI 表现类似于恶性病变。单骨的骨化性纤维瘤临床病程可以表现为侵袭性的进程。影像学上，病变表现为膨胀性，与邻近正常骨质分界清晰呈地图样分布。CT 的典型表现为磨玻璃样，可含有囊变或硬化（图 31-29）。T$_1$WI

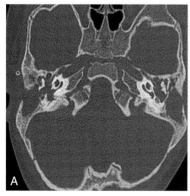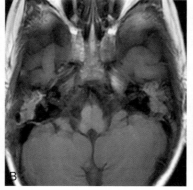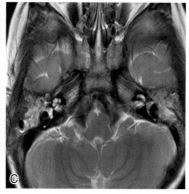

图 31-28　双侧颞骨 Langerhans 细胞组织细胞增生症

A. 颞骨高分辨 CT 平扫横断面图像,示双侧颞骨溶骨性骨质破坏,边缘清晰锐利,无硬化缘;双侧听小骨及右侧耳蜗受累;B 和 C. 分别为平扫 MR T_1WI 和 T_2WI 横断面图像,示病变形态不规则,呈等 T_1 长 T_2 信号,T_2WI 信号混杂

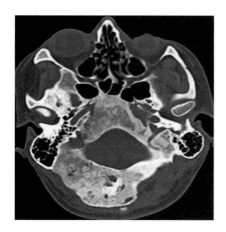

图 31-29　颅底骨纤维异常增殖症

颅脑 CT 平扫横断面图像示枕骨膨大,密度呈磨玻璃样

盖骨、面颅骨。与骨纤维异常增殖症表现非常类似,但是两者的发病年龄不同,骨纤维异常增殖症好发于儿童和青少年,而该病好发于 40 岁以上,并且骨皮质有增厚,虽然其表现多样,但最常见的是骨质硬化伴有粗大、紊乱的骨小梁,成骨活跃引起骨质增厚和骨小梁的增粗,形成典型的棉絮(cotton wool)样骨改变。与骨纤维异常增殖症不同,该病可以累及耳囊,是另一个鉴别点(图 31-30)。

为低信号,T_2WI 呈等到低信号,增强后除囊变区外明显强化。骨纤维异常增殖症可以局限或弥漫性地累及颅底,颅面型骨纤维异常增殖症累及颅底、颅盖骨和面颅骨,形成"骨性狮面"。CT 诊断较容易,膨胀性改变的骨髓腔被黏液纤维组织和含有梭形细胞的编织骨小梁及囊肿所替代,皮质边缘不受累是与畸形性骨炎鉴别的特异性征象。骨质膨胀性改变造成神经血管孔道的狭窄,引起相应的神经症状。疾病的不同阶段表现有所不同,同一病变内可以看到不同时期的多种表现,如多发囊肿、磨玻璃影和硬化。通常无骨膜反应,否则应考虑合并病理性骨折或恶变为肉瘤,最常见的是骨肉瘤。MRI 表现为骨髓腔脂肪信号被替代,明显强化。仅依据 MRI 所见可能会误诊为其他病变,除非病史很明确,否则必须行 CT 检查以明确诊断。

八、畸形性骨炎(Paget disease)

畸形性骨炎既可以累及颅底骨,也可以累及颅

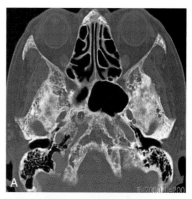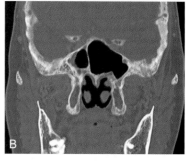

图 31-30　Paget 病

A 和 B 分别为横断面和冠状面 CT 平扫骨窗图像,示颅底骨质密度增高,骨皮质弥漫性增厚,骨小梁增粗、紊乱

（陈青华　姜　滨　杨本涛　罗德红）

参考文献

1. Faggioni L, Neri E, Cerri F, et al.64-row MDCT perfusion of head and neck squamous cell carcinoma：technical feasibility and quantitative analysis of perfusion parameters.Eur Radiol, 2011,21(1):113-121.

2. Goh V, Padhani AR.Imaging tumor angiogenesis：functional assessment using MDCT or MRI? Abdom Imaging,2006,31 (2):194-199.

3. Shah GV, Wesolowski JR, Ansari SA, et al.New directions in head and neck imaging. J Surg Oncol,2008,97(8):644-648.

4. Razek AA, Elsorogy LG, Soliman NY, et al.Dynamic susceptibility contrast perfusion MR imaging in distinguishing malignant from benign head and neck tumors：a pilot study.Eur J Radiol,2011,77(1):73-79.

5. Abdel Razek AA, Gaballa G.Role of perfusion magnetic resonance imaging in cervical lymphadenopathy.J Comput Assist Tomogr,2011,35(1):21-25.

6. Berrak S, Chawla S, Kim S, et al.Diffusion weighted imaging in predicting progression free survival in patients with squamous cell carcinomas of the head and neck treated with induction chemotherapy.Acad Radiol,2011,18(10):1225-1232.

7. Hatakenaka M, Nakamura K, Yabuuchi H, et al.Pretreatment apparent diffusion coefficient of the primary lesion correlates with local failure in head-and-neck cancer treated with chemoradiotherapy or radiotherapy.Int J Radiat Oncol Biol Phys,2011,81(2):339-345.

8. 卜国铉.鼻科学.上海:上海科学技术出版社,2000.

9. 王正敏,陆书昌.现代耳鼻咽喉科学.北京:人民军医出版社,2001.

10. Rao VM, el-Noueam KI.Sinonasal imaging.Radiol Clin North Am,1998,36(5):921-939.

11. 杨本涛,王振常,姜祖超,等.鼻窦鼻腔淋巴瘤的CT和MRI诊断.临床放射学杂志,2006,25(6):518-523.

12. Ojiri H, Ujita M, Tada S, et al.Potentially distinctive features of sinonasal inverted papilloma on MR imaging.AJR,2000,175(2):465-468.

13. Yousem DM, Fellows DW, Kennedy DW, et al.Inverted papilloma：evaluation with MR imaging.Radiology,1992,185(2):501-505.

14. Maroldi R, Farina D, Palvarini L, et al.Magnetic resonance imaging findings of inverted papilloma：differential diagnosis with malignant sinonasal tumors.Am J Rhinol,2004,18(5):305-310.

15. Yang BT, Wang ZC, Xian J F, et al.Leiomyoma of the Sinonasal Cavity：CT and MR Imaging Findings.Clinical Radiology,2009,64(12):1203-1209.

16. Yang BT, Wang ZC, Xian JF, et al.MR Imaging Features of Primary Melanoma of the Eustachian Tube：Report of 2 Cases.AJNR,2009,30(3):431-433.

17. 杨本涛,王振常,刘莎,等.鼻腔及鼻窦内翻性乳头状瘤的MRI诊断.中华放射学杂志,2008,42(12):1261-1265.

18. Calermeyer KS, Matbews VP, Azzarelli B, et al.The jugular foramen：a review of anatomy, masses, and imaging chatacteristics.Radiographics,1997,17(5):1123-1139.

19. Chong VFH, Khoo JBK, Fan YF.Imaging of the nasopharynx and skull base.Magnetic Resonance Imaging Clinics of North America,2002,10(4):547-571.

20. Casselman JW.The skull base：tumoral lesions.European Radiology,2005,15(3):534-542.

21. Poretti A, Meoded A, Huisman TAGM.Neuroimaging of pediatric posterior fossa tumors including review of the literature. J ournal of magnetic resonance imaging,2012,35(1):32-47.

22. Kaplan MJ, Fischbein MJ.Magnetic resonance imaging of the central skull base.Top Magn Reson Imaging,1999,10(5):325-346.

23. Durden DD, Williams DW. Radiology of skull base neoplasms. Otolaryngol Clin North Am,2001,34(6):1043-1064.

24. 鲜军舫,王振常,罗德红,等.头颈部影像诊断必读.北京:人民军医出版社,2007.

25. Ong CK, Fook-Hin Chong V.Imaging of Jugular Foramen. Neuroimaging Clin N Am,2009,19(3):469-482.

26. Borges A.Imaging of the central skull base.Neuroimaging Clin N Am,2009,19(4):669-696.

27. 姜滨,王振常,鲜军舫,等.颈静脉孔区肿瘤的CT和MRI诊断.当代医学,2009,15(20):67-71.

28. 姜滨,王振常,鲜军舫,等.以眼科症状首诊的鼻咽癌MRI特征.中华放射学杂志,2010,44(10):1045-1048.

29. 杨本涛,王振常,鲜军舫,等.颞骨郎格尔汉斯细胞组织细胞增生症的CT及MRI表现.中华放射学杂志,2002,36(3):254-257.

30. 王振常,鲜军舫,兰宝森,等.中华影像医学头颈部卷.第2版.北京:人民卫生出版社,2011.

第 32 章

颅底缺损修复与重建

颅底沟通肿瘤术后,尤其是颅底区域恶性肿瘤扩大切除术后会产生颅底缺损。这种缺损需要妥善修复,否则会造成严重后果。一般来说,颅底缺损的修复是指通过转移带血供的组织瓣覆盖硬脑膜,达到分隔颅内与颅外解剖腔隙结构,防止脑脊液漏和颅内逆行感染的目的。大多数情况下,邻近组织瓣就可以达到修复的目的。由于颅底特殊的解剖位置和术后可能出现多种并发症的潜在风险,在邻近瓣因既往手术缺失或者颅底出现大的缺损时,则需要复杂、多样的修复手段。随着外科技术、诊断、放射介入以及内、外科多学科综合治疗的发展以及颅底修复手段的进步,以前认为不可能手术的许多颅底肿瘤,如今有了能够手术切除的机会。本章节所定义的颅底缺损是指颅底沟通肿瘤切除后形成的颅底内外相通的缺损。

一、手术解剖与分区

颅底以骨板为界分成上下两个面,也称为颅底内侧面和颅底外侧面,颅底内外侧面解剖结构和毗邻关系有显著差异。颅底内侧面分成前、中、后颅窝。颅外骨质构成眶顶壁、蝶窦、鼻咽和颞下窝。有很多重要的解剖结构经由颅底的孔、管、裂出颅。这种特殊的结构和位置使得处理该区域的病变比较困难。

为了诊断以及治疗上的方便,颅底常被划分为不同的解剖区域。Jackson 和 Hide 把颅底划分为前、后两个区域。前部区域为前颅窝,而后部区域(中后颅窝)顶点为颞骨岩尖,前翼为颅中窝前部(眶后壁),后界为后颅窝,分成前、中、后三个部分,前部从颅中窝前部至颞骨岩部前缘,中部是颞骨岩部本身,后部为后颅窝。Jones 等以前、中、后颅窝相对应的颅底分成前、中、后三个区域。Kumar 等人对颅中、

后窝外侧面进行分区:各在左右侧翼内板和枕大孔外缘划一条切线,切线间的区域为中线区(midline compartment),从翼内板向后外侧的下颌关节窝划第二条切线,切线前的区域为颞下区,此线后的区域为岩颞区(petrotemporal compartment)。Irish 等回顾 77 例侵入颅内的颅底肿瘤患者资料后,根据解剖分界线和肿瘤在颅底区域不同生长方式把颅底分成三个区域(图 32-1),按照 Irish 等的描述,I区发生的肿瘤来自鼻窦、眼眶和其他一些前颅底或者侵至前颅底的肿瘤以及来源于斜坡及斜坡延伸至枕大孔区的肿瘤。II区发生的肿瘤来源于侧颅底的颞下窝、翼腭窝以及一部分由侧颅底侵至颅中窝的肿瘤。III区肿瘤发生于腮腺、颞骨和耳及周边区域以及侵至颅内和后颅窝的肿瘤。

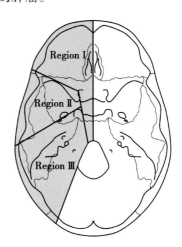

图 32-1　颅底解剖分区
Region I:I区;Region II:II区;Region III:III区

二、颅底重建

1. 基本原则　头颈肿瘤重建需要考虑患者术

后功能和外观,而且重建须提供结构支持和良好软组织充填。颅底缺损修复还需要不透水的硬脑膜修补来封闭颅腔、用带血管蒂组织瓣覆盖无效腔。遵循这些修复原则,将最大限度地减少患者术后并发症发生的风险。采取何种修复方式则取决于以下几个因素:缺损的部位、缺损大小、缺损组织以及硬脑膜是否暴露。具体有以下几种方式:

(1) 经鼻腔或经面部入路切除肿瘤后的颅底缺损不大时,采用腹部或大腿外侧脂肪片填塞＋鼻中隔黏膜瓣修复。

(2) 开颅手术切除肿瘤后较大的颅底缺损与颅外、鼻腔相通者采用颞肌筋膜修补硬脑膜＋额部带蒂骨膜瓣覆盖修复。

(3) 当颅底缺损伴有局部皮肤和软组织缺损时采用筋膜修补硬脑膜＋游离组织瓣修复,在遇到这种特殊情况时,术前就应提前设计好所需位置皮瓣的大小,保证手术顺利、安全地进行。

2. 重建方法　为方便叙述描述不同区域的颅底缺损的重建方法,我们采用 Irish 等的颅底分区方法,按照不同区域分别进行叙述。

(1) 颅底Ⅰ区:侵及Ⅰ区的肿瘤多源于颅外,后继发扩展至颅内,最常见肿瘤发生部位为鼻腔和筛区,其他来源包括额窦、眼眶和泪腺、上颌窦、前额皮肤和头皮,向上侵犯筛板、硬脑膜和脑组织。起源于颅内的肿瘤,如脑膜瘤很少向颅外侵犯。鳞状细胞癌、小涎腺腺癌、嗅神经母细胞瘤、鼻腔鼻窦未分化癌和恶性黑色素瘤是最常见的上皮源性恶性肿瘤。间叶组织来源恶性肿瘤以骨及软骨肉瘤、平滑肌肉瘤和纤维肉瘤多见。Irish 等报道颅底肿瘤最常见的位置是Ⅰ区(44%),6% 患者的肿瘤同时累及Ⅰ区和Ⅱ区。颅底手术入路的选择首选要考虑到能充分显露肿瘤。肿瘤的位置、大小和性质对手术入路的选择至关重要。颅底Ⅰ区肿瘤,鼻侧切开或上颌骨切开入路最为常用,而为充分地显露和保护重要的神经、血管,颅面联合入路的标准切口则是额部大的双冠状切口加改良的 Weber-Ferguson 切口,在这个基础上可根据患者不同情况加以变通。在某些病例中,有时必须切除部分或者全部上颌骨,侵犯至斜坡肿瘤须联合应用中线切开软硬腭的 Le Fort Ⅰ上颌骨切除和部分下颌骨切除。

在肿瘤切除,颅底骨性缺损极少需要硬性支撑。因此也很少需要进行骨移植或者异源性材料修复。而硬脑膜暴露后,采用选择何种修复方法,由缺损组织的类型、大小和缺损的位置决定。在应用肌皮瓣修复颅底缺损之前,常用全厚皮移植覆盖颅底缺损,即便在硬脑膜暴露的患者也一样,全厚皮与阔筋膜张肌修复硬脑膜效果类似,有较高的失败率。Ketcham 等研究发现约 50% 患者术后出现脑脊液漏。而中国医学科学院肿瘤医院刘文胜等报道用带真皮下毛细血管网脂肪片Ⅰ期重建颅底缺损,取得了较好的结果。由于全厚皮及阔筋膜颅底修复效果较差,后来改用带血管蒂组织瓣修复颅底缺损。常用的局部软组织瓣有:额瓣,眉间皮瓣等。双冠状切口时,常采用颅骨膜瓣和帽状腱膜瓣。小的中线缺损采用颅骨膜瓣或者帽状腱膜瓣就可以提供一个良好的软组织覆盖,而供区的并发症较少。帽状腱膜、颅骨膜瓣的血液供应来源于眶上血管和滑车上血管,分离帽状腱膜接近眶上缘时,需特别注意避免损伤上述血管以保证皮瓣血供;如若缺损位于颅前窝一侧时,可以采用颞肌瓣修复。但颞肌瓣存在的问题是当从中间断开、旋转该瓣时,由于支配其血供的减少,皮瓣的最远端易出现血供障碍导致远端部分坏死。而肌瓣／皮瓣最远端存活与能否严密封闭颅腔至关重要。所以,肌瓣／皮瓣远端裂开或者坏死增加了修复失败的风险。供区并发症和患者对术后外观不满意也是颞肌瓣存在的问题:在颞肌转位以后,大多患者不能接受供区出现凹陷畸形。如果切除肿瘤或者颈淋巴清扫时损伤了颞肌血供,就要选择其他的软组织瓣或者游离带血管蒂皮瓣,我们最常用的皮瓣是游离股外侧皮瓣和游离前臂桡侧皮瓣。

肌皮瓣或者肌瓣提供了带血管蒂的软组织,这有助于需要术后放疗或者术前已行放疗部位的覆盖,这些肌瓣拥有良好的软组织轮廓,通过填充颅底死腔,大大降低了术后并发症的风险。许多文献报道用斜方肌皮瓣、背阔肌皮瓣和胸大肌皮瓣作为带蒂肌皮瓣用于颅底缺损的修复。但是随着游离组织瓣的发展,逐渐取代带蒂组织瓣而成为颅底修复重建的首要选择,带蒂肌皮瓣则成为游离皮瓣修复重建失败后的替代皮瓣。

对于肿瘤切除后颅底Ⅰ区的巨大缺损,游离皮瓣是大多数患者的最佳选择。游离组织瓣不管近心端还是远心端血供丰富,大多有较大的软组织量,能有效地充填无效腔,而且不受蒂的限制,可以随意设计和摆放在合适的位置,带蒂皮瓣设计时最远端通常是软组织能否成功覆盖的关键部位,大多数带蒂皮瓣,远端是血供最差的,容易出现坏死,从而导致修复失败。相对带蒂皮瓣,游离组织瓣血供丰富,抗感染力强,皮瓣存活率高,修复可靠,其有更大的优势。

游离瓣的制取可以和原发灶切除同时进行,一组切除原发肿瘤,另一组制备皮瓣。二组同时手术节省了患者麻醉时间,从而减少了麻醉相关并发症的发生。

在肿瘤切除过程中硬脑膜和呼吸消化道相通后,两者间需要隔开,肌瓣或肌皮瓣能抵抗感染,是最佳选择。许多肌瓣用于软组织重建,腹直肌皮瓣(rectus abdominis musculocutaneous)具有良好的血供,拥有较大的软组织量,能有效覆盖颅底术后大的缺损,从而在硬脑膜和呼吸道间提供良好的屏障。腹直肌皮瓣的缺点是由于供区的腹壁力量减弱,从而影响到患者的坐起,腹壁隆起或者松弛,甚至出现腹壁疝。由腹直肌皮瓣发展来的腹壁下动脉穿支皮瓣(deep inferior epigastric artery perforator,DIEAP),同样具有组织量大,易于整形的特点,而供区保留了腹直肌及支配肌肉的神经和腹直肌前鞘,大大减少了供区腹壁疝等并发症发生的风险,近来成为头颈部及颅底缺损修复的新型皮瓣。

Ⅰ区小颅底缺损,可以考虑用局部皮瓣,如颅骨膜瓣或帽状腱膜瓣,这些局部瓣可以提供足够量的软组织。当Ⅰ区有更大范围的缺损需要充填时,我们常用的是腹直肌皮瓣或腹壁下动脉穿支皮瓣及股前外侧穿支皮瓣等游离组织瓣。

(2) 颅底Ⅱ区:Ⅱ区由颞下窝、翼上颌窝和一部分中颅窝构成,包括颞骨岩部至眼眶后壁区域。有几条神经和血管经此区域至中颅窝。破裂孔位于颅底表面,颈动脉经破裂孔至蝶骨内的颈动脉管。三叉神经的上颌支和下颌支也通过Ⅱ区,上颌支经圆孔、下颌支经卵圆孔出颅。面神经(脑神经Ⅶ)和听神经(脑神经Ⅷ)经由颞骨岩部出颅。Ⅱ区来源的肿瘤,包括鼻咽癌、颈静脉球瘤,斜坡脊索瘤,脑膜瘤,Ⅱ区颅外来源侵至中颅底的肿瘤包括外耳、中耳、头皮和腮腺来源的基底细胞癌、鳞癌和小涎腺来源的腺癌和腺样囊性癌。Irish 等分析仅9%患者肿瘤局限在Ⅱ区,43%肿瘤侵犯硬脑膜。相对Ⅰ区和Ⅲ区来说,肿瘤侵犯Ⅱ区少见,但预后差。

位于中颅底的肿瘤可经耳前半冠状切口颞下窝入路切除。此入路进入下颌关节,必要时切口下移至颧弓可同时切除由茎乳孔至腮腺内的面神经。如果需要进一步暴露,颞下窝入路可联合下颌骨切除、一侧下颌骨切除或下颌骨前半切除并前移下颌骨。经颞入路切除Ⅱ区肿瘤也较为常用,此入路是耳后

半冠状切口延至外耳道。如果需要暴露中颅窝硬脑膜内结构,可以用前颞部开颅。

根据肿瘤切除后缺损的位置、大小以及患者自身情况选择不同的修复方法。早期,头皮瓣旋转和胸三角瓣都曾用来修复颅底Ⅱ区的软组织缺损。侧颅底小的缺损,常用颞肌瓣,也有用胸大肌皮瓣和斜方肌瓣修复Ⅱ区缺损的报道。但这些带蒂皮瓣不是很可靠,现在在国外此类皮瓣运用相对较少,目前仍然是国内较为常用的皮瓣。其他可选择的方法包括游离组织瓣移植,包括游离股前外侧皮瓣、腹直肌皮瓣以及腹壁下动脉穿支皮瓣:游离腹直肌瓣可以提供较多的软组织量、蒂相对较长、血供可靠。腹直肌皮瓣亦可以延长肌肉,在需要的时候,延长的肌肉可以消灭蝶窦腔和覆盖颈部,特别是在用大隐静脉移植重建颈动脉时,腹直肌覆盖颈部创面,有利于移植血管的保护,而腹壁下动脉穿支皮瓣和股前外侧皮瓣也能达到同样的效果,相对腹直肌皮瓣来说,供区有更少的并发症,已经成为近来最为常用的皮瓣。在运用游离组织瓣修复,修复和肿瘤切除可以分二组同时进行,这样能明显减少手术和麻醉时间。

(3) 颅底Ⅲ区:Ⅲ区主要包括后颅窝和中颅窝后面的一部分。这个区域包括颈内静脉、舌咽神经、迷走神经和副神经,它们经过颈静脉孔出后颅窝,舌下神经经髁管出后颅窝。Jones 等报道Ⅲ区最常见的是神经鞘瘤和血管瘤。

Ⅲ区肿瘤的手术入路通常采用经颞入路,在某些患者中,有时需要切除颈动脉和乙状窦旁边的骨质以帮助显露。肿瘤切除后,小的缺损修复可以使用局部肌皮瓣如颞肌瓣、胸锁乳突肌或者颞顶带蒂瓣。但在颈根治性淋巴清扫后,这些肌肉由于血供被破坏或者被切除,此时,局部肌肉瓣不再适宜用于重建修复。有报道背阔肌皮瓣用于Ⅲ区缺损修复,但是背阔肌皮瓣制备时需要变换体位,不能"两组同时手术",从而增加了手术时间,而且不像其他游离皮瓣可靠,因此背阔肌皮瓣不是初次修复的首选皮瓣。在肿瘤切除后有大面积缺损患者中,游离肌瓣比如游离腹直瓣或者游离腹壁下穿支皮瓣以及股前外侧皮瓣是我们常用的选择。股前外侧皮瓣、腹直肌瓣和腹壁下穿支皮瓣能提供有良好血供的软组织覆盖,是区域复杂缺损的重建较为可靠的皮瓣。相对西方人来说,华人腹壁下深动脉外径较细(华人平均直径为 2.25mm,西方人平均直径为 3.40mm),术后发生皮瓣危象的风险较大。

不同研究由于颅底肿瘤病理和部位不同,报道

的预后和结局也不尽相同。单一研究机构很难拥有某一部位或某一病理类型病变的足够病例,目前尚无统计意义的统计结果。生存率主要与肿瘤的范围、组织学类型和分期相关。文献报道鳞状细胞癌是颅底最常见的肿瘤。Irish 等报道 29% 为鳞状细胞癌,好发于Ⅰ区和Ⅲ区。Ⅰ区其他较常见的是基底细胞癌、脊索瘤、软骨肉瘤和嗅神经母细胞瘤。原发于腮腺的肿瘤可经由Ⅱ区侵犯至Ⅲ区。Irish 等报道Ⅰ区和Ⅲ区的颅底肿瘤较Ⅱ区预后好,Ⅰ区和Ⅲ区肿瘤患者生存期 2~4 年,而没有肿瘤位于Ⅱ区患者生存期超过 4 年。预后的决定因素不仅仅是病理,并发症也是其中一个重要的因素。Patel 等报道肿瘤颅内侵犯范围、并发症及医疗条件是明显影响预后的因素。颅底缺损修复与重建策略总结见图 32-2。

3. 注意事项　颅底有重要的结构,减少术后并发症非常重要。因此,颅底重建需要仔细、严谨的技术以避免可以预防的并发症。

颅底重建时常须填塞无效腔,以减少术后感染的风险。肌肉瓣和肌皮瓣运用在颅底缺损重建中,肌肉瓣有良好的血供和伸缩性,它们能塞进腔内填塞颅底。如果手术中硬脑膜有任何的撕裂或微小的缺损,应立即进行严密的缝合修复。缝补处仍然有小的渗漏,应用肌肉片或者脂肪片等软组织加固,缝合处与软组织间使用纤维蛋白胶,可以提供更有效的封闭。当术中需要切除部分硬脑膜时,硬脑膜的缺损可以用游离颅骨骨膜或者筋膜瓣进行严密、不透水的修复,严密缝合硬脑膜是重建修复成功的关键。颅底结构对组织瓣有向下压力使得组织瓣和修复的硬脑膜分开,从而很难使两者间有严密贴合,产生更多的无效腔。为了维持硬脑膜良好的密封性,可以通过把皮瓣贴附固定于周边颅底骨质。通过在骨质中转孔,皮瓣通过这些洞眼固定,覆盖于缺损处,中间涂纤维蛋白胶加固,这样使皮瓣和硬脑膜有更好的贴合、密封作用。

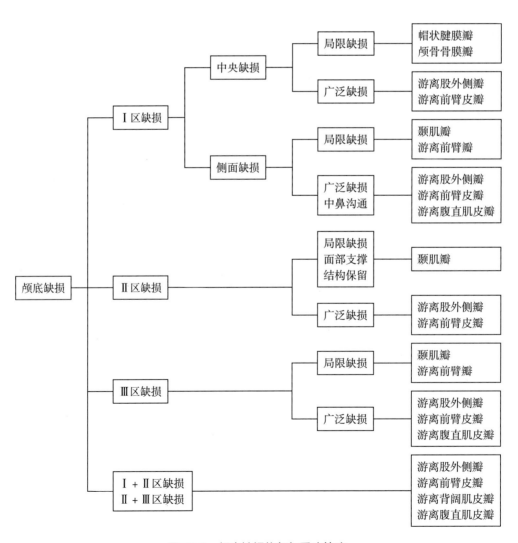

图 32-2　颅底缺损修复与重建策略

运用游离皮瓣修复需要较好的供区血管以提高修复成功的概率。大多数 I 区重建颞浅动脉是较为可靠的供区血管。如果颞浅动脉不是最佳选择或不可用,蒂可延伸至颈部与颈外动脉的分支 - 面动脉、甲状腺上动脉吻合。Ⅱ区和Ⅲ区重建常用颈部血管,选用颈部血管时须考虑血管管径,蒂长度,蒂的摆放。颅底部位深在,重建用的皮瓣位置较深,所以临床上不可能监测皮瓣灌注情况,此时,皮瓣的血供可以用超声多普勒监测。

需要术后放疗的患者,重建中用游离骨放疗后出现放射性骨坏死和感染概率增大。所以,应该尽量避免采用游离骨移植,在颅底重建时,软组织重建优于骨重建。如果必须重建颅底骨,尽量选择带血管蒂骨移植,不用游离骨移植。由于供区损伤小,肩胛骨移植是一个好的选择。还有一个简单的方法就是利用钛网作为颅底结构支撑,钛合金不会引起过敏反应,术后随访时也不会影响 CT 和(或)MRI 检查,选择异体移植材料,钛合金是个很好的选择。和骨修复相似,重建时必须有合适带血管蒂的软组织瓣覆盖钛网以减少术后并发症的发生。

4. 并发症　由于颅底位置深在,毗邻重要的神经和血管,术后并发症很快就能发展成威胁生命的状况。所以,根据患者自身状况以及缺损的部位和大小选择最合适的修复方法以最大限度地减少术后并发症的发生非常重要。文献报道颅底重建并发症在 25%~65%,近期并发症发生率有所下降。并发症下降的因素可能和以下因素有关:外科技术提高、患者术后护理的加强以及游离皮瓣的广泛运用。早期围术期并发症可能影响修复的成败,早期并发症包括伤口感染、皮瓣部分或全部坏死、血肿、颅腔积气、脑脊液鼻漏和脑膜炎、脑神经损害、癫痫、心肌梗死、深静脉血栓、肺栓塞。早期主要的中枢神经系统并发症发生与硬脑膜修复方法不当和(或)硬脑膜与呼吸道消化道持续相通有关。晚期并发症不会危及生命但可能严重影响患者术后的生活质量。晚期并发症发生的原因常常是缺少骨性结构支撑、修复的软组织萎缩或者术后放疗导致的纤维化。

(1) 早期并发症:最常见的早期并发症是伤口感染。由于颅底所处的位置深在,紧邻重要的器官,感染可能导致患者的死亡,需要及时处理。对术腔与上呼吸消化道相通的患者,必须预防性运用抗生素比如头孢菌素联合抗厌氧菌。对于伤口已经发生感染患者,须伤口行分泌物细菌培养,根据细菌培养结果选用合适的抗生素。

(2) 游离皮瓣相关并发症:游离皮瓣有着很高的成功率,推动着游离皮瓣越来越多地运用在颅底修复中。尽管运用游离皮瓣修复的患者有相对更复杂的切除和修复过程,相对带蒂皮瓣,采用游离皮瓣有相似的或者更低的并发症发生率。Neligan 等报道较带蒂皮瓣,游离皮瓣并发症发生率更低,运用游离皮瓣修复患者仅有 10% 伤口愈合延迟和 5% 的患者发生脑脊液漏。

(3) 脑神经功能损害:颅底毗邻脑神经,术后出现一条或多条脑神经功能损害常见。如果在切除肿瘤时切除了脑神经,重建时应该尽量行神经端端吻合或者神经移植。如果神经未被切除或者横断,应当定期随访患者以便适时行神经移植或者进行恰当的干预。

由于各脑神经的解剖、组织和功能不同,重建方法也有所不同,嗅神经目前无法重建,听神经损伤后神经移植能否产生听觉至今也没有定论。视神经损伤后没有有效办法恢复重建视力,只能以预防损伤为主。动眼神经、滑车神经、三叉神经、展神经、面经、舌咽和迷走神经、副神经、舌下神经通过神经移植都能取得较满意的功能恢复结果,其中,面神经的修复显得相对尤为重要。

手术、创伤会导致面神经所支配肌肉的功能紊乱,从而使患者外观、功能和社会功能下降。颅底肿瘤术后缺损修复重建时应尽量保护、重建面神经功能,最大限度地减少患者并发症、提高生活质量。面神经完全瘫痪并不能代表面神经损伤的严重程度。手术、创伤可发生神经失用或者 Sunderland 评分为 1 级的神经损伤,但只要有足够的时间,面神经移植后仍能完全恢复面神经功能(周围神经生长速度 1mm/d)。如果面神经连续性存在或者神经损伤程度不足以阻止神经再生,则不需要神经移植,面神经也能恢复功能。面神经功能恢复不明显的患者,术后 4 周应肌电图检查判断神经损伤的程度和恢复的可能性。4 周内做肌电图检查不能准确评估神经损伤程度。

面神经瘫痪导致眼睑不能完全闭合患者,患者有暴露性角膜炎危险。在这部分患者中可以考虑在上眼睑内置入金属重物使上眼睑闭合以保护角膜。在面神经被横断或者切除的患者中,面神经移植应尽可能 I 期进行:如果邻近神经或者神经断端可以找到,在切除肿瘤后可以通过神经端端吻合直接修复;如果神经缺损过多导致张力过大,神经不能直接端端吻合,视神经缺损的长短,可以选择神经套管桥接技术或者神经移植术。直径小的感觉神经常作为供区神经,如中间前臂皮神经,腓肠神经。耳大神经也是面神经修复的一个选择。供区神经的选择由神经缺损长度,神经分支的多少和移植部位感觉的缺损决定。在一些患者中,由于不能找到邻近的神经或者神经断端,因而神经移植不可能。此时考虑用术中即刻用部分舌下神经移植至面神经或者用颞肌或咬肌转位。有学者考虑到头颈恶性肿瘤患者常常需要术后放疗,从而质疑面神经移植的必要性。Gullane 等报道6例患者广泛切除腮腺肿瘤后行放疗者,行面神经移植后4例面神经功能恢复满意。我们建议即使患者术后要行放疗也不要放弃面神经的修复。如果面神经缺损在颞骨内或者颅骨内,那么它的连续性无法恢复,这个时候可以考虑其他的修复方法。Ⅱ期修复的方法包括用带三叉神经的游离肌肉移植分支入咬肌,面神经带次重要的游离肌交叉移植至颞肌或咬肌。如果面神经损伤很长时间,亦可利用游离组织肌肉移植但不包括面肌移植。对于预后较差或者不能接受复杂修复手术患者,面肌悬吊对保持面部放松时的对称是个不错的选择。

(4) 中枢神经系统(central nerve system,CNS)并发症:CNS 并发症主要包括脑脊液鼻漏和颅内感染,其危险因素有手术前放疗、脑膜受侵和脑实质受侵,其他还包括颅内血肿、颅腔积气及癫痫等。①脑脊液鼻漏:脑脊液鼻漏与皮瓣坏死和患者死亡率有明显相关性。硬脑膜暴露的越多,术后脑脊液鼻漏风险越大。为最大限度地减少并发症的风险,硬脑膜出现破损或者撕裂时,封闭硬脑膜很重要,可以通过带血管蒂组织瓣修复和严密的不透水的缝合达到这个目的。脑脊液鼻漏发生后,患者采取平卧位,降低颅内压力和预防性使用抗生素等支持对症治疗。小的脑脊液漏一般在一周内能治愈;如果脑脊液漏持续存在,选择游离皮瓣覆盖无效腔的同时为伤口提供有血供的软组织,能取得良好的效果。②颅内感染:包括脑膜炎和脑脓肿。自从游离皮瓣运用后,颅内感染的发生率明显降低。中国医学科学院肿瘤医院报道一组游离组织瓣修复25例晚期颅底肿瘤术后组织缺损颅内感染率仅为8%(2/25)。如果发生颅内感染,应及时运用广谱抗生素。由于脑脊液鼻漏和颅内感染与患者围术期死亡率相关,CNS 并发症的预防显得尤为重要,一般的预防措施有:①围术期合理地使用广谱抗生素,包括万古霉素、β 内酰胺类、抗厌氧菌类;②术中适当地冲洗;③合理地放置引流管;④带血供组织瓣修复,包括游离皮瓣;⑤术中严密缝合硬脑膜。

(5) 全身其他系统并发症:主要有心肌梗死、肺栓塞、深静脉血栓。

(6) 后期并发症:后期并发症不会危及患者生命因而常常被忽视。后期并发症包括复视,咬合错位,牙关紧闭,鼻塞和面部失常。由软组织萎缩,放射性纤维化和(或)骨支持导致。纠正这些畸形有助于改善患者生活质量。

三、结语

邻近皮瓣很早就运用在颅底缺损的修复,但是对于大的颅底缺损,邻近皮瓣运用适当的适应证很少。游离组织瓣较邻近皮瓣有很大的优势,我们建议对于颅底大的缺损重建方法首选游离组织瓣。游离组织瓣在修复中运用使术后并发症明显下降,因此也改善了患者的预后。颅底肿瘤在大范围的切除同时出现硬脑膜暴露,这样会增加术后并发症的风险。颅底成功的修复需要硬脑膜的密封和消灭无效腔,具有良好血供的组织能提供很好的硬脑膜屏障和保持硬脑膜良好的密封性,这样能有效地把颅内容和呼吸消化道隔开,从而消灭可能的感染源。

一段时期,颅底肿瘤的切除和修复曾经被认为风险太大,但现在许多颅底外科手术对很多患者来说是常规、可靠的。由于诊断、影像和外科技术的发展,使得颅底肿瘤的切除和修复得以较好地完成。肿瘤的位置和缺损的大小是判断决定何种修复方法的两个因素。选择合适的颅底修复方法,能有效地降低术后并发症,同时能尽可能地恢复和保护患者的功能,从而达到良好的修复效果。我们建议对颅底缺损采用参照图32-2的方法进行选择。

需要指出的是,大的颅面部贯通手术后,复合缺损常常需要Ⅰ期修复,但是否需要Ⅰ期修复取决于肿瘤的特性、肿瘤复发的风险以及肿瘤复发后再次手术的可能性。对于复发风险高,有可能再次手术的患者,尽量不采取吻合血管的游离组织瓣修复,可考虑牙托或者颌面假体覆盖。这样便于观察局部有无复发以及利于复发时的再次手术。

(鄢丹桂 张 彬)

参考文献

1. 刘文胜,祁永发,唐平章,等.带有真皮下血管网脂肪片Ⅰ期重建颅底缺损.中国耳鼻咽喉头颈外科,2011,18:281-

283.

2. Noone MC，Osguthorpe JD，Patel S.Pericranial flap for closure of paramedian anterior skull base defects.Otolaryngol Head Neck Surg，2002，127：494-500.

3. Califano J，Cordeiro PG，Disa JJ，et al.Anterior cranial base reconstruction using free tissue transfer：changing trends.Head Neck，2003，25：89-96.

4. Teknos TN，Smith JC，Day TA，et al.Microvascular free tissue transfer in reconstructing skull base defects：lessons learned. Laryngoscope，2002，112：1871-1876.

5. 黄德亮，杨伟炎，韩东一，等 .430 例颅底病变手术与缺损修复的临床分析 . 中华耳鼻咽喉头颈外科杂志，2004，39：515-519.

6. 韩正学，李金忠，李华，等 . 游离组织瓣移植重建颅内外沟通性缺损的临床研究 . 中华神经外科杂志，2012，28：772-774.

7. 张彬，万经海，张永侠，等 . 游离组织瓣修复晚期颅底肿瘤术后缺损 . 中华耳鼻咽喉头颈外科杂志，2010，45：406-409.

8. Patel SG，Singh B，Polluri A，et al.Craniofacial surgery for malignant skull base tumors：report of an international collaborative study.Cancer，2003，98：1179-1187.

9. Nahabedian MY，Singh N，Deune EG，et al.Recipient vessel analysis for microvascular reconstruction of the head and neck. Ann Plast Surg，2004，52：148-1455.

10. Lipa JE，Butler CE.Enhancing the outcome of free latissimus dorsi muscle flap reconstruction of scalp defects.Head Neck，2004，26：46-53.

11. Solero CL，DiMeco F，Sampath P，et al.Combined anterior craniofacial resection for tumors involving the cribiform plate：early postoperative complications and technical considerations.Neurosurgery，2000，47：1296-1304.

12. Patel SG，Singh B，Polluri A，et al.Craniofacial surgery for malignant skull base tumors：report of an international collaborative study.Cancer，2003，98：1179-1187.

13. Imola MJ，Sciarretta V，Schramm VL.Skull base reconstruction. Curr Opin Otolaryngol Head Neck Surg，2003，11：282-290.

14. Myckatyn TM，Mackinnon SE.The surgical management of facial nerve injury.Clin Plast Surg，2003，30：307-318.

15. Manktelow RT，Tomat LR，Zuker RM，et al.Smile reconstruction in adults with free muscle transfer innervated by the masseter motor nerve：effectiveness and cerebral adaptation.Plast Reconstr Surg，2006，118：885-899.

16. Ganly I，Patel SG，Singh B，et al.Complications of craniofacial resection for malignant tumors of the skull base：report of an International Collaborative Study.Head Neck，2005，27：445-451.

一、神经导航的基本原理

传统神经外科手术的方案设计(如手术入路、皮肤切口)、手术进程指导和局部解剖结构判别主要依靠医生的主观经验,缺少作为客观依据的监测指标。神经导航技术实现了术中颅脑解剖结构的三维空间定位,提高了颅脑手术的精确性和安全性,在微侵袭神经外科领域中具有里程碑式的意义。

神经导航技术又称无框架立体定向技术,是通过三维空间定位系统,将患者术前影像资料和术中靶点的实际位置通过计算机图像处理技术和手术器械追踪技术紧密地联系起来,近实时准确地显示颅脑解剖结构及靶病灶的空间位置毗邻,进行术区定位并评估病灶切除范围,从而协助医生优化手术入路、精确操作范围(图 33-1)。神经导航系统是提高颅内肿瘤、脑血管疾病、功能神经外科疾病手术疗

效、减少并发症的重要辅助设备。尽管其发展时间不长,但在世界各地神经外科手术治疗中已得到广泛应用,促使现代神经外科手术更趋于微侵袭和精确制导。

二、神经导航技术的发展

正如神经外科的发展经历了大体神经外科、显微神经外科、微创神经外科等阶段,广义的神经导航技术也从简单粗略的脑表面结构定位、有框架神经导航,逐渐成熟为精确的无框架神经导航、术中神经成像技术等。

1. 有框架神经导航　有框架神经导航技术又称立体定向技术,是通过固定在颅骨的金属支架和影像摄片确定靶点的三维坐标值。长期以来,由于装置笨重、固定的创伤性、计算方法繁琐、增加麻醉和手术时间等缺点,其发展缓慢,目前仅应用于治疗

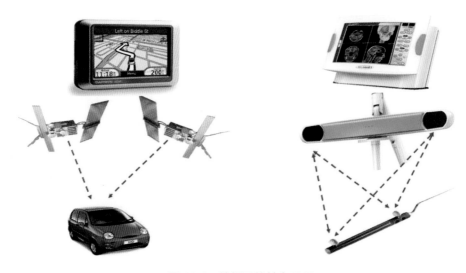

图 33-1　神经导航基本原理

帕金森病和癫痫等。

2. 无框架神经导航　无框架神经导航技术又称影像导航技术,其利用红外线或电磁波定位装置和高性能计算机,将神经影像诊断技术、立体定向技术、显微神经外科技术紧密结合起来,准确、动态、近实时地显示解剖结构和病灶的三维空间位置,特别是在术前手术方案设计、术中评估病灶切除范围等方面有较大优势。无框架神经导航作为微侵袭神经外科的重要组成,其应用范围已扩展至颅底肿瘤、血管性疾病、脊柱脊髓病变等。

3. 术中成像神经导航　目前应用较多的包括术中超声和术中磁共振实时影像导航技术,有效纠正了术中导航漂移,避免传统神经导航的定位误差。

三、神经导航系统的硬件组成与定位技术

神经导航系统主要包括导航工作站及相关软件、术中定位装置、标记物、影像学资料、数据传输装置等(图 33-2)。借助医学影像的三维重建和空间注册技术,神经导航系统可进行 CT、PET、MRI、fMRI 等多种影像资料的融合,术前周密计划手术入路,术中实时追踪定位探头或手术器械的三维空间位置和投射轨迹,指导手术器械准确到达影像靶点(图 33-3)。导航定位装置包括三维数字转换器和定位探头,其通过发射和接收超声波、红外线、电磁波、激光等,再经

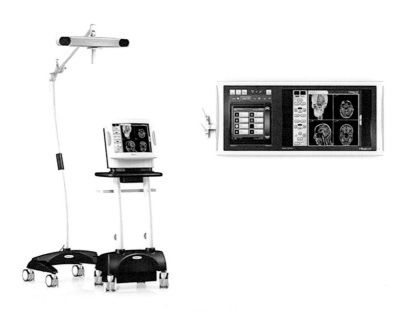

图 33-2　神经导航设备

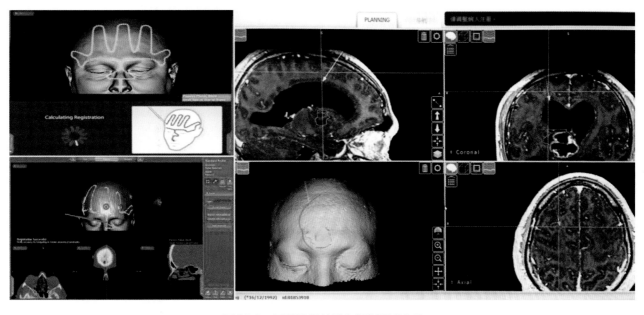

图 33-3　导航注册校准和规划手术入路

导航工作站分析处理以确定探头空间位置。将定位装置安装在手术显微镜上，不但可以显示物镜焦点中心的空间位置，而且能够指导显微镜自动追踪和聚焦于导航显示器上选定的术野靶点。显微镜下视野还可与影像资料融合，将病灶、重要功能区、传导束走行等影像数据投射至目镜，避免因观察影像图像而中断手术（图33-4）。

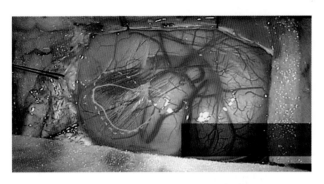

图 33-4　神经导航和手术显微镜融合

四、神经导航技术的临床应用

1. 颅脑颅底占位病变的手术治疗

（1）颅底占位病变的术中应用：颅底重要血管神经密集，颅底肿瘤常包绕侵犯这些结构，切除肿瘤时极易损伤。颅底骨性结构位置相对固定，病变位置通常不受脑脊液流失造成脑移位的影响，因此神经导航定位准确。CT导航可清晰显示骨性结构，CT与MRI融合可提供更多软组织结构信息。特别是经鼻蝶窦神经内镜下鞍区占位病变切除术，虽然具有微创的优点，但由于内镜侧重于局部细微结构的暴露和观察，当遇到鼻窦气化不良、二次手术等情况时，术者容易迷失方向，增加手术难度及并发症的发生。神经导航的影像数据与神经内镜的局部真实图像相结合有效解决了上述问题（图33-5）。神经导航可近实时定位内镜置入方向、深度和轨迹，两者相辅相成，取长补短，减少了术中误操作和术后并发症。神经导航辅助神经内镜技术扩大了颅底手术的适应证，目前还应用于脑室内手术、三脑室底造瘘术、蛛网膜囊肿切除术等。

（2）功能区附近占位病变的切除：颅内占位病变累及运动区、语言区等重要功能区时，特别是切除脑干、丘脑、中线部位的良性肿瘤和低级别胶质瘤，极易导致术后瘫痪、失语甚至昏迷、死亡等严重并发症。功能性影像融合技术的发展使神经导航清晰地显示功能区的范围，精确地反映受肿瘤影响而产生

的解剖改变，有效地提高手术切除率，减少术后神经功能损伤。

（3）颅脑深部小病灶的切除与病理活检：皮质下体积较小的深部病变术中探查困难。神经导航联合术中超声影像指导下，可精确定位病灶，缩小切口范围，减少不必要的组织暴露，安全稳定地完成病变切除。穿刺器械既可作为导航探针追踪定位，又可吸取组织标本，优化了传统立体定向穿刺活检，提高了手术的安全性和准确性。

2. 功能神经外科手术　神经导航在癫痫和帕金森病手术治疗中的有效性已被广泛证实，特别是海马和丘脑底核等部位深部电刺激，通过导航路径规划，避开内囊、脑室及重要血管，安全精确地将电极植入上述靶点。此外，神经导航还应用于原发性三叉神经痛、扭转痉挛等的外科治疗。

3. 脊柱与脊髓手术　神经导航在骨科和脊柱外科领域主要应用于椎弓根钉植入、椎管减压等手术中，有效避开椎动脉、神经根等结构，显著提高椎弓根螺钉植入的精确性。

4. 医学教学与手术模拟演示　神经导航系统的三维重建技术改变了传统神经解剖、神经影像、手术学等平面教学的单调形式，增加了手术模拟和示教功能，成为神经外科等专科医师培训的重要教学工具之一。

五、神经导航技术在颅底肿瘤手术中的应用

1. 概述　颅底外科是介于神经外科、口腔颌面外科、耳鼻喉 - 头颈外科之间的交叉学科，常常还涉及整形外科。正是由于位置的特殊性，颅底肿瘤的治疗也需要多学科协同进行。颅底解剖较为复杂，重要神经血管密集，手术难度极大，术中如何避免损伤这些结构是治疗成败的关键。CT和MRI的广泛应用，特别是薄层影像技术、三维重建技术的发展，极大地提高了颅底肿瘤的诊治效果。围绕颅底肿瘤的切除发展出的扩大前颅底入路、经岩骨入路、远外侧入路等，其主要目的在于通过磨除颅底骨质获得满意的手术视野和操作空间，减少脑组织牵拉进而保护颅底重要结构。随着高速磨钻、神经内镜等手术器械的开发应用，颅底手术逐渐向微创、高效发展；同时用于硬膜修补的生物材料不断更新升级，脑脊液漏的发生率显著降低，颅底重建更加安全可靠。

颅底骨性结构常为肿瘤侵蚀，重要神经血管常被肿瘤推挤或包裹。对于肿瘤位置深在、局部解剖

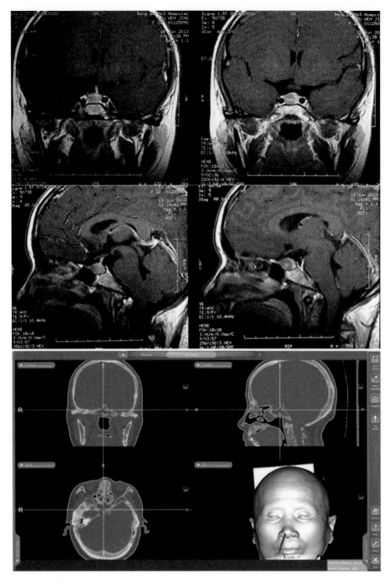

图 33-5　神经导航下垂体瘤切除技术

结构复杂不清,特别是复发二次手术的情况,术中可能会迷失方向。神经导航的应用保证了手术入路的准确无误,并根据需要显示入路投射轨迹,告知术者"现在在哪""周围有什么""应向什么方向前进""沿途会遇到什么"等重要信息,保证手术的安全进行。神经导航技术在颅底外科的应用优势在于:①颅底骨性结构较多,病变不受脑脊液流失造成脑移位的影响,定位准确;②CT 薄层扫描可清晰显示骨性结构,多模态影像融合易于勾画出重要血管神经走行,近实时显示操作区域的安全范围,避免损伤重要结构。

2. 神经导航技术在不同颅底疾病治疗中的应用　前颅底肿瘤主要包括来源于鼻窦的鳞癌、嗅母细胞瘤以及来源于骨质的骨肉瘤、软骨肉瘤、脊索瘤

等。肿瘤多累及蝶窦、筛窦、上颌窦、视神经管、上斜坡等骨性结构,并常侵犯颈内动脉、上颌动脉、视神经、动眼神经、三叉神经、颈内动脉、海绵窦等。术前应用神经导航可重建颅底三维结构,选择路径较短、涉及重要结构较少的区域入路,减少手术创伤,合理地设计手术方案。术中可准确利用骨性结构作为重要标记,指引术者磨除颅底骨质以获得充分暴露。中央区颅底手术往往需要磨开视神经管,甚至显露床突段颈内动脉。术中影像引导下沿视神经管、颈内动脉隆起走行准确去除骨质,降低了上述结构损伤风险。

中颅底手术主要围绕海绵窦、岩斜区病变展开相关研究。岩斜区脑膜瘤、侵及海绵窦的三叉神经鞘瘤、侧方颅底软骨肉瘤、斜坡脊索瘤等,常累及滑

车神经、三叉神经、展神经、面神经等,包绕岩骨段颈内动脉、基底动脉等。神经导航辅助下,术者在整体把握颈内动脉、基底动脉走行的基础上,准确判断岩骨、鞍背、中上斜坡、鞍结节部分骨质的磨除深度(图33-6)。神经导航设备在接近重要结构时进行预警,为术者提供操作调整时间窗。

后颅凹的颈静脉孔区和枕骨大孔区手术常需经髁或经髁上入路,暴露相应区域,术中需要磨除乳突、枕髁、寰椎后弓等部位骨质,易造成颅颈交界区结构不稳定,危及椎动脉、乙状窦、颈内静脉、舌下神经管等。导航监控下近实时显示骨质磨除进展和周围重要神经血管走行,特别是三维骨质、血管、神经结构重建可多角度评估颅底稳定,避免正常结构损伤。

3. 神经导航辅助神经内镜手术　由于鞍区、斜坡、颞窝、颞下窝、翼腭窝等部位与蝶窦、筛窦、上颌窦等窦腔骨质连续、关系密切,上述区域手术常采用经鼻腔、口腔入路,充分利用天然窦腔,减少开颅范围,避免过多的术野暴露。内镜技术广泛应用于颅底手术后,术者借助神经内镜经上述天然窦腔到达术区,直视下全方位多角度近距离观察并切除病变,展示出微创神经外科优势。对于窦腔气化不良、分隔较多、肿瘤体积微小、肿瘤侵犯正常血管神经或二次手术的病例,其共同特点是手术入路过程中供术者参考的解剖标志不明显甚至缺如,难以定位肿瘤。特别是对神经内镜手术经验不足的术者,颅底定位不准确最大的危险在于误入前颅底、斜坡,误伤海绵窦、颈内动脉、脑神经等,造成难以控制的大出血、脑脊液漏等严重并发症。此外,往往因为方向性错误造成肿瘤位置探查不清。因此,颅底硬膜、肿瘤方位、手术路径的术中实时显示尤为重要。神经导航引导下神经内镜辅助颅底手术,使病灶定位更准确,提高肿瘤全切率,缩短手术时间,扩大了内镜颅底肿瘤手术适应证。

在神经内镜工作鞘外连接通用工具适配器,可将内镜与导航设备结合,成为定位工具(图33-7)。准确接驳导航适配器后,利用已注册的标准导航探针校准神经内镜的轴线轨迹,将内镜形状投影于导航屏幕。再于导航参考架注册点确认神经内镜尖端的精确空间位置。神经导航系统的定位仪可近实时监测内镜尖端的工作轨迹,并将周围毗邻解剖结构同步投影于导航工作站,术者可在神经导航辅助下实时、精确、安全地完成神经内镜手术。

4. 神经导航新技术在颅底手术的应用展望

(1) 多模态影像融合技术:随着计算机技术的飞速更新,各类医学成像技术层出不穷。传统的CT扫描和MRI-T_1/T_2序列主要用于骨性结构和脑、脊髓等软组织的显示。MRA、MRV、DWI、MRS等成像序列有助于分辨动静脉血管并判断病灶性质。近年来,DTI、ASL、BOLD等功能影像序列的大量应用并与PET代谢成像广泛融合,清晰地显示神经传导束的位置及其与肿瘤的毗邻关系,同时无创地反映颅内病变在静息态和功能态对脑血流、脑血氧代谢等方面的影响(图33-8)。依托神经导航工作站将以上技

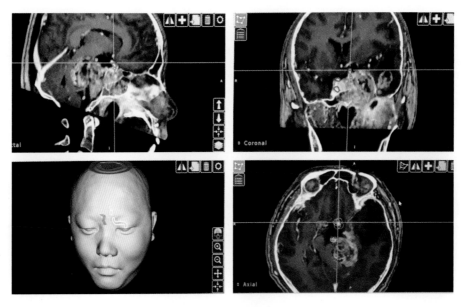

图 33-6　颈内动脉岩骨段

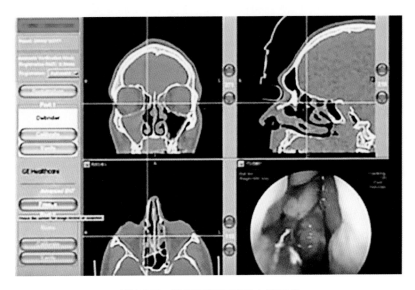

图 33-7　神经导航下颅底内镜手术

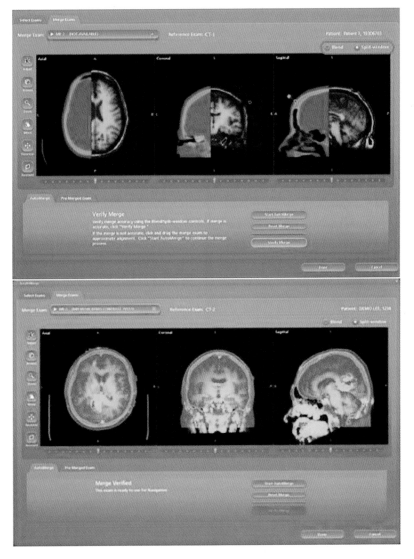

图 33-8　多模态图像融合技术

术融合,对术前手术方案的设计和患者预后的评估均有重大意义。依据病变和手术所需,融合多种影像资源,将实现医学信息量的最大化和最优化。发展多影像融合技术应用于导航手术,个体化开展颅底肿瘤手术治疗,已成为神经导航深入研究的重点,也必将促进颅底外科手术技术的飞跃。

(2) 术中磁共振实时影像导航技术:虽然颅底肿瘤位置相对固定,导航漂移小,但随着肿瘤的切除,颅底硬膜反折如鞍隔不断下陷,双侧海绵窦易成为术野死角,此时神经导航探针定位范围受操作空间限制,无法判断视野盲区是否存在肿瘤残余,降低了肿瘤全切率。运用术中磁共振实时影像导航技术,可改善视野盲区和导航死角,纠正脑移位,确保导航精确性,避免重要结构损伤并提高手术切除率(图33-9)。如前所述,神经导航与术中磁共振不同序列(DTI、BOLD)和PET的融合利于进行术中全脑功能和代谢监测。特别是寻找和判断因肿瘤侵袭而移位的功能区或功能代偿的脑组织,其定位优势凸显。术中磁共振导航显微镜采用荧光显像,可检测出表达肿瘤抗原的特异性细胞,利于镜下全切肿瘤。术中磁共振导航下激光治疗,以及聚焦超声与术中磁共振的结合等,在肿瘤治疗和选择性血脑屏障开放等方面将发挥重大推动作用。

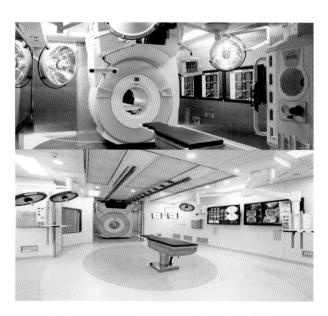

图33-9　术中磁共振及多模态影像导航手术室

(3) 机器人手术:结合神经导航技术的机器人(image-guided robotic system)已应用于神经内镜经蝶手术切除垂体瘤。机器人的空间定位精度达到毫米级水平,其操作臂可精确操作神经内镜,在颅腔内自如进退。神经导航工作站将手术方案转化为数字指令传输至机器人,其操作手术器械的方位可由神经导航的定位仪实时追踪并不断校准,也可由人工遥控。虽然机器人还不能代替术者切除颅底肿瘤,但这已为颅底外科医生绘制了美好的蓝图。

神经导航辅助手术在颅底肿瘤治疗中运用越来越广泛,导航工作站与功能磁共振结合将使传统的、以结构解剖学为基础的颅底外科向以功能为基础的颅底外科转变。电生理监测、术中实时影像系统逐步与神经导航工作站融合,拓展导航仅作为定位工具的概念,成为今后神经导航的发展方向。

(左赋兴)

参考文献

1. Jolesz, F.A., Future perspectives in intraoperative imaging. Acta Neurochir Suppl, 2003, 85:7-13.

2. 周良辅, 毛颖, 吴劲松. 神经导航外科学. 上海:上海科技教育出版社, 2008.

3. 赵元立, 王忠诚, 赵继宗, 等. 导航系统在神经外科显微手术中的应用. 中华神经外科杂志, 1998, 14:198-201.

4. Stidd DA, Wewel J, Ghods AJ, et al.A..Frameless neuronavigation based only on 3D digital subtraction angiography using surface-based facial registration.J Neurosurg, 2014, 121(3):745-750.

5. West JB, Fitzpatrick JM, Toms SA, et al.Fiducial point placement and the accuracy of point-based, rigid body registration.Neurosurgery, 2001, 48(4):810-816; discussion 816-7.

6. 杜固宏, 周良辅, 毛颖, 等, 神经导航结合内窥镜在颅脑手术中的初步应用. 中华外科杂志, 2001, 39(11):896.

7. Kocer N, Kizilkilic O, Babic D, et al.Fused magnetic resonance angiography and 2D fluoroscopic visualization for endovascular intracranial neuronavigation.J Neurosurg, 2013, 118(5):1000-1002.

8. Schroeder HW, Wagner W, Tschiltschke W, et al.Frameless neuronavigation in intracranial endoscopic neurosurgery.J Neurosurg, 2001, 94(1):72-79.

9. Ito E, Fujii M, Hayashi Y, et al.Magnetically guided 3-dimensional virtual neuronavigation for neuroendoscopic surgery:technique and clinical experience.Neurosurgery, 2010, 66(6 Suppl Operative):342-353; discussion 353.

10. Lepski G, Honegger J, Liebsch M, et al.Safe resection of arteriovenous malformations in eloquent motor areas aided by functional imaging and intraoperative monitoring. Neurosurgery, 2012, 70(2 Suppl Operative):276-288; discussion 288-9.

11. 赵峰, 诸葛启钏, 张宇, 等. 神经导航系统在颅脑手术中的应用体会.立体定向和功能性神经外科杂志,2005,18(1):13-15.

12. Willems PW,van der Sprenkel JW,Tulleken CA,et al.Neuronavigation and surgery of intracerebral tumours.J Neurol,2006,253(9):1123-1136.

13. Eljamel,M.S.Frameless stereotactic neurosurgery:two steps towards the Holy Grail of surgical navigation.Stereotact Funct Neurosurg,1999,72(2-4):125-128.

14. Sonvenso DK,Itikawa EN,Santos MV,et al.Systematic review of the efficacy in seizure control and safety of neuronavigation in epilepsy surgery:The need for well-designed prospective studies.Seizure,2015,31:99-107.

15. Beriault S,Sadikot AF,Alsubaie F,et al.Neuronavigation using susceptibility-weighted venography:application to deep brain stimulation and comparison with gadolinium contrast.J Neurosurg,2014,121(1):131-141.

16. 章翔,付洛安,费舟,等.神经导航显微手术切除颅底部肿瘤.中国耳鼻咽喉颅底外科杂志,2003,9(1):1-3.

17. 周良辅,杜固宏,毛颖.神经导航在颅底肿瘤手术中的应用.中国临床神经外科杂志,2001,6(4):193-195.

18. Ehab Y.Hanna,FD.Comprehensive Management of Skull Base Tumors,2009,New York:Informa Healthcare.

19. Castelnuovo P,Battaglia P,Bignami M,et al.Endoscopic transnasal resection of anterior skull base malignancy with a novel 3D endoscope and neuronavigation.Acta Otorhinolaryngol Ital,2012,32(3):189-191.

20. Cohen NA,Kennedy DW.Revision endoscopic sinus surgery.Otolaryngol Clin North Am,2006,39(3):417-435.

21. Kurtsoy A,Menku A,Tucer B,et al.Neuronavigation in skull base tumors.Minim Invasive Neurosurg,2005,48(1):7-12.

22. Chiu AG,Palmer JN,Cohen N.Use of image-guided computed tomography-magnetic resonance fusion for complex endoscopic sinus and skull base surgery.Laryngoscope,2005,115(4):753-755.

23. 计颖,傅先明,姜晓峰,等.神经外科导航系统在颅底肿瘤手术中应用(附52例报告).立体定向和功能性神经外科杂志,2004,17(5):274-276.

24. Gharabaghi A,Krischek B,Feigl GC,et al.Image-guided craniotomy for frontal sinus preservation during meningioma surgery.Eur J Surg Oncol,2008,34(8):928-931.

25. Della Puppa A,Mottaran R,Scienza R.Image-guided cranial osteoma resection and bioceramic porous hydroxyapatite custom-made reconstruction in a one-step surgical procedure.Technical notes and illustrative case.Acta Neurochir(Wien),2010,152(1):155-159.

26. 王嵩,张丙杰,王晨,等.神经内镜经鼻入路颅底中线区可暴露面积、鞍上区操作空间的应用解剖研究及其临床意义.中华解剖与临床杂志,2016,21(1):31-35.

27. de Notaris M,Topczewski T,de Angelis M,et al.Anatomic skull base education using advanced neuroimaging techniques.World Neurosurg,2013,79(2 Suppl):S16 e9-13.

28. Prada F,Del Bene M,Casali C,et al.Intraoperative Navigated Angiosonography for Skull Base Tumor Surgery.World Neurosurg,2015,84(6):1699-1707.

29. Kral F,Riechelmann H,Freysinger W.Navigated surgery at the lateral skull base and registration and preoperative imagery:experimental results.Arch Otolaryngol Head Neck Surg,2011,137(2):144-150.

30. Zhang H,Lan Q,Wang X.Neuronavigation-based quantitative study of the far-lateral keyhole approach following partial removal of the occipital condyle and jugular tubercle.J Clin Neurosci,2011,18(5):678-682.

31. Safavi-Abbasi S,de Oliveira JG,Deshmukh P,et al.The craniocaudal extension of posterolateral approaches and their combination:a quantitative anatomic and clinical analysis.Neurosurgery,2010,66(3 Suppl Operative):54-64.

32. Duque SG,Gorrepati R,Kesavabhotla K,t al.Endoscopic endonasal transsphenoidal surgery using the BrainLAB(R) Headband for navigation without rigid fixation.J Neurol Surg A Cent Eur Neurosurg,2014,75(4):267-269.

33. McGrath BM,Maloney WJ,Wolfsberger S,et al.Carotid artery visualization during anterior skull base surgery:a novel protocol for neuronavigation.Pituitary,2010,13(3):215-222.

34. Zada G,Agarwalla PK,Mukundan S,Jr,et al.The neurosurgical anatomy of the sphenoid sinus and sellar floor in endoscopic transsphenoidal surgery.J Neurosurg,2011,114(5):1319-1330.

35. Pillai P,Sammet S,Ammirati M.Ammirati,Image-guided,endoscopic-assisted drilling and exposure of the whole length of the internal auditory canal and its fundus with preservation of the integrity of the labyrinth using a retrosigmoid approach:a laboratory investigation.Neurosurgery,2009,65(6 Suppl):53-59;discussion 59.

36. Gill SK,Wilson M,Davies NP,MacPherson L,et al.Diagnosing relapse in children's brain tumors using metabolite profiles.Neuro Oncol,2014,16(1):156-164.

37. Lin F,Jiao Y,Wu J,et al.Effect of functional MRI-guided navigation on surgical outcomes:a prospective controlled trial in patients with arteriovenous malformations.J Neurosurg,2016:1-10.

38. Patel KS,Yao Y,Wang R,et al.Intraoperative magnetic resonance imaging assessment of non-functioning pituitary adenomas during transsphenoidal surgery.Pituitary,2016,19(2):222-231.

39. Coburger J,Konig R,Seitz K,et al.Determining the utility of intraoperative magnetic resonance imaging for transsphenoidal surgery:a retrospective study.J Neurosurg,2014,120(2):346-356.

40. Gessler F,Forster MT,Duetzmann S,et al.Combination of Intraoperative Magnetic Resonance Imaging and Intraoperative Fluorescence to Enhance the Resection of Contrast Enhancing Gliomas.Neurosurgery,2015,77(1):16-22;discussion 22.

41. Wright J，Chugh J，Wright CH，et al.Laser interstitial thermal therapy followed by minimal-access transsulcal resection for the treatment of large and difficult to access brain tumors. Neurosurg Focus，2016，41（4）：E14.

42. Nimsky C，Rachinger J，Iro H，et al.Adaptation of a hexapod-based robotic system for extended endoscope-assisted transsphenoidal skull base surgery.Minim Invasive Neurosurg，2004，47（1）：41-46.

43. Zimmermann M，Krishnan R，Raabe A，et al.Robot-assisted navigated neuroendoscopy.Neurosurgery，2002，51（6）：1446-1451；discussion 1451-2.

44. Zimmermann M，Krishnan R，Raabe A，et al.Robot-assisted navigated endoscopic ventriculostomy：implementation of a new technology and first clinical results.Acta Neurochir（Wien），2004，146（7）：697-704.

45. Xia T，Baird C，Jallo G，et al.An integrated system for planning，navigation and robotic assistance for skull base surgery.Int J Med Robot，2008，4（4）：321-330.

46. Brandmeir NJ，Savaliya S，Rohatgi P，et al.The comparative accuracy of the ROSA stereotactic robot across a wide range of clinical applications and registration techniques. J Robot Surg，2017.

第34章 放射治疗在颅底肿瘤中的临床应用

第一节 总论

一、概述

颅底肿瘤包括前、中、后和侧颅底肿瘤。另外，发生于鼻腔、鼻窦、鼻咽部、咽旁间隙、翼腭窝、颞下窝、颞骨等部位的肿瘤均可向上侵及前、中、后及侧颅底，甚至累及颅内形成颅底沟通肿瘤。由于该区域的解剖结构复杂，神经血管分布紧密，功能复杂重要，往往肿瘤不易全切。因此，颅底肿瘤多需手术和放疗的综合治疗。

1. 放疗方式　临床上，根据治疗目的的不同将放疗技术分为术前放疗、术后放疗及根治性放疗。其中术前、术后放疗主要用于可手术的局部区域晚期病变；根治性放疗一般用于肿瘤放射敏感而手术风险又较大者。手术＋放疗的综合治疗可以进一步提高局部控制率，从而改善患者生存率。

（1）术前放疗的优点为：①术前放疗可使瘤体缩小、粘连松解，减少手术困难、增加手术切除率，使原本不能手术的肿瘤可以手术切除，或原本可以手术的肿瘤缩小明显而可行较为保守的手术，或保证手术切缘的安全性；②术前放疗可使肿瘤周围小的血管、淋巴管闭塞，从而减少术中医源性播散的机会；③合适的术前放疗剂量并不增加术后并发症的发生率。

（2）术后放疗的优点为：①术后放疗不耽搁手术时间；②术后放疗可根据术中具体所见、手术切除情况、术后病理检查结果等，更精确地制定放疗的照射范围；③术后放疗可较术前放疗给予较高剂量的放疗，从而有效地控制肿瘤；④合适剂量的术后放疗并

不增加手术切口相关的并发症。

2. 放疗剂量　临床研究已经证实术前放疗50Gy、术后放疗60Gy均不明显增加手术并发症的发生率。但应指出的是，这样的剂量主要是针对口腔、口咽、下咽、喉和颈段食管等部位发生的肿瘤，对鼻腔、鼻旁窦癌，尤其是颅底、眼眶、翼腭窝等重要器官明显受侵时，根据中国医学科学院肿瘤医院的临床经验，术前放疗剂量应增加至60Gy或更高；如为术后放疗，且病变残存明显时总剂量可增加至70Gy或更高。根治性放疗剂量一般为70Gy或更高。

3. 放疗时机　对术后放疗者，要求放疗开始时间距手术的时间间隔尽可能地缩短；术后放疗一般在术后2~4周开始，最迟不得超过6周。否则，因为以下原因而导致术后放疗的局部控制率下降：一方面随着术后放疗与手术间隔时间的延长，由于手术区域内纤维瘢痕的形成造成局部血供变差，从而导致放射敏感性降低；另一方面随着时间的延长，残存的肿瘤细胞出现快速再增殖，引起肿瘤负荷增加，从而影响术后放疗的疗效。

4. 正常组织的放射耐受剂量　在调强放疗时代，关于危及器官的剂量限制在2010年放疗权威杂志 *International Journal of Radiation Oncology Biology Physics* 上发表了一系列综述，现将与颅底肿瘤放疗密切相关的正常组织耐受剂量简述如下：

（1）脑：采用超分割时，生物等效剂量大于80Gy，脑坏死发生概率明显增加；而全脑放疗18Gy以上，对儿童认知功能会产生显著影响。

（2）脑干：全脑干采用常规分割放疗总耐受剂量可达到54Gy；分次剂量小于等于2Gy时，1~10ml脑干的最大耐受剂量可达到59Gy，但是，当总剂量超过64Gy时，放疗不良反应会明显增加。

（3）脊髓：采用常规分割（1.8~2Gy/ 次），整段脊髓总剂量达到 54Gy 和 60Gy 发生放射性脊髓炎的概率分别不超过 1% 和 10%；首程放疗结束后半年，放疗导致的脊髓亚临床损伤开始修复，并且在随后的 2 年中，修复会明显增加；就立体定向放射治疗而言，整段脊髓单次最大耐受剂量为 13Gy 或 20Gy（分 3 次）。

（4）视神经和视交叉：总剂量超过 60Gy（分次剂量 ≈1.8Gy）或单次放疗剂量超过 12Gy，放疗毒性会明显增加。

（5）内耳：常规分割放疗，内耳平均剂量限制在 45Gy 以下；立体定向外科治疗听神经瘤时，处方剂量 12~14Gy；大分割治疗听神经瘤时，处方剂量 21~30Gy/3~7Gy/3~10 天。

二、放射治疗技术

临床上可供选择的放射治疗技术包括常规放疗技术、三维适形与调强放疗技术以及立体定向放射外科技术。

1. 常规放疗技术　常规放疗技术即常规分割照射技术在临床上应用已经有半个多世纪的历史，主要是采用普通的模拟定位机透视下定位，钴 -60 或直线加速器进行治疗的一种技术（图 34-1，图 34-2）。采用常规分割照射技术，即每周放疗 5 次，每日一次，每次 1.8~2Gy，连续照射。总的治疗剂量根据肿瘤的病理类型、临床分期、放射敏感性、照射目的的不同（如术前、术后放疗，根治性放疗）等因素而决定，一般术前剂量为 50Gy、术后剂量 60Gy，根治性剂量在 70~76Gy 的范围内。

常规分割照射技术尽管临床应用多年，而且积累了较多的治疗经验，但因其受到周围正常组织和结构耐受剂量的限制难以进一步提升剂量而且并发症较明显，因此在颅底肿瘤的应用上受到一定限制。

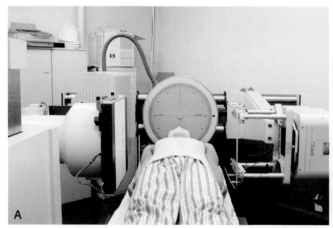
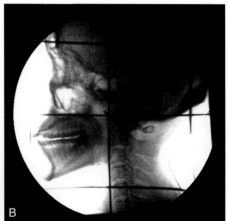

图 34-1　模拟机定位场景
A. 普通模拟机定位；B. 透视下显示的解剖结构

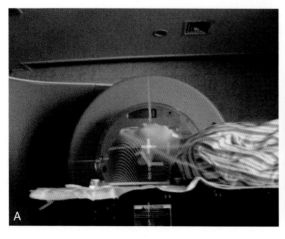
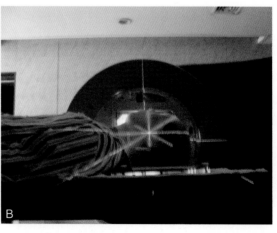

图 34-2　直线加速器进行的两侧水平野对穿照射过程

随着计算机技术以及影像技术的发展,目前放疗技术已经由传统的两维照射年代步入三维照射的年代,放疗在颅底肿瘤的治疗上发挥着日益重要的作用。

2. 三维适形与调强放疗技术　三维适形放射治疗(three-dimensional conformal radiotherapy,3D-CRT)是一种先进的外照射技术,其采用螺旋模拟 CT 定位、治疗计划系统设计,通过多野多方向进行照射,使经计划设计的高剂量区域很好地涵盖三维靶体积(肿瘤),同时使周围的敏感组织和器官剂量降低(图34-3)。该技术一般由三维治疗计划设计的一组固定照射野实现,每一照射野的形状都与靶体积的投影一致,通常其强度分布是均匀的。调强放射治疗(intensity modulated radiotherapy,IMRT)是一种更为先进的三维适形放疗技术,它应用多种计算机优化技术,产生非均匀强度分布的照射野,最终使肿瘤得到高剂量照射、周围正常组织低剂量照射。

3. 立体定向放射外科及立体定向放射治疗　瑞典著名神经外科专家 Lars Leksell 教授于 1951 年提出立体定向放射外科(stereotactic radiosurgery,SRS)概念,即用多个小野三维集束单次大剂量照射,周围

正常组织受量很小,射线对病变起到类似于手术的作用。1968 年瑞典研制出世界首台头部伽马刀应用于临床。20 世纪 80 年代,Colombo 和 Betti 等人对医用直线加速器加以改进,通过专用准直器和立体定向系统作非共面多弧度小野三维集束照射,取得与伽马刀相同的治疗效果,俗称 X 刀。随着 SRS 技术在肿瘤治疗中的推广应用和适形放射治疗对定位、摆位精度的要求,它们的结合,称为立体定向放射治疗(stereotactic radiotherapy,SRT)。

立体定向放射外科和立体定向放射治疗最主要区别在于,前者的分割次数多为单次,每次放疗剂量显著高于常规放疗技术的 2Gy/ 次,即通常所称的"伽马刀"和"X 刀"治疗;后者放疗次数为多次,每次分割剂量多低于"伽马刀"的剂量,但通常也高于 2Gy/次的常规分割放疗剂量。立体定向放射治疗 / 外科可通过多种设备来实现,包括伽马刀、粒子束或改进的直线加速器(如:赛博刀、断层治疗和 Novalis)。目前临床上常用的仍为伽马刀、X 刀技术(图 34-4)。

立体定向放射治疗的剂量分布有下述特点:小野集束照射,剂量分布集中;靶区周边剂量梯度变化

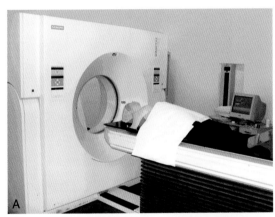

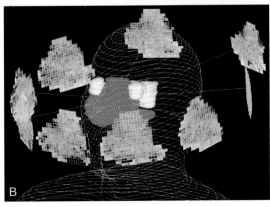

图 34-3　调强放疗技术的定位及设野分布
A. 螺旋 CT 模拟定位机;B. 多野多方向照射示意图

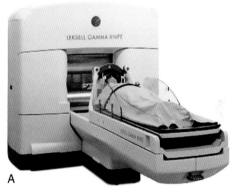

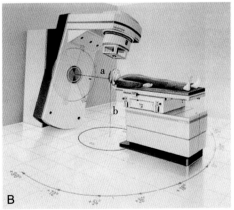

图 34-4　临床上常用的立体定向放射治疗设备
A. 伽马刀;B. X 刀

较大;靶区周边正常组织的剂量很小。立体定向放射治疗主要用于最大径≤3cm的病变,且肿瘤形状规则、最佳为圆形。

4. 质子和碳离子治疗 质子由于其内在的物理学特性,能更好地将剂量集中在靶区内而最大限度地减少周围正常组织的剂量。质子束在接近最后射程时能量突然增加,形成Bragg峰,此峰位置由射束能量决定。因此,靶区可被包括在Bragg峰内而接受高剂量,而在射束穿过靶区前后释放很少剂量从而可以保证肿瘤周围的正常组织得到较低剂量的照射。如使用调强质子治疗(intensity modulated proton therapy,IMPT)可进一步改善放射治疗指数。然而,因为IMPT仅在最近几年才被应用,远期的治疗结果还有待长期的随访。因颅底肿瘤周围有很多重要的危及器官如脑、脑神经等,可能受益于IMPT。除质子以外,其他离子,包括中子、氦、氖和碳,在过去的50年里亦被研究。目前显示,碳离子治疗最有前途。与质子相比,碳离子不仅具有质子的剂量学优势,而且具有更大的相对生物效应(relative biological efficacy,RBE)。近期发表的一项Meta分析显示,对于放疗抵抗的肿瘤如黏膜黑色素瘤,可从碳离子治疗中获益;而鼻腔鼻旁窦肿瘤采用质子治疗疗效优于光子治疗。

三、IMRT在颅底肿瘤中的应用

颅底解剖结构复杂,靠近靶区有许多重要危及器官。由于IMRT可以给以肿瘤靶区较高而均匀的剂量,提供了改善肿瘤控制的可能性;同时肿瘤周围正常组织的剂量如脊髓、脑干、视通路等得以降低,因此IMRT的应用使治疗增益成为可能。另外IMRT用于颅底病变照射比用于其他部位更适宜,如受呼吸运动的影响小。然而,其他需要被考虑进去的因素,如患者摆位不确定性、吞咽相关的器官运动以及治疗中归因于肿瘤收缩和患者体重减轻的靶区和器官位置改变,详见后文。

1. 体位固定 病人采用仰卧位、热塑性面罩(具有数个附着点附着于治疗台)固定病人头颈肩部(图34-5)以减少治疗过程中的误差。尽管如此,放疗过程中仍有平均数毫米的日常摆位误差。这些误差要求靶区扩展3~5mm以确保足够的照射,见后文"计划靶区"(planning tumor volumes,PTVs)。

2. 确定靶区——成像 应用先进的影像技术如:PET、MRI和定位CT进行融合(图34-6),采用自动配准技术,非常便捷迅速,保证设计的靶区更为精

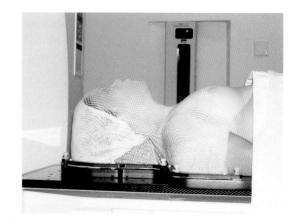

图34-5 调强放射治疗的体位及固定装置

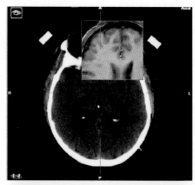

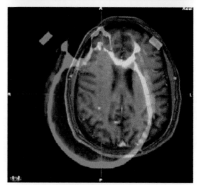

图34-6 螺旋定位CT和MRI融合技术

确合理。

3. 靶区定义 采用IMRT技术,国际上有相关规定,即需要治疗的肿瘤靶区,肿瘤周围亚临床病灶的高危区域,以及需要照射的低危区域,同时对周围的正常组织还要限定安全的照射剂量。

(1)肿瘤区(gross tumor volumes,GTVs):包括原发肿瘤和转移淋巴结。原发肿瘤GTV的确定主要是根据影像检查和临床检查等确定的肿瘤具体范围。淋巴结GTVs诊断标准主要是基于影像学标准:咽后淋巴结转移影像学诊断标准为最大横断面最小径≥5mm,或任何大小可见的内侧组咽后淋巴结肿大。颈部淋巴结转移影像学诊断标准包括:①最大横断

面图像上淋巴结最小径≥10mm（Ⅱa 区为 11mm）；②淋巴结大小不计，但淋巴结出现中央坏死或环形强化；③淋巴引流区 3 个或以上淋巴结成簇状聚集、且最小径≥8mm；④淋巴结包膜外侵犯（extracapsular spread．ECS）（征象包括边缘不规则强化，周围脂肪间隙部分或全部消失，淋巴结相互融合）。

（2）临床靶区（clinical target volume，CTV）：包括亚临床灶，以及好发转移部位的淋巴引流区。CTV 的勾画建议在计划薄层 CT 图像上逐层进行，而非将已经确定的 GTV 均匀外放。CTV 边界的确定，是依据具体肿瘤的所在部位和肿瘤容易侵犯的部位等临床生物学规律确定。

（3）计划靶区（planning target volumes，PTVs）：考虑到摆位误差的影响，设计的 GTV、CTV 一般要在三维方向上外放 3~5mm，但在毗邻关键器官处，尤其是脊髓、脑干和视路，要适当缩小外放范围利于其保护。

4. 处方剂量和规范　有两种剂量分割方法。第一种方法，将总剂量常规分割，如 70Gy 分割为 35 次；同时给予亚临床病灶 PTV 较低的分次剂量，总剂量分次为 35 次，高危区总剂量 63Gy，分次剂量 1.8Gy，低危区 56~59Gy，分次剂量 1.6~1.7Gy，各自形成 60Gy 和 50~54Gy 的标准化总剂量（normalised total dose，NTD）。当用于进展期肿瘤时，上述分割法需联合同步化疗。第二种方法，采用同步加量技术（whole-field simultaneous integrated-boost，WF-SIB），给予肿瘤的剂量高于常规的分次剂量，如肿瘤给予 60Gy 总剂量，分次剂量为 2.4Gy，同时给予选择治疗区 50Gy（分次剂量 2Gy），在 5 周接受 66GyNTD。

RTOG-H-0022 草案规定，处方剂量为至少包围 95%PTV 的剂量。不超过 20%PTV 接受 >110% 处方剂量，而且不超过 1%PTV 接受 <93% 处方剂量。

5. 图像引导放射治疗　目前放疗已经发展到了图像引导放疗技术，即 IGRT（image-guided radiation therapy，IGRT），其原理是在直线加速器上配置相应的的影像设施，实施治疗过程的检查，以确保治疗照射野对靶区的紧密追踪（图 34-7）。

在颅底肿瘤中，采用 IGRT 技术有助于：①发现并随时调整摆位误差，保证治疗的精确性和重复性。②评估在治疗过程中的肿瘤和周围危及器官的解剖变化，对于变化明显者需要修正计划，进行第二次、甚或第三次计划，其目的是保证肿瘤得到有效的照射剂量，而正常组织的受量尽可能降低。

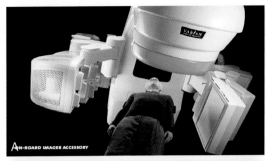
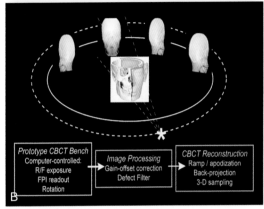

图 34-7　IGRT 加速器及其扫描过程
A. IGRT 加速器；B. IGRT 加速器实施的扫描

第二节　垂体瘤的放射治疗

一、概述

垂体瘤占中枢神经系统肿瘤的 10%~15%。女性多见，男女之比为 1∶2.5。按照功能学分类，将垂体瘤分为功能性垂体瘤和无功能性垂体瘤，据瘤细胞分泌的激素将功能性垂体瘤再进一步分为 PRL 瘤，GH 瘤，ACTH 瘤，TSH 瘤，LH/FSH 瘤及混合瘤和未分类腺瘤等。

二、治疗原则和放射治疗

垂体瘤的放射治疗以术后放疗为主，可以采用常规放疗技术、三维适形放疗技术，对符合指征的垂体微腺瘤也可考虑立体定向放射治疗。放疗适应证包括：①由于内科原因不能手术或拒绝手术者；②巨大腺瘤外科手术减压或不全切除者；③微腺瘤外科手术切除后内分泌激素仍持续升高不下降者；④外科手术后出现复发或进展；⑤有症状的垂体微腺瘤，肿瘤边缘距离视交叉小于 5mm 者，可考虑立体定向放疗。

1. 放射治疗技术
（1）常规放射治疗技术：病人取仰卧位，斜架头枕,使下颏尽量内收(以眉弓结节与外耳孔连线垂直于床面为基准),采用三野等中心照射技术:一个前正中野加上两侧水平野(图 34-8)。

(2) 三维适形放疗技术:体位仍以仰卧位为主,但可采用平卧方式。其他要求同常规放疗。

2. 放疗剂量

(1) 采用常规外照射放疗(external beam radiation therapy,EBRT)时剂量:无功能性垂体瘤 45~50.4Gy/1.8Gy;功能性垂体瘤 50.4~54Gy/1.8Gy。

(2) 立体定向放射外科:适合于有症状的垂体微腺瘤,且肿瘤边缘距离视交叉小于 5mm 者。无功能性垂体瘤 18Gy;功能性垂体瘤 20Gy。

3. 疗效　表 34-1~ 表 34-4 列举了采用放疗治疗垂体瘤的研究结果。

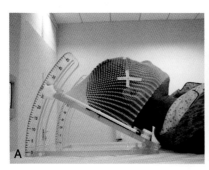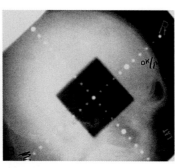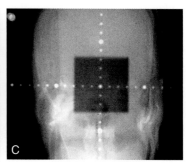

图 34-8　垂体瘤常规放疗时的标准体位及照射野
A. 标准体位;B. 右侧水平野;C. 前正中野

表 34-1　无功能垂体瘤放疗相关研究

作者(年代)	放疗类型	放疗剂量 / 中位(Gy)	N	中位随访时间(y)	局部控制率(%)
Pollock,2008	GK	16(11~20)	62	5.3	95
Chang,2008	Conv	45(45~54)	340	8.4	87(10y)
Snead,2008	Conv	45(43~50.4)	59	6.7	98(10y)
Erridge,2009	Conv	45(35~60)	189	9.1	95(10y)
Sheehan,2011	GK	24(9~30)	152	2.6	90.3

注:Conv,常规分割放疗;GK,γ 刀;N,病例数;y,年

表 34-2　ACTH 瘤放疗相关研究

作者(年代)	放疗类型	放疗剂量 / 中位(Gy)	N	垂体瘤类型	中位随访时间(月)	局控率(%)	激素水平恢复正常比率	激素水平恢复正常时间(月)
Petit,2008	质子	20(15~20)	38	ACTH/all	62	100	89% CR/PR	18**
							58% CR	
			33	CD			52% CR	14**
							36% NL	
			5	NS			100% CR	22**
Castinetti,2009	GK	28*,(24~27)	18	ACTH	96*	100	50% CR	33
Sheehan,2011	GK	24(9~30)	82	ACTH/CD	31	90.3	54% CR	13.0**
			22	ACTH/NS			20% CR	50.0**

注:GK,γ 刀;N,病例数;* 平均值;** 中位值;CD,Cushing 病;NS,Nelson 综合征;CR,完全缓解;PR,部分缓解;NL,联合内科治疗恢复正常

表 34-3　GH 瘤放疗相关研究

作者(年代)	放疗类型	放疗剂量 / 中位(Gy)	N	中位随访时间(月)	局控率(%)	激素水平恢复正常比率	激素水平恢复正常时间(月)
Losa, 2008	GK	21.5(20~25)	83	69	97.6	52.6%	5y
						84.8%	10y
Castinetti, 2009	GK	28*(24~27)	43	96*	100	42% CR	42.6*
Ronchi, 2009	GK	20(15~35)	35	114	100	43%	130*
						64% CR/NL	10y
						46% CR	10y
						82% CR/NL	
Iwai 2010	GK	20(14~30)	26	84	96	16.9%	5y
						47.4%	10y
Sheehan 2011	GK	24(9~30)	130	31	90.3	53% CR	29.8

注:GK,γ刀;N,病例数;* 平均值;CR,完全缓解;NL,联合内科治疗恢复正常;y,年

表 34-4　PRL 瘤放疗相关研究

作者(年代)	放疗类型	放疗剂量 / 中位(Gy)	N	中位随访时间(月)	局控率(%)	激素水平恢复正常比率	激素水平恢复正常时间(月)
Erridge, 2009	Conv	45(35~60)	58	9.1y	95	NA	NA
Jezkova, 2009	GK	34(20~49)	35	75.5*	97.1	80% all, 37.1% CR, 42.9% NL	8y
Castinetti, 2009	GK	28*(24~27)	15	96*	100	47% CR	23
Sheehan, 2011	GK	24(9~30)	32	31	90.3	26% CR	24.5

注:Conv,常规分割放疗;GK,γ刀;N,病例数;NA,未提供;* 平均值;CR,完全缓解;NL,联合内科治疗恢复正常;y,年

第三节　听神经瘤的放射治疗

听神经瘤(acoustic neuroma)为颅内神经肿瘤中最多见的一种良性肿瘤,又称前庭神经鞘膜瘤(vestibular schwannomas),约占颅内肿瘤的 6%。起源于听神经的前庭分支。肿瘤多为良性,生长缓慢。肿瘤绝大多数为单侧性,左右侧发病比例大致均等,少数为双侧性;双侧听神经瘤约占全部听神经瘤的 10%,多为全身神经纤维瘤病的表现之一。

一、治疗原则和放射治疗

临床上对听神经瘤的处理有三种方式可供选择:①影像随访观察;②手术;③放射治疗。已发表的两项系统综述中:听神经瘤平均每年生长1.2~1.9mm;在超过 3 年的平均随访期内,43%~46%的肿瘤没有增大,而仅有 18%~20% 的肿瘤需要采取干预措施。另外,有研究显示,有 3%~11% 的听神经瘤会出现自然消退。由于听神经瘤本身的生长缓慢,对于无神经症状、高龄或全身情况较差的小听神经瘤患者,可先观察而不予治疗。观察随访主要靠影像学,通过定期的 MRI 检查,如果观察到肿瘤进行性生长再决定采取手术或放射治疗。Deen 等认为,肿瘤平均年生长率≤0.36mm 不需要接受治疗,而肿瘤年生长率≥3mm 者需尽早接受治疗。

听神经瘤的主要治疗手段为显微外科和立体定向放射外科。随着显微外科技术的成熟,目前显微手术在听神经瘤的治疗中仍然起主导作用,主要适用于直径 >3cm 的大型肿瘤及术前听力损失严重的患者。立体定向放射外科有较高的肿瘤控制率,对周围神经损伤小,能保存有效听力,目前已成为显微外科手术之外的一种替代治疗选择,主要适用于≤3cm 的小至中型听神经瘤,并作为术后肿瘤残余、复发的辅助治疗手段。

关于两种治疗手段的有效性,临床上已有多项研究对手术和放疗的疗效进行比较,结果显示放疗可以获得同手术相似的局部控制率,并且脑神经损伤的概率明显降低。尽管如此,但因放疗不能对病变进行活检、对肿瘤伴囊性变效果欠佳及治疗过程中可能对面神经、小脑甚至脑干产生影响,且放疗后会使肿瘤与周围组织粘连,使得手术的难度大为增加,因此听神经瘤治疗仍以手术为首选,对于手术困难或功能损毁明显时考虑放射治疗。

放疗的剂量:立体定向放射外科:12~14Gy;EBRT:54Gy/1.8Gy。

二、疗效

以下以列表的方式将不同放疗技术的疗效总结。表34-5为采用立体定向外科治疗听神经瘤研究结果。

Wallner等首次采用常规放疗技术治疗次全切除或活检后的听神经瘤的研究结果,结果显示,总剂量超过45Gy的术后放疗,可以明显降低局部复发率(46% vs 6%)。在Maire等报道的这项研究中,平均总剂量为51Gy(分次剂量1.8Gy),中位随访时间80个月,15年局部控制率为86%,没有患者出现面神经或三叉神经功能障碍,在9例双侧听神经瘤患者(对侧接受手术治疗)中,7例患者保留了听力功能(不影响交流)。

在20世纪80年代末,立体定向放射治疗应用于治疗听神经瘤。表34-6中列举了采用立体定向放射治疗听神经瘤的研究结果,采用立体定向放射治疗可达到94%~100%的局部控制率。采用不同的处方剂量,三叉神经和面神经的功能保留率基本在94%以上。目前尚没有证据表明,立体定向放射治疗和立体定向外科哪种治疗技术疗效更优越。近年也有采用质子治疗听神经瘤方面的报道,表34-7中列举了采用质子治疗听神经瘤的研究结果。

表34-5　立体定向外科治疗听神经瘤研究

作者(年代)	随访时间(y)	N	平均肿瘤体积(cm³)	边缘剂量(Gy)	平均IDL(%)	PFS(%)	CN Ⅴ功能保留率(%)	CN Ⅶ功能保留率(%)	听力保留率(%)
Leksell,1971	3.7	160	NA	18~25	NA	81	82	86	20
Prasad,2000	4.27	153	2.6~2.8*	13#	30-70	92	98.3	98.4	58
Unger,2002	6.3	100	3.4	13#	NA	96	100	98	55
Chopra,2007	5.7	216	1.3	13#	50	98.3(10y)	94.9	100	44
Hasegawa,2005	>5	317	5.6	13.2##	51	93(5y)	96(>13Gy)	94	13
						92(10y)	98(≤13Gy)	99	68
Myrseth,2005	>3	103	NA	12.2	NA	93	NA	94.8	32
Combs,2006	9	26	NA	13#	80	91(10y)	92	95	55
Friedman,2006	3.3	295	2.2**	12.5#	70/80	99(5y)	99.3	99.3	NA
Kim,2007	6	59	3.41	12#	50	97	100	98.3	33.3
Iwai,2008	7.4	25	0.27	12	50	100(10y)	100	100	64
Niranjan,2008	3.5	96	0.0001	13#	50	99(2.3y)	100	100	64.5
Fukuoka,2009	≥5	152	2.0	12#	NA	94(5y)	97.4	100	71
Kalogeridi,2009	4.6	19	5.95	11~12	54	100	100	100	NA
Murphy,2010	3.6	103	1.95	13#	50	91.1(5y)	99	95	NA

注:N,病例数;IDL(isodose line),等剂量线;PFS,无进展生存率;CN,脑神经;y,年;NA,未提供;* 手术 + γ 刀治疗组平均体积为2.6cm³,单纯 γ 刀治疗组平均体积为2.8cm³;** 中位治疗中心体积;# 中位值;## 平均值

表 34-6　立体定向放疗治疗听神经瘤相关研究

作者(年代)	随访时间(月)	N	平均肿瘤体积(cm³)/直径(cm)	总剂量/分次剂量(Gy)	PTV实际受量(%)	控制率(%)	CN Ⅴ功能保留率(%)	CN Ⅶ功能保留率(%)	听力保留率(%)
Kalapurakal, 1999	54	19	NA/3.5	36/6;30/5	85	100	100	100	100
Fuss, 2000	42	51	8.6/NA	57.6##/1.8~2	NA	97.7(5y)	95.2	100	85(5y)
Meijer, 2003	33	80	NA/2.5	20/4;25/5	NA	94(5y)	98(5y)	97(5y)	61
Sawamura, 2003	45	101	NA/1.9	40~50/2	80	91.4(5y)	96	100	71
Selch, 2004	36	48	2.51/NA	54/1.8	90	100	97.8	97.9	93
Chan, 2005	45.3	70	2.4/NA	54/1.8	95	98(5y)	96	99	84(5y)
Lin 2005	48	16	NA/1.75	50/2	NA	NA	NA	NA	9(4y)
Combs 2005	48.5	106	3.9/NA	57.6#/1.8	90	93(5y)	96.6	97.7	94(5y)
Koh, 2007	31.9	60	4.9/NA	50##/2	95~100	96.2(5y)	100	100	77.3
Thomas, 2007	36.5	34	1.06/NA	45/1.8	90	100(2y)	100	94	63(2y)

注:N,病例数;CN,脑神经;y,年;NA,未提供;# 中位值;## 平均值

表 34-7　质子治疗听神经瘤相关研究

作者(年代)	随访时间(月)	N	平均肿瘤体积(cm³)	放疗技术	剂量(CGE)	控制率(%)	CN Ⅴ功能保留率(%)	CN Ⅶ功能保留率(%)	听力保留率(%)
Weber, 2003	38.7	88	1.4	SRS	12	93.6(5y)	89.4	91.1	33.3
Harsh, 2002	44#;34##	68	2.49	SRS	12	84(5y)	95.3	95.3	33.3
Bush, 2002	34	31	4.3	常规分割	54/30f;60/30~33f	100	100	100	31
Vernimmen, 2009	72#;60##	51	5.9	大分割	26/3f	87(10y)*	93	90.5	42

注:N,病例数;CN,脑神经;SRS,立体定向外科;y,年;#,临床随访时间;##,影像学随访时间;* 无进展生存率

第四节　脑膜瘤的放射治疗

脑膜瘤起源于蛛网膜细胞丛,与蛛网膜颗粒关系密切,是典型的脑外肿瘤。脑膜瘤占颅内肿瘤近30%,好发年龄60~70岁,女性多见。在一组含有319例脑膜瘤的大样本中,按照WHO分级标准,显示良性脑膜瘤(WHO Ⅰ级)占92.0%;间变性脑膜瘤(WHO Ⅱ级)占6.3%;恶性脑膜瘤(WHO Ⅲ级)占1.7%。

一、治疗原则

临床处理上有三种治疗方式可供选择:①影像随访观察;②手术;③放射治疗。

根据国外资料,多数(66%)脑膜瘤年增长体积在1cm³以下,肿瘤平均倍增时间为21.6(1.27~143.5)年。因此对于3cm以下无症状的脑膜瘤患者,可考虑影像学随访观察。

如脑膜瘤需要治疗,则其首选的治疗手段为手术治疗,要求是肿瘤全切手术,并仅出现可以接受的并发症。然而1/3的脑膜瘤由于肿瘤部位、大小以及与周围重要的神经、血管关系密切而不能完全切除,此时需要放疗的参与以降低局部复发机会。

二、放射治疗

凡符合以下指征者,应考虑放射治疗:①手术难度大,不易切除,伤残率高的颅底脑膜瘤;②脑膜瘤次全切除术后;③恶性脑膜瘤(包括全切术后的恶性脑膜瘤);④不能耐受手术或者拒绝手术者;⑤复发的脑膜瘤。

放射治疗技术可采用常规体外照射及立体定向放射治疗。如采用常规照射,主张适形或调强放疗技术,其剂量为:良性脑膜瘤54Gy;间变性或恶性脑

膜瘤 60Gy；SRS 或 FSRT：根据肿瘤部位、大小、手术史等，决定具体放疗剂量。

三、疗效

立体定向放射治疗通过提高治疗精度和降低周围正常组织的受量以达到提高疗效和减轻治疗毒性的目的。在来自于英国皇家马斯登医院的这项研究中，有 41 例良性残存或复发的脑膜瘤患者接受立体定向放射治疗（55Gy/33f），中位随访时间 21（2~62）个月，局部控制率达到 100%。Debus 等报道了 189 例颅底脑膜瘤采用立体定向放疗（平均放疗剂量 56.8Gy）的治疗结果，中位随访时间 35 个月，5 年肿瘤局部控制率和生存率分别为 94% 和 97%。14% 的患者的病变较治疗前减小了 50% 以上。在近来发表的来自该中心的更新结果中，囊括了 317 例脑膜瘤患者资料，中位随访时间 5.7 年，5 年和 10 年的肿瘤控制率分别为 90.5% 和 89%，5 年和 10 年生存率分别为 95% 和 90%。另外，肿瘤体积超过 60cm^3 的局部控制率低于 60cm^3 的患者（15.5% vs.4.3%，$P <$ 0.001）。采用立体定向放射治疗后，14%~44% 患者的神经功能得到改善。晚期严重并发症如：视力下降、垂体功能低下、认知功能障碍等，发生率在 5% 以下。迄今为止，尚没有脑膜瘤经立体定向放射治疗后出现放疗诱发肿瘤的报道。

Milker-Zabel 等报道了 94 例脑膜瘤采用 IMRT 治疗结果，中位随访时间为 4.4 年，肿瘤控制率为 93.6%，总生存率为 97%。40% 的患者经放疗后神经症状减轻，4% 患者治疗后神经症状较治疗前加重。再另外一些研究中，中位随访时间 19~36 个月，局部控制率为 93%~97%，与 Milker-Zabel 等报道的结果类似。表 34-8 中列举了采用立体定向放疗、IMRT、质子治疗颅底脑膜瘤的相关研究结果。

表 34-8　采用立体定向放疗、IMRT、质子治疗颅底脑膜瘤相关研究

作者（年代）	放疗技术	N	S+RT	RT	中位靶区体积（ml）	中位放疗剂量（Gy）	中位随访时间（月）	局部控制率（%）	晚期毒性（%）
Debus，2001	FSRT	189	69	31	52.5	56.8	35	97（5y）	12
Jalali，2002	FSRT	41*	63	37	17.9	55	21	100	12.1
Lo，2002	FSRT	18*	60	40	8.8	54	30.5	93.3	5
Torres，2003	FSRT	77*	65	35	16.1	48.4	24	97.2	5.2
Selch，2004	FSRT	45	64	36	14.5	56	36	100（3y）	0
Metellus，2005	FSRT	38	20	18	12.7	53	88.6	94.7	2.6
Milker-Zabel，2005	FSRT	317*	67	43	33.6	57.6	67	90.5（5y）	8.2
Henzel，2006	FSRT	84	60	40	11.1	56	30	100	NA
Brell，2006	FSRT	30	57	43	11.3	52	50	93（4y）	6.6
Hamm，2008	FSRT	183*	70	30	27.4	56	36	97（5y）	8.2
Uy 2002	IMRT	40*	62.5	27.5	20.2	50.4	30	93（5y）	5
Pirzkall 2003	IMRT	20	80	20	108	57	36	100	0
Saja 2005	IMRT	35*	54	46	NA	50.4	19.1	97（3y）	0
Milker-Zabel，2007	IMRT	94**	72	28	81.4	57.6	52	93.6	4
Wenkel，2000	Ph + pr	46*	83	17	76	59	53	100（5y）	16
Vernimmen，2001	pr	23*	65	35	23.3#	20.6	38#	87	13
Weber，2004	pr	16*	81	19	17.5	56	34.1	91.7（3y）	24
Noel，2005	Ph + pr	51*	86	14	17	60.6	21	98（4y）	4
Halasz，2011	pr	50	36	64	4.3	13	32	94	5.9

注：S，手术；RT，放疗；FSRT，立体定向放射治疗；IMRT，调强放疗；Ph，质子；pr，光子；y，年；NA，未提供；* 包含部分颅内脑膜瘤；** 包含一部分间变性或恶性脑膜瘤；# 平均值

表 34-9　采用立体定向外科治疗颅底脑膜瘤相关研究

作者(年代)	N	S+SRS	SRS	中位肿瘤体积(ml)	中位放疗剂量(Gy)	中位随访时间(月)	局部控制率(%)	毒性(%)
Pollock, 2005	49	0	100	10.2	16	58	80(7y)	20
Kreil, 2005	200	50.5	49.5	6.5	12	95	97(10y)	4.5
Zachenhofer, 2006	36	70	30	NA	17	103	94	5
Kollova, 2007	368	30	70	4.4	12.5	60	98(5y)	15.9
Hasewaga, 2007	115	57	43	14	13	62	87(5y)	12
Feigl, 2007	214	43	57	6.5#	13.6#	24#	86.3(4y)	6.7
Davidson, 2007	36	100	0	4.1	16	81	94.7(10y)	3
Kondziolka, 2008	972*	49	51	7.4*	14#	48#	87(10y)	7.7
Iway, 2008	108	NA	NA	8.1	12	86.1	83(10y)	6
Han, 2008	98	36	64	6.3#	12.7	77#	90(5y)	16
Takanashi, 2009	101	24	76	7.1	13.2	52#	97	0
Ganz, 2009	97	NA	NA	15.9#	12#	53#	100(2y)	3

注:S,手术;SRS,立体定向放射外科;y,年;NA,未提供;*包括部分颅内脑膜瘤;#平均值

自 20 世纪 90 年代开始,立体定向外科技术被广泛用于治疗颅底脑膜瘤,表 34-9 中列举了近些年发表的采用立体定向外科治疗颅底脑膜瘤的研究结果。在来自匹兹堡大学的这一组 972 例大样本中,中位边缘剂量为 13Gy,5 年和 15 年的局部控制率分别为 93% 和 87%,并且术后放疗组的局部控制率与单纯放疗组局部控制率没有统计学意义。就立体定向外科剂量而言,以往多采用 12~18Gy。近些年,为了降低放疗的毒性作用,有降低放疗剂量的趋势。Ganz 等报道了 97 例脑膜瘤患者,中位肿瘤体积为 15.9cm³,γ 刀剂量为 12Gy,中位随访时间 54 个月,2 年无进展生存为 100%。总之,中位放疗剂量为 12~14Gy 时,5 年的肿瘤控制率可达到 90%~95% 与更高剂量放疗的结果类似。

对于儿童以及青少年脑膜瘤,近期发表的 Meta 分析显示,首程根治性切除的患者无论是无局部复发生存还是总生存优于次全切除的患者(P<0.0001),早期开始放疗并不能改善无局部复发生存和总生存。因此,建议对于儿童和青少年脑膜瘤首选手术治疗,对于次全切除的患者建议再次手术以达到尽可能切除肿瘤。

第五节　颅咽管瘤的放射治疗

颅咽管瘤由位于垂体区先天发育残留组织 Rathke 囊残留细胞发展形成,占所有颅内肿瘤的

5%。好发于青少年。

一、治疗原则

由于颅咽管瘤与视觉通路、下丘脑以及垂体关系密切,治疗往往需要采用多种治疗手段相联合的综合治疗模式。手术可以快速地缓解症状并获得病理诊断,在颅咽管瘤治疗中发挥着极其重要的作用。临床资料显示,颅咽管瘤手术完全切除率在 27%~90% 的范围。但手术过程中,多因为肿瘤与视觉通路、垂体或者其他鞍旁重要组织粘连而采用次全切除术。对于次全切除的患者,需考虑联合其他治疗手段,达到很好的疗效。对于复发的颅咽管瘤,再次手术治愈率低并且手术并发症高。手术死亡率可达 10.5%~40.6%。

对于复发和残存的病变,可采取的其他治疗手段包括:SRS、IMRT、立体定向放射治疗等。对于囊性病变还可考虑腔内博来霉素化疗和腔内钇-90 或磷-32 放疗。

二、放射治疗及疗效

放疗适应证包括:①术后有残存;②复发的颅咽管瘤;③不能耐受手术或拒绝手术。但对于 3 岁以下的儿童,术后有残存,建议严密随访,推迟放疗。

放疗剂量:EBRT:54Gy/1.8Gy;SRT 或 FSRT:根据肿瘤部位、大小、手术史等,决定具体放疗剂量。

表34-10　立体定向外科（放疗）治疗颅咽管瘤相关研究

作者（年代）	N	放疗技术	边缘剂量（Gy）	中位/平均肿瘤体积（ml）	中位/平均随访时间（月）	局部控制率（%）	并发症（%）
Chung，2000	31a	SRS	12	8.9	36	87	3
Yu，2000	46a	SRS	8~18	13.5	16	88	0
Chiou，2001	10a	SRS	16.4	1.7	66.5	58	10
Ulfarsson，2002	21a	SRS	3~25	7.8	16.8y	34	38
Amendola，2003	14a	SRS	14	3.7	39	86	0
Kobayashi，2005	98b	SRS	11	3.5	65	61（5y）	6
Niranjan，2010	46a	SRS	13	1	62.2	68（5y）	2
Selch，2002	16b	FSRT	55	7.7	22	75（3y）	NA
Combs，2007	40b	FSRT	52	13.3	98	100（10y）	0
Minniti，2007	39b	FSRT	50	10.2	40	92（5y）	32

注：SRS，立体定向放射外科；FSRT，立体定向放射治疗；y，年；NA，未提供；a 部分联合腔内同位素治疗；b 部分联合腔内博来霉素治疗

表34-11　质子治疗颅咽管瘤的研究

作者（年代）	放疗技术	N	放疗剂量/分次剂量（CGE）	中位随访时间（月）	局部控制率（%）	晚期毒性（%）
Fitzek，2006	photon + proton	15	56.9*	13.1y	85（10y）	6.7
Luu，2006	proton	16	50.4~59.4/1.8	NA	93	18.8
Winkfield，2009	proton	24	52.2~54/1.8	40.5	100	NA

注：N，病例数；photon，光子；proton，质子；y，年；NA，未提供；* 中位放疗剂量

表34-10 中列举了7项近些年发表的采用SRS治疗颅咽管瘤研究结果。Kobayashi 等报道了98例颅咽管瘤采用立体定向外科治疗结果，中位随访时间为65个月，5年和10年总生存率分别为94.1%和91%；5年和10年无进展生存率分别为60.8%和53.8%。结合目前发表的研究结果，实性病变、囊性病变和混合性病变平均控制率分别为90%、88%和60%。中位边缘剂量12Gy的立体定向外科治疗可获得很好的局部控制率，低于该剂量会明显降低肿瘤的局部控制率。Ufarsson 等报道边缘剂量在6Gy以下，肿瘤的控制率会降至15%。来自英国皇家马斯登医院的这项研究中，39例颅咽管瘤接受立体定向放射治疗，5年肿瘤的控制率和生存率分别为92%和100%。Combs 等报道的40例接受立体定向放射治疗的结果显示，10年无进展生存为100%。值得一提的是，采用立体定向放射治疗的中位肿瘤体积（12ml）比采用立体定向外科的中位肿瘤体积要大。

Fitzek 等报道了15例采用质子联合光子治疗颅咽管瘤的研究结果，中位处方剂量为56.9CGE，中位

质子的剂量为26.9Gy，5年和10年的局部控制率分别为93%和85%。有1例儿童出现学习困难。表34-11 中列举了近些年发表质子治疗颅咽管瘤的研究结果。目前颅咽管瘤相关的IMRT研究主要是剂量学研究，临床结果报道较少。

第六节　副神经节瘤的放射治疗

副神经节瘤，也称为化学感受器瘤或血管球体瘤，是指发生在副神经节的肿瘤，一般分布与副神经节的分布相当。以颈动脉体副神经节瘤和颈静脉鼓室副神经节瘤比较常见。副神经节瘤是一种低度恶性肿瘤，出现淋巴结转移以及远处转移罕见。

一、治疗原则和放射治疗

1. 治疗原则　治疗以手术治疗为主，但病变位于比较特殊的部位和（或）手术损伤神经明显时，如肿瘤已破坏岩骨、颈静脉窝或枕骨，或有颈静脉孔综合征的病人，应首选放射治疗。

2. 放射治疗技术　可采用常规外照射，主张适

表 34-12　常规放疗治疗副神经节瘤相关研究

作者(年代)	N	剂量(Gy)	中位随访时间(年)	肿瘤控制率(%)
Hinerman,2001	43	37.7~60	11.1	93
Pemberton,2005	49	37.5~50	7.4	92(10y)
Krych,2006	23	45	13.4	100
Huy,2009	41	44~50	4.2	96

表 34-13　立体定向外科治疗副神经节瘤相关研究

作者(年代)	N	平均边缘剂量(Gy)	中位随访时间(月)	肿瘤控制率(%)	症状缓解率(%)	并发症(N)
Sheehan,2005	8	15	28	100	100	0
Gerosa,2006	20	17.5	50	100	90	0
Varma,2006	17	15	48	76	88	0
Poznanovic,2006	8	15.1	16	100	100	眩晕(1),一过性脑神经 Ⅸ,Ⅹ,Ⅻ麻痹(1)
Bitaraf,2006	16	18	19	100	100	眩晕(1)
Feigl,2006	12	17	33	100	92	一过性面部痉挛(1),一过性声嘶(1)
Lim,2007	18	20.4	60	100	100	一过性听力丧失(2),一过性声带麻痹(1)
Sharma,2008	24	16.4	26	100	100	三叉神经痛(1)
Miller,2009	5	15	34	100	100	0
Ganz,2009	14	13.6	28	100	100	一过性面瘫(1)
Navarro Martin,2010	10	14	10	100	100	0
Genc,2010	18	15.6	53	94	94	0

形放疗技术,常规分割,总剂量 45~54Gy/1.8~2Gy;对病变较小者,也可考虑立体定向放射治疗,具体剂量的给予应综合考虑肿瘤部位、大小、手术史等因素来决定。

二、疗效

早在 1990 年 Springate 等,对颈动脉体副神经节瘤和颈静脉鼓室副神经节瘤的不同治疗方式包括:单纯手术、单纯放疗、手术联合放疗进行比较,发现三种治疗方式在局部控制上无显著差异,但是手术的术后并发症较高,而放疗的严重毒副作用较低(2%~3%),建议把放疗作为副神经节瘤的首选治疗手段。表 34-12 中列举了采用常规放疗治疗副神经节瘤的研究。

Guss 等对立体定向外科治疗颈部副神经节瘤进行了 Meta 分析,其中有 8 项研究中位或平均随访时间超过 3 年,采用立体定向外科治疗,可获得 96%的肿瘤控制率。表 34-13 中列举了近年发表的 SRT 治疗副神经瘤的研究结果。

第七节　脊索瘤的放射治疗

脊索瘤,临床罕见,是由胚胎残存脊索发生的肿瘤,位于中线骨骼部位、经蝶枕区至骶尾部的任何轴向位置均可发生。其中 50% 发生于骶骨,35% 发生于颅底斜坡,15% 发生于脊柱。颅底脊索瘤的特点属于低度恶性,生长慢,以侵袭性的局部生长为主,但有溶骨性破坏,本病在诊断时肿瘤常较大且易累及周围脑神经,使大动脉移位或包绕并侵及海绵窦,完整手术切除相当困难。

本病局部复发常见,而淋巴转移及血行转移少见。但有文献报道脊索瘤的血行转移并非少见,可高达 25%,可能与临床病程较长、局部肿瘤较难控制等因素有关。最常见的远位转移部位为肺,其次为肝和骨。

一、治疗原则

1. 手术治疗　手术治疗是颅底脊索瘤的首选治疗手段。通过手术,一方面可以切除大部分瘤体、迅速缓解临床症状,另一方面,可通过术后病理检查明确诊断。但由于病变部位的限制以及肿瘤局部侵袭性生长的特性,少有能手术彻底切除者。因此单纯手术后的局部复发率高,可高达85%。

2. 放射治疗　尽管脊索瘤对放射治疗不敏感,但通过术后放疗,可明显降低脊索瘤的术后复发率、推迟局部复发时间。对不能手术或单纯手术后局部复发的病人,尽管放射治疗不能根治,但可以有效地缓解症状、控制肿瘤生长、延长生存时间。由于颅底脊索瘤单纯手术不易切除彻底,术后局部复发率高而且病变对放疗相对抗拒,因此治疗上的标准方案为手术和术后放疗的综合治疗。

二、放射治疗

1. 放疗适应证

(1) 切缘阳性、术后有残留。

(2) 局部复发。

(3) 不能耐受手术或拒绝手术。

对于颅底脊索瘤全切术后,是否行术后放疗,目前争议较大。

2. 放射治疗技术

(1) 常规放射治疗技术:①体位及照射技术:病人一般取仰卧位,斜架,头垫合适角度的头枕,使下颌尽量内收,保证前野垂直照射时避开眼球。采用面罩固定技术可以充分保证治疗过程中的重复性和精确性。放疗技术可用两野(双颞侧野)对穿照射,但考虑到由于两野对穿照射可造成颞叶受量过高,最好使用三野照射技术,即在两野的基础上再设置一个额部前正中野,三野等中心照射,既能使靶区得到满意的剂量分布,又避免了双侧颞叶受量过高的副作用。具体技术类似于垂体瘤的三野照射技术(图34-9)。②靶区的设计:主张利用强化的 CT 或 MRI 影像所显示的肿瘤大小及侵犯范围而设计,照射野边缘一般根据具体肿瘤的大小外放 0.5~1cm,并依靠 TPS 来精确地制定放射治疗计划。③能量和剂量:由于病变位于中线部位,因此主张高能 X 线照射,能量不低于 6MV X 线,有条件者可采用 10MV、18MV X 线照射(图 34-10)。采用常规分割照射技术,分次剂量为 1.8~2Gy。因为肿瘤毗邻重要结构如视神经、脑干等安全剂量的限制而且高剂量的放疗并不能进一步降低局部复发率,故放疗总剂量一般在 55~66Gy(中位剂量 60Gy)。

(2) 立体定向放疗技术:对一些范围较为局限、距离视神经、视交叉、脑干等重要结构尚有一定安全

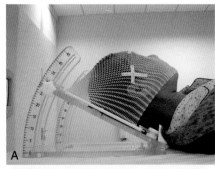
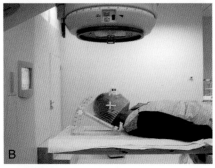
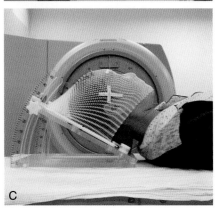

图 34-9　照射体位及照射过程
A. 照射体位;B. 垂直照射图;C. 水平照射(左侧野)

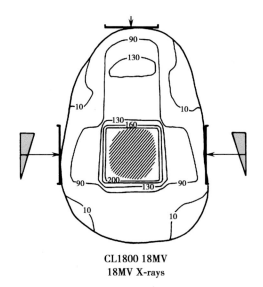

CL1800 18MV
18MV X-rays

图 34-10　斜坡脊索瘤 18MV X 线三野等中心照射的剂量分布

表 34-14　立体定向外科治疗颅底脊索瘤相关研究

作者(年代)	N	中位肿瘤体积(cm³)	中位边缘剂量(Gy)	随访时间	局部控制率(%)	总生存率(%)
Krishnan,2005	25	14.4	15	4.8y	72	88
Martin,2007	18	9.8	16	NA	62.9(5y)	62.9(5y)
Dassoulas,2009	15	5.8*	12.7*	88m	50.3(10y)	NA
Kano,2011	71	7.1	15	5y	66(5y)	80(5y)

注:N,病例数;y,年;m,月;NA,未提供;*平均值

表 34-15　碳离子治疗脊索瘤相关研究

作者(年代)	N	中位剂量(CGE)	随访时间(月)	局部控制率(%)	总生存率(%)
Schulz-Ertner,2007	96	60(60~70)	31	70(5y)	88.5(5y)
Takahashi,2009	9	60.8(57.6~60.8)	29.6	77.8	88.9

界限的脊索瘤,也可采用立体定向放疗技术。

(3)质子照射技术:因为脊索瘤增殖缓慢的特点,而且瘤体毗邻重要的结构如视神经、视交叉、脑干等,因此为保证瘤体得到较高剂量的照射、而周围重要结构处于相对安全的剂量,采用高线性能量传递放疗设备如质子束有其应用价值。使用质子束进行照射有两种方式,一种为单一的质子照射,另外一种为质子与光子的混合照射。目前在临床上多采用后一种治疗方式。

三、疗效

中国医学科学院肿瘤医院钱立庭等报道的 37 例颅底部脊索瘤,手术加放射治疗 28 例,单纯放疗 8 例,单纯手术 1 例。放射治疗总剂量为 30~75Gy,中位剂量为 60Gy。全组 5 年和 10 年总生存率分别为 71.5% 和 41.0%。全组患者治疗结束时症状缓解率和病灶明显消退或消失率分别为 86.5% 和 48.6%。放射治疗对于缓解症状、控制局部病灶具有重要作用。

Kano 等报道了 71 例采用立体定向外科治疗颅底脊索瘤的研究结果,中位 SRS 的靶体积为 7.1 (0.9~109)cm³,中位边缘剂量 15.0(9~25)Gy,5 年总生存率和局部控制率分别为 80% 和 66%。表 34-14 中列举了立体定向外科治疗颅底脊索瘤相关研究结果。关于质子治疗脊索瘤,在近年发表的一项综述中,囊括了 4 项研究,一共 206 例脊索瘤,总放疗剂量为 48~80CGE,5 年总生存率及局部控制率分别为 79.9%(49%~88.5%)和 64%(36%~70%)。表 34-15 中列举了碳离子治疗脊索瘤研究结果。

目前,采用 IMRT 治疗脊索瘤的报道较少,就生存率而言,目前尚没有明确证据支持质子或碳离子

优于光子放疗,另外,有采用靶向药物如伊马替尼、舒尼替尼治疗脊索瘤。

第八节　鼻咽癌的放射治疗

鼻咽癌在世界各国均有发病,但有明显地域高发现象,在中国及东南亚各国发病率高达 25/10 万,在我国头颈部恶性肿瘤的发病率上位居首位。2003 年 WHO 将鼻咽癌的病理类型分为 3 型:非角化型癌、角化型鳞状细胞癌、基底细胞样鳞状细胞癌。

一、治疗原则

尽管外科技术及内科化疗取得了飞速发展,但放射治疗仍是目前鼻咽癌的唯一根治性治疗手段。随着治疗经验的丰富、放射治疗设备的不断更新,鼻咽癌放射治疗后的 5 年生存率较前有了明显的提高,尤其是目前 IMRT 在鼻咽癌放疗上的应用,不仅局部区域控制率得到改善而且放疗的并发症明显减轻。

鼻咽癌的手术治疗目前仍处于辅助治疗的地位,主要用于放疗后局部残存或颈部淋巴结残存或疗后复发的病变,如果指征选择合适,此类病人仍有相当一部分比例可获得长期生存。

化疗主要用于局部区域晚期病变,一般是配合放疗使用,以进一步改善放疗的局部区域控制率、降低远处转移率。

鼻咽癌的治理原则见鼻咽癌治疗流程图 34-11。

二、放射治疗

临床上又分为常规放疗技术及调强放疗技术,

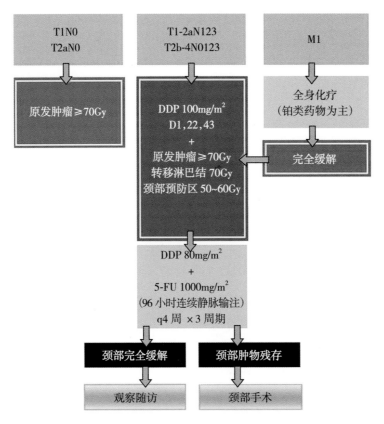

图 34-11 鼻咽癌治疗流程图

主张调强放疗技术用于鼻咽癌的放疗。

1. 常规放射治疗技术

(1) 体位固定:仰卧位,头枕部垫合适角度的头枕、热塑面罩固定,保证病人治疗过程中的精确性和重复性。

(2) 照射范围:鼻咽癌原发灶照射需包括全鼻咽腔、鼻腔及上颌窦后 1/3、翼腭窝、双侧咽旁间隙、后组筛窦、颅底及蝶骨体、枕骨体及海绵窦区。颈部应作全颈预防或治疗性照射。

(3) 常用照射野:以"面颈联合野 + 下颈锁骨上切线野"为主野,辅以耳前野、耳后野、面前野、颅底野及颈侧小野等。疗中注意定期缩野。基本设野方法见图 34-12,图 34-13。

(4) 分割方法及时间剂量:常规分割照射,即每日一次,每周 5 天连续照射,单次剂量 1.8~2.0Gy。根治性放疗总量:70~80Gy/35~40 次 /7~8 周。预防性照射剂量:50~60Gy/25~30 次 /5~6 周。具体按鼻咽癌病期早晚、有无颅底破坏、疗中肿瘤退缩程度等因素而确定最终剂量。

2. 调强放射治疗技术 是鼻咽癌目前的主流

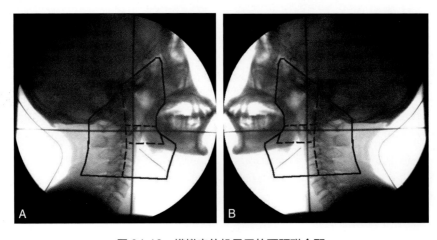

图 34-12 模拟定位机显示的面颈联合野

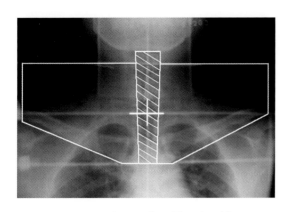

图 34-13　中、下颈部及锁骨上照射野

放疗技术,其具体靶区的设计包括:

(1) GTV:以影像学检查、内镜检查、临床查体所显示的肿瘤病变范围(包括原发肿瘤及转移的淋巴结)为主,根据具体情况可分为 GTVnx(鼻咽原发肿瘤)、GTVnd(颈部转移淋巴结)、GTVrpn(咽后淋巴结)等。

(2) 临床靶区 CTV:临床靶区分为高危临床靶区(CTV1)、低危临床靶区(CTV2)或称为预防照射区。CTV1 包括整个鼻咽、咽后淋巴结区域、颅底、咽旁间隙、翼腭窝、蝶窦、鼻腔和上颌窦的后 1/3,而且 CTV1 应该完全涵括 GTV,包括原发灶和有转移淋巴结的淋巴引流区域。CTV2 包括没有转移淋巴结但需要预防性照射的颈部淋巴引流区域。

(3) 计划靶区 PTV:考虑到摆位误差的影响,一般将 GTV、CTV 三维方向上外扩 3~5mm 形成 PTV,并按照相应 PTV 给予不同的剂量。

一般而言,原发肿瘤根据病期的早晚给予不同的分次剂量及总剂量,一般根治性剂量为:69.96~73.92Gy/2.12~2.24Gy/33 次;而转移的颈部淋巴结则不论分期如何总剂量均为 69.96Gy(不超过70Gy),疗后即便残存也可手术挽救(图 34-14)。

3. 立体定向放疗　立体定向放射治疗即所谓伽马刀、X-刀治疗,用于鼻咽癌的治疗主要是作为一种局部加量手段而利用。即鼻咽癌在足量外照射后,如鼻咽、咽旁间隙有残存时,但病变尚在 30~40mm 范围内,用刀作补充照射;或是鼻咽癌足量照射后鼻咽部复发者,经病理检查证实,先施外照射于鼻咽及邻近部位,用超分割照射方法达 50Gy 左右后,再用刀做推量治疗。一般采用分次治疗 2~4 次为一疗程,分次剂量为 4~6Gy。

三、手术治疗

鼻咽癌首次放疗后复发或残存病灶的手术解救是最好的时机,二程或多程放疗后的手术解救困难。

外科挽救性手术的指征包括:

(1) 放疗后鼻咽或颈部病变未控或复发。

(2) 转移的颈部淋巴结不固定,或虽已固定但颈动脉鞘未受累。

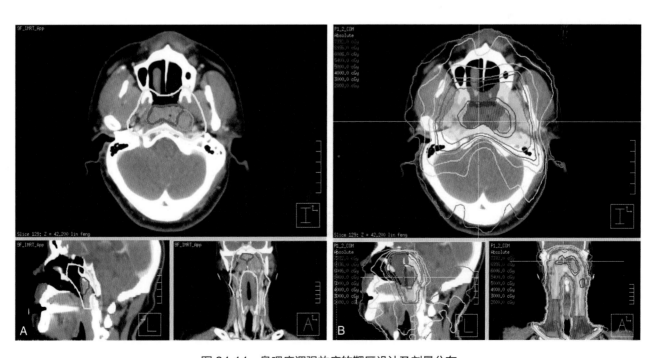

图 34-14　鼻咽癌调强放疗的靶区设计及剂量分布
A. 红线:GTVnx,黄线:CTV1,褐色线:CTV2;B. 不同靶区不同的剂量分布

表 34-16　IMRT 治疗鼻咽癌相关研究

作者(年代)	N	中位随访时间(月)	放疗剂量(Gy)(分次剂量)	CT(%)	LFFS(%)	RFFS(%)	DFFS(%)
Lee,2002	67	31	65~70(2.12~2.25)± boost	90	98(4y)		66(4y)
Kam,2004	63	29	66(2)(± boost)	25	92(3y)	98(3y)	79(3y)
Wu,2006	75	23.8	70~80(2.5)	0	87.2(2y)		82(2y)
Wolden,2006	74	35	70.2(2.34)	93	91(3y)	93(3y)	78(3y)
Lee,2006	20	27	72(2.4)	90	88(2 y)		90(2y)
Kwong,2006	50	25	76(2.17)	68	94(2y)	94.2(2y)	93.1(2y)
Lin S,2009	323	30	66~69.75(2.2~2.25)± boost	90	95(3y)	98(3y)	90(3y)
Tham IW,2009	195	36.5	70(2.12)± boost	57	90(3y)	NA	89(3y)
Lee N,2009	68	30	70(2.12)	84	93(2y)	91(2y)	85(2y)
Wong FC,2010	175	34	70(2.12)± boost	72.6	93.6(3y)	93.3(3y)	86.6(3y)
Ng WT,2011	193	30	70(2/2.12)	84	95(2y)	96(2y)	90(2y)
医科院,2012	491	NA	70~74(2.12~2.24)± boost	55.3	87.7(5y)	94.2(5y)	84.5(5y)

注:N,病例数;y,年;NA,未提供;boost,推量;IMRT,调强放疗;CT,化疗;LFFS,无局部失败生存率;RFFS,无区域失败生存率;DFFS,无远处转移生存率

(3) 无颅底骨破坏,无脑神经受侵。

(4) 无远处转移。

(5) 无全身麻醉禁忌证。

四、疗效

常规照射技术年代,以中国医学科学院肿瘤医院自 1990—1999 年期间治疗的 938 例鼻咽癌为例,尽管全组病例 2/3 为Ⅲ、Ⅳ期,经放疗后的总的 5 年生存率达到了 76%,而Ⅰ、Ⅱ期的 5 年生存率则高达 90%,远远超出了本院 20 世纪 90 年代以前 41.4% 的 5 年生存率。

调强放射治疗技术的应用,仍以中国医学科学院肿瘤医院的资料,491 例鼻咽癌接受调强放疗结果,Ⅲ~ⅣB 期有 333 例,全组 5 年局部控制率 87.7%、区域控制率 94.2%;5 年总生存率 82.1%、无瘤生存率 71.8%、无远处转移生存率 84.5%。表 34-16 中列举了不同中心采用调强放疗治疗鼻咽癌的研究结果。

放疗后残存或复发的鼻咽癌病人 121 例(其中鼻咽原发病变 41 例,颈部淋巴结转移 80 例)采用手术挽救,获得较好的治疗效果:鼻咽癌原发病灶放疗后复发或残存手术挽救的 5 年生存率为 34%,颈部淋巴结转移手术挽救的 5 年生存率为 40%,表明挽救性外科治疗对符合指征的放疗后复发或残存的鼻咽癌是一种有效的治疗手段。

第九节　鼻腔、鼻旁窦癌的放射治疗

一、概述

鼻腔、鼻旁窦癌是指发生于鼻腔和鼻旁窦包括上颌窦、筛窦、蝶窦、额窦的一组恶性肿瘤。其中鼻腔恶性肿瘤最为常见,约占全部鼻腔、鼻旁窦恶性肿瘤的 1/2。在鼻旁窦恶性肿瘤中,上颌窦发生率最高,其次为筛窦,而蝶窦和额窦癌少见。由于该部位发生的肿瘤早期缺乏特异性症状,确诊时多为中、晚期,而具体无法确定肿瘤到底起源于鼻腔、还是鼻旁窦,因此常将鼻腔、鼻旁窦癌归在一起进行讨论。

鼻腔上颌窦癌最常见的病理类型为鳞癌,而筛窦癌中腺癌明显较上颌窦癌为常见。其他病理类型还有嗅神经母细胞瘤、恶性黑色素瘤、内翻性乳头状瘤、淋巴瘤、未分化癌等。

二、治疗原则

鼻腔、鼻旁窦癌的主要治疗手段有手术治疗和放射治疗。除病理类型为低分化癌或未分化癌者可首选根治性放射治疗外,其他类型的鼻腔、鼻旁窦癌几乎均以手术为主,配合以术前或术后放疗,以最大可能地提高肿瘤的局部区域控制率,同时又尽可能

地保留正常组织、器官的功能。

三、放射治疗

1. 放疗适应证

（1）术前放疗：除分化差的肿瘤外，凡有手术指征的局部晚期鼻窦癌都适合采用有计划地术前放疗；部分分化差的肿瘤放疗 50Gy 时消退不满意，应及时将根治性放疗改为术前放疗。

（2）术后放疗：①局部晚期；②切缘阳性或安全界不够；③多发淋巴结转移，或淋巴结包膜外受侵；④颈部软组织受侵、或周围神经受侵、或脉管瘤栓；⑤凡病理属高度恶性者，无论病期早晚、或手术切除情况，术后放疗为常规。

（3）颈部放疗：颈部是否需要放疗取决于多种因素，一般凡符合下列指征之一者应考虑颈部放疗：①当病变侵犯鼻咽、口咽等淋巴组织较为丰富的结构时，颈部应行放疗；②局部晚期如 T$_4$ 病变；③病理为未分化或低分化鳞癌者；④术后复发的病变；⑤术后病理证实有淋巴结广泛转移或淋巴结包膜外受侵的病变。

2. 放射治疗技术　放疗技术主要包括常规放射治疗技术和调强放射治疗技术。

（1）常规放射治疗技术：对多数病人而言，因为鼻腔、鼻旁窦病变多为互相侵犯，确诊时往往有 2 个或 2 个以上部位的受侵，因此，无论病变是原发于鼻腔、筛窦，还是上颌窦，其常规放疗技术基本相同。标准照射野为二野或三野等中心治疗。两野等中心照射主要为一前、一侧两野交角照射，并加用合适角度的楔形板，主要用于病变局限于一侧的鼻腔、上颌窦、眼眶等（图 34-15）。三野等中心照射主要为一前野＋两侧野楔形照射技术，适用于鼻腔上颌窦病变过中线者，或筛窦、蝶窦等中央器官发生的肿瘤（图 34-16）。

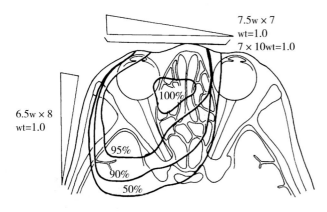

图 34-15　鼻腔、筛窦、同侧眼眶病变采用两野交角楔形照射技术的剂量分布

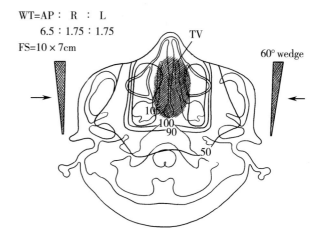

图 34-16　鼻腔、鼻旁窦肿瘤的三野等中心照射技术的剂量分布

（2）调强放疗技术：尽管常规放疗技术在临床上已经应用了几十年，但由于鼻腔、鼻旁窦毗邻其周围的重要结构，如双侧眼球、角膜、晶体、脑实质、腮腺等，因此常规照射技术很难在保证靶区满意的剂量分布情况下而躲避周围正常组织，尤其是双侧眼球的放射耐受性限制，从而使常规照射技术的实施受到一定程度的限制，而采用适形调强放疗，则可克服常规照射技术相应的缺陷，在提高局部控制率、减低并发症方面有其优势，因此有条件的单位推荐使用调强放射治疗技术。图 34-17 为左侧鼻腔上颌窦鳞癌采用内镜下手术后采用调强放疗技术的靶区及剂量分布。

（3）放疗剂量：常规放疗技术剂量：①术前放疗剂量：总剂量 50~60Gy/5~6 周，以控制亚临床病灶，减少肿瘤负荷，利于手术彻底切除。如有眼眶或上颌窦后壁的破坏，则术前放疗局部总剂量应争取达到 60~70Gy/6~7 周；②术后放疗：亚临床病灶给予 60Gy/6 周；如有残存肿瘤应根据肿瘤大小，病理类型等情况，缩野加量至 66~70Gy；③根治性放疗：根据肿瘤病理类型，放射敏感性，肿瘤大小等情况给予 70~80Gy/7~8 周。未分化癌或低分化癌对射线敏感，总剂量可给予 70Gy/7 周。放疗中应注意及时缩野，以便对周围正常组织最大可能进行保护。

调强放疗技术剂量：①术前放疗：95%PGTVp、GTVnd 59.36~64.4Gy/2.12~2.3Gy/28F；95%PTV 50.96~56Gy/1.82~2.0Gy/28F（对于上颌窦后壁受侵或腺样囊性癌术前放疗剂量不应低于 60Gy）；②术后放疗：95%PGTVp、PGTVtb、GTVnd 63.6~69Gy/2.12~2.3Gy/30F；

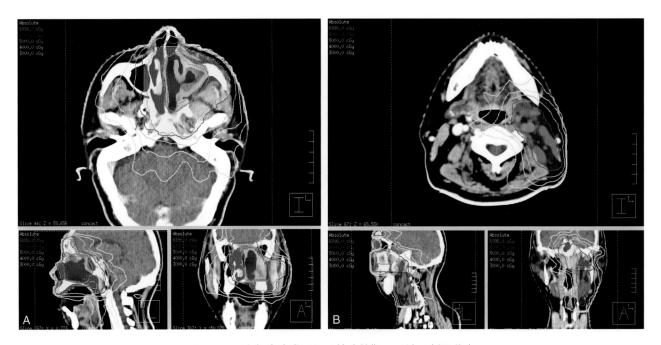

图 34-17　上颌窦癌术后调强放疗的靶区设计及剂量分布
A. 三维层面显示的原发灶靶区的剂量分布；B. 三维层面显示的原发 + 颈部淋巴引流区的剂量分布

95%PTV 54.6~60Gy/1.82~2.0Gy/30F；如术后肿瘤残存或切缘阳性时，按根治性放疗处理；③根治性放疗：95%PGTVp 69.96~75.9Gy/2.12~2.3Gy/33F；95%GTVnd 69.96Gy/2.12Gy/33F；95%PTV1 60.06~66Gy/1.82~2.0Gy/33F；95%PTV2 50.96~56Gy/1.82~2.0Gy/28F。

四、疗效

Chen 等报道 1960—2005 年 127 例鼻腔、鼻旁窦癌治疗结果，其中，59 例采用常规放疗，45 例采用三维适形放疗，23 例采用调强放疗。全组 5 年总生存率和局部控制率分别为 54% 和 62%，不同治疗时期局部控制和总生存没有统计学差异，但是晚期 3~4 级毒性明显下降由 20 世纪 60 年代 53% 降至 2000 年以后的 16%（P=0.01）。表 34-17 中列举了

IMRT 治疗鼻腔、鼻旁窦癌的研究结果。

五、放疗并发症及处理

常见的急性放射性反应主要有鼻腔、口腔黏膜反应，结膜充血、角膜炎等。放疗晚期损伤包括白内障、角膜损伤、视力下降甚至失明，放射性骨坏死，颞下颌关节纤维化致张口受限等。

放射治疗前尽量除去口内龋齿、残根，做好口腔护理，保持口腔卫生；在照射过程中需要注意口腔黏膜保护，保持口腔清洁；应用抗生素眼药水滴鼻及滴眼，涂抹眼药膏预防结膜炎或角膜溃疡。施行上颌窦开窗引流术并在治疗期内经常冲洗，有利于放疗的顺利进行；张口训练，防止咬肌、下颌关节纤维变。

表 34-17　IMRT 治疗鼻腔、鼻旁窦癌相关研究

作者（年代）	N	中位随访时间（月）	放疗剂量（Gy）（分次剂量）	LC（%）	OS（%）
Duthoy，2005	39	31	60~70（2）	68（4y）	59（4y）
Combs，2006	46*	16	64（1.8~2.2）	49（3y）	90（3y）
Daly，2007	36	51	63~72（2.12）	58（5y）	45（5y）
Madani，2009	84	40#	70（2）	70.7（5y）	58.5（5y）
Wiegner，2012	52**	26.6	66（2.2）	64（2y）	66（2y）

注：N，病例数；y，年；LC，局部控制率；OS，总生存率；*6 例为再程放疗；**11 例原发于鼻腔 #16 例原发于鼻腔

（曹才能　罗京伟）

参考文献

1. Tupchong L,Scott CB,Blitzer PH,et al.Randomized study of preoperative versus postoperative radiation therapy in advanced head and neck carcinoma:long-term follow-up of RTOG study 73-03.Int J Radiat Oncol Biol Phys,1991,20:21-28.

2. Gilbeau L,Octave-Prignot M,Loncol T,et al.Comparison of setup accuracy of three different thermoplastic masks for the treatment of brain and head and neck tumors.Radiother Oncol,2001,58(2):155-162.

3. van den Brekel MW,Stel HV,Castelijns JA,et al.Cervical lymph node metastasis:assessment of radiologic criteria. Radiology,1990,177(2):379-384.

4. Tang L,Li L,Mao Y,et al. Retropharyngeal lymph node metastasis in nasopharyngeal carcinoma detected by magnetic resonance imaging:prognostic value and staging categories. Cancer,2008,113:347-354.

5. Mayo C,Martel MK,Marks LB,et al.Radiation dose-volume effects of optic nerves and chiasm.Int J Radiat Oncol Biol Phys,2010,76(3 Suppl):S28-35.

6. Leksell L.The stereotaxic method and radiosurgery of the brain. Acta Chir Scand,1951,102:316 -319.

7. Leksell L.Trigeminal neuralgia.Some neurophysiologic aspects and a new method of therapy[In Swedish].Lakartidningen,1971,68:5145-5148.

8. Khuntia D,Tomé WA,Mehta MP.Radiation techniques in neuro-oncology.Neurotherapeutics,2009,6(3):487-499.

9. Mock U,Georg D,Bogner J,et al.Treatment planning comparison of conventional,3D conformal and intensity-modulated photon(IMRT)and proton therapy for paranasal sinus carcinoma.Int J Radiat Oncol Biol Phys,2004,58(1):147-154.

10. Ramaekers BL,Pijls-Johannesma M,Joore MA,et al. Systematic review and meta-analysis of radiotherapy in various head and neck cancers:comparing photons,carbon-ions and protons.Cancer Treat Rev,2011,37(3):185-201.

11. Lawrence YR,Li XA,el Naqa I,et al.Radiation dose-volume effects in the brain.Int J Radiat Oncol Biol Phys,2010,76(3 Suppl):S20-27.

12. Mayo C,Yorke E,Merchant TE.Radiation associated brainstem injury.Int J Radiat Oncol Biol Phys,2010,76(3 Suppl):S36-41.

13. Bhandare N,Jackson A,Eisbruch A,et al.Radiation therapy and hearing loss.Int J Radiat Oncol Biol Phys,2010,76(3 Suppl):S50-57.

14. Mayo C,Martel MK,Marks LB,et al.Radiation dose-volume effects of optic nerves and chiasm.Int J Radiat Oncol Biol Phys,2010,76(3 Suppl):S28-35.

15. Kirkpatrick JP,van der Kogel AJ,Schultheiss TE.Radiation dose-volume effects in the spinal cord.Int J Radiat Oncol Biol Phys,2010,76(3 Suppl):S42-49.

16. Loeffler JS,Shih HA.Radiation therapy in the management of pituitary adenomas.J Clin Endocrinol Metab,2011,96(7):1992-2003.

17. Chang EF,Zada G,Kim S,et al.Long-term recurrence and mortality after surgery and adjuvant radiotherapy for nonfunctional pituitary adenomas.J Neurosurg,2008,108:736-745.

18. Pollock BE,Cochran J,Natt N,et al.Gamma knife radiosurgery for patients with nonfunctioning pituitary adenomas:results from a 15-year experience.Int J Radiat Oncol Biol Phys,2008,70:1325-1329.

19. Snead FE,AmdurRJ,MorrisCG,et al.Long-term outcomes of radiotherapy for pituitary adenomas.Int J Radiat Oncol Biol Phys,2008,71:994-998.

20. Erridge SC,Conkey DS,Stockton D,et al.Radiotherapy for pituitary adenomas:long-term efficacy and toxicity.Radiother Oncol,2009,93:597-601.

21. Sheehan JP,Pouratian N,Steiner L,et al.Gamma knife surgery for pituitary adenomas:factors related to radiological and endocrine outcomes.J Neurosurg,2011,114:303-309.

22. Petit JH,Biller BM,Yock TI,et al.Proton stereotactic radiotherapy for persistent adrenocorticotropin-producing adenomas.J Clin Endocrinol Metab,2008,93:393-399.

23. Castinetti F,Nagai M,Morange I,et al.Long-term results of stereotactic radiosurgery in secretory pituitary adenomas.J Clin Endocrinol Metab,2009,94:3400-3407.

24. Ronchi CL,Attanasio R,Verrua E,et al.Efficacy and tolerability of gamma knife radiosurgery in acromegaly:a 10-year follow-up study.Clin Endocrinol(Oxf),2009,71:846-852.

25. Iwai Y,Yamanaka K,Yoshimura M,et al.Gamma knife radiosurgery for growth hormoneproducing adenomas.J Clin Neurosci,2010,17:299-304.

26. Jezkova' J,Ha'na V,Krsek M,et al.Use of the Leksell gamma knife in the treatment of prolactinoma patients.Clin Endocrinol(Oxf),2009,70:732-741.

27. Howitz MF,Johansen C,Tos M,et al.Incidence of vestibular schwannoma in Denmark,1977-1995.Am J Otol,2000,21:690-694.

28. Lanser MJ,Sussman SA,Frazer K.Epidemiology,pathogenesis,and genetics of acoustic tumors.Otolaryngol Clin North Am,1992,25:499-520.

29. Smouha EE,Yoo M,Mohr K,et al.Conservative management of acoustic neuroma:a meta-analysis and proposed treatment algorithm.Laryngoscope,2005,115:450-454.

30. Yoshimoto Y.Systematic review of the natural history of vestibular schwannoma.J Neurosurg,2005,103:59-63.

31. Hoistad DL,Melnik G,Mamikoglu B,et al.Update on conservative management of acoustic neuroma.Otol Neurotol,

2001,22:682-685.

32. Shin YJ,Fraysse B,Cognard C,et al.Effectiveness of conservative management of acoustic neuromas.Am J Otol,2000,21:857-862.

33. Fayad JN,Brackmann DE.Treatment of small acoustic tumors (vestibular schwan-nomas).Neurosurg,2005,15:127-137.

34. Deen HG,EbersoldMJ,Harner SG,et al.Conservative managemnet of acoustic neuroma:on outcome study. Neurosurgery,1996,39(3):260-263.

35. Kaylie DM,Horgan MJ,Delashaw JB,et al.A meta-analysis comparing outcomes of microsurgery and gamma knife radiosurgery.Laryngoscope,2000,110(11):1850-1856.

36. Kondziolka D,Lunsford LD,Flickinger JC.Comparison of management options for patients with acoustic neuromas. Neurosurg Focus,2003,14(5):e1.

37. Pollock BE,Driscoll CL,Foote RL,et al.Patient outcomes after vestibular schwannoma management:a prospective comparison of microsurgical resection and stereotactic radiosurgery.Neurosurgery,2006,59(1):77-85;discussion 77-85.

38. Myrseth E,Moller P,Pedersen PH,et al.Vestibular schwannomas: Clinical results and quality of life after microsurgery or gamma knife radiosurgery.Neurosurgery,2005,56:927-935.

39. Leksell L.A note on the treatment of acoustic tumours.Acta Chir Scand,1971,137:763-765.

40. Chopra R,Kondziolka D,Niranjan A,et al.Long-term followup of acoustic schwannoma radiosurgery with marginal tumor doses of 12 to 13 Gy.Int J Radiat Oncol Biol Phys, 2007,68:845-851.

41. Combs SE,Thilmann C,Debus J,et al.Long-term outcome of stereotactic radiosurgery (SRS)in patients with acoustic neuromas.Int J Radiat Oncol Biol Phys,2006,64:1341-1347.

42. Fukuoka S,Takanashi M,Hojyo A,et al.Gamma knife radiosurgery for vestibular schwannomas.Prog Neurol Surg, 2009,22:45-62.

43. Hasegawa T,Fujitani S,Katsumata S,et al.Stereotactic radiosurgery for vestibular schwannomas:analysis of 317 patients followed more than 5 years.Neurosurgery,2005,57: 257-265.

44. Iwai Y,Yamanaka K,Kubo T,et al.Gamma knife radiosurgery for intracanalicular acoustic neuromas.J Clin Neurosci,2008, 15:993-997.

45. Kalogeridi MA,Georgolopoulou P,Kouloulias V,et al.Longterm results of LINAC-based stereotactic radiosurgery for acoustic neuroma:The Greek experience.J Cancer Res Ther,2009,5:8-13.

46. Kim KM,Park CK,Chung HT,et al.Long-term outcomes of gamma knife stereotactic radiosurgery of vestibular schwannomas.J Korean Neurosurg Soc,2007,42:286-292.

47. Prasad D,Steiner M,Steiner L.Gamma surgery for vestibular schwannoma.J Neurosurg,2000,92:745-759.

48. Unger F,Walch C,Schrottner O,et al.Cranial nerve preservation after radiosurgery of vestibular schwannomas.Acta Neurochir Suppl,2002,84:77-83.

49. Friedman WA,Bradshaw P,Myers A,et al.Linear accelerator radiosurgery for vestibular schwannomas.J Neurosurg,2006, 105:657-661.

50. Niranjan A,Mathieu D,Flickinger JC,et al.Hearing preservation after intracanalicular vestibular schwannoma radiosurgery.Neurosurgery,2008,63:1054-1062,discussion 1062-3.

51. Murphy ES,Barnett GH,Vogelbaum MA,et al.Long-term outcomes of gamma knife radiosurgery in patients with vestibular schwannomas.J Neurosurg,2010,109(Suppl.): 129-136.

52. Wallner KE,Sheline GE,Pitts LH,et al.Efficacy of irradiation for incompletely excised acoustic neurilemomas.J Neurosurg, 1987,67:858-863.

53. Maire JP,Huchet A,Milbeo Y,et al.Twenty years' experience in the treatment of acoustic neuromas with fractionated radiotherapy:A review of 45 cases.Int J Radiat Oncol Biol Phys,2006,66:170-178.

54. Chan AW,Black P,Ojemann RG,et al.Stereotactic radiotherapy for vestibular schwannomas:favorable outcome with minimal toxicity.Neurosurgery,2005,57:60-70.

55. Kalapurakal JA,Silverman CL,Akhtar N,et al.Improved trigeminal and facial nerve tolerance following fractionated stereotactic radiotherapy for large acoustic neuromas.Br J Radiol,1999,72:1202-1207.

56. Fuss M,Debus J,Lohr F,et al.Conventionally fractionated stereotactic radiotherapy (FSRT)for acoustic neuromas.Int J Radiat Oncol Biol Phys,2000,48:1381-1387.

57. Meijer OW,Vandertop WP,Baayen JC,et al.Single-fraction vs.fractionated LINAC-based stereotactic radiosurgery for vestibular schwannoma:A single-institution study.Int J Radiat Oncol Biol Phys,2003,56:1390-1396.

58. Sawamura Y,Shirato H,Sakamoto T,et al.Management of vestibular schwannoma by fractionated stereotactic radiotherapy and associated cerebrospinal fluid malabsorption.J Neurosurg,2003,99:685-692.

59. Selch MT,Pedroso A,Lee SP,et al.Stereotactic radiotherapy for the treatment of acoustic neuromas.J Neurosurg,2004, 101(Suppl.3):362-372.

60. Combs SE,Volk S,Schulz-Ertner D,et al.Management of acoustic neuromas with fractionated stereotactic radiotherapy (FSRT):Long-term results in 106 patients treated in a single institution.Int J Radiat Oncol Biol Phys,2005,63:75-81.

61. Lin VY,Stewart C,Grebenyuk J,et al.Unilateral acoustic neuromas:Long-term hearing results in patients managed with fractionated stereotactic radiotherapy,hearing preservation surgery,and expectantly.Laryngoscope,2005,115:292-296.

62. Koh ES,Millar BA,Menard C,et al.Fractionated stereotactic

radiotherapy for acoustic neuroma: Single-institution experience at the Princess Margaret Hospital.Cancer, 2007, 109:1203-1210.

63. Thomas C, Di Maio S, Ma R, et al.Hearing preservation following fractionated stereotactic radiotherapy for vestibular schwannomas: prognostic implications of cochlear dose.J Neurosurg, 2007, 107:917-926.

64. Murphy ES, Suh JH.Radiotherapy for vestibular schwannomas: a critical review.Int J Radiat Oncol Biol Phys, 2011, 79 (4): 985-997.

65. Bush DA, McAllister CJ, Loredo LN, et al.Fractionated proton beam radiotherapy for acoustic neuroma.Neurosurgery, 2002, 50:270-275.

66. Harsh GR, Thornton AF, Chapman PH, et al.Proton beam stereotactic radiosurgery of vestibular schwannomas.Int J Radiat Oncol Biol Phys, 2002, 54:35-44.

67. Vernimmen FJ, Mohamed Z, Slabbert JP, et al.Long-term results of stereotactic proton beam radiotherapy for acoustic neuromas.Radiother Oncol, 2009, 90:208-212.

68. Weber DC, Chan AW, Bussiere MR, et al.Proton beam radiosurgery for vestibular schwannoma: Tumor control and cranial nerve toxicity.Neurosurgery, 2003, 53:577-578.

69. Mahmood A, Caccamo DV, Tomecek FJ, et al.Atypical and malignant meningiomas: a clinicopathological review. Neurosurgery, 1993, 33 (6): 955-963.

70. Nakamura M, Roser F, Michel J, et al.The natural history of incidental meningiomas.Neurosurgery, 2003, 53 (1): 62-70; discussion 70-1.

71. Jalali R, Loughrey C, Baumert B, et al.High precision focused irradiation in the form of fractionated stereotactic conformal radiotherapy (SCRT)for benign meningiomas predominantly in the skull base location.Clin Oncol (R Coll Radiol), 2002, 14:103-109.

72. Debus J, Wuendrich M, Pirzkall A, et al.High efficacy of fractionated stereotactic radiotherapy of large base-of-skull meningiomas: long-term results.J Clin Oncol, 2001, 19:3547-3553.

73. Metellus P, Regis J, Muracciole X, et al.Evaluation of fractionated radiotherapy and gamma knife radiosurgery in cavernous sinus meningiomas: treatment strategy. Neurosurgery, 2005, 57:873-886.

74. Milker-Zabel S, Zabel A, Schulz-Ertner D, et al.Fractionated stereotactic radiotherapy in patients with benign or atypical intracranial meningioma: long-term experience and prognostic factors.Int J Radiat Oncol Biol Phys, 2005, 61:809-816.

75. Brell M, Villà S, Teixidor P, et al.Fractionated stereotactic radiotherapy in the treatment of exclusive cavernous sinus meningioma: functional outcome, local control, and tolerance. Surg Neurol, 2006, 65:28-33.

76. Hamm K, Henzel M, Gross MW, et al.Radiosurgery/stereotactic radiotherapy in the therapeuticaltherapeutical concept for skull base meningiomas.Zentralbl Neurochir, 2008, 69:14-21.

77. Minniti G, Amichetti M, Enrici RM.Radiotherapy and radiosurgery for benign skull base meningiomas.Radiat Oncol, 2009, 4:42.

78. Milker-Zabel S, Zabel-du Bois A, Huber P, et al.Intensity-modulated radiotherapy for complex-shaped meningioma of the skull base: long-term experience of a single institution.Int J Radiat Oncol Biol Phys, 2007, 68:858-863.

79. Uy NW, Woo SY, Teh BS, et al.Intensity-modulated radiation therapy (IMRT)for meningioma.Int J Radiat Oncol Biol Phys, 2002, 53:1265-1270.

80. Pirzkall A, Debus J, Haering P, et al.Intensity modulated radiotherapy (IMRT)for recurrent, residual, or untreated skull-base meningiomas: preliminary clinical experience.Int J Radiat Oncol Biol Phys, 2003, 55:362-337

81. Sajja R, Barnett GH, Lee SY, et al.Intensity-modulated radiation therapy (IMRT)for newly diagnosed and recurrent intracranial meningiomas: preliminary results.Technol Cancer Res Treat, 2005, 4:675-682.

82. Wenkel E, Thornton AF, Finkelstein D, et al.Benign meningioma: partially resected, biopsied, and recurrent intracranial tumors treated with combined proton and photon radiotherapy.Int J Radiat Oncol Biol Phys, 2000, 48:1363-1370.

83. Vernimmen FJ, Harris JK, Wilson JA, et al.Stereotactic proton beam therapy of skull base meningiomas.Int J Radiat Oncol Biol Phys, 2001, 49:99-105.

84. Weber DC, Lomax AJ, Rutz HP, et al.Spot-scanning proton radiation therapy for recurrent, residual or untreated intracranial meningiomas.Radiother Oncol, 2004, 71:251-258.

85. Noël G, Bollet MA, Calugaru V, et al.Functional outcome of patients with benign meningioma treated by 3D conformal irradiation with a combination of photons and protons.Int J Radiat Oncol Biol Phys, 2005, 62:1412-1422.

86. Halasz LM, Bussière MR, Dennis ER, et al.Proton stereotactic radiosurgery for the treatment of benign meningiomas.Int J Radiat Oncol Biol Phys, 2011, 81 (5): 1428-1435.

87. Kondziolka D, Mathieu D, Lunsford LD, et al.Radiosurgery as definitive management of intracranial meningiomas. Neurosurgery, 2008, 62:53-58.

88. Pollock BE, Stafford SL.Results of stereotactic radiosurgery for patients with imaging defined cavernous sinus meningiomas. Int J Radiat Oncol Biol Phys, 2005, 62:1427-1431.

89. Kreil W, Luggin J, Fuchs I, et al.Long term experience of gamma knife radiosurgery for benign skull base meningiomas. J Neurol Neurosurg Psychiatry, 2005, 76:1425-1430.

90. Zachenhofer I, Wolfsberger S, Aichholzer M, et al.Gamma-knife radiosurgery for cranial base meningiomas: experience of tumor control, clinical course, and morbidity in a follow-up of more than 8 years.Neurosurgery, 2006, 58:28-36.

91. Kollová A,Liscák R,Novotný J,et al.Gamma Knife surgery for benign meningioma.J Neurosurg,2007,107:325-336.

92. Hasegawa T,Kida Y,Yoshimoto M,et al.Longterm outcomes of Gamma Knife surgery for cavernous sinus meningioma.J Neurosurg,2007,107:745-751.

93. Feigl GC,Samii M,Horstmann GA.Volumetric follow-up of meningiomas:a quantitative method to evaluate treatment outcome of gamma knife radiosurgery.Neurosurgery,2007,61:281-286.

94. Davidson L,Fishback D,Russin JJ,et al.Postoperative Gamma Knife surgery for benign meningiomas of the cranial base.Neurosurg Focus,2007,23(4):E6.

95. Iwai Y,Yamanaka K,Ikeda H.Gamma Knife radiosurgery for skull base meningioma:long-term results of low-dose treatment.J Neurosurg,2008,109:804-810.

96. Han JH,Kim DG,Chung HT,et al.Gamma knife radiosurgery for skull base meningiomas:longterm radiologic and clinical outcome.Int J Radiat Oncol Biol Phys,2008,72:1324-1332.

97. Takanashi M,Fukuoka S,Hojyo A,et al.Gamma knife radiosurgery for skull-base meningiomas.Prog Neurol Surg,2009,22:96-111.

98. Ganz JC,Reda WA,Abdelkarim K.Gamma Knife surgery of large meningiomas:early response to treatment.Acta Neurochir(Wien),2009,151:1-8.

99. Kotecha RS,Pascoe EM,Rushing EJ,et al.Meningiomas in children and adolescents:a meta-analysis of individual patient data.Lancet Oncol,2011,12(13):1229-1239.

100. Karavitaki N,Cudlip S,Adams CB,et al. Craniopharyngiomas.Endocr Rev,2006,27:371-397.

101. Fahlbusch R,Honegger J,Paulus W,et al.Surgical treatment of craniopharyngiomas:experience with 168 patients.J Neurosurg,1999,90:237-250.

102. Hoffman HJ,De Silva M,Humphreys RP,et al.Aggressive surgical management of craniopharyngiomas in children.J Neurosurg,1992,76:47-52.

103. Van Effenterre R,Boch AL.Craniopharyngioma in adults and children:A study of 122 surgical cases.J Neurosurg,2002,97:3-11.

104. Yasargil MG,Curcic M,Kis M,et al.Total removal of craniopharyngiomas:Approaches and long-term results in 144 patients.J Neurosurg,1990,73:3-11.

105. Caldarelli M,Massimi L,Tamburrini G,et al.Long-term results of the surgical treatment of craniopharyngioma:The experience at the Policlinico Gemelli,Catholic University,Rome.Childs Nerv Syst,2005,21:747-757.

106. Tomita T.Editorial on current surgical management of craniopharyngiomas.Childs Nerv Syst,2005,21:604-605.

107. Minamida Y,Mikami T,Hashi K,et al.Surgical management of the recurrence and regrowth of craniopharyngiomas.J Neurosurg,2005,103:224-232.

108. Vinchon M,Dhellemmes P.Craniopharyngiomas in children: Recurrence,reoperation and outcome.Childs Nerv Syst,2008,24:211-217.

109. Hukin J,Steinbok P,Lafay-Cousin L,et al.Intracystic bleomycin therapy for craniopharyngioma in children:The Canadian experience.Cancer,2007,109:2124-2131.

110. Blackburn TP,Doughty D,Plowman PN.Stereotactic intracavitary therapy of recurrent cystic craniopharyngioma by instillation of 90yttrium.Br J Neurosurg,1999,13:359-365.

111. Barriger RB,Chang A,Lo SS,et al.Phosphorus-32 therapy for cystic craniopharyngiomas.Radiother Oncol,2011,98(2):207-212.

112. Chung WY,Pan DH,Shiau CY,et al.Gamma knife radiosurgery for craniopharyngiomas.J Neurosurg,2000,93(Suppl):47-56.

113. Yu X,Liu Z,Li S.Combined treatment with stereotactic intracavitary irradiation and gamma knife surgery for craniopharyngiomas.Stereotact Funct Neurosurg,2000,75:117-122.

114. Chiou SM,Lunsford LD,Niranjan A,et al.Stereotactic radiosurgery of residual or recurrent craniopharyngioma,after surgery,with or without radiation therapy.Neuro Oncol,2001,3:159-166

115. Ulfarsson E,Lindquist C,Roberts M,et al.Gamma knife radiosurgery for craniopharyngiomas:long-term results in the first Swedish patients.J Neurosurg,2002,97(Suppl):613-622.

116. Amendola BE,Wolf A,Coy SR,et al.Role of radiosurgery in craniopharyngiomas:a preliminary report.Med Pediatr Oncol,2003,41:123-127.

117. Kobayashi T,Kida Y,Mori Y,et al.Long-term results of gamma knife surgery for the treatment of craniopharyngioma in 98 consecutive cases.J Neurosurg,2005,103(Suppl):482-488.

118. Niranjan A,Kano H,Mathieu D,et al.Radiosurgery for craniopharyngioma.Int J Radiat Oncol Biol Phys,2010,78(1):64-71.

119. Minniti G,Esposito V,Amichetti M,et al.The role of fractionated radiotherapy and radiosurgery in the management of patients with craniopharyngioma.Neurosurg Rev,2009,32:125-132.

120. Minniti G,Saran F,Traish D,et al.Fractionated stereotactic conformal radiotherapy following conservative surgery in the control of craniopharyngiomas.RadiotherOncol,2007,82:90-95.

121. Combs SE,Thilmann C,Huber PE,et al.Achievement of long-term local control in patients with craniopharyngiomas using high precision stereotactic radiotherapy.Cancer,2007,109:2308-2314.

122. Fitzek MM,Linggood RM,Adams J,et al.Combined proton and photon irradiation for craniopharyngioma:long-term

results of the early cohort of patients treated at Harvard Cyclotron Laboratory and Massachusetts General Hospital. Int J Radiat Oncol Biol Phys,2006,64:1348-1354.

123. Luu QT,Loredo LN,Archambeau JO,et al.Fractionated proton radiation treatment for pediatric craniopharyngioma: preliminary report.Cancer J,2006,12:155-159.

124. Winkfield KM,Linsenmeier C,Yock TI,et al.Surveillance of craniopharyngioma cyst growth in children treated with proton radiotherapy.Int J Radiat Oncol Biol Phys,2009,73 (3):716-21.

125. Boehling NS,Grosshans DR,Bluett JB,et al.Dosimetric comparison of three-dimensional conformal proton radiotherapy,intensity-modulated proton therapy,and intensity-modulated radiotherapy for treatment of pediatric craniopharyngiomas.Int J Radiat Oncol Biol Phys,2012,82 (2):643-652.

126. Springate SC,Weichselbaum RR.Radiation or surgery for chemodectoma of the temporal bone:A review of local control and complications.Head Neck,1990,12:303-307.

127. Hinerman RW,Mendenhall WM,Amdur RJ,et al.Definitive radiotherapy in the management of chemodectomas arising in the temporal bone,carotid body,and glomus vagale.Head Neck,2001,23(5):363-371.

128. Pemberton LS,Swindell R,Sykes AJ.Radical radiotherapy alone for glomus jugulare and tympanicum tumours.Oncol Rep,2005,14(6):1631-1633.

129. Krych AJ,Foote RL,Brown PD,et al.Long-term results of irradiation for paraganglioma.Int J Radiat Oncol Biol Phys, 2006,65(4):1063-1066.Epub 2006 May 6.

130. Huy PT,Kania R,Duet M,et al.Evolving concepts in the management of jugular paraganglioma:a comparison of radiotherapy and surgery in 88 cases.Skull Base,2009,19 (1):83-91.

131. Guss ZD,Batra S,Limb CJ,et al.Radiosurgery of glomus jugulare tumors:a meta-analysis.Int J Radiat Oncol Biol Phys,2011,81(4):e497-502.

132. Navarro Martin A,Maitz A,Grills IS,et al.Successful treatment of glomus jugulare tumours with gamma knife radiosurgery:Clinical and physical aspects of management and review of the literature.Clin Transl Oncol,2010,12:55-62.

133. Genc A,Bicer A,Abacioglu U,et al.Gamma knife radiosurgery for the treatment of glomus jugulare tumors.J Neurooncol,2010,97:101-108.

134. Miller JP,Semaan M,Einstein D,et al.Staged gamma knife radiosurgery after tailored surgical resection:A novel treatment paradigm for glomus jugulare tumors.Stereotact Funct Neurosurg,2009,87:31-36.

135. Ganz JC,Abdelkarim K.Glomus jugulare tumours:Certain clinical and radiological aspects observed following gamma knife radiosurgery.Acta Neurochir(Wien),2009,151:423-426.

136. Sharma MS,Gupta A,Kale SS,et al.Gamma knife radiosurgery for glomus jugulare tumors:Therapeutic advantages of minimalism in the skull base.Neurol India,2008,56:57-61.

137. Lim M,Bower R,Nangiana JS,et al.Radiosurgery for glomus jugulare tumors.Technol Cancer Res Treat,2007,6:419-423.

138. Gerosa M,Visca A,Rizzo P,et al.Glomus jugulare tumors: The option of gamma knife radiosurgery.Neurosurgery, 2006,59:561-569.

139. Varma A,Nathoo N,Neyman G,et al.Gamma knife radiosurgery for glomus jugulare tumors:Volumetric analysis in 17 patients. Neurosurgery,2006,59:1030-1036.

140. Poznanovic SA,Cass SP,Kavanagh BD.Short-term tumor control and acute toxicity after stereotactic radiosurgery for glomus jugulare tumors.Otolaryngol Head Neck Surg,2006, 134:437-442.

141. Bitaraf MA,Alikhani M,Tahsili-Fahadan P,et al.Radiosurgery for glomus jugulare tumors:Experience treating 16 patients in Iran.J Neurosurg,2006,105(Suppl.):168-174.

142. Feigl GC,Horstmann GA.Intracranial glomus jugulare tumors:Volume reduction with gamma knife surgery.J Neurosurg,2006,105(Suppl.):161-167.

143. Sheehan J,Kondziolka D,Flickinger J,et al.Gamma knife surgery for glomus jugulare tumors:An intermediate report on efficacy and safety.J Neurosurg,2005,102(Suppl.):241-246.

144. 钱立庭,刘新帆,李晔雄.37 例颅底部脊索瘤的治疗与预后.中华肿瘤杂志,2005,27:635-637.

145. Kano H,Iqbal FO,Sheehan J,et al.Stereotactic radiosurgery for chordoma:a report from the North American Gamma Knife Consortium.Neurosurgery,2011,68:379-389.

146. Krishnan S,Foote RL,Brown PD,et al.Radiosurgery for cranial base chordomas and chondrosarcomas.Neurosurgery,2005, 56:777-784.

147. Martin JJ,Niranjan A,Kondziolka D,et al.Radiosurgery for chordomas and chondrosarcomas of the skull base.J Neurosurg,2007,107:758-764.

148. Dassoulas K,Schlesinger D,Yen CP,et al.The role of Gamma Knife surgery in the treatment of skull base chordomas. J Neurooncol,2009,94:243-248.

149. Amichetti M,Cianchetti M,Amelio D,et al.Proton therapy in chordoma of the base of the skull:a systematic review. Neurosurg Rev,2009,32:403-416.

150. Schulz-Ertner D,Karger CP,Feuerhake A,et al.Effectiveness of carbon ion radiotherapy in the treatment of skull-base chordomas.Int J Radiat Oncol Biol Phys,2007,68:449-457.

151. Takahashi S,Kawase T,Yoshida K,et al.Skull base chordomas:efficacy of surgery followed by carbon ion radiotherapy.Acta Neurochir(Wien),2009,151:759-769.

152. Gupta T,Wadasadawala T,Master Z,et al.Encouraging early clinical outcomes with helical tomotherapy-based image-guided intensity-modulated radiation therapy for residual, recurrent,and/or progressive benign/low-grade intracranial

tumors: a comprehensive evaluation. Int J Radiat Oncol Biol Phys, 2012, 82(2): 756-764.

153. Brada M, Pijls-Johannesma M, De Ruysscher D. Proton therapy in clinical practice: current clinical evidence. J Clin Oncol, 2007, 25: 965-970.

154. Di Maio S, Temkin N, Ramanathan D, et al. Current comprehensive management of cranial base chordomas: 10-year meta-analysis of observational studies. J Neurosurg, 2011, 115(6): 1094-1105.

155. Walcott BP, Nahed BV, Mohyeldin A, et al. Chordoma: current concepts, management, and future directions. Lancet Oncol, 2012, 13(2): e69-76.

156. Ferlay J, Bray F, Pisani P, et al. GLOBOCAN 2002: Cancer Incidence, Mortality and Prevalence Worldwide IARC CancerBase, No.5, version 2.0. Lyon, IARC Press, 2004.

157. Yi JL, Gao L, Huang XD, et al. Nasopharyngeal carcinoma treated by radical radiotherapy alone: Ten-year experience of a single institution. Int J Radiat Oncol Biol Phys, 2006, 65(1): 161-168.

158. 易俊林, 高黎, 黄晓东, 等. 416例鼻咽癌调强放疗远期生存与影响因素分析. 中华放射肿瘤学杂志, 2012, 21: 196-200.

159. Lee N, Xia P, Quivey JM, et al. Intensity-modulated radiotherapy in the treatment of nasopharyngeal carcinoma: An update of the UCSF experience. Int J Radiat Oncol Biol Phys, 2002, 53: 12-22.

160. Kam MK, Teo PM, Chau RM, et al. Treatment of nasopharyngeal carcinoma with intensity-modulated radiotherapy: The Hong Kong experience. Int J Radiat Oncol Biol Phys, 2004, 60: 1440-1450.

161. Wu S, Xie C, Jin X, et al. Simultaneous modulated accelerated radiation therapy in the treatment of nasopharyngeal cancer: A local center's experience. Int J Radiat Oncol Biol Phys, 2006, 66: S40-S46.

162. Wolden SL, Chen WC, Pfister DG, et al. Intensity-modulated radiation therapy (IMRT) for nasopharynx cancer: Update of the Memorial Sloan-Kettering experience. Int J Radiat Oncol Biol Phys, 2006, 64: 57-62.

163. Lee SW, Back GM, Yi BY, et al. Preliminary results of a phase I/II study of simultaneous modulated accelerated radiotherapy for nondisseminated nasopharyngeal carcinoma. Int J Radiat Oncol Biol Phys, 2006, 65: 152-160.

164. Kwong DL, Sham JS, Leung LH, et al. Preliminary results of radiation dose escalation for locally advanced nasopharyngeal carcinoma. Int J Radiat Oncol Biol Phys,

2006, 64: 374-381.

165. Lin S, Pan J, Han L, et al. Nasopharyngeal carcinoma treated with reduced-volume intensity-modulated radiation therapy: Report on the 3-year outcome of a prospective series. Int J Radiat Oncol Biol Phys, 2009, 75: 1071-1078.

166. Tham IW, Hee SW, Yeo RM, et al. Treatment of nasopharyngeal carcinoma using intensity-modulated radiotherapy—The National Cancer Centre Singapore experience. Int J Radiat Oncol Biol Phys, 2009, 75: 1481-1488.

167. Lee N, Harris J, Garden AS, et al. Intensity-modulated radiation therapy with or without chemotherapy for nasopharyngeal carcinoma: Radiation Therapy Oncology Group phase II trial 0225. J Clin Oncol, 2009, 27: 3684-3690.

168. Wong FC, Ng AW, Lee VH, et al. Whole-field simultaneous integrated-boost intensity-modulated radiotherapy for patients with nasopharyngeal carcinoma. Int J Radiat Oncol Biol Phys, 2010, 76(1): 138-146.

169. Ng WT, Lee MC, Hung WM, et al. Clinical outcomes and patterns of failure after intensity-modulated radiotherapy for nasopharyngeal carcinoma. Int J Radiat Oncol Biol Phys, 2011, 79(2): 420-428.

170. 殷蔚伯, 余子豪, 徐国镇, 等. 肿瘤放射治疗学. 第4版. 北京: 中国协和医科大学出版社, 2007.

171. Chen AM, Daly ME, Bucci MK, et al. Carcinomas of the paranasal sinuses and nasal cavity treated with radiotherapy at a single institution over five decades: are we making improvement? Int J Radiat Oncol Biol Phys, 2007, 69(1): 141-147.

172. Duthoy W, Boterberg T, Claus F, et al. Postoperative intensity-modulated radiotherapy in sinonasal carcinoma: clinical results in 39 patients. Cancer, 2005, 104(1): 71-82.

173. Combs SE, Konkel S, Schulz-Ertner D, et al. Intensity modulated radiotherapy (IMRT) in patients with carcinomas of the paranasal sinuses: clinical benefit for complex shaped target volumes. Radiat Oncol, 2006, 1-23.

174. Daly ME, Chen AM, Bucci MK, et al. Intensity-modulated radiation therapy for malignancies of the nasal cavity and paranasal sinuses. Int J Radiat Oncol Biol Phys, 2007, 67(1): 151-157.

175. Madani I, Bonte K, Vakaet L, et al. Intensity-modulated radiotherapy for sinonasal tumors: Ghent University Hospital update. Int J Radiat Oncol Biol Phys, 2009, 73(2): 424-432.

176. Wiegner EA, Daly ME, Murphy JD, et al. Intensity-modulated radiotherapy for tumors of the nasal cavity and paranasal sinuses: clinical outcomes and patterns of failure. Int J Radiat Oncol Biol Phys, 2012, 83(1): 243-251.

第 35 章　颅底肿瘤的伽马刀治疗

第一节　概述

一、伽马刀概述

颅底肿瘤的治疗近年来取得了很大发展,不仅体现在外科方面,如手术入路的改进和颅底重建技术的完善,而且还体现在颅底肿瘤的放射治疗上。虽然颅底外科学的发展极大,但放射治疗也十分重要。手术不能全切的肿瘤或者是手术有较高风险的肿瘤,可以选择放射治疗,以达到较长时间控制肿瘤生长的目的。放射治疗已不仅仅是外科手术治疗的辅助手段,许多情形下,可能是治疗的首选方案。

放射治疗有普通放疗、立体定向放疗和瘤内间质放疗等多种方式。但对颅底肿瘤来讲,更适合选择立体定向放射外科(stereotactic radiosurgery)治疗。一方面颅底肿瘤多数生长缓慢,对放射线的剂量反应曲线与正常组织的很相似,另一方面肿瘤位置邻近脑干、脑神经、腺垂体等重要结构。传统放疗很难回避周围重要结构,会有较明显的副损害;传统放疗的剂量也会受到限制,疗效就很难提高。而立体定向放射外科治疗,具有"射线空间聚焦"和"剂量高度适形"两大优势,既可避免副损伤,又能提高疗效,已经成为颅底肿瘤治疗不可缺少的优选手段。

瑞典神经外科专家 Lars Leksell 教授于 1951 年首先提出放射外科(radiosurgery)的概念,又称伽马刀,并设计制造出了头部伽马刀。这种一次性大剂量射线聚焦照射的伽马刀技术,经历了半个多世纪的临床实践,有了长足的进展,已经成为立体定向放射外科治疗的典型代表和"金标准"。伽马刀诞生于20 世纪 60 年代,成熟于 70 年代,全世界推广于 80

年代,90 年代来到中国。伽马刀来到中国后更是得到飞速发展,不仅有新一代旋转式伽马刀的产生,而且伽马刀技术还被应用到全身肿瘤的治疗(体部伽马刀治疗),也得到了广泛认可。伽马刀已经成为肿瘤治疗的一个重要手段。

伽马刀治疗无须开颅,免去手术并发症之痛苦,治疗方法简捷、灵活,多数病人不用住院,疗效也非常满意。伽马刀通过立体定向的方法,使射线三维空间聚焦,在很小的靶区形成大剂量照射;同时通过电脑模拟计算,使射线剂量分布高度适形肿瘤范围,全面覆盖肿瘤进行大剂量照射,而周围正常组织只受到小剂量的照射。伽马刀的两大优势"射线空间聚焦"和"剂量高度适形",决定了它的不断发展。到如今,以往概念中的"一次性大剂量照射"也已经不再是立体定向放射外科治疗的标志,伽马刀"剂量分割治疗"这一新的发展趋向,扩展了伽马刀的应用范围。伽马刀剂量分割治疗,降低了对正常组织的毒性作用(更加安全),提高了肿瘤病灶的控制率(更加有效)。使肿瘤的局部控制和病人的生存率均有明显提高,不良反应小了、生活质量提高了。

二、头部伽马刀原理概述

所谓"立体定向"就是通过图像确定人体组织中任何一点三维坐标的方法,其原理在立体定向神经外科手术中已经广泛应用。首先要在人体四周建立起三维坐标系,并把人体固定在其中,通过断层扫描图像显示人体组织在坐标系中的位置,并能计算出人体中任何一点的坐标值(x,y,z)。头部伽马刀普遍采用的是 Leksell 立体定向架系统,首先在头颅上固定立体定位头架,就是在颅脑周围建立起三维坐标系,并认定自右向左为 x 轴方向,自上向下为 z 轴方向,自后向前为 y 轴方向。为了在断层图像中明确脑组织在坐标系中的坐标值,必须在图像中显示坐标系。而坐标系的显示是通过固定在立体定向头架上的(CT/MRI)定位框架来实现,这其中包含着一个简单的几何学原理。

定位框架是由五块"N"形定位板,在五个方位相互垂直排列组成,所谓"N"形定位板就是两条平行线加一条45°对角斜线。这三条线在断层图像中分别呈现为三个不同的定位点,这些定位点就是坐标系在断层图像中的呈现。以轴位断层扫描为例,左右有两个平行线定位点,它的位置点在不同的层面上都是固定的,它们是 x 和 y 坐标的体现。而左右各有一个斜线定位点,其位置的前后移动则体现了扫描层面的上下位置改变,即 z 坐标。实际工作中,我们只需要把图像传输到计算机中,并且在计算机中逐个确定每个定位片中定位点的位置,在此基础上,计算机便可以确立立体定向三维坐标系,与此同时在坐标系的任何一点的三维坐标值也都确定了。头部伽马刀立体定向的内容包括两方面,一是确定靶点坐标,二是把靶点固定在放射源的焦点上。为了使伽马刀放射源焦点能准确地落在靶点,伽马刀放射源上有一个与立体定向头架一致的坐标系。在明确靶点坐标值后,再将两个坐标系相吻合,便能准确无误地使靶点固定在焦点上。

手术外科是通过手术刀直接切除或毁损病变来治疗疾病;放射外科则是通过射线照射来取得外科手术一般的疗效。伽马刀的射线来源于 ^{60}Co 放射性核素。自然界存在的是稳定状态的 ^{59}Co,把它们制备成柱状,置于核反应堆中接受中子辐照,得到放射性同位素 ^{60}Co,将 ^{60}Co 伽马射线源用不锈钢筒严密焊封成放射棒,再将许多放射棒按顺序置于一头盔中,使这些放射棒产生的伽马射线,被缩小成无数束细小的伽马射线,通过准直器从不同方位准确会聚于头盔中心,形成焦点,这就是头部伽马刀立体定向放射装置。其放射棒的数量,曾经有 176 个和 201 个不等。如今在射线聚焦照射的过程中,头盔还围绕中心轴旋转,由此放射棒变成无数个,后者就是旋转式伽马刀的立体定向放射源。

立体定向放射源焦点部位照射剂量的分布,类似一球形,其范围大小由头盔中准直器孔径大小决定。常见准直器大小有 4mm、8mm、14mm、18mm 和 22mm。这些尺寸分别代表焦点部位照射半影的直径。大小不同准直器的转换,在静态式伽马刀需要更换不同的头盔;而在旋转式伽马刀,则可以通过旋转头盔与准直器的相对位置来实现,相对简便。

一个病变的治疗,可以有一个或多个照射点(俗称"枪")来完成,多个照射点的坐标值、准直器大小、照射时间以及照射角度(又称伽马角)会有所不同,这就是伽马刀治疗计划的主要内容。医师选择合理的治疗计划,最终目的是使病变各部分都受到充分而全面的照射,同时尽可能地减少对病变周围正常组织的照射,以取得最佳疗效和最小副损伤。伽马刀治疗计划系统就是为达到此目的而进行的电脑模拟治疗。由医师在电脑中,布置调整照射点(枪)的位置,调整准直器的大小,分配各照射点的照射比例(权重),给出照射剂量,计算照射时间,了解照射剂量分布,最后传输打印出治疗计划。

伽马射线的产生:^{60}Co 是一种不稳定的放射性核素,它会自发地发生衰变,放出 β 射线(电子),变成另外一个核素 ^{60}Ni。处于激发态的 ^{60}Ni 放出 2 个能量相近的 γ 射线(光子)跃迁到基态,变成稳定的 ^{60}Ni。^{60}Co 再次衰变的同时发射出 2 个 γ 射线,能量分别为 1.17Mev 和 1.33Mev(平均为 1.25 Mev)。放射性核素的原子数目,随时间按指数规律衰减。放射性原子核数衰减到原有数目的一半所需时间称半衰期。放射源 ^{60}Co 的半衰期 $T_{1/2}$ 为 5.27 年。放射性活度每年下降约 12.6%,放射源放出的射线数目的多少,由放射源的放射性活度(A)决定,放射性活度是指单位时间内发生衰变的核的数目。放射性活度的 SI 单位:贝可(Bq)表示放射性核素 1 秒内发生 1 次衰变,1Bq=1S-1。放射性活度的常用单位:居里(Ci),1 Ci=3.7×1010 S-1=3.7×1010Bq。

三、头部伽马刀操作概述

1. 立体定位头架的安装　一般情形下,安装立体定向头架前,病人无需剃头。安装过程中,病人以坐位为最佳,需卧床安装头架的病人可事先在肩枕部垫高,以便后续操作。铺无菌巾单后头皮头发消毒,先标记头架安装四个固定点位置,再行头皮局部麻醉。选择好长短适合的前方两个固定钉并在头架上拧到位,将立体定向头架,自前向后钳住头部,并用左手大拇指做临时固定,再选择好长短适合的后方两个固定钉,依次拧到位,将头架固定。具体操作要点:

(1) 安装头架前需确认治疗全过程的各个环节运行正常,以防安装头架无法进行后续治疗。包括治疗系统、控制系统、计划系统以及定位核磁等。

(2) 术前准备包括:手术器械准备无误,全面了解病人病情,确认影像资料、病历签字等。必要时给予脱水、镇静、抗癫痫等治疗。

（3）选择好立体定向架安装固定位置:对于多发病灶、靠边病灶、后颅窝病灶的患者尤为重要,防止后续治疗出现困难。总的原则是尽可能将病灶固定在定向架中心。四个固定杆也不要过长,以免妨碍斜对角病灶的治疗。对于有较大颅骨缺损或颅骨骨瓣的病人,可只上三个固定钉,但头架中心需跨过头颅中心,以防头架滑脱松动。偶遇双额大骨瓣或颅骨缺损的病人,前方两个固定钉只能固定在双侧颞突,但必须小心谨慎,确保固定牢固。

（4）对于必须用 CT 扫描定位的病人,固定杆的长短和固定位置的选择,更需仔细推敲。主要是为了病灶避开固定钉的扫描。

（5）标记好四个固定点后,用利多卡因等局麻药对四个点进行局部浸润麻醉,皮内、皮下、骨膜等要充分浸润。

（6）对不能配合的患者,如儿童患者、卧床病人等,安装头架时左手大拇指临时固定必须牢固,严防滑动导致划伤。

（7）遇到虚脱、抽搐的患者,应及时停止操作,改为平卧,抬高下肢,必要时吸氧、输液、脱水等,确保无误,才进行下一步操作。

2. 立体定向断层扫描　头架安装后,应尽快进行立体定向断层扫描,以获得断层影像,明确病变大小、形状、位置及坐标,为进一步的治疗计划提供前提和基础。首先在立体定向头架上固定好立体定向扫描框架,确认无误后,病人上 CT/MRI 扫描床并仰卧,将头架连接在 CT/MRI 适配器上,一起进入扫描线圈内,以水平仪和扫描激光线为参考,调节立体定向头架,使其处于标准扫描位置,固定无误后,扣好扫描线圈,按要求进行轴冠位扫描。结束后将图像刻入光盘,为治疗计划备用。在立体定向断层扫描的过程中,准确性是第一位的,其关键点就是要按标准位置扫描,并获得清晰无误的图像。断层扫描,可以是轴位、冠位和矢状位,常用轴位和冠位。所谓标准扫描位置,就是这三个扫描方位的扫描平面必须与立体定向坐标的三个方位平面相一致,否则定位坐标肯定会有误差。具体操作的要点:

（1）扫描前要排除扫描禁忌:如体内有心脏起搏器、金属物等的患者不能做核磁定位扫描;对碘过敏的患者不能做碘剂 CT 增强扫描。

（2）扫描框架中"N"形定位线内的对比剂,要充盈完好。对比剂常用硫酸铜溶液,配制方法:20% 硫酸铜饱和液稀释 65 倍即可。定位框架安装固定稳妥,严防扫描过程中松动脱落。

（3）标准扫描位置,固定要稳当,确保扫描激光线与定位框架十字线相吻合。

（4）CT 定位扫描,常用增强扫描,轴位无间隔薄层扫描,三维重建冠位图像。MRI 定位扫描的序列,肿瘤患者常用增强扫描加 T_2 加权相,可依据病人原有影像资料中病变显示情况稍作调整。脑动静脉畸形患者最好选择 T_2 加权相,配合增强扫描或 MRA/MRV 扫描。三叉神经痛患者的神经根显示,以 T_1 相或增稳态序列为最佳。所有定位扫描均以无间隔薄层扫描为佳,扫描范围以全头颅为最佳,以防遗漏病变,并利于资料保存。

（5）扫描后的图像传输,本人认为以刻录光盘为最佳。优点:方便、快捷、安全、好备案。

除了严格按照操作要点进行操作以外,扫描定位的质量控制,还有如下几方面的内容:

1）对扫描定位的 CT/MRI 机器的要求。除图像清晰以外,还要进行扫描场均匀性的校正,尽可能降低图像的漂移误差,尤其是 MRI 扫描;对 CT/MRI 机器扫描位置的校正也十分重要,扫描床要处水平位,实际扫描方位要与定位激光线完全平行。

2）扫描位置是否标准,主要靠图像来检验。"三线水平,距离一致"。以轴位扫描为例,应该是左右三个扫描定位点的三条连线必须相互平行,并处于水平位。而且各点相互之间的测量距离必须与实际距离一致,不能大于实际距离,不会也不能小于实际距离。扫描前后,在轴位、冠位和矢状位都要确认扫描位置是否标准。

3）摆位的任何误差肯定都会导致定位误差,影响程度稍有不相同。摆位误差按三个方位来区分:整体旋转摆位误差、左右摆动摆位误差和前后屈伸摆位误差。整体旋转摆位误差,在轴位扫描图像中显示最清楚,直接导致三线不水平,十分明显,然而对轴位扫描定位的准确性却影响不大,对冠位和矢状位扫描的定位准确性的影响却十分严重,无法使冠位和矢状位扫描图像中"三线水平,距离一致"。同样的道理,左右摆动摆位误差在冠位扫描中显示最清楚,却严重影响轴位和矢状位扫描的定位准确性;后屈伸摆位误差,在矢状位图像中显示最清楚,却严重影响轴位和冠位扫描的定位准确性。因此,扫描摆位必须在三个方位图像中都进行严格确认,消除任何误差。

4）医师在制定治疗计划的过程中,还有确认扫描定位是否存在误差的最后一道程序。主要依据是病变大小、形态和坐标值在三个方位的图像中应该完全一致，否则就可能存在某些方面的误差，应该严格把关，必要时重新定位扫描。值得提醒的是，断层扫描（CT/MRI）都存在有"部位容积效应"，因此轴位与冠位之间，Y值和Z值会有小的差别，这种情形下，Y值以轴位为准，Z值以冠位为准。轴位与冠位之间，X值不会有误差或误差极小，否则可能是扫描过程中，定位框架出现了松动，或是CT/MRI机器扫描场均匀性太差。

5）扫描定位误差的实际误差验证，主要靠模具。就是在立体定位头架中安装一模具，模具中有些固定点，这些点的实际坐标是已知的，定位扫描后获得定位图像，在治疗计划系统中测量其坐标值，比较实际坐标值与测量坐标值之间的差别，来衡量扫描定位误差。为了实际工作的方便，作者自行研制了一模具称作"断层扫描定位校准仪"。

6）断层扫描定位校准仪的制作与应用：断层扫描定位校准仪是一个模具，用于检测伽马刀立体定向全过程中各个环节所造成的总体定位误差，此模具为一个长宽高均为10cm的塑料立方体，可按要求固定在头架基环之上进行CT/MRI扫描。立方体中三个方位均有沿对角线等距离分布的平行的对穿细小管道，管道内可以灌注扫描显影剂。因此这些细小管道在CT/MRI扫描图像中呈现出沿对角线等距离分布的小圆点或穿行其间的平行线。而且各个点的实际坐标(x,y,z)是固定的和已知的。按常规进行定位扫描、获得定位图像，将图像输入治疗计划系统中，也可以计算出各个点的测量坐标(x,y,z)。每个点的实际坐标与测量坐标之间的差距就是伽马刀治疗全过程的总体误差。此总体误差的来源，包括

有定位框架的误差、扫面位置不正的误差、图像漂移的误差、图像传输处理的误差、计算机计算的误差等。具有校对标准扫面位置和显示CT/MRI图像漂移的功能（图35-1）。

3. 伽马刀治疗计划的制定 立体定向断层扫描所获得图像均属于二维数据，但伽马刀治疗定位却是在三维空间内进行的，为了将二维数据转换成三维空间数据，首先要将原始图像输入到治疗计划系统中。但图像输入到治疗计划系统中后，计算机只是显示所获得的图像，而不能单独对其图像数据作任何分析，只有医师能根据图像显示，通过软件和人机对话来告诉计算机所需要的数据。此人机对话过程叫数据录入。数据录入主要包括：①定向框架中定位点的位置，这是计算机建立立体定向坐标系的数据基础；②头颅外形轮廓，用于头颅大小及形态的三维重建，这是计算机计算射线穿过头颅路径和相关衰减的数据基础，与放射剂量和时间的计算有关；③重要器官或组织的位置及轮廓，是计算它们各自所受到的照射剂量的数据基础；④照射靶区位置、形态、轮廓，用于治疗计划制定后的评价。

数据录入完成后，便是治疗计划制定。制定治疗计划的过程便是计算机模拟治疗的过程，此过程中，医师是操作者，而计算机仅仅是工具。以人为主是很难改变的。

医师明确治疗靶区以后，照射区域的规划便是治疗计划的制定。目的是使照射区域与治疗靶区完全符合、高度适形。从这一点上讲，伽马刀治疗就是高度的三维适形与调强放疗。为了达到高度适形的目的，主要是调整治疗计划的参数。主要参数有：①照射点（枪）的数目；②各照射点（枪）的准直器大小；③照射点（枪）的空间分布，即各自的三维

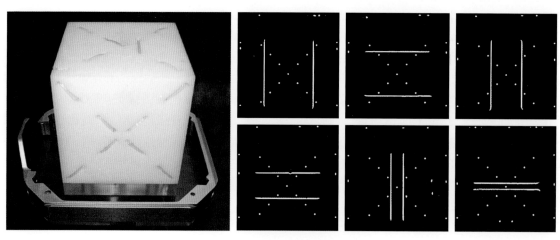

图35-1 伽马刀立体定向原理

坐标值;④照射点(枪)的照射权重,即相互之间的照射量比例;⑤照射点(枪)的照射角度,即伽马角。

治疗计划的制定不能一蹴而就,必须反复调整,前后比较,找到最佳方案。目的是让治疗靶区能得到最为充分、最为均匀的照射,而靶区以外的周围组织只受到最小范围、最小剂量的照射。计划的好与坏体现出责任医师的智慧与能力。这种智慧与能力来源于学习与实践,既要有理论基础,又要有文献总结,还要有经验分析。病人的不同,病灶的不同,要具体情况分别对待。

最终有一个满意的治疗规划后,最为重要的下一步就是给出处方剂量。处方剂量包括剂量值和相对应剂量曲线百分比。伽马刀剂量分割治疗中还有剂量分割的次数。

4. 伽马刀治疗的具体实施　伽马刀治疗的实施过程,就是将靶点放置于放射源焦点部位进行照射的过程。包括:将病人固定于治疗床,对准照射点坐标,选择好照射准直器,进床,打开放射源,开始源照射,记录照射时间,时间结束后关闭照射源,停止照射,退床。如此多次反复,直到完成所有治疗计划后病人离开治疗床。治疗过程中的这些操作,很少部分是人工控制,大部分是机器与电脑自动安排,这就是伽马刀治疗控制系统。全过程的监控也是医护人员主要工作。其中影像监控系统,能监测病人反应,如有不测,可随时停止治疗。

5. 伽马刀剂量分割治疗　头部伽马刀的优势在于其"射线空间聚焦"和"剂量高度适形",而不是单次大剂量照射。针对体积较大的肿瘤,甚至可以讲"单次大剂量照射"是其缺陷,会造成周围正常组织副损伤、产生并发症。如果我们把单次治疗的总照射剂量分割成若干份分次进行照射,这就是伽马刀剂量分割治疗。实践证明伽马刀剂量分割治疗,能提高肿瘤控制率、降低正常组织副损伤。其理论基础是放射生物学中的组织"4R"的特性:①保护脑组织的再增殖(Repopulation)能力;②保护脑组织的非致死性损伤(亚致死性损伤、潜在致死性损伤等)的修复(Repair)能力;③促使肿瘤的乏氧细胞发生再氧合(Reoxygenation),恢复敏感性;④杀灭增殖周期中的敏感细胞,促使细胞群的再分布(Redistribution),转入敏感期,产生自我增敏效应。我们采用伽马刀剂量分割治疗的初期,主要针对恶性肿瘤:胶质瘤、转移瘤、淋巴瘤等,如今也常用于体积较大的良性肿瘤:脑膜瘤、垂体腺瘤、神经纤维瘤等。还有敏感部位或重要功能区域内的肿瘤。

伽马刀进行剂量分割治疗需进行立体定位架的重复安装,为此我们研制了立体定位架重复安装系统。其方法是:在颅骨内先安装四个固定螺钉,稳固牢靠后,通过套环将立体定向架固定于四个螺钉上,然后进行常规的扫描定位、规划、治疗,根据病情选择分割次数及分割剂量,每次治疗后摘除定位架,二次治疗时再把立体定位架原位安装在螺丝固定钉上,如此反复完成剂量分割治疗计划。此方法的优点是可反复使用定位架,无须再扫描定位,一次计划多次实施,并且不会造成误差。每次治疗后取下定位架,利于病人休息。

伽马刀剂量分割治疗的过程与伽马刀常规治疗的过程基本相同,不同点在于立体定向架的重复安装。治疗过程:局麻下安装 Leksell 立体定位架,同时安装立体定位架可重复安装配件;测量并记录定位架的安装参数和头形参数;定位扫描、图像传输、计划制定;将治疗剂量等分成 3~10 份,随后分次治疗;每次治疗结束时摘除立体定位架、留置立体定位架可重复安装配件,下次治疗前按照安装参数原位安装立体定位架,并测量头形参数以确定头架原位安装无误,待治疗全部结束时将定位架连同重复安装配件一起摘除;治疗间期,常规口服苯巴比妥、甲氧氯普胺、止痛片和消炎药等,防止头痛、恶心、呕吐以及局部炎症。

四、头部伽马刀治疗颅底肿瘤概述

头部伽马刀治疗的适应证有脑肿瘤、脑血管畸形、三叉神经痛和癫痫等(图 35-2)。普遍共识的是颅脑深部的较小的肿瘤最适合头部伽马刀治疗。最常治疗的单一病种是脑转移瘤,伽马刀已经成为脑转移瘤治疗的首选方法,具有治疗周期短、疗效好、副作用轻、可反复应用等许多优越性。颅底转移瘤,头部伽马刀也已成为首选。颅底其他类型的肿瘤,包括垂体腺瘤、神经纤维瘤、脑膜瘤、颅咽管瘤、脊索瘤等也都适合头部伽马刀治疗。这些肿瘤在诊疗过程中是否优先选择头部伽马刀治疗,取决于多方面的因素,肿瘤的大小是首先要考虑的,肿瘤越小越适合伽马刀治疗,尤其是直径 <2cm 的肿瘤应该优先选择头部伽马刀治疗。肿瘤较大时,应该综合考虑,在充分权衡伽马刀治疗和手术治疗相比较的优缺点后,再作选择。这要求医师对伽马刀治疗和手术治疗都必须有全面了解,同时与病人和家属充分沟通,帮助他们做出正确选择。选择正确的治疗手段对于病人十分重要,有时是生与死的抉择,有时是后半生

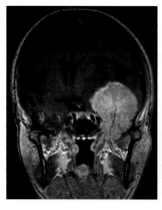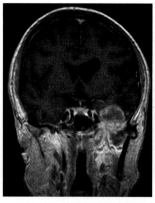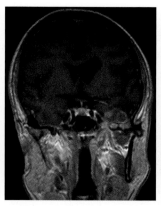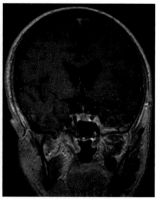

图 35-2　左侧中颅底内外沟通肿瘤(无病理诊断)伽马刀治疗后逐渐缩小

生活质量高与低的选择。在实际工作中这主要取决于神经外科医师,因此伽马刀医师全面正确地介绍伽马刀治疗的实际情况尤为重要。

医师在决定选择的过程中,考虑最多的是有效性和安全性,其中安全性应该是第一的。在治疗过程中更应该如此,因为伽马刀治疗后无效可以用手术来弥补,而安全性出了问题、产生了并发症,再手术也难以挽救。作者本人觉得伽马刀医师做好这一点并不比神经外科大夫提高手术水平来得轻松。手术大夫在手术后短期内就知道了自己的工作成就,而伽马刀医师的经验总结却是在许多年以后。有些因素是直接的、有些条件是间接的,有些机制是明了的、有些原理是不清楚的。因此伽马刀医师在适应证选择和治疗计划制定的过程中。谨慎一点、保守一点十分必要。学习好前人经验,总结好自己的经验,最为重要的是对治疗过的病人进行长期随访。

伽马刀治疗颅底肿瘤的疗效还是十分满意的,肿瘤控制率在 90% 以上,包括肿瘤不生长、肿瘤缩小、肿瘤消失等,其中肿瘤不生长时占大多数(图 35-3A)。值得提醒的是,伽马刀治疗以后肿瘤缩小消失的速度,几乎与伽马刀治疗以前肿瘤生长变大的速度相一致。生长速度快的恶性肿瘤,伽马刀治疗后肿瘤变小消失的速度也很快;生长速度慢的良性肿瘤,伽马刀治疗后肿瘤变小消失的速度也很慢。如脑转移瘤可以在 1~2 周内消失(图 35-3B),而脑膜瘤可能在治疗后 1~2 年后才开始缩小(图 35-4)。部分肿瘤伽马刀治疗后会出现肿瘤暂时增大,然后慢慢缩小(图 35-5,图 35-6)。充分了解这个特点,对适应证的选择、对治疗后疗效的判定都很重要。如颅内压明显增高的脑转移瘤、淋巴瘤、生殖细胞瘤等患者,可以在伽马刀治疗后短期内出现明显好转,治疗前的减压手术就没必要了。相反,仅有颅压偏高的良性肿瘤,伽马刀治疗后相当一段时间内体积都不会缩小。长时间的颅内压偏高也有危险,或许选择开颅手术更有利。良性肿瘤,如垂体腺瘤、听神经瘤、脑膜瘤等,伽马刀治疗后的无效判定也要十分谨慎,治疗后在一年内肿瘤体积无明显变化、甚至轻度增大都可能只是伽马刀治疗后的正常反应,除非有明显复发,否则不要轻易判定治疗无效。伽马刀治疗后肿瘤复发,除临床表现和症状加重以外,其影像学特点就是肿

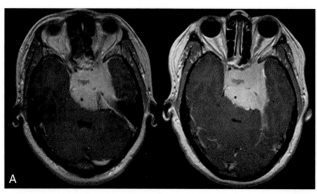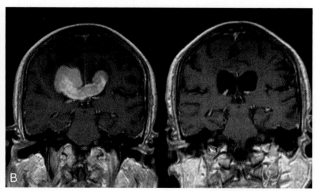

图 35-3

A. 左侧蝶岩斜脑膜瘤伽马刀治疗 1 年后肿瘤停止生长;B. 胼胝体淋巴瘤伽马刀诊疗 3 周内肿瘤消失

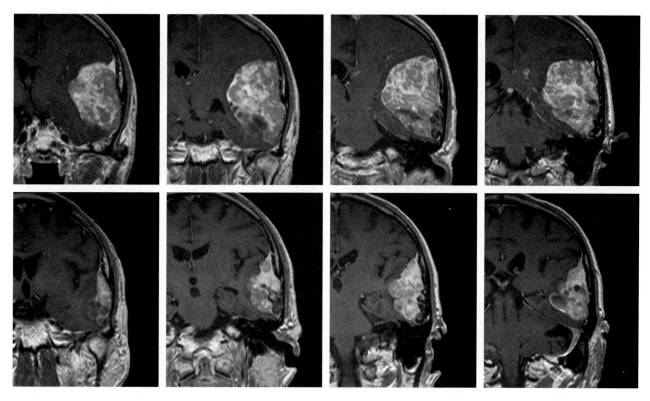

图 35-4　左颞脑膜瘤伽马刀治疗后 4 年内逐渐缩小

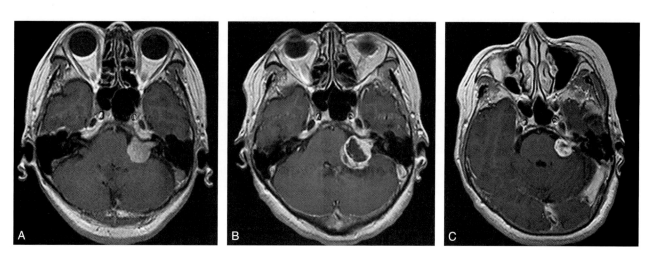

图 35-5　左侧听神经瘤伽马刀治疗
A. 治疗前增强磁共振；B. 治疗后 1 年见肿瘤中间坏死、囊变，体积增大；C. 治疗后 2 年肿瘤明显缩小

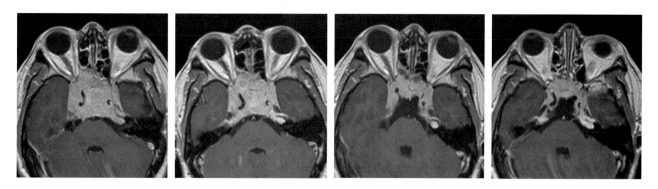

图 35-6　侵袭性垂体腺瘤伽马刀治疗后稍有增大，然后逐渐缩小

瘤出现了新的增长点,以形状发生变化为主,而不是单纯的肿瘤体积均匀性膨大。肿瘤体积均匀性膨大很有可能是治疗后的正常反应。

伽马刀治疗后的危险性存在于三个不同阶段:一是治疗后1~2周的急性反应期,二是治疗后半年前后的亚急性反应期,三是治疗完2~3年以后的慢性反应期。这些反应都是表现为肿瘤局部压力增高或颅内压增高,不是每个病人都会有,反应的轻与重也各不相同,是否出现症状也不一定。这取决于病变的部位、大小和性质,取决于处方剂量、治疗范围和分割治疗次数。在选择适应证和制定治疗计划的时候,这些因素都应该全面考虑,必须把危险性掌握在可控范围内,使安全性有充分的保障。尽量杜绝这些反应,尤其是中晚期的反应。对于体积较大的肿瘤,应该采用伽马刀剂量分割治疗,以提高有效性和安全性。

头部伽马刀诞生于神经外科、发展于神经外科、是神经外科的重要组成部分。头部伽马刀在中国的发展则另具特色,除去发展创新速度飞快以外,就是国内头部伽马刀在逐步脱离神经外科、被边缘化。头部伽马刀更需要神经外科大夫的了解、参与和交流,取长补短。在实际工作中,神经外科大夫所接收的有关头部伽马刀的负面信息可能偏多。伽马刀治疗后病人对疗效不满意时或是发生并发症时,才会去找神经外科大夫。而疗效满意的病人是不会再去找神经外科大夫要求手术的。外科大夫见到的疗效不好的病人很多,而实际上疗效满意的病人才是占绝大多数的。对于伽马刀治疗后的疗效判断,必须谨慎,尤其是良性肿瘤伽马刀治疗后疗效显现缓慢时,会让病人对其疗效失去信心,但神经外科大夫必须正确理解、加以解释,误判会导致过早的没有必要的手术干预。这要求神经外科大夫对伽马刀治疗后肿瘤的影像学改变有全面的了解。伽马刀技术水平在提高,所产生的治疗后肿瘤影像学改变也在变化。在中国头部伽马刀应用的初期,人们强调的是单次大剂量照射,认为这是伽马刀的优势所在,实际工作中所给予的治疗剂量往往偏大,所产生的疗效也偏快、偏好,这是好的一面,但不好的一面就是所导致的副作用也偏多、偏重,有的甚至出现了非常严重的后果。随着病例的长期随诊,经验更丰富了,认识也全面了。伽马刀的真正优势在于其"射线空间聚焦"和"剂量高度适形",而不是单次大剂量照射。单次大剂量照射无疑能杀灭肿瘤细胞、使肿瘤组织变性坏死,但保护好周围正常组织更加重要,因此必须应

用最小的有效剂量。何为"最小有效剂量"?目前看来,能使肿瘤细胞失去增殖能力足矣!只要肿瘤停止增长、体积不增大,就能达到治疗的目的。肿瘤停止生长以后,随着原有肿瘤细胞的凋零,肿瘤体积就会逐渐缩小,肿瘤缩小的速度与肿瘤细胞的生物学习性有关,细胞生存周期短的肿瘤,如恶性肿瘤,其缩小的速度就快,相反细胞生存周期长的肿瘤,如良性肿瘤,其体积缩小的速度就慢。如果伽马刀照射剂量过大,肿瘤细胞坏死了,甚至肿瘤组织坏死出血了,周围正常组织的坏死、水肿、出血,就在所难免,这是医师和病人都不愿看到的。"带瘤生存"、与肿瘤和平相处是伽马刀治疗后疗效的特点,尤其是对良性肿瘤而言。伽马刀治疗的目的应该是阻止肿瘤进一步增长变大,而不是使肿瘤变性坏死。

第二节 各类颅底肿瘤的伽马刀治疗

一、垂体腺瘤的伽马刀治疗

目前垂体腺瘤的治疗手段主要包括显微手术、药物和放射外科;每种治疗方法各有适应证,亦各有优缺点。近年来,由于影像技术和计算机技术高速发展,放射外科的精度和安全性得到了大幅度的提升,为伽马刀治疗垂体瘤提供了可靠的技术保障,其疗效也被大量文献报道所证实。由于伽马刀治疗具有损伤小,治疗过程安全,有效性高,已逐渐成为垂体瘤的优选治疗方案。过去伽马刀只局限于药物和外科手术治疗无效的垂体腺瘤患者。长期观察发现经伽马刀治疗后5年肿瘤控制率达到93%。显示出伽马刀治疗在控制垂体肿瘤生长方面的良好效果。理论上讲垂体腺瘤都适合伽马刀治疗;实际工作中也是如此。不同情况的垂体腺瘤,包括垂体微腺瘤、贴近视交叉的垂体大腺瘤、不同分泌功能的垂体腺瘤等,都有采用伽马刀治疗的大宗病例报道,而且绝大部分都有满意的疗效。手术切除垂体腺瘤,疗效快而直接。伽马刀治疗垂体腺瘤,存在效果显现缓慢的局限性,肿瘤变小和内分泌恢复需要短则几个月、长则2~3年的时间。所以在选择手术还是伽马刀之时,要仔细权衡。作者自认为,在患者明确垂体腺瘤诊断以后,应该优先考虑伽马刀治疗,在判定伽马刀很难解决问题的情况下,才选择手术,这更符合患者利益,毕竟手术风险要大些。伽马刀有自身明显的优势,伽马刀治疗过程简单、无太多痛苦、无出

血感染风险等。随着伽马刀治疗垂体腺瘤疗效不断被认可，伽马刀治疗垂体腺瘤已经越来越被广泛接受。垂体腺瘤，在多数情形下都可以首选伽马刀治疗，除非病人有近期视力进行性下降或伴有明显颅压增高等。对于紧贴或压迫视神经的垂体瘤，如果病人视力近期有进行性下降，应先行开颅切除肿瘤以保存视力。对于手术后残余的垂体腺瘤应尽早作伽马刀治疗。对于有开颅手术禁忌证及拒绝开颅的患者，伽马刀治疗也是一个好的选择。大垂体腺瘤患者，近期没有视力进行性下降的表现，伽马刀也不是绝对禁忌，也可谨慎选择，这类病人以无功能型和泌乳素型最多见，前者对伽马刀治疗敏感、见效快；后者在治疗后可适当结合溴隐亭治疗；在制定治疗计划时，要注意保护视神经，治疗后注意不良反应，

可间断应用甘露醇脱水，同时密切观察视力视野变化，大多数的风险集中在治疗后半年内。伽马刀治疗后，随着肿瘤逐渐缩小，视力视野也会逐渐恢复，时间不等，多数在治疗后 1~3 年，有效率也能达到90%（图 35-7~ 图 35-12）。

由于伽马刀治疗后肿瘤变化缓慢，对伽马刀治疗的患者应进行长期随访观察以确定最终疗效。肿瘤消失、肿瘤缩小、肿瘤无变化都属于肿瘤得到控制的表现形式。伽马刀治疗后半年甚至 1 年里，如果肿瘤体积略有增大也不能轻易判定治疗无效和肿瘤复发。影像复查所看到的伽马刀疗效是全部生物学反应的共同积累，治疗后 1 年里肿瘤可能出现反应性增生、体积增大，而后再逐渐萎缩。在后续观察中，肿瘤缩小和消失的比例会逐渐增高；直到治疗后

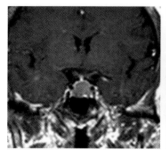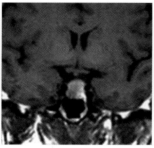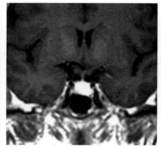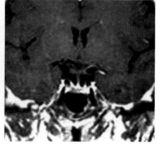

图 35-7　垂体小腺瘤伽马刀治疗后瘤体逐渐缩小

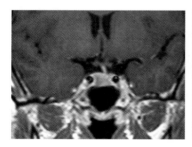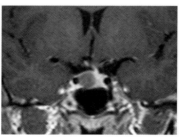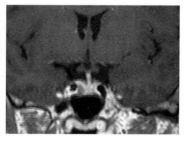

图 35-8　垂体右侧微腺瘤伽马刀治疗后瘤体逐渐缩小

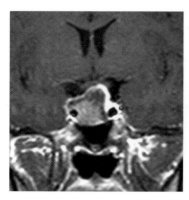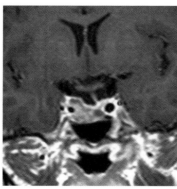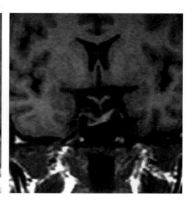

图 35-9　垂体大腺瘤伽马刀治疗后瘤体逐渐缩小

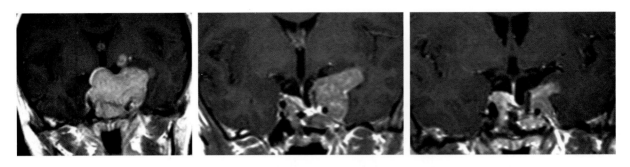

图 35-10 垂体大腺瘤伽马刀治疗后瘤体逐渐缩小

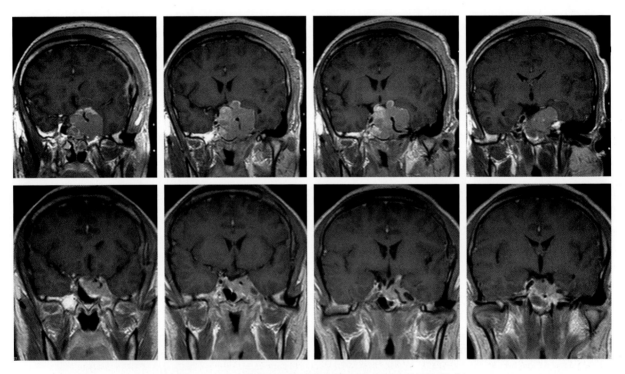

图 35-11 巨大侵袭性垂体腺瘤伽马刀治疗后瘤体逐渐缩小

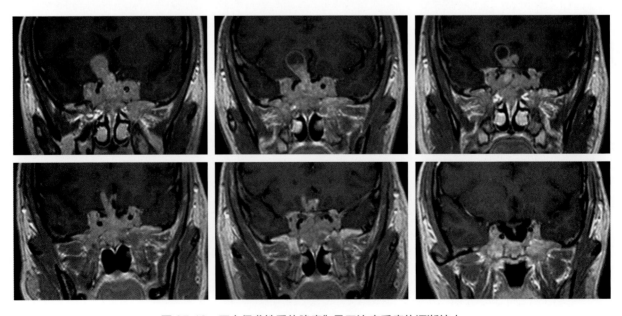

图 35-12 巨大侵袭性垂体腺瘤伽马刀治疗后瘤体逐渐缩小

3~5 年,伽马刀治疗的后续效应仍然存在。垂体腺瘤对射线照射是很敏感的,>10Gy 的边缘剂量即可使垂体腺瘤停止生长和萎缩,对小腺瘤的控制率可达 100%,而且对大腺瘤已经贴近周围重要结构者,在低边缘剂量照射下,亦可控制肿瘤的生长且不损伤视路、脑干和其他邻近结构,肿瘤控制率可达 90% 以上。但控制肿瘤内分泌亢进的难度要大些,需要的肿瘤周边照射剂量也要高些。这可能是因为纠正异常的激素分泌需要破坏线粒体等细胞器,所需的剂量比破坏 DNA 更大。如生长激素腺瘤,伽马刀治疗后生长激素控制率在 90% 以上,其中 70% 以上的患者激素能降至正常。

二、听神经瘤的伽马刀治疗

听神经瘤被诊断后,首选手术治疗,这是神经外科和耳鼻喉科的惯例。手术目的在于切除肿瘤,阻止肿瘤生长,解除神经压迫,还要争取保留面听神经功能。设备和技术的发展,使手术最高水平已经达到相当高度,肿瘤切除后听力保有率在 50% 以上,面神经功能保有率在 95% 以上。但不同医院、不同专家的手术水平参差不齐,不能保证每个病人都有满意疗效。所以有相当一部分病人选择了伽马刀治疗,以回避手术本身的风险。

大宗病例、长期随访发现:伽马刀治疗后,肿瘤控制率可达 95%~98%,这可以同显微手术结果相媲美;而在面神经和功能性听力保留率方面,伽马刀却明显优于显微手术,面神经保留率可达 100%,功能性听力的保留率可达 70%;在并发症和死亡率方面,伽马刀也明显优于显微手术。除此以外,伽马刀治疗在许多方面均好于显微手术,如病人功能恢复快、住院时间短、生活质量高、无出血感染和脑积水并发症等。因此对于直径 <3cm 的听神经瘤可以首选伽马刀治疗。

伽马刀治疗听神经瘤,能控制肿瘤生长,具体表现为生长停止与体积缩小(图 35-13~ 图 35-16)。伽马刀治疗后 6~12 个月肿瘤中心出现变性、坏死、液化、囊变,T_1WI 呈等低信号,T_2WI 呈等高混杂信号,增强扫描呈明显不均匀增强或环形增强,而后肿瘤体积逐渐皱缩;12~24 个月后肿瘤才有明显缩小,36 个月后肿瘤形态变化基本稳定,5 年后肿瘤一般不再生长。在治疗后半年左右,瘤体强化减弱或失增强的过程中,会出现一过性的体积增大,伴轻度脑水肿或称周边脑组织无菌性炎症,随着坏死产物的吸收,肿瘤渐缩小,脑水肿逐渐消退,故不应认为是肿瘤复发、治疗失败,进而行开颅手术。早期伽马刀治疗听神经瘤使用了较高的放射剂量,肿瘤周边剂量 15~20Gy,虽获得了较高的肿瘤控制率,但并

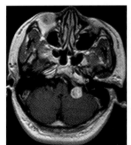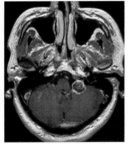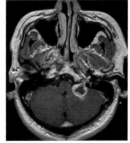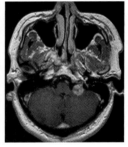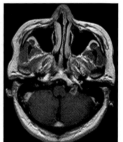

图 35-13　左侧小听神经瘤伽马刀治疗先出现坏死囊变,然后逐渐缩小

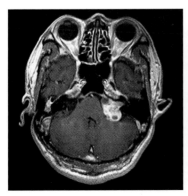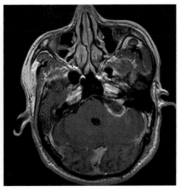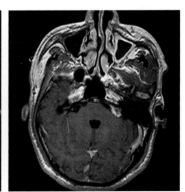

图 35-14　左侧听神经瘤伽马刀治疗同样先出现坏死囊变,然后逐渐缩小

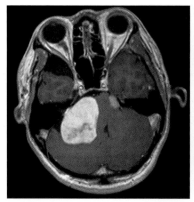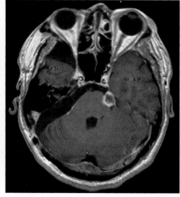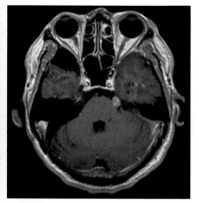

图 35-15 左侧小听神经瘤伽马刀治疗后逐渐缩小

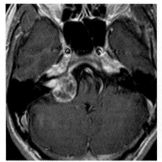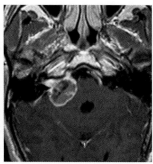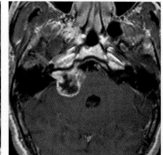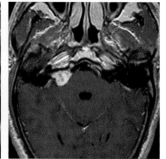

图 35-16 右侧听神经瘤伽马刀治疗先出现坏死囊变,然后逐渐缩小

发症发生率高。近年来随着放射剂量的下降,肿瘤控制率并没有明显降低,目前伽马刀治疗边缘剂量都不会超过 15Gy,肿瘤总控制率也能达到 90% 以上。肿瘤控制后复发概率较低,5 年内复发率为 3% 以下。Lunsford 等对 829 例听神经瘤病人行伽马刀治疗,随访时间≥10 年,252 例肿瘤控制率达 98%;3l3 例肿瘤周边剂量 12~13Gy,6 年临床肿瘤控制率为 98%,面神经功能保留率 100%,三叉神经功能保留率为 96%,有用听力保留率为 78%,听力无改变

70%。对于较大体积听神经瘤患者,在伽马刀治疗后,有可能出现脑积水,个别病人还可能需要进行分流手术。脑积水的出现,与肿瘤占位效应压迫四脑室和桥前池有关。因此定期随访十分重要,必要时行分流手术。

起源于其他脑神经的神经纤维瘤,更适合头部伽马刀治疗,如常见的三叉神经纤维瘤和舌下神经纤维瘤,位置更深、手术更难,伽马刀治疗的效果也十分满意(图 35-17、图 35-18)。

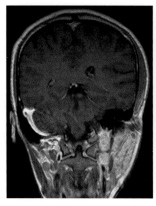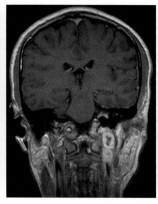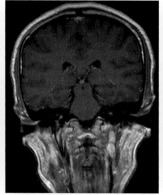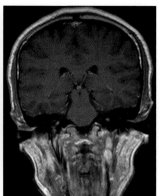

图 35-17 左侧颈静脉孔 - 颈部神经鞘瘤伽马刀治疗后逐渐缩小

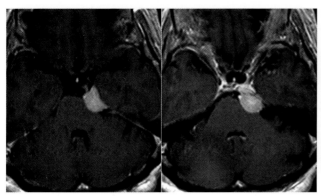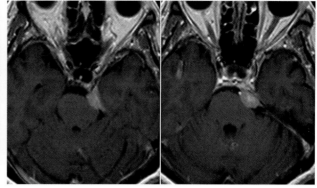

图 35-18　左侧后颅窝三叉神经鞘瘤伽马刀治疗后逐渐缩小

三、颅底脑膜瘤的伽马刀治疗

1. 颅底脑膜瘤的诊断　颅底脑膜瘤约占脑膜瘤的 1/3,大致分为前颅凹脑膜瘤、中颅凹脑膜瘤和后颅凹脑膜瘤。常按其发生的解剖部位进行命名。有嗅沟脑膜瘤、蝶骨嵴脑膜瘤、鞍结节脑膜瘤、鞍隔脑膜瘤、鞍旁脑膜瘤、眶上裂脑膜瘤、颅中窝外侧脑膜瘤、小脑幕下脑膜瘤、桥小脑角脑膜瘤、岩尖脑膜瘤、斜坡脑膜瘤、枕骨大孔脑膜瘤等。病理类型以内皮型为主,依次为纤维型、过渡型、间变型、砂粒体型、血管瘤型和微囊型。内皮型主要见于颅前窝和颅前中窝的蝶骨嵴和鞍结节;纤维型主要见于颅中窝和颅后窝的小脑幕。过渡型和血管型无一定规律。嗅沟型以砂粒体型为主。

颅底脑膜瘤的诊断并不难,MRI 是诊断颅底脑膜瘤的最优选手段,可以清晰显示肿瘤与周围结构的关系,包括肿瘤的起源与生长。还能初步确定肿瘤的病理类型和病理变化,包括出血、水肿、坏死、囊变等。MRI 影像中 T_1WI 不同病理类型的肿瘤信号相仿,呈现等或稍低信号;T_2WI,纤维型为稍高或等信号,甚至出现低信号;而上皮型、血管瘤型和过渡型多为高信号,且肿瘤血管丰富者其他 T_2WI 信号更亮;少数肿瘤内的钙化区和较大血管呈现 T_1WI、T_2WI 和 FLAIR 低信号,而坏死或囊变区呈现 T_1WI 低信号、T_2WI 和 FLAIR 高信号。出血少见,呈现 T_1WI、T_2WI 高信号。水肿是由于肿瘤破坏血脑屏障侵犯脑组织造成,T_2WI 和 FLAIR 表现明显,可轻可重,多数病灶周围水肿明显,呈现肿瘤周围带状或片样高信号区。瘤内囊变与肿瘤坏死有关,主要见于上皮型。血管丰富的肿瘤常见到瘤周低信号流空。T_1 肿瘤周围见到的环状线样低信号,部分为肿瘤包膜,T_2WI 和 FLAIR 呈现高 / 低信号,并有明显增强。增强后肿瘤实体呈明显均匀增强,钙化、囊变和坏死区无增强。肿瘤内的纤维间

隔、血管及纤维成分的存在,使肿瘤内的增强出现高低不等。少数肿瘤的边缘增强更加明显,可能为肿瘤包膜的增强。肿瘤邻近的硬脑膜增强,出现脑膜尾征。MRI 血管流空信号及 MRA 可以了解正常脑血管的移位、肿瘤的供血动脉。MRV 可以了解静脉系统的阻塞、静脉窦的通畅情况以及肿瘤的引流静脉。

恶性脑膜瘤由脑膜瘤间变而来,病理上可见仅少部分瘤组织保持典型的脑膜瘤结构,但大部分典型结构缺失,具有恶性肿瘤的生物学特征,即瘤体有膨胀、浸润性生长,有包膜、易出血、坏死、囊性变,包膜不完整,镜下可见巨核细胞,由于生长较迅速及生长速度不均衡,通常病灶较大,呈分叶状。有 6 条病理标准来判定其恶性程度:细胞成分增加、有丝分裂增多、核的多形性、局灶性坏死、脑组织浸润、转移。恶性脑膜瘤的治疗方案和预后有其特殊性,手术全切困难、复发快,而伽马刀治疗生效快、效果明显,如果在手术前能明确诊断,或许可以免除手术,而直接选择伽马刀治疗。伽马刀治疗后,近期疗效后,肿瘤复发后还可以重复治疗。

恶性脑膜癌影像学特点:①肿瘤侵润至脑实质内,包膜不完整,境界常不清楚、毛糙;②肿瘤形态不规则,可呈分叶状;③肿瘤密度不均匀,有坏死区及囊变区,坏死区越大,恶性概率越高,CT 平扫多为混杂密度或不均匀高信号,其中坏死囊变区呈低密度;MRI 平扫呈混杂信号,囊变区 T_1WI 呈低信号,T_2WI 呈高信号;增强 CT 和 MRI 均见肿瘤不均匀增强,可伴有不规则囊变区;④脑膜尾征呈不规则短、粗改变,这是由于肿瘤细胞浸润和硬膜的反应性结缔组织增生及血管扩张;⑤肿瘤附着部有较明显的骨质破坏,可形成肿块跨颅板内外生长。

2. 颅底脑膜瘤的伽马刀治疗　颅底区解剖关系复杂,颅底脑膜瘤的治疗始终是一个难题,显微神

经外科发展至今仍然没有完全解决它。肿瘤全切率偏低，死亡率和伤残率偏高，复发几乎是迟早的问题。医师曾经无奈地选择了手术后放疗或者是选择不手术的保守观察疗法，如今这两种策略都应该摒弃，均取而代之选择伽马刀治疗，伽马刀是补充手术的重要治疗手段。

伽马刀目前仍不能取代手术，因为手术能直接切除肿瘤。手术解除肿瘤压迫不仅能缓解神经症状、降低颅内压，而且有时是挽救病人生命的唯一办法，这是伽马刀很难做到的。伽马刀治疗颅底脑膜瘤所能达到结果就是减缓或停止肿瘤生长，在很长一段时间后才能使肿瘤缩小或消失。尽管如此，颅底脑膜瘤应该选择头部伽马刀治疗的情形还是很多。如位置深体积小的肿瘤、手术后残留的肿瘤、手术困难

的肿瘤、年老体弱患者的肿瘤等。实践中已经证明伽马刀治疗脑膜瘤，控制肿瘤生长的有效率在95%以上。对于病人来讲，选择伽马刀就是选择"与瘤共存"、选择保持现有生活质量。伽马刀治疗脑膜瘤的最大危险性在于治疗后的周围水肿，尤其是针对凸面脑膜瘤的治疗，所幸针对颅底脑膜瘤的伽马刀治疗，治疗后的周围水肿并不多见。这种差别的存在可能与颅内静脉回流的方式有关。伽马刀治疗有两大优势："射线空间聚焦"和"剂量高度适形"。如果肿瘤体积过大势必削弱这两大优势，为此必须采用多次照射的"伽马刀剂量分割治疗"来加以弥补。作者本人采用伽马刀剂量分割治疗了一些颅底较大体积的脑膜瘤，初步结果还十分满意，长期疗效还有待观察（图35-19~图35-21）。

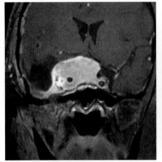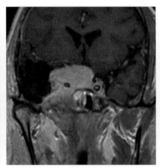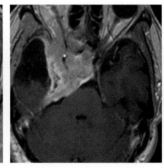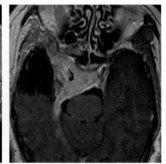

图 35-19　右侧鞍旁海绵窦术后残留脑膜瘤伽马刀治疗后瘤体缩小

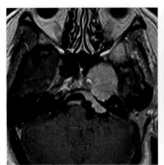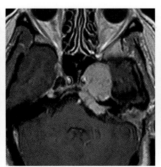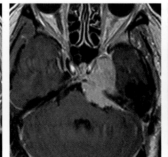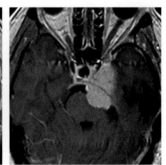

图 35-20　左侧蝶岩斜脑膜瘤伽马刀治疗后瘤体缩小

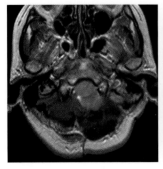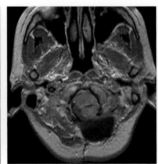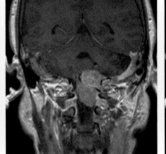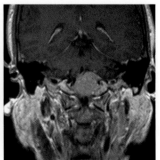

图 35-21　左侧枕骨大孔区脑膜瘤伽马刀治疗后瘤体缩小

四、颅咽管瘤的伽马刀治疗

颅咽管瘤的治疗,尤其是体积大的肿瘤,目前仍以手术切除为主。但由于囊性变、易复发的特点,多数颅咽管瘤必须综合治疗,治疗手段还有穿刺抽吸、留置储液囊内放疗、外放疗等。伽马刀作为一种特殊的外放疗手段,具有相对重要的作用,有效率高、副作用轻,尤其是对儿童发育的影响较轻。针对实质性肿瘤部分,肿瘤控制率可达 90%。中、小体积的实质性肿瘤、手术后残留的肿瘤、囊性肿瘤的实质性部分,都可以优先选择头部伽马刀治疗(图 35-22、图 35-23)。

五、脊索瘤的伽马刀治疗

颅底结构复杂,脊索瘤侵入广泛,使得脊索瘤的手术切除难度大、肿瘤全切率低,即便是显微镜下肿瘤全切,肿瘤残余也难避免,所以肿瘤术后复发率极高,在 80% 以上,因此手术后放疗几乎是必然的选择,可是普通放疗的有效性还存在一些争议,因为脊索瘤对放射线并不敏感,常规放疗剂量 50Gy 可能对肿瘤无效,提倡常规普通放疗的剂量应该大于 70Gy才有效,但该剂量通过普通放疗方法实施时,对正常组织损伤太大,极可能导致脑颞叶坏死等并发症。

所有这些使得人们把希望全放在了立体定向放射治疗上。近年来采用伽马刀治疗的病例越来越多,伽马刀有“射线空间聚焦”和“剂量高度适形”两大优势,再结合多次治疗的“伽马刀剂量分割”,已经取得满意的疗效。肿瘤 5 年控制率可达 70% 以上,而且病人能保持较高的生活质量。作者认为:颅底肿瘤病人在开刀手术以前,都应该了解一下伽马刀治疗的利与弊,看是否能优先考虑伽马刀治疗(图 35-24)。

六、颈静脉球瘤的伽马刀治疗

颈静脉球瘤,肿瘤巨大,位置深在,血供丰富,常累及颅内颅外,手术十分困难,曾视为手术禁忌。近年手术的发展,才使全切成为可能,但全切率还是很低,并发症却较多。而常规普通放疗对本病也无太多作用。庆幸的是近年应用伽马刀治疗本病,特别对术后残留或复发,可取得较好近期疗效,但远期效果还有待长期随访。

七、海绵窦海绵状血管瘤的伽马刀治疗

1. 海绵窦海绵状血管瘤的诊断(见“中央区颅底肿瘤”)

2. 海绵窦海绵状血管瘤的伽马刀治疗 近年来,显微外科手术对海绵窦海绵状血管瘤的切除有

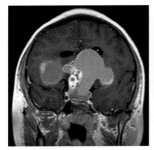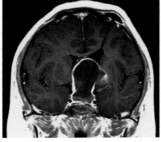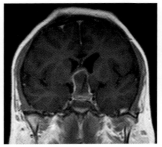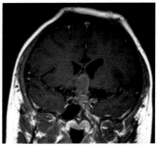

图 35-22 巨大囊实性颅咽管瘤穿刺抽液 + 伽马刀治疗后肿瘤控制良好

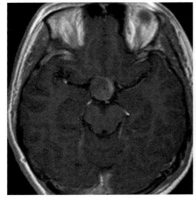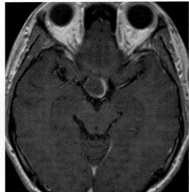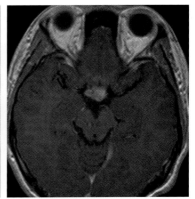

图 35-23 鞍上囊实性颅咽管瘤伽马刀治疗后肿瘤明显缩小

了长足发展,全切率高了、并发症少了。但不满意的情形还不少见。本人觉得在诊断明确的情况下,伽马刀治疗应该作为海绵窦海绵状血管瘤的首选治疗方案(图 35-25~ 图 35-28)。因为伽马刀治疗具有过程安全、治疗后副作用轻微、疗效显著等优势。长期随访疗效稳定、复发率低。

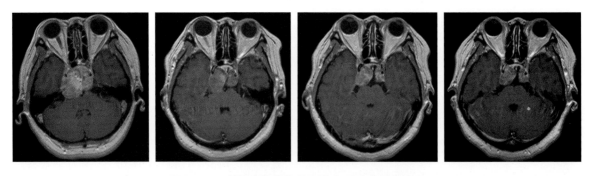

图 35-24 斜坡脊索瘤伽马刀治疗后肿瘤明显缩小

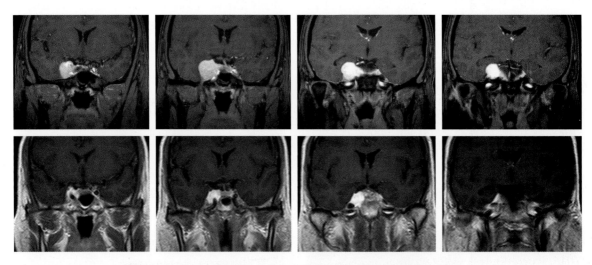

图 35-25 右侧海绵窦海绵状血管瘤伽马刀治疗后肿瘤明显缩小

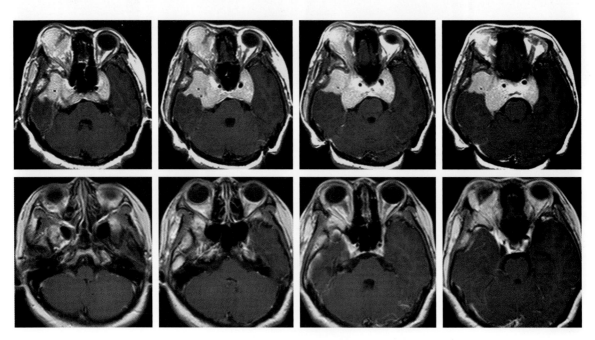

图 35-26 双侧海绵窦海绵状血管瘤伽马刀治疗后肿瘤明显缩小

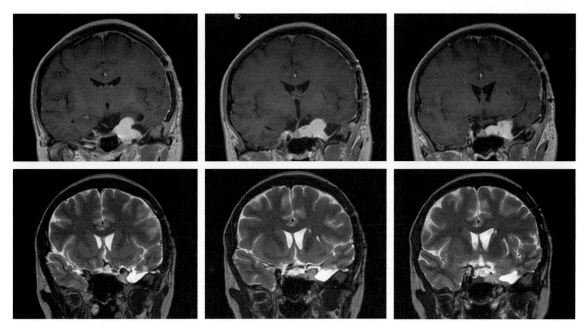

图 35-27　左侧海绵窦海绵状血管瘤伽马刀治疗后肿瘤明显缩小

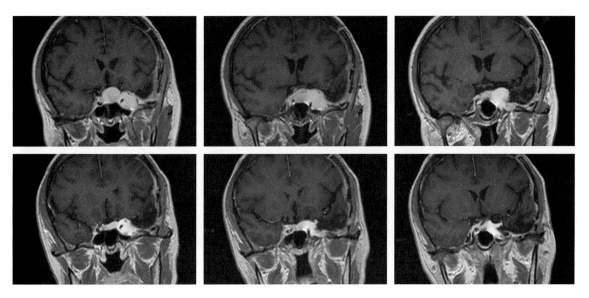

图 35-28　左侧海绵窦海绵状血管瘤伽马刀治疗后肿瘤明显缩小

（胡泽勇）

第 36 章

射波刀技术及其在颅底肿瘤中的应用

　　射波刀（cyberknife）是美国 Accuray 公司生产的一种新型立体定向放射治疗设备，由直线加速器、机器人机械臂、治疗床、靶区定位追踪系统（target localization system）、呼吸追踪系统、治疗计划系统、计算机网络集成与控制系统组成。它无须使用金属头架或体架，采用计算机立体定位导航和自动跟踪靶区技术，治疗中实时追踪靶区（肿瘤），然后从 100 多个节点对肿瘤实施聚焦照射。射波刀的问世使放射外科治疗的解剖范围从脑部扩展到全身，它不仅可以治疗颅内肿瘤，还可以治疗颅底深部肿瘤、头颈部肿瘤、脊髓和脊柱肿瘤、肺部肿瘤、胰腺肿瘤、肝脏肿瘤、肾脏肿瘤、前列腺肿瘤、妇科肿瘤、骨科肿瘤等。

第一节　射波刀的发展史

　　射波刀的构想：1985 年美国神经外科医生 Jhon Adler 到瑞典 karolinska 学院进修学习，师从 Lars Leksell 教授学习伽马刀技术。他从伽马刀的创意中得到启发，但也发现了当时伽马刀技术的美中不足。伽马刀使用的金属头架被固定在颅骨上令患者不适，同时受到头架的限制，治疗的范围不能覆盖全颅脑，更不能将聚焦照射的理念用于颅外其他肿瘤的治疗；伽马刀只能单次聚焦照射，不能实施分次照射。按照恶性肿瘤的特性，分次照射更符合放疗杀死肿瘤的生物学特点。Jhon Adler 设想了一种不使用金属头架固定，利用影像引导技术去获得肿瘤精确位置，然后实施单次或分次立体定向放射治疗的技术，并将适用于全身肿瘤的放射外科治疗，即：影像引导无框架立体定向放射外科（iamge-guided frameless stereotactic radiosurgery）。

　　1988 年，Jhon Adler 与美国斯坦福大学的物理学家和工程师合作将他的影像引导的无框架立体定向放射外科从概念付诸实施，射波刀的原理和组成分别是：通过 X 线的实时影像与定位 CT 影像之间建立关系，实现靶区定位；将小型直线加速器安装在机器人机械臂上，通过计算机技术实现了机器人机械臂让直线加速器指向任意方向，从而实现了 X 射线从多个方位、多角度向靶点聚焦照射，达到类似伽马刀的聚焦照射；放射剂量的计算和优化也通过计算机技术得以实现。1992 年 Jhon Adler 研制出影像引导的无框架放射外科设备，取名为 cyberknife radiosurgery（注册为 Cyberknife® system），简称为 cyberknife（中文翻译为射波刀、赛博刀或电脑刀）（图 36-1，图 36-2）。1994 年 6 月射波刀治疗的第一例病人为脑转移瘤，从此开启了射波刀时代。与使用头架固定方法相比，射波刀无框架放射外科可将一次高剂量的照射分割成几次照射，减少正常组织的剂量，从而最大限度减少治疗的毒副作用。1999 年美国 FDA 正式批准射波刀治疗系统（iamge-guided cyberknife radiosurgery / radiotherapy system）可用于治疗脑部和头颈部疾病，2001 年美国 FDA 批准射波刀用于治疗全身肿瘤。尽管射波刀技术成熟，但是仍有诸多不完美之处。2004 年 Accuray 公司研制出同步呼吸追踪系统（Synchrony® respiratory tracking system）。同步呼吸追踪（synchrony）成就了射波刀成为全球第一个能够精准追踪随呼吸运动的肿瘤，并给予精准照射的放疗设备。2005 年 Accuray 公司研发出脊柱追踪系统（Xsight™ spine tracking system），之后又研制出肺追踪系统（Xsight™ lung tracking system）。射波刀控制系统、剂量计划系统、靶区追踪系统、脊柱追踪技术、呼吸追踪技术进一步升级完善，使射波刀的临床治疗日臻完善。2006 年 9 月，射波刀的治疗

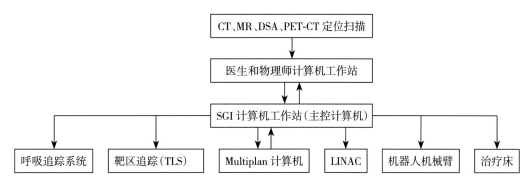

图 36-1　射波刀计算机网络集成与控制示意图,射波刀主控计算机(SGI)控制着呼吸追踪计算机、TLS、机器人机械臂、直线加速器(LINAC)、治疗床,与 Multiplan 计算机(治疗计划系统)和医生计算机工作站互联。定位图像通过局域网,传输到医生或物理师计算机工作站,医生可以在医生(或物理师)计算机工作站勾画肿瘤和重要结构,然后在物理师计算机工作站上进行治疗计划的设计和运算,治疗计划设计完成之后,将治疗计划储存在主控计算机上

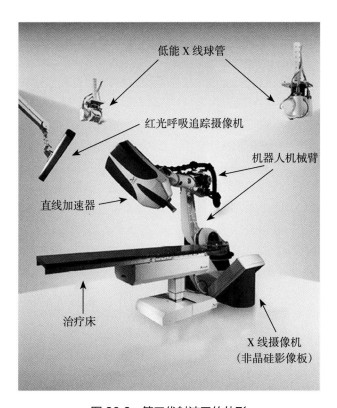

图 36-2　第三代射波刀的外形

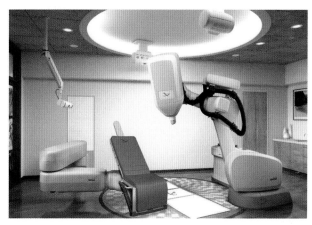

图 36-3　第四代射波刀的外形

床改进为机器人控制床,准直器的更换从人工改为电脑自动辨认与更换(即:Xchange,机器人准直器转换系统),地面上处于相互垂直位置的非晶硅影像板(X线数码摄像机)被改进到地面以下,使射波刀的照射节点有所增加,特别是 Multiplan 治疗计划系统的问世,使射波刀治疗进入一个崭新的时代,美国 Accuray 公司把新一代的射波刀称为第四代(G4)(图 36-3)。

　　2010 年 Accuray 公司对射波刀进一步改进,推出了 Cyberknife VSI(多功能智能化射波刀)。VSI

射波刀特点是直线加速器的剂量率从 400MU(或 800MU)升级为 1000MU;配备了 IRIS 准直器。IRIS 准直器就如同照相机的自动光圈,可以任意变换准直器的孔径大小,无需更换准直器。设计治疗计划时,可以选择多个不同孔径的准直器,这样可以设计出适形性更好的治疗计划,对周围组织的损伤更少。机器人机械臂运行的节点更加合理和高效,节省治疗时间。由于射波刀在体部肿瘤治疗中的优势明显,2012 年 Accuray 公司针对不同部位的肿瘤,研制出 Cyberknife M6(射波刀 M6)。射波刀 M6(Cyberknife M6)有 3 个不同系列,针对不同部位的肿瘤设计了专门的软件包和准直器。即:Cyberknife M6 FI 系统是以脑部为主的全身治疗系统,具有专门的神经系统软件包和 IRIS 准直器;Cyberknife M6 FM 系统是将 IRIS 准直器更换成多叶光栅准直器系统(Incise™ multileaf collimator),其他部分和 Cyberknife M6 FI 完全一样,它对体部肿瘤治疗速度更快;Cyberknife

M6 FIM 系统包含所有的软件包（前列腺癌软件包、肺癌软件包、神经系统软件包、俯卧位治疗软件包）和全部准直器系统（Xchange™、IRIS™、Incise™）。（Cyberknife M6 使射波刀的智能化程度提高，治疗的精度提高，操作更加简便）（图 36-4）。

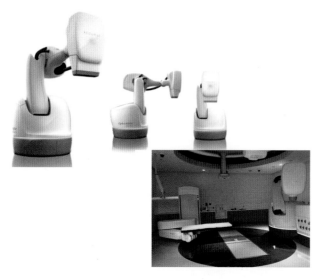

图 36-4　射波刀 M6 的外形

第二节　射波刀的组成

射波刀系统由轻型直线加速器、机器人机械臂、治疗床、靶区定位（影像）追踪系统（target localization system）、治疗计划系统、同步呼吸追踪系统、计算机网络集成与控制系统、射波刀数据存储系统组成。

1. 直线加速器　射波刀使用一个紧凑型、能产生 6M X 射线和电子束的轻型直线加速器，直线加速器被安装在由机器人控制的机械臂上。早期直线加速器的剂量率为 400MU/min，之后提升为 800MU/min。目前使用的剂量率为 1000MU/min。该直线加速器配有 12 个固定孔径准直器，准直器孔径分别为 5mm、7.5mm、10mm、12.5mm、15mm、20mm、25mm、30mm、35mm、40mm、50mm、60mm。2008 年之前的射波刀，需要人工更换不同孔径的准直器。从第四代射波刀的升级版开始，直线加速器具备了电脑自动辨认与更换准直器的功能，即：Xchange™ Robotic Collimator Changer（Xchange 机器人准直器转换系统）。在治疗过程中需要更换准直器时，无需技术员人工更换，机器人将直线加速器精确移动到 Xchange 机器人准直器转换台，然后自动辨认和更换准直器，节省了治疗时间。射波刀 VSI 系统除了配备有 Xchange 机器人准直器转换系统，还配备了可自动变换孔径的 Iris 准直器（Iris™ variable aperture collimator）。IRIS 准直器射束孔径的大小与固定准直器一致，可以变换成 12 个不同孔径的准直器。在射波刀的治疗过程中，自动变化射束孔径的大小，大大节省了治疗时间，每次射波刀的治疗时间从 50 分钟缩短到 15~30 分钟。射波刀 M6 系统配备有多叶光栅准直器（InCise™ multileaf collimator），提高了治疗体部肿瘤的效率。

2. 机器人机械臂（robot arm）　射波刀使用德国的 KUKA 机器人，在机器人机械臂头端上安装了轻型直线加速器，它带动直线加速器围绕病人在前、后、左、右、上、下六度空间自由转动，按照计算机预设的路线，机器人机械臂可将直线加速器调整到 101 个位置（或节点），在每个节点处可以从 12 个角度投照射线，因此提供多达 1212 个方位发出射线。G4 射波刀、射波刀 VSI 和射波刀 M6 的影像板位于地面之下，增加了射波刀治疗节点，可提供多达 1600 方位的射束。按照设计的治疗计划，直线加速器每到一预设治疗点，机械臂停止运动，计算机快速自动比对肿瘤的位置是否在允许的精度范围，如有误差较小，机器人微调直线加速器的角度，并精确对患者体位进行校准，然后直线加速器对准靶区投照相应的放射剂量。

3. 治疗床　第三代射波刀的治疗床是由计算机程序和精密电机控制，可以在五度空间自由移动，即 X 轴、Y 轴、Z 轴方向移动，头部倾斜和治疗床左右倾斜，但是治疗床的头部不能在水平位左右转动。G4 射波刀、射波刀 VSI 和射波刀 M6 的治疗床分为两种：第一种是计算机和精密电机控制的治疗床，第二种是由机器人控制，可以在六度空间自由移动的机器人治疗床（RoboCouch® patient positioning system）。

4. 靶区定位（影像）追踪系统（target localization system）　传统放射外科使用立体定向架固定病人头部，使脑组织与定向架之间产生相对应的三维坐标关系，在治疗中立体定向架确保了射线的精确投照。射波刀使用人体骨骼结构（颅骨或脊柱）作为参考框架，颅内病灶与颅骨之间产生固定的对应关系，靠近脊柱的肿瘤和脊柱之间产生对应关系。靶区定位（影像）追踪系统是利用天花板上安装的两组诊断 X 射线球管（X-ray sources）和安装于病人两侧地面上相互垂直的非晶体硅影像板（image detectors）组成，影像板的分辨率为 512×512 像素。G4 射波刀、射波刀 VSI 和射波刀 M6 的非晶体硅影像板（image detectors）被安放在地平面下面，影像板的分辨率为 1024×1024。两组 X 射线球管发出的低能 X 线相互垂直，交叉穿过头颅（或脊柱或肿瘤的治疗部位),影像板(摄像机)获得颅骨(或脊柱椎体)的数字图像,计算机与事先 CT 扫描获得的颅骨(或椎体)数字重建图像(DRR)相比较,首先确定颅骨(或椎体)的精确位置,然后得出治疗靶目标(病灶)的精确位置。靶区定位追踪系统使用 4 套计算机软件,用于获得治疗病灶的精确位置。治疗颅内病变时,使用 6 维颅骨追踪软件;治疗脊髓、脊柱及其周围肿瘤时,使用脊柱追踪软件(Xsight™ spine tracking system);治疗一部分周围型肺癌时,使用肺部追踪软件(Xsight™ lung tracking system)和同步呼吸追踪软件(synchrony);治疗随呼吸运动的肿瘤时需要在肿瘤内或肿瘤周围埋置金标(fiducial),金标植入后休息 5~7 天,让金标与组织粘连在一起,起到固定金标的作用。治疗肿瘤内埋置金标的体部肿瘤(肺癌、肝癌、胰腺癌)时,使用金标追踪软件和同步呼吸追踪软件。治疗前列腺癌时,单独使用金标追踪软件。

5. 治疗计划系统 治疗计划系统由计算机工作站和治疗计划软件组成。2006 年诞生的 Multiplan 治疗计划软件,使医生可以设计出精美的治疗计划。虽然设计治疗计划只能在 CT 图像上进行,但是 CT 影像能够与 MRI(包括与功能 MRI)、PET-CT、旋转的三维 DSA(rotation DSA)影像融合,用于获得精细的软组织图像和病灶的精确位置。早期的 Multiplan 治疗计划系统只能兼容 4 套影像(CT、2 套 MRI、PET-CT 或 DSA),Multiplan4.6 以上版本可以兼容 6 套图像(CT、3 套 MRI、PET-CT 和 DSA),对治疗功能区脑肿瘤(或 AVM)和随呼吸运动的肿瘤极其重要。治疗功能区 AVM 时,除了增强 CT 定位图像外,还需要融合 MRI T_1 图像、T_2 图像、增强 MRA 轴位(水平位)图像、DTI 功能磁共振和旋转的三维 DSA(图 36-5),多种影像的融合技术帮助医生辨识出 AVM 的畸形血管巢、引流静脉、神经传导束和语言功能区,对进一步提高治疗的精度降低治疗后副作用极为重要。病人治疗前,先作 CT 和 MRI 定位,将定位影像传输到计算机内。医生先勾画出计划治疗的肿瘤和重要器官,然后设置中心点(align center),最后选择准直器并给出肿瘤和重要器官的剂量要求,计算机能自动设计一个满足设定条件、适形良好、剂量分布满意、照射范围与肿瘤形状几乎吻合的治疗计划。根据治疗的需要,医生可设计单次治疗,也可设计成分次治

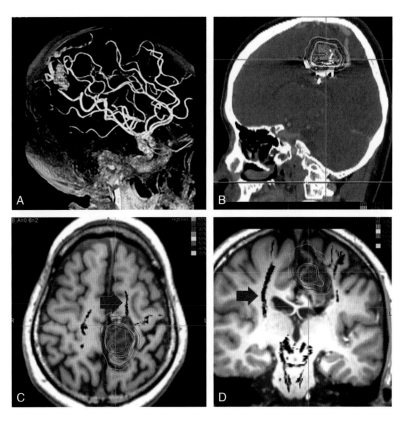

图 36-5 左侧运动功能区 AVM 治疗计划图,在 Multiplan 计算机上融合了 CT、三维 DSA、MRI 和磁共振 DTI

A. 三维 DSA 图像;B. CT 图像,橙色曲线内为 AVM 血管巢;C 和 D. 为功能磁共振 DTI 显示的神经传导束(红色箭头),设计治疗计划时,避开神经传导束

疗(hypofractoinated cyberknife radiosurgery,或称为少分割治疗),同时可设计等中心照射和非等中心照射。

6. 同步呼吸追踪系统　当治疗肺部肿瘤或受呼吸运动影响的肿瘤(肝癌、胰腺肿瘤等)时,肿瘤随着病人的呼吸而上下左右运动。治疗这些体部肿瘤之前,需要向肿瘤内或周围置入金标(由黄金制成的长5mm,直径0.8mm的圆柱体称为金标,fiducial),金标置入5~7天后才能实施射波刀治疗。呼吸追踪是让病人穿上胸前带有发红光二极管的背心,呼吸追踪摄像机通过捕捉二极管的运动获得肺部的呼吸运动节律,计算机建立呼吸模型。治疗时,通过追踪金标的位置获得肿瘤的精确位置,同时计算机根据呼吸节律,自动微调机器人机械臂,让射线始终精确瞄准病灶。

7. 计算机网络集成与控制系统　射波刀拥有一个计算机工作站(SGI),SGI计算机通过局域网络控制机器人机械臂、控制直线加速器何时投照射线、控制治疗床的移动和追踪治疗靶区位置。

8. 射波刀数据存储系统　病人的治疗计划资料可以完整地保存自射波刀数据存储系统内。

9. 射波刀的精确度　早期第三代射波刀头颅追踪的精确度为(0.6±0.3)mm,当头颅CT扫描层厚为1.25mm时,射波刀总体误差为(1.1±0.3)mm。目前头颅CT扫描层厚为1mm,使用六维颅骨追踪技术,治疗头颅肿瘤的误差为(0.44±0.12)mm,使用金标追踪技术时的误差为(0.29±0.1)mm,使用脊柱追踪技术治疗脊柱及其周围肿瘤的误差为(0.53±0.16)mm。

第三节　射波刀的治疗过程

1. 制作面罩或体模　颅内肿瘤病人在作定位扫描之前,需要制作一个无创的网眼热缩面罩,用于固定头部,防止头部移动。体部肿瘤病人需要制作一个体模,用于固定体部。如果体部肿瘤需要金标定位,在治疗前5~7天将4粒金标(fiducial)植入肿瘤内或病灶附近,经过几天的休息,金标维持在相对固定的位置,治疗时利用这些金标获得肿瘤的精确定位。

2. 射波刀的定位扫描　颅脑肿瘤或脑血管畸形病人使用颅骨结构作为参考框架,定位扫描时,用热缩面罩将头部固定在特制的CT床板上,CT扫描从头顶部开始(头顶外1cm),一直扫描到下颌以下,扫描层厚为1~1.25mm。体部肿瘤使用脊柱骨骼结构或金标(fiducial)作为定位参考依据,CT扫描时病人平卧在体模内,扫描层厚1~1.5mm,扫描范围为包括肿瘤在内的整个器官。除了CT扫描外,病人还需

要作相应部位的增强MRI扫描,用于图像的融合。脑动静脉畸形(AVM)病人需要做DSA造影和旋转三维DSA。某些肿瘤病人需要PET-CT扫描,用于确定肿瘤的精确位置。通过医院的局域网将定位图像从放射科传输到Multiplan计算机工作站内,然后在计算机上设计治疗计划(等中心照射或非等中心照射)。

3. 设计治疗计划　在Multiplan计算机上接收CT和MRI定位影像资料,脑动静脉畸形病人,还需要接受DSA图像资料。首先融合CT和MRI图像,第二在MRI图像上勾画出肿瘤和重要器官,第三选择肿瘤的追踪方式(头颅追踪、脊柱追踪、金标追踪联合同步呼吸追踪、肺部追踪联合同步呼吸追踪、金标追踪)和治疗次数,第四设置中心点(align center),第五设置治疗计划的参数,矩阵框的大小,选择照射方式(等中心照射或非等中心照射),最后按照病灶的性质、部位和病灶周围是否有重要结构,选择准直器的大小、射线强度、靶区范围、剂量分布、治疗剂量和其他参数,计算机能自动设计一个满足设定条件、适形满意、剂量分布均匀、照射范围与肿瘤形状几乎吻合的治疗计划。治疗计划设计完毕,将治疗计划保存并传输到射波刀主控计算机上。

4. 实施治疗　头部肿瘤的治疗:病人平卧在治疗床上,用面罩将头部固定在治疗床上。技术员通过电脑操作,打开治疗计划,拍摄一对颅骨图像,计算机将拍摄的一对颅骨图像与事先CT扫描获得的颅骨数字重建图像(DRR)进行自动比对,通过移动治疗床,使拍摄的颅骨图像与DRR颅骨图像完全拟合。然后重新拍摄颅骨图像,计算机自动比对并确认拍摄的颅骨图像与DRR颅骨图像在6维方向上完全拟合在一起(图36-6)。此时计算机获得了病人头颅和病灶的初步方位,机械臂将直线加速器旋转到初始坐标位,然后按照程序将加速器围绕着病人旋转到预定节点。直线加速器每到一个节点,机械臂停止运动,此时靶区定位追踪系统立刻获得新的头颅影像,计算机确认目前的头颅影像与治疗开始时影像完全一致。如果头颅有轻微的移动,靶区定位追踪系统立刻计算出移动造成的偏差,并将此偏差传输到机器人机械臂,机械臂微调加速器的方位或射线的入射角度,最后加速器将所需的剂量精确投射到病灶内。如果病人的移动超过计算机自动调整的范围,治疗会紧急暂停(E-stop)。加速器每到一个预定节点,将重复上述影像实时验证步骤。在治疗过程中,X射线球管每10秒发射一次,靶区影像追踪系统获取一次影像信息。从摄像到调整数据只

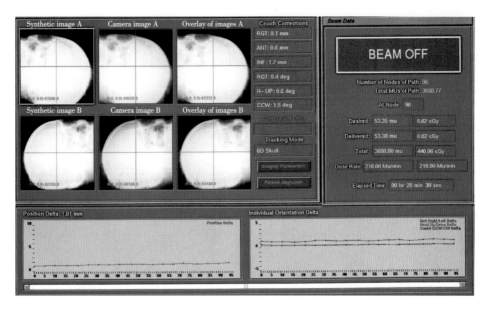

图 36-6　六维颅骨追踪的计算机界面，Synthetic image A 和 B 为 CT 重建颅骨图像（DRR 颅骨图像），Camera image A 和 B 为颅骨 X 线数字平片；Overlay of images 为两组图像重叠在一起时的结果，即 DRR 颅骨图像（synthetic image A）与拍摄的颅骨图像（camera image A）完全拟合在一起（overlay of images A）

需要几秒，射波刀基本上做到了在治疗过程中实时跟踪治疗靶区。头部肿瘤的治疗时间大约为 30~50 分钟，治疗结束，多数病人无不适，治疗后 1 周内，少数体部肿瘤病人感到疲乏无力和纳差。

　　脊柱及其周围肿瘤的治疗：脊柱追踪软件（Xsight spine）的问世免除了在脊柱上埋置金标（或金属螺钉）的过程。Xsight spine 可以直接获得脊柱及其周围病灶的精确位置。它是利用计算机软件技术，先找到相应的椎体，然后计算机将获得的两维数据转化为三维数据，获取椎体精确位置，间接获得肿瘤的准确位置，系统误差约 0.61mm（图 36-7）。脊柱及其周围肿瘤的治疗过程同头颅肿瘤相似，病人平

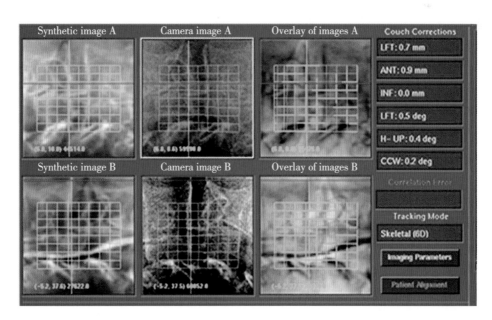

图 36-7　脊柱追踪的计算机界面，Synthetic image A 和 B 为 CT 重建图像，上面有 81 个节点组成的 64 个小方格；Camera image A 和 B 为脊柱 X 线数字平片；Overlay of images A 和 B 为两组图像重叠在一起时，64 个小方格的比对结果。当 64 个小方格重叠在一起时，计算机追踪到了正确的椎体位置

卧在治疗床上的体模内,通过脊柱追踪软件获得肿瘤的准确位置,然后实施治疗。

第四节　射波刀在颅底肿瘤中的应用

射波刀主要治疗小型或中等大小脑动静脉畸形(AVM)、直径 <3cm 的听神经瘤、三叉神经鞘瘤、中等大小的颅底脑膜瘤、垂体瘤残留、直径 3cm 左右的颅内单发或多发转移瘤(肿瘤数≤5 个肿瘤)、其他小型边界清楚的颅内肿瘤以及术后残留的颅内良性肿瘤(肿瘤直径 <3cm)。但是,如果肿瘤位于颅底深部和重要功能区、常规外科手术难以切除或创伤较大、并发症较高的病人以及高龄、或有系统性疾病不能耐受外科手术的病人,可实施少分割大剂量射波刀治疗(hypofractoinated cyberknife radiosurgery),来达到控制肿瘤生长提高病人生活质量的目的。由于射波刀可以实施少分割大剂量治疗(每天照射一次,一共照射 2~3 次,甚至 4~5 次),所治疗肿瘤的体积可适度放宽,但是不能无限制放宽适应证。由于射波刀治疗的解剖范围扩大,它更适合治疗颅底深部肿瘤、颈静脉孔区肿瘤、颅颈交界肿瘤、椎管内小肿瘤、椎管内外沟通肿瘤、脊柱及其周围的肿瘤。对于无法手术的恶性或低度恶性肿瘤,或术后残留者,射波刀的少分割大剂量治疗可以提高照射肿瘤的剂量,降低治疗不良反应,特别是它与常规放疗联合治疗,可以减轻放疗的不良反应。但是,对于小的颅内良性肿瘤,少分割大剂量放射外科治疗与单次放射外科治疗之间的差异不明显。截止到 2016 年 12 月,全世界

已经安装了 330 多台射波刀,治疗病人超过 25 万例。

下面根据复旦大学附属华山医院射波刀的应用和国际上发表的文献简介射波刀在颅底肿瘤中应用。华山医院射波刀中心成立于 2007 年 12 月,到 2016 年 12 月,累计治疗病人超过 6000 例,是国内治疗病人最多的射波刀治疗中心,其治疗脑肿瘤类型的分布如图 36-8 所示。射波刀治疗数量最多的脑肿瘤是脑膜瘤,而绝大多数脑膜瘤是位于颅底、海绵窦部位。排在第 5 位肿瘤是血管瘤,主要是指海绵窦海绵状血管瘤。

一、颅底脑膜瘤

伽马刀的诞生对中小型听神经瘤带来了治疗理念的改变,射波刀分次照射中小型脑膜瘤,是否对颅底深部、海绵窦以及术后残留脑膜瘤的疗效带来明显进步呢? 由于随访时间短,目前还没有结果,但是华山医院射波刀治疗中心独创精准 3D 剂量雕刻技术治疗颅底脑膜瘤获得良好的治疗效果,其技术的精髓是:肿瘤的附着点及肿瘤内给予高剂量照射,紧邻重要脑组织的肿瘤给予低剂量照射,目的是降低脑重要结构的剂量,降低射波刀治疗的不良反应。大脑凸面、矢状窦旁、大脑镰、小脑等浅表部位的脑膜瘤以及肿瘤较大引起明显颅内高压症状的病人,首选手术切除肿瘤。颅底深部、海绵窦等部位小的脑膜瘤,由于手术风险大或术后并发症多时,以及手术后残留的脑膜瘤均可采用射波刀治疗。射波刀分次照射可以提高治疗肿瘤的放射剂量,同时降低放射治疗的不良反应。射波刀通常使用 65%~70% 的等剂量曲线覆盖肿瘤周边,由于使用较高的等剂量

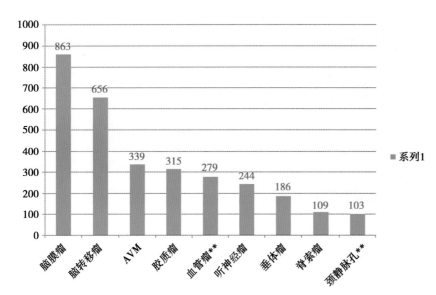

图 36-8　华山医院射波刀从 2007—2016 年治疗脑肿瘤种类的分布图

曲线覆盖在肿瘤周边,肿瘤内的剂量差异较小,治疗后肿瘤肿胀不明显(图36-9),脑水肿的发生率低且程度轻,特别是对海绵窦、岩尖斜坡、颅颈交界脑膜瘤、矢状窦、窦汇等部位残留和复发脑膜瘤有良好的治疗效果(图36-10,图36-11)。对于小体积岩尖斜坡脑膜瘤,华山医院采用照射2次的治疗方案,每次

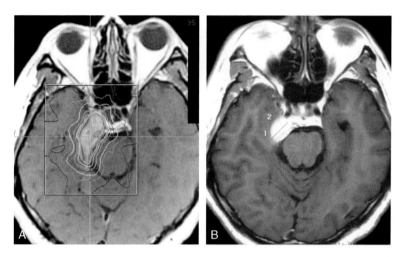

图36-9　右侧海绵窦脑膜瘤(影像学诊断)射波刀治疗前后对比
A. 射波刀治疗时的图像,上面的曲线为等剂量线;B. 射波刀治疗后5年,肿瘤缩小,脑神经受损症状不明显

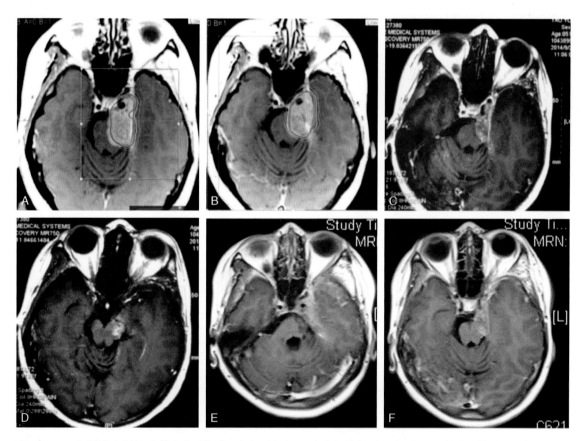

图36-10　左侧岩尖斜坡脑膜瘤术后复发,肿瘤压迫脑干,病人拒绝外科手术,我采用射波刀精准3D剂量雕刻技术,对肿瘤的附着点照射高剂量,紧贴脑干处肿瘤照射低剂量,以降低脑干接受的放射剂量
A和B. 射波刀治疗时MRI增强和治疗计划;C和D. 射波刀治疗后5年,肿瘤明显缩小,脑干受压减轻,没有脑干水肿的发生,病人症状有改善;E和F. 射波刀治疗后8年,MRI增强显示肿瘤保持在缩小的状态

9.5Gy,用 63%~65% 的等剂量曲线包绕肿瘤,目的是肿瘤内接受较高的剂量,治疗后,肿瘤缩小明显,不良反应较轻(图 36-12)。根据华山医院射波刀治疗中心治疗脑膜瘤的初步结果,脑膜瘤射波刀治疗后 5 年控制率为 88% 左右,肿瘤复发的原因是肿瘤照射剂量不足或肿瘤性质发生了改变。华山医院射波刀中心治疗脑膜瘤的剂量方案是:小体积肿瘤(体积 <10cm³)照射 2 次,每次剂量为 9.5~9.8Gy,书写成 19Gy/2F 或 19.6Gy/2F。中等体积肿瘤照射 3 次,每次剂量 7.5Gy,书写成 22.5Gy/3F。如果肿瘤位于重要功能区,剂量方案为 21Gy/3F。当脑膜瘤较大时,照射 4 次,每次 5.5Gy,书写成 22Gy/4F。

二、海绵窦海绵状血管瘤

海绵窦海绵状血管瘤(也称为:海绵窦血管瘤)是一种极其少见的血管性肿瘤,多见于亚洲女性病人。它对放射外科的治疗非常敏感,长期疗效好,治疗后不良反应轻微。射波刀的少分割大剂量照射(hypofractoinated cyberknife radiosurgery)可以治疗中小型、大型和巨大型海绵窦海绵状血管瘤。从 2008 年到 2017 年 6 月,华山医院射波刀中心已经治疗了 170 多例海绵窦海绵状血管瘤,中长期随访结果显示:射波刀少分次大剂量放射外科(hypofractoinated cyberknife radiosurgery)完全可以替代显微外科手术治疗此类少见肿瘤,射波刀治疗后半年肿瘤缩小的比例为 30%~90%(图 36-13),无脑水肿发生,无新的脑神经损伤,病人症状改善或恢复正常。根据华山医院伽马刀治疗海绵窦海绵状血管瘤的长期随访结果和射波刀治疗后 6 年的随访结果,海绵窦海绵状血管瘤的治疗方式将发生革命性改变,即:伽马刀替

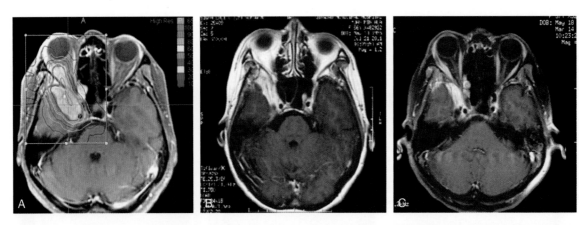

图 36-11　右侧海绵窦眼眶内沟通脑膜瘤(影像学诊断),采用射波刀精准 3D 剂量雕刻技术,降低视神经的照射剂量

A. 射波刀治疗时增强 MRI 图像,射波刀分 3 次照射肿瘤;B. 治疗后 1 年半,肿瘤缩小,病人右眼视力下降;C. 射波刀治疗后 3 年,肿瘤进一步缩小,右眼视力从 1.0 下降到 0.3

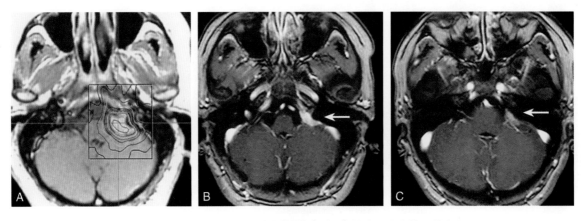

图 36-12　左侧岩尖斜坡脑膜瘤(影像学诊断)射波刀治疗前后的变化
A. 射波刀治疗前;B 和 C. 射波刀治疗后 1 年半,肿瘤明显缩小

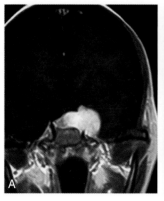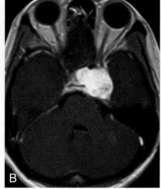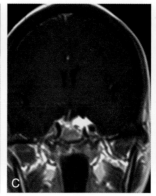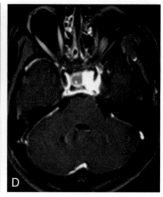

图 36-13 右侧海绵窦海绵状血管瘤（影像学诊断）射波刀治疗前后 MRI 比较

A 和 B.MRI 增强显示肿瘤均匀强化。C 和 D. 射波刀治疗后 7 个月，肿瘤缩小 90% 以上，病人视力恢复正常。病人随访 5 年以上，肿瘤保持在缩小的状态

代显微外科手术治疗小型或中等大小的海绵窦海绵状血管瘤，长期疗效好（图 36-14），射波刀可完全替代显微外科手术用于治疗大型或巨大型海绵窦海绵状血管瘤。对巨大的海绵窦海绵状血管瘤，中线结构移位的病人，我们采取分割成 4 次的射波刀治疗方案，治疗后一周内病人有暂时的头痛，经过对症脱水治疗，症状很快消失。1 年后随访的 MRI 提示肿瘤缩小 50%~90%（图 36-15）。硬膜窦海绵状血管瘤指发生在脑实质外硬膜窦的血管瘤，包括海绵窦海绵状血管瘤和其他硬膜窦处的海绵状血管瘤。华山医院采用射波刀治疗了眶尖、斜坡处海绵状血管瘤，均获得了良好疗效（图 36-16）。射波刀治疗海绵窦海绵状血管瘤的方案如下：肿瘤体积小于 10cm³，射波刀照射 2 次，剂量为 18Gy/2F；肿瘤体积大于 10cm³，小于 40cm³，照射 3 次，剂量为 21Gy/3F；当肿瘤体积大于 40cm³ 时，照射 4 次，剂量为 22/4F。使用的等剂量曲线为 62%~65%。

三、听神经瘤

中小型听神经瘤是放射外科治疗的良好适应证，射波刀通过实施少分割放射外科治疗，在保存有效听力方面有一定的优势。Chang 等人报道射波刀分次（staged cyberknife radiosurgery）治疗 61 例听神经瘤，其随访时间在 36 个月以上，肿瘤的控制率为 98%。74% 的病人射波刀治疗前拥有有效听力，射波刀治疗后，这些病人的有效听力无减退。华山医院应用射波刀治疗了 200 多例听神经瘤，多数为高龄大型听神经瘤或有内科疾病无法手术的病人，少数病人为双侧听神经瘤。射波刀少分割大剂量治疗可提高照射肿瘤的剂量，且肿瘤内的剂量梯度差异小，治疗后肿瘤肿胀不明显，不良反应相对较轻，肿瘤缩小明显（图 36-17）。对于双侧听神经瘤，射波刀分次治疗对保存听力有一定的优势。如图 36-18 所示，双侧听神经瘤病人，左侧肿瘤分次射波刀治

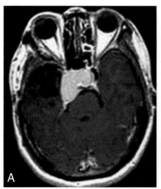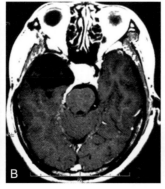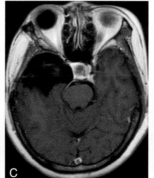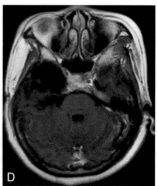

图 36-14 伽马刀治疗海绵窦海绵状血管瘤的长期结果

A. 手术后残留复发的海绵窦海绵状血管瘤，伽马刀治疗前 MRI 增强；B. 伽马刀治疗后 2 年 MRI 显示肿瘤体积缩小 70% 以上；C 和 D. 伽马刀治疗后 9 年，肿瘤几乎消失，病人无视神经受损症状

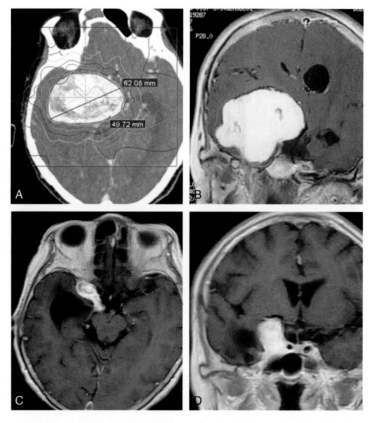

图 36-15 右侧巨大型海绵窦海绵状血管瘤射波刀治疗前后的变化
A. 射波刀治疗时的 CT 定位图像；
B. 治疗前 MRI 增强冠状位；C 和 D. 射波刀治疗后 2 年 MRI 显示肿瘤体积缩小 90%。病人视力改善，头痛走路不稳症状消失，正常生活

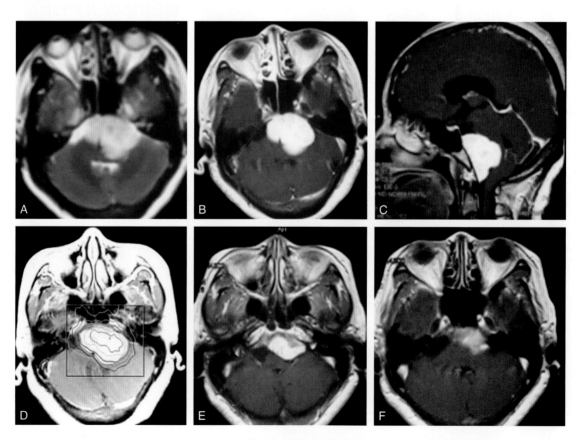

图 36-16 斜坡硬膜窦海绵状血管瘤（影像学诊断），射波刀治疗前后的影像学变化
A. 治疗前 MRI T$_2$ 加权图像，肿瘤为均匀的高信号图像；B. 增强 MRI 肿瘤均匀强化；C. MRI 增强矢状位；D. 射波刀治疗计划；E 和 F. 射波刀治疗后 1 年 MRI 增强显示肿瘤体积缩小 60% 以上，脑干受压减轻，病人无不适

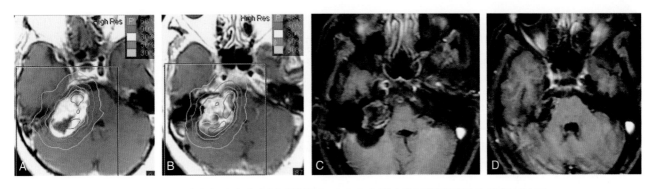

图 36-17　70 岁老年病人患右侧听神经瘤,由于有内科疾病不能耐受手术,选择射波刀

A 和 B. 射波刀治疗时 MRI 增强,肿瘤周围的曲线为等剂量曲线;C 和 D. 射波刀治疗后 2 年,肿瘤明显缩小,病人无面瘫,无脑积水,正常生活

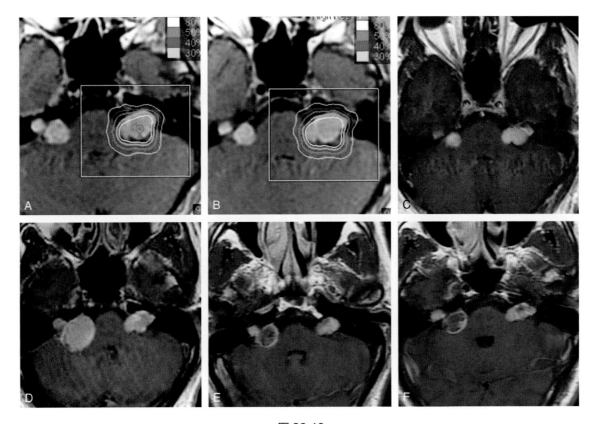

图 36-18

A 和 B. 双侧听神经瘤,射波刀先治疗左侧肿瘤(肿瘤上有曲线),每次照射 7Gy,照射 3 次;C. 治疗后 2 年半,肿瘤缩小。D. 治疗后 3 年半,左侧肿瘤保持缩小的状态,病人保留有效听力,但是右侧肿瘤增大,也实施射波刀治疗;E 和 F. 左侧肿瘤射波刀治疗后 6 年,右侧肿瘤射波刀治疗后 2 年,双侧肿瘤均保持在缩小状态

疗,治疗后左侧仍保持有效听力。射波刀治疗方案如下:小肿瘤照射 2 次,每次 8.8~9.0Gy(17.6Gy/2F 或 18Gy/2F);中等大小肿瘤照射 3 次,每次 7Gy(21Gy/3F)。少数大肿瘤照射 4 次的治疗方案,每次 5.5Gy(22Gy/4F)。

四、颅底脊索瘤

脊索瘤是颅内少见肿瘤,占颅内肿瘤的 0.1%~

0.3%。颅内脊索瘤主要发生在颅底中线部位,肿瘤生长慢,但是有侵袭性生长的特性,手术是主要治疗方式,但是术后残留者易复发。高剂量(≥70Gy)的常规放疗可以控制肿瘤生长,延缓肿瘤复发,但是脑损伤的发生率较高。射波刀通过分次照射可以提高肿瘤的控制率,但是仍有不尽如人意者。根据华山医院射波刀治疗 100 多例脊索瘤的经验和文献报道,选择合适的病例,照射足够的剂量其治疗效果非常满意。华山医院的治疗经验是:当肿瘤体积小、远离视神经和视交叉,射波刀尽量使用高剂量照射,肿瘤的长期治疗效果好(图36-19,图36-20)。射波刀照射的剂量为27Gy/3F(27Gy 等分成3次照射,每次照射9Gy)或30Gy/4F。如果照射剂量进一步提高,肿瘤的长期控制效果更好。肿瘤体积大,或肿瘤的范围广泛,射波刀治疗的剂量受到限制,肿瘤的长期控制效果差。对术后残留者,一般在术后3个月实施射波刀治疗,这类肿瘤治疗的原则:尽量提高肿瘤内的剂量。射波刀治疗方案如下:肿瘤远离视神经、视束和视交叉时,照射3次,每次9Gy,剂量为27Gy/3F,或30Gy/4F。如果肿瘤大,离视神经较近时,通常照射5次,每次5~6Gy,治疗后半年~1年,再次加量射波刀治疗。这种分阶段射波刀治疗,也取得了良好治疗效果。

五、三叉神经鞘瘤

三叉神经鞘瘤是颅内少见良性肿瘤,约占颅内肿瘤的0.5%,其主要治疗方式是手术切除。由于肿瘤毗邻颈内动脉、多组脑神经等重要结构,手术后常

出现部分神经功能受损。近二十年来,伽马刀在治疗小型三叉神经鞘瘤方面显示出其独特的优势。由于MRI的不断普及和对三叉神经鞘瘤诊断水平的提高,使症状轻肿瘤小的患者获得早期诊断。射波刀治疗无须在头颅上安装金属头架,治疗过程中病人的舒适度较好。对于肿瘤体积较大,病人有内科疾病无法耐受外科手术者或手术后肿瘤残留者,射波刀提供另一种治疗方式。通过分次照射,可以减轻脑神经的损伤。根据华山医院射波刀治疗50例三叉神经鞘瘤的随访结果,肿瘤的5年控制率高达90%,随着肿瘤的缩小,临床症状得到部分改善(图36-21,图36-22)。射波刀通常分三次照射,每天一次。照射的剂量为21Gy/3F(21Gy 的剂量,被等分成3次照射,每次7Gy)。大体积肿瘤照射4次的治疗方案,剂量为22Gy/4F。

六、颈静脉孔区肿瘤

颈静脉孔区肿瘤主要包括颈静脉孔区神经鞘瘤和颈静脉球瘤。颈静脉孔区的神经鞘瘤占颅内肿瘤的0.17%~0.72%。主要来自后组脑神经,虽然手

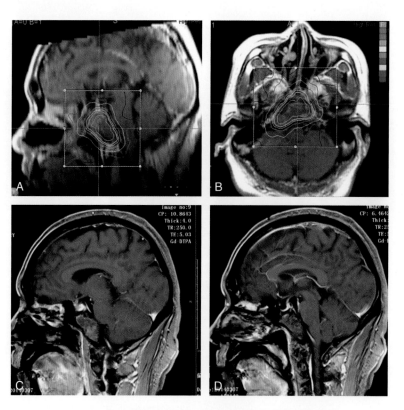

图36-19 斜坡脊索瘤(影像学诊断)射波刀治疗前后的变化

A 和 B. 射波刀治疗时增强 MRI 图像,图像上的曲线为等剂量线;C 和 D. 射波刀治疗后4年MRI提示肿瘤略增大,再次射波刀治疗,目前已经随访6年,病人情况良好

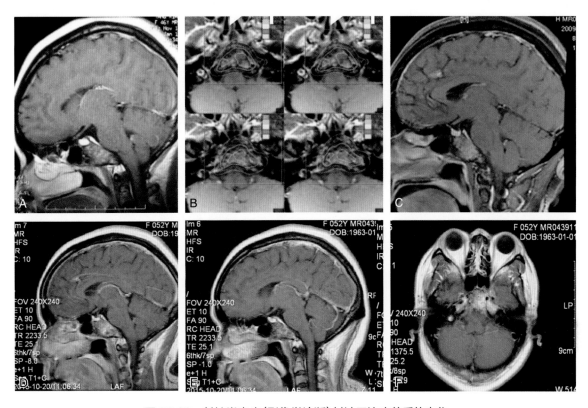

图 36-20　斜坡脊索瘤（影像学诊断）射波刀治疗前后的变化
A. 治疗前 MRI 矢状位；B. 射波刀治疗计划；C. 治疗后 1 年 MRI 显示肿瘤略缩小；D、E 和 F. 射波刀治疗后 6 年
MRI 提示肿瘤复发，再次射波刀治疗

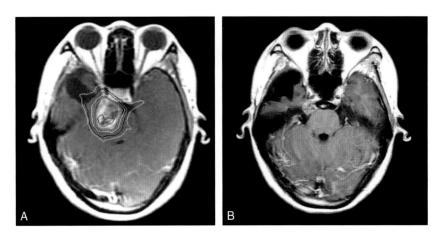

图 36-21　右侧三叉神经鞘瘤术后残留射波刀治疗
A. 射波刀治疗时增强 MRI，图像的曲线为等剂量线；B. 治疗后 2 年半 MRI 显示肿
瘤体积缩小 70%，病人症状改善

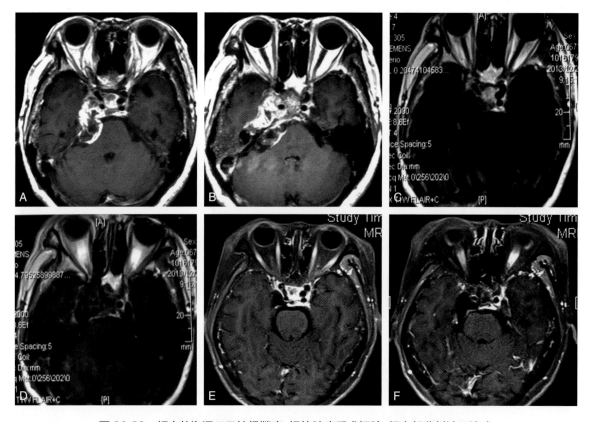

图 36-22　颅内外沟通三叉神经鞘瘤,颅外肿瘤手术切除,颅内部分射波刀治疗
A 和 B.射波刀治疗前增强磁共振,肿瘤范围广泛;C 和 D.射波刀治疗后 4 年,MRI 增强显示肿瘤明显缩小;E 和 F.射波刀治疗后 7 年增强 MRI 显示肿瘤进一步缩小,病人略有面部麻木

术是主要治疗手段,但是术后的神经受损率高,后遗症较多。伽马刀放射外科对于肿瘤位置较浅,肿瘤体积不大的病人有良好的治疗作用。当肿瘤较大,位置深时,C 型伽马刀治疗可能不完全。由于射波刀治疗的解剖范围大,射波刀能完整地照射位于鼻咽部、颅底、颈静脉孔区以及颅颈交界部位的肿瘤,治疗后肿瘤缩小或保持稳定,而不良反应较轻。从 2008 年 1 月~2015 年 1 月,华山医院射波刀放射外科分次治疗颈静脉孔区神经鞘瘤 63 例,其中 59 例有完整随访资料。随访时间为 24~96 个月,平均 56 个月。最后一次随访时,死亡 1 例,再次手术 3 例。肿瘤控制率为 93%(55/59)。将治疗效果分成 4 个等级。优:肿瘤缩小 50% 以上,症状改善;良:肿瘤明显缩小(>20%,<50%),症状略加重,或肿瘤略缩小而症状改善;中等:肿瘤略缩小,症状加重,或肿瘤稳定,症状略重;差:肿瘤增大、或肿瘤增大症状加重。首选射波刀治疗的病人,其中 12 例疗效为优(图 36-23),16 例疗效为良,14 例疗效为中等,3 例为差。手术后残留者(包括伽马刀后复发者),4 例为良,9 例为中等,1 例为差。射波刀后疗效优 + 良的比例

为 52%(n=12+16)。射波刀治疗经验是:肿瘤体积较大时,需要手术治疗。射波刀分次照射降低颈静脉孔区脑神经损伤(图 36-24)。射波刀治疗方案为:按照肿瘤体积大小实施不同的照射次数。16 例中小型肿瘤照射 2 次,31 例大肿瘤照射 3 次,12 例巨大肿瘤照射 4 次。肿瘤的处方剂量为 17.6~25.6Gy,平均 20.4Gy(相当于伽马刀单次 12.5~13Gy)。

颈静脉球瘤:是一种少见的肿瘤,发病率为 1/(100~130)万,占全身肿瘤的 0.03%,占头颈部肿瘤的 0.06%。手术治疗时出血多,后组脑神经损伤重。目前的治疗方式有显微手术切除、栓塞联合外科手术、常规放疗和放射外科治疗。射波刀分次照射具有照射剂量高、不良反应轻和肿瘤控制良好的优势。华山医院应用射波刀治疗了 40 多例此类肿瘤,初步结果提示:治疗效果好、不良反应轻(图 36-25)。

七、青少年鼻咽部纤维血管瘤

青少年鼻咽部纤维血管瘤是好发于青少年的良性肿瘤,由于肿瘤血供丰富,手术切除时出血凶猛,切除不完全肿瘤易复发。射波刀治疗鼻咽部纤维血

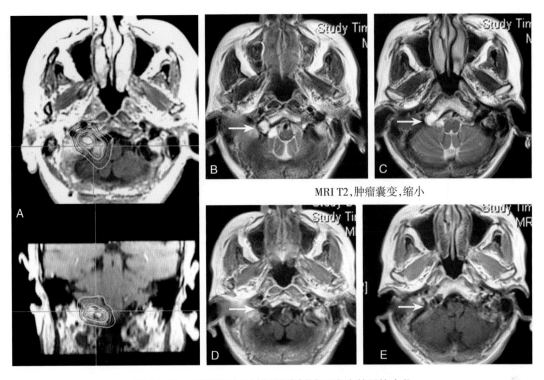

图 36-23　颈静脉孔区神经鞘瘤射波刀治疗前后的变化

A. 射波刀治疗时 MRI 水平位和冠状位,上面的曲线为等剂量线;B~E. 射波刀治疗后 6 年 MRI 复查,B 和 C 为 MRI T_2 图像,肿瘤缩小 50% 以上;D 和 E 为增强 MRI,肿瘤几乎无强化

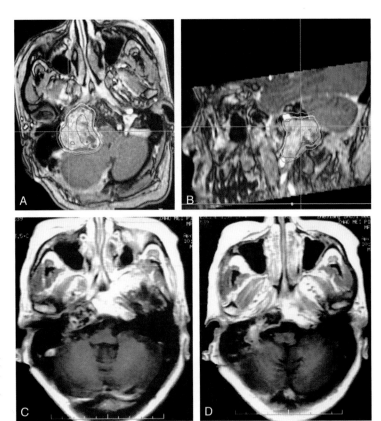

图 36-24　右侧颈静脉孔区神经鞘瘤手术后残留射波刀治疗

A. 射波刀治疗时增强 MRI 水平位;B. 射波刀治疗时 MRI 矢状位;C 和 D. 射波刀治疗后 2 年,MRI 增强显示肿瘤缩小,病人听力丧失,无面瘫

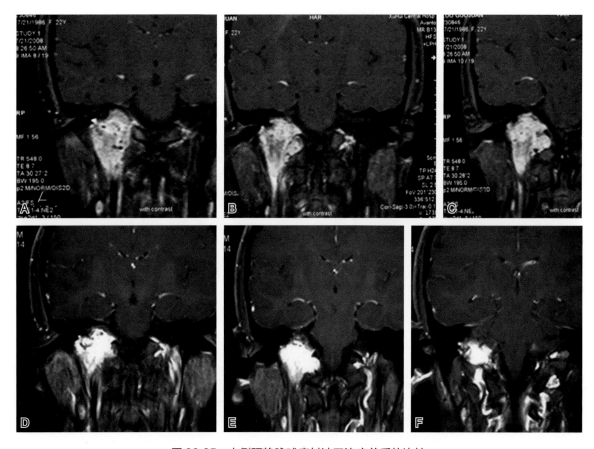

图 36-25 右侧颈静脉球瘤射波刀治疗前后的比较

A~C. 射波刀治疗前增强 MRI;D~F. 射波刀治疗后 2 年,肿瘤缩小 40% 左右,病人无面瘫,无声音嘶哑,正常生活,病人已经随访了 6 年,肿瘤控制良好

管瘤有其独特优越性,它可实施少分割大剂量治疗,并获得了良好效果。Deguchi 等人报道用射波刀分三次照射鼻咽部纤维血管瘤,照射剂量为 45Gy,治疗后 7 个月肿瘤几乎消失,随访 2 年未见肿瘤复发。华山医院射波刀治疗了 8 例鼻咽部纤维血管瘤,治疗后肿瘤缩小或消失(图 36-26,图 36-27),病人症状改善,无其他不良反应。

八、颅底骨巨细胞瘤

骨巨细胞瘤绝大多数为良性肿瘤。在脑外科,肿瘤主要发生在颞骨、颅底骨(岩骨、枕骨)和脊柱骨骼。骨巨细胞瘤的主要治疗手段是手术切除,当病变位于颅底时,很难全切除。射波刀联合双磷酸盐(择泰)治疗术后残留或术后复发骨巨细胞瘤获得良好的长期效果,肿瘤缩小明显,病人的视力改善。病

例 1,男,18 岁,因视力下降发现鞍区肿瘤,曾先后两次手术,因出血凶猛,仅少量切除肿瘤,两次手术后右眼失明。射波刀治疗时,肿瘤巨大,最大直径为 5.3cm,肿瘤体积 50cm³。分阶段实施射波刀治疗,首先射波刀低剂量(17Gy/3F,17Gy 分割成 3 次照射)照射 3 次,充分保护视神经。射波刀治疗后 3 个月,实施第二阶段射波刀治疗(18Gy/3F,18Gy 分割成 3 次照射)。治疗后每半年复查一次 MRI。治疗后 2 年肿瘤明显所小,病人视力改善(图 36-28)。病例 2,女性病人,鞍区颅底骨巨细胞瘤手术后 3 个月,肿瘤很快复发增大,然后射波刀联合择泰治疗。治疗后肿瘤缩小,视力未受影响(图 36-29)。我们中长期结果提示射波刀联合双磷酸盐治疗术后复发或残留的骨巨细胞瘤效果良好,优于目前的常规放疗。

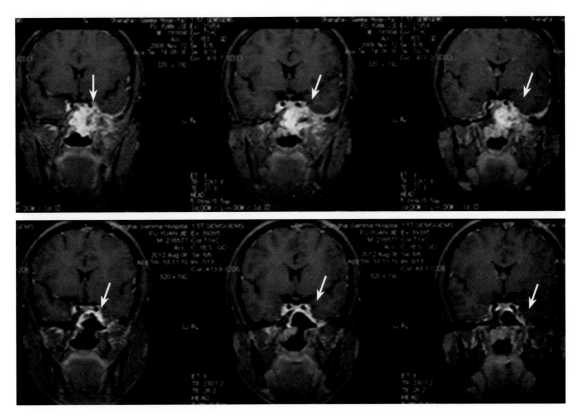

图 36-26　鼻咽部纤维血管瘤术后残留（上图），射波刀治疗前 MRI 冠状位；射波刀治疗后 3 年 MRI 增强显示肿瘤消失（下图）（戴嘉中教授提供图片）

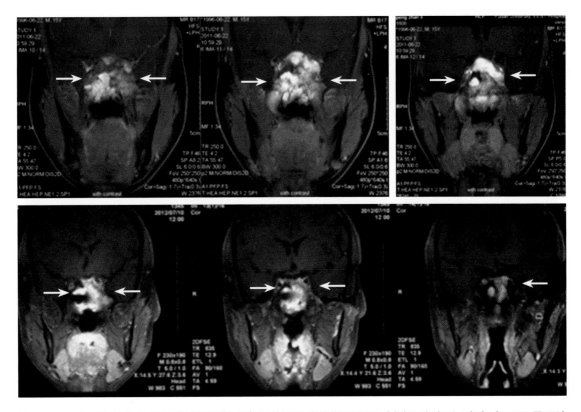

图 36-27　鼻咽部纤维血管瘤术后复发（上图），射波刀治疗前增强 MRI；射波刀治疗后 1 年复查 MRI 显示肿瘤缩小 60％ 以上（下图）。目前已经随访 5 年，未见肿瘤复发

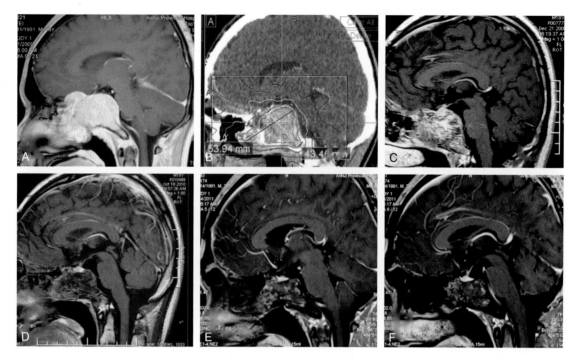

图 36-28

A. 手术前 MRI 增强；B. 射波刀治疗时的 CT 定位图像，肿瘤最大直径 5.3cm；C. 治疗后 3 个月，复查 MRI 增强，然后再次射波刀治疗；D. 射波刀治疗后 1 年增强 MRI 显示肿瘤缩小，强化减弱；E、F. 射波刀治疗后 2 年肿瘤缩小 40%，视力明显改善

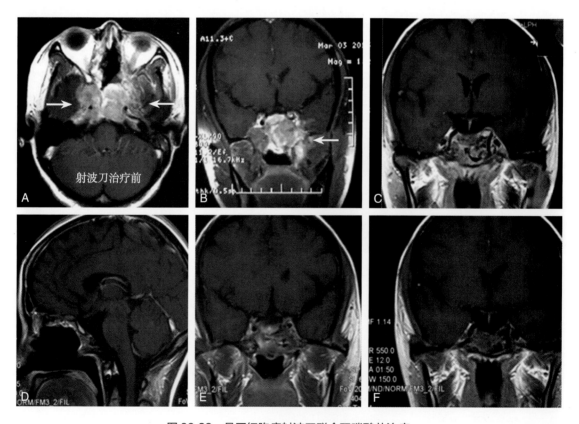

图 36-29　骨巨细胞瘤射波刀联合双磷酸盐治疗

A 和 B. 骨巨细胞瘤手术后 3 个月 MRI 显示肿瘤很快复发；C. 射波刀治疗后 6 个月，肿瘤缩小，病人视力改善；D~F. 射波刀治疗后 1 年半，肿瘤体积缩小了 70%

（王恩敏　王　鑫）

参考文献

1. Adler JR Jr，Chang SD，Murphy MJ，et al.The Cyberknife：a frameless robotic system for radiosurgery.Stereotact Funct Neurosurg，1997，（1-4 Pt 2）：124-128.

2. Chang SD，Murphy M，Geis P，et al.Clinical experience with image-guided robotic radiosurgery（the Cyberknife）in the treatment of brain and spinal cord tumors.Neurol Med Chir（Tokyo），1998，38：780-783.

3. Adler JR Jr，Murphy MJ，Chang SD，et al.Image-guided robotic radiosurgery.Neurosurgery，1999，44：1299-1307.

4. Shiomi H，Inoue T，Nakamura S，et al.Quality assurance for an image-guided frameless radiosurgery system using radiochromic film.Radiat Med，2000，18：107-113.

5. Ryu SI，Chang SD，Kim DH，et al.Image-guided hypo-fractionated stereotactic radiosurgery to spinal lesions.Neurosurgery，2001，49：838-846.

6. Chang SD，Adler JR.Robotics and radiosurgery-the cyberknife.Stereotact Funct Neurosurg，2001，76：204-208.

7. Kuo JS，Yu C，Petrovich Z，et al.The CyberKnife stereotactic radiosurgery system：description，installation，and an initial evaluation of use and functionality.Neurosurgery，2003，53：1235-1239.

8. Chang SD，Gibbs IC，Sakamoto GT.Staged stereotactic irradiation for acoustic neuroma.Neurosurgery，2005，56：1254-1263.

9. Sinclair J，Chang SD，Gibbs IC.Multisession CyberKnife radiosurgery for intramedullary spinal cord arteriovenous malformations.Neurosurgery，2006，58：1081-1089.

10. Wang X，Mei G，Liu X，et al.The role of stereotactic radiosurgery in cavernous sinus hemangiomas：a systematic review and meta-analysis.J neurooncol，2012，107（2）：239-245.

11. Wang X，Liu X，Mei G，et al.Phase Ⅱ study to assess theefficacy of hypofractionated stereotacticradiotherapy in patients with large cavernous sinus hemangiomas. Int J Radiat Oncol BiolPhys，2012，83（2）：e223-230.

12. Murai T，Ogino H.Fractionated stereotactic radiotherapy using CyberKnife for the treatment of large brain metastases：a dose escalation study.Clin Oncol（R Coll Radiol），2014，26（3）：151-158.

13. Yazici G，Cengiz M.Hypofractionated stereotactic reirradiation for recurrent glioblastoma.J Neurooncol，2014，120（1）：117-123.

14. Tuniz F，Soltys SG.Multisession cyberknife stereotactic radiosurgery of large，benign cranial base tumors：preliminary study.Neurosurgery，2009，65（5）：898-907.

15. Oermann EK，Bhandari R，Chen VJ，et al.Five fraction image-guided radiosurgery for primary and recurrent meningiomas.Front Oncol，2013，3：213，

16. Zhang M，Ho AL，D'Astous M，et al.CyberKnife Stereotactic Radiosurgery for Atypical and Malignant Meningiomas.World Neurosurg，2016，91：574-581.

17. Wang X，Zhu H，Knisely J，et al.Hypofractionated stereotactic radiosurgery：a new treatment strategy for giant cavernous sinus hemangiomas.J Neurosurg，2017，10：1-8.

18. 王恩敏，潘力，刘晓霞，等.射波刀技术及其临床应用.中国临床神经科学杂志，2009，17（2）：185-189.

19. 王恩敏，刘晓霞，梅广海，等.射波刀分次治疗鞍区和鞍旁肿瘤的初步研究.中国微侵袭神经外科杂志，2011，16（3）：97-99.

20. 王恩敏，潘力，刘晓霞，等.射波刀治疗听神经瘤的初步结果.中华神经外科杂志，2011，27（10）：979-983.

21. 王鑫，王恩敏，梅广海，等.射波刀治疗脑动静脉畸形的靶区勾画和疗效分析.中华医学杂志，2014，94（37）：2902-2906.

22. 王鑫，王恩敏，刘晓霞，等.射波刀分次治疗海绵窦海绵状血管瘤的中长期结果.中华外科杂志，2015，53（10）：767-771.

第 37 章　颅底肿瘤的化学治疗

一、颅底肿瘤的化疗

颅底肿瘤相对少见,可涉及多个腔隙,并多会侵及重要的血管神经。浸润性颅底肿瘤常起源于鼻咽、鼻旁窦,大小唾液腺和皮肤。本章将主要介绍化疗在颅底肿瘤中的作用。

鼻窦肿瘤相对罕见,约占头颈部肿瘤的 3%,因诊断多被延误,加之出现症状时多已侵犯重要的解剖结构,所以临床治疗上比较困难。侵及鼻腔的肿瘤可能导致鼻出血、鼻塞;侵及眼窝可能导致突眼或复视;侵及颅底或颅内可能导致神经功能缺损。鼻腔肿瘤的组织学类型包括鳞状细胞癌、腺癌、腺样囊肿瘤、神经内分泌癌、黑色素瘤、Merkel 细胞癌、肉瘤和淋巴瘤等。外科手术通常是治疗的主要手段,但常规手术后几乎都需要其他学科的辅助治疗。即使是彻底的手术切除,如颅面切除,全颌切除术或眼球剜除术,局部或者远处转移患者的 5 年生存率都低于 50%。当今,颅底肿瘤治疗团队已经发展到包括外科医师、放射治疗医师、肿瘤学专家、神经耳科学家、肿瘤病人护理、康复专家、社会服务人员和心理咨询师。

肿瘤侵犯重要的解剖结构会增加手术的难度。然而,对于鳞状细胞癌和神经内分泌癌,手术是治疗的基础。化疗在晚期和远处转移患者中起到了很好的缓解作用。手术有时需要切除患者的眼球或部分鼻,给患者造成很大伤害。因此,当考虑到患者生命质量是评估联合治疗颅底肿瘤的方法的重要的指标后,这一章将会主要介绍化疗在治疗中的作用。诱导化疗,又称新辅助化疗,在治疗中具有重要的意义。我们将回顾一些在二期临床试验研究中的数据,试图发现一种全新的系统性治疗方案。

二、常见颅底肿瘤的治疗

1. 鳞状细胞癌　鼻窦恶性肿瘤多位鳞状细胞癌,对于晚期肿瘤的患者,常规行手术切除后辅以放射治疗。但如果肿瘤侵犯重要解剖结构,无法彻底手术切除,5 年生存率少于 50%,晚期为 25%~30%。而诱导化疗的出现,可能会延长患者的寿命。瑞典一家医院对鼻旁窦恶性肿瘤的患者在放疗之前给予顺铂和氟尿嘧啶化疗,然后行手术治疗,70% 患者发生了肿瘤应答。芝加哥大学的 Lee 等对 16 例病人先用顺铂和氟尿嘧啶行诱导化疗,之后行手术治疗并辅以氟尿嘧啶、羟基脲化疗和放疗,10 年无复发率 90%。

对于没有局部组织结构侵犯的肿瘤,术后辅以放疗是常规治疗方案。然而,对于无转移的恶性肿瘤我们建议三联(手术,放疗,化疗)治疗。

动脉灌注化疗药是一种新方法。其目标是诱导肿瘤细胞坏死,从而减轻手术或全身放疗对患者生命质量的影响。鼻旁窦肿瘤由上颌内动脉供血,所以特别适合这种途径,可以让化疗药在肿瘤内集中从减少全身其他部位药物剂量。因为头颈部肿瘤存在剂量 - 反应关系,所以使铂类药物在肿瘤内高浓度聚集很重要。Lee 等对恶性鼻旁窦肿瘤患者,经动脉导管灌注顺铂,肿瘤应答率为 80%(30% 为完全应答)。MD 安德森癌症中心也对动脉灌注化疗药方法进行了研究。所有病例都是晚期、侵及眼部或需要颌面部切除的肿瘤,如果肿瘤发生应答,然后辅以局部放射治疗,则可避免手术。19 例病人中 11 例发生了快速的肿瘤应答,7 例辅以放疗的病人避免了的眼球剜除手术。治疗结束时,14 例(61%)无器官损害,2 年生存率为 60%。化疗药物副作用包括脑缺血(1 例短暂性)和 3 例脑神经损伤(1 例不可逆)。来自田纳西州大学的 Madison 等对 11 例病人拟行手术治疗,手术前行化疗药动脉灌注并辅以放疗后,手术切除难度和伤害大大降低,5 年生存率为 67%。目前,业界一致认为,对于体积较大的肿瘤,如果完全切除可能导致严重的并发症,考虑使用诱导化疗致使肿瘤体积减小,然后辅以局部放疗、手术治疗或同步放化疗,可以降低肿瘤远处转移发生率。

顺铂和 5- 氟尿嘧啶是最早被公认有效的诱导化疗药物。咽喉部鳞癌化疗的随机对照试验和 Meta 分析表明,同步放化疗明显优于局部放疗。目前,每周三次给予顺铂 100mg/m^2,同时辅以一周一次放疗,晚期患者可得到很好的缓解。术后同步放化疗对于那些切缘阴性或者肿瘤向外蔓延的病人来说有很好的效果。Monnerat 等最新的 Meta 分析也报道了诱导化疗可以提高病人存活率。然而,诱导化疗还没有成为一项普遍的治疗方案,很多证明其价值的随机对照试验正在进行。

对于鳞癌的诱导化疗,在顺铂和氟尿嘧啶的基础上加入紫杉醇,化疗效果显著提高。Hitt 等比较了加入紫杉醇后化疗方案的效果,在没有增加毒副作用的同时,化疗效果显著增强。无法手术的患者给予同步放化疗,加入紫杉醇后生存率有所提高($P=0.04$)。Vermorken 和 Posner 等的研究表明紫杉醇有更大的价值。在 EORTC 三期临床试验研究中,比较了 358 例单纯用顺铂和氟尿嘧啶(二联)与用顺铂、氟尿嘧啶和紫杉醇(三联)两种化疗方案的效果。所有接受诱导化疗的病人,同时辅以局部放疗。在 32 个月的随访中,三联药物化疗组的肿瘤应答率高,肿瘤无进展率和生存率,分别为 72% 和 73%。而且,二联与三联化疗方案毒副作用致死率分别为 5.5% 和 2.3%。在 TAX 研究中,324 例病人随机分组,一组给予紫杉醇 75mg/m^2、顺铂 100mg/m^2 和氟尿嘧啶 1000mg/(m^2·d)(TPF),另一组单纯用顺铂与紫杉醇。病人每周接受带有卡铂 AUC1.5 的放化疗,三个周期之后,手术切除病灶。结果显示,病人接受 TPF 方案后的 3 年生存率显著提高,为 62%,高于单纯二联化疗的 48%。毒副作用发生率为 7%,接受 TPF 方案病人 36 个月生存率为 62%,高于单纯二联化疗的 48%。

MD 安德森癌症中心正在进行 TPF 二期临床试验,如果诱导化疗加上放疗治疗后,发生肿瘤应答的患者行剩余病灶切除;肿瘤无应答的患者,将进行手术切除和术后放化疗。

2. 鼻窦未分化癌　鼻窦未分化癌少见,高度恶性,可起源于鼻旁窦的鼻内皮细胞或 Schneiderian 上皮细胞。肿瘤表现为增大的肿块,侵及多部位,多向外生长超过鼻腔。临床表现与肿瘤增大后占位效应有关,包括鼻塞、鼻出血、面痛及脑神经损害。

鼻窦未分化癌致死率高。Frierson 等对此肿瘤患者给予放疗伴或不伴有化疗,中位生存期为 12.4 个月。在弗吉尼亚州大学,用环磷酰胺、阿霉素和长春新碱进行诱导化疗,然后行颌面部手术,2 年生存率为 65%。Rischin 等用顺铂或卡铂给 7 例患者行诱导化疗,然后在第一周和最后一周给予放疗。4 例病人获得随访,无病生存期分别为 8~51 个月不等。Kim 和 Enepekides 等认为有关鼻窦未分化癌的分子靶向药物应该进一步研究。

3. 嗅神经母细胞瘤　嗅神经母细胞瘤是一种非常罕见的、起源于嗅神经上皮的恶性肿瘤。它约占鼻旁窦肿瘤的 6%,而鼻旁窦肿瘤中恶性肿瘤发生率不足 1%。肿瘤多起源于上鼻甲,生长可侵及鼻旁窦、眼窝、颅底和中枢神经系统。20%~25% 的病人发生远处转移,脑、肺和骨为常见部位。Kadish 分期见第 5 章嗅神经母细胞瘤。对于 KadishA 或 B 期,传统上给予手术加放射治疗,有效率为 75%,对复发和远处转移患者不常规化疗。然而,最近研究表明化疗应该加入晚期肿瘤治疗方案之中。Resto 等对在约翰霍普金斯医学院的 20 例患者进行了回顾性分析,这些患者接受了手术治疗,其中位生存期为 3.9 年,12 例患者没有复发,12 例中 9 例切缘阴性。所有患者中只有两例接受了术后放疗。3 例接受了以阿霉素为主的诱导化疗,但肿瘤没有应答。两例病人接受了化疗与放疗。接受环磷酰胺、阿霉素和长春新碱(CAV)加上顺铂和依托泊苷化疗方案后,患者发生了肿瘤应答。1 例患者接受了术后顺铂与依托泊苷化疗同时辅以放疗,在研究期间其一直没有复发。Polin 等对 34 例患者进行研究,21 例患者行术前放疗或化疗(烷化剂为主的化疗方案),5 年和 10 年生存率分别为 88% 和 55%。Emory 大学 McLean 等对 21 例患者行化疗,其中,90% 的患者接受了手术治疗,73% 的患者行术后放疗,8 例(38%)出现局部复发,五年生存率为 58%。对于 Kadish C 期患者的多模式联合治疗正在进一步研究。

4. 腺样囊性癌　腺样囊性癌(ACC)可起源于唾液腺、泪腺和其他外分泌腺。腺样囊性癌与正常腺体相比基因与蛋白表达不同,c-kit 过度表达。这是最常见的小唾液腺恶性肿瘤。常累及颅底,ACC

的特点是经常发生"跳跃"转移,肿瘤可能沿着三叉神经第二、三支蔓延到颅底,引起面部麻木。侵犯颅底的肿瘤也可以同时侵犯鼻旁窦。Esmali 等报道了7 例 ACC 侵犯周围神经和颅底,最后都没能避免眼球剜除术。

尽管 CAP(环磷酰胺、阿霉素、顺铂)方案可以缓解远处转移的 ACCs,但 ACC 对化疗并不敏感。局部恶性病灶首选手术治疗,然而如果病灶侵犯周围神经,则建议术后放疗,放射野包括肿瘤侵犯的神经和颅底。一些鼻咽部的肿瘤不能手术切除,每周三次放化疗可能缓解部分鼻咽部肿瘤。

ACC 的另一个特点是因为其病程很长,所以经常发生局部复发和远处转移。对于无临床症状的患者,尤其是老年人,当出现合并症时多已无法治疗。然而,对于高度恶性的肿瘤,不应只进行局部手术治疗,如果发生肺或者骨转移,应考虑综合治疗。CAP 方案已被报道对 46% 患者有效。氟尿嘧啶、阿霉素和长春新碱已被证实有效的化疗药物。Glisson 等报道了对患者应用表皮酪氨酸受体抑制剂吉非替尼(250mg/d)后,60% 转移癌患者病情得到缓解。Hotte 等对 15 例肿瘤没有应答的患者研究发现,所有患者 C-kit 过度表达。还没有发现对 ACC 有效的分子靶向药物。

5. 神经内分泌癌 神经内分泌癌是罕见的鼻腔内肿瘤。神经内分泌癌在 1982 年第一次被报道,其组织学为分化很差的小细胞,很易局部复发和远处转移,致死率很高。神经内分泌癌的化疗方案还在研究中。在麻省总医院,19 例患者接受顺铂和依托泊苷的两个周期化疗加上质子疗法。发生肿瘤应答的患者继续两个周期化疗,5 年生存率为 74%。Bhattacharyya 等对体积较大肿瘤行同样化疗加上质子疗法后,发生了快速的肿瘤应答。对于局部高度恶性的小细胞肺癌,化疗已经是基本治疗。现在化疗主要应用顺铂和依托泊苷,其他如阿霉素、环磷酰

胺和喜树碱的潜在作用也应该进行相关研究。对于高度恶性的肿瘤患者,我们建议诱导化疗方案为:顺铂 80mg/m²,依托泊苷 100mg/m²,发生肿瘤应答患者同时行放疗。另一种替代方案是同步放化疗。对于药物无反应的或危重患者行手术治疗。高剂量放疗是否优于此化疗疗法还不清楚。

6. 鼻咽癌 由于鼻咽癌解剖位置隐蔽,早期症状不典型,诊断较难,容易延误。鼻咽癌瘤体可经患侧咽隐窝由破裂孔侵入颅内,常先侵犯Ⅴ、Ⅵ脑神经,继而累计Ⅱ、Ⅲ、Ⅳ脑神经引起头痛、面部麻木,眼球外展受限等症状。瘤体直接侵犯或由转移淋巴结压迫,可导致Ⅸ、Ⅹ、Ⅺ脑神经受损,引起软腭瘫痪、呛咳、声嘶等症状。

鼻咽癌大多数属于低分化鳞癌,对放疗敏感,但同期化疗可以增强放疗敏感性。鼻咽癌病人多有 Epstein-Ban 阳性效价。氟尿嘧啶和顺铂联合使用对鼻咽癌远处转移有一定效果,使瘤体消失或缩小者达 53%。甲氨蝶呤、博莱霉素、环磷酰胺和顺铂单独使用有效率为 40%。此外长春新碱和阿霉素对鼻咽癌也有效果。近年来出现白细胞干扰素,对鼻咽癌有效,但不能降低 EB 病毒效价,也不能使肿瘤完全消失。由于 EB 病毒(抗原)感染可能改变肿瘤细胞的分化,单克隆抗体可能具有诊断和治疗作用。

三、结论

对于颅底肿瘤,从我们现有积累的经验来看,化疗作为其一项基本治疗方法的效果已经得到认同。还有更多的工作需要做,我们强烈建议进行相关临床试验。鉴于这种疾病相对少见,应该协作进行二期临床试验。创新研究、相关学科之间互联、建立肿瘤标本库、肿瘤控制的长期监测,病人的功能状态和生命质量都应该纳入研究当中。局部晚期的肿瘤患者,综合治疗可以得到理想的效果。

(周生余)

第 38 章　上颌骨翻转入路

1990 年 Janecka 等提出经面部移位入路切除颅底肿瘤,通过上颌骨暂时性移位,增加对中颅底的暴露,在切除肿瘤后复位固定上颌骨。该入路是从颅底腹侧面显露并切除颅底肿瘤的手术方式,并成为头颈外科切除颅底腹侧面肿瘤的重要入路选择。此后,Wei 等进一步改良了面部位移入路,在1991 年首先报道上颌骨翻转入路(maxillary swing approach)。上颌骨翻转入路是将带蒂的上颌骨皮骨瓣临时向外旋转移位,显露颞下窝、翼腭窝、鼻咽侧壁、中颅底部位,在肿瘤切除后再将上颌骨皮骨瓣复位固定。这样既减少了上颌骨坏死的发生率,又解决了经颞部侧方入路切除颞窝、颞下窝肿瘤时面神经及下颌骨阻挡的问题。该入路主要用于复发进展鼻咽癌的挽救手术,此后其适应证不断扩大,用于颞下窝、翼腭窝、鼻咽、蝶窦等部位的肿瘤切除手术,但有颅内侵犯的肿瘤一直被认为是该入路的禁忌证,以免引起颅脑相关并发症。

从 2002 年开始,中国医学科学院肿瘤医院头颈外科与神经外科医师合作尝试经上颌骨翻转入路切除颅底侵入颅内的肿瘤(颅底内外沟通肿瘤),探索从腹侧面显露和切除颅底肿瘤,开拓了传统神经外科的思路,减少了对脑组织的牵拉,降低了脑水肿等并发症的发生率。

一、入路解剖

1. 上颌骨解剖　上颌骨分别借鼻突、颧突、齿突及翼突与鼻骨、颧弓、对侧上颌骨和蝶骨相连,通过截断上述联系,可将上颌骨骨性游离,连同其表面的皮肤带蒂外旋。外旋后显露范围包括翼腭窝、颞下窝、中颅底、鼻咽、咽旁间隙、斜坡区、蝶窦、海绵窦、眶内、鼻腔等结构。可以从颅外清楚显露圆孔、

卵圆孔、棘孔、眶下裂、筛板等与颅内沟通的解剖标志。切除病变后将上颌骨旋回,并固定鼻突、颧突和齿突,达到解剖与功能复位。

2. 翼腭窝　翼腭窝位于上颌骨正后方,其前壁为上颌窦后壁,后壁为蝶骨翼突根部,内壁为腭骨垂直板,外壁为翼突上颌裂,上壁为蝶骨体的下面,向下延续为翼腭管。翼腭窝向前上经眶下裂与眶内交通,向后经圆孔、翼管与中颅窝相通,向内经蝶腭孔与鼻腔相通,向外侧经翼突上颌裂与颞下窝相通,向下经腭大、小孔与口腔相通,向后下经腭鞘管与咽部相通。由于其四通八达的解剖特点,周围间隙的肿瘤都可经自然孔道侵入翼腭窝,再经自然孔道向其他间隙扩展,形成沟通性肿瘤。而上颌骨体、翼突、翼板等骨性结构的阻挡使得颞侧入路难以到达鼻腔、筛窦、斜坡等位于中线的腔隙,同样沿鼻腔的中线方向入路难以显露颞下窝等侧方间隙。因此,当肿瘤侵犯翼腭窝,并沿其孔道向各方向继续扩展沟通时,无论中线入路还是侧方入路都有局限性。上颌骨翻转入路在这方面有其优势,翻转上颌骨后可直接显露翼腭窝,并可在术区同时显露外侧的颞下窝,内侧自上而下的蝶筛窦、鼻腔、斜坡,后上方的眶底、眶尖、海绵窦,后下方的咽旁间隙。向后进一步咬除圆孔周围骨质,可以切除侵入颞窝的颅内肿瘤。

3. 颞下窝　颞下窝位于翼腭窝外侧,经翼突上颌裂向内可至翼腭窝,向上经颧弓深面与颞窝相通,经卵圆孔与中颅窝相通,其内有下颌神经通过。上颌骨翻转后,颞下窝位于翼突残端外侧,通过扩大颅底破坏的骨窗,可以切除侵入颞窝的肿瘤,且不用牵拉脑组织。相较传统的颞下入路、额眶颧等颞侧入路,上颌骨翻转入路没有损伤面神经及下颌关节的风险;而且,当肿瘤向内侵犯翼腭窝时,显露较颞侧

入路更加充分。当肿瘤主体位于颞窝而少部分侵入颞下窝时，颞侧入路可能更加适合。颞下窝位置偏外，鼻内镜较难到达。

4. 前颅底、鼻窦区　上颌骨翻转后，前颅底和鼻窦区位于术野的内上方。各鼻窦均有开口与鼻腔相通，向上经筛板筛孔与前颅凹相通。前颅窝经眶上裂与眼眶沟通，经眶下裂与翼腭窝沟通。前颅底骨质薄弱，如筛板、眶纸板等。鼻腔鼻窦浸润性生长的恶性肿瘤容易通过这些解剖通道或突破颅底骨质形成广泛沟通肿瘤，累及多个解剖区域。相比冠状开颅的颅面联合入路，如肿瘤主体位于颅外伴少量侵犯颅腔时，经上颌骨翻转入路手术不需要牵拉脑组织，不损伤额叶，可以减少术后脑水肿的发生概率；当肿瘤主体位于颅内时，可以选择开颅手术或颅面联合手术。

二、入路显露范围与优势

上颌骨翻转入路对手术同侧外侧区及中线区颅底显露良好（图 38-1），具有可以一期手术切除颅底沟通肿瘤，切除颅内肿瘤无脑组织牵拉损伤，能够早期结扎上颌动脉减少出血等优势。

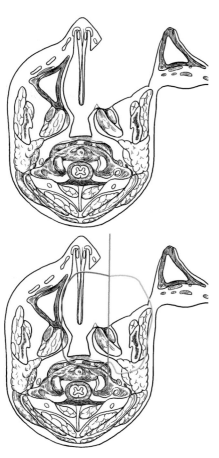

图 38-1　入路显露范围

1. 切除颅外颅底肿瘤的优势

（1）由于其显露范围大，对侵犯多个解剖区域的肿瘤都能充分显露边界，视野开阔，操作距离短、空间充裕，便于沿肿瘤包膜分离，整块切除。

（2）在术区可解剖显露颈外动脉终末支及颈内动脉游离段，便于溯源处理肿瘤血供，早期切断供血动脉可减少手术出血。

（3）对良性肿瘤，包膜完整时可以容易地沿包膜剥除颅外肿瘤。对血供丰富和质地坚韧的肿瘤，分块切除难度大时，有机会快速减瘤，控制局面。

2. 切除颅底沟通肿瘤的优势

（1）从颅外显露、切除肿瘤，不需要牵拉脑组织，术后脑水肿反应轻。

（2）最后处理肿瘤包膜时在视神经、海绵窦、颈内动脉等重要结构腹侧操作，避免重要神经血管的损伤。

（3）相当一部分中颅底沟通肿瘤并未突破硬膜生长，自颅外切除可保证硬膜屏障完整，减少脑脊液漏；即便有硬膜下侵犯，这种自颅外显露的方法，相当于将切除颅底肿瘤转化为切除凸面肿瘤，更利于硬膜缺损的修补。

（4）相较传统的颞下入路、额眶颧等颞侧入路，没有损伤面神经及下颌关节的风险，且当肿瘤向内侵犯翼腭窝时，显露较颞侧入路更加充分。

3. 相比内镜手术的优势

（1）对于瘤体巨大，瘤体钙化、骨化明显，或瘤体坚韧的情况下，分块剪除或磨除肿瘤较为困难，并易受器械限制，同时在骨化的结构内会有富细胞成分，分块切除时创面渗血难以控制，整体显露后容易快速切除肿瘤，避免内镜下分块切除时瘤腔内渗血影响操作，从而缩短手术时间、减少出血。

（2）对浸润生长边界不清的恶性肿瘤，浸润性生长，造成肿瘤边界不清时，现有内镜技术较难处理肿瘤边界，达到既充分切除肿瘤又保留正常组织功能的目的。颅底神经血管较密集，如肿瘤与周围重要组织有粘连，充分地显露有助于重要组织的保护，从而保留功能。因此，在术前影像上边界不清的肿瘤更适合经上颌骨翻转入路手术切除。

（3）对于血供丰富的良性肿瘤，此类肿瘤边界虽清楚，但血供丰富，内镜下由于瘤面渗血严重，尚难控制出血。上颌骨翻转入路术野开阔、显露充分；沿瘤周整体分离，逐一切断供血血管，整体切除肿瘤，可以节省时间，减少术中出血。

（4）对于复发肿瘤切除，复发肿瘤瘤周瘢痕化明显,且分界不清晰,可与海绵窦等重要组织粘连,内镜下分离难度较大,更适合在充分显露后,整体分离肿瘤边界,可适当扩大切除瘢痕组织,同时便于在瘤边界外辨认颈内动脉,沿正常动脉向肿瘤方向逐步解剖保护动脉干,更易于保护颈内动脉主干。

三、手术适应证与禁忌证

虽然上颌骨翻转入路有其特有的优势,但和其他手术入路一样,该入路也有适应范围和局限性,如面部创伤较大,眼眶外侧、颞窝显露差,对侧显露受限等,只有选择合适的病例才能充分发挥其优势。我们认为应从如下几个方面考虑其适应证:

1. 肿瘤位置　上颌骨翻转后可显露颅底腹侧面,外侧为翼腭窝、颞下窝,内侧是斜坡,内上方可显露蝶筛窦和前颅底,这些传统神经外科显露较困难的解剖区域都在术野的表层,并且没有重要器官阻挡,加之周围解剖区域的暴露,可以解决传统神经外科入路切除上述部位颅底沟通瘤时路径远、显露不全或操作空间小的问题。同为开放手术,不同入路

显露的解剖区域各有特点,在传统开颅手术入路中,前颅底主要手术入路有颅面联合入路、额下入路;侧颅底有颞下入路、额眶颧入路,中央区颅底有改良翼点入路、经口入路。上颌骨翻转入路可同时显露前颅底、中侧颅底及中央颅底,尤其是从颅外显露肿瘤,比以上开颅入路能更有效地保护脑组织,当肿瘤主体位于颅外,少部分侵入颅内时,切除颅外颅底肿瘤后,只需适当扩大颅底被肿瘤侵蚀的骨窗,足够切除颅内部分肿瘤,因此上颌骨翻转入路比传统开颅入路更适于瘤主体位于颅外的沟通性肿瘤。肿瘤主体部分的解剖部位是选择手术入路适应证的关键,分别介绍如下:

(1) 颞下窝肿瘤、翼腭窝肿瘤:翼腭窝位于上颌骨正后方,此区肿瘤多为神经鞘瘤、软组织来源肿瘤、腺样囊性癌及骨源性肿瘤,可向周边扩展生长,往往侵犯周围区域,经圆孔或卵圆孔向颅内侵犯,向上侵及眶腔,向内侵犯鼻腔、鼻窦,向外可至颞下窝。翻转上颌骨后可直接显露此区及相邻区域,因此对主体位于翼腭窝,又有周围侵犯的肿瘤,此入路显露最直接且充分(图 38-2)。颞下窝肿瘤以沟通性脑膜

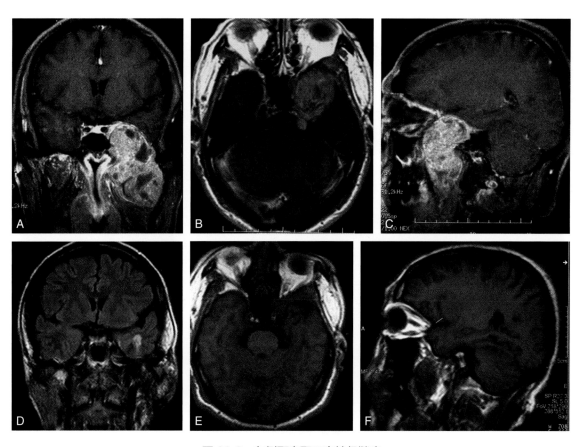

图 38-2　左侧颞窝颞下窝神经鞘瘤
A~C. 术前增强 MRI;D~F. 术后 MRI

瘤为主,也有腮腺来源的混合瘤及腺癌,向上侵犯颞叶,向内可至翼腭窝。上颌骨翻转后位于翼突残端外侧,通过扩大颅底破坏的骨窗,可以切除侵犯颞叶的肿瘤,且不用牵拉脑组织。相较传统的颞下入路、额眶颧等颞侧入路,没有损伤面神经及下颌关节的风险,且当肿瘤向内侵犯翼腭窝时,显露较颞侧入路更加充分。当肿瘤主体位于颞叶而少部分侵入颞下窝时,颞侧入路可能更加适合。颞下窝位置偏外,鼻内镜较难到达。

(2) 前颅底、鼻窦区肿瘤:上颌骨翻转后位于术野的内上方。这部分区域以鼻咽鳞癌及鼻窦、鼻腔腺癌为主。多为恶性肿瘤,浸润性生长,肿瘤边界不清,内镜下分块切除难免遗漏。开放入路可显示肿瘤全貌,易于沿周边分离肿瘤边界,有助于肿瘤彻底切除。肿瘤过大时,从下方操作相对安全,经过减瘤缩小体积后,易于显露双侧颈内动脉、海绵窦、视神经及视交叉等重要组织结构,便于分离保护保留功能。相比冠状开颅的颅面联合入路,如肿瘤主体位于颅外伴少量侵犯颅腔时,此入路不需要牵拉脑

组织,减少术后脑水肿发生,也不会有前额叶的挫伤(图38-3)。当颅内瘤体较大时,应更注重颅内边界的显露,此时颅面联合入路更为适合。另外此区有部分骨、软骨来源肿瘤,伴有钙化,内镜切除困难,可借助此入路。

(3) 中央颅底斜坡区:此区以脊索瘤及骨源性肿瘤为主,分块切除困难,瘤体持续渗血严重,需要充分显露后快速切除主瘤体。上颌骨翻转后位于术野的内后方,该入路可清楚显露颅底各重要组织的解剖轮廓,如双侧颈内动脉、蝶窦、斜坡,有助于肿瘤的充分切除。从下方显露不经过脑组织,视野及操作空间也比经口入路充分(图38-4)。

(4) 广泛侵及多个解剖分区:传统开颅手术入路强调颅内部分的显露,对颅外颅底的显露都有一定的分区限制,很难同时显露前、侧及中央区颅外颅底,因此当主瘤体位于颅外,同时侵犯多个颅外解剖分区,而仅在某方向突破颅底界限向颅内生长时,上颌骨翻转后有助于完整显露切除颅外部分,而少量颅内肿瘤也足可从突破的颅底骨窗达到切除,不需

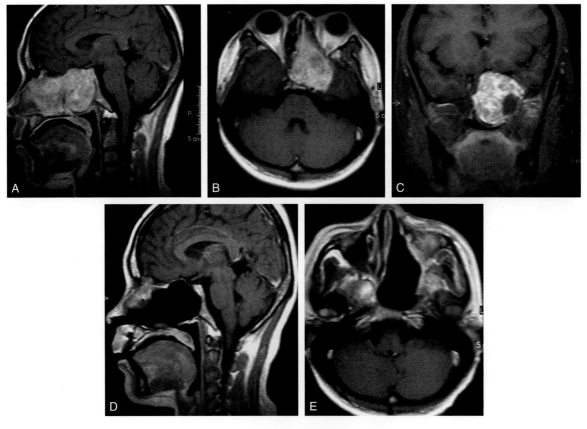

图38-3　前颅底左侧海绵窦区神经鞘瘤
A~C. 术前增强 MRI;D、E. 术后增强 MRI

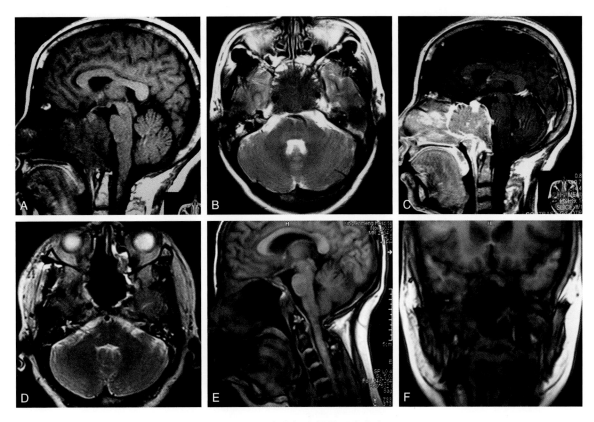

图 38-4 中央颅底斜坡区脊索瘤
A~C. 分别为术前 T_1、T_2 和增强 MRI；D~F. 术后 MRI

另加开颅切口（图 38-5）。

2. 肿瘤特征 本入路操作空间大，不用切开肿瘤包膜进入瘤体，可以沿肿瘤包膜分离，整体（en bloc）切除肿瘤（图 38-6）。当瘤体巨大，血供丰富，伴钙化的或纤维化而质地硬韧时，应用传统神经外科技术分块切除费时费力，且易遗留肿瘤，瘤面渗血严重。内镜手术切除这样的肿瘤时弊端更加明显，对血供丰富的肿瘤，内镜分块减瘤时瘤面渗血影响术野；瘤体较硬或钙化明显时，分块切除困难，易有残留；肿瘤边缘与重要组织粘连紧密时受器械及视野限制难以分离。因此，经上颌骨翻转入路切除这类肿瘤具有明显优势（图 38-5）。

3. 肿瘤组织学性质 肿瘤外科强调的无瘤原则包括尽量整块切除和切缘无瘤，这就需要扩大显露肿瘤的边界，上颌骨翻转入路可以充分地显露肿瘤周边软组织，保证沿包膜分离及扩大切除瘤周软组织至切缘干净。对复发或恶性等边界不清的肿瘤，应尽可能沿肿瘤轮廓外扩切除，以保证无瘤原则，判断不清的部分可将切缘组织送冰冻病理，直到切缘无瘤为止。对于神经鞘瘤、脑膜瘤等包膜完整的肿瘤经该入路显露后甚至可沿包膜分离一并将颅内外肿瘤做整体切除，保证一期手术治愈。该入路适合切除需整块根治切除的恶性肿瘤，包膜完整的良性肿瘤（图 38-7），以及有根治要求的复发肿瘤。结合我们的结果，良性肿瘤复发率低；间叶来源的恶性肿瘤预后稍差；上皮来源的恶性肿瘤通过充分的减瘤，结合其他治疗手段，即便肿瘤复发，仍有机会长期带瘤生存。

4. 面部手术瘢痕 面部手术瘢痕是选择上颌骨翻转入路最受关注的问题。对大多数患者来说，面部瘢痕是很难接受的。瘢痕主要是真皮层内的蛋白纤维及基质增生形成。和四肢、躯干相比，面部是最不易产生瘢痕的部位。鼻面沟正好位于胚胎形成时上颌突与额鼻突结合部，人中是两侧上颌突的结合部，而这些结合部真皮层不发达，蛋白纤维和基质含量少甚至缺如，结缔组织相对疏松，切开后不易形成致密瘢痕（图 38-8A）。上颌骨翻转入路的 Weber-Ferguson 切口正是沿下睑、鼻面沟和人中这条自然皮纹走行，缝合后瘢痕不明显，特别是年轻患者，切口愈合后基本不留瘢痕（图 38-8B）。因此，对于大多数患者，尤其是对面容要求低的患者都可以该入路切除复杂的颅底肿瘤。

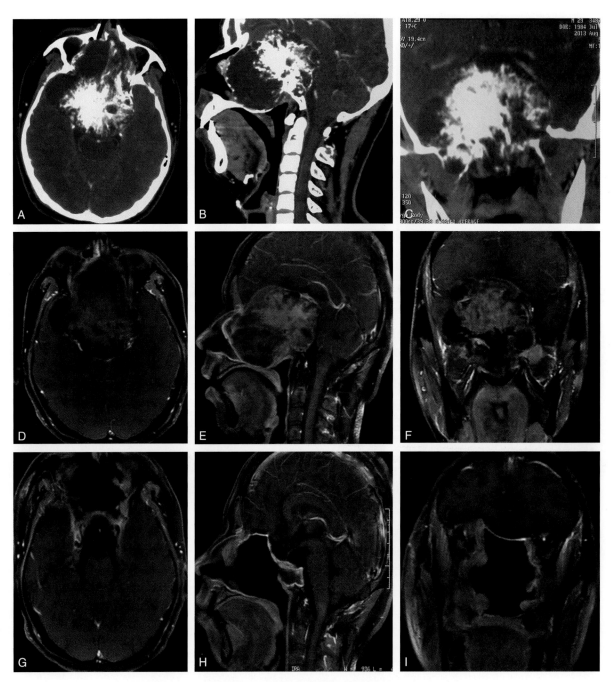

图 38-5　广泛侵及颅底骨纤维结构不良
A~C 为术前 CT；D~F 为术前增强 MRI；G~I 为术后增强 MRI

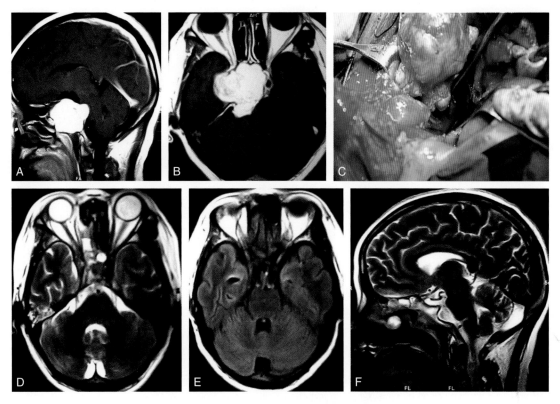

图 38-6　中央颅底血供丰富神经鞘瘤
A,B. 术前增强 MRI;C. 术中完整切除肿瘤;D~F. 术后 MRI

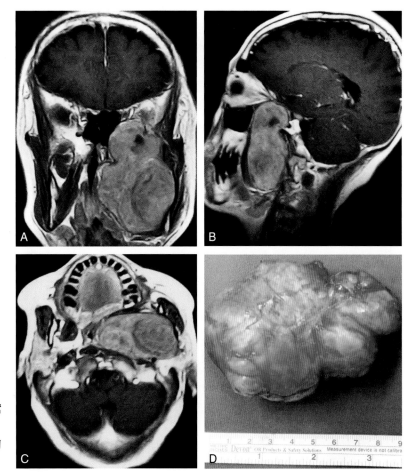

图 38-7　左侧颞窝颞下窝
神经鞘瘤
A~C. 术前 MRI;D. 完整切
除的标本

455

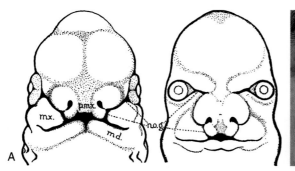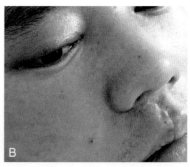

图 38-8　面部瘢痕

A. 面部发生学示意图；B. 术后伤口愈合良好，基本无瘢痕

5. 禁忌证

（1）高龄或大剂量放疗后的患者，有上颌骨坏死风险。

（2）恶性程度高，进展快，或已播散的肿瘤，手术意义不大。

（3）近翼突根部肿瘤包裹颈内动脉主干，难以分离剥除。翻转上颌骨时有撕裂动脉的可能。

（4）对放化疗敏感的初发肿瘤不应首选，可作为补救手术入路；对上颌骨受侵的患者，可行上颌骨切除。

四、手术方法

1. 上颌骨翻转　经口腔插管给予全麻，取面部 Weber-Ferguson 切口（图 38-9A），即患侧眶下缘及鼻旁和上唇正中切口，普鲁卡因皮下局部注射后，切开皮肤、皮下至骨膜，分别沿骨膜下稍剥离，鼻旁显露并切开梨状孔，眶下至显露眶下裂，于其外侧剥离颧弓根部，分别用摆动锯锯开鼻骨及颧弓根（即离断上颌骨额突及颧突）（图 38-9B）；在患侧于上腭齿龈根部做弧形切口切开黏膜，完整剥离患侧的硬腭黏膜至与软腭交界处，经梨状孔及硬腭后方下线锯，沿正

中锯断硬腭（即离断上颌骨齿突）（图 38-9B）；在离断上述三处骨性连接前，可先预置钛板，定位后在骨质上钻孔，以备术后复位固定。最后切开磨牙后黏膜，显露上颌结节与翼内、外板结合处，以弯凿凿开（即离断上颌骨翼突）。上颌骨骨性连接全部离断后，保持颊部皮瓣附着于上颌骨前壁，整体外旋，外旋过程要逐步并缓慢，沿翼突根部逐层剪开翼内肌及翼外肌来松解翼腭窝，窝内可显露上颌动脉及其终末支蝶腭动脉，以双极电凝后切开，即可将上颌骨连同面部软组织整体外翻。该入路可以显露范围包括翼腭窝、颞下窝、中颅底、鼻咽、斜坡区、蝶窦、海绵窦、眶内、鼻腔等结构（图 38-9C）。

2. 肿瘤切除　由于头颈外科与神经外科在肿瘤切除方式的不同，以往头颈外科在应用上颌骨掀翻入路切除颅底肿瘤时，禁忌切除颅内肿瘤。在前、侧颅底肿瘤，往往通过生理孔道侵及颅内，如前颅底的筛板筛孔，侧颅底的圆孔、卵圆孔、破裂孔、棘孔等。在切除颅底沟通肿瘤时，应用此入路，可先在充分显露后，整块切除颅外段肿瘤，然后辨认破坏的颅底骨质，通常是围绕某一生理孔道。之后可围绕该处孔道咬除扩大受破坏的骨质，借此骨窗可在显

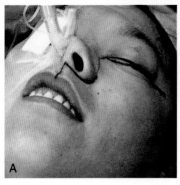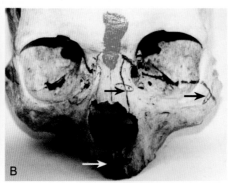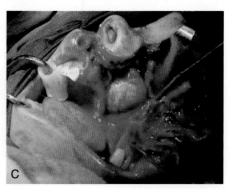

图 38-9　上颌骨翻转

A. 鼻插管全身麻醉，左面部 Weber-ferguson 切口；B. 箭头示上颌骨切开部位；C. 显露肿瘤

微镜下按颅内凸面肿瘤的切除方法切除颅内受侵部分。开放进入颅腔后,如肿瘤边界清楚、硬膜完整,通常可整块切除肿瘤(图38-6C);肿瘤边界不清或有硬膜下侵犯,往往需分块切除。为保证切净肿瘤,应在切除的脑膜各方向送切缘做冰冻病理检查,如切缘阳性尚需扩大切除,然后再送切缘,直至切缘阴性为止,而切除颅内脑组织时,由于沟通部位多在颞极或额极,为非功能区,因此可适当扩大切除,尽量连同水肿带切除。切除后硬脑膜可在直视下修补,而骨质缺损的修补将在下面讨论。

3. 颅底修补与上颌骨复位　颅底的修补需要密闭隔断颅腔与咽腔,有足够的力学支撑脑组织不疝出,并有足够的容积效应保证外观,并提供血供保证修补组织存活。由于术后上颌骨复位,上颌骨的顶壁及翼突得以保留,复位后起到支架作用,可以支撑脑组织,因此该术式不需要骨性修复。我们在切除颅内肿瘤后,会根据颅底组织缺损的大小选择填充修补方案。如果缺损最大径大于4cm,选择游离肌皮瓣修复,可选择股外侧皮瓣或腹直肌皮瓣,用面动静脉作吻合。如果缺损最大径在2~4cm之间,可以加做颞部切口,将带蒂的颞肌自颧弓下翻转至颅底修补。如果缺损小于2cm,可以选择鼻腔黏膜翻转修补,待术后黏膜爬行生长后缺损可愈合,组织缺损量小时也可不做任何特殊修复。以油砂铺于术区黏膜,内至鼻腔,油砂内用大量碘仿纱条填充来承托眶内及颅内容,术后7~10天自鼻腔拔出所有填塞,局部瘢痕形成后即可支撑。完成修补后,复位上颌骨,在额突、颧突及齿突处按预置孔位置用钛板钛钉

连接固定(图38-10)。以可吸收线间断缝合皮下及口腔内黏膜切口,以细丝线间断缝合面部切口。

五、手术注意事项及并发症防治

1. 术中注意事项

(1) 手术翻皮瓣时,能显露上颌骨额、颧、齿突即可,不要过分剥离,以防术后上颌骨缺血坏死。离断额、颧、齿突前,可率先预置钛板钛钉钻孔,保证术后上颌骨复位准确。

(2) 上腭切口用围绕牙床的弧线切口取代原来的正中直切口,将上腭黏膜整块剥离,留有根部的血管蒂,术后再复位缝合,这样使黏膜贴附愈合更好,也进一步减少了腭漏的发生。

(3) 上颌骨骨性连接全部离断后,保持颊部皮瓣附着于上颌骨前壁,整体外旋,外旋过程要缓慢,沿翼突根部逐步电凝后切开,减少出血,防止撕裂动脉主干,翼腭窝内可显露上颌动脉及其终末支蝶腭动脉,双极电凝后切断。

(4) 如肿瘤侵及硬膜下,应尽可能切除颅外肿瘤部分后,充分扩大颅底骨窗,冲洗干净后再剪开硬膜,保证颅内相对洁净,并在操作过程中尽量减少对脑组织的牵拉。

(5) 颈内动脉、视神经、海绵窦需重点保护,仔细分离,如粘连紧密,以保留功能为主,不可强切,可以残留肿瘤。

(6) 上颌骨复位后可承托眶内容,颅底骨缺损不需骨性修复,早期用大量碘仿纱条填充来承托颅内容,待局部瘢痕形成后拔出纱条即可,我院未见眼球

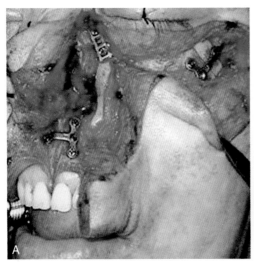
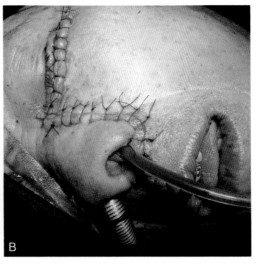

图38-10　关闭切口
A. 上颌骨复位,钛板钛钉分别固定额突、齿凸、颧突,解剖复位;B. 瘤腔及鼻腔填塞油纱碘仿纱条

下陷或脑组织疝出病例。

2. 头颈部并发症

（1）腭漏：腭部黏膜切口愈合不良，造成口鼻相通。我院总的发生率为10.6%，发生后需长期佩戴腭托。我们近年来开始在上腭切口做了改进，用围绕牙床的弧线切口取代原来的正中直切口，减少了腭漏的发生。

（2）张口受限：附着于翼板的翼内肌及翼外肌术后形成瘢痕所致，我院发生率为6.4%。术后应鼓励患者早期张口训练，以减少其发生率，严重影响生活的患者需做矫形手术。

（3）溢泪：损伤泪腺或切断鼻泪管所致，文献报道较多。离短上颌骨鼻突时应尽量小心，保护深部鼻泪管。

（4）鼻腔渗血：由于手术创面大，未能充分压迫所致，我院发生率为6.4%。在上颌骨复位前应仔细用双极电凝止血，术腔铺盖凡士林纱布，至鼻腔引出，再在腔内填塞碘仿纱条，务必填满填实，起到压迫止血的目的，术后3天起可每日拔出部分，至7~10日完全拔出。

（5）上颌骨错位、坏死：在离断三处骨性连接前，预先钻孔，可使上颌骨复位准确，减少错位。手术翻皮瓣时，尽可能多地保留附着的皮瓣，以防术后上颌骨缺血坏死，特别是对于既往或预期要做放疗的患者，这部分高危患者在做上腭切口时可用原来的正中直切口，保留硬腭黏膜的血供。

3. 脑部并发症

（1）脑脊液漏：常合并发生气颅，我院发生率为8.5%。颅底硬膜应尽可能水密缝合，其外可再贴附一层可吸收止血纱布，加上颅底软组织的双重修复，可有效防止脑脊液漏，即便有小的漏口，根据我们的经验，在放置腰大池持续引流和预防性应用抗生素后都能愈合，不致出现严重的颅内感染。

（2）颅内水肿：此种并发症可能致命，也是一些头颈外科医生把颅内侵犯看作禁忌证的主要原因。通过我们的经验，由于从颅底方向打开颅腔，直接显露肿瘤，不需要牵连脑组织，不致挫伤，因此术后出现脑水肿的概率要小于神经外科传统颅底入路。同时手术重点需要注意保护颈内动脉，防止血管源性脑水肿。需熟知其解剖位置，辨认重要的解剖标志，翼突、

中鼻甲和上颌神经可作为此入路的三个重要解剖标志，在翻开上颌骨后，需辨认翼突内侧板残端，其后下方为破裂孔所在，颈内动脉经此孔穿行入颅，其入颅前的游离段易在切除肿瘤时被损伤，应特别注意保护。

（钱海鹏　万经海）

参考文献

1. Wei WI, Lam KH, Sham JS. New approach to the nasopharynx: the maxillary swing approach. Head Neck, 1991, 13:200-207.

2. Chan JY, Wei WI. Critical appraisal of maxillary swing approach for nasopharyngeal carcinoma. Expert Opin Ther Targets, 2012, 16 Suppl 1:S111-117.

3. 郭京, 祁永发, 徐震纲, 等. 经上颌骨翻转入路切除颅底侵入瘤. 中华外科杂志, 2002, 40:87-89.

4. 张圣邦, 万经海, 冯春国, 等. 上颌骨翻转入路切除颅底沟通肿瘤的应用解剖. 中华神经外科杂志, 2009, 25:500-503.

5. 廖华, 华清泉, 吴展元. 上颌骨掀翻入路颅底手术的临床应用. 中华耳鼻咽喉头颈外科杂志, 2006, 41:276-280.

6. 徐震纲, 吴跃煌, 祁永发, 等. 上颌骨翻转入路在头颈肿瘤手术中的应用. 中华耳鼻咽喉头颈外科杂志, 2006, 41(3):205-207.

7. 廖建春. 翼腭窝肿瘤手术的解剖及临床. 中华解剖与临床杂志, 2014, 19:437-440.

8. 沈建康, 胡秉诚, 李国文, 等. 经扩大的前颅底入路切除鼻、蝶、斜坡肿瘤. 中国微侵袭神经外科杂志, 1998, 3:1-4.

9. 张秋航, 孔锋, 严波, 等. 内镜经鼻斜坡肿瘤的外科治疗. 中华耳鼻咽喉头颈外科杂志, 2007, 42:7-10.

10. 姚勇, 邓侃, 张波, 等. 神经内镜辅助下扩大经鼻蝶窦入路治疗鞍区非垂体腺瘤性病变. 中国微侵袭神经外科杂志, 2013, 18(1):24-26.

11. 赵斌, 王博, 杨智君, 等. 内镜下经鼻入路治疗颅底中央区恶性肿瘤. 中国微侵袭神经外科杂志, 2013, 18(5):193-196.

12. 吴跃煌, 万经海, 祁永发, 等. 头颈外科神经外科联合手术治疗颅底沟通肿瘤. 中华耳鼻咽喉头颈外科杂志, 2009, 44:475-479.

13. Bhavana K1, Tyagi I, Ramani MK. Modified incision for maxillectomy: our experience. Indian J Otolaryngol Head Neck Surg, 2012, 64(2):184-187.

14. 钱海鹏, 万经海, 李学记, 等. 经上颌骨翻转入路切除颅底沟通肿瘤适应证探讨. 中国微侵袭神经外科杂志, 2016, 21(1):10-14.

第 39 章　经鼻颅底内镜实用解剖

颅底中线腹侧区域是从鸡冠到枕大孔前缘及颅颈交界腹侧的区域,其位置深在,结构复杂,背侧承载垂体、脑干、基底动脉和 Willis 环等重要结构,腹侧是鼻腔、鼻旁窦、鼻咽部和口腔,是众多脑神经和大血管进出颅腔的通道。随着高清内镜的引入、器械的进步和颅底缺损修补技术的发展,目前越来越多的颅底肿瘤可以通过扩大经鼻入路来手术。根据病变的部位,采用不同的入路可以显露前颅底、鞍区、斜坡和腹侧颅颈交界区。由于鼻颅底结构复杂、变异较大,且内镜下的解剖不同于显微镜下的解剖特点,缺乏景深和三维术野,所以熟悉颅底解剖,掌握重要的解剖标志,对指导手术有非常重要的作用和意义。本章节我们将从前到后依次介绍涉及颅底区域的重要解剖标志及其临床意义。

一、筛前、后动脉

1. 筛前动脉和筛后动脉　筛前动脉和筛后动脉均起自眶内的眼动脉,两者经额筛缝上的筛前和筛后孔穿出眶内侧壁进入筛窦。在筛窦中筛前、后动脉紧贴筛顶壁横行于骨嵴形成的凹沟或骨管中,在筛窦内侧进入颅前窝,并在鸡冠旁小缝进入鼻腔。筛前、后动脉之间距离约为 13mm;筛前动脉与额隐窝前壁的距离为(9.5±2.3)mm;筛后动脉与视神经管的距离约为 11.8mm。筛前、后动脉发出许多细小的分支在筛板处与蝶腭动脉的鼻腔分支相互吻合,构成鼻腔内部的血管网,其中筛前动脉供应前、中筛窦和额窦以及鼻腔外侧壁和鼻中隔的前上部;筛后动脉供应后筛窦以及鼻腔外侧壁和鼻中隔的后上部(图 39-1)。

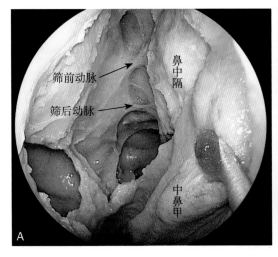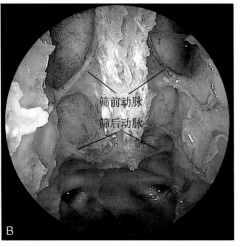

图 39-1　筛前动脉、筛后动脉
A. 经右侧鼻腔显示右侧筛前、筛后动脉;B. 切除鼻中隔、筛窦气房后显示双侧筛前、筛后动脉

2. 临床意义 筛前、后动脉之间为筛板,经筛板入路可以切除嗅母神经细胞瘤和嗅沟脑膜瘤,淋巴瘤等侵袭至前颅窝底的颅内外交界性肿瘤,在经筛板入路中,筛前、后动脉是重要的解剖标志。在前颅底,筛前动脉是确定筛顶、额隐窝和鸡冠的标志;筛后动脉是确定视神经隆突的标志。在扩大经鼻入路的手术中,充分显露筛前、筛后动脉是手术成功的关键,需要切除中鼻甲根部、前后组筛窦、蝶窦前壁以及鼻中隔上部。识别筛前、后动脉并对其进行充分止血,可以避免术中出血影响手术操作,并可防止近心断端血管缩入眶内造成眶内血肿影响视力。在临床处理过程中,最好小心磨开血管表面覆着的骨质,显露一段筛前、筛后动脉,在距离眶的远端用电凝或者银夹切实止血后切断筛前、筛后动脉。

二、内侧 OCR、外侧 OCR、中床突

1. 内侧 OCR、外侧 OCR、中床突位置 视神经-颈内动脉隐窝(optic-carotid recess,OCR)是颈内动脉隆突和视神经隆突之间的凹陷,凹陷程度随蝶窦气化程度而异,双侧对称,其连线中点可作为判断术中中线的标志。外侧 OCR 是蝶窦外侧壁最恒定的凹陷,其上方是视神经管,下内侧是颈内动脉的床突旁段,下外侧是眶上裂内侧壁,两外侧 OCR 内侧距离为(11.3±1.2)mm。内侧 OCR 为鞍底和蝶骨平台交汇处,为视神经和颈内动脉交汇处,此处也是两侧颈内动脉最为接近的解剖部位。内侧 OCR 的外上方是视神经管,外下方是颈内动脉和海绵窦内侧壁,内下方是前海绵间窦,两内侧 OCR 间距为(9.5±3.0)mm,内侧 OCR 对应中床突腹侧骨质,位于中床突与覆盖颈内动脉的骨质之间,内下方是鞍

底,内上方是鞍结节、前颅底。中床突位于颈内动脉海绵窦段和颈内动脉床突旁段的夹角处,此处为海绵窦的顶壁,也是颈内动脉环所在的位置(图39-2)。

2. 临床意义 外侧 OCR 凹陷明显,存在恒定,在视神经管隆起不明显的蝶窦中,仍可见到该隐窝,因此可以作为寻找视神经的重要解剖标志。在视神经管减压等手术中,磨除外侧 OCR 上方视神经管骨质时应注意冲洗,防止热灼伤视神经。外侧 OCR 下内侧为颈内动脉出海绵窦的一段,在鞍型特别发育的蝶窦患者中,这段颈内动脉可能无骨质覆盖,仅有蝶窦黏膜覆盖,在临床上必须引起重视,防止损伤此段颈内动脉。相较于外侧 OCR,内侧 OCR 较为平坦,术中可以通过外侧 OCR 来定位内侧 OCR。内侧 OCR 是扩大内镜经鼻入路中的重要解剖标志,是打开鞍结节时两侧方的界限,打开此处可以进入视神经管、海绵窦、前颅底,处理这些区域的病变。中床突是经鼻入路打开海绵窦中的重要解剖标志。术中血管超声及导航可帮助提高对颈内动脉位置的把握,加强对其保护。

三、展神经的走行及其分段

1. 展神经 展神经分为颅内段和眶内段两部分。展神经的颅内段走行复杂可分为蛛网膜下腔段,Dorello's 管段和海绵窦段。蛛网膜下腔段是展神经从延髓脑桥沟发出至硬膜穿出孔的一段,双侧展神经在延髓脑桥沟的水平间距约为 10mm,在蛛网膜下腔段走行距离约为 12.8mm。Dorello's 管段可进一步分为硬膜间段和 Gulfar 段,此段中的展神经起始于硬膜穿出点,走行于 Gruber 韧带下方、岩尖上方,最终自下后部穿入海绵窦。展神经在硬膜间段走行

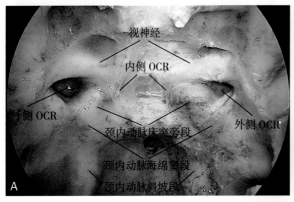
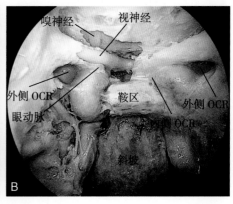

图 39-2 内侧 OCR、外侧 OCR、中床突
A. 磨除鞍区颅底骨质后显示内、外 OCR 和颈内动脉、视神经隆起;B. 切除部分硬膜后显示硬膜下神经血管

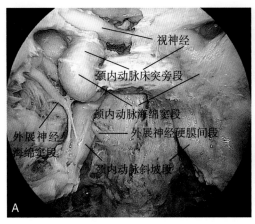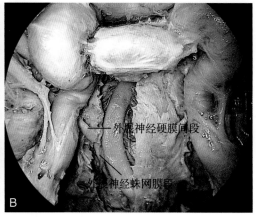

图 39-3　展神经

A. 示展神经海绵窦段和硬膜间段；B. 切开斜坡硬膜显示展神经蛛网膜段

长度约为 5.5mm，水平间距约为 18.5mm；在 Gulfar 段走行长度约为 4.5mm。海绵窦段中的展神经贴附于海绵窦内颈内动脉水平段外下侧向前走行并平缓上升，从海绵窦内穿过，在眶上裂处紧贴眼神经内侧面进入眼眶（图 39-3）。

2. 临床意义　展神经是在斜坡水平脑干腹侧走行最长，且唯一通过海绵窦腔内的脑神经，在扩大经鼻入路处理斜坡及海绵窦区域病变时，最容易损伤该脑神经，因此，掌握展神经的解剖和术中的解剖标志至关重要。不同手术入路，定位展神经的解剖标志也不同，例如经斜坡入路手术的解剖标志是椎 - 基底动脉交汇处，其距离延髓脑桥沟 4mm；经内侧岩尖入路的解剖标志是颈内动脉破裂孔段，其上缘与展神经进硬膜处持平；经 Meckel 腔入路的解剖标志是 V2，这些都是定位展神经可靠的解剖标志。Gulfar 段走行在岩尖的上方，颈内动脉的斜坡段的后内方，是脊索瘤中最容易侵及受损伤的部分，此外，在磨除岩尖时要注意防止展神经的热损伤。明确展神经的解剖结合电生理检测可以更准确地判断展神经的走行，从而为手术中展神经功能的保护提供基础。

四、海绵窦的内镜下解剖及其分区

海绵窦位于蝶窦外侧壁的侧方，蝶鞍和垂体的两侧，前界为眶上裂边缘，向后方延伸到岩骨尖，两侧海绵窦通过鞍隔和垂体周围的海绵间窦相连通，海绵窦含一些神经、血管，是颅底区域较为复杂的解剖结构。海绵窦的上壁、下壁、内壁和后壁均为单层硬膜构成；外侧壁由两侧硬膜构成，动眼神经、滑车神经和三叉神经眼支自上而下排列从

外侧壁两层硬膜间穿过。与垂体毗邻的海绵窦内侧壁的脑膜质地较疏松，大的垂体腺瘤易横向扩展侵入海绵窦。海绵窦腔内穿行有颈内动脉、交感神经丛和展神经。根据颈内动脉和垂体下动脉的走行与位置，海绵窦可分为前上、前下、后上、后下 4 个间隙。其中，前下与后下间隙走行有展神经；前上间隙走行有动眼神经；后上间隙走行有动眼神经（图 39-4）。

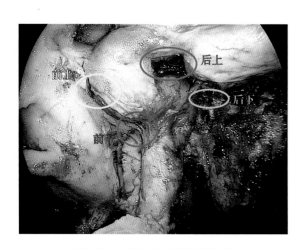

图 39-4　海绵窦内镜解剖分区

临床意义：海绵窦的后上、后下间隙是垂体瘤最容易侵及的间隙，这也是部分垂体瘤患者起病出现展神经麻痹和动眼神经麻痹的解剖原因所在。掌握海绵窦的解剖和海绵窦内神经、血管的分布和走行对切除侵及海绵窦的垂体瘤有重要意义。在刮除海绵窦内肿瘤时应注意刮除范围，并顺着神经走行方向，以避免损伤动脉及神经。对于术中海绵窦的出血，填塞止血材料和按压可以控制出血。

五、翼管神经

翼管神经是由面神经的岩浅大神经和颈内动脉交感神经丛的岩深神经组成的混合神经,走行于翼管内,位于翼基底部,垂直的颈内动脉斜坡旁段和水平的颈内动脉岩骨段转折处的下方,在鞍型蝶窦中可以清楚地显示该解剖结构。翼管神经与 V2 之间的间隙为麦克氏囊(图 39-5)。

临床意义:在内镜扩大入路至斜坡的过程中,翼管神经可作为定位岩骨段颈内动脉的解剖标志,沿着翼管神经追踪可以找到破裂孔处的颈内动脉。由于颈内动脉位于翼管神经的外上侧,所以翼管神经的内下方为手术安全区域。因此,翼管神经作为定位颈内动脉的解剖标志,在显露破裂孔处颈内动脉的位置方面有重要的手术指导意义。

六、经鼻视角下颅底斜坡的分段

斜坡是枕骨的腹侧部分,位于颅底的中部,上至鞍背,下抵枕骨大孔前缘,两侧的边界为岩枕裂,是鼻咽部与后颅窝的分界。斜坡的位置深在,与脑干、椎基底动脉、垂体等重要结构相毗邻,该区域的手术难度较高。在开颅视角下,斜坡通常以 Dorello's 管和颈静脉孔上缘为界分为上、中、下三个部分。但对于神经内镜下经鼻入路至斜坡的手术,这种分区方法不合适(图 39-6)。

在经鼻内镜视角下,我们将斜坡分为上斜坡(鞍区斜坡)、中斜坡(蝶骨斜坡)和下斜坡(鼻咽部斜坡)三段。上斜坡由鞍背和后床突组成,下界为鞍底,两侧边界为岩斜裂的最高点,其形状呈梯形,是三段斜坡中最小的一段。中斜坡上至鞍底,下至蝶窦底(或后鼻孔顶部),两侧边界为斜坡旁颈内动脉和岩斜裂,下外侧界为破裂孔。中斜坡呈矩形,它是三段斜坡中垂直距离最长的一段。上、中段斜坡的分界点为展神经进入海绵窦处,正好位于岩斜裂的顶端。下斜坡上至后鼻孔顶部(蝶窦底),下至枕骨大孔,两侧边界为咽鼓管。下斜坡形状呈梯形,比中斜坡短且宽。

临床意义:颅底斜坡区可发生许多硬膜内、外的病变,如脊索瘤、脑膜瘤等。神经内镜凭借其优势,已广泛应用于斜坡区病变的手术治疗中。神经内镜经鼻视角下对斜坡进行分段,更加适合内镜经鼻手术治疗颅底斜坡区病变的临床实际需要,能够指导手术入路的选择,评估斜坡区肿瘤的切除程度,提高手术治疗效果。

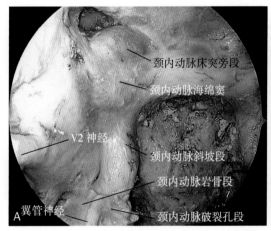
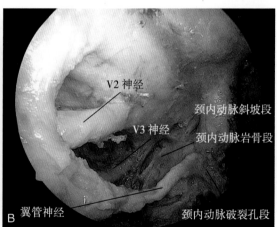

图 39-5　翼管神经
A. 翼管神经和斜坡段颈内动脉关系;B. 翼管神经与破裂孔段颈内动脉、麦克氏囊关系

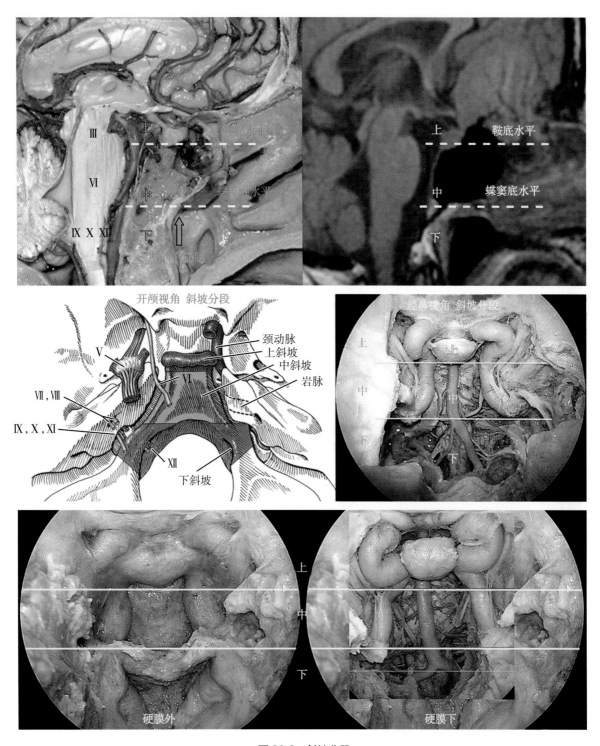

图 39-6　斜坡分段

（王义宝）

参考文献

1. Abuzayed B, Tanriover N, Gazioglu N, et al. Endoscopic endonasal anatomy and approaches to the anterior skull base: a neurosurgeon's viewpoint. J Craniofac Surg, 2010, 21 (2): 529-537.

2. Kassam A, Snyderman CH, Mintz A, et al. Expanded endonasal approach: the rostrocaudal axis. Part Ⅰ. Crista galli to the sella turcica. Neurosurg Focus, 2005, 19 (1): E3.

3. Kassam AB, Gardner PA, Snyderman CH, et al. Expanded endonasal approach, a fully endoscopic transnasal approach for the resection of midline suprasellar craniopharyngiomas: a new classification based on the infundibulum. J Neurosurg, 2008, 108 (4): 715-728.

4. Kassam AB, Vescan AD, Carrau RL, et al. Expanded endonasal approach: vidian canal as a landmark to the petrous internal carotid artery. J Neurosurg, 2008, 108 (1): 177-183.

5. Osawa S, Rhoton AL, Jr., Seker A, et al. Microsurgical and endoscopic anatomy of the vidian canal. Neurosurgery, 2009, 64 (5 Suppl 2): 385-411; discussion 411-382.

6. Vescan AD, Snyderman CH, Carrau RL, et al. Vidian canal: analysis and relationship to the internal carotid artery. Laryngoscope, 2007, 117 (8): 1338-1342.

7. Fernandez-Miranda JC, Gardner PA, Snyderman CH, et al. Clival chordomas: A pathological, surgical, and radiotherapeutic review. Head and Neck-Journal for the Sciences and Specialties of the Head and Neck, 2014, 36 (6): 892-906.

第 40 章　颅底肿瘤内镜手术

第一节　概述

一、颅底内镜发展史

1. 内镜发展史　19 世纪初，为尝试探索人体体内的腔道，Philipp Bozzini 首次发明了内镜，尽管其制作的装置十分简陋，而且实际应用效果也广受诟病，但无论就设计初衷还是设计理念而论，该装置无疑就是现代内镜的雏形。19 世纪中叶，Desormeaux 对此加以改进并首次用于人体泌尿系疾病检查，正式揭开了内镜探索的序幕；其后，19 世纪后半叶，Maximillian Nitze 成功将外部光源引入膀胱腔内，并在 1887 年利用这种膀胱镜实施泌尿系统手术，虽仅用于泌尿系统，但已具备了现代内镜的特征。20 世纪初（1902 年），Hirschmann 用改进的膀胱镜首次完成第一例鼻窦检查，继而（1903 年）又成功完成首例慢性鼻窦炎内镜手术。至 20 世纪中叶，Harold Hopkins 发明了用于图像转换的"棒状透镜"，使光学效率提高了 9 倍，大大提高了视觉效果；同期 Basilhirschowitz 具有柔韧性的光学纤维内镜问世；1965 年 Karl Storz 发明了硬式内镜，并获得了放大的全景视野；1966 年，Hopkins 和 Storz 共同成功研制出具有倾斜角度的硬式内镜，既扩大了视野又保证了图像的清晰度；随着 Karl Storz 将该技术广泛应用于临床，标志着现代内镜时代的到来。1969 年，George Smith 和 Willard Boyle 在贝尔实验室发明了电荷耦合器件，标志着内镜技术的再次突破。

随着科学技术的迅猛发展，内镜经由纤维内镜、超声内镜发展到现今的电子内镜，应用领域也从泌尿系统扩展到消化、呼吸、循环、生殖、运动、神经系统等领域。到 20 世纪 80 年代，内镜已经成为鼻窦炎手术不可或缺的一部分，而且人们已开始将其进一步应用于鼻窦和颅底的其他疾病。至此，内镜技术顺乎自然地越过鼻窦壁、进入颅底治疗相应病变，从而，不仅耳鼻喉科医师普遍使用内镜进行鼻窦手术，神经外科医师也逐渐开启了颅底内镜手术的探索之旅。

2. 颅底内镜发展史　早在 1907 年，Herman Schloffer 成功实施了首例经鼻腔 - 蝶窦入路垂体肿瘤切除术，拉开了探索经鼻腔这一自然通道直接抵达颅底切除蝶鞍肿瘤的序幕。后在 Oskar Hirsch 与 Cushing 的推动下，这一术式得到进一步发展，但还仅局限于肉眼或显微镜下。到 20 世纪 60 年代，Gerard Guiot 最早应用内镜辅助完成鞍区手术；70 年代后期，Halves 发表了用内镜辅助行鞍区手术的文章；90 年代以来，随着外科学技术的进步和内镜下导航及影像处理系统的发展，重要结构的可预知性、内镜手术的可操作性及危险因素的可控性逐年增强，神经外科医师才开始积极主动地将内镜技术用于鞍区手术：初时内镜被用于辅助显微镜下经鼻蝶垂体瘤手术、查看显微镜所不能及的"死角"；1992 年，Jankowski 等首次报道了 3 例完全在内镜下经鼻垂体瘤手术。近十几年来，电视显示系统、光学纤维技术、冷光源技术的运用以及动力系统的引入大大提高了内镜图像的分辨率和质量以及操作的安全性，神经内镜为深部颅底病变提供了更近距离、更为清晰、广角的视野，拓宽了其应用范围，很多神经外科学者开启了完全在内镜下经鼻手术的探索。

随着术前高分辨率影像诊断、术中精确导航、颅底重建等技术的进一步完善，以及内镜下扩大经鼻入路解剖学的深入研究，内镜扩大经鼻入路适应证逐渐扩大,手术区域也不断向前颅底、海绵窦内及斜坡甚至颅内扩展,这些区域的脑膜瘤、脊索瘤、颅咽管瘤等均可采用内镜下扩大经鼻手术入路切除。这方面,Jho 研究小组内镜下经鼻手术入路解剖研究和大宗病例的成功临床应用,以及 Kassam 等单纯应用内镜技术经蝶处理范围从前颅凹直至齿状突的颅底病变等,均有力地推动了颅底内镜手术的普及应用。

随着内镜手术经验的不断积累,颅底内镜技术得到较快发展,手术区域不再局限于颅底中线区,已开始向侧颅底拓展。1994 年,Klossek 首次报道单纯采用内镜经鼻入路成功切除 1 例翼腭窝神经鞘瘤;2009 年 Kodama 用此入路切除 1 例翼腭窝异位嗅神经母细胞瘤。至此,颅底内镜在侧颅底区域的作用不再局限于以往的镜下活检,已完全可以用于侧颅底良恶性肿瘤的手术全切除。2003 年 Giorgio Frank

和 Ernesto Pasquini 报道了经筛、翼突、蝶窦入路全内镜下处理海绵窦病变,并开始单纯内镜下治疗鞍上、颅内病变。

至今,颅底内镜外科已取得了长足的进步和发展。以上经鼻内镜颅底外科发展历程可归纳见表40-1。

3. 展望 颅底内镜优势日渐凸显:它可通过狭小的自然生理通道直接到达颅底甚至颅内,最大限度地减少了对脑组织及神经血管等重要结构的牵拉,降低了副损伤,而且直视放大、角度灵活、全景视野、图像清晰,手术时间缩短、术后康复快。但内镜的管状手术通道决定了术域解剖参照物少,而且内镜显示的二维图像缺乏立体感,图像有不同程度的变形,以及内镜手术对器械、术者要求高、学习曲线长等是其缺陷。

表 40-1　经鼻内镜手术发展里程碑 - 时间表

年份	作者	发展(医学学科)
1907	Schloffer	经蝶切除 1 例垂体瘤(经面)
1910	Halstead	经蝶切除 1 例颅咽管瘤(鼻下方)
1910	Lespinasse	脑室镜(应用改良后的膀胱镜)
1952	Hirsch	鼻内(经鼻中隔)到达垂体(耳鼻喉科)
1963	Guiot	经鼻应用鼻中隔黏膜瓣修补蝶窦脑脊液漏(耳鼻喉科)
>1975	Draf/Messerklinger/Stammberger/Terrier/ Wigand	经内镜应用于经蝶手术(神经外科)
1977	Apuzzo 等	经鼻内镜鼻窦手术发展(耳鼻喉科)
1986	Robert 等	CT 融合神经导航技术发展
1987	Weiss 等	扩大经鼻蝶入路用于治疗鞍上肿瘤
>1990	Bolger/Casiano/Castelnuovo/Draf/Lund/ Nicolai/Stammberger/Wigand	对于鞍上部分肿瘤将经鼻内镜常规作为显微经蝶手术的辅助入路(神经外科)
1992	Jankowski 等	内镜经鼻切除特定的恶性肿瘤,必要时需行环周硬膜切除(耳鼻喉科)
1994	Fucci 等	通过内镜辅助经鼻蝶手术切除垂体瘤(耳鼻喉科,神经外科)
1995	Sethi,Pillay	多学科内镜经鼻蝶入路至岩尖(耳鼻喉科,神经外科)
1997	Jho,Carrau	多学科经鼻内镜切除垂体瘤颅咽管瘤(耳鼻喉科,神经外科)
1997	Jho 等	内镜经鼻蝶/经斜坡手术切除后颅窝脊索瘤(神经外科,耳鼻喉科)
1998	Rohde	联合影像引导无框架立体定向与内镜手术治疗闭塞性脑积水和颅内囊肿
>1998	Alfieri/Cappabianca/de Divitiis/Frank/Pasquini	在前颅底和颅颈交界区域内镜手术的区别和实际操作体会(神经外科)
1999	Bolger,Osenbach	经翼突入路治疗外侧蝶窦脑膜膨出(耳鼻喉科)
2005	Kassam,Snyderman,Mintz,Gardner,Carrau	内镜经鼻入路至前颅底不同通道的系统演变以及双人、3 手或 4 手技术的发展(耳鼻喉科,神经外科)
2006	Hadad 等	带蒂鼻中隔黏膜瓣应用于颅底重建(神经外科,耳鼻喉科)
2008	Brown 等	3D 内镜完成垂体瘤、颅咽管瘤手术

近年来,随着 3D 打印、3D 内镜、手术机器人等科技的发展,上述缺点正在渐渐消弭,而随着内镜精细解剖的深入研究、内镜下各种颅底入路的不断探索,以及各种颅底重建方法的渐趋完善,最具挑战性的颈内动脉损伤、脑脊液漏等并发症逐步减少,内镜颅底手术的适应证正逐年扩大。相信,随着内镜手术相关设备、器械的逐步改进、颅底重建技术的日臻完善,颅底内镜手术必将由腹侧颅底向更复杂的颅底沟通、颅底内面肿瘤挺进,手术入路的个性化优中选优、双通道或多通道联合、多人多学科精准合作是应对未来挑战的趋势。

二、颅底解剖分区

颅底从前向后呈阶梯状列布,由前颅凹、中颅凹、后颅凹三部分构成,前二者以双侧蝶骨嵴和视交叉沟的连线为界,后二者的分界线是岩骨嵴、后床突和鞍背的连线,而前、中、后颅凹每一部分又可分为中线区和两侧的侧颅底区。1997 年,Fukuta 等提出颅底中线区的概念,其后也有多位学者提出不同的建议,但一直存在争议。

汇总斟酌,笔者认为较适宜颅底内镜手术要求的划分方法应是:前颅凹以腹侧颅底双侧眶纸板为界、中颅凹以颅底腹侧穿经两侧破裂孔外侧缘的矢状面为界(在颅内面基本对应双侧海绵窦外侧壁)、而在后颅凹,这一界面穿经双侧内耳门内侧缘。以此为界,则前中后颅凹均可被划分为颅底中线区和两侧侧颅底区。

如此,颅底中线区应包括:由前方额窦至颈枕交界区,包括前颅底、蝶骨平台 / 鞍结节鞍区、海绵窦、斜坡和颅颈交界区 C2 椎体区域。侧颅底区则前、中、后颅凹各不相同:前颅凹双侧侧颅底区的颅内面是双侧眶顶壁,颅外面则由双侧眼眶及其内容物构成;中颅凹侧颅底区颅内面为海绵窦外侧区域,颅外面则主要包括翼腭窝、颞下窝、颞骨岩部区域;后颅凹侧颅底区颅内面为颞骨岩部后面、CPA、颈静脉孔区,而颅外面则主要为咽鼓管区、咽旁间隙。

三、颅底内镜手术入路

针对颅底不同位置的肿瘤,许多学者提出过多种经鼻入路分型方式,下面选列几种供读者择情选用:如,有学者把颅底中线区划分为 6 个分区,并提出相应的 6 种内镜手术入路,见图 40-1。

而 Schwartz 等将经鼻通道分为四种,并根据不同的颅底解剖结构,进一步细化为 9 种入路(表 40-2),术

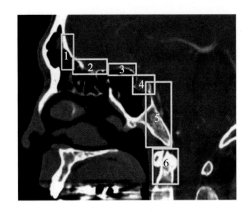

图 40-1　颅底中线区分区及相应内镜手术入路
1 区:经额窦;2 区:经筛板;3 区:经蝶骨平台;4 区:经蝶鞍;
5 区:经斜坡;6 区:经齿状突

表 40-2　Schwartz 等提出的经鼻神经外科
手术的通道、入路、目标结构

通道	入路	目标结构
经鼻腔	经筛板	嗅凹
	经斜坡	下 2/3 斜坡
	经齿状突	齿状突 - 颈椎连接处
经蝶窦	经蝶窦	蝶鞍
	经鞍结节 / 蝶骨平台	鞍上池
	经斜坡	上 1/3 斜坡
	经海绵窦	内侧海绵窦
经筛窦	经筛凹	前颅窝
	经眶	眶尖
	经蝶窦	海绵窦
		翼腭窝
		颞下窝
经上颌窦	经翼突	Meckel 氏腔
		岩尖
		外侧蝶窦
		外侧海绵窦

者可根据情况灵活选用其一,必要时尚可联合应用几种不同的入路。虽然该分类并不完善,但对内镜下扩大经鼻入路规范化治疗具有一定的指导意义。

Kassam 等将颅底分为中线区与中线旁区,把中线区从鸡冠直至齿状突划分为 7 个模块;中央旁区定义为:破裂孔至前床突段的颈内动脉(包括脑池内的部分)外侧,并将其划分为 9 个模块。每一模块都有精确的定义、解剖学界限、相近的脑池或脑脊液腔隙、神经血管或解剖要点,以及最常见的肿瘤病理类型,见表 40-3、表 40-4。

表 40-3　Kassam 等提出的中线区内镜经鼻颅底手术入路分类：模块、通道、参数、病理类型

模块	通道	解剖界限	脑池	神经血管结构	关键解剖标志	常见病理类型
经蝶	后组筛窦蝶窦	上下海绵间窦双侧海绵窦	鞍隔下池、鞍上池	颈内动脉虹吸段、内侧海绵窦、第Ⅱ、Ⅳ、Ⅵ对脑神经、视交叉	鞍结节鞍底海绵窦	拉克囊肿、垂体瘤、蛛网膜囊肿
经蝶骨平台-鞍结节经筛	后组筛窦、蝶窦（蝶骨平台、鞍结节、内侧齿状突）筛窦全切除、Ⅲ型额窦入路	后筛动脉、蝶鞍、双侧视神经、双侧齿状突旁颈内动脉额窦后壁、蝶骨平台、双侧梨状孔	鞍上池交叉前池、内侧纵裂内侧纵裂	Willisii's 环前部分、视交叉、视神经、垂体柄、直回、眶额叶大脑前动脉（A2）、额极动脉和眶额动脉、下矢状窦、直回、眶额叶、嗅神经	内侧视神经颈内动脉凹、视神经管前后筛动脉、大脑镰、眶骨膜	脑膜瘤、鞍上垂体瘤、颅咽管瘤嗅沟脑膜瘤、嗅神经母细胞瘤、神经鞘瘤、脑膜膨出、脑脊液漏、鼻腔肿瘤
上 1/3 斜坡	蝶窦、鼻咽、垂体移位	鞍背、齿状突Dorello's 管	三脑室前部、脚间池、桥前池、Lilequist 膜	双侧第Ⅲ对脑神经、垂体柄、乳头体、基底动脉、大脑后动脉（P1、P2）、后交通动脉、中脑、桥脑	鞍旁颈内动脉、鞍背、后床突、海绵窦	脑膜瘤、脊索瘤、鞍后颅咽管瘤、垂体瘤
中 1/3 斜坡	蝶窦、鼻咽	Dorello's 管、鞍底、破裂孔水平	桥前池	基底动脉、后交通动脉、Willisii 氏环、展神经、脑桥	椎基底动脉连接处、Ⅵ组脑神经起始处	脑膜瘤、神经鞘瘤、脊索瘤、软骨肉瘤
下 1/3 斜坡	蝶窦、鼻咽	眶纸板、枕骨大孔	桥前池、延髓池	双侧展神经、舌下神经、椎动脉、延髓	椎基底动脉连接处Ⅵ起始段	脑膜瘤、脊索瘤、软骨肉瘤
经齿状突	鼻咽	枕骨大孔、C1 前弓	延髓池	双侧舌下神经、椎动脉、延髓、颈髓、脊髓前动脉	咽鼓管内齿韧带、枕髁	枕骨大孔脑膜瘤

表 40-4　Kassam 等提出的中线旁区内镜经鼻颅底手术入路分类：模块、通道、参数、病理类型

模块	通道	解剖界限	脑池	神经血管结构	关键解剖标志	常见病理类型
经眶	经鼻、筛窦	前颅底、上颌窦、眶纸板	前颅窝	视神经、筛动脉、眼动脉、Ⅲ、Ⅳ、Ⅴ、Ⅵ组脑神经	视神经管、眶上裂、眶纸板	神经鞘瘤、血管瘤、脑膜瘤
经翼突	经鼻、上颌窦开窗、翼突	内、外翼板、视神经、上颌窦底	中颅窝	V1、V2、V3、上颌动脉及其分支、翼管动脉、翼管神经	翼突、上颌窦后壁	神经鞘瘤、血管纤维瘤
1 区（岩尖）	经鼻、经蝶窦	斜坡旁颈内动脉	后 / 中颅窝	Ⅵ组脑神经、颈内动脉、翼管神经	翼管神经、Dorello's 段展神经、颈内动脉突	软骨肉瘤、胆固醇肉芽肿、胆脂瘤、脊索瘤
2 区（岩骨内水平段 ICA 下方-岩下）	经鼻、经翼突、内侧上颌骨Romsenmuller's 窝	水平段颈内动脉以下、翼管神经外侧	后颅窝小脑延髓池	翼管动脉、翼管神经、V2、V3、Ⅶ、Ⅷ组脑神经、岩部颈内动脉	翼管神经、咽鼓管、岩斜结合部	软骨肉瘤、胆固醇肉芽肿、胆脂瘤、脊索瘤
3 区（岩骨内水平段颈内动脉上方-岩上）		岩段颈内动脉水平以上、斜坡旁颈内动脉外侧、下至展神经、内侧到视神经	中颅窝Meckeli 腔	V1、V2、V3组脑神经、岩骨段和斜坡旁颈内动脉、翼管神经	翼管神经、颈内动脉突圆孔视神经咽鼓管视神经	神经鞘瘤、脑膜瘤、胆脂瘤、脊索瘤、脑脊液漏

续表

模块	通道	解剖界限	脑池	神经血管结构	关键解剖标志	常见病理类型
4区(海绵窦)	鼻内、经翼突	外侧达海绵窦段颈内动脉、上方达"四方间隙"	中颅窝	Ⅲ、Ⅳ、V1、V2、V3、Ⅵ组脑神经、海绵窦段颈内动脉	蝶鞍、海绵窦段颈内动脉视神经管	血管瘤、脑膜瘤、垂体瘤、神经鞘瘤
5区(颞下窝)	经鼻、经翼突、Denker's入路	翼外突外侧、下颌支内侧	中颅窝	上颌动脉、V2、V3组脑神经、颞叶、咽旁颈内动脉	翼外突圆孔V2、V3组脑神经、咽鼓管	神经鞘瘤、脑膜瘤、血管纤维瘤、脑脊液漏
6区(髁突)	经鼻、经翼突	下1/3枕髁外侧、咽旁颈内动脉升支内侧	后颅窝小脑延髓池	咽旁颈内动脉Ⅻ组脑神经、椎动脉	咽鼓管枕骨大孔枕髁	神经鞘瘤、脑膜瘤、副节瘤
7区(颈静脉孔)	经鼻、经翼突、Denker's入路	外侧达咽旁颈内动脉升支内侧	后颅窝、颈静脉孔	Ⅸ、Ⅹ、Ⅺ组脑神经、咽旁颈内动脉、颈内静脉		副节瘤、神经鞘瘤、脑膜瘤

针对侧颅底区域,Alfieri等将内镜经鼻上颌窦入路进一步分为三类:①经中鼻道翼板入路:通过蝶腭孔循序磨除翼板及上颌窦后壁进入翼腭窝,易显露翼腭窝内侧结构;②经中鼻道上颌窦入路:切除部分上颌窦内侧壁而扩大上颌窦口,再磨除经上颌窦后壁进入翼腭窝,可显示整个翼腭窝;③经下鼻甲上颌窦入路:完全切除下鼻甲并广泛打开上颌窦内侧壁,完全显露上颌窦后壁。Taylor等则将内镜至侧颅底入路分为如下三种(表40-5);而Kasemsiri等仅将经翼突入路就又细分为5个亚型(表40-6)。

表40-5 Taylor等提出的内镜至翼腭窝、颞下窝或咽旁间隙入路

入路	重要解剖	可能引起的后遗症
经翼腭窝	上颌窦、翼腭窝	V2、翼管神经、上颌动脉
经内侧翼突	咽鼓管	咽鼓管功能紊乱
经外侧翼突	翼肌	牙关紧闭

表40-6 Kasemsiri等提出的经翼突入路分型

分型	移除区域	入路可达区域
A	磨薄部分翼突	翼腭窝
B	翼突基底前部	蝶窦外侧隐窝
C	翼突基底并分离翼管神经	岩尖、Meckel's腔
D	部分或完全移除翼突、分离岩骨段颈内动脉	颞下窝
E	部分或完全移除翼突、分离岩骨段ICA、切断咽鼓管	鼻咽恶性肿瘤,中、后颅窝

综合以上各种手术入路分类并加以归纳,笔者认为内镜颅底中线区经鼻手术入路可分为:经筛板入路、经鞍结节/蝶骨平台入路、经蝶鞍入路、经斜坡入路和经颅颈交界区入路。侧颅底内镜手术大致可分为经鼻上颌窦入路、经唇下上颌窦前壁入路和二者联合入路三种,其中经鼻上颌窦入路又可细分为:经同侧鼻腔入路、经泪前隐窝入路、经对侧鼻腔-鼻中隔入路和经鼻Denker入路。

第二节 颅底肿瘤的内镜手术

一、经筛板入路内镜手术

1. 引言 前颅底的恶性病变包括嗅神经母细胞瘤、腺癌及鳞状细胞癌、脊索瘤等;良性病变包括:嗅沟脑膜瘤、纤维血管瘤、视神经鞘瘤、脑膜膨出、脑膨出等。其中以嗅神经母细胞瘤、嗅沟脑膜瘤较为多见。对于嗅神经母细胞瘤等前颅底肿瘤,头颈外科既往常常采取颅面联合入路或经面中部入路的手术方式,存在切口大、毁容、副损伤多的风险。颅底重建也较为复杂和困难,通常需转移筋膜瓣,脑脊液漏、脑膜炎风险高,还常常合并取瓣区的二次损伤。而嗅沟脑膜瘤中约有15%~25%的患者肿瘤可累及筛窦和鼻腔,此类情况下能否彻底切除肿瘤与受累硬脑膜是避免复发的关键,既往神经外科常用的手术入路为双侧额底入路和翼点入路,必要时还要切除眶上缘,手术不仅需要牵拉脑组织以显露肿瘤、有引起脑挫裂伤及出血的风险,而且术后可能并发脑脊液鼻漏、血肿、骨瓣感染等,死亡率可达5%,肿瘤平均复发率可达23%,10年复发率甚至高达41%。

近年来,经筛窦、筛板入路行前颅底良、恶性肿

瘤的内镜手术得以开展，并取得了良好的效果。此手术入路可单一运用于前颅底肿瘤手术，亦可与开颅手术联合。手术范围前可及额窦，后可达蝶骨平台、鞍结节，双侧广达眶内，既适用仅局限于颅底腹侧筛窦等鼻旁窦内的肿瘤，也可用于切除有广泛生长的、大面积侵犯硬脑膜、甚至颅内的良、恶性肿瘤，如：脑膜瘤、嗅神经鞘瘤、嗅神经母细胞瘤等。笔者发现，经鼻内镜切除前颅底肿瘤同开颅手术相比效果相同，甚至更优，尤其适用于嗅沟脑膜瘤：经鼻内镜可轻松切除肿瘤基底，达到 Simpson I 级切除，且在早期即可切断肿瘤血供。对于较大的累及双侧鼻腔的肿瘤，内镜可更好地显示鼻腔肿瘤，并在切除鼻腔内肿瘤后，更准确地显露肿瘤颅底附着部位。的确，脑脊液漏仍是此类手术极具挑战性的难点之一，但近年来随着带蒂黏膜瓣的应用，脑脊液漏的发生率已显著下降。

2. 解剖要点　依据上述解剖分区定义，镜下完整的前颅底中线区术野：前方达额隐窝和鸡冠底部，后方达蝶骨平台、视交叉，两侧达眶纸板。内镜下经鼻观察前颅底，自前向后依次可见额窦后壁、筛凹、筛板、蝶骨平台。

（1）筛窦：通常分为前组和后组筛窦，其分界为中鼻甲根部的基板 - 第三基板。额隐窝是识别前筛动脉的关键性标志物。将内镜照向额隐窝的后方此时可见前筛动脉骨管在第三基板 - 中鼻甲根部的基板的前部、眶纸板的外侧和鼻丘气房的前方，其到额隐窝前缘的距离为 (9.54 ± 2.3)mm。筛前动脉由眼动脉发出，经过前筛孔横行于眶内壁，大多穿入筛前动脉骨管，最后经过筛孔进入鼻腔。多数情况下，筛前动脉走行于第二基板 - 筛泡前壁的颅底附着处，横行于筛顶最窄处。内镜向后方经过第三基板时可见行走于后筛动脉骨管内的后筛动脉。后筛动脉自眼动脉发出后穿行在上直肌和上斜肌之间，然后从眶内进入后筛动脉骨管水平方向到达筛顶部，后筛动脉管的长度为 7~10mm。因筛房的气化各不相同，前、后筛动脉骨管骨质或菲薄或缺如，因此磨除前颅底骨质时应注意，免伤前、后筛动脉。

（2）第三基板：是分隔前、后组筛窦的骨性结构，同时也是经鼻眶内球后肿瘤切除的重要标志。Karaki 等在对内镜下经鼻 - 筛窦入路切除眶内肿瘤的研究时认为第三基板位于球后 4mm，因此第三基板的后方是经鼻筛窦入路进入眶内的安全区域，是确定球后间隙的重要标志。

（3）蝶骨平台：筛板继续向后方暴露即为蝶骨平

台，一般需打开蝶窦才能充分暴露，向两侧扩展暴露时需注意两侧视神经压迹及视神经管，蝶骨平台占前颅底中线区的面积较大，两侧视神经内侧距离是限制横向暴露范围的主要结构，但此处暴露范围大小对鞍上结构的暴露和操作至关重要。

（4）前颅底：大的前颅底肿瘤切除，必需开放蝶窦前壁、前组和后组筛窦、额窦口，而后再切除部分鼻中隔才能显露全部前颅底中线区：呈近似"梯形"的结构，底部为双侧视神经管的连线，顶部为两侧额隐窝和鸡冠底部的连线，两侧为眶内侧壁。

（5）硬膜下：切开硬膜后首先可见的是额叶的直回和嗅神经，向后可见视交叉，以视交叉为界前部为前颅底区，后部为鞍上区。在前颅底区，向上分开前纵裂可见两侧的大脑前动脉 A1 段、A2 段及前交通动脉。

3. 手术方法

（1）患者体位：患者平卧位，床头抬高 15°，头架固定，轻微牵拉颈部。气管插管固定于左侧口角。内镜显示器和神经导航一体机置于头顶正中。碘附消毒鼻腔、鼻孔、面部。准备大腿术域，拟取自体筋膜用于颅底重建。

（2）鼻黏膜瓣制备：用 1% 利多卡因及肾上腺素（1：100 000 稀释）收缩鼻黏膜，将内侧下鼻甲推向外侧，向两侧推开中鼻甲，必要时可予以切除。常规观察、辨明鼻腔结构。如果可用（需排除鼻中隔黏膜被恶性肿瘤侵犯），我们习惯在手术开始时制备双侧带蒂鼻中隔黏膜瓣，并将黏膜瓣翻转存放于后鼻咽部，以便随后行颅底重建。同时，行鼻中隔后部开窗，大小 1.5~2cm，以满足双鼻孔 - 双人四手操作。

注意：制备双侧带蒂鼻中隔黏膜瓣时应注意辨别鼻中隔骨部及软骨部连接处，并于其后部骨性鼻中隔上开窗。这一入路，一般不需顾及保留嗅觉，所以制备带蒂鼻中隔黏膜瓣时只考虑够长够宽即可，黏膜瓣血供由后方多支鼻后中隔动脉供血，该动脉系蝶腭动脉内侧支发出、经蝶窦开口前下方至鼻中隔后部，与上方的筛动脉、下方的腭大动脉及前方的面动脉交汇，因此黏膜瓣血供十分丰富。

（3）显露筛板：开放双侧蝶窦前壁，显露鞍结节、蝶骨平台、鞍底、双侧视神经管、颈内动脉突起，辨识视神经动脉凹（OCRs），并显露眶纸板作为重要的解剖标志。视交叉是前颅底显露的后界。继续向前上切除充分暴露筛板，当肿瘤穿越筛板侵入鼻腔时，手术开始就需应用刨削器进行分块切除，尽早显露肿瘤穿经颅底处；若肿瘤巨大、侵至双侧中鼻甲外侧时,尚需切除双侧全组筛窦、显露眶纸板和筛凹的连接处。Onodi 气房是位于蝶窦外上的后组筛窦气房,颈内动脉和视神经常穿行于 Onodi 气房外侧,在后组筛窦切开中,辨识 Onodi 气房十分重要。

(4) 改良 Lothrop 术:若肿瘤侵及额窦,则需行扩大的额窦开窗,即改良 Lothrop 术。首先定位额隐窝、开放额窦开口,以额窦口后缘为界,向前切除对应鼻中隔前上部分。用骨刮匙去除窦间和窦内的间隔,这样就可以显露额窦后壁。观察到额窦腔后壁后,用磨钻将额鼻嵴磨薄,但应注意在额窦后壁留下骨性支架,以便后期颅底重建时为移植物提供支撑。此乃骨切除前界的重要标志,而且,额窦广泛开放可改善额窦引流、减少术后额窦感染和医源性黏液囊肿的形成。

(5) 显露颅底、颅内肿瘤:在完成上述改良内镜 Lothrop 术、筛窦切除及蝶窦扩大切除之后,整个前颅底中线区腹侧自额窦后壁至蝶骨平台、蝶窦,双侧眶纸板已全部暴露无遗。前颅底骨质开窗大小应根据肿瘤体积、位置进行个性化裁剪,在打开硬膜前,需要细心地止血,并通过导航探查、确定骨窗,确保充分显露肿瘤基底。在无导航时,尽可能大开取较大的骨窗,以便观察和镜下操作。当肿瘤向上生长较高时,需向前方延伸骨窗,便于囊外切除肿瘤。如果肿瘤向后延伸,还需磨除鞍结节和内侧 OCRs。在磨除术域骨质时,筛板外侧界为两侧眶纸板,需注意辨别前、后筛动脉。脑膜瘤血供主要来自这些血管,早期电凝这些动脉可减少术中出血。需警惕不要让血管近端回缩至眶内,以免导致眶内血肿、眼球突出。另外,在脑膜瘤中,肿瘤基底骨质、鸡冠等可能会增生、肥大;而嗅神经母细胞瘤、鳞状细胞癌等恶性肿瘤则可能破坏鸡冠、筛板等骨性解剖标志。

(6) 颅底重建:无论是良性的脑膜瘤还是恶性的嗅神经母细胞瘤,经筛板入路手术常常造成较大的硬脑膜、颅底缺损,宜多层重建,具体重建材料、方法文献介绍多种多样,但我们最常用的方法是:从内向外第一层是自体筋膜,置于硬膜下,其外放置多层速即纱,可将高流量漏转变为低流量漏;第二层是人工硬膜,置于骨窗与硬膜间,至少超过缺损边缘 5mm,并用庆大霉素浸泡过的明胶海绵填塞;第三层覆盖预制的带蒂鼻中隔黏膜瓣,并用生物胶或水凝胶粘合。其外,用油纱碘仿纱条填塞支撑。术后应用抗生素直至术后 2 周拔出纱条。不常规放置腰大池引流,只有当患者出现明显的脑脊液漏、感染迹象时方可考虑使用,但要注意防止张力性气颅的发生。

4. 嗅沟脑膜瘤内镜手术　手术切除为宿沟脑膜瘤的最佳治疗方案。早年间,Cushing 使用单侧额部开颅、Dandy 提倡双侧额部开颅,这两种方法至今仍在沿用。有人经翼点侧方入路切除肿瘤也收到很好的效果。基本要求都是注意显微镜下分离时不应过分牵拉脑等神经组织,防止损伤额叶、胼胝体等,以免术后病人出现严重的神经功能障碍。

近年来,经鼻内镜经筛板入路手术切除嗅沟脑膜瘤的报道日渐增多,笔者体会该手术方法有如下优势:第一,手术顺经自然生理通道,开颅迅捷,改变思路、改变角度,变颅底脑膜瘤为"内凸面脑膜瘤",降低手术难度;第二,对脑组织牵拉轻,降低了副损伤;第三,第一时间铲断肿瘤基底并断其血供;第四,当肿瘤突破颅底侵入鼻腔、鼻窦时,借助鼻腔-"肿瘤走廊(tumor corridor)"顺势而为,全切肿瘤;第五,肿瘤切除彻底,真正达 Simpson 1 级切除,据报道内镜经筛板入路手术全切率可达 83%~100%。注意,脑膜瘤是为硬膜下蛛网膜外肿瘤,肿瘤的蛛网膜与脑池蛛网膜形成"双层蛛网膜",肿瘤外囊切除最好在这两层蛛网膜间进行,有利于保护这些蛛网膜下结构、避免损伤重要的血管神经,如大脑前动脉等。另外,因该术式造成的颅底、硬脑膜缺损往往较大,因此颅底重建推荐行多层修补。据报道,术后脑脊液漏发生率最初曾高达 25%~27%,随着颅底重建技术的逐渐完善,尤其是在应用鼻黏膜瓣后,脑脊液漏发生率已降至 5.4%(图 40-2)。

5. 嗅神经母细胞瘤内镜手术　由于嗅神经母细胞瘤发病率低,缺乏大宗病例随机对照研究,所以标准治疗方案至今未达成共识。有学者认为,嗅神经母细胞瘤放射敏感性较高,单纯放疗可使早期患者的 5 年局部控制率达到 100%;但也有学者认为单纯放疗疗效欠佳,5 年生存率相较于单纯手术组或综合治疗组低,仅为 35%~37%。有学者认为,术前放疗能减少肿瘤负荷,降低术中肿瘤种植风险,提高手术切除率;但也有学者指出,病灶缩小后会使手术切缘难以确定,难以获得足够的安全界。众说纷纭,但绝大多数学者认为,手术联合术后放疗的综合治疗为较理想的治疗方案。

(1) 内镜手术:1971 年,Doyle 等开始应用颅面联合入路的手术方式治疗嗅神经母细胞瘤,该手术可将鼻腔、筛窦、眼眶和上颌窦等处的肿瘤连同前颅底骨和颅内肿瘤一并切除,将 5 年生存率从应用该手术前的 37.5% 提升至 82%。其后,Har-El 认为,该病具有沿颅底孔、管、裂、缝及神经向颅内侵犯和随

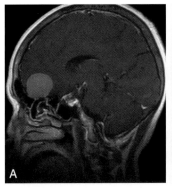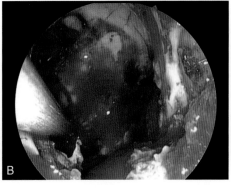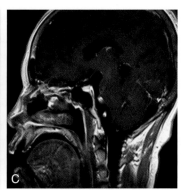

图 40-2　嗅沟脑膜瘤内镜手术
A. 术前 MRI；B. 内镜术中；C. 术后 MRI

血液、淋巴转移至颅外的特性，鼻内和颅底的安全界线很难确定，故改用鼻侧切开径路，以充分暴露、切除肿瘤，而且为减少术后肿瘤残留，还常规应用鼻内镜检查隐匿部位、清除残留肿瘤。近年来，随着微侵袭外科的发展，经鼻内镜手术治疗嗅神经母细胞瘤的报道逐渐增多（图 40-3）。相较传统开放性手术，内镜手术具有全景视野、图像清晰，副损伤小、免除面部瘢痕等保证患者良好生活质量等优势。Suriano

等报道，内镜下手术，辅助术后放疗在 A、B 期嗅神经母细胞瘤患者中取得了令人满意的疗效。无论是开放手术还是内镜手术，对于嗅神经母细胞瘤而言，最重要的是完成肿瘤全切除，即便术中探查未侵及硬脑膜，也应打开硬脑膜探查嗅神经，确认颅内无肿瘤侵犯。

（2）放疗：鼻腔、鼻窦肿瘤具有复杂的解剖结构，判断术后切缘是否干净具有一定难度，术后放疗可

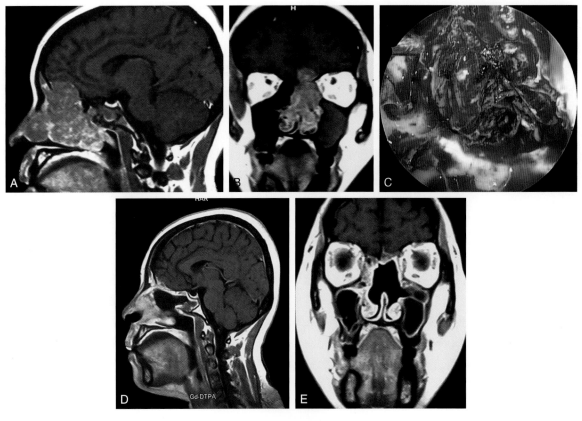

图 40-3　嗅神经母细胞瘤内镜手术
A. 术前矢状位增强 MRI；B. 冠状位增强 MRI；C. 内镜术中；D、E. 术后矢状位、冠状位 MRI

减少肿瘤局部复发和提高局部控制率。通常照射野范围主要包括整个鼻腔、筛窦、上颌窦、蝶窦以及额窦，有淋巴结转移者还应包括相应的颈部淋巴结引流区，术后放射剂量一般为 50~70Gy，总剂量≥60Gy 的大野照射可取得较好的肿瘤局部控制率。采用三维适形放射治疗(3DCRT)、立体定向放射治疗(SRT)等精确放疗技术，既保证了靶区的精确性、提高靶区剂量，又能减少周围重要组织、器官的损伤。

(3) 化疗：目前，嗅神经母细胞瘤化疗的有效性仍存在争议，标准的化疗方案仍处于探索阶段。综合来看，以铂类为基础的化疗相较于其他不含铂类的化疗方案可延长肿瘤的复发时间，提高患者生存期。

二、经鞍结节入路内镜手术

1. 引言　经蝶骨平台 - 鞍结节到达鞍上池的手术入路也称为"扩大经蝶入路"，此概念最早在 1987 年由 M.weiss 提出，这一入路最初是经唇下、应用 Hardy 牵开器撑开鼻道、打开蝶窦磨除鞍底骨质、进而向前方扩展磨除鞍结节、蝶骨平台、切开颅底硬脑膜达颅内、鞍上池的一条用以切除侵犯至鞍上区肿瘤的显微手术入路。后该概念内涵不断丰富、充实，其术野和适用范围不断扩大，除鞍结节、蝶骨平台外，还可达鞍旁海绵窦，甚至中上斜坡区域，但受显微镜下术区显露困难、操作空间狭小及管状视野所限，此术式应用并不广泛。

而颅底内镜可提供全景高清放大视野，且视角灵活、更加方便术者观察并安全地切除各种视交叉前、后、上、下等周围病变，又加近年来颅底内镜相关配套设备、器械的日益完善，上述显微镜下所遇困难几近完全克服。这一术式最早由 Jho 报道，2001 年，他单纯应用神经内镜技术经鼻扩大蝶窦、经蝶骨平台 - 鞍结节入路切除各种鞍上肿瘤，广泛用于切除原发于或侵及鞍上、三脑室及鞍旁病变，如：鞍结节脑膜瘤、颅咽管瘤、海绵窦海绵状血管瘤、巨大垂体瘤等，收到了良好的效果。相较以往经典的显微经颅手术，包括：额下入路、翼点入路、经胼胝体入路等，该入路凸显的优势在于：路径简捷、视角精灵、术野清晰，可直接磨除基底受累骨质并显露肿瘤的硬膜附着处，早期切断基底供瘤血管，无需牵拉脑组织。

2. 解剖要点　该入路主要涉及以下几个解剖区域：

(1) 鞍上区：可分为视交叉下部和视交叉上部两部分。视交叉下部可见：视交叉位于视野中间，垂体柄位于视交叉下方，视神经斜形向外走行，向侧方可观察到视神经下方眼动脉的起始处、颈内动脉及其分叉处，垂体上表面和鞍背在此区域内也可观察到。

视交叉上部可见：额叶直回、前纵裂、视交叉池和终板池。在视交叉池内，可见视交叉前缘和视神经中段。分开前纵裂可显露双侧 A1 与 A2 段、前交通动脉、Heubner 回返动脉和直回。扩大视交叉和前交通动脉之间的间隙、开放终板池蛛网膜后还可观察到终板及两侧的大脑前动脉 A1 段、A2 段、前交通动脉。打开终板即进入三脑室，可见两侧由丘脑组成的三脑室侧壁、丘脑间联合，部分可见两侧 Monro 孔和其中的脉络丛。将内镜向三脑室后壁移动，可看到松果体隐窝和松果体上隐窝、后联合、缰联合、缰三角以及中脑导水管的开口处。将内镜从垂体柄和颈内动脉之间，向后床突的上方深入，此时可见鞍背后部结构：从上至下依次为三脑室底部、双侧乳头体、两侧大脑后动脉 P1 段、后交通动脉、小脑上动脉、动眼神经、基底动脉尖和位于其后方的脑桥。

(2) 鞍后区：将内镜穿过垂体柄和颈内动脉的间隙置于鞍背上方，可看到三脑室底、基底动脉上 1/3 段、脑桥、大脑后动脉、小脑上动脉、动眼神经、乳头体。

(3) 海绵窦：经鞍底向侧方扩大骨窗，可清楚地显露海绵窦下壁和内侧壁，打开硬膜后海绵窦内的重要结构如：颈内动脉、动眼神经、滑车神经以及三叉神经的第 1、2 分支均可清楚地显露。

(4) 注意事项：研究表明，该区域的某些解剖特点将会影响到此入路能否顺利进行，包括：①蝶窦气化程度：蝶窦气化越好，视神经、颈内动脉的骨性隆起和与视神经颈动脉凹这些重要的解剖标志就越清楚，磨除蝶骨平台和鞍结节骨质时就越安全；②蝶窦内双侧颈内动脉隐窝最短距离：大约 72% 的患者中，双侧颈内动脉隐窝距离最短处恰巧位于鞍结节下区域，这就意味着如果该距离短，那么可在双侧视神经 - 颈动脉隐窝内侧开放的手术路径便狭窄，术中就越容易损伤颈内动脉，在打开鞍底硬膜时应格外小心；③肿瘤长轴的指向：肿瘤长轴与三脑室成倾斜关系时，切除较方便；若成垂直关系，需扩大蝶骨平台的磨除范围，以更好地暴露肿瘤的前表面和上表面；④肿瘤与周围神经血管的关系和肿瘤鞍旁扩展程度：若术前影像学资料提示肿瘤包绕重要神经、血管或肿瘤向侧方生长，扩大经蝶入路应慎重考虑；⑤视交叉与肿瘤的关系：视交叉后置者或肿瘤将视交叉推向后方时,术者有充足的空间将肿瘤与周围结构分开,若视交叉前置或肿瘤将视交叉推向前方,ETSA 对于鞍上及鞍膈上方的暴露便更加困难,而且由于视交叉位于鞍结节后方,磨除骨质和打开硬膜时更应谨慎;⑥鞍背形态:当肿瘤向鞍后方向侵袭时还应顾及这一因素,鞍背过高或后床突过大都会使鞍后区域的暴露更加困难。

3. 手术方法

(1) 麻醉与鼻腔准备:患者全麻、气管插管置于左侧口角。并予抗生素、糖皮质激素、抗组胺药物。头部置于头托上,稍后仰、右偏。头部略高于心脏利于静脉回流。采用 Mayfield 头架固定,头稍微向左偏。常规术域准备,脑棉[浸 1% 利多卡因和肾上腺素(1∶10 000)混合液]填塞鼻腔、收缩鼻黏膜。常规预制带蒂鼻中隔黏膜瓣,并将其寄存于鼻咽部,留做最后重建颅底之用。

(2) 鼻、蝶内操作:将双侧中、下鼻甲向两侧推开,必要时可将右侧中鼻甲去除。蝶窦广泛开窗,切除后筛窦、鼻中隔后部(1.5~2cm)。注意:在后组筛窦开窗时,在蝶窦前外侧可能会遇到 Onodi 气房,此乃重要的解剖标志,视神经和颈内动脉可能会经该气房外侧穿行。

(3) 磨除蝶骨平台、鞍结节显露:通道建立好后,通常左手持吸引器经右鼻孔,右手持磨钻、剥离器、剪刀、双极电凝经左鼻孔操作。30° 内镜可以提供更好的视野观察鞍结节和蝶骨平台,通常将内镜放于右鼻孔的 6 点方向,吸引器放置 12 点方向。当应用 0° 内镜时,位置则相反。这样可获得最佳的视野。用高速磨钻依次磨除鞍底、鞍结节、蝶骨平台的骨质,同时还需磨除双侧内侧 OCR 骨质显露视神经管。注意:内侧 OCR 是定位视神经管的重要解剖标志,是鞍旁颈内动脉和视神经管交汇处内侧的骨性凹陷,磨除内侧 OCR 骨质后可显露视神经、床旁颈内动脉。其间,海绵窦或海绵间窦的静脉性出血可通过流体明胶或压迫进行止血。必要时,可向前方直达眶内侧壁。视神经鞘外减压后可进入鞘内进入眶后部行视神经管内肿瘤切除。可应用带角度内镜探查视神经管下内侧和上内侧,但视神经管上方和上外侧则在内镜下很难探查。

(4) 硬膜内显露和肿瘤切除:打开硬膜前,蝶骨平台硬膜采用枪式双极电凝电灼,减少脑膜瘤血供。十字切开鞍底硬膜,电凝前海绵间窦,用剪刀剪开并向上分离打开鞍隔达鞍上池。注意保护垂体和垂体柄,避免牵拉损伤。可用超声吸引刀行肿瘤囊内分块切除减压,但对于硬韧的纤维性脑膜瘤则需用刨削器。囊外切除宜双手操作,以显微剥离子渐次分离,勿过早切断囊壁,便于牵拉。前交通动脉及其穿支宜锐性分离,并严防损伤 Heuber 返动脉和视交叉穿支动脉。对于颅咽管瘤,应将所有囊腔打开,释放囊液,充分减张,而后小心地从下丘脑与第三脑室将囊壁剥离。注意:避免电凝与牵拉重要的神经血管。最后探查视神经下方有无肿瘤残留。如果肿瘤与颈内动脉、大脑前动脉、视交叉粘连紧密,为避免严重的血管、神经并发症,可予残留,术后辅助放疗。

(5) 颅底重建:我们推荐行包括带蒂鼻中隔黏膜瓣的多层重建(同上)。注意:此入路制备带蒂鼻中隔黏膜瓣时要顾及嗅觉的保护,剥离黏膜瓣上缘应低于鼻中隔最上界 1~2cm,以保护嗅觉上皮黏膜。一些文献报道用脂肪填塞于硬膜下,我们不这么做,因为脂肪可能会与视神经粘连,而且脂肪膨胀引起的占位效应还可能造成术后视力下降。

4. 鞍结节脑膜瘤内镜手术　手术切除是治疗鞍结节脑膜瘤最有效的治疗方法,两种术式可供选择:经鼻颅底内镜手术(图 40-4)和开颅显微手术切除。有研究表明:肿瘤切除率二者无明显差异(98.80% vs 95.13%),但经鼻内镜手术较开颅手术视力恢复率为高(73.5% vs 58.7%)、术后癫痫发生率低(0% vs 27%)且瘤周组织损伤及水肿更小。尤其对于视交叉前移的鞍结节脑膜或肿瘤侵入鞍内或突破颅底者,内镜手术更具优势。但须注意妥善重建颅底,严防术后脑脊液漏。立体定向放射治疗主要适用于:①高龄、全身情况差、不能耐受手术治疗者;②肿瘤直径 <3cm、且不伴有颅内压增高者;③肿瘤切除术后有残留者。

5. 颅咽管瘤内镜手术　外科手术为颅咽管瘤的首选治疗方法。颅咽管瘤为良性肿瘤,大多数与周围组织结构有胶质反应边界或蛛网膜分界,因此原则上应力争肿瘤全切除,尤其对儿童患者,以防复发。但需权衡两个矛盾:很多鞍上型颅咽管瘤与下丘脑、Willis 环及其重要分支、垂体柄、第三脑室底等紧密粘连,过度强求全切肿瘤会造成严重手术并发症和死亡,但部分切除术后复发率又很高,因此,颅咽管瘤的治疗原则应是最大限度地安全切除肿瘤。目的是通过切除肿瘤达到解除肿瘤对视神经、视交叉、下丘脑及其他神经组织的压迫,去除颅内压增高的因素,改善患者症状,但已造成的下丘脑 - 垂体功能障碍则较难恢复。不得已情况下的小片残留,术

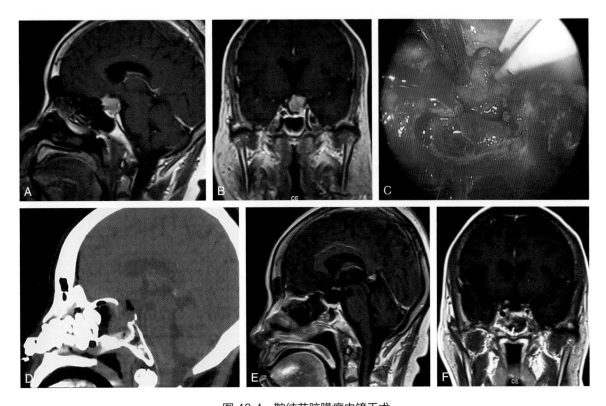

图 40-4　鞍结节脑膜瘤内镜手术
A. 术前 MRI 矢状位；B. 术前 MRI 冠状位；C. 内镜术中；D. 术后 CT 矢状位；E. 术后 MRI 矢状位；F. 术后 MRI 冠状位

后可辅以伽马刀等立体定向放射治疗。

目前，颅咽管瘤的手术切除方式有开颅显微手术和经鼻内镜手术两种。一般来说，侵犯范围广、体积大的肿瘤宜采取开颅显微手术切除，体积较小、局限于鞍内鞍上、未侵及侧颅底和后颅窝的肿瘤可采取经蝶内镜手术（图 40-5）。当然这都是相对而言，两种术式各有优缺点，需根据肿瘤生长部位、大小、形状、钙化程度、囊肿部分的位置以及瘤周结构等因素综合考量抉择。多项对照研究表明：肿瘤内镜全切除率高于开颅手术（90%vs 40%，P=0.009）；且内镜手术有更高的视力恢复率（63% vs 0%；$P<0.05$），其手术复发率、总体并发症发生率都更低。无论是哪种术式，术后并发症谱基本相似：中枢性高热、意识障碍、尿崩、循环衰竭、癫痫、消化道出血，另外还有：无菌性脑膜炎、垂体功能低下等。任何一种都需谨慎对待处理。格外强调一点，经鼻内镜手术切除颅咽管瘤时，由于肿瘤多侵至鞍上区，为充分显露切除肿瘤，颅底硬脑膜缺损面积常常较大，须特别注重颅底的多层修复重建，严防脑脊液漏的发生，具体方法可参见上篇。

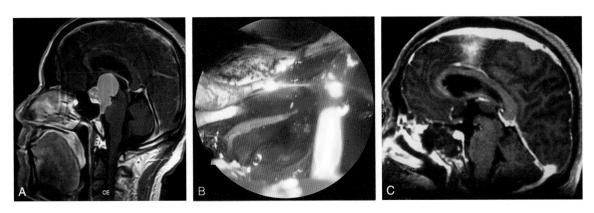

图 40-5　颅咽管瘤内镜内镜手术
A. 术前 MRI 矢状位；B. 内镜术中；C. 术后 MRI 矢状位

三、经蝶鞍内镜手术

1. 引言 我们知道,把内镜技术最早应用于神经外科的学者是 Gerard Guiot,而他最先应用内镜探索的神经外科区域就是鞍区:1963 年,他首次提出经典的经鼻中隔-蝶窦入路内镜手术治疗鞍区病变,但受当时诸多因素限制,此术式并未得到广泛接受。其实,该术式的发展是得益于耳鼻喉科鼻腔、鼻窦内镜手术的开展和内镜技术进一步发展,但最初,内镜也还只是作为显微手术的辅助手段即"内镜辅助技术"用于少数病例中。直到 1992 年,Jankowski 最早报道单纯采用内镜经鼻入路成功切除 3 例垂体瘤,其后,内镜手术在鞍区肿瘤的应用才逐渐得以开展。之后,其解剖清晰、全景术野的优势逐渐得到广泛认可。目前,内镜手术已经成为鞍内垂体瘤手术的标准术式。一项汇总近 20 年资料、比较内镜与显微手术的系统分析表明:内镜手术在手术并发症发生率、手术时间、住院时间及患者术后恢复情况等方面均优于显微手术,而且失嗅、鼻衄等并发症也较少,对于侵犯海绵窦的肿瘤内镜手术更有优势。

2. 解剖要点

(1) 蝶窦:无论是鞍区还是鞍区周围病变,对于颅底内镜手术而言,蝶窦无疑都是核心解剖标志。根据气化程度的不同,蝶窦可分为:鞍型、假介型、鞍前型三种类型。鞍型:蝶窦气化范围超过蝶鞍,并可远达斜坡,此型最常见,约占 86%;假介型:蝶窦没有气化、鞍下区域是实性骨质,约占 3%,常见于 12 岁以下的儿童,此时蝶窦气化刚开始;鞍前型:蝶窦气化程度介于前两者之间,比甲介型气化程度高,但不及鞍型,蝶窦气化区仅位于蝶鞍之前、没有超过蝶鞍后壁,约占 11%。蝶窦开口直径约 1~4mm,位于双侧蝶筛隐窝、后鼻孔上 1.5cm 鼻中隔与上鼻甲之间,是定位蝶窦、鼻中隔后动脉以确定蝶窦前壁磨除范围以及中隔黏膜瓣的上切缘等操作的良好坐标。窦间隔的类型多变:可为前后走向的单一中线中隔,但更常见的是走向不定的多个窦间隔。需注意:约 40% 的窦间隔或副间隔终于颈内动脉下的骨质上,约 4% 终于视神经下的骨质上。蝶窦外侧为海绵窦,内含颈内动脉、第 3~6 组脑神经,如蝶窦气化良好,于蝶窦后外侧壁可见走行于海绵窦最内侧的颈内动脉突起;而在蝶窦上壁的前侧方可见视神经管突起。两侧视神经和海绵窦内颈内动脉与蝶窦相隔一层较薄的骨质,这层骨质分别约有 4% 和 8% 的患者可能部分缺如。气化良好的蝶窦,在蝶窦外侧隐窝还可

见到翼管和部分三叉神经上颌支。

(2) 鞍结节:蝶骨平台前方与筛窦顶相接,在蝶骨平台与蝶窦后壁相接处,形成一层较厚的骨质,即鞍结节,鞍结节后方 2~4mm 为视交叉。根据不同手术需要,磨除鞍结节及其前方的部分蝶骨平台和后方的蝶鞍前下壁,向前可达前颅底,向上可于视交叉前或后间隙到达鞍上甚至鞍后,向后可达垂体。

(3) 海绵间窦:经蝶垂体瘤手术时,打开鞍底骨质宜先观察前、下海绵间窦:前海绵间窦位于垂体前上方,由鞍隔的前缘和垂体窝的骨膜组成,前后径为 (2.08 ± 0.90)mm、上下径为 (2.74 ± 0.96)mm。下海绵间窦位于垂体前、后叶交界处下方的硬脑膜内,其前后径为 (5.14 ± 2.54)mm、上下径 (1.10 ± 0.74)mm。前海绵间窦在垂体窝骨膜和脑膜之间,透过骨膜可看到充满深蓝色静脉血的海绵间窦,其蓝色深度与海绵间窦的管径呈正比。在此入路手术中,最常见的出血原因就是海绵间窦,且主要是前、下海绵间窦的损伤。

3. 手术方法 患者采用全麻气管插管,仰卧位,躯干适度抬起,头向术者右偏 10°,头架固定,双眼软垫保护。主要手术步骤可概括为四期:鼻腔期、蝶窦期、鞍内期和鞍底重建期。

(1) 鼻腔期:用 1% 利多卡因及肾上腺素(1:100 000 稀释)浸湿的脑棉条收缩鼻黏膜,进入鼻腔、向外侧推开右侧下鼻甲,用剥离子向两侧推开中鼻甲(必要时可切除一侧),脑棉保护,避免黏膜损伤导致不必要的出血。向上观察,寻找蝶窦开口,蝶窦开口的形状、位置、大小常常变异较多,有时可被上鼻甲覆盖,必要时可去除该层鼻甲,但应注意保护鼻甲附着处,损伤后可能破坏筛板从而造成筛窦脑脊液漏。当无法找到蝶窦开口时,可先辨认出后鼻孔,沿蝶筛隐窝向上 1.5cm,用钝性器械分离探查寻找。

(2) 蝶窦期:电灼双侧蝶窦开口周围蝶筛隐窝及蝶窦前壁黏膜、高速磨钻磨除鼻中隔后部、蝶窦前壁,注意不能过度向下外侧磨除,此处有蝶腭动脉及其分支,损伤可能造成出血并影响鼻中隔黏膜瓣血供。此后可行双鼻腔操作。继而磨除蝶窦间隔即可见鞍底的解剖标志。假介型蝶窦可借助神经导航进行定位、磨除。

(3) 鞍内期:用高速磨钻磨除鞍底骨质后可见硬脑膜,向上进一步扩大骨窗显露海绵间窦。切开硬脑膜前,可用术中超声定位颈内动脉位置。线性、矩形或十字切开硬脑膜。对于大腺瘤,前、下海绵间窦往往受压、闭塞,切开硬膜时出血较少。相反,微腺

瘤则海绵间窦易于出血,可用双极电凝进行止血,但通常用吸收性明胶海绵填塞并局部加压即可。

(4) 肿瘤切除:大腺瘤与微腺瘤的切除策略不同:对于微腺瘤,最重要的是找到正确的解剖层面,而后沿肿瘤的假包膜完整剥离。当然,并非所有肿瘤均可找到明确的包膜,但在内镜下往往可以分辨其与正常垂体组织或颜色或质地的不同。如果正常垂体得以保留 1/3 以上,则术后垂体功能减退的风险就较小。但对垂体柄操作可能引起术后暂时或永久性尿崩的概率就更大。而对于大腺瘤,应渐次切除,先切除下部和外部肿瘤,而后切除上方肿瘤,因为切除上方肿瘤、鞍隔塌落后可能会影响蝶鞍内外侧部分肿瘤切除的视野。当切除鞍内部分后,如果鞍上部分肿瘤无法直接观察,可试行 Valsalva 动作使肿瘤下沉。如果肿瘤侵入海绵窦,宜通过肿瘤突入侧壁的薄弱点进入海绵窦,辨认出窦内颈内动脉后,通过带角度吸引管和刮匙移除肿瘤。窦内肿瘤切除完成后,海绵窦静脉性出血通常通过吸收性明胶海绵压迫即可止血。若肿瘤侵至海绵窦外侧部分,可经同侧筛窦、翼突入路切除,即经蝶窦外侧隐窝入路。此时需切除筛泡、前组和后组筛窦,然后磨除内侧翼突,到达蝶窦外侧隐窝。打开硬脑膜前使用术中超声定位颈内动脉,由外向内切除肿瘤。注意将动眼神经推向外侧,避免阻挡操作。彻底切除肿瘤后仔细检视清理创腔、妥善止血。

(5) 鞍底重建期:以前强调,只有术中出现脑脊液漏的患者才需要鞍底重建,但临床实践中不时发现,术中根本毫无脑脊液漏迹象的患者,术后偶尔也会并发脑脊液漏。所以,现在通常采用 Kelly's 分级(表 40-7)评估术中脑脊液漏,对于 0 级与 1 级的患者,

可稍微简化一些,只用止血材料填塞死腔后,再用人工硬膜覆盖、外层涂以生物胶即可。对于 2、3 级患者,可明显看到脑脊液漏,则必须采用包括带蒂黏膜瓣的多层重建。

表 40-7　Kelly 脑脊液漏分级原则

分级	脑脊液漏的描述
0 级	无脑脊液漏,并经 Valsalva 动作确认
1 级	小如泪滴脑脊液漏,经 Valsalva 动作确认,不明显或很小的鞍隔缺损
2 级	中等程度的脑脊液漏,有明显的鞍隔缺损
3 级	较大脑脊液漏,尤其是扩大经蝶入路通过鞍隔或斜坡硬膜切除肿瘤时造成

4. 垂体瘤经鼻内镜手术治疗　垂体瘤的治疗包括:手术切除、药物治疗、放射治疗,目的主要是抑制自主的激素分泌、破坏肿瘤组织、纠正视力和神经方面的缺陷、保存和恢复垂体促激素的功能、防止肿瘤生长和局部复发、防止局部和全身并发症。

(1) 手术治疗:手术指征:①肿瘤向鞍上生长,压迫视神经致视力视野障碍;②压迫第三脑室、室间孔引起脑积水等症状者;③药物或放射治疗效果不满意或恶化者;④功能性或无功能性腺瘤产生临床垂体功能亢进或减退者;⑤肿瘤出现急性瘤内出血或急性肿瘤坏死引起垂体卒中者。手术方法有两种:内镜手术和显微手术。有研究表明,二者对于 Knosp0~Ⅱ级的肿瘤切除效果相似,GTR 均可大 80%~96%;但内镜手术在处理累及外侧海绵窦 KnospⅢ级肿瘤时效果优于显微手术;KnospⅣ级肿瘤全切除困难,内镜手术效果也优于显微手术(图 40-6)。

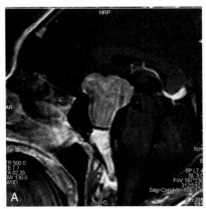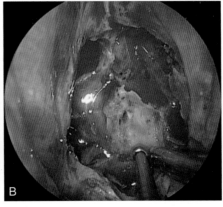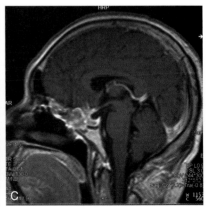

图 40-6　垂体腺瘤内镜手术
A. 术前 MRI 矢状位;B. 内镜术中;C. 术后 MRI 矢状位

（2）药物治疗：①PRL 瘤：该类腺瘤多数可通过合理的药物治疗明显缩小。溴隐停：2.5~60mg/d，一般自小剂量 1.25mg/d 开始，每 2~3 天增加 1 次，每次增加 1.25mg，直至充分有效为止，一天服 2~3 次，剂量大时分 2~3 次 / 天，与食同服；或每次 50~100mg，肌注 1 次 / 天。②GH 瘤：a. 溴隐亭：一般从小剂量开始，用量为 10~20mg/d，可改善 70%~90% 的病人症状和糖代谢。b. 赛庚啶：为抗血清素制剂，可作为辅助治疗药，最大剂量 24mg/d。c. 奥曲肽：每次 25~50μg，每 6~8 小时皮下给药 1 次，治疗 1 周后 80%~90% 患者症状改善，治疗 3~30 周后，垂体瘤可缩小 20%~54%，但停药后易复发。

（3）放射治疗：对于无手术指征、术后复发以及手术后残留者可施行放疗；放射治疗后复发者，相隔一年后可再放疗。方法：①外照射：γ 刀、重粒子放射治疗、高能射线治疗、60Co 或加速器外照射。②内照射：将放射性物质手术植入蝶鞍中进行放疗，较少采用。

四、经斜坡内镜手术

1. 引言　斜坡分为上、中、下 3 部分，上 1/3 位于蝶窦和鞍底后方，外侧界为岩斜裂；中 1/3 位于蝶骨体和枕骨基底后方，在鞍底和蝶窦底之间；下 1/3 位于蝶窦底至枕骨基底后方。斜坡区域的肿瘤手术，经蝶、经口入路显微外科开展较早，但这一入路术野狭窄，显露中线区肿瘤尚可，侧方区域暴露不足、难以处理。而开颅经侧方入路，则对上斜坡后上以及侧方区域显露不足。尤其当肿瘤从下向上、侧方侵犯海绵窦或累及岩骨段颈内动脉时，上述显微手术入路均难以处理。而经鼻内镜手术则恰恰弥补了上述显微手术的不足，以其灵活的角度、全景视野、相对较小的创伤等优势，逐渐成为斜坡肿瘤手术的主流。这一术式实质是内镜扩大经鼻蝶手术的范畴，最早始于 2005 年，其最大的困难主要是保护斜坡周围的重要结构，如：颈内动脉、基底动脉、脑干、脑神经等，尤其重要的是局部颅底的重建。如今，在许多国际较大的神经外科中心，经鼻内镜手术已成为治疗多种颅底病变的标准术式。

2. 解剖要点　上斜坡：鞍背、后床突是切除上斜坡病变必须识别和磨除的骨性标志。上斜坡前方是蝶鞍和垂体，垂体前上、前下以及后部均有海绵间窦；上斜坡硬膜下解剖标志为乳头体和基底动脉，其分支包括大脑后动脉、小脑上动脉、小脑下前动脉。Dorello's 管是由 Gruber 韧带、岩尖及上斜坡外侧缘组成的一个不规则形骨纤维管道，内有展神经穿行，而后在岩斜区硬脑膜内走行于斜坡旁内下三角内；它既是上中 1/3 斜坡的分界，也是海绵窦和基底静脉丛的分界线；海绵窦后部、岩斜区肿瘤及大型听神经瘤等常侵及该区，此区手术应注意保护展神经。

磨除上、中斜坡骨质后可见斜坡基底静脉丛，中斜坡侧壁重要结构有颈内动脉岩骨段、岩下窦和 Dorello's 管；中斜坡硬膜下解剖标志为脑桥前池、基底动脉及其分支小脑前下动脉、展神经。中、下斜坡交界处切开硬膜可见基底静脉丛及双侧展神经，两展神经间距离为 2cm；上方可见垂体和视交叉；继续向下方延伸可见，基底动脉和椎动脉、Ⅲ、Ⅳ组脑神经和脑桥。下斜坡位于枕大孔和脑干腹侧，解剖位置深在且复杂；下斜坡侧壁主要结构为椎动脉和 Ⅸ~Ⅻ 后组脑神经，下斜坡硬膜下解剖标志为椎动脉、延髓，外侧从上至下依次可见Ⅸ~Ⅻ脑神经等。咽鼓管平行于外侧岩骨段颈内动脉。

3. 手术方法　仰卧位、头稍右偏，常规鼻腔消毒，充分填塞浸以肾上腺素与利多卡因（1∶100 000）混合液的脑棉条，充分收缩鼻黏膜、扩大鼻腔。视肿瘤部位及斜坡切除范围大小，设计鼻中隔黏膜瓣，操作同上。根据手术需要，将制备好的黏膜瓣或寄存于上颌窦或推入鼻咽腔。为扩大操作空间，可切除中鼻甲的下 1/3，然后切除上鼻甲的下部充分显露蝶窦前壁。需注意：在内下侧操作时要保护鼻中隔黏膜瓣的血管蒂；而在向外扩大蝶窦开口、磨除蝶窦前壁时要注意 Onodi 气房（视神经管隆突的最后筛房，即蝶筛气房）、颈内动脉和视神经突起、窦间隔的解剖位置。

进入蝶窦、剥离斜坡和蝶窦后壁的黏膜，磨除鞍底骨质、垂体移位达后床突。根据需要在导航、超声引导下用磨钻磨除鞍背、后床突、斜坡骨质直达斜坡硬膜。此时注意辨别翼管神经，它是中 1/3 斜坡外侧界重要的标记物，沿翼管向后解剖可达颈内动脉膝部，此可指示避开颈内动脉；若蝶窦气化不良，翼管神经可在翼内板上方找到。双侧方宜在颈内动脉膝下方沿翼管神经磨除。

硬膜切开宜沿中线进行，以免伤及展神经。硬膜切开的范围应根据肿瘤大小而定。侵及鼻咽部斜坡的肿瘤，需纵行切开鼻咽顶壁、去除黏膜和筋膜，并切除部分上颌窦后壁、蝶窦底壁及翼腭孔前方骨质。此通道可达枕骨大孔、舌下神经管、内侧枕髁和颈静脉孔。此区肿瘤全切需清晰辨识术域涉及的动脉血管和脑神经，特别是颈内动脉和展神经。两点需特别注意:一是当肿瘤邻近或位于鞍旁颈内动脉后方,在磨除肿瘤骨质或切除肿瘤时,特别容易损伤 Dorello's 管发出至海绵窦段的展神经。二是展神经在椎基底动脉交汇处向上发出,拐入桥前池进入 Dorello's 管,因此最好在椎基底动脉交汇处下方切开硬膜。

肿瘤切除的原则与显微手术相同:当肿瘤的边界显露清晰后,先囊内切除、后行囊外分离切除,但强调手术操作均需在直视下完成,避免盲目牵拉、切除。

颅底重建宜多层重建,重建方法与上述雷同,但此处重点在于:不能过分地向后或侧方挤压,以免伤及后方的基底动脉、脑干和邻近的脑神经;对于较大的颅底缺损,通常采用:人工硬脑膜作为硬膜下填塞、自体筋膜作为硬膜外覆盖、速即纱覆盖于筋膜外避免筋膜移位、自体脂肪组织覆盖筋膜并填充斜坡骨的死腔、覆盖带蒂鼻中隔黏膜瓣、最后以吸收性明胶海绵(浸庆大霉素)覆盖支撑黏膜瓣完成修补。以碘仿油纱条填塞鼻腔 2 周。

4. 脊索瘤内镜手术　脊索瘤对放射治疗和化疗均不敏感。常规放疗通常只起到姑息性治疗的作用,是外科治疗的重要辅助治疗。有研究表明:5 年生存率与放射治疗剂量相关:≤40Gy 者无存活,48Gy 者为 75%。放射外科的长期疗效至今仍不明确,包括质子刀、γ- 刀和 X- 刀等,其中,质子刀显示出较好的安全性和有效性,它采用的是荷电的重粒子射线,其空间剂量分布集中,它采用大剂量分割治疗,综合常规放疗和放射外科优点,病灶获得高剂量而病灶周边组织剂量低,因此特别适用于生长较缓慢的颅内肿瘤。Austin-Seymour 总结 194 例术后接受质子束照射的脊索瘤和软骨肉瘤病例,平均 5 年肿瘤复发控制率达 76%,其中脊索瘤为 64%。放射外科治疗脊索瘤预后不良与下列因素有关:①肿瘤容积 >75ml;

②瘤体坏死 >10%;③颈椎同时受累;④女性。

脊索瘤的主要治疗方法是手术。但斜坡脊索瘤解剖位置深在、毗邻结构繁杂,手术困难,加之起病隐匿、病程较长,就诊时肿瘤往往已广泛侵犯颅底,涉及重要的血管、神经繁多,因此肿瘤全切除难度极大。截至目前,传统手术,包括:前中线入路、侧方及侧后方入路,斜坡脊索瘤手术 GTR 仅为 39.9%。近年来随着颅底内镜技术在切除斜坡区脊索瘤的应用不断增多,相应的分型已有提及。2014 年,Femandez 等提出按斜坡解剖分区来给斜坡脊索瘤分型,这样分型的优点在于方便指导内镜手术,他把斜坡各区脊索瘤内镜手术的重点汇总成表 40-8。

近年来,斜坡脊索瘤内镜手术开展越来越多,肿瘤全切率已提高到 50%~66.7%(图 40-7),但术后脑脊液漏发生率仍高达 20%~25%,亟待改进;术后 5 年生存率现已接近 67%,但局部复发仍是影响预后的关键因素。有鉴于此,目前斜坡脊索瘤多主张:手术尽可能全切肿瘤、残瘤附加术后质子刀等放射治疗。但须除外几种情况:①病人全身情况差难以耐受手术;②肿瘤累及范围过于广泛,或伴有远处转移;③肿瘤体积很小、局限于斜坡骨质内、无或症状轻微者,宜密切动态随访观察。

其他治疗,还有热疗、90Y 局部埋藏治疗及化疗等,但疗效均不肯定。

五、颅颈交界区内镜手术

1. 引言　颅颈交界区(CVI)是颅骨与上颈椎之间一个复杂的过渡区域。它由枕骨底部、寰椎和枢椎组成,形成了一个既稳定又具有活动度的管道,它的关节活动度占脊柱轴向旋转的一半以上。颅颈交界区前方紧邻鼻咽,可以直接经过鼻腔到达,但因这一特殊部位的手术既关乎重要的延髓、颈髓等重要结构,同时还得顾及颅颈稳定性,所以内镜经前路入

表 40-8　内镜经斜坡入路 Femandez 分型

内镜经斜坡入路	上斜坡	中斜坡	下斜坡
移除骨质	鞍底、鞍背、后床突	蝶骨斜坡隐窝、蝶骨底、斜坡旁颈内动脉	枕骨基底部、枕大孔、颈静脉结节、枕髁内侧
颈内动脉部分	鞍旁(床突旁与海绵窦段)	斜坡旁 - 破裂孔	破裂孔 - 岩骨 - 咽旁
脑池	脚间池	桥前池	延髓前池
动脉	基底动脉(SCA,PCA)	基底动脉(AICA)	椎动脉(PICA)
神经	Ⅲ	Ⅵ(Ⅳ~Ⅴ,Ⅶ~Ⅷ)	Ⅻ(Ⅸ,Ⅹ,Ⅺ)
外侧部分	海绵窦(鞍旁)、鞍上区	内侧岩尖、Meckel 腔	颈静脉结节、枕骨髁、岩骨下部、咽旁

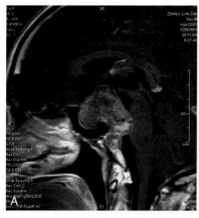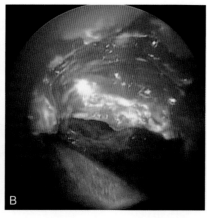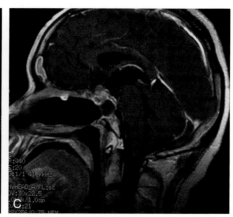

图 40-7　颅咽管瘤内镜手术
A. 术前 MRI 矢状位；B. 内镜术中；C. 术后 MRI 矢状位

路到达颅颈交界区就必须重视这一入路相关区域的神经、血管、骨骼结构、关节、韧带附着和血供。这一区域的好发肿瘤有：脊索瘤、软骨肉瘤、脑膜瘤、转移瘤等。

2. 解剖要点

（1）寰椎：与其他颈椎不同，呈环形，由两个厚的侧块和前、后弓组成，前弓短，后弓较长而且弯曲。通常椎体所在的位置为枢椎的齿状突所占据。侧块上面具有椭圆形的凹面与枕髁相关节，下面有圆形微凹的关节面与枢椎的上关节面相接。

（2）枢椎：形成了寰椎和头部旋转的轴。枢椎的显著特征是椎体突向上方的齿状突，硬腭延长线可达齿状突尖，齿状突切除导致颅颈交界区不稳定、必须行枕颈融合。去除鼻咽部黏膜和寰枕筋膜可显露寰椎的前弓和枢椎的椎体。齿状突和椎体两侧是一对大的椭圆形关节面向外延伸并与寰椎的下关节面相接。

（3）韧带：颅颈交界区韧带的特殊结构允许复杂的动作并提供稳定性，其中，十字韧带和翼状韧带对于保持颅颈交界区的稳定性最为重要：十字韧带具有横、纵两部分，在齿状突后方呈十字形，其纵向纤维束在齿状突尖韧带与覆膜之间上行附于斜坡的上表面，向下附于枢椎椎体的后面；其横向部分也称为寰椎横韧带，是全身最重要的韧带之一，寰椎横韧带厚而强大，连接寰椎左右侧块。齿状突后方被寰椎横韧带限制并造成其颈部缩窄。十字韧带的生物力学作用是限制寰椎轴位的向前运动，防止前翻和屈曲；十字韧带的断裂会造成颅颈交界区不稳定。翼状韧带是齿状突上部两侧斜向外上方发出并连接枕骨内侧面的韧带，其功能是限制寰椎和颅骨之间的

轴向旋转。齿突尖韧带从齿状突顶端发出、连接枕骨大孔前缘，位于环枕前膜和十字韧带向上方的延伸之间。覆膜是后纵韧带向头端的延伸，覆盖齿状突和十字韧带，它向下附着于枢椎椎体的后面，向上在枕骨大孔前方附着于枕骨的上表面，侧方附着于寰枕关节的内侧面。

（4）神经结构：位于颅颈交界区的神经结构有延髓、小脑、第四脑室、脊髓的上部以及后组脑神经。延髓的前面由延髓锥体形成，面向斜坡、枕骨大孔前缘以及齿状突的头部。舌咽神经源于延髓上部，位于橄榄上三分之一的后方，上方紧邻面神经起源，下方紧邻迷走神经头侧神经根的起源。副神经是唯一一行经枕骨大孔的脑神经，由脑根和脊髓根两部分组成，脑根由延髓发出的根丝组成，后加入迷走神经；脊髓根由延髓下部和颈髓上部发出的根丝组成，其最下方的根丝起源于 C7 水平。舌下神经以多根神经根丝沿着橄榄下部的前方上行，并汇聚于舌下神经管的硬膜开口。

（5）动脉结构：此入路颈内动脉最重要，位于鼻咽的后外侧角，即 Rosenmüller 窝，入路初始，切开、剥离鼻咽、口咽黏膜时，切勿损伤。与颅颈交界区相关的主要动脉还有椎动脉、小脑后下动脉（PICA）和脊髓前动脉。成对的椎动脉经过枢椎侧块的后面，在枕髁后方进入硬脑膜，通过枕骨大孔上行至延髓前方，并在脑桥延髓交界处汇合形成基底动脉。椎动脉紧贴枕骨大孔侧缘下方进入硬脑膜，从延髓下部的外侧上行至其上部的前方、在舌下神经根丝的前方或穿行其间，然后越过延髓锥体在桥延沟或其附近与对侧椎动脉汇合成基底动脉。椎动脉在枕骨大孔区的分支有脊髓后动脉、脊髓前动脉、PICA，脑

膜前动脉和脑膜后动脉。前方入路时应注意脊髓前动脉。小脑下后动脉是椎动脉最大的分支，供应小脑的后下份，常常在椎动脉穿经硬脑膜处发出，发生于椎动脉硬膜外段的少见。脊髓前动脉，通过枕骨大孔在延髓和高颈髓的前方在前正中裂内或其附近下行，在延髓，它供应锥体和锥体交叉、舌下神经核及舌下神经以及后纵束。

(6) 斜坡基底静脉丛：基底静脉丛位于斜坡上部两层硬脑膜之间，向上与海绵窦相交通，向外侧与岩下窦相交通，向下与边缘窦和硬膜外静脉丛相交通。岩下窦位于岩斜裂，向上与基底窦相交通，向下与颈静脉球相交通。斜坡基底静脉丛的止血可能会很困难，在切开硬脑膜、处理硬膜下病变时需特别注意。

3. 手术方法　分内镜经口和内镜经鼻两种入路：

(1) 经口入路：全身麻醉，经口或气管切开插管，仰卧位，头稍后仰。常规口腔、鼻腔消毒，用开口器开口压舌。正中切开软腭，并用缝线向两侧牵开，充分显露口咽和鼻咽腔。

0°镜下操作：咽后壁做倒"U"形切口，上端横口以肿瘤上极裁定，下端至舌根水平，两侧至双侧咽鼓管，依次切开、游离形成黏膜咽缩肌瓣，将其推向下方，并妥善固定、寄存。切开、分离斜坡和颅颈交界骨质前方的肌肉、韧带及筋膜，充分显露肿瘤前壁及上、下边缘，尽力向侧方游离、显露肿瘤外侧缘，但需注意保护双侧的颈内动脉。电凝、切开肿瘤包膜，用CUSA等方法充分瘤内减压，最后仔细分离肿瘤包膜和瘤周血管、神经，全切残余肿瘤。在30°内镜下仔细检视瘤床四周，严防和清除可能残留的肿瘤组织。严格创面止血，依序多层重建颅底，黏膜咽缩肌瓣复位、缝合，术毕。

(2) 经鼻入路：又可分为经鼻齿状突入路和经鼻极内侧入路两种：

1) 经鼻齿状突入路：常规处理同前，强调几点：为扩大手术通道，下鼻甲可以推向侧方；有人认为，保留黏膜或肌肉瓣会限制向两侧或下方的暴露，因此主张清除入路通道上的所有的黏膜、肌肉、韧带等组织，这里确定中、下鼻甲和咽鼓管很重要，咽鼓管通常位于咽旁颈内动脉的内侧，只要术前确定双侧颈内动脉无变异，就可以在双侧咽鼓管之间使用单极电凝有效地去除。在显露肿瘤和骨质切除之前，在安全的前提下应尽可能向肿瘤四周充分显露，因为，内镜手术易于越深入越狭窄，浅部的显露决定了深部操作的广度。C1 的前弓通常是通过 EEA 所能

达到的最下端，这在软组织去除之前就可以通过导航进行确认。为了改善下方的显露，可磨除与硬腭交界的上颌骨嵴或者硬腭后部，但须小心保护口顶黏膜，否则就失去了经鼻入路的优势。C1 的前弓可以用高速磨钻或 Kerrison 咬骨钳切除，至少应到紧邻齿状突的寰椎侧块，以便充分显露、处理齿状突；在延髓压迫最严重的地方宜用钻头磨薄骨质，然后仔细剥除剩余骨质。简单的齿状突切除仅需将纤维蛋白胶涂于缺损部位进行重建即可，缺损部位通过黏膜再生就可以良好愈合而无后遗症。肿瘤切除以及颅底重建如上所述。

2) 经鼻极内侧入路：有些情况下需要在枕骨大孔水平向侧方显露，这就需要经鼻极内侧入路，常见于偏侧生长的枕骨大孔脊索瘤、脑膜瘤等手术，此时在肿瘤主要生长侧进行侧方的充分显露尤其重要。为扩大入路的侧方显露，需要磨除枕髁的内侧面，最外侧界可以磨到舌下神经管，这里需注意保护舌下神经：舌下神经管周围的骨皮质是防止舌下神经损伤的重要标志，磨除枕髁及邻近骨质时行神经生理监测对于保护舌下神经功能非常有帮助。磨除枕髁内侧面骨质、显露并切开枕骨大孔腹侧的硬膜，就可以实现对椎动脉近端的控制，这点特别重要。小心进入蛛网膜下腔，仔细辨识局部解剖：C1 神经的腹侧支位于内侧，舌下神经位于椎动脉的外侧，深部可见附着于齿状突的韧带位于外侧。一般而言，如果只切除一侧的枕髁内侧部分，而不影响对侧的翼状韧带，颅颈交界区就可以认为是稳定的。重建方法与上文齿状突入路的重建方法相似。

六、侧颅底肿瘤内镜手术

1. 引言　侧颅底肿瘤来源有三点：①源于颅内面的脑膜瘤、神经源性肿瘤等；②源于颅底骨及软组织的肿瘤，如骨肿瘤、肉瘤等；③源于毗邻面颅骨质及神经、软组织肿瘤，如骨肉瘤、神经源性肿瘤、鼻咽纤维血管瘤等。上述肿瘤垂直方向既可单纯局限于颅内或颅外，也可呈跨越性生长或侵袭，或由颅内侵越至颅外或呈反方向生长形成复杂的颅底沟通肿瘤；当然还可同时横向侵袭多个解剖区域，使此区肿瘤更趋复杂化。又加侧颅底位置深在、空间狭小、显露极其困难，且解剖结构繁杂，涉及颈内动脉、上颌动脉、翼丛、海绵窦以及前中组脑神经等重要结构，手术难度极大。

侧颅底肿瘤切除的传统肉眼手术方式主要包括前方和侧方入路。前者包括上颌骨掀翻、鼻侧切

等,后者包括侧方经颞或颞 - 蝶入路和颞下窝入路。这类手术方式虽可以充分显露侧颅底,但手术创伤大、毁容,而且还可能出现听力丧失、咬合障碍等并发症。

近 10 年来颅底内镜技术发展迅猛,其创伤小、全景视野等优点日益凸显,且随着内镜下侧颅底解剖和临床研究的进展,侧颅底肿瘤内镜手术范围不断扩大:前可达上颌窦前壁、后可达咽旁间隙、上可入颅至中颅窝、下可至 C2 椎体、内可越中线区、外可达下颌关节,可覆盖侧颅底全部、可避免传统手术的绝大多数弊端。而所有侧颅底肿瘤内镜手术途中,上颌窦是必经之路,更是镜下解剖枢纽。按进入侧颅底的路径不同,内镜经上颌窦入路大致可分为经鼻上颌窦入路、经唇下上颌窦前壁入路以及联合入路三类,其中经鼻上颌窦入路又包括:经同侧鼻腔入路、经泪前隐窝入路、经对侧鼻腔 - 鼻中隔入路和经鼻 Denker 入路。

2. 解剖要点　经鼻入路中,蝶腭孔和其内穿行的蝶腭动脉是经中鼻道翼板入路的重要镜下解剖标志。蝶腭孔位于鼻腔外侧壁后上方,蝶骨体之下,即上鼻甲、上鼻道、中鼻甲、中鼻道的后端区域,位置可归分为 3 型:Ⅰ型:位于上鼻甲、上鼻道后方,占 35.9%;Ⅱ型:位于中鼻甲或中鼻道的后端,占 4.55%;Ⅲ型:位于上鼻甲或上鼻道后方并向下至中鼻甲或中鼻道的后方,占 59.55%。可见Ⅲ型最多见,Ⅰ型次之,Ⅱ型最少。磨开蝶腭孔,循蝶腭动脉向外侧可进入翼腭窝并显露上颌动脉及其分支。蝶腭动脉后方可见翼腭神经节(翼腭神经节与蝶腭孔在同一平面,或稍低于蝶腭孔平面),循翼腭神经节向内侧可辨别翼管神经和翼管。翼管是镜下定位颈内动脉的重要解剖标志,其位于翼突内侧板根部,沿翼管向后解剖可达颈内动脉前膝部。Vescan 等发现翼管均在 ICA 前膝部的内上象限。Lucas 等则在翼突前方发现一个骨性结构称之为翼嵴(pterygoid ridge, PR),其起源于翼突上部,向外下走行至翼外板前方,平均长度 7.8mm,翼管位于其内侧。圆孔在翼孔的外上方,平均距离为(0.64 ± 0.21)cm。

唇下入路中,上颌窦后壁两个突起:眶下神经突起(P1)和上颌动脉突起(P2)是镜下重要的解剖标志,可用以定位翼管和圆孔。Wang 等报道,P1 出现的概率约 41.7%,P2 约 22.2%,且 P2 均在 P1 内侧。于 P1 下方操作,则可避免损伤眶下神经和上颌神经。在 P1 起始点做垂直线,则上颌动脉终末支常在此线内侧,循此可确保显露上颌动脉主干。眶下神

经是划分翼腭窝与颞下窝的边界。

3. 手术方法

(1) 经鼻入路:全麻后患者全麻气管插管置于左侧,并予抗生素。头部置于头托上(便于术中调整头部角度),稍后仰、头部略高于心脏利于静脉回流。以浸润 1% 利多卡因和肾上腺素(1∶10 000)混合液的脑棉填塞鼻腔、收缩鼻黏膜。

根据肿瘤侵犯的范围和病理类型调适手术方案:

1) 显露病变侧鼻腔通道:当鼻腔内起源的肿瘤进入翼腭窝,需要将鼻腔内大块肿物切除以获取手术空间。后部鼻中隔切除便于"双人四手"操作。

2) 辨别术中解剖标志:对中鼻甲和下鼻甲进行裁剪,但要注意保护嗅黏膜。行前后组筛窦切除术、上颌窦口开窗术。在腭骨筛脊后方,找到腭蝶动脉,电凝、切断后显露蝶腭孔。蝶腭孔和眶下神经突起在上颌窦后壁顶可以看到,并一直是定位翼腭窝重要神经结构的标志。蝶腭神经节、翼管神经和上颌神经在蝶腭孔水平上方,而腭大神经和腭小神经在此平面下方。翼腭窝内所有的神经结构都可在眶下神经垂直面内侧找到。

3) 开放到翼腭窝入路的窗口:手术入路需要根据肿瘤在翼腭窝内侵犯情况进行修剪:若病变局限于蝶腭孔水平以上,则需要磨掉腭骨的眶突和蝶突。这种情况下,扩大上颌窦开窗足以满足切除上颌窦后壁靠上的肿瘤部分。相反,当肿瘤延伸至平面以下时,开窗则需要延伸至腭骨垂直板、并切除下鼻甲的后半部分、内侧上颌窦后壁;另外,在这种病例中,可使用 Kerrison 咬骨钳沿着冠状平面由内向外咬除上颌窦后壁,并可以超过上颌神经。在这一步骤中,需要保护好翼腭窝表面的骨膜,因其后方紧邻上颌动脉。这一路径中,通过向外下方推移翼腭窝内容物,可轻松辨认翼管神经,其位于翼突根部,借此定位颈内动脉。

4) 切除翼腭窝内肿瘤:当切开包绕翼腭窝内容物的骨膜层后,就会暴露出包绕上颌动脉和其分支的纤维脂肪组织,此时腭降动脉、翼管动脉、腭鞘动脉即可显露,必要时可予以电凝切断。在上颌动脉外侧部分可应用中号血管夹夹闭,避免术中出血。钝性分离肿瘤与翼腭窝内神经,并尽可能保留,可减少术后并发症。继续向后切除,就可以看到连接外侧翼板的翼外肌的两个头,如果手术需要,可将翼外肌从靠内侧的附着点上分离下来,这一操作多需术中导航帮助定位邻近重要的神经结构标志,如翼管、圆孔。

5）磨除肿瘤侵犯的骨质：对于一些肿瘤，根治性切除还需要磨除肿瘤累及的边界骨。如，要想降低青少年纤维血管瘤复发率，就需要磨除翼突根部和蝶窦底的肿瘤性骨质，特别是翼管周围的骨质。这一原则对于恶性肿瘤同样适用，需要沿着翼管磨除翼板和翼突根部直到颈内动脉。

（2）唇下入路

1）牵拉上唇充分显露上颌黏膜，从侧切牙至第一前磨牙、于上牙槽上缘的上颌骨黏膜做 4cm 横切口，剥离黏骨膜、显露上颌窦前壁；磨取上颌窦前壁骨瓣（大小据肿瘤侵犯范围适度调整）、开窗进入、显露上颌窦腔，注意保护眶下孔、眶下神经。

2）以 0° 镜观察窦腔：由于肿瘤压迫，上颌窦后壁骨质常常变得菲薄，可直接观察肿瘤情况。当肿瘤向窦内突出不明显时，眶下神经是术中重要的解剖标志，起始点乃翼腭窝与颞下窝的分界。

3）电凝切除上颌窦后壁黏膜，根据肿瘤位置、形态仔细剪裁、磨除上颌窦后壁骨质，行上颌窦后壁或侧壁开窗，充分显露肿瘤，必要时磨除翼板。

4）逐层分块切除肿瘤，必要时可解剖、阻断上颌动脉及其分支、减少肿瘤出血，尽量保护上颌神经、翼腭神经节、上牙槽神经等。对侵入海绵窦底的瘤体尽量贴紧被膜剥离，若海绵窦出血汹涌，尽量压迫止血，免致窦内神经损伤。

5）肿瘤切除后创腔以雪立制、浸泡凝血酶的明胶海绵等填塞止血。如出现脑脊液漏，则依序行颅底多层重建修复。

6）术区填塞碘仿纱条、末端经扩大的上颌窦开口引出、留置于鼻腔。

7）上颌窦前壁骨瓣复位、固定，小者（<1.5cm×

1.0cm）亦可不予修复、直接缝合齿龈黏膜。

4. 三叉神经鞘瘤内镜手术　三叉神经鞘瘤是良性肿瘤，所以理论上说，无论哪种类型都可以通过外科手术彻底切除而得到治愈。目前，手术切除治疗三叉神经鞘瘤的手术方式可概括为：上颌骨掀翻、开颅显微手术和颅底内镜手术三种。其中，上颌骨掀翻手术方式因创伤大、毁容等诸多弊端，除非必须，现一般较少采用；而开颅显微手术和颅底内镜手术各自手术入路繁多，如前者常见的有：颅中窝硬膜外入路、颞下窝入路、额眶颧入路、枕下入路等，后者经鼻上颌窦、经唇下上颌窦入路等，需根据不同类型的肿瘤选择最佳手术方式。

一般来说：开颅显微手术适用于肿瘤局限于颅内或颅眶沟通者，如：颞下硬膜内经中颅窝底入路最常用，可适用于肿瘤主要位于中颅窝者；枕下入路适用于完全位于后颅窝的肿瘤；而向腹侧扩展至低位脑干、低于内听道水平的哑铃型肿瘤可采用联合入路；颅眶沟通肿瘤或大型中颅窝肿瘤可行额眶颧入路等。肿瘤位于颅底腹侧或颅内外（鼻腔、鼻旁窦）沟通者可采用颅底内镜手术切除（图 40-8）。近年来，内镜侧颅底手术已取得了较好效果，通过经鼻或经唇下上颌窦入路可完成绝大多数此类三叉神经鞘瘤切除，而且面部并发症少。但手术操作难度较大，并未广泛应用。手术注意事项：颅中窝底常有骨质缺损，入海绵窦的颈内动脉和三叉神经节之间仅有一层硬膜分隔，术中应严防损伤；部分肿瘤与海绵窦、颈内动脉或脑干粘连严重而难以全切。

立体定向放射外科适用于病灶较小、因全身状况等其他原因难以耐受手术治疗或不愿进行手术治疗者。

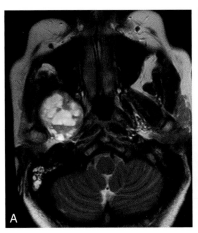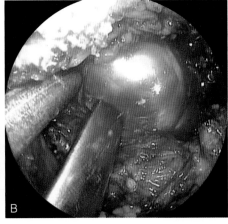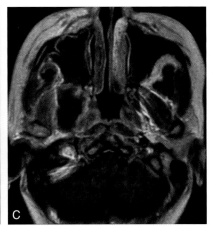

图 40-8　三叉神经鞘瘤内镜手术

A. 术前 MRI 轴位；B. 内镜术中；C. 术后 MRI 轴位

第三节 颅底肿瘤内镜手术
并发症及围手术期管理

一、并发症

颅底肿瘤内镜手术一般手术时间较长,约3%患者会出现系统性并发症,如:肺炎、下肢深静脉血栓、肺栓塞、多器官功能衰竭、心脏骤停等。另外,还可能出现内镜手术相关的特殊并发症,如:术后出血、鼻窦炎、黏液囊肿、萎缩性鼻炎、眶内血肿以及张力性气颅等。此类并发症往往需要特殊治疗,如:术后出血,应考虑可能出现大血管损伤或颅内出血扩大的风险,应尽早进行探查及止血;对于鼻窦炎应早期检查、确诊、治疗,以免迁延形成慢性感染性炎症。

不同文献报道的并发症发生率不尽相同,主要与检查、手术操作、手术技术以及医师专业经验的不同相关。在一些经验丰富、相对成熟、大的专业中心,经鼻神经外科手术的并发症发病率与常规手术相当,可达10%;而一些小的中心则高达20%。严重的并发症可达0.1%~6%,但总体上,手术致死率较低,小于1%。

1. 术后脑脊液漏 一项关于垂体瘤内镜手术的Meta分析显示:术后脑脊液漏发生率可达2%,而扩大经鼻蝶内镜手术最初高达40%。随着手术经验的增加以及带蒂黏膜瓣的应用,术后脑脊液漏发生率降低至5%,这与开颅手术基本相同。术后脑脊液漏的高风险因素有:手术复杂/难度高、术中脑池或脑室开放、既往手术或放疗史、高龄、高BMI、伴有Cushing氏病等。另外还与硬膜缺损面积、位置、肿瘤病理类型等相关联。但需强调的是脑脊液漏的增加与硬膜缺损大小的相关性存有争议;同样,脑脊液漏与硬膜缺损位置的相关性也存在争议:有学者认为前颅底和斜坡区易发脑脊液漏,也有学者明确表示经蝶骨平台-鞍结节手术可增加脑脊液漏风险,因为此处硬膜缺损几何结构复杂,嵌入的移植物不能有稳定的固定、支撑,而且,硬膜下移植物的植入顾虑多:可能因占位效应出现并发症,如:肿胀后压迫视神经、材料在硬膜下移位阻塞脑脊液通道等。有学者认为脑膜瘤、颅咽管瘤和脊索瘤术后出现脑脊液漏的风险相对较高,但也有人否认肿瘤病理类型对缺损修补成功率的影响。初学者前10例手术患者和手术超过6小时的患者脑脊液漏风险可能更高。

如果术后出现脑脊液漏,应首先通过影像学检查移植物位置是否正常,并排除颅腔积气。腰池引流可作为首选处理手段,如果已放置而无效或出现张力性积气,则应立即手术探查、修复。脑脊液漏常常同时伴随颅内积气,一些患者可能出现张力性气颅,甚至脑室内张力性积气,后者需要急诊手术,并留置脑室外引流1周,需注意:大量脑脊液丢失可引起硬膜下血肿。

2. 感染 感染性脑膜炎可于术后短时间出现或间隔较长时间后出现,术后严重脑膜炎可致死亡。经鼻内镜颅底手术后脑膜炎发生率并不比常规开颅手术高,约<2%(0~14%)。围手术期预防性应用抗生素和持续术中冲洗可收到明显的防治效果,但术后脑脊液漏的患者感染发生率可增至13%,其他引起颅内感染的高风险因素还包括:男性、既往有手术史、留置腰大池引流、手术持续时间超过4小时、基底广泛的脑膜瘤等。如果无明显脑脊液漏而出现脑膜炎,应考虑腰大池引流所致。脑膜炎的处理:根据细菌培养结果应用光谱抗生素治疗,并去除所有感染的异质材料。

另外,经蝶手术后鼻窦炎发生率可达1%~30%。蝶鞍内植入的移植材料,如:鼻中隔骨、人工硬膜、速即纱等易于移位,并继发葡萄球菌或假单胞菌感染,引发感染性鼻窦炎。前颅底内镜手术还可能并发额叶脓肿,多为金葡球菌、革兰阴性菌或多种微生物感染所致。

3. 内分泌并发症 在垂体、垂体柄、下丘脑附近手术后,可加重或新出现垂体功能不足等内分泌紊乱。常规内镜垂体瘤术后的内分泌功能失常发生率约为3%,术后暂时性糖尿病发生率可达15%。患者还可出现持续性垂体后叶功能缺失、可引起ADH分泌不足综合征(SIADH-抗利尿激素分泌不足综合征),主要表现为尿崩。约8%的垂体瘤患者在术后3~10天出现尿崩,继发的电解质紊乱可能是致命性的,需要严密监测,并早期控制、治疗。对于肢端肥大症患者,需注意:围手术期可能出现睡眠呼吸暂停(OSAS)。颅咽管瘤患者常出现暂时性和永久性术后内分泌损害,文献报道此类患者糖尿病发生率可高达66%~79%。而复杂的经鼻内镜鞍区肿瘤手术,神经内分泌功能并发症风险会进一步增加。

4. 神经并发症 据文献报道,各种术后神经并发症发生率在5%~40%;诸如:术区的视神经、展神经、动眼神经功能损害,这不包括切断或损伤翼管神经的术后并发症,因其未见报道;术中打开鞍隔、鞍底可引起视束和三脑室疝；操作造成视神经受损、硬膜下血肿、颅底重建时广泛填塞物压迫均可引起视力减退；同时过多地在硬膜下填充脂肪组织、氧化纤维素或涂抹纤维蛋白胶可造成脑积水。鞍上脑膜瘤手术导致术后视力降低发生率为 0~40%，还可能出现双侧致盲、偏瘫、出血、脑干梗死（部分可致死）、认知功能异常、术后癫痫发作等。偏瘫和共济失调往往在术后较晚出现。下丘脑损伤后，可出现过量摄食、体温波动、电解质紊乱、尿崩、意识改变等。

5. 血管并发症　经鼻神经外科术后血管并发症发生率约为 0.7%~5%，最长可延迟至术后 10 天，主要表现为鼻衄。究其原因，蝶腭动脉分支通常是出血来源；对于少数患者，肿瘤残留也可能是早期出血来源之一；对于范围广泛的手术，因出血较多常规需要输血，在少数研究中输血率可达 25%。术后可能出现术区血肿的概率多达 10%，如：鞍内或鞍上血肿。有研究报道，硬膜下血肿发生率在 5%~17% 之间，可在术后短期或延迟 3 周~4 个月后迟发性出血，其临床表现为：头痛、神经功能损害、癫痫发作。儿童硬膜外血肿可因锐利的头部固定钉造成，也有少数因放置腰池引流后引起继发性减压血肿。术中血管直接损伤发生率在 0.9%~5%，这包括较小的血管、伴或不伴随后的神经损伤（如视交叉下血管），以及较大的血管，如大脑前动脉、多伴立即出现的神经功能损害。很多病例中，在经蝶鞍、经斜坡、经翼突手术中需要显露颈内动脉，因此可原发或继发性损伤该血管，直接损伤的发生率约为 0.2%~1.8%，主要发生于左侧，但很少发生在咽旁间隙。

处理：撕破颈内动脉较小的分支，可通过双极电凝或覆盖止血材料达到止血；较大的损伤首先需要局部填塞，必要时用血管夹夹闭血管；随后，可行急诊神经介入治疗，采用覆膜支架植入或断然行血管闭塞。对于较小的破损，约有半数颈内动脉可以保留，术后需要继续多次行血管造影，因为，即便在术后数月或数年后，仍可能出现假性动脉瘤破裂，这常常是致命的。

6. 耳鼻喉特有的并发症　经鼻手术后鼻内并发症在很长一段时间内发生率较高，鼻腔硬结和黏液分泌可持续至少 3~9 个月。引起鼻腔并发症的不良因素包括：应用鼻中隔或其他黏膜瓣、过多地切除鼻甲、形成大的手术腔道、异源性移植物、放疗等。鼻中隔黏膜瓣形成的鼻中隔缺损需要加强局部护理，包括长时间的鼻腔灌洗，直到大约需要 90 天的黏膜再上皮化完成。其他瓣膜，如：下鼻甲黏膜瓣形

成的缺损再上皮化需要的时间较短。即便在不应用黏膜瓣的前提下，鼻腔生理功能在术后受损也常常持续较长的时间。文献中常常提及患者因持续 6 个月以上的慢性鼻腔硬结而感觉明显不适、生活质量降低。

术后鼻窦炎可短期内或间隔一段时间后出现，常常发生在保留的鼻窦内（特别当上颌窦广泛开窗、切除内侧壁后，出现在前组筛窦和上颌窦），此乃术后鼻塞症状持续存在的主要原因。

术后常常出现嗅觉减退，主要可能与下列因素相关：使用内镜、高速磨钻或超声吸引器时，术区温度可升至 45℃，最高可达 62℃，如此高温可损伤一些精细的周围神经结构，这可能是内镜颅底手术后不可避免的出现嗅觉减退的主要原因；当然，嗅觉损害的发生率与鼻内组织切除的范围也密切相关：部分中鼻甲、下鼻甲切除、后鼻中隔切开、鼻中隔黏膜瓣的应用均可导致术后嗅上皮功能损伤；另外，鼻中隔后部缺损所导致的气流转道可能也是嗅觉缺损的一个原因；再者，在常规经鼻手术后，由于术区继发性水肿，约 50% 的患者会出现暂时性失嗅，可能会持续 3~6 个月。但大多数患者明显的嗅觉减退和轻重不等的头痛可能会持续 6 个月。但有报道，该并发症一般不会引起明显症状，仅有少数患者（9%）对此感到明显不适，总体上术后患者的生活质量是改善的。

另外，经鼻内镜手术，还可因手术术式的不同而出现相应的并发症，譬如：经翼突手术，由于鼻腔广泛地组织移位和切除，术后除了局部疼痛，可能出现进一步的术后神经功能损害，如：眶下神经过敏、霍纳综合征、上颚或牙齿敏感性紊乱、味觉障碍或口臭等。而经齿状突手术，一些患者可导致腭咽功能不全，在分离翼肌或切除后引起翼突不稳，患者出现临时的牙关紧闭或咀嚼功能紊乱。经鼻上颌窦手术，如果需要去除较大的上颌窦前壁和内侧壁，可能还会因缺少了鼻侧翼的支撑而出现鼻基底外部畸形。翼腭神经节病灶手术可导致泪液减少，继而出现结膜炎和角膜炎，但切除翼管神经并不会导致此类相关并发症。

二、围手术期管理

1. 术后一般和针对性处理　鼻腔填塞：标准内镜经蝶手术并不一定要进行鼻腔填塞，但对于有较大硬膜缺损的病例，还是有必要的。鼻腔填塞可用碘仿纱条、球囊、可吸收或不可吸收的海绵等，各种

可吸收材料可保持约 10 天左右(2~14 天),碘仿纱条或球囊可在术后 4~14 天移除。

在麻醉恢复后,除了常规的实验室检查、体格检查、反复的意识及功能测试,如:认知功能、警觉、活动、视力以及视野之外,鞍区术后,需反复检测血清、尿钠离子浓度和渗透压以排除糖尿病、尿崩;还需警惕术后皮质醇危象及甲减危象,定期复查激素水平。在控制激素水平时,可采用皮质醇替代物,如:琥珀酸氢化可的松、泼尼松、地塞米松、优甲乐等。可在围手术期预防性应用皮质醇,如:100mg 氢化可的松。对于视神经周围肿瘤,术前及术后均应行眼科视力、视野检查。

术后抬高床头 30°,需要时,患者卧床数日,并避免做一些可能引起颅压升高的动作 4~6 周,如:Valsalva 动作、擤鼻、用力按压、闭口打喷嚏、抬举重物,有时可应用泻药或抗组胺类药物以避免以上情况发生。饮水避免使用吸管,因可致鼻咽负压。围手术期定期的耳鼻喉专科检查和治疗对于每个鼻内镜神经外科手术都十分重要。

2. 术后影像学检查　术后第一天或第二天复查 CT 或 MRI,必要时两者都查,主要是为了监控手术效果、排除肿瘤残留和继发神经血管损伤以及颅底缺损重建修补情况,如:确定移植物或植入物的位置等。长时间手术后以及麻醉恢复延迟时,于术后立即行 CT 扫描。在术后 48 小时行 MRI 检查、明确肿瘤切除情况。进一步的影像学评估应在术后至少 3 个月后进行。

3. 腰大池引流　腰大池引流的指征有多种:主要目的是应对术后脑脊液鼻漏及颅内感染;腰大池引流适用于术中高流量脑脊液漏,如:经鞍结节手术后、术中打开脑室或行放化疗后的患者,上述患者术后脑脊液漏风险明显增高。有学者主张对再次手术或硬膜缺损超过 3cm 的患者常规放置腰大池引流,也有学者认为仅限于超过 2cm 的斜坡缺损常规放置。这主要还是由医生综合评估个体出现脑脊液漏风险大小后决定。腰大池引流通常放置 1~7 天,引流量控制在 5~10ml 每小时。高脑脊液压患者口服乙酰唑胺(2 × 500mg)可减少脑脊液漏压力,可作为对于脑脊液漏患者的附加治疗。在接近手术结束时,通过腰大池引流管灌注生理盐水以排除颅腔积气(10~15 分钟内灌注 30~50cm³),可有效减轻术后不适并缩短住院时间。

但腰大池引流可能会限制患者移动,而且引流可能导致一些特殊的并发症,如:下肢深静脉血栓、肠梗阻、坠积性肺炎等。意外或错误地引流可引起颅底修补植入物移位甚或脑疝。其他的并发症还包括引流管断裂、感染、移除引流管时出现导管尖移位或留在体内、拔出引流管后持续脑脊液外流。个别患者可因腰池引流的吸引作用而出现暂时的展神经麻痹等。腰大池引流并发症发生率累积可达 13%。

4. 围手术期抗生素使用　对于传统开颅手术,已有文献报道围手术期抗生素使用可获益,但在经鼻内镜手术范畴,这方面意见并不一致。常规手术感染风险较低,抗生素应用指征最好根据伴随的危险因素决定:垂体瘤术后,抗生素可仅用于术中或术后脑脊液漏的患者。有学者主张术中应用鼻中隔黏膜瓣者术后应使用抗生素。对于系统性的感染治疗,使用头孢菌素效果较好,推荐的药物包括:氨苄西林舒巴坦、克拉霉素、万古霉素、氨基糖苷类、甲硝唑,既可单独治疗,亦可联合应用。可采用经口或静脉给药,也可选择在术后 14 天内应用庆大霉素鼻腔喷雾剂以减少感染。抗生素使用可达术后 1~10 天。对于可疑感染的患者,多数学者推荐抗生素治疗应超过鼻腔填塞或腰大池引流的时间。

5. 多模式治疗　如果肿瘤明显包绕、或侵袭影响到重要的神经血管或位置不佳,就不要勉强全切除。对于高级别恶性肿瘤,可考虑放、化疗作为首要治疗手段,手术可作为次要的挽救措施,如:切除肿瘤残留灶或急诊解除占位压迫、改善症状。

辅助放疗可在术后 6~8 周进行,这样,颅底缺损覆盖的带蒂瓣膜等修复材料的愈合就不与放疗冲突。文献报道,可放疗的肿瘤包括:脑膜瘤、垂体腺瘤、血管球瘤、海绵状血管瘤、颅咽管瘤、脊索瘤、鳞癌、腺癌、软骨肉瘤、腺样囊性癌、鼻咽癌以及黑色素瘤等。上述肿瘤可采用不同形式的放疗,如:立体定向放疗、立体大分割放疗与常规分割放疗、质子放疗以及近距离放疗等。斜坡脊索瘤采用质子放疗效果更好。但是,大剂量放疗可致其他方面的并发症,如视力损害、内分泌功能紊乱,还可能出现头痛、癫痫发作、认知损害等,这些症状常可在放疗数月后不同程度地恢复。在斜坡肿瘤放疗后,约 10% 的患者可出现神经副作用;很多患者主诉放疗后 1 年存在鼻腔分泌物中有硬结,持续性鼻腔硬结常超过 6 个月。有些患者放疗后可出现额叶脑组织、垂体放疗性坏死或放疗后失明。另有报道:斜坡颈内动脉处术后 3 个月出现延迟性放射性骨坏死。

目前,手术加术后放疗为嗅神经母细胞瘤提供了最佳的治疗模式;但同样采用此方式虽可控制黑色素瘤的局部进展,但无法改变其总体生存。而29% 的复发性颅咽管瘤患者,术后放疗无法避免肿瘤进展。系统性疾病或肿瘤蔓延至黏膜时,可采用辅助或新辅助化疗或放化疗。

6. 术后肿瘤随访管理　颅底恶性肿瘤内镜手术切除后,第一年每月例行内镜检查,每四个月一次MRI 检查;第二年,内镜检查每 2 个月一次,MRI 每6 个月一次;之后,均可每 6 个月进行一次复查。必要时可在可疑黏膜位点进行活检,另外还需行颈部超声检查,如:对嗅神经母细胞瘤患者在 2 年内每 6个月进行一次,以及每年 1 次胸部 X 线检查,必要时,也可行 PET-CT 检查。病人接受专业的肿瘤咨询和长期随访。

对于良性肿瘤,后续随访计划根据具体情况而制定,例如:例行内分泌激素水平监测及调控:垂体瘤术后 3 周 ~3 个月、然后是术后 6 个月、之后每年1 次。如果围手术期出现视力及视野问题,需要重复地进行眼科检查。推荐 3 个月后行常规 MRI 检查(少数病例需 6~12 个月后复查),随后影像学检查每年一次,可持续较长时间。所有经鼻手术后,病人门诊内镜检查应由耳鼻喉科专家按期完成随诊,有文献认为,标准是术后 10 天、6 周、12 周和 24 周各检查一次。

对于术区广泛而切除组织较多的患者,手术后术区可形成较大的空腔,在术后 2~3 个月内需要进行鼻腔清理,每周至少 1~2 次。通常推荐每天行鼻腔冲洗持续至少 6 个月。鼻腔清理时需要在鼻腔内应用大环内酯类药物或清洗液中加入抗生素。若在经翼突手术后出现术后咀嚼功能紊乱,应使用特定的训练设备(拉伸设备)进行物理治疗。

(柏　瑞　孔建新　李学记)

参考文献

1. Gardner P A,Kassam A B,Thomas A,et al.Endoscopic endonasal resection of anterior cranial base meningiomas.Neurosurgery, 2008,63(1):36-52,52-54.

2. Bhatki A M,Carrau R L,Snyderman C H,et al.Endonasal surgery of the ventral skull base—endoscopic transcranial surgery.Oral Maxillofac Surg Clin North Am,2010,22(1): 157-168.

3. Kassam A B,Prevedello D M,Carrau R L,et al.Endoscopic endonasal skull base surgery:analysis of complications in the authors' initial 800 patients.J Neurosurg,2011,114(6):1544-1568.

4. Paluzzi A,Gardner P,Fernandez-Miranda J C,et al.The expanding role of endoscopic skull base surgery.Br J Neurosurg,2012,26(5):649-661.

5. Paluzzi A,Gardner P,Fernandez-Miranda J C,et al.Endoscopic endonasal approach to cholesterol granulomas of the petrous apex:a series of 17 patients:clinical article.J Neurosurg, 2012,116(4):792-798.

6. Wood J W,Eloy J A,Vivero R J,et al.Efficacy of transnasal endoscopic resection for malignant anterior skull-base tumors. Int Forum Allergy Rhinol,2012,2(6):487-495.

7. Hsu Y W,Ho C Y,Yen Y S.Reconstructed bone chip detachment is a risk factor for sinusitis after transsphenoidal surgery.Laryngoscope,2014,124(1):57-61.

8. Stippler M,Gardner P A,Snyderman C H,et al.Endoscopic endonasal approach for clival chordomas.Neurosurgery,2009, 64(2):268-277,277-278.

9. Elliott R E,Jane J J,Wisoff J H.Surgical management of craniopharyngiomas in children:meta-analysis and comparison of transcranial and transsphenoidal approaches.Neurosurgery, 2011,69(3):630-643,643.

10. Filis A K,Moon K,Cohen A R.Synchronous ventriculoscopic and microsurgical resection of complex craniopharyngiomas. Pediatr Neurosurg,2009,45(6):434-436.

11. Cavallo L M,Prevedello D M,Solari D,et al.Extended endoscopic endonasal transsphenoidal approach for residual or recurrent craniopharyngiomas.J Neurosurg,2009,111(3): 578-589.

12. de Divitiis E,Esposito F,Cappabianca P,et al.Tuberculum sellae meningiomas:high route or low route? A series of 51 consecutive cases.Neurosurgery,2008,62(3):556-563.

13. Zanation A M,Thorp B D,Parmar P,et al.Reconstructive options for endoscopic skull base surgery.Otolaryngol Clin North Am,2011,44(5):1201-1222.

14. Adappa N D,Learned K O,Palmer J N,et al.Radiographic enhancement of the nasoseptal flap does not predict postoperative cerebrospinal fluid leaks in endoscopic skull base reconstruction.Laryngoscope,2012,122(6):1226-1234.

15. Ransom E R,Chiu A G.Prevention and management of complications in intracranial endoscopic skull base surgery. Otolaryngol Clin North Am,2010,43(4):875-895.

16. Patel K S,Komotar R J,Szentirmai O,et al.Case-specific protocol to reduce cerebrospinal fluid leakage after endonasal endoscopic surgery.J Neurosurg,2013,119(3):661-668.

17. Patel M R,Taylor R J,Hackman T G,et al.Beyond the nasoseptal flap:outcomes and pearls with secondary flaps in endoscopic endonasal skull base reconstruction.Laryngoscope, 2014,124(4):846-852.

18. Ivan M E,Bryan Iorgulescu J,El-Sayed I,et al.Risk factors for postoperative cerebrospinal fluid leak and meningitis after expanded endoscopic endonasal surgery.Journal of Clinical

Neuroscience,2015,22(1):48-54.

19. Lai L,Trooboff S,Morgan M,et al.The Risk of Meningitis Following Expanded Endoscopic Endonasal Skull Base Surgery:A Systematic Review. Journal of Neurological Surgery Part B:Skull Base,2014,75(01):18-26.

20. Esposito F,Dusick J R,Fatemi N,et al.Graded repair of cranial base defects and cerebrospinal fluid leaks in transsphenoidal surgery.Neurosurgery,2007,60(4 Suppl 2):295-303,303-304.

21. Hsu Y W,Ho C Y,Yen Y S.Reconstructed bone chip detachment is a risk factor for sinusitis after transsphenoidal surgery. Laryngoscope,2014,124(1):57-61.

22. Juraschka K,Khan O H,Godoy B L,et al.Endoscopic endonasal transsphenoidal approach to large and giant pituitary adenomas:institutional experience and predictors of extent of resection.J Neurosurg,2014,121(1):75-83.

23. Frank G,Pasquini E,Farneti G,et al.The endoscopic versus the traditional approach in pituitary surgery.Neuroendocrinology,2006,83(3-4):240-248.

24. Ransom E R,Chiu A G.Prevention and management of complications in intracranial endoscopic skull base surgery. Otolaryngol Clin North Am,2010,43(4):875-895.

25. Wang Q,Lu X J,Ji W Y,et al.Visual outcome after extended endoscopic endonasal transsphenoidal surgery for tuberculum sellae meningiomas.World Neurosurg,2010,73(6):694-700.

26. Holzmann D,Reisch R,Krayenbuhl N,et al.The transnasal transclival approach for clivus chordoma.Minim Invasive Neurosurg,2010,53(5-6):211-217.

27. Attia M,Kandasamy J,Jakimovski D,et al.The importance and timing of optic canal exploration and decompression during endoscopic endonasal resection of tuberculum sella and planum sphenoidale meningiomas.Neurosurgery,2012,71(1 Suppl Operative):58-67.

28. Dehdashti A R,Ganna A,Witterick I,et al.Expanded endoscopic endonasal approach for anterior cranial base and suprasellar lesions:indications and limitations.Neurosurgery,2009,64(4):677-687,687-689.

29. Koutourousiou M,Gardner P A,Tormenti M J,et al. Endoscopic endonasal approach for resection of cranial base chordomas:outcomes and learning curve.Neurosurgery,2012,71(3):614-624,624-625.

30. Kimball M M,Lewis S B,Werning J W,et al.Resection of a pontine cavernous malformation via an endoscopic endonasal approach:a case report.Neurosurgery,2012,71(1 Suppl Operative):186-193,193-194.

31. Bhatki A M,Carrau R L,Snyderman C H,et al.Endonasal surgery of the ventral skull base—endoscopic transcranial surgery.Oral Maxillofac Surg Clin North Am,2010,22(1):157-168.

32. Barazi S A,Pasquini E,D'Urso P I,et al.Extended endoscopic transplanum-transtuberculum approach for pituitary adenomas. Br J Neurosurg,2013,27(3):374-382.

33. Zada G,Cavallo L M,Esposito F,et al.Transsphenoidal surgery in patients with acromegaly:operative strategies for overcoming technically challenging anatomical variations. Neurosurg Focus,2010,29(4):E8.

34. Carta F,Kania R,Sauvaget E,et al.Endoscopy skull-base resection for ethmoid adenocarcinoma and olfactory neuroblastoma.Rhinology,2011,49(1):74-79.

35. Yang J Y,De Ruiter I,Parker A,et al.Endoscopic endonasal transsphenoidal surgery:a mentoring surgical model.ANZ J Surg,2012,82(6):452-456.

36. Kassam A B,Prevedello D M,Carrau R L,et al.The front door to meckel's cave:an anteromedial corridor via expanded endoscopic endonasal approach- technical considerations and clinical series.Neurosurgery,2009,64(3 Suppl):s71-s82,s82-s83.

37. Locatelli D,Levi D,Rampa F,et al.Endoscopic approach for the treatment of relapses in cystic craniopharyngiomas.Childs Nerv Syst,2004,20(11-12):863-867.

38. Snyderman C H,Carrau R L,Kassam A B,et al.Endoscopic skull base surgery:principles of endonasal oncological surgery. J Surg Oncol,2008,97(8):658-664.

第 41 章 颅底内镜术后脑脊液鼻漏修补技术

随着颅底内镜技术的发展,经颅底内镜切除颅底肿瘤的开展日益广泛。内镜颅底肿瘤术后,颅底重建是手术成败的关键因素之一。部分病人可能由于局部组织缺血坏死、修复组织裂开、放疗后继发性坏死等因素,导致术后脑脊液鼻漏。由于病史明确、治疗范围局限,诊断一般并无困难。部分较小的漏口经腰大池置管引流后可能能够自行愈合。对于保守治疗无效的脑脊液漏,均需尽早进行再次手术修补。再次手术修复,往往需根据前次手术和术中探查情况采取不同的修复措施。

一、无血供组织修复技术

1. Gasket 密封技术

(1) 适应证:术后脑脊液鼻漏经腰大池置管引流不能自行愈合的,均需尽早进行手术探查、修补,以防止颅内感染。Gasket 技术适合硬膜缺损较小的脑脊液漏修补。

(2) 禁忌证:颅底组织坏死继发的脑脊液鼻漏,漏口周围可能伴有局部黏膜感染,需控制局灶感染后再考虑手术,以便保证局部黏膜健康和颅底良好愈合。

(3) 术前准备:术前常规行头颅三维 CT 和 MRI 检查,以便明确漏口位置和漏口周边的重要神经和血管结构。特殊的 MRI 序列(如 3D-SPACE)可能有助于颅底漏口的确认。对于较小的漏口,修复用的无血供组织首选自体组织,比如脂肪片和阔筋膜。对于部分病人,术前留置腰大池引流有利于充分降低术后颅内压力、促进颅底愈合。术中鞘内注射荧光素有利于确认颅底漏口。

(4) 手术方法:病人仰卧位、头后仰 30°(如有导航更利于提高手术的安全性);用 1∶100 000 肾上腺素和 0.5% 利多卡因混合溶液浸泡的棉片收缩鼻腔黏膜。采用"双人四手"技术,0° 或 30° 内镜操作。直达术区后,往往需要清除前次手术局部填塞的止血材料或鼻痂,使得术区更为清洁、以便观察和寻找漏口。确认漏口后,需适当清除漏口周边的坏死组织,但应避免扩大漏口。较小的低压、低流量漏口,用腹前壁游离脂肪片"内置法"一般足以封闭漏口;荧光素有助于确认漏口封闭。外侧用冻干人纤维蛋白黏合剂(护固莱士,上海莱士)封闭,有利于加强修复效果。对于较大的漏口,需取股外侧脂肪和阔筋膜,利用"垫片密封技术"(gasket seal closure)来进行多层修复。首先充分显露漏口周边骨缘,小块脂肪片填塞至硬膜下,将稍大于漏口的阔筋膜片覆盖漏口,外侧以有弹性的鼻中隔软骨、合适的骨片或人工替代材料封堵骨窗以达到边缘密封效果(图 41-1,图 41-2)。外侧用冻干人纤维蛋白黏合剂(护固莱士,上海莱士)封闭。双侧鼻腔填塞碘仿纱条或膨胀海绵以承托重建组织。

(5) 术后处理:术后 6 小时复查头颅 CT,评估颅内积气情况。术后有颅内感染或局部感染的病人,需进行抗感染治疗。术后 1 周左右逐渐拔出碘仿纱条(如膨胀海绵填塞,术后 1 周可自行吸收)。术后 1 个月,应尽量避免剧烈咳嗽、打喷嚏、用力大便、负重活动等,以防止脑脊液鼻漏复发。

(6) 并发症:小的硬膜漏口术后并发症比较少见。主要是修补组织愈合不佳或移位导致的鼻漏复发,鼻腔出血,颅内感染,头痛,脑积水等。

2. 多层组织修复技术("三明治"技术) 内镜经鼻蝶颅底肿瘤手术后的硬膜漏口通常较大而复杂,但漏口的大小不是修补难易的关键;颅底重建的难易程度取决于漏口的位置和漏口边界的确认。比如,前

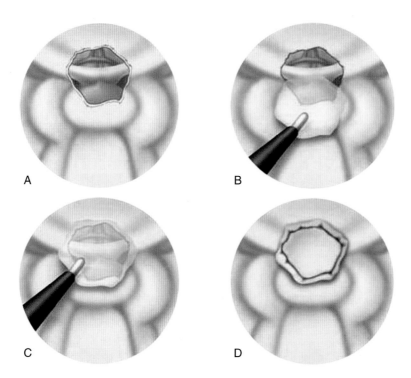

图 41-1 垫片密封技术示意图
A. 内镜经鼻蝶 - 鞍结节 - 蝶骨平台入路后前颅底缺损;B. 用较颅骨缺损范围大的阔筋膜片修复颅底硬膜缺损;C. 阔筋膜修复颅底后效果;D. 用合适大小的软骨片、骨片或人工材料嵌入骨窗,使得周边多余的阔筋膜边缘覆盖骨窗边缘,到达水密封闭效果

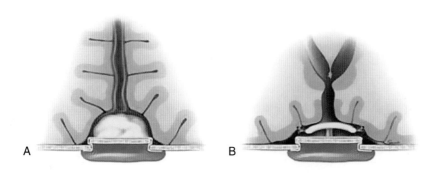

图 41-2 垫片密封技术冠状位示意图
A. 脂肪片填塞至前颅底封闭术区残腔;B. 当无术区残腔时,无须在颅内填塞脂肪

颅底范围累及眶壁间、蝶骨平台至额窦的巨大硬膜漏口比蝶窦外侧隐窝的较小漏口修补要容易得多。

(1)适应证:对于较大的漏口,只要骨窗边缘清楚、能够保证硬膜下和硬膜外双层修补组织的位置固定,均可考虑。对于大多数前颅底硬膜缺损,手术中硬膜下的神经分离比较安全,适合采用多层修复;但对于中后颅底的缺损,由于局部脑神经、垂体等结构的限制,硬膜下分离较危险,不太适合采用这种修复方法。

(2)禁忌证:颅底骨质缺损、无法承托多层修复组织是这类方法的主要禁忌。中后颅底术后骨质和硬膜广泛缺损,单纯多层修复较为困难;往往需要多

层修复联合带蒂黏膜瓣进行修复重建。

(3)术前准备:①手术计划:大多数颅底肿瘤术后硬膜缺损是术中切除造成的,因此重建修补也是有计划性的。术前包括颅底和颅内结构的 MRI 检查详细评估周边的神经和血管结构,术前三维薄层 CT 评估颅底骨质情况,对手术至关重要。②修补材料:小片状脂肪组织能够很好地填充死腔,而且脂肪细胞具有再生能力,是比较理想的修补材料。对于颅底恶性肿瘤,由于术后往往需进行辅助放疗,不建议使用自体骨或人工材料(尤其是金属材料)进行颅底重建,以避免局部死骨形成或导致剂量累积效应。

由于鼻黏膜可能受肿瘤侵犯,不建议使用鼻中隔黏膜瓣进行颅底修复。③术前留置腰大池引流有利于充分降低术后颅内压力、促进颅底愈合。

(4)手术方法:首先要充分暴露硬膜缺损、修整骨缘、消除死腔。开放硬膜前,剥离颅骨和硬膜,尽量预留好颅内 - 硬膜外放置组织补片的空间;这点更适合于前颅底缺损,在中后颅底缺损修补时应尽量避免硬膜外剥离。硬膜缺损显露充分后,于硬膜下放置第一层组织片,组织片应超过硬膜缺损 30%。然后在颅内 - 硬膜外(颅骨和硬膜间)放置第二层组织片;需要保证两层之间无无效腔,如有空腔可用自体组织(如脂肪、肌肉或筋膜碎片)填充消除。第二层放置好后,用冻干人纤维蛋白黏合剂(护固莱士,上海莱士)封闭重建组织边缘。然后放置第三层组织片,需要覆盖颅骨边缘;外侧以吸收性明胶海绵轻

轻压迫,以保持组织片与颅骨紧密接合;如能通过缝合来固定组织片,则能更好地保持重建组织的稳定、促进颅底愈合(图 41-3,图 41-4)。

对于中后颅底缺损,往往缺少足够的颅骨支撑内层组织片,建议使用"Gasket 技术"进行修补。首先充分显露漏口周边骨缘,小块脂肪片填塞至硬膜下,将大于漏口的阔筋膜片覆盖漏口,外侧以有弹性的鼻中隔软骨、合适的骨片或人工替代材料封堵骨窗以达到边缘密封效果(图 41-1,图 41-2);骨窗外覆盖组织片加强重建;然后用冻干人纤维蛋白黏合剂(护固莱士,上海莱士)封闭。双侧鼻腔填塞碘仿纱条或膨胀海绵以承托重建组织。也有观点认为:仅需用医用胶粘合固定重建组织边缘,而不填塞承托重建组织的纱条或膨胀海绵以避免压迫,这样更利于局部黏膜修复。

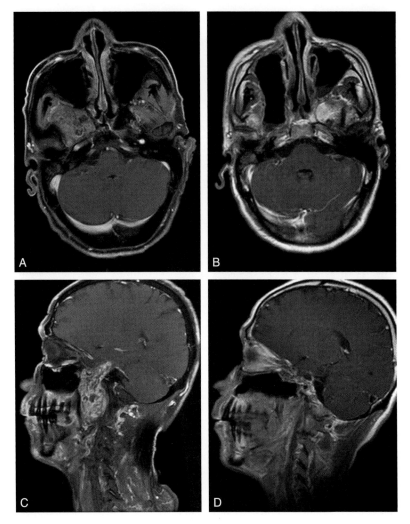

图 41-3　右侧中后颅底内外沟通三叉神经鞘瘤

术前头颅 MRI(A. 轴位 T_1 增强像,C. 矢状位 T_1 增强像)提示肿瘤侵犯中后颅底,累及颞下窝、翼腭窝;内镜经上颌窦入路切除肿瘤后 1 个月复查头颅 MRI(B. 轴位 T_1 增强像,D. 矢状位 T_1 增强像)提示肿瘤切除彻底,颅底修复良好

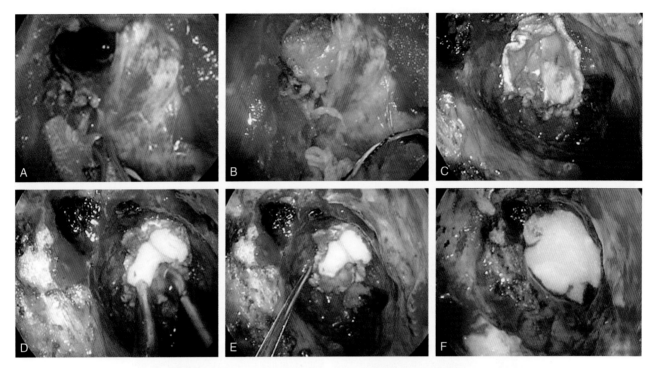

图 41-4 内镜经上颌窦入路切除右侧中后颅底内外沟通三叉神经鞘瘤,术中颅底重建

A. 肿瘤切除后,扩大的 Meckel 腔导致颅底硬膜缺损,颅内外沟通,脑脊液漏出;B. 取股外侧脂肪组织填塞至后颅窝肿瘤残腔封堵漏口;C. 取阔筋膜瓣修补颅底硬膜缺损,保证筋膜瓣较漏口范围大约 30%。D. 筋膜外填塞吸收性明胶海绵团,嵌顿于漏口周边颅骨,使筋膜瓣与周边硬膜紧密接合,形成"垫片密封"(gasket seal)效果。E. 筋膜片周边与硬膜间用冻干人纤维蛋白黏合剂封闭。F. 吸收性明胶海绵压迫固定修复组织

(5) 术后处理:术后 6 小时复查头颅 CT,评估颅内积气情况。术后 1 周给予抗生素、抗过敏药物、通便药物,控制和预防局部感染,避免喷嚏或便秘所导致的颅内压增高。术后 1 周左右逐渐拔出碘仿纱条(如膨胀海绵填塞,术后 1 周可自行吸收)。术后 1 个月,应尽量避免剧烈咳嗽、打喷嚏、用力大便、负重活动等,以防止脑脊液鼻漏复发。

(6) 并发症防治:并发症主要是 CSF 鼻漏复发。如果修补部位潮湿或少量鼻腔渗液,可考虑腰大池置管引流保守处理 1 周,同时鼻腔重新填塞支撑颅底。如果有进行性加重的气颅,应避免进行腰大池引流,并尽早进行二次手术修补;如果鼻腔渗液较多,也应尽早进行再次手术修复。通常手术失败的原因并非整体重建失败,而往往是修补部位周边愈合不佳。

其他包括鼻腔出血、颅内感染、颅内神经或血管损伤、头痛、脑积水等。鼻腔结痂是鼻腔黏膜自然愈合方式,不应视为并发症。

二、鼻中隔黏膜瓣(NSF)修补技术

鼻中隔黏膜瓣(NSF)是应用最广的颅底修补瓣,血供来自于蝶腭动脉的分支——鼻中隔后动脉。

NSF 可用于修补前中颅底、斜坡和鞍旁区域的颅底硬膜缺损;联合多层组织修复技术,术后脑脊液鼻漏发生率在 3%~5%,与开颅手术效果相当。鼻中隔黏膜瓣选择左右均可,可根据患者具体情况选用。在术前需了解病人过往鼻中隔偏曲、穿孔或手术病史,以便术前确定鼻中隔后动脉的完整、更好地选择侧别。

(1) 适应证:可用于所有的脑脊液鼻漏修补;前中颅底、斜坡和鞍旁颅底硬膜缺损的修复;带血供组织覆盖颈内动脉。

(2) 禁忌证:既往的鼻中隔后部切除术、广泛的蝶窦切开术、经翼突入路破坏了鼻中隔后动脉;巨大鼻中隔穿孔;肿瘤侵犯鼻中隔或翼腭窝;术前进行了颌内动脉终末支栓塞。

(3) 术前准备:术前 CT、MRI 检查,详细了解鼻中隔和鼻腔结构,以及既往手术情况。根据缺损情况决定 NSF 的长度和宽度。

(4) 手术方法:①手术准备:病人仰卧位、头后仰 30°;用 1∶100 000 肾上腺素和 0.5% 利多卡因混合溶液浸泡的棉片收缩鼻腔黏膜。②NSF 制作:在 0° 或 30° 内镜操作。向外侧推挤同侧中鼻甲,充分显露蝶窦前壁、蝶窦开口、鼻咽后壁。用单极电凝切开鼻

黏膜,吸引器辅助吸除鼻腔烟雾。NSF 上缘切口起自蝶窦开口前上缘垂直向上至鼻中隔顶部下方 1cm 水平转折向前,后纵行向前切开至鼻前庭的鳞状上皮和纤毛上皮交界处返折向下至鼻腔底壁。NSF 下缘切口:鼻腔底部向后纵行切开鼻中隔下缘、犁状骨和后鼻孔黏膜。NSF 后部即黏膜瓣蒂部切开范围和大小,可根据重建部位需要进行调整,重点是保护蝶腭动脉分支——鼻中隔后动脉的完整。然后自黏膜软骨膜层和黏膜骨膜层下分离黏膜瓣,并将 NSF 翻转至鼻咽部保留备用。在手术磨除蝶窦前下壁时,

要注意保护 NSF,防止误伤。③NSF 使用:当进行颅底重建时,需按照 NSF 原有的方向理顺,防止扭转;将软骨膜面/骨膜面覆盖向颅底、黏膜面朝向外侧。展平 NSF,防止黏膜折叠,以避免发生黏膜囊肿。NSF 联合多层修复技术,能够更好地防止术后脑脊液漏复发。NSF 外侧以冻干人纤维蛋白黏合剂(护固莱士,上海莱士)封闭,然后覆盖吸收性明胶海绵。蝶窦和双侧鼻腔轻轻填塞碘仿纱条或膨胀海绵以承托重建组织,但应注意防止填塞过于紧密、压迫 NSF 蒂部导致缺血坏死(图 41-5,图 41-6)。

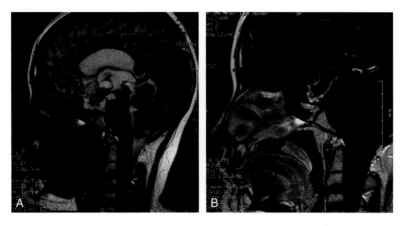

图 41-5　头颅 MRI 矢状位 T_2 像(A)和矢状位 T_1 增强像提示鞍上-三脑室实性颅咽管瘤(B)

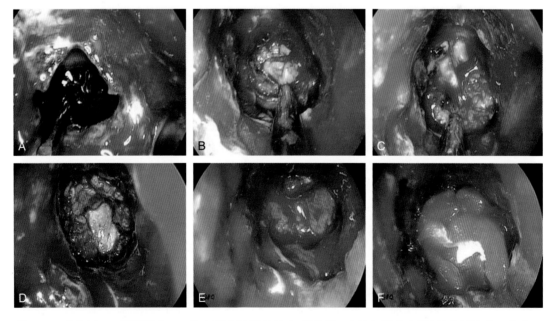

图 41-6　如图 41-5 所示鞍上-三脑室囊实性颅咽管瘤,经鼻蝶-内镜切除术中“垫片密封技术 + 鼻中隔黏膜瓣”进行颅底重建

A. 肿瘤切除后颅底硬膜蝶骨平台-鞍结节-蝶鞍前壁硬膜缺损;B. 鞍上术区残腔填塞股外侧脂肪片消除无效腔;C. 股外侧阔筋膜覆盖硬膜缺损(超出硬膜缺损缘 30%);D. 筋膜瓣外侧以中鼻甲骨片嵌顿于颅底骨窗边缘,形成“垫片密封”;E. 左侧 NSF 覆盖颅底修复组织:将骨膜面覆盖于颅底骨面上,黏膜面向外;NSF 蒂部避免扭转;F.NSF 外侧以吸收性明胶海绵压迫固定,防止移位

NSF 成形通常在肿瘤切除前完成。也可在肿瘤切除后、缺损需要修补时再行制作 NSF;但在手术早期需注意保护 NSF 蒂部黏膜和动脉分支。如需较大的 NSF,其上缘可扩大至鼻中隔顶部;如缺损较小,可适时调整 NSF 大小。

(5)术后处理:术后 6 小时复查头颅 CT,评估颅内积气情况。术后 1 周给予抗生素、抗过敏药物、通便药物,控制和预防局部感染,避免喷嚏或便秘所导致的颅内压增高。术后 1 周左右逐渐拔出碘仿纱条(如膨胀海绵填塞,术后 1 周可自行吸收)。术后 1 个月,应尽量避免剧烈咳嗽、打喷嚏、用力大便、负重活动等,以防止脑脊液鼻漏复发。

(6)并发症防治:并发症通常比较轻微,包括鼻中隔穿孔、鼻腔出血、鼻腔结痂、嗅觉减退或丧失等。既往鼻中隔手术(鼻中隔成形手术、经鼻中隔入路颅底手术)的病人,黏膜分离往往较为困难,容易损伤对侧鼻中隔黏膜;对侧鼻腔操作时亦需要注意保护对侧鼻中隔黏膜,以防止鼻中隔穿孔。可以将切除的中鼻甲黏膜游离覆盖 NSF 同侧的鼻中隔软骨面,以起到保护作用。

最主要的并发症是 CSF 鼻漏复发,与个体因素、重建技术及围手术期处理等有关。黏膜瓣坏死较少见,可能与血供破坏、压迫过紧等有关。如鼻漏复发,应尽早进行再次手术修复,并腰大池引流脑脊液降低颅内压。鼻腔不适通常会在术后数月内缓解。永久性嗅觉下降机制不明。

三、中鼻甲黏膜瓣(MTF)修补技术

随着技术的发展、内镜颅底解剖结构的了解和颅底手术经验的丰富,内镜经鼻蝶颅底手术应用越来越广泛。颅底手术面临的最大挑战就是如何防止术后脑脊液漏,而带蒂黏膜瓣的应用是颅底手术的巨大进步。中鼻甲黏膜瓣是近年来开始应用的一种修复黏膜瓣。中鼻甲黏膜瓣最早由 Prevedello 等提出,主要作为 NSF 的候补选择,用以修复鞍区、筛凹和蝶骨平台的小的硬膜缺损。

(1)适应证:通常用于鼻中隔黏膜瓣无法取得时,比如鼻中隔缺损、既往鼻中隔手术、广泛的蝶窦切开术破坏了鼻中隔后动脉以及 NSF 修复失败的病人;用于联合 NSF 进行颅底修复;也可用于内镜经鼻-鼻咽切除术后的重建。

(2)禁忌证:MTF 的平均长度和宽度分别为 4.04cm 和 2.8cm,不能用于修复大的颅底硬膜缺损;中鼻甲解剖变异(如变异中鼻甲、泡状鼻甲、单侧发

育不全)可能影响 MTF 翻转至颅底,无法实现修复。

(3)术前准备:术前 CT、MRI 和鼻内镜检查,详细了解中鼻甲和鼻腔结构,以及既往手术情况。术前测量中鼻甲长度,如长度小于 4cm 可能无法翻转至鞍底。

(4)手术方法:病人仰卧位、头后仰 30°;用 1: 100 000 肾上腺素和 0.5% 利多卡因混合溶液浸泡的棉片收缩鼻腔黏膜。采用"双人四手"技术,0° 或 30° 内镜操作。用单极电凝切开鼻黏膜,吸引器辅助吸除鼻腔烟雾。垂直切开中鼻甲前部,水平切开中鼻甲上内侧面黏膜(需注意保护骨性中鼻甲附着于筛板处的外侧黏膜);自骨性中鼻甲向两侧分离黏膜骨膜瓣,分块切除骨性中鼻甲;切开中鼻甲上缘外侧,即中鼻甲腋部附着于筛板和颅底的黏膜(此切口在矢状面呈背侧向尾端方向),将中鼻甲内侧面黏膜瓣自鼻腔侧壁和颅底完全剥离;将鼻甲内侧面黏膜翻转向下,MTF 就像"一本展开的书"。如果需要,可以将 MTF 蒂部剥离至蝶腭孔水平,以增加其长度和活动性。将 MTF 翻转至鼻咽部,以免意外损伤。后续颅底重建步骤与 NSF 修复类似。

(5)术后处理:术后 6 小时复查头颅 CT,评估颅内积气情况。术后 1 周给予抗生素、抗过敏药物、通便药物,控制和预防局部感染,避免喷嚏或便秘所导致的颅内压增高。术后 1 周左右逐渐拔出碘仿纱条(如膨胀海绵填塞,术后 1 周可自行吸收)。术后 1 个月,应尽量避免剧烈咳嗽、打喷嚏、用力大便、负重活动等,以防止脑脊液鼻漏复发。

(6)并发症防治:并发症通常比较轻微,包括鼻腔出血、鼻腔结痂、筛板骨折等。切除骨性中鼻甲时可能造成筛板骨折。最主要的并发症是 CSF 鼻漏复发,与个体因素、重建技术及围手术期处理等有关。如鼻漏复发,应尽早进行再次手术修复,并腰大池引流脑脊液降低颅内压。

四、下鼻甲黏膜瓣(ITF)修补技术

颅底带蒂黏膜瓣修补大大提高了颅底重建的成功率,当因手术或肿瘤侵犯原因而不能制作 NSF 时,下鼻甲黏膜瓣(ITF)是鞍区和斜坡区硬膜缺损修补的选择之一。ITF 的血供来源于蝶腭动脉的鼻外侧分支。蝶腭动脉由翼腭窝经蝶腭孔入鼻腔,分支为鼻中隔后支、鼻外侧分支,其中鼻外侧分支供应中下鼻甲;供应下鼻甲的鼻外侧分支由后向前走行,同时供应下鼻道黏膜。标准 ITF 包括下鼻甲和下鼻道黏膜,扩大 ITF(extended ITF,EITF)还包括鼻底黏膜。

ITF 扩展至鼻中隔黏膜能够进一步扩大,甚至可以达到 NSF 的大小;但扩展的鼻中隔黏膜可能血供不佳而发生坏死。

(1) 适应证:通常用于修补鼻中隔黏膜瓣无法取得时的较大颅底缺损或覆盖重要血管。由于血供的原因,ITF 旋转后会形成一个弓样结构,通常水平翻转 ITF 用于斜坡硬膜缺损的修复。EITF 的应用更多,以满足 ITF 长度不足。

(2) 禁忌证:包括 ITF 血供破坏(既往手术或颌内动脉分支栓塞)或下鼻甲切除;严重的鼻中隔偏曲可能影响手术操作,必要时需要纠正;如果缺损太大或距离太远,可能 ITF 无法充分覆盖;恶性肿瘤侵犯下鼻甲也是禁忌证。

(3) 术前准备:术前 CT、MRI 和鼻内镜检查,详细了解下鼻甲和鼻腔结构,以及既往手术情况。

(4) 手术方法:一般在需要硬膜重建时制作 ITF。但如果黏膜瓣蒂部妨碍手术入路(如经翼突入路)可以先制作 ITF,同时行上颌窦造口,并将 ITF 置入上颌窦腔内予以保护。病人仰卧位、头后仰 30°;用 1∶100 000 肾上腺素和 0.5% 利多卡因混合溶液浸泡的棉片收缩鼻腔黏膜。采用"双人四手"技术,0° 或 30° 内镜操作。

1) 标准 ITF:首先,纵行切开中鼻道黏膜,进行广泛的经中鼻道上颌窦造口术,切除上颌窦内侧壁骨质范围:后方达蝶腭孔,下至下鼻甲附着处;应注意保护蝶腭动脉及其分支。其次,沿中鼻道黏膜切口向前、"S 形"绕下鼻甲前缘下行,再弧形绕下鼻道前缘至梨状孔的鼻腔底壁,沿鼻腔底壁转折向后切开鼻腔底壁黏膜。然后,自蝶腭孔后方切开翼突内侧板内侧面的黏膜,绕下鼻甲后方切开至下鼻道底部,转折向前与前方黏膜切口汇合。黏膜切开后自骨膜下剥离:由于骨性下鼻甲粗糙、与黏膜粘连紧密,分离较困难。先剥离下鼻甲前缘黏膜,然后沿"S 形"切口剥离下鼻道前缘黏膜,确认鼻泪管开口、并锐性切断鼻泪管黏膜;下鼻道的其他部位黏膜较易分离。咬除骨性下鼻甲,剥离黏膜瓣残留骨片。ITF 制作完成后,向下内侧翻转至缺损部位。标准 ITF 仅能覆盖较小的中段斜坡硬膜缺损。由于 ITF 仍保持下鼻甲的形态、贴附顺应性较差;黏膜瓣周边以冻干人纤维蛋白黏合剂(护固莱士,上海莱士)封闭固定;外侧覆盖吸收性明胶海绵。蝶窦和双侧鼻腔轻轻填塞碘仿纱条或膨胀海绵以承托重建组织,但应注意防止填塞过于紧密、压迫 NSF 蒂部导致缺血坏死。

2) 扩大 ITF:由于标准 ITF 长度不足,包括了鼻腔底壁黏膜的 EITF 应用更为广泛。后方黏膜切口在硬腭后缘扩展至鼻腔底壁,内侧黏膜切缘达鼻中隔和上颌骨前缘交界处。EITF 较标准 ITF 更宽大,增加了旋转覆盖斜坡缺损时的范围。如果需要进一步扩大黏膜瓣,可将鼻中隔黏膜包括在内。

(5) 术后处理:术后 6 小时复查头颅 CT,评估颅内积气情况。术后 1 周给予抗生素、抗过敏药物、通便药物,控制和预防局部感染,避免喷嚏或便秘所导致的颅内压增高。术后 1 周左右逐渐拔出碘仿纱条(如膨胀海绵填塞,术后 1 周可自行吸收)。术后 1 个月,应尽量避免剧烈咳嗽、打喷嚏、用力大便、负重活动等,以防止脑脊液鼻漏复发。

(6) 并发症防治:并发症主要包括黏膜瓣缺血坏死、脑脊液漏复发、鼻腔结痂等。黏膜瓣缺血坏死通常与黏膜瓣蒂部血管损伤有关。分离蝶腭孔或中鼻甲残端过度烧灼可能对蝶腭动脉造成直接损伤,黏膜瓣蒂部扭转、鼻腔填塞张力过大可能影响血供;黏膜瓣远端缺血可能与黏膜瓣穿支血管损伤、蒂部狭窄等有关,尤其 EITF 时远端缺血更为常见。CSF 鼻漏复发,与个体因素、重建技术及围手术期处理等有关。如鼻漏复发,应尽早进行再次手术修复,并腰大池引流脑脊液降低颅内压。鼻腔结痂比较常见,鼻腔黏膜自行修复一般需要数月时间,少部分病人可能会感到鼻腔干燥不适。鼻泪管水肿和狭窄可能导致溢泪,如果症状持续,可能需眼科就诊评估泪液引流系统,甚至放置泪管支架。

(孟肖利)

参考文献

1. 张艳阳,陈晓雷,孟祥辉,等.3D-SPACE 序列在脑脊液鼻漏诊断及导航辅助鼻内镜修补术的应用.中国医学影像学杂志,2016,24(2):96-99.

2. Raza SM,Banu MA,Donaldson A,et al.Sensitivity and specificity of intrathecal fluorescein and white light excitation for detecting intraoperative cerebrospinal fluid leak in endoscopic skull base surgery:a prospective study.Journal of neurosurgery,2016,124(3):621-626.

3. Briner HR,Simmen D,Jones N.Endoscopic sinus surgery:advantages of the bimanual technique.American journal of rhinology,2005,19(3):269-273.

4. Leng LZ,Brown S,Anand VK,et al. "Gasket-seal" watertight closure in minimal-access endoscopic cranial base surgery. Neurosurgery,2008,62(5 Suppl 2):342-343.

5. Hadad G, Bassagasteguy L, Carrau RL, et al.A novel reconstructive technique after endoscopic expanded endonasal approaches: vascular pedicle nasoseptal flap.The Laryngoscope, 2006, 116 (10): 1882-1886.

6. Kassam AB, Thomas A, Carrau RL, et al.Endoscopic reconstruction of the cranial base using a pedicled nasoseptal flap.Neurosurgery, 2008, 63 (Suppl): ONS44-543.

7. Lee DH, Yoon TM, Lee JK, et al.Novel harvesting technique of the nasoseptal flap in large sphenoidotomy undergoing revision with transsphenoidal approach.J Craniofac Surg, 2012, 23 (4): e316-318.

8. Schreiber A, Mattavelli D, Ferrari M, et al.The turbinal flap: an additional option for anterior skull base reconstruction. Cadaveric feasibility study and case report.International forum of allergy & rhinology, 2017, 7 (2): 199-204.

9. Amin SM, Fawzy TO, Hegazy AA.Composite Vascular Pedicled Middle Turbinate Flap for Reconstruction of Sellar Defects.The Annals of otology, rhinology, and laryngology, 2016, 125 (9): 770-774.

10. Prevedello DM, Barges-Coll J, Fernandez-Miranda JC, et al.Middle turbinate flap for skull base reconstruction: cadaveric feasibility study.The Laryngoscope, 2009, 119 (11): 2094-2098.

11. Choby GW, Pinheiro-Neto CD, de Almeida JR, et al.Extended inferior turbinate flap for endoscopic reconstruction of skull base defects.Journal of neurological surgery.Part B, Skull base, 2014, 75 (4): 225-230.

12. Harvey RJ, Nogueira JF, Schlosser RJ, et al.Closure of large skull base defects after endoscopic transnasal craniotomy. Clinical article. Journal of neurosurgery, 2009, 111 (2): 371-379.

13. Fortes FS, Carrau RL, Snyderman CH, et al.The posterior pedicle inferior turbinate flap: a new vascularized flap for skull base reconstruction.The Laryngoscope, 2007, 117 (8): 1329-1332.

第 42 章

额窦颅腔化技术

额窦手术的发展经历了 100 余年的历史,根据手术径路的不同,可将额窦手术分为鼻内径路手术、鼻外径路手术和鼻内外联合径路手术。目前比较成熟的内镜下额窦开放技术有:①Draf 术式;②Wormald PJ 术式;③Friedman M 术式等。经典的鼻内镜下 DrafⅢ型额窦手术(又称为经鼻改良 Lothrop 手术)已能够有效地治疗局限于额窦内的额窦黏液囊肿、慢性额窦炎、内翻性乳头状瘤及骨瘤等疾病。然而肿瘤侵犯额窦最外侧、最上部以及前壁是当前内镜下手术的死角,单纯在内镜下不可能起根治作用,故传统开颅手术仍然具有很重要的位置,其优点是直视下手术能彻底切除肿瘤基底以及受累的额骨、硬脑膜甚至脑实质,最大程度上清创、避免感染和肿瘤复发。

1978 年 Donald 和 Bernstein 正式命名额窦颅腔化(cranialization of the frontal sinus)。额窦颅腔化是开颅额窦手术的一个重要步骤,需要完全切除额窦后壁、剔除额窦黏膜,因此额叶能够向前填充有效消除额窦腔实现额窦颅腔化。目前额窦颅腔化主要用于侵蚀额窦后壁进而侵犯硬脑膜或者脑实质的额窦肿瘤和感染性疾病,及破坏额窦后壁的颅脑钝性伤或贯穿伤等疾病。

一、额窦解剖与生理

额窦位于筛窦前上方,额骨内外板之间,左右各一。额窦在 15 岁左右才发育完全,大小、形状个体差异很大。成人额窦平均高 24.3mm,宽 29mm,前后径 20.5mm。额窦前壁最厚,为额骨前板;底壁最薄,大部由额骨眶板组成;顶壁和后壁隔额骨与前颅窝相邻;内侧壁和外侧壁也由额骨构成。额窦壁被覆黏膜,其分泌物可防止病菌入侵,因而当额窦口堵塞时易引起额窦炎。此外,额窦功能还包括温和和湿润吸入的空气;增强发声时的共鸣;面部受到撞击时,有一定缓冲外力的作用。

二、适应证与禁忌证

1. 适应证 开颅额窦手术曾是额窦肿瘤和感染性疾病外科治疗的金标准。随着内镜技术的兴起,内镜处理额窦疾病的适应证越来越广,而开颅手术在额窦疾病的应用越来越少。然而正如前文提及开放性切口对前颅底肿瘤和难治性额窦炎患者依然具有不可替代的优势。已经产生额窦炎的并发症,例如波特头皮肿胀、额骨骨髓炎,开放手术能清创或者切除被侵蚀的额骨,尽可能避免炎症复发。开放手术可进行额窦颅腔化或填塞。额窦后壁有缺损必须进行额窦颅腔化。虽然额窦后壁完整时也可选择用脂肪等组织填塞额窦腔,但所植入的材料也有坏死、感染的风险。已有文献报道额窦填塞后二次黏液囊肿形成概率高达 6% ~ 25%。肿瘤患者额窦颅腔化是首选的,原因在于术后复查时我们很难鉴别肿瘤复发与窦腔填塞物,故额窦颅腔化简化了随访病人的影像学检查。总之,额窦肿瘤、难治性额窦炎、额骨骨髓炎、额窦外伤及特殊位置黏液囊肿等疾病宜开颅手术下进行额窦颅腔化,这样能够避免延迟性黏液囊肿形成和窦黏膜移除不彻底导致感染的风险。额窦颅腔化适应证见表 42-1。

2. 禁忌证 额窦颅腔化手术无绝对禁忌证。然而,患者有严重的并发症,例如心血管疾病、肺损伤、体质虚弱、严重痴呆及晚期肾脏疾病,则不宜实施额窦颅腔化手术。高度恶性肿瘤伴有颅内多发转移、双侧眶内侵袭或者侵犯海绵窦,应视为手术的禁忌证。此外,肿瘤患者的原发性病灶控制不好伴额骨转移时,应选择姑息治疗。

表 42-1　额窦颅腔化适应证

类别	疾病
肿瘤	1. 恶性肿瘤：①腺癌；②腺样囊性癌；③嗅神经母细胞瘤；④黏液表皮样癌；⑤肉瘤；⑥鼻腔未分化癌；⑦鳞状细胞癌 2. 良性肿瘤：①骨纤维结构发育不良；②内翻性乳头状瘤；③骨瘤 3. 转移瘤：①乳腺癌；②黑色素瘤；③肾细胞癌
感染	1. 慢性额窦炎 2. 侵袭性真菌性额窦炎 3. 波特头皮肿胀
创伤	1. 钝性伤 2. 贯穿伤

三、手术方法

1. 术前准备

（1）影像学检查：额窦颅腔化患者术前必须行相关影像学检查。常用的检查手段包括 CT 和磁共振（MRI）。CT 扫描不仅可以显示额窦内有软组织占位病变，还能给我们提供额窦骨完整性的重要信息，即向邻近部位（筛窦、蝶窦、眼眶、颅内）侵犯的情况。MRI 能区分额窦内的软组织肿块与相邻的正常软组织，例如眶内组织、硬脑膜和脑组织。额叶水肿往往表明病变通过侵犯硬脑膜连累大脑。MRI 还有助于区分肿瘤组织和额窦潴留分泌物。

（2）术前穿刺活检：孤立性额窦病变患者一般不建议做术前活检。而疑似有破坏额窦前壁的良性或恶性肿瘤，可以考虑对软组织块进行直接穿刺活检。鼻腔上部或额鼻管区肿瘤，也可以进行活检。值得注意的是，穿刺时必须谨慎操作以避免损伤硬脑膜和大脑。

2. 手术方式与操作要点　患者常规经口插管麻醉、麻醉、消毒、铺巾，暴露眉弓以上部位。沿平行于发际线后约 2cm 处作双侧冠状切口，切口起于颧弓根部，位于耳前 1cm 以内，避免损伤面神经额颞支。切开头皮、皮下和帽状腱膜，保留骨膜层备用，皮瓣翻向面部。分离时注意以下三点：①帽状腱膜下锐性分离，双侧颞部紧贴颞肌筋膜浅层分离，避免损伤面神经额颞支；②分离至眶上缘 1cm 左右处时注意眶上动脉和滑车上动脉深支及其伴随静脉和神经的保护；③皮瓣出血尽量用湿纱布等适当压迫和较小功率双极电凝止血。固定好前额皮瓣并有效处理出血后开始分离带蒂帽状腱膜下层颅骨膜瓣。提前设计骨膜瓣的形状和大小，瓣膜要足够封闭缺损。一般采取 U 形分离至眶上，保证基底血供。采用神经导航的情况下，术前借助解剖标志注册设备可帮助我们设计合适的手术入路并防止对硬脑膜或脑产生损伤。

铣取骨瓣要求骨损失最小化，防止骨瓣与额骨间出现明显的间隙。沿着额窦轮廓铣下骨瓣能更好地去除黏膜。用咬骨钳除去额窦后壁，并用钻头磨平。因为手术需切除被侵犯的硬脑膜和脑组织，所以应注意多层闭合硬脑膜以防止 CSF 渗漏。首先严密缝合硬脑膜，对于小于 1.0cm×0.5cm 且无张力的硬膜缺损，可考虑直接缝合；如果局部张力大和缺损大于 1.0cm×0.5cm、缝合困难的硬膜缺损，可用颞肌筋膜或人工硬脑膜补片材料修补。然后使用带蒂帽状腱膜下层骨膜瓣作为第二层封闭物封闭缺损。由于带蒂骨膜瓣是带血供的活组织，有利于愈合，能够有效减少感染的机会。这样既能有效防止脑脊液漏，也能加强其前方的保护结构。另外，所有的额窦黏膜都必须从保留的窦壁以及游离骨瓣上剔除以防止后期黏液囊肿的形成，剔除完黏膜后还需使用磨钻再次打磨或者电灼额窦壁从而保证清除完所有黏膜残留物。术中需要使用颞肌筋膜或其他相邻可用组织阻塞额导管，以防止污染的鼻腔和暴露的颅腔之间的沟通。但若手术已去除额窦后壁，即无须填塞额窦，脑组织扩张基本上能填充额窦腔。对怀疑有慢性感染的患者，还应进行包括需氧菌、厌氧菌、耐酸杆菌和真菌的培养，指导后续抗感染治疗。额窦前壁粉碎性骨折或被肿瘤、感染侵蚀时，需要切除前壁。出于美容考虑必须严格重建前壁，可根据术中情况决定是一期还是二期重建缺损。额窦开放性粉碎性骨折或骨髓炎患者可延迟重建；原发性肿瘤患者，术中即可一期重建窦壁。髂嵴、肩胛骨或颅骨可以提供自体移植重塑的材料。这类自体骨移植虽然可行，但是由于加大手术创伤，塑形困难、可能影响美观，使得现今异体材料有较大发展。钛网、合成材料或骨水泥开始应用于额骨的重塑。异体材料主要风险在于有感染和排异反应的可能性。最后，固定前额骨骨瓣，皮下骨瓣外留置引流，前额皮瓣复位缝合。头巾式加压敷料固定 1~2 天。

四、术后管理

引流管一般放置 1~2 天,待引流量明显减少时即可拔除。术后第 2 天撤除加压包扎敷料。术后 7~10 天拆除缝合线。三药联合使用 2~3 天预防感染:头孢他啶,甲硝唑和万古霉素。静脉用类固醇可以预防脑水肿。

五、并发症

额窦手术的并发症可分为术中或术后。术中并发症主要与额窦相邻结构受损有关。皮瓣分离、前翻可能造成面神经额颞支损伤。去除额窦后板时可能损伤脑实质或造成脑脊液漏。额窦下壁构成薄层眶顶,若慢性额窦炎侵蚀还会使其进一步变薄,所以术中处理额窦下壁可能损伤眶内组织。术后并发症主要包括慢性疼痛和延迟性黏液囊肿。尚无确切证据表明疼痛跟皮瓣前翻或额窦黏膜移除有关。延迟性黏液囊肿主要原因在于术中额窦黏膜移除不彻底。

此外,术后血肿的发生率低于 5%。使用三药联合方案后感染很少发生,但是一旦发生感染,则要移除骨瓣,患者还需长期使用抗生素控制感染。眼球损伤极少见,仅在不到 1% 的患者发生。硬脑膜缺损的患者使用帽状腱膜下层颅骨膜多层精细封闭,脑脊液漏的风险能降至 5% 以下。切口部位偶尔会有脱发的表现,故应注意保护头皮防止损伤毛囊。

（程志坚　万经海）

参考文献

1. 张罗,周兵,韩德民,等.额隐窝临床解剖和额窦手术径路.中国耳鼻咽喉头颈外科,2004,11(4):262-268.
2. 李骁,黄谦,崔顺九,等.Draf Ⅲ型额窦手术对鼻腔功能影响的前瞻性研究.中华耳鼻咽喉头颈外科杂志,2014,49(9):711-716.
3. 王荣光,袁虎,LEI Lei,等.额窦区域内翻性乳头状瘤的手术治疗.中华耳鼻咽喉头颈外科杂志,2008,43(8):586-590.
4. Horowitz G,Amit M,Ben-Ari O,et al.Cranialization of the frontal sinus for secondary mucocele prevention following open surgery for benign frontal lesions.PLoS One,2013,8(12):e83820.
5. Carl HS,Paul G.Master Techniques in otolaryngology-Hesd and Neck surgery:Skull Base Surgery.Philadelphia:Lippincott Williams and Wilkins,2014.
6. van Dijk JM,Wagemakers M,Korsten-Meijer AG,et al.Cranialization of the frontal sinus—the final remedy for refractory chronic frontal sinusitis.J Neurosurg,2012,116(3):531-535.
7. Ameline E,Wagner I,Delbove H,et al.Cranialization of the frontal sinus.Ann Otolaryngol Chir Cervicofac,2001,118(6):352-358.
8. 邓跃飞,耿杰锋,牛江涛,等.带蒂帽状腱膜下层骨膜瓣修复前颅底缺损的临床研究.中华神经外科杂志,2010,26(9):811-815.
9. 安金刚,张益.额窦骨折及其治疗.中国实用口腔科杂志,2010,3(4):213-216.
10. Klotch DW.Frontal sinus fractures:anterior skull base.Facial Plast Surg,2000,16(2):127-134.

在颅底肿瘤的外科治疗中,面神经损伤是一个永恒的话题。由于面神经损伤后患者的面容毁坏,影响社交和生活质量,对医患双方都是很大的打击。我们就临床常见的几种颅底外科手术中面神经损伤的预防、损伤后的处理、颞骨内面神经肿瘤及一种新的手术修复技术做以下介绍。

第一节　面神经功能评分系统

面神经损伤后,如何判断病情的轻重是医生首先要面对的问题。面神经强大的运动能力导致人的表情动作复杂多样,这给评定面肌功能带来了很大的挑战。一百多年来,医生们一直在摸索寻求,希望找到一个既简单实用、又准确全面的评分系统,到目前为止,仍未达到全世界范围内的共识。

一、House-Brackmann 评分系统

目前临床上使用最多的面神经功能评分系统是HB 法,即 House-Brackmann 法,由美国这两位学者1985 年创立并推广,他们将无面瘫定为Ⅰ级,把完全性面瘫定为Ⅵ级,再根据三个主要方面:①面瘫的严重程度;②眼睑闭合的程度;③联动的轻重,依次定义出Ⅱ~Ⅴ级(表43-1)。

House-Brackmann 分类简单、便于统计分析,但是实际打分的临床操作者知道,HB 法区分Ⅲ级和Ⅳ级并不容易,而且三个方面的步调也不总是整齐划

表 43-1　House-Brackmann 标准

分级	类别	临床特征
Ⅰ级	正常	各区面肌运动正常
Ⅱ级	轻度功能异常	大体:仔细检查时有轻度的面肌无力,可有非常轻的联带运动 静止状态:面部对称,肌张力正常 运动:额部正常,稍用力闭眼完全,口角轻度不对称
Ⅲ级	中度功能异常	大体:明显的面肌无力,但无面部变形,联带运动明显或半面痉挛 静止状态:面部对称,肌张力正常 运动:额部减弱,用力后闭眼完全,口角用最大力后轻度不对称
Ⅳ级	中重度功能异常	大体:明显的面肌无力和(或)面部变形 静止状态:面部对称,肌张力正常 运动:额部无,闭眼不完全,口角用最大力后不对称
Ⅴ级	重度功能异常	大体:仅有几乎不能察觉的面部运动 静止状态:面部不对称 运动:额部无,闭眼不完全,口角轻微运动
Ⅵ级	完全麻痹	无运动

一,如很多患者在恢复期运动很好但联动也很重,给打分者带来了困惑。我们在临床中发现,HB 法对于现代精雕细刻的面神经领域来说过于粗犷,应该选用更加细分的评分系统。奥地利、瑞士、日本、中国、意大利等国家均有学者研发出了自己的面神经评分系统,且一直在使用,也经历了一些改良和完善,在这些国家仍不缺乏拥趸。但是由于他们发表的论文大多属于英语之外的"小语种",世界范围内的读者及受众的接受度不高。

二、Sunnybrook(多伦多)评分系统

Sunnybrook 法是近年来被广泛使用的面神经功能评定系统,也逐渐被各大专业杂志认可,大有将要超过 HB 法之势。笔者在 2005 年将这种面神经功能评定方法介绍到国内,目前国内已发表的中文文献中,有超过二百篇应用了 Sunnybrook 法。

Sunnybrook 面神经评分系统从静态和动态两方面较细致地评定了面神经功能。在动态评定中又按照不同的部位将联动的严重程度进行了分级。它由两个表格组成(表 43-2,表 43-3)。

Sunnybrook(多伦多)面神经评定系统得分在 0~100 分之间,分值越高,表示面神经功能越好。与 House-Brackmann 面神经评定系统相比,它更加细致,对恢复期面神经功能的评价更加准确。据报道,不同评分者之间用此标准的重复性可达 69%~85%。国内有人把该方法翻译成中文后并对其进行了统

计学验证,也证明了该评分系统的稳定性好。缺点是只列入了联动一项后遗症,其他如鳄鱼泪、挛缩、痉挛、患者面部不适感等均未列入。我们在使用时还发现,当双侧面神经功能都有障碍时,Sunnybrook(多伦多)面神经评定系统也无能为力,这是所有主观性评定标准的共同缺陷,相信在不远的将来,随着计算机辅助影像客观评定系统的发展与成熟,这一问题会得到解决。

表 43-2　Sunnybrook 面神经评定系统

静态时与健侧比较	每项评分只能选择一种	评分
眼(睑裂)	正常	0
	缩窄	1
	增宽	1
	做过眼睑整形手术	1
颊部(鼻唇沟)	正常	0
	消失	2
	不明显了	1
	过于明显	1
嘴	正常	0
	口角下垂	1
	口角上提	1

静态分 = 三部位得分总和 × 5

表 43-3　Sunnybrook 面神经评定系统

标准表情	与健侧相比随意运动的对称性					联动分级			
	无运动完全不对称	轻度运动	有运动但错乱	运动接近对称	运动完全对称	没有联动	轻度联动	明显联动但未毁容	严重毁容的联动
抬额头	1	2	3	4	5	0	1	2	3
轻轻闭眼	1	2	3	4	5	0	1	2	3
张嘴微笑	1	2	3	4	5	0	1	2	3
怂鼻	1	2	3	4	5	0	1	2	3
唇吸允	1	2	3	4	5	0	1	2	3
随意运动分 = 总分 × 4						联动分 = 总分			

第二节　容易损伤面神经的几种常见颅底手术

一、颈侧切开术

颈侧切开术是上颈侧部手术的简称，主要适应于上颈部软组织深面直达颅底的肿瘤，如神经鞘瘤、血管瘤、软骨瘤等。通过颈外侧入路，切开颈阔肌，向后牵开胸锁乳突肌，向前上牵开二腹肌后腹及下颌角，沿颈动脉鞘向上分离解剖出肿瘤的上端，完成肿瘤切除。其优势是避免损伤下颌骨。该入路可损伤面神经下颌缘支，导致术后患侧口角歪斜。

1. 预防措施

(1) 面神经监护。

(2) 切口选择：患者仰卧侧头，患侧向上，标记下颌角。中国籍患者，在距下颌骨缘 1.5cm 以上做弧形的颈部切口，可避免损伤面神经下颌缘支。

2. 补救措施　术中发现面神经断伤，可在显微镜下直接吻合。用 7-0 尼龙线，吻合神经两断端的外膜，两针即可。面神经颈支损伤一般不必修复。可以口服维生素 B_{12}，注射神经生长因子。不要扎针灸，因为针灸对面神经损伤无用。

二、腮腺区手术

腮腺区手术的面神经防护在口腔颌面外科学专著里多有描述。腮腺区手术主要用于腮腺深、浅叶及部分翼腭窝内的良恶性肿物，术中有可能损伤面神经干及各个分支。

1. 预防措施

(1) 面神经监护：至少 2 组监测电极，放置于额肌、口轮匝肌，最好放置 4 组监测电极，另两处为上唇方肌和下睑处的眼轮匝肌。

(2) 切口位置：切口下端位置的选择同样要避开下颌骨缘 1.5cm 以上。上缘沿耳屏前皮肤皱褶上行。切口遇耳大神经要予以保护，暂时不切断。我们现在的腮腺手术，只要冰冻结果为良性，基本上不结扎腮腺导管，同时保留耳大神经和面后静脉，称为腮腺区"三保留"。

(3) 面神经解剖与保护：我习惯先解剖并保护面神经，除非肿瘤占满了下颌骨升支与乳突之间的间隙。一般先暴露面神经主干，在面神经监护仪的帮助下，在该间隙逐层深入分离，找到面神经干并不困难，在面神经管浅层多有一个小动脉，是耳后动脉的

分支，可双极电凝切断。找到主干后，沿面神经鞘膜向前方远端解剖、剪开其浅层的腮腺组织，暴露分叉处后按此原则向上下解剖，逐渐切除腮腺浅叶与肿瘤。可用彩色橡皮条牵拉面神经树，分块切除深叶及肿瘤。术闭一定放置负压引流球，不必加压包扎。

2. 面神经损伤修复　在我们的临床经验中，腮腺手术导致的面神经损伤中，损伤主干的占 38%，面神经分支损伤占 62%，其中下颌缘支损伤占到了 41%。我们接诊的腮腺术后面瘫患者中，有些是面弱，并不是完全性面瘫。如早期有上唇无力的现象，患者也很紧张，但是术后 2~4 个月，这种现象首先得到好转。这是因为，面神经的上、下颊支之间存在广泛的交通支，上颊支与颧支之间也有交通支。当一支出现损伤时，邻近的神经分支会出现芽生，帮助神经损伤的修复。

(1) 下颌缘支的修复：下颌缘支走行距离长，且无明显交通支，损伤后的恢复过程更加困难。其发生损伤的比例最高，这也与医生的操作习惯有关。一些医生在解剖面神经时，喜欢先找下颌缘支，该支出离腮腺的部位，有致密的结缔组织包绕，不宜硬性钝性分离。找到该支后不要用有芽的镊子钳夹，可用眼科剪向近心端逐渐锐性分离，在嚼肌区的浅层可以找到颈面干，然后解剖出面神经分叉及主干。

分支损伤后，可在充分解剖游离的基础上，用 8-0 尼龙线在显微镜下及时吻合，一般 2 针即可，小于 1cm 的分支缺损均可拉拢后缝合。>1cm 的分支缺损，可以用耳大神经移植修复。

(2) 面神经主干的修复：面神经主干的损伤近年来有增多趋势。往往病情较重，传统的中药、针灸、理疗对神经再生没有任何意义。肌电图是诊断的金标准。只要面肌引不出随意动作电位、静息时出现纤颤电位、F 波未引出这三种情况，就意味着神经传导中断了。一经确诊，不要抱幻想，必须尽快做神经修复。根据面神经主干有无缺损，神经修复有以下 3 种方法。

1) 直接吻合：面神经主干无缺损时可以直接吻合，最少 3 针。但目前除了原发病是创伤，在肿瘤手术中医生把面神经当其他组织直接切断的机会很少发生。绝大多数的主干损伤都会伴有神经的缺失。临床常见的是误诊，最易误将腮腺内的面神经鞘瘤诊断成混合瘤，当将瘤体切除的差不多的时候，才发现没有看到面神经，再向近端、远端分离，发现面神经已经缺损。这种情况下，建议直接取耳大神经进

行一期移植修复。这也是在常规腮腺手术中,提出保护耳大神经的目的之一。

2）耳大神经移植术:耳大神经是面神经移植术的最佳搭档,但耳大神经切取后,会遗留下颌角-耳廓区域的感觉减退,应在术前对患者做充分的告知。耳大神经的直径与面神经干基本一致、位于腮腺术野附近、解剖部位恒定、变异不多,我们术中发现只有 2% 的患者耳大神经发育不良,极为纤细,临时改取了相对粗大的枕小神经。根据我们的经验,国人身高在 155cm 以上,一般情况下,耳大神经能提供 5.5cm 的神经供体,可以无张力地修复 4cm 以下的面神经缺损。如果术中实际测量面神经缺损在 4cm 以上,应该选择腓肠神经。

仰卧侧头体位,将患者头颅向一侧偏斜,在第一颈部皮纹胸锁乳突肌表面做 2cm 的横行切口,耳大神经在颈外浅静脉的后方 0.5~1.5cm 内,与之平行走行,在肌肉表面可以较容易地解剖出来。如果已经是在腮腺手术中,那么在腮腺切口后缘,在胸锁乳突肌外侧层次向后下方向分离,也可以很轻松地解剖出耳大神经。用中弯止血钳沿神经走向分离,切取所需的长度,一般比缺损长 1cm 即可。在显微镜下将供体的两端修剪平整,并各去除 1mm 的神经外膜。先吻合近茎乳孔处的神经近端,一般吻合 3 针。有时,面神经在茎乳孔处离断,此时需打开乳突腔,将面神经垂直段轮廓化,开放骨管,把耳大神经吻合在此处。但是要多预留 1.5cm 的神经长度。面神经远端的吻合往往对应的不是 1 个吻合端。此时可将耳大神经纵行剖开成 2~3 支,分别进行端端吻合。

术后应用恩经复(鼠神经生长因子)等药物,面肌理疗,对神经康复有帮助。

3）腓肠神经移植:当面神经出现了 4cm 以上的神经缺损时,首选腓肠神经,它可提供 15~20cm 甚至更长的神经供体,也是一支皮神经,司小腿后外侧、足外侧感觉,切断后足部后外侧至小趾的感觉消失,女性患者更要充分地告知。

我们在全身麻醉后,小腿与耳部、腮腺术野同时消毒。自足跟到膝部,碘酒酒精消毒后,用多层无菌巾包裹。当病变切除后,面神经缺损长度已知后,开始腓肠神经切取术。在外踝后方与跟腱之间的皮肤凹陷内做 2cm,在深筋膜层找到神经,可以在内镜引导下,用剥离子向上方分离,达到所需长度后,用喉显微剪刀剪断神经。切口分层缝合,小腿用弹力绷带加压包扎,避免术后腿部术腔出现血肿。视伤口恢复情况,术后 10~14 天拆线。

三、冠状切口手术

对鼻与鼻窦、前颅底、眼眶、垂体及蝶骨周围病变,冠状切口或半冠状切口是一种常见的入路。皮肤切口从两侧的耳轮脚前方切开并相连,在骨膜下将前方的软组织向前下翻开,向下一般可达内眦韧带水平,术野开阔,结合不同的颅骨切开计划,可解决上述问题。

该切口损伤面神经,均出现在切口下端的处理。中国人的面神经颞支一般 3~5 支,直径纤细,一般不足 1mm,而且与颧弓骨质距离很近,其层次在骨膜的浅层。一般在距外耳道口前 2~4cm 跨越颧弓。所以,紧贴耳轮脚垂直向上切开皮肤,是不会损伤面神经的。如果需要变通,将切口平行前移 1cm,一般也是可行的。术中发现面神经中断,应及时拉拢吻合,一般 1 针即可,但需医生有丰富的显微外科经验。

四、中颅底入路手术

对局限在岩骨上表面的病变来说,经头颅侧面的中颅底入路是一个简单快捷的入路。适用于先天性胆脂瘤、面神经膝状神经节肿瘤、脑膜瘤等。由于耳内镜的引用以及经迷路进路的应用,这个入路很少再用于听神经瘤。

文献中经中颅底切口有很多种,我现在倾向在耳屏前向上做一个 8cm 长的直切口。分层切开软组织。暴露骨质时下端要达到颧弓根水平。铣刀做至少 3cm × 4cm 骨瓣。用剥离子逐渐掀起中颅底的硬脑膜,在这一步骤容易损伤面神经,约 10%~15% 的个体在显微镜下可直接看见岩浅大神经,它一般位于术野的中央、棘孔后方外侧,因为有伴行的血管,应及时辨认,避免过度的牵拉,更不能将岩浅大神经误以为是静脉而电凝。

在清除病变的时候,术者应牢记面神经走行的三维立体结构。不可用吸引器头直接接触面神经。肿瘤切除完成后,内听道底常有破损,可见脑脊液漏,此时可用腹部脂肪填塞缺损,还纳硬脑膜,复位骨瓣,用 2 个颅骨锁固定,切口分层缝合,出血少时无需防治引流。切口间断缝合后加压包扎。如果面神经有缺损,可取耳大神经移植,因为术野位置较深,一般不需缝合,只做到端端对位严密即可。

五、颞下窝入路手术

颞下窝入路为 Ugo Fisch 的推广而被医生们接受,适合颞下窝、翼颚窝、侧颅底及岩骨内波及颈内动脉的病变。

颞下窝入路容易损伤面神经的步骤是面神经移位。在这一阶段，术者易犯的错误是对面神经的过度游离，在茎乳孔区，我喜欢用电钻和咬骨钳并用，保留面神经干周围 0.5cm 的骨组织和周围结缔组织，将面神经自骨管内剔出时注意要锐性切断鼓索、骨管内侧分出的面神经耳后支及外耳道感觉支，尽量不要游离膝状神经节。

术中可以将面神经茎乳孔处结缔组织与腮腺缝合在一起，可以避免面神经漂移导致术中误伤。

六、乙状窦后入路手术

乙状窦后入路是处理桥小脑角及周边区域肿瘤的常见入路，由于听神经瘤是该区域最常见的肿瘤，占颅内肿瘤的 15%，所以听神经瘤手术也是颅底手术中最容易损伤面神经的手术。随着医生经验的增长，学习曲线的完成，损伤面神经的概率会越来越小。

最容易损伤面神经的步骤在于面听神经束的识别与处理。对面神经要尽早识别，原始的面神经结构可能被肿瘤生长所改变，当听神经瘤直径大于 3cm 后，面神经常被压扁成一个不透明的扁片样结构，非常脆弱，对其稍用力地牵拉，即使神经没断，术后也会出现面瘫，术中面神经监测是最有效的预防面神经损伤的方法。

对面听神经周围血管的损伤是术后继发面瘫另一主要原因。对这些血管的牵拉要做到操作轻柔，避免用过凉的水冲洗面神经及其周围血管。随着耳内镜的应用，还应注意内镜末端对面神经的热损伤，由于医生对清晰度和亮度的追求，氙灯使传统意义的冷光源不复存在，超过 40 分钟的近距离内镜照射可导致静脉内血栓形成，除了面神经损伤，还有脑干梗死的风险。术后适当应用激素和改善微循环的药物对面神经迟发损伤有帮助。

术后一旦出现面瘫，不要建议患者去扎针灸。连续 3 个月的面肌电图与 F 波的随访对判断神经损伤程度十分必要；而眨眼反射（blink reflex）检查因反射弧中包含脑干的传递过程，会出现假性结果。当患者表现为完全性面瘫且电生理结果连续出现传导完全中断后，不要盲目等待，要积极手术治疗修复面神经功能。

根据我们的调查问卷，经历过 CPA 手术的患者愿意再次开颅修复者不足 1%。可采用的手术方法有舌下神经 - 面神经吻合术及跨面面神经吻合或三叉神经 - 面神经吻合术。

第三节　颞骨内面神经肿瘤切除术

面神经肿瘤是一种少见肿瘤，约占我们周围性面神经麻痹门诊患者的 0.5%，发病率上无明显男女性别差异，均为良性肿瘤，面神经肿瘤生长很慢，多数长期无症状。一经发现，均采取手术方式治疗。

1. 病理类型　面神经肿瘤病理学分类包括面神经鞘瘤、面神经纤维瘤和面神经血管瘤三种类型，临床发现率之比是 10：1：2。面神经鞘瘤和面神经纤维瘤的区别主要是前者有明显的包膜，常呈局灶性球形生长；而后者多沿面神经的长轴匍匐状生长，且文献报道有 7%~10% 的恶性可能。面神经血管瘤多起源于膝状神经节，组织学上兼有良性肿瘤和组织错构两种形式，常侵犯周围骨质，刺激成骨过程，形成血窦样松质骨，治疗首选也是手术。

2. 发生部位　面神经瘤理论上讲可起源在面神经全程任何一段纤维上，但我们没有遇到过位于脑干区的肿瘤，也没有遇见过源于面神经五大分支的肿瘤。肿瘤最常累及的部位是膝状神经节区域，其次是源于鼓索分出的部位、再次是位于出茎乳孔后至鹅掌分叉的神经段。

3. 临床表现

（1）面瘫：90% 的面神经肿瘤源自颞骨内，所以耳鼻咽喉科医生在这种疾病的治疗上负有责任。原发在颞骨内者，因面神经骨管的存在，肿瘤生长空间有限，容易出现面瘫，而位于内听道、腮腺部位的肿瘤，可以长期无症状，甚至可以在某次扪诊或影像学检查无意中被发现。面神经肿瘤的临床表现，90% 的患者主诉是面瘫或者面弱。只有 5% 表现为突发性面瘫，其余均为渐进性的，一般起病缓慢，早期常为面神经刺激症状，如眼角抽搐、面肌痉挛，逐渐表现出面肌无力、面部感觉迟钝等，面瘫症状多在发病 2~5 个月后逐渐定格，不一定是完全性面瘫，但患者会主诉用了各种治疗手段均无效。而贝尔麻痹在发病 3~5 个月后必然会出现好转，当然会伴随着联动等各种并发症。

（2）听力下降：30% 的面神经肿瘤患者诉听力逐渐下降。

（3）头痛：当肿瘤持续生长接触到硬脑膜上的血管等重要部位后会出现间断性头痛。尽管肿瘤有时会侵犯破坏迷路骨质，但询问病史时，承认有眩晕史的患者极少。

4. 影像学检查　影像学诊断是面神经肿瘤诊疗过程中的关键。我们推荐高分辨率颞骨 CT 和增强的 MRI 检查相结合。MRI 较 CT 有更好的软组织对比度，且具有直接多平面成像和成像参数多等特点，能直接显示肿瘤本身形态、部位、范围和内部结构，增强可以判断肿瘤的血供，也可以帮助鉴别是否为血管瘤，因为血管瘤比鞘瘤有更明显的强化。高分辨 MR 有助于发现直径 2mm 的面神经瘤。高分辨率 CT 是影像学的一大突破，目前北京电力医院采取的颞骨 CT 扫描层厚为 0.3mm，可以清晰地发现面神经管局部骨质变薄、不连续、膨胀性骨破坏，骨破坏的残端可呈特征性外翘或呈抱球状改变，也可呈半月形局限光滑的骨缺损，对听骨链的外移和对中耳、内耳骨结构的破坏也能准确地显示（图 43-1A、B、C）。MRI 和 CT 二者不能相互替代，二者结合能较准确地显示面神经瘤累及的部位、范围，提高对面神经瘤的诊断准确性，对确定手术入路和切除肿瘤有重要意义（图 43-1D）。

5. 肿瘤切除与面神经修复　面神经肿瘤的治疗原则是首选手术切除，再根据面神经缺损情况，用身体其他部位的神经移植弥补面神经的缺损，也可用舌下神经、三叉神经等中枢端转位与面神经远端桥接吻合，让患侧面肌恢复运动。

随着高分辨率 CT 和 MRI 技术的进步，使面神经瘤术前确诊成为可能，而且被发现的肿瘤越来越小，我们将直径小于 5mm 的肿瘤命名为微鞘瘤，并开始尝试将微鞘瘤从面神经干上剥离，由于保留了患者面神经大部分原有的神经束，命名为高选择性精准切除，部分患者收到了非常好的效果（图 43-2，图 43-3）。

因为颞骨解剖较复杂，建议读者多参考解剖学和耳科各大教科书，更要参加颞骨解剖训练。术者要熟知颞骨解剖，了解面神经骨管及其周围结构，熟练掌握鼓膜、听骨链等中耳重建技术，神经显微外科修复技术。

颞骨内面神经肿瘤均可通过经乳突颞下入路切除，相关技术与面神经次全程减压术的过程类似，累及水平段与膝节的肿瘤，多数需要取出砧骨，有时还需剪掉锤骨头，肿瘤切除和神经修复后，需要做人工听骨重建术。当肿瘤较大，从茎乳孔长出，进入腮腺的情况下，只需向下延长耳后切口，切除乳突尖，一般均能顺利完成切除。当肿瘤延迷路段长入内听道时，可以切除迷路，开放内听道底部，完整肿瘤切除。个别体积较小位于迷路段上部的肿瘤，可以选择对听力干扰少的经中颅凹入路。当面神经鞘瘤向上侵犯挤压颞叶时，注意颅底硬膜血管的保护与止血。移植神经首选耳大神经，因为它就在术野旁，根据我们的经验，身高超过 155cm 的汉族患者，均能获取到 40mm 长的耳大神经供体。只有那种肿瘤体积超大、颅内外沟通的肿瘤，才需要腓肠神经移植。在我们面瘫中心，耳大神经与腓肠神经使用率之比约为 9∶1。

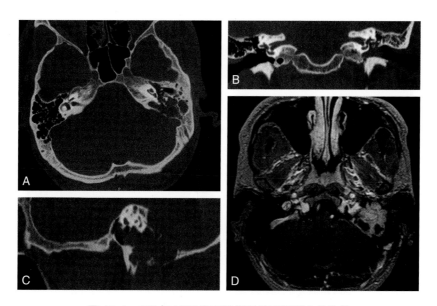

图 43-1　CT 与 MRI 在面神经肿瘤影像学中的价值
A. 轴位薄层 CT 可以显示肿瘤的轮廓、大小；B. 冠状位重建看肿瘤和内耳、内听道、鼓膜、颈内动脉、茎突的关系；C. 矢状位重建可看清肿瘤前后侵犯的范围，以及对前上鼓室、乙状窦、颅底骨质的破坏；D. 增强的 MRI 更清晰地显示出肿瘤的真实边界

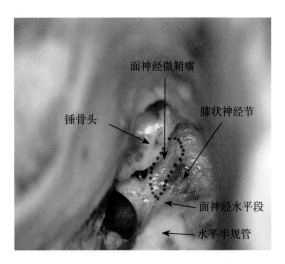

图 43-2　起源于膝状神经节外下方鞘膜的面神经微鞘瘤,术中被完整剥离下来

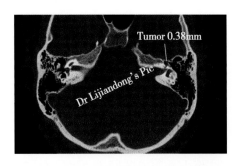

图 43-3　起源于膝状神经节前方的微鞘瘤,直径 0.38cm,直接剥离,做面神经减压,术后 1 周患者出现抬额运动

第四节　面神经-舌下神经端侧吻合术

1. 基本原理　当面神经的中枢端出现病变时,吻合、移植这些简单的神经修复技术就无用武之地了。此时要想恢复面部表情,必须再给面肌、面神经找一个"上家"来支配它们。这个上家就是面神经核附近的运动神经元。在对脑干、皮质束、大脑皮质进行深入探究后,我们认为舌下神经运动核可担此大任。

舌下神经也支配多块肌肉,舌头可以向前后上下左右移动。这个复杂多变的运动和我们的面部表情肌有相似的地方。在大脑中央运动皮质里,面神经和舌下神经相近且都有着广大的皮质面积。这种解剖学上的先天强势必然有着功能重塑方面的优势,明显优于动眼神经、副神经、三叉神经。

动眼神经太细了,与面神经走行路线相差较远。

副神经从它的走行结构上更倾向是一个脊神经,并不是真正意义上的脑神经,这种差异让我们不首选副神经来做面神经吻合。三叉神经本质上也是可以分为两部分,一个是三叉神经的感觉神经,另一个是咬肌神经。咬肌神经支配嚼肌,嚼肌是一个骨骼肌,在面部侧方是一个巨大的肌肉,它的动作单一,只能上下运动,缺乏复杂及灵活感,这种解剖条件对于面部要求不高的人是比较合适的;另外的优势是三叉神经运动核能够提供比较多的冲动,术后面部的表情动起来会很强有力。

2. 技术沿革

(1) 传统端端吻合技术:传统的面神经-舌下神经吻合术曾是一种常用的面神经修复手术。我们查到最早的文献是 1903 年 Korte 的论文报道了该技术。面神经-舌下神经吻合术适用于面神经近心端缺失而颅外段尚存的患者,它是通过跨接吻合的方式用舌下神经的中枢来支配面肌运动。这一技术问世后得到了广泛的应用。但由于是"端端吻合技术",需要完全切断舌下神经,牺牲了患侧舌下神经的功能,术后会影响进食,甚至还影响语言交流。根据我们的经验,面神经-舌下神经吻合术后患者普遍对面部静态张力比较满意,但对面部运动及言语功能的实际满意度并不高,由于现代社会是个高度依赖语言交流的社会,这个经典手术逐渐被束之高阁。

(2) 改良端端吻合技术:为了最大程度上减小舌下神经的功能受损,不断有学者在手术技术方面进行尝试。May 不切断舌下神经,而是在面神经与舌下神经之间桥接移植一段耳大神经,获得了舌肌不萎缩的效果;有人将舌下神经远端劈开成两支,只切断一支,将其翻转与茎乳孔处的面神经干吻合;还有人在做完传统的面神经与舌下神经端端吻合后,将切断的舌下神经远端再与舌下神经降支吻合以让舌肌重新获得支配;笔者对这三种手术方式都进行过尝试,和传统的面神经-舌下神经端端吻合相比,这些改良的术式在舌功能保留方面确实取得了一定的进步,但我们对术后面肌运动功能的恢复仍不太满意。

(3) 端侧吻合技术:1992 年 Viterbo 报道了实验动物身上做了一种新的吻合方法——神经端侧吻合术,很快这项技术在人体各个部位开始得到应用和肯定。1997 年 Sawamura 报道了面神经-舌下神经的端侧吻合术,几乎同时 Darrouzet 与 Altas 也发表了内容类似的论文,均报道这种端侧吻合既能最大程度地恢复面神经功能又能最小程度地损伤舌功能。2007 年 Yetiser 报道了面神经舌下神经吻合术的 Meta 分析,显示在舌肌萎缩、言语困难、吞咽障碍三个方面,端侧吻合术均优于端端吻合术。2014 年 House 耳研所报道了 19 例端侧吻合术手术的结果,这是迄今为止该手术技术研究中最大样本数的报道,认为其安全有效,值得推广。

与国外相比,国内这方面的研究起步较慢。2005 年国内彭田红等报道了中国人舌下神经 - 面神经直接侧端吻合的应用解剖学研究,继而他们通过对神经束数目和横切面积的观测,又发现舌下神经近端具有部分转位与面神经吻合的良好的解剖学基础,直到 2016 年,笔者在国内首先报道了面神经 - 舌下神经端侧吻合术的技术与临床疗效。

3. 手术方法　气管插管全麻,侧头患耳向上,消毒患侧头颈部。常规耳后切口,向下沿胸锁乳突肌前缘延伸达下颌角下方 2cm,切口全长 8cm(图 43-4)。行乳突轮廓化及面神经减压术操作,如患耳已无听力,砧骨可被取下,打开面神经骨管,暴露膝状神经节至茎乳孔的面神经,在匙突上方切断水平段面神经,将面神经从骨管内游离出来,依次剪断镫骨肌、鼓索及乳突段的其他细小分支,剪开茎乳孔深筋膜,将面神经从颞骨内翻出。沿面神经干向前在腮腺内继续解剖,直至面神经分叉处,将面神经断端向下方术野牵引。向后牵开胸锁乳突肌,在面静脉深面解剖出舌下神经,暂时切断二腹肌,沿颈内静脉和颈外动脉之间向上解剖舌下神经,直至终末端,其平面约在第一颈椎横突水平。显微镜下用显微剪刀在舌下神经近心端做楔形创面,最大深度约为舌下神经直径的三分之一,将面神经水平段断端修剪整齐后,用 8-0 尼龙线与舌下神经斜侧创面行端侧吻合 3 针(图 43-5)。对位缝合二腹肌后腹,切口放置负压引流后逐层缝合。

手术后给予理疗及恩经复等促神经再生药物,每隔 3 个月复查,记录面神经、舌下神经功能恢复

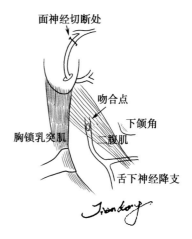

图 43-5　手术吻合示意图

情况。一般术后 3 个月患侧面肌张力恢复,术后 4 个月笑肌出现运动。6 个月可完成闭眼,术后 1 年 Sunnybrook 评分可达 60~68 分,面部静态两侧对称。除抬额动作外,眼部及下方面部肌肉均出现运动,眼睑可闭合,患者对切口、面部静态和微笑、鼓气动作均满意,患侧舌体无明显萎缩,言语正常,舌活动自如(图 43-6)。

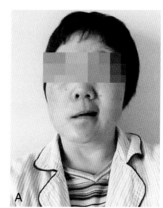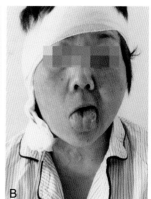

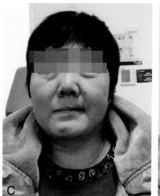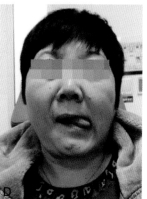

图 43-6

A. 术前微笑观,双侧眉高度差 1cm;B. 吻合术后 1 天,舌肌运动无损伤。鼻唇沟出现;C. 术后 12 个月,微笑;D. 术后 12 个月,舌肌运动自如,无明显萎缩。双侧眉在同一高度

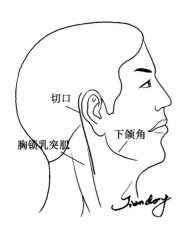

图 43-4　切口示意图

面神经 - 舌下神经端侧吻合术优势是只有一个吻合口,效果自然高过各种神经移植术;对舌下神经的损伤较小,更能保证现代人的生活质量。不足是切口较长,有时会对患侧听力稍有影响,但据我们的结果,纯音听力下降不超过 20dB。

(李健东)

参考文献

1. M.Sanna.the temporal bone a manual for dessection and surgical approaches.Thieme,2005.

2. 李健东,孙彦.面神经次全程减压术遇到解剖学变异时在操作技巧上如何变通.中国医学文摘耳鼻咽喉科学,2010,25(6):328-330.

3. 李健东,孙彦,面神经次全程减压术的理论依据和手术技巧有哪些.中国医学文摘耳鼻咽喉科学,2010,25(6):328.

4. 李健东.经乳突面神经次全程减压术临床新技术.继续医学教育,2011,25(11):57-62.

5. 李健东.面神经评分标准.国外医学耳鼻咽喉科学分册,2005,29(11):391.

6. 张晓杰,姜翠,夏峰,等.中文版 Sunnybrook 面神经评分系统的验证.中国神经精神疾病杂志,2016,42(2):85-90.

7. Korte W.Ein Fall von Nervenpfropfung:des Nervus facialis auf den Nervus hypoglossus.Deutsche med Wihnschr,1903,17:293-295.

8. May M,Sobol SM,Mester SJ.Hypoglossal-facial nerve interpositional-jump graft for facial reanimation without tongue atrophy.Otolaryngol Head Neck Surg,1991,104:818Y25.

9. Taha Z.Shipchandler;Rahul Seth;Daniel S.Alam Split hypoglossal-facial nerve neurorrhaphy for treatment of the paralyzed face.American Journal of Otolaryng- ology,2011,32:(6)511-516.

10. 费智敏,王勇,周正文,等.面神经 - 舌下神经显微吻合手术治疗周围性面瘫.现代神经疾病杂志,2002,2(2):121-122.

11. Viterbo F,Trindafe JC,Hoshino K,et al.Latero-terminal neurorhaphy without removal of the epineural sheath:Experimental study in ruts.Rev Paul Med,1992,110(8):267-283.

12. Sawamura Y,Abe H.Hypoglossal-facial nerve side-to-end anastomosis for preservation of hypoglossal function:result of delayed treatment with a new technique.J Neurosurg,1997,86(2):203-206.

13. Darrouzet V,Dutkiewicz J,Chambrin A,et al.Hypoglosso-facial anastomosis:results and technical development towards end-to-side anastomosis with rerouting of the intratemporal facial nerve(modified May technique).Rev Laryngol Otol Rhinol(Bord),1997,118:203Y10.

14. Atlas MD,lowinger DSG.A new technique for hypoglossal-facial nerve repair.laryngoscope,1997,107:984-991.

15. Sertac Yetiser,MD;Ugur Karapınar,MDHypoglossal-Facial Nerve Anastomosis:A Meta-analytic Study.Annals of Otology,Rhinology & Laryngology,2007,116(7):542-549.

16. Slattery WH,Cassis AM,Wilkinson EP,et al.Side-to-end hypoglossal to facial anastomosis with transposition of the intratemporal facial nerve Otology & neurotology,2014,35(3):509-513.

17. 彭田红,徐达传,李学雷,等.舌下神经 - 面神经直接侧端吻合的应用解剖学研究.中国临床解剖学杂志,2005,23(6):597-599.

18. 彭田红,徐达传,廖华,等.舌下神经与面神经吻合术中部位选择的解剖学研究.南方医科大学学报,2006,26(5):659-660.

19. 李学雷,钟世镇,刘晓军,等.面神经 - 舌下神经吻合术面神经干的显微解剖研究,中国修复重建外科杂志,2006,20(9):884-886.